职业危害风险评估与防控

何家禧　主编

中国环境出版社·北京

图书在版编目（CIP）数据

职业危害风险评估与防控/何家禧主编. —北京：中国环境出版社，2016.4

ISBN 978-7-5111-2729-7

Ⅰ. ①职… Ⅱ. ①何… Ⅲ. ①职业病—风险评价②职业病—预防（卫生） Ⅳ. ①R135

中国版本图书馆 CIP 数据核字（2016）第 047526 号

出 版 人 王新程
策划编辑 徐于红
责任编辑 赵 艳
责任校对 尹 芳
封面设计 岳 帅

出版发行 中国环境出版社
（100062 北京市东城区广渠门内大街 16 号）
网　　址：http://www.cesp.com.cn
电子邮箱：bjgl@cesp.com.cn
联系电话：010-67112765 编辑管理部
010-67121726 生态（水利水电）图书出版中心
发行热线：010-67125803，010-67113405（传真）

印　　刷 北京市联华印刷厂
经　　销 各地新华书店
版　　次 2016 年 6 月第 1 版
印　　次 2016 年 6 月第 1 次印刷
开　　本 787×1092 1/16
印　　张 50
字　　数 1200 千字
定　　价 158.00 元

【版权所有。未经许可，请勿翻印、转载，违者必究。】
如有缺页、破损、倒装等印装质量问题，请寄回本社更换

本书编委会

主　编：何家禧

副主编：周　伟　左　弘　翁少凡

编　委：（按姓氏笔画排序）

王雪毓　邓　敏　左　弘　田东超　丘海丽

朱晓玲　李天正　何家禧　张敏红　杨光涛

杨震宇　周　伟　钟小欢　香映平　翁少凡

高　函　黄辉平　谢子煌　管有志

序

“职业卫生是预测、识别、评估和控制工作场所职业危害的科学和艺术。”面对职业卫生这门科学和艺术，无论在理论上还是实践上，我们都有很长的路要走。

当前，我国职业病防治工作形势严峻、任务艰巨。多年来，一些专家学者对职业卫生学术理论和法规标准耳熟能详，对西方发达国家的经验和做法津津乐道，对追赶职业健康国际先进水平孜孜以求。对此，值得我们敬佩和赞赏。但实现我国职业卫生事业的辉煌，保障亿万劳动者的职业健康，最根本的还是要把孜孜以求的梦想和我国的国情，特别是要和数量众多的企业实际结合起来，和治理作业场所、作业岗位职业危害的现实需求结合起来，否则，孜孜以求的梦想终究还是海市蜃楼，距离我国职业病防治工作目标渐行渐远。

加强职业病防治工作最重要的是要落实企业主体责任，提高职业卫生管理水平。企业良好的职业卫生管理源自良好的作业场所职业危害控制，良好的职业危害控制大多基于良好的职业卫生评价，良好的职业卫生评价几乎总是来自于高质量的职业危害风险评估。职业危害风险评估及风险管理是企业职业卫生管理的核心内容，也是落实企业职业病防治主体责任的应有之义。职业卫生技术服务机构依法开展建设项目、用人单位及作业场所职业危害检测、评价等活动，能否客观、真实、科学地进行职业危害检测、辨识、风险评估并提出风险管理和控制措施，直接决定着技术服务的质量和水平。安全监管部门依法负责职业病“预防环节”的监督管理工作，也要把企业职业危害风险管理和控制、技术服务机构职业危害辨识和风险评估作为执法检查的重要内容。

我国在研究和推广职业危害风险评估和风险管理方面起步较晚，尚未建立相应的工作指南或管理规范，也未形成与风险等级管理相配套的管理模式。数量众多的中小微企业由于缺乏职业危害风险意识而忽视风险管理，大量劳动者在存在尘毒等严重职业危害风险的作业场所工作，职业危害事件屡见不鲜，职业病报告病例居高不下。与此同时，我们的职业卫生技术服务仍然停留在合规性检测、评价层面，在职业危害风险识别、评价和风险管理等方面能力薄弱，尤其欠缺综合性的风险评估和风险管理能力。这也是导致目前职业卫生技术服务质量不高，检测评价报告有效性较差、针对性和可操作性不强、难以在企业落地生根的主要症结所在，以至于技术服务市场狭窄、低水平竞争激烈。

《职业危害风险评估与防控》一书，从我国职业病防治工作的需求出发，系统地介绍了国内外职业危害风险评估与管理、常见行业职业危害风险分析、职业危害管理控制、职业危害工程控制和职业危害个人防护等内容，积极探索并尝试引导建立具有中国特色的职业危害风险评估和风险管理模式，值得有关专家学者关注和借鉴，可供企业职业卫生管理工作人员、职业卫生技术服务机构专业技术人员和安全监管部门职业卫生监管业务干部学习和参考。

《职业危害风险评估与防控》主编何家禧先生为人谦逊，讷言敏行，治学严谨。付梓之际，借以抒发感想一二，聊以作序，不当之处，敬请批评指正。

王建冬

2015 年 11 月

前　言

随着《职业病防治法》的实施，职业健康问题已引起社会各界的关注。在职业危害防控、职业病危害评价和职业健康促进等活动中，风险评估已成为热门话题。20 世纪 80 年代起，欧美国家先后建立了一系列风险评估标准和规范，我国尚未建立相应的职业危害风险评估指南或规范，也未建立与风险等级相配套的管理模式。鉴于这种情况，我们依据有关职业卫生相关的法规、标准和规范，应用和参考了有关学者在职业危害风险评估方面的著作、资料和研究成果，在总结所开展的职业危害风险评估工作经验的基础上，系统地介绍了国内外职业危害风险评估与管理、常见行业职业危害风险分析、职业危害管理控制、职业危害工程控制和职业危害个人防护等内容。本书内容在职业危害风险评估实践中具有针对性、可行性和实用性，力求概念明确、内容严谨、简明扼要，可供职业病防治机构和职业卫生技术服务机构的专业人员以及用人单位职业卫生管理人员使用。

在本书编写的过程中，杨径给予了大力的支持，张维森、肖晓琴、陈建雄、温翠菊、马争、董雪梅、陈金茹、史南宁、蒋立新、李汉锋、邱士起、李刚和冯志明为本书提供了宝贵的资料和意见，在此致以最诚挚的谢意。

鉴于我们经验和水平有限，加上时间仓促，本书难免存在缺点和不足，望同仁及读者指正。

何家禧

2015 年 11 月

目　录

第一章 概 述

职业危害风险评估及风险管理是用人单位强化职业病防治自身管理的一项重要的工作内容。职业危害对人体具有潜在的伤害效应，如接触有毒化学物质、粉尘或高强度的噪声达到一定的浓度或强度时，可对身体造成不同程度的伤害。风险是指在特定环境或条件下，职业危害因素导致特定的个体或群体出现不良效应的可能性和不良效应的大小，即出现损害的概率。要区分职业危害潜在的不良效应及其损害的风险很重要，如石棉板中的石棉是一种潜在的危害因素，如果石棉板没有被机械加工或者磨损的话，出现吸入性接触的可能性很低，其对健康损害的风险并不严重。然而，在拆除含石棉的建筑材料时，石棉纤维就可释放到工作场所的空气中，引起吸入性接触进而出现毒性效应的风险就比较大。接触苯化学毒物具有导致白血病的危险，如生产工艺过程仅限于在密闭的反应器内，其导致白血病的风险则很低。相反，如在敞开的容器里使用甲苯或二甲苯，对健康损害的风险会比前述的苯更大。职业危害风险评估是指通过识别和分析职业危害因素，量化测评其对健康造成伤害的可能程度，判断危害发生的可能性及其严重程度，目的是为了确定并提出相应的预防和控制措施。风险管理是指建立风险与管理之间的相互联系，依据风险水平，确定能够减少损害的相应控制措施，使其持续改进成为可能的一个管理过程。职业危害风险评估及风险管理就是将上述理论运用于职业健康的范畴。一般情况下，劳动者接触职业危害的水平越高，其受到健康危害的风险越大。从管理的角度，将暴露控制在职业接触阈值以下，以确保减少或消除职业危害风险为原则，防止职业伤害的发生。

职业安全与职业健康关系密切，互为一体。职业安全是一跨领域学科，涵盖自然科学与社会科学；职业健康属于职业安全的范畴之一，是研究并预防因职业行为导致的健康损害或疾病，也可以说是职业安全内容的升华。在职业安全事件中，其危害通常是较直观的，也比较容易确定危害的存在，并准确无误地判断危害所导致的结果。例如，搬运不加固定的重物在跌落时可导致工人肢体受损；挖掘工程如缺乏支撑措施，塌方时可导致身体损害。在职业健康事件中，肉眼较难察觉危害的存在，劳动者接触有害物质时，通常不会马上出现健康损害的表现，有害物质对身体的影响可能在过一段时间之后才出现。一般来说，职业安全致力于意外及其预防的研究，通过干预的手段防止意外伤害的发生。职业健康致力于职业病及其预防的研究，在风险评估的基础上，把接触有毒有害物质的水平降低到一个可以接受的、出现损伤机会较小的范围。

在发达国家，职业安全与职业健康在立法、管理体系、学科建设均为一体化，即职业安全健康，而且行之有效。我国职业安全与职业健康在管理体系方面，经历了一体化、分离和统一的过程。在法律体系和学科建设方面，职业安全与职业健康仍为各自独立的体系，与国际有明显的差异。2011 年 12 月修订的《中华人民共和国职业病防治法》已明确工作场所职业危害的管理归口为国家安全生产监督管理部门，首次提出职业健康风险评估概念，为我国开展职业健康风险评估工作提供了法律依据，标志着我国职业安全健康的管理将逐步实现与国际接轨。

第一节 职业安全健康法规

职业安全健康立法的缘起归功于 18 世纪工业革命。随着西方国家工业化进程的推进，相继出现了职业安全与健康方面的事件，引起了社会各界的关注。为保护劳动者的安全与健康，保障生产经营相关人员的利益和应享有的法定权利，职业安全健康立法工作提上日程。这是工业生产技术发展的需要，是劳动者维权、专业团体推动和社会广泛关注的结果。因此，西方国家相关职业安全健康法规的发展起步较早，经历了从无到有，从单一的、零星的、小范围的法规发展到综合的、全面的、适用范围更为广泛的基本法，并辅以一系列的从属法规的历史阶段。我国职业安全健康方面的立法与西方国家相比，相对滞后。

一、国外职业安全健康法规

英国、美国和日本作为最先进行工业革命的代表者，在职业安全健康立法方面起步较早，各具特点，具有一定的代表性。

（一）立法情况

1. 英国

在工业化进程中，英国是较早进行职业安全健康立法的国家，是职业安全健康法的先驱与集大成者。1802 年英国议会首次通过了一项与职业安全健康有关的《学徒健康与道德法》（*Health and Morals of Apprentices Act*），随后于 1833 年颁布了世界上第一个《工厂法》（*Factory Law*），并分别在 1937 年、1948 年、1959 年、1961 年进行了 4 次修改。到了 20 世纪 70 年代，在社会组织和工会的推动下，英国分别于 1974 年 10 月 1 日、1975 年 1 月 1 日、1975 年 4 月 1 日分三批颁布了《职业安全健康法》（*Health and Safety at Work etc. Act*）的全部条款。

2. 美国

美国的职业安全健康方面的立法最先是在州一级进行，如美国的马萨诸塞州（Massachusetts）于 1877 年通过了第一个《工厂监察法》（*Factory Inspection Law*）。自 20 世纪以来，美国联邦政府和州政府一直不断地完善职业安全健康方面的法规建设，相继通过了一系列法案，其中 1970 年国会通过了最主要的法律《职业安全健康法》（*Occupational Safety and Health Act*），是国外最早以职业安全健康命名的法律。

3. 日本

日本成功借鉴与移植了美国职业安全健康方面的法规。1911 年通过并颁布了《工厂法》（*Factory Law*），1923 年对此法进行了修改。第二次世界大战后，制定和颁布了一系列安全健康方面的法律法规，其中于 1972 年颁布了《劳动安全卫生法》（*Industrial Safety and Health Law*，ISH Law）。

（二）法规特点

分析英国、美国、日本等工业国家颁布的安全健康法律法规的特点，发现其对劳动者和用人单位的权利与义务都作了较为明确的规定，强调用人单位的法律责任。如劳动者享有在作业场所身体不受危害、获得工作场所有害因素信息、健康监护不需付医学检查费用等权利，同时又须遵守国家及企业的法规、规章、制度，佩戴特殊需要的个人防护用品。用人单位除了要遵守国家有关法律、法规及卫生标准，为劳动者提供符合职业卫生标准要求的工作环境和场所外，还要为劳动者提供必要的职业卫生培训、有效的个体防护用品、职业卫生服务（包括提供工作中可能对劳动者产生职业危害的信息、健康监护以及因工伤或职业病而致残的健康管理、治疗和康复等）、职业安全健康风险评估、有效的应急救援措施，并依法承担危害因素对劳动者身体健康造成危害的赔偿责任。

二、国内职业安全健康法规

（一）立法情况

为加强劳动保护、改善劳动条件，新中国建立以来，我国先后颁布了一系列安全健康方面的管理文件。在此基础上，1987 年 12 月颁布了《中华人民共和国尘肺病防治条例》，1988 年 6 月颁布了《女职工劳动保护规定》。随着改革开放的深入以及工业企业的发展，为适应职业安全健康管理的需要，1994 年 7 月颁布了《中华人民共和国劳动法》。步入 21 世纪，我国的职业危害十分严重，职业病发病率呈上升趋势。在传统的职业危害尚未得到完全控制的情况下，新的职业危害又不断产生，对劳动者的健康构成新的威胁。如在引进与开发新技术、新工艺、新材料的同时，不断产生新的职业危害；伴随新兴产业的发展带来各种新的职业危害；在乡镇企业迅猛发展和外资企业大量涌入的同时，职业危害从城市向农村转移，从经济发达地区向经济发展较慢的地区转移，从国外向国内转移；在我国经济高速发展的同时，大批农村劳动力进入各种类型缺乏职业卫生保障的企业，加上其流动性和不稳定性，带来的各种职业危害明显增加，对劳动人群健康所造成的损害日趋严重。为强化预防、控制和消除职业危害的法制管理，2002 年先后制定和颁布了《中华人民共和国职业病防治法》《中华人民共和国安全生产法》和《使用有毒物品作业场所劳动保护条例》等，其中 2011 年 12 月 31 日第十一届全国人民代表大会常务委员会第二十四次会议通过了《关于修改〈中华人民共和国职业病防治法〉的决定》，使该法更加完善。

（二）法规特点

我国以往公布的关于职业安全健康的法规，多是由国务院或安全生产监督管理部门公布，同时包含安全与健康方面的内容。第一部涉及安全与健康内容的《中华人民共和国劳动法》，把关于劳动安全健康的内容专列为独立章节，明确规定监管机关为安全生产监督管理部门。21 世纪以来，国家调整了安全、健康方面的监管机关职能，由国务院安全生产监督管理部门和国务院卫生行政部门分别负责安全和健康的监督管理工作。2002 年制定新法时，将安全与健康分别规定于两个法律，导致“安全”与“健康”分离，即《中华人民共和国安全生产法》和《中华人民共和国职业病防治法》。然而，职业安全与健康息息相关。“安全”与“健康”分离，无法实现与国际接轨。工业先进国家关于安全及健康的法律都归纳在劳工法体系架构中，由劳工部门统一监管，卫生部门负责健康损害方面的救援。

2011 年 12 月《中华人民共和国职业病防治法》的修订，使职业健康法律的内容更加完善。职业病定义的调整，覆盖了所有的职业健康损害范畴；立法目的的调整，强调和明确了用人单位的法律责任和义务；监管机构调整为安全生产监督管理部门，迈出了与国际接轨的步伐。国家安全生产监督管理部门接管职业病防治监管工作以来，先后公布了《工作场所职业卫生监督管理规定》《职业危害项目申报办法》《用人单位职业健康监护监督管理办法》《职业卫生技术服务机构监督管理暂行办法》和《建设项目职业卫生“三同时”监督管理暂行办法》等配套的法规，使职业病防治监管工作更具可操作性。

第二节　职业安全健康管理体系

职业安全健康管理是现代企业自身管理的重要内容之一，其内容随着人们认知水平的提升不断丰富和完善。20 世纪 50 年代，职业安全健康管理的主要内容是控制有关人身伤害意外的发生，防止意外事故再次发生，属于一种消极控制。70 年代对职业安全健康管理主要进行一定程度的损失控制，考虑了与人、设备、材料、环境有关的问题，但仍是被动反应、消极控制。到了 90 年代，职业安全健康管理已发展到控制风险阶段，对个人因素、工作或系统因素造成的风险进行了较全面和积极的控制，是一种主动反应的管理模式。步入 21 世纪，各国在职业安全健康方面的法规日趋完善，强调劳动者安全和健康方面的保护，各方对工作场所及工作条件的要求相继提高。现代企业管理呼吁以人为本，强调社会责任，要求用人单位在其生产经营活动中，控制对劳动者所造成的各种危害风险，并将职业安全健康管理全面纳入企业日常的管理活动中。因此，21 世纪的职业安全健康管理理念是控制一切风险，并与企业全面管理方案配合，实现体系化的管理，涵盖内容包括人、设备、材料、环境等各相关环节。

一、国外职业安全健康管理体系

20 世纪 80 年代以来，在国际上兴起一种科学、先进、动态的现代安全健康管理模式，即职业安全健康管理体系（occupational safety and health management systems，OSHMS）。OSHMS 与国际标准化组织（international organization for standardization，ISO）的标准化管理体系 ISO 9000 和 ISO 14000 等一样，被称为是后工业化时代的管理方法。该体系重点管理职业安全健康方面的内容，包括为制定、实施、实现、评审和保持职业安全健康方针所需的组织机构、规划活动、职责、惯例、程序、过程和资源。

20 世纪 90 年代以来，一些发达国家率先开展了实施职业安全健康管理体系的活动。如 1996 年英国颁布了《职业安全健康管理体系指南》（*Guide to Occupational Health and Safety Management*，BS8800），美国工业卫生协会（American Industrial Hygiene Association，AIHA）制定了关于《职业安全健康管理体系》（*Guidelines on Occupational Safety and Health Management Systems*）等指导性文件，1997 年澳大利亚和新西兰提出了《职业安全健康管理体系原则、体系和支持技术通用指南》（*Occupational Health and Safety Management Systems - General Guidelines on Principles，Systems and Supporting Techniques*）草案，日本工业安全卫生协会（Japan Industrial Safety and Health Association，JISHA）同年也提出了《职业安全健康管理体系导则》（*Guidelines on Occupational Safety and Health Management Systems*），挪威船级社（DET NORSKE VERITAS，DNV）也制定了《职业安全健康管理体

系认证标准》(*DNV Standard for Certification of Occupational Health and Safety Management Systems*)。在此基础上，1999 年英国标准协会（Britain Standard Institute，BSI）、挪威船级社等 13 个组织提出了系列职业安全健康体系标准，即《职业安全健康管理体系——规范》(*Occupational Health and Safety Management Systems Specification*，OHSAS18001）和《职业安全健康管理体系——实施指南》(*Occupational Health and Safety Management Systems-Guidelines for the Implementation of OHSAS 18001*，OHSAS18002)。

随着国际社会对职业安全健康问题的日益关注，国际劳工组织（International Labor Organization，ILO）也把职业安全健康问题纳入议事日程。自 1996 年起，先后组织召开了 OSHMS 相关标准的研讨会，推动了职业安全健康管理体系的发展。2000 年，ILO 又发表了推动 OSHMS 工作的报告书，使 OSHMS 成为一个国际行动。2001 年 6 月，在第 281 次理事会会议上，国际劳工组织理事会正式批准发布了《职业安全健康管理体系导则》(The ILO Guidelines on Occupational Safety and Health Management Systems，ILO-OSH：2 001)，这使得职业安全健康管理体系的实施成为今后安全生产领域最主要的工作内容之一，也是开展职业安全健康管理体系工作最基本的国际规则，标志着职业安全健康管理体系工作已全面纳入了国际劳工组织的安全生产的工作目标。

二、国内职业安全健康管理体系

1995 年，我国开始从发达国家引进职业安全健康管理体系，并受到了国内安全生产管理部门的高度关注与积极响应。1998 年，原中国劳动保护科学技术学会提出了《职业安全卫生管理体系规范及使用指南》(CSSTL P1001：1998)；1999 年，原国家经贸委颁布了《职业安全卫生管理体系试行标准》；2001 年，国家质量监督检验检疫总局正式发布了《职业健康安全管理体系规范》(GB/T 28001—2001)，该标准与国际上流行的《职业安全健康管理体系——规范》(OHSAS18001）内容基本一致；2011 年，国家质量监督检验检疫总局又发布了最新版《职业健康安全管理体系要求》(GB/T 28001—2011)，该标准增加及更新了有关职业安全健康风险评估、控制风险措施及持续改进等概念。

20 世纪 80 年代起，国际上安全生产管理水平与安全健康科学技术水平提高很快，发展迅猛。随着我国加入 WTO 以及《中华人民共和国安全生产法》《中华人民共和国职业病防治法》的颁布与实施，给我国职业安全健康管理工作带来了新的发展机遇和挑战。目前，我国的职业安全健康管理状况与工业发达国家相比有较大的差距，即使与亚洲国家（地区）如韩国、新加坡或香港和台湾地区相比，仍存在明显差距，这种差距有可能使我国在一些国际交往中处于被动局面。

三、职业安全健康管理体系的作用

随着职业安全健康管理体系的实施，一些跨国集团或大型企业为强化自身社会责任和控制安全健康方面的损失，开始建立自律性的职业安全健康管理制度，并逐步形成了比较完善的体系。同时，一些跨国集团则在其分布于世界各地的分公司中，采用了同一职业安全健康管理体系，并逐渐将此扩展到与其生产经营活动密切相关的供应商等经济伙伴之中。OSHMS 标准的实施对职业安全健康工作产生了积极的推动作用，主要体现在以下几个方面。

（一）推动职业安全健康法规和制度的落实

OSHMS 标准要求各类生产组织必须对遵守法律、法规做出承诺，并定期评估其遵守法律、法规的情况。因此，实施 OSHMS 标准能够促使各类生产组织主动地遵守各项最新的职业安全健康法律、法规和制度。

（二）使职业安全健康管理变为企业行为

OSHMS 标准将安全健康管理从政府强制性的管理行为，变为企业组织自愿参与的市场行为，使各类生产组织的职业安全健康管理工作由被动消极的服从转变为积极主动的参与。

（三）促进职业安全健康管理标准国际化

随着国际市场一体化的进程加快，职业安全健康标准也愈趋向于实行国际标准。OSHMS 标准采用统一要求，其在全球范围的实施一定程度上消除了贸易壁垒，成为国际市场竞争的必备条件之一。

（四）有利于提高全民的安全健康意识

实施 OSHMS 标准，建立职业安全健康管理体系，要求各类生产组织对本组织的员工进行系统的安全健康培训，使每个员工都参与职业安全健康工作。同时，标准还要求被认证组织要对相关方施加影响，提高安全健康意识。因此，随着标准体系的推广，全民的安全健康意识将得到有效提高，有利于构建全社会安全健康文化。

第三节　职业安全健康风险评估

国际标准化组织发布 ISO 9000 质量管理、质量保证系列国际标准和 ISO 14000 环境管理系列国际标准以来，质量管理和环境管理理念融入社会各领域。但是，仅对质量和环境进行体系化的管理还不能达到使客户满意、社会满意、员工满意、企业满意的管理目标，职业安全健康管理体系正是应 21 世纪管理的需求而生。职业安全健康管理不但能为企业带来一种较有效的职业安全健康管理手段，也因国际社会对人权、安全和健康的关注，成为控制市场准入的手段之一。职业安全健康管理体系包含风险评估与管理的内容，企业的最高管理者运用管理的手段，针对所有可能导致风险的关键环节加以管理，控制安全健康方面的损失。管理的关键问题是要全面正确地识别潜在的安全健康危险源，评估风险的程度、发生的可能性以及一旦发生将造成的后果，提出控制风险的方案，并为保持长远的有效控制提供依据。

一、职业安全健康风险评估程序

职业安全健康风险评估程序包括识别所有的危险源，评估事故出现的机会和概率，对事故可能引发的后果进行分析与分级，判断风险是否可以被容忍，根据风险或潜在后果决定风险控制的优先顺序。一般应建立职业安全健康风险评估的工作程序，并要考虑职业安全健康风险的实际控制程度与产品、服务、活动、工作环境投入和产出的关系问题。

二、职业安全健康风险评估内容

职业安全健康风险评估内容包括识别工作场所中存在或产生危害人体安全和健康、损坏财物、危害环境、破坏工作场所等危险源以及影响劳动者及其他人员如外包作业人员健康的条件与因素，分析危害发生的概率、范围、可能造成损失的风险及特征，然后在法律责任和职业安全健康政策的层面评估是否可以容许该风险的存在，最后做出忽略、控制、消除该风险的决定。

（一）危害识别

职业安全健康风险评估工作通常由企业安全健康机构管理人员以及熟悉设备、材料和生产的技术人员负责，并应有专家和工会代表参与。危害识别范围应覆盖企业的所有活动、产品或服务过程，包含常规和非常规的活动、所有进入工作场所的人员（包括分承包方和参观者）、工作场所和生产设施。在识别过程中，应考虑过去、现在、将来所发生的活动、产品或服务过程，除考虑正常运行条件以及关闭或启动条件下产生的危害，也要考虑异常情况或紧急状态所伴随的潜在危害。风险评估人员需收集相关的设备和设施、输入及接触的原料和能源、输出的产品及相关的活动和服务等有关资料，按照活动和过程清单逐一调查危害源头。

危害通常分为化学性危害因素、物理性危害因素、生物性危害因素、心理或生理性危害因素、行为性危害因素和其他危害因素等类别。识别危害的方法包括：

（1）通过实地调查，了解主要的生产工艺、生产任务、区域、使用的原材料和生产的产品及副产品；

（2）使用检查清单和项目单，如危险性材料和危险工序清单、关键工作清单、关键组件清单、维修记录、安全急救记录等；

（3）利用生产管理人员提供的信息或其他有关生产工艺的信息资源；

（4）关键性工作的分析，包括辨别可能导致的巨大风险、系统地确定实际的损失；

（5）与管理层代表、工会代表和车间工人进行讨论；

（6）了解各部门员工的调动情况、疾病和事故发生率等人力资源数据；

（7）进行设计和过程的失效模式及后果分析。

（二）确定风险的范围和程度

在风险评估时，应分析由此引发事故所造成损失方面的内容有：

（1）人员健康、心理或生命的伤害；

（2）设备设施或其他资产的破坏或损失；

（3）事故导致停工停产、事故调查及其他间接经济损失；

（4）企业、员工及其家庭在精神、心理、经济方面的伤害和损失；

（5）社会舆论的批评和指责；

（6）法律追究和媒体曝光引起的企业形象损失；

（7）投资方或金融部门丧失的信任；

（8）企业诚信和商业机会的损失；

（9）产品的竞争力下降；

（10）企业和谐的损失等。

风险所导致的损失包括直接损失和间接损失，而间接损失一般远大于直接损失。企业组织可以根据自身特点、关注热点及事故损失类别，设定事故影响的严重程度评分标准。

（三）评估风险引发事故的概率

风险引发事故的必备条件除存在危害因素外，还需要有外因的触发。在评估风险引发事故的概率时，首先要找出可能触发事故的外因。外因分为人为因素和工作/系统因素两类。在实际工作中，通常以定性或定量的方法评估危害暴露或外因触发而引发事故风险的概率。

（四）决定风险控制的优先顺序

通过风险评估，可帮助企业决定是否接受或容忍该风险，研究决定风险控制的优先顺序。如果认为不能容忍某一风险，如何采取经济有效的应付方法，在降低风险的同时能优化和计划投资以配合业务成长需求，这是风险控制管理的关键所在。风险控制主要措施包括：

（1）终止风险，即消除危险源或将危险源引发事故的概率降为零；

（2）控制风险，通过控制活动降低事故发生的概率；

（3）转嫁风险，将部分风险转嫁到其他机构或社会保险体系。

第四节　风险评估在职业健康方面的应用

风险评估和管理理论始于 1983 年，由美国国家研究委员会（National Research Council，NRC）首先提出，并将其划分为危害识别、剂量—反应评价、暴露评价和风险描述 4 个阶段。围绕这 4 个阶段，该理论最初应用于环境污染物导致机体损害方面的风险评估与管理，随后逐步推广到职业安全健康领域。在发达国家，职业安全健康风险评估与管理方面的标准、理论和技术指标得以发展，并逐步形成了比较完善的体系。随着社会对职业健康问题关注度的提高，健康风险研究已成为职业健康学科的热点之一，使风险评估在职业健康领域得以应用。职业危害风险评估及风险管理是近十几年来美国等发达国家将该技术和方法应用于职业健康领域的典范，我国近年也提出了相关的要求，但起步较晚。2011 年 12 月 31 日第十一届全国人民代表大会常务委员会第二十四次会议发布了《关于修改〈中华人民共和国职业病防治法〉的决定》，修订后的《中华人民共和国职业病防治法》第十二条第二款首次提出了职业健康风险评估概念，为我国开展职业健康风险评估工作提供了法律依据。

职业健康风险评估是通过识别和分析工作场所存在的职业危害因素，根据流行病学、临床、毒理学及环境研究结果来描述潜在不良健康效应，对劳动者暴露在某一职业危害环境下可能带来健康影响或损失的可能程度进行量化测评，判断危害发生的可能性及其严重程度。职业健康风险管理是用于建立风险与管理之间的相互联系，依据职业健康风险的水平，归纳总结出存在的职业卫生问题与整体危害程度，采取合适的、能够减少风险概率的相应控制措施，使其持续改进成为可能的一个管理过程。

一、职业健康风险评估标准

20 世纪 80 年代起，欧美国家先后建立了一系列风险评估方法，如美国环境保护局（Environmental Protection Agency，EPA）建立了包括致突变作用、人体健康、生殖毒性、神经毒性、生态学、化学混合物、致癌物、重金属、微生物等方面的风险评估指南或补充指南。其中，《人体健康风险评估手册（F 部分：吸入风险评估补充指南）》[Human Health Evaluation Manual（Part F，Supplemental Guidance for Inhalation Risk Assessment）]为工作场所吸入性职业危害因素所致健康风险评估提供了重要的技术指引。罗马尼亚根据欧洲标准（CEI 812/85、EN 292/1-91、EN 1050/96），颁发了《职业事故和职业病风险评估方法》（Risk Assessment Method for Occupational Accidents and Diseases）。澳大利亚根据本国法律制定了《职业健康与安全风险评估管理导则》（Occupational Health and Safety Risk Assessment and Management Guideline）。新加坡针对化学毒物建立《有害化学物职业暴露半定量风险评估方法》（A Semi-quantitative Method to Assess Occupational Exposure to Harmful Chemicals）。同时，一些国际组织也行动起来，例如国际采矿和金属委员会提出采矿业的《职业健康风险评估操作指南》（Good Practice Guidance on Occupational Health Risk Assessment）。

我国虽尚未建立有关职业危害风险评估的指南或规范，也未建立与风险等级相配套的管理模式，但于 20 世纪 80 年代已建立了有害作业分级标准，相关分级标准在 2010 年起已先后进行了修订，包括《粉尘作业场所危害程度分级》（GB 5817—2009）、《职业性接触毒物危害程度分级》（GBZ 230—2010）、《工作场所职业危害作业分级　第 1 部分：生产性粉尘》（GBZ/T 229.1—2010）、《工作场所职业危害作业分级　第 2 部分：化学物》（GBZ/T 229.2—2010）、《职业危害作业分级　第 3 部分：高温》（GBZ/T 229.3—2010）、《工作场所职业危害作业分级　第 4 部分：噪声》（GBZ/T 229.4—2012）。2012 年，国家安全生产监督管理总局公布了《建设项目职业病危害风险分类管理目录（2012 年版）》，该《目录》是在综合考虑《职业病危害因素分类目录》所列各类职业病危害因素及其可能产生的职业病和建设项目可能产生职业病危害的风险程度的基础上，按照《国民经济行业分类》（GB/T 4754—2011），对可能存在职业病危害的主要行业进行的分类。该管理目录公布与实施，对推动我国职业危害风险评估和管理有着深远的意义。

二、职业健康风险评估步骤

美国 EPA 人体健康风险评估步骤与罗马尼亚、新加坡、澳大利亚、国际采矿与金属委员会等风险评估模式不同。

美国 EPA 人体健康风险评估主要包括 4 个步骤：

（1）资料收集：分析相关场所资料、识别化学物质；

（2）毒性评估：收集定性和定量毒性资料和选择合适的毒理学指标；

（3）暴露评估：分析污染物释放、明确暴露人群和暴露途径、评估各暴露途径污染物的摄入量；

（4）风险描述：分析致癌和非致癌风险、给出不确定度、评估风险的程度。

其他 4 个国家或组织风险评估步骤大致相似，是一个循环和不断重复的过程，核心步骤包括：成立评估组织、识别风险因子、确定暴露人群、收集暴露资料、依据评估原理进行风险评估、根据风险水平制订相应防控措施。

无论是哪个国家或组织，风险评估的步骤都包括 5 个方面的内容：

（1）识别危害；

（2）谁可能遭受危害，如何遭受危害；

（3）评估危害产生的风险程度，现行防护措施是否充分、有效以及进一步采取的措施；

（4）记录风险评估结果；

（5）监测和追踪风险。

2007 年，我国发布了《建设项目职业危害预评价技术导则》（GBZ/T 196—2007）和《建设项目职业危害控制效果评价技术导则》（GBZ/T 197—2007），提出了运用风险评价法评估职业危害及其严重程度的概念，但没有给出具体的风险评价步骤和方法，导致在职业危害评价过程中难以实施风险评估。

三、职业健康风险评估模式

（一）主要的风险评估模式

美国 EPA、罗马尼亚、新加坡、澳大利亚昆士兰州、国际采矿和金属委员会等实施的风险评估模式较具代表性，其原理方面各具特点：

1. 美国 EPA 模式

美国 EPA 在《人体健康风险评估手册（F 部分：吸入风险评估补充指南）》中，针对工作场所空气职业危害因素的特点，开展致癌风险评估和非致癌风险评估两个部分。其主要原理是根据空气中污染物浓度、暴露时间、暴露频度、暴露工龄和暴露平均时间等指标估算职业暴露浓度，然后评估其职业危害风险水平。该方法能定量和定性评估致癌和非致癌的风险水平，可评估特定暴露周期多个微环境和多个暴露周期的平均暴露浓度，也可评估多种化学物和不同暴露途径累积风险水平。该方法通过暴露实验推算人类等效浓度，并根据人类等效浓度和不确定因子计算参考浓度。在评估过程中充分考虑了吸入污染物与呼吸道之间的相互作用及其相关影响因素，如暴露浓度与污染物的沉积量、清除量、理化性质的关系，以及吸入物浓度对污染物作用靶点的影响等，可以更加准确地评估化学品的吸入风险。

2. 罗马尼亚模式

罗马尼亚的职业事故和职业病风险评估方法与欧洲标准相似，具有一定代表性。根据风险所致危害的严重性与可能性两个因素，提出两者函数关系的曲线概念，并应用矩阵法评估风险等级。该方法为定性评估方法，适用于化学、物理因素的职业危害风险评估，评估出工作场所每个岗位不同职业危害因素的风险水平后，可综合计算工作场所总体风险水平。缺点在于较难判断危害后果发生的概率，主观性较强。

3. 新加坡模式

新加坡化学毒物职业暴露半定量风险评估方法是根据危害等级和暴露等级，计算风险水平。该方法为半定量评估方法，危害等级和暴露等级的划分标准较客观，可操作性和实用性较强。缺点是仅限于化学物质，不适用于物理因素。

4. 澳大利亚昆士兰州模式

澳大利亚主要根据风险计算手动板或计算器来评估风险水平。该方法主要根据危害所导致人体伤害、财产损失、生产影响、环境破坏等后果的严重程度，结合暴露频率、出现危害后果的概率，通过一个风险分数计算器计算危险度分数。其优点是操作简易，缺点是对后果发生概率较难判定，主观性强，不同评估人员得到的结果可能存在较大差异。

5. 国际采矿与金属委员会

国际采矿与金属委员会主要根据危害后果、暴露概率、暴露时间等指标计算风险水平，也可根据包括健康危害与暴露发生可能性的矩阵组合，以及健康危害与已采取控制措施的暴露水平的矩阵组合，以矩阵法定性评估风险水平。该方法虽然是采矿业的职业健康风险评估方法，但可以推广到其他行业。

6. 国际理论和应用化学联合会

国际理论和应用化学联合会主要根据化学品本身的特性，接触途径和接触浓度及外界环境对危害后果的影响等评估化学品接触的风险水平，该方法对于化学品本身特性对风险水平影响的分析较为详细，可以比较出不同形态和接触途径对化学品接触风险的影响。不过该方法使用中涉及的化学专业知识较多，专业性较强，没有较好的学科背景的人员使用时存在一定困难。

我国虽然尚未建立职业危害风险评估指南或规范，但已出台工作场所化学毒物、生产性粉尘、高温和噪声危害作业分级标准，并根据作业的危害等级，提出了相应的控制措施。对工作场所进行职业危害作业分级，是职业危害风险评估中的重要指标之一。其中化学毒物和生产性粉尘作业主要根据其危害程度、暴露浓度和体力劳动强度计算相关作业的危害分级；高温作业根据其体力劳动强度、接触时间和湿球黑球温度指数计算其作业的危害分级；噪声则根据劳动者暴露的等效连续 A 计权声压级，确定危害作业分级。

（二）其他风险评估方法的研究

除了上述国家或组织颁发的风险评估标准外，国内外学者将一些传统的风险评估方法应用到职业危害评估中。

1. “归因危险度—后果”半定量评估法

澳大利亚学者 Donoghue 根据美国军事风险评估标准，提出了“归因危险度—后果”半定量评估法，其应用归因危险度来测量后果发生可能性，并将定量指标与后果等级组合成矩阵，以此评估职业健康风险。

2. 总体风险概率法

澳大利亚另一学者 Qiming Cao 提出了总体风险概率法，该法利用暴露浓度和健康效应的累计概率分布曲线，对不同污染物健康效应（非致癌效应和致癌效应）的风险水平进行定性和定量分析，以此评估污染物的风险水平。

3. 风险评估指数法

国内学者林嗣豪等参考英国职业健康安全管理体系标准等，提出了风险评估指数法，即根据健康效应等级、暴露比值和作业条件（包括暴露时间、暴露人群、工程防护措施和个体防护措施）指标，计算风险指数。

4．“格雷厄姆—金尼”评价法

“格雷厄姆—金尼”评价法是对作业条件进行定性和半定量的一种评价法，该法根据作业条件中的危险性、事故的可能性、暴露频率和事故的可能性结果，判别其危险度等级，评价系统人员伤亡危险的大小。国内张文会将“格雷厄姆—金尼”评价法运用于涂料厂作业条件的风险分析和评估。

5．数学扩散模式

数学扩散模式是急性职业中毒事故风险分析的重要方法，该法利用半球扩散理论模型分析毒气扩散规律。半球扩散模型是一种有毒气体泄漏危害区域简单估算方法，闪蒸液体或加压气体瞬时泄漏后，有一段快速扩散过程，泄漏气体（或液体闪蒸形成的蒸气）的气团呈半球形向外扩散，由此根据有毒气体的泄漏量、蒸气体积等参数计算污染范围及危害程度。国内饶国宁等运用数学扩散模式，估算一起液氨泄漏事故中泄漏物的浓度及其污染范围；黄德寅等应用该模式，建立液氨等有毒液气化的泄漏扩散数学模型，估测液氨泄漏扩散连续变化过程中氨气浓度的分布规律及危害范围，并应用于使用氨的化工厂、火电厂等建设项目的风险评价。

四、职业健康风险评估现状

过去的几十年，职业卫生的先驱热衷于暴露的测量。近十几年来，发达国家已开始重视暴露的评估，从而对工作场所职业危害风险做出判断。我国近年要求对职业危害实行分类管理，重点对建设项目的职业危害进行分类，实施职业危害源头。目前实际工作应用最多的是定性和定量方法，定性方法包括经验法、类比法、现场调查法、检查表法等，主要对建设项目职业危害程度进行描述性的分析和评价；定量方法是对工作场所有关职业危害因素测试数据，将其与职业卫生标准相比较，确定其危害的可能性和危害程度，这些均属于传统的单项评价法。职业危害风险评估是职业危害评价体系和职业病防治领域的一个重要组成部分，在职业危害评价中引入风险评估，可大大提高整个职业危害评价的水平。

职业危害风险评估是以控制和消除职业危害为目的，运用系统工程原理和方法，分析和评价发生职业危害事故的可能性和危害程度，为风险管理、制定防控措施和管理决策提供科学依据。我国现阶段相当一部分企业缺乏职业卫生风险意识，忽略风险管理，这是职业危害事故频发的重要原因之一。由于我国职业危害风险评估起步晚，有关职业危害分类和风险分级法规标准之间的衔接、多种职业危害因素并存作业的危害程度分级、风险的综合评价、有毒有害作业量化、职业危害风险管理等问题有待于进一步完善。鉴于此，制定符合我国职业病防治实际的职业健康风险评估指南或标准是当务之急。

参考文献

[1] Environmental Protection Agency. Draft Final Guidelines for Carcinogen Risk Assessment[R]. Washington DC：EPA，2003.

[2] The University of Queensland（Australia）. Occupational Health and Safety Risk Assessment and Management Guideline. Occupational Health and Safety Unit，2011.

[3] 工作场所健康危害因素监测与风险评估. 胡伟江，刘家发，俞文兰，译. 南京：江苏科学技术出版社，

2012.

[4] 杨艳，余善发，王思华. 职业危害风险评估与管理模式关系初探. 职业卫生与应急救援，2012，30（3）：127-130.

[5] 张美辨，邹华，袁伟明，等. 职业危害风险评估方法的研究进展. 中华劳动卫生职业病杂志，2012，30（12）：972-974.

[6] 朱磊，余善法. 工作场所化学有害因素职业危害风险评价方法探讨与应用. 中华劳动卫生职业病杂志，2010，28（5）：389-391.

[7] 张剑虹，楚风华. 国外职业安全卫生法的发展及对当代中国的启示. 河北法学，2007，25（2）：94-96.

[8] 钱晓勤，杨军. 美国职业安全卫生法规与体制的考察. 江苏预防医学，2005（2）：77-79.

[9] 谢亚雄，千叶百子. 日本劳动卫生管理体制. 日本医学介绍，2000（2）：49.

[10] 王起全. 职业安全健康管理体系的历史沿革及其在国内的发展现状. 中国安全科学学报，2003，13（6）：76-79.

[11] 胡嘉彦，张红. 职业安全健康风险评估. 中国职业安全卫生管理体系认证，2003，6：32-33.

[12] 寿卫国. 国内职业危害的风险评级研究进展. 中国公共卫生管理，2009，25（6）：588-590.

[13] 王忠旭. 国外工作场所危险性评价和管理模式介绍. 中华劳动卫生职业病杂志，2006，24（10）：631-633.

[14] USEPA. Guidelines for Carcinogen Risk Assessment（EPA/630/P03/00lF March 2005）. Risk Assessment Forum，Washington DC，2005.

[15] USEPA. Guidelines for Mutagenicity Risk Assessment（EPA/630/R98/003 September 1986）. Risk Assessment Forum，Washington DC，1986.

[16] USEPA. Guidelines for Reproductive Toxicity Risk Assessment（EPA/630/R-96/009 October 1996）.Risk Assessment Forum，Washington DC，1996.

[17] USEPA. Guidelines for Neurotoxicity Risk Assessment（EPA/630/R-95/001F April 1998）.Risk Assessment Forum，Washington DC，1998.

[18] USEPA. Supplementary Guidance for Conducting Health Risk Assessment of Chemical Mixtures（EPA/630/R-00/002 August 2000）.Risk Assessment Forum，Washington DC，2000.

[19] USEPA. Framework for Metals Risk Assessment（EPA 120/R-07/00l March 2007）.Office of the Science Advisor Risk Assessment Forum，Washington DC，2007.

[20] USEPA. Microbial Risk Assessment Guideline（DRAFT Version 5.3 June 2011）.Risk Assessment Forum，Washington DC，2011.

[21] USEPA. Guidelines for Ecological Risk Assessment（EPA/630/R-95/002F April 1998）.Risk Assessment Forum，Washington DC，1998.

[22] USEPA. Risk Assessment Guidance for Superfund Volume I Human Health Evaluation Manual（Part A，EPA/540/1-89/002 December 1989）.Office of Emergency and Remedial Response，Washington DC，1989.

[23] USEPA. Risk Assessment Guidance for Superfund Volume I：Human Health Evaluation Manual（Part F，Supplemental Guidance for Inhalation Risk Assessment，EPA-540-R-070-002OSWER 9285.7-82 January 2009）.Office of Superfund Remediation and Technology Innovation Environmental Protection Agency，Washington DC，2009.

[24] Romania. Risk Assessment Method for Occupational Accidents and Diseases. Ministry of Labor and Social

Protection，1998.

[25] Ministry of Manpower（Singapore）. A Semi-quantitative Method to Assess Occupational Exposure to Harmful Chemicals. Occupational Safety and Health Division，http：//www.mom.gov.sg/workplace-safety-health/resources/.

[26] International Council on Mining and Metals. Good Practice Guidance on Occupational Health Risk Assessment.London，UK，2009.

[27] Wang C S，Wang J D，Chart C C，et a1.Development of a new program for quantitative assessment of occupational health and safety.17th Annual Conference of Asia-pacific Occupational Safety and Health Organization，Taiwan，September 24-29，200l：88-91.

[28] Donoghue A M.The design of hazard risk assessment matrices for ranking occupational health risks and their application in mining and minerals processing.Occup Med（Lond），2001，51：118-123.

[29] Qiming Cao，Qiming Yu，Des W C. Health risk characterisation for environmental pollutants with a new concept of overall risk probability.Journal of Hazardous Materials，2011，187：480-487.

[30] 张美辨，张鹏，邹华，等. EPA 吸入风险评估模型在职业危害风险评估中的应用. 浙江预防医学，2012. 12：46-49.

[31] 王莎莎，张美辨，蒋国钦，等. 澳大利亚职业风险评估模型在蓄电池生产企业中的应用. 浙江预防医学，2014，25（12）：8-11.

[32] Sahmel J，Devlin K，Paustenbach D，et al. The role of exposure reconstruction in occupational human health risk assessment：current methods and a recommended framework. Crit Rev Toxicol，2010，40（9）：799-843.

[33] 陈琪彬. 露天矿山开采风险评估及其应用研究. 中国科技纵横，2012，22：188-189.

[34] Ministry of Manpower Occupational Health Department in Singapore. Guidelines on Risk Assessment for Occupational Exposure to Harmful Chemicals. Singapore：Safe and Health Workplace，2005.

[35] Robert F M H，John H D，Jyttemolin Christensen，et al. Risk assessment for occupational exposure to chemicals. A review of current methodology. The Netherlands Pure and Applied Chemistry，2001；73（6）：993-1031.

（何家禧、翁少凡）

第二章　国外职业健康风险评估与管理

20世纪80年代起，欧美国家先后针对工作场所中存在的职业危害问题进行了研究，制订了有关工作场所风险评估和管理方面的应用指南和系统模式，并在职业健康领域得以应用。随着社会对职业健康问题关注度的提高，健康风险研究已成为职业健康学科的热点之一，发达国家已开始重视暴露的评估，从而对工作场所职业健康风险作出判断。

风险评估的内容包括危险的识别、暴露程度和风险的评价及风险管理等方面，是由多个步骤组成的关联过程。其中危害识别和暴露评价是风险评估的基础，风险评估的结果用于风险的管理，针对不同风险程度，采取相应的预防和控制措施，并对这些防控措施的效果进行评价和风险的跟踪评价。以下就一些国际组织和国家的职业危害风险评估与管理模式进行介绍。

第一节　国际理论和应用化学联合会风险评估

国际理论和应用化学联合会（International Union of Pure and Applied Chemistry, IUPAC） 是一个致力于促进化学品相关研究和应用的非政府组织，也是各国化学会的一个联合组织。其宗旨是促进会员国之间的持续合作，特别在化学品理论研究和应用方面，研究和推荐国际重要课题所需的规范、标准和法规以及其他涉及化学本性等方面的国际间合作。

随着科技的发展，工业领域中的新材料和新技术不断推出。例如，在半导体和光学工业中使用的无机材料如碳化物、硼化物、硅化物，有机材料方面如对位芳香聚酰胺纤维和碳纤维，新技术如使用激光器切割和焊接等工艺。新材料和新工艺的应用使人们接触到新的化学物质，一些原认为对人体无害的物质被发现具有致癌或致生殖毒作用，而且越来越多的物质在动物实验中被证实具有致突变和致癌作用。为保护职业人群的健康，大多数发达国家的政府已经出台了相关的法律法规，一方面要求企业减少有害物质的使用以降低职业危害风险，另一方面要求所有工业生产活动均应进行风险评估。2001年，国际理论和应用化学联合会对工作场所化学品暴露的风险评估方法进行了总结，系统和全面地阐述了化学品危害识别、剂量反应关系评价、暴露评价、风险评估等方面的内容。

一、危害识别

危害通常包括可能造成对人体伤害的物质和环境。在国际理论和应用化学联合会的风险评估指南中，危害主要是指可能对人体产生有毒、有害作用的化学品。对危害的分析属于风险评估步骤的第一步，主要内容包括对危害来源进行识别、判断以及分析其对健康的影响。

（一）识别方法

在危害识别的过程中，需要确定工作场所对接触者可能产生不良影响的物质或工序。任何存在有害物质的工序，都有可能因有害物质进入机体而对接触者造成健康损害。一般情况下，有害物质进入机体的途径主要包括经呼吸系统吸入、消化系统摄入或皮肤吸收，意外情况下有害物质也可能通过注射或误食等其他途径进入机体。

在风险评估过程中，常根据工作场所、生产工艺或工作内容等把企业划分为若干评价单元，然后分别对每一评价单元进行风险评估。在此过程中，需注意要把维修、危险废物清理等一些非常规作业以及一些偶尔才会到生产车间的工作人员纳入评估范围。

在工作场所危险识别时，需要列出所有可能对工人健康产生危害的物质、生产工艺及相关工作场所。根据现有化学品信息数据库所提供的理化性质、毒理学特性、动物实验和人群研究以及流行病学调查等信息，对相关化学品进行分类，预测其可能产生的毒作用效应。化学品的分类信息一般可在产品标签或说明书中查阅。对于某些新的或罕见的物质和生产工艺，如果没有现成的信息资料，需要通过一系列的方法评估其可能产生的危害，包括查阅相关的文献资料，以及进行相关的实验、观察和推导等。

（二）健康效应

接触化学品所产生的健康效应，可按其对健康影响的情况分类。例如，按照对健康影响的快慢分为急性效应或慢性效应，按照影响的范围分为局部效应或系统效应，按照影响是否可以恢复分为可逆效应或不可逆效应。

1. 急性效应或慢性效应

急性效应是指一次暴露（或个别重复暴露）引起的效应，如短时间暴露于高浓度镉烟造成的肺损伤。慢性效应是指长时间或者反复多次暴露才能观察到的效应，如暴露于粉尘者数年甚至数十年后才出现尘肺病等。对于慢性效应，一个非常复杂的因素就是潜伏期，即从暴露到出现效应的时间。有的慢性效应的潜伏期很长，如暴露于石棉引起支气管肺癌的潜伏期超过 15 年。

2. 局部效应或系统效应

局部效应是指机体与化学品接触部位出现的毒作用效应，常见于一些接触腐蚀性物质情形，如无机强酸（硫酸、硝酸、盐酸等）溅到皮肤上就可产生局部效应。系统效应则是指化学品经相关接触途径进入机体后，可以通过循环系统迁移到其他部位产生的效应，比如镉化物通过呼吸道、消化道等途径进入机体后，通过循环系统到达肾脏而对肾脏产生损害。

3. 可逆效应或不可逆效应

可逆效应是指停止暴露后，受影响的组织可以恢复到原有的或正常的状态，如一氧化碳对氧气摄取的影响和低剂量的铅对血红素合成的影响等。而不可逆效应是指停止暴露后，受影响的组织不能恢复，比如恶性肿瘤的发生。

上述几种健康效应的分类是相互关联的，无论是急性效应还是慢性效应，有可能伴随局部效应或系统效应，也可能出现可逆效应或不可逆效应。一般来说，由于接触化学品产生的皮肤刺激多数是急性、局部、可逆性效应（暴露于聚氯联苯、多溴联苯或二噁英引起的氯痤疮除外)；恶性肿瘤则呈现慢性、系统、不可逆的效应（如肝癌、肺癌等）。某些毒作用效应难以归类，如有些化学物在慢性暴露后产生了致敏作用，当再次暴露时会产生急性效应。

关于化学物毒作用效应分类的依据大多依靠动物实验，其中最常用的动物是大鼠和小鼠。在动物实验中，多采用口服或静脉注射途径使动物暴露于高浓度的化学物。相反，化学物在职业暴露中则主要通过呼吸道吸入或者其他摄入途径，且接触的浓度大多明显低于动物实验中的剂量，因此在使用动物实验的数据进行外推时，要考虑到诸多难以预测的影响因素。例如，在动物实验中，新陈代谢可能存在剂量依赖关系，由于人体的接触剂量明显低于实验动物且接触途径不同，这种剂量依赖关系不一定成立。某些可能致癌物，其新陈代谢情况完全取决于接触剂量的大小，这种情况下，难以把动物实验结果外推或应用于职业人群。

（三）有害化学品分类

在许多国家，由生产商、供货商和出口商负责对他们供应的物品进行毒性分类和标记，并在化学安全说明书（chemical safety data sheets）中提供详细的信息，以保证用户能清楚了解化学品的毒性和理化性质。

在欧盟的分类系统中，化学品包装标签上需要标明化学品的危害信息，包括“危险”或“安全”标志、危险等级、特有的危险性以及处理建议。根据生物有害效应的信息，对化学品的毒性分类如下：

（1）剧毒（经消化道摄入、呼吸道吸入或皮肤接触进入机体）；

（2）有毒（经消化道摄入、呼吸道吸入或皮肤接触进入机体）；

（3）有害（经消化道摄入、呼吸道吸入或皮肤接触进入机体）；

（4）腐蚀性（对皮肤产生损害）；

（5）刺激性（对呼吸道、皮肤或眼睛产生刺激作用）。

化学品生物有害效应的性质和分类及其毒作用效应可表达为急性致死危害，单次暴露后不可逆非致死危害，多次或长期暴露后产生严重危害，腐蚀性，刺激性，致敏性，致癌、致突变、致畸作用以及对环境的危害等。

二、剂量—效应（反应）关系

化学品的毒性效应可以出现在机体的多个器官和系统。化学品进入机体后，在体内的分布情况取决于化学品本身的理化性质。化学品的生物利用度虽不决定其毒性的大小，但却是产生毒性作用的基础，即如果某种化学品不能进入机体的循环代谢就不会产生毒作用效应。值得注意的是，化学品在引起皮肤刺激等生理反应时，并没有进入机体的循环代谢。化学品的理化性质不仅会影响其生物利用度的高低，也会影响其毒作用效应的大小。

预防化学品产生毒作用最常用的方法就是降低暴露水平，确保其低于设定的“安全水平”。大部分职业接触限值都是针对外暴露而制订的，即限制单位时间内有效吸收（如经肺呼吸或皮肤接触）化学品的数量或浓度。内暴露水平的测定由于涉及如采血等创伤过程问题而难以广泛应用。

（一）有阈值效应和无阈值效应

化学品对机体的危害效应可以分为两类。一类是有阈值效应，即当化学品的暴露水平达到一定的阈值就可产生危害效应，如果暴露水平低于阈值则对人体无害。对于有阈值的物质，其在机体代谢后和排泄前就可产生危害效应，并且危害效应与暴露水平超出阈值的程度呈正相关（见图 2-1）。另一类是无阈值效应，即任何剂量的暴露水平都可产生危害效应，不存在对人体无害的剂量。对于无阈值的物质，其暴露水平与发生危害的概率呈正相关。因此，这类效应也被称为随机效应，比如，苯并[*a*]芘引起恶性肿瘤就是无阈值效应。

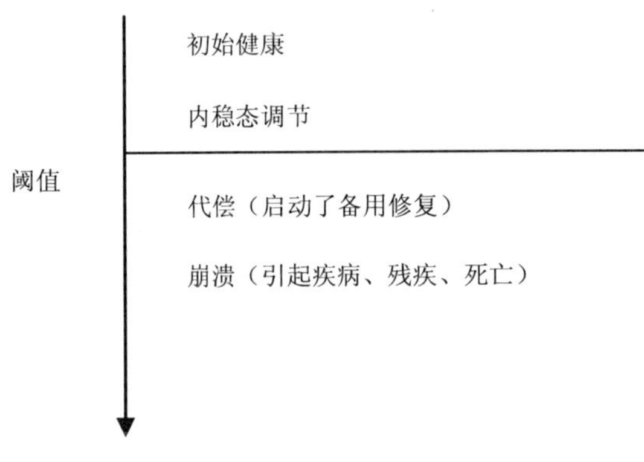

图 2-1 机体随暴露水平增加所发生的变化

（二）职业暴露的阈值效应

评估某种物质在工作场所的可接受水平时，通常先通过动物实验或人群研究（如流行病学调查）得到的最大无作用剂量（no observed adverse effect level，NOAEL）或最小有作用剂量（lowest observed adverse effect level，LOAEL），然后以此制订职业接触限值。由于实验数据存在一定的不确定性，所以应以低于最大无作用剂量或最小有作用剂量的原则确定职业接触限值。通过检测或估算工作场所的暴露水平，然后与职业接触限值进行比较，由此判断工作场所是否安全以及是否需要采取危险管理措施。在实际工作中，在研制职业接触限值时通常会设定一安全系数。如果是以动物实验的数据为基础，则安全系数范围为10～100，即职业接触限值是为动物实验数据中最大无作用剂量或最小有作用剂量的1/100～1/10；如果是以人群研究数据为基础，则安全系数为 10 左右。安全系数的设定一方面是考虑人类对毒物的敏感性可能会高于实验动物，另一方面是考虑人群中个体敏感性及暴露条件存在差异。当然，在职业流行病学研究中，难度最大的是确定化学品的最小有作用剂量，因为在暴露水平、暴露途径、毒物代谢动力学以及毒物效应方面存在许多变数。

除了最大无作用剂量或最小有作用剂量法外，还可以采用基准剂量法。基准剂量法最先用于发育毒性方面的研究，该方法通过大量的实验和观察研究，绘制出剂量-反应关系的模拟曲线，使其 95%置信区间符合实验观察结果，然后根据曲线预测特定剂量的危险性。

1．空气职业接触限值

20 世纪 40 年代，美国政府工业卫生师协会（American Conference of Governmental Industrial Hygienists，ACGIH）开始研究阈限值（threshold limit values，TLV），用以判断

实际的接触水平是否会产生职业危害，这是最早关于量化标准的研究内容之一。美国政府工业卫生师协会实际上属于非政府组织的学术团体，当时制订的阈限值完全出于对健康的考虑，并不考虑其他因素。因此，其制订的阈限值未被政府管理当局采用，而且不具有法律效力。经过数十年的发展，美国政府工业卫生师协会制订的阈值影响力越来越大，目前已被大多数发达国家认同，从而成为制订具有法律效力的职业卫生标准的重要参考依据之一。

在美国，国立职业安全与健康研究所（National Institute for Occupational Safety and Health，NIOSH）和职业安全与健康管理局（occupational safety and health administration，OSHA）使用的允许接触限值（permissible exposure limits，PEL），主要来源于美国政府工业卫生师协会所制订的阈值。职业安全与健康管理局是美国负责颁布和执行接触限值的机构，其采用的标准具有法律效力。在德国，采用工作场所最高允许浓度（maximum concentration values in the workplace，MAK）和技术接触限值（technical exposure limits，TPK）。荷兰采用最高允许浓度，而英国则采用基于职业接触标准（occupational exposure standard，OES）和最大接触限值（maximum exposure limit，MEL）的标准体系。欧盟正发展基于职业接触限值（occupational exposure limit，OEL）体系，并在整个欧盟的范围内使用。需要注意的是，所有标准都是在科学研究的基础上而制订出来的，这些标准最终是否被采用不是由科学界决定，而是由国家政府或国际组织综合考虑了管理层、工会以及公众的意见之后作出决定。

2. 生物限值

生物限值是根据研究所得出的剂量—反应关系，确定接触者生物样品（如血液、尿液等）中某种物质或其化合物对人体无害的最高浓度的限定值。世界卫生组织已制订出铅、镉、汞等的生物接触限值。然而，由于工作量巨大，目前根据剂量—反应关系制订出来的生物限值还不是很多。

现在已经有许多应用统计学方法建立的生物限值，这些限值一般是根据空气某种物质的暴露浓度与生物样品（如尿液）浓度之间的相关关系得来的。在美国，常常采用由美国政府工业卫生师协会制订的生物接触指数（biological exposure indices，BEI）。生物接触指数是指生物样品如血液、尿液或者呼出气中化学品的浓度，无论工人是中等程度暴露，还是短时间高暴露，都可以代表其 8 h 平均暴露水平。在德国，生物接触限值是工人每天暴露 8 h，每周 5 d，在这长时间工作暴露时均不会产生健康危害的接触限值。对于在空气中可以通过皮肤吸收的化学品，制订其生物限值就更为复杂了，一方面需要测定生物样品中代谢产物的浓度，另一方面还要考虑工人的作业习惯等因素。丹麦把血液中铅的生物限值定为 200 μg/L，而其他毒物的生物限值则遵循欧盟的指南，该指南包含了生物学监测要求和一些化学品（大部分为金属）的生物限值。在制订生物限值标准时，需考虑到技术和经济的可行性，因此美国、德国和欧盟等发达国家的限值比世界卫生组织制订的限值更为严格。

三、职业暴露

（一）物理过程

在采矿或金属加工等行业，搅拌、钻孔、打磨、切割等机械生产过程均可产生颗粒物粉尘（包括呼吸性粉尘），这些生产工艺均存在职业危害。搅拌可以增大液体的表面积从而使气化率提高，喷洒也可以使液体表面积增大从而增加气化率。此外，当液体膜形成时气化率也会升高。

高温过程可使物料产生蒸气或烟雾挥发到空气中，如金属熔炼（汞可在室温条件下蒸发），这类过程还包括矿石熔化、焙烧、蒸馏、高温塑料拉丝等，工人均可暴露在相关的有害因素中。

（二）化学过程

工业生产中所使用的化学品以及涉及的化学过程数不胜数，难以对其作一一介绍，这里介绍几种有可能暴露毒物的化学过程。

（1）在金属精炼过程中，需要通过高温化学反应改变金属中氧、硫等无机物的含量，在此反应中，可形成不同毒性的金属化合物。例如，在使用镍黄铁矿或磁黄铁矿冶炼镍的过程中，可产生剧毒的羰基镍和碳氧化镍等气体化合物，矿石提炼过程中产生的镍及其形成的镍颗粒可附在其他物料表面。

（2）电磁辐射作用于金属可导致其释放出改变了性质的金属化合物，如氩弧焊、等离子焊、熔炼切割、激光打孔、激光切割等作业。不锈钢焊接时，其中所含的铬、镍等与空气中的氧发生作用，形成毒性更高、并且可能具有致癌性的铬五价化合物、二价镍化合物。

（3）在钻床作业时，使用的冷却油可以与空气中的氮反应，形成具有致癌性的亚硝胺类物质。在生产聚氨基甲酸酯、弹性体、涂料、油漆、胶水等过程中，会有异氰酸酯挥发到空气中，导致暴露工人呼吸道过敏症。

（三）工作场所

工作场所中，一些外部因素可增加毒物暴露的风险，包括：

（1）生产设备落后、工艺设计不合理或管理不善；

（2）生产设备与工艺组合欠安全；

（3）生产设备与工艺欠协调，操作失误；

（4）维修失当和发生意外（技术维护和设备清理的危险性高于其他工种）；

（5）过度使用防护设备，而忽略职业卫生问题；

（6）没有独立隔离的清洗间；

（7）没有独立隔离的饮食间；

（8）工作压力过大和过度的紧张；

（9）同事的不良行为。

（四）工人行为

工人的一些行为可增加其职业暴露风险，例如：

（1）不遵守安全条例或相关操作规程；

（2）不按要求穿防护服、佩戴个体防护设备（personal protection equipment，PPE）；

（3）使用不适合的个体防护设备；

（4）在工作场所饮食、吸烟；

（5）下班或进食等不及时洗手；

（6）将手指伸进嘴里；

（7）下班后不及时更换工作服。

（五）暴露评价

一般来说，对职业人群的暴露水平的评价，可根据有代表性的监测数据以及相关化学物使用和暴露模式的分析计算资料进行评估。生产工艺需使用大量化学物时，收集相关暴露的资料尤为重要。在评估暴露时，需注意评价的内容、评价的时机、毒物测量的代表性和可靠性。

可靠的数据取决于正确技术的运用、规范的采样、严谨的分析和周详的安排，高质量的数据是进行准确评价的基础，其中以职业卫生专业人员提供的暴露数据更为可靠。关于化学物测量的代表性，需根据不同工作岗位的具体暴露点，综合考虑选择合适的采样方式、位置、时间、频率等。

在评估暴露时，模型计算法需要具有代表性和可靠性的数据，而且还需要一些详细的信息。然而，在实际工作中却难以取得详细的数据，一般的处理方法是增加最可靠数据的权重。当数据不能满足需求时，则按照最坏情况处理。

预测某种化学品的暴露水平时，需要考虑到一些最坏的情况，包括消费者或工人同时使用的几种产品中均含有同一种物质、超正常情况的使用以及可能出现的误用情况等，都应考虑在内。当然，事故性暴露或滥用化学品的情况不在考虑范围。在评估暴露时，数据要尽可能真实可靠，如果评估的结果显示暴露与危险无关，下结论时一定要慎重。特别是对于在工作场所使用量较大的物质，评估时更是要特别慎重。在进行评估时还要考虑到工作场所的危险防控措施。一般情况下，暴露评估主要是针对外暴露，如工作场所空气中的有害物质浓度。

1. 暴露途径的模型

建立暴露途径的模型是要确定环境化学品（外暴露）的实际摄入量，具体可根据实际测量得来的直接数据或利用通过计算模型得到的间接数据进行评估。吸收情况和生物利用度都会影响到化学品的摄入情况，因此在风险估计阶段要将这些因素考虑在内。摄入量为污染物浓度与摄入率和暴露时间的乘积。

如果化学品存在于多种介质中，或者可以通过不同的途径进入机体，就需要分别建立各暴露途径的模型。例如，当某种物质存在于水中，就要考虑该物质经各种途径所暴露的量，包括喝水时直接摄入量、洗手和洗澡时经皮肤摄入量、洗澡或淋浴时经呼吸道吸入量、食用水生动植物时经消化道摄入量以及接触被水污染的土壤时经皮肤吸收量等。虽然，化学品的毒性作用主要取决于毒物的暴露途径及其在不同组织器官的分布情况，但在某些情况下将各种途径所暴露的量直接相加的方法也是恰当的，如长时间慢性吸入铬酸盐、石棉纤维、铍等致癌物的情况就可以使用该方法，但不适用于经消化道摄入的情况。

2. 暴露的生理途径

暴露的生理途径也称进入途径，可以分为经呼吸道吸入、经消化道摄入和经皮肤接触吸收三大类。化学品可以有多种不同的物理状态，包括气态、液态、液态气溶胶、固态气溶胶（粉尘）以及多种混合状态，表 2-1 列出了粉尘吸收时需考虑的因素。其中水溶性是一个重要参数，会影响到物质在体内的吸收，有报道显示使用水溶性（离子型）钴-锌-硅酸盐作板画的画师尿液中的钴浓度比使用不溶性铝酸钴作板画者高 30 倍。

表 2-1 分析化学品通过空气粉尘吸收时需要考虑的因素

进入途径	需要考虑的因素
经肺吸入和吸收	空气浓度随时间变化的情况 受污染空气的吸入量 危险化学品吸收量 体重
经消化系统吸入和吸收	吸入危险化学品后经吞咽摄入的量 经消化系统吸收危险化学品的量 体重
经消化系统口服和吸收	暴露皮肤上的粉尘和颗粒物浓度 暴露皮肤上的粉尘及颗粒物经口和吞咽摄入量 经消化系统吸收危险化学品的量 体重
经皮肤吸收	暴露皮肤的面积 暴露皮肤上粉尘和颗粒物的浓度 经皮肤吸收危险化学品的量 体重

（1）呼吸暴露

气体、烟及蒸气都可以经呼吸道吸收，吸收程度取决于空气中物质的浓度及其穿过细胞屏障的能力。

影响固体颗粒物进入机体的主要因素为粒径大小，当空气动力学直径小于 0.1μm 时，粉尘和纤维进入机体的途径与蒸气相同。空气动力学直径大于 10 μm 的颗粒物会被阻挡在上呼吸道（有可能被吞咽进入机体）；空气动力学直径小于 10 μm 的颗粒物（如 PM_{10} 粉尘）则可以进入肺部直达肺泡。由于肺通气量会随着劳动强度发生变化，因此化学品的吸入量也会随之发生变化。因为肺泡中没有纤毛将颗粒物推送至咽部，所以小颗粒物进入肺泡后会留在肺泡中较长时间，甚至可达数年。

（2）消化道暴露

部分吸入的粉尘可通过吞咽进入机体，称为“一次摄入”，如果粉尘属于高毒物质，“一次摄入”就非常重要了。20 世纪 80 年代，人们认识到工人的行为是镉、镍粉尘摄入的重要影响因素。在遭受铅暴露时，受到铅污染的手与嘴接触和用受到铅污染的手吸烟这两种行为可以解释血铅浓度波动高达 74%的情况；工作中存在铬暴露时，这些行为也可以解释尿铬浓度波动原因中的 48%。

不健康行为引起的摄入称为“二次摄入”，在粉尘摄入中占有较大的比重，而且受劳动强度和时间的影响较大。由于金属粉尘可以迅速沉降，因此空气中的金属粉尘含量较低，大量的金属粉尘都沉降在地面或机器表面。如果因未防护而沾有金属粉尘的手接触嘴巴，就会出现手—口途径的摄入。所以，金属粉尘通过消化道的摄入条件特别重要。

（3）皮肤暴露

在皮肤完整的情况下，无机物通过皮肤暴露吸收的意义不大，但有少数具有离子性和水溶性无机物可通过皮肤屏障进入机体。金属和其他不溶性物质也不可能轻易通过皮肤屏障。但如果皮肤受损，如受到铬酸盐或者高锰酸盐等腐蚀性物质的腐蚀，很多物质就可以通过皮肤暴露进入体内。

一些脂溶性的共价无机物可以比较容易地穿过皮肤，如金属有机物、硫化氢、二硫化碳等。

由于有机物具有脂溶性，所以很容易通过皮肤吸收，例如链式烷烃（己烷）、芳香烃（苯）、具有官能团的芳香族化合物（硝基甲苯、六氯苯、苯胺）、酮类（丙酮）等。实验研究显示，暴露于顺式-1,3-二氯丙烯蒸气时，皮肤接触吸收量为吸入吸收量的2%～5%，接触2-甲氧基乙醇时经皮肤吸收量则占总吸收量的55%，而接触2-乙氧基乙醇时可见45%。手部和前臂接触2-甲氧基乙醇60 min，通过皮肤吸收的量超过工作在浓度为16 mg/m^3（欧洲职业接触限值）的环境中8 h经呼吸道吸入量的100倍；如接触2-乙氧基乙醇，则超过工作在浓度为19 mg/m^3（欧洲职业接触限值）环境下呼吸道吸入量的20倍。

对于可以损伤皮肤的液体，其挥发性越小，接触的潜在危险性越大。一般情况下，挥发性很高的液体很容易气化，尚未经皮肤吸收时就挥发了。如果采取了保护措施，如使用有效的防护服，可大大减少甚至完全消除液体经皮肤吸收的机会。但如果液体进入防护服里面的话，由于不容易挥发出来，反而可能导致皮肤吸收增加。

对于使用溶剂的工人（如油漆工、金属表面清洁工、印刷工、干洗工）以及使用农药的农民，经皮吸收方式具有特别重要的意义。如穿着被浸湿的衣服、防护不足以及在农业中采用不安全的农药喷洒方法等都会发生有害物质大量经皮吸收的情况，类似的中毒事故屡见报道。表2-2汇总了有关可以通过皮肤暴露吸收的各种物质的信息。

表2-2 各种类物质经皮吸收情况

物质名称	经皮吸收情况	
	完整皮肤	受损皮肤
不溶性无机物（如硫化镉、铝钴酸盐）	不能	不能
可溶性无机物（离子型，如氯化钠、氯化钾、高锰酸钾）	不能	能
共价型无机物（如甲基溴、二硫化碳）	能	能
金属（如铅、汞）	不能	部分
可溶性有机物（离子型，乙酸）	不能	能
共价型有机物（几乎所有的有机物，如烷烃、醚、芳香烃化合物）	能	能

四、危害特征

生产过程中产生的有害物质在多数情况下呈波动状态，这与生产状况有关。这些有害物质在工作环境中可发生理化改变，如工艺的性质、温度和物料逸散等改变可导致其发生一些物理方面的改变。当然，也可因为工艺、温度以及环境中氧气或其他气体的改变而发生一些化学方面的改变。这些改变可导致工作场所出现新的有害物质，而且新的有害物质就可能会扩散到整个车间。有害物质的分布主要由物质的物理状态以及车间的条件所决定。

（一）气体

室温条件下，相对分子量（molecular mass，M_r）较小的气体可以在较短的时间内充满整个车间，如氦气（Helium，He，M_r=4）、氮气（Nitrogen，N_2，M_r=28）、一氧化碳（Carbon Monoxide，CO，M_r=28）等。密度较大的气体则会覆盖于车间空气较低的区域，如氯气（Chlorine，Cl_2，M_r=71）、二氧化碳（Carbon Dioxide，CO_2，M_r=44）等，覆盖层的厚度取决于气体量。影响气体混合的最重要因素是温度和空气流通情况。

（二）重蒸气

由于大多数物质的相对分子量都比空气大，因此称为"重气"。在工作场所中，分子量只是在一定程度上影响"重气"的流动，最主要的影响因素是由温度梯度引起的空气湍流混合作用。由于人和机器都会产热，所以工作场所空气的温度一般会高于墙面和窗外的温度，室外温度较低的空气经敞开的门窗进入工作场所，成为工作场所空气混合的主要动力机制。

图 2-2 为某丝网版画印刷车间内"重气"浓度测量结果示意图，其中的空格子表示机器、储物柜等。如图所示，3 号房是一个存储间，内部没有热源，从而使"重气"向地面方向移动，其屋顶污染物的浓度低于地面浓度，呼吸带浓度介于屋顶与地面之间。4 号房存储区与邻近 3 号房的情况相似，但另一生产区域则情况相反，屋顶污染物的浓度最高，呼吸带浓度也高于地面浓度，这可能与附近印刷机操作时"搅动" 地面方向的空气有关。1 号房的空气污染相对均匀，可能与该房只使用电脑操作有关。在其他的房间部分，即使所使用的溶剂密度比车间空气高 1.5～3.5 倍，但屋顶污染物的浓度还是最高，而且呼吸带浓度均高于地面浓度。

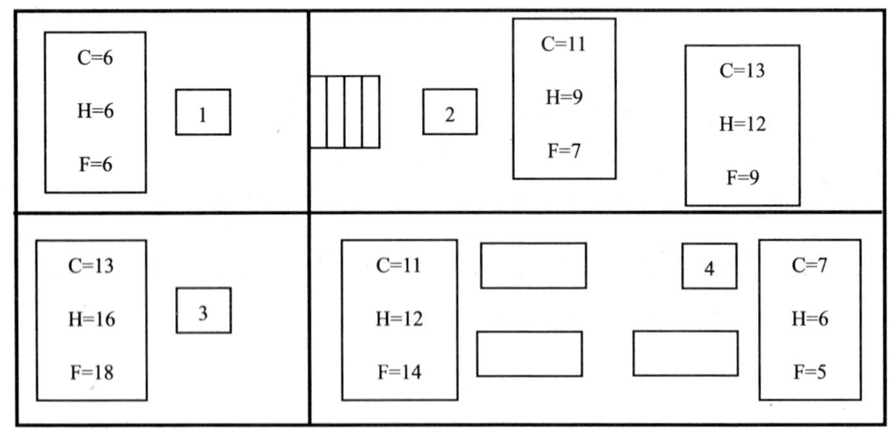

注：C——屋顶（ceiling）；H——头部水平（head level，或称呼吸带 breathing zone）；F——地面（floor）。

图 2-2 印刷车间内污染物浓度的变化

（三）液体

低分子、非极性和可挥发的液体物质在室温条件下挥发性很强，如甲烷、乙炔、乙烷等，很容易形成蒸气散布于车间中。高分子、非极性和可挥发的液体或者金属物质如溴、多环芳烃、汞等，则不容易挥发。由于其分子量较大，这些物质会停留在车间空气最低的表层，如工作台面或者地面，并在其上方的空气中形成一定的浓度梯度。所形成的蒸气层厚度主要取决于该物质的数量、体积、温度和空气循环率等因素。

极性液体物质在室温下的挥发性较低，如水、乙醇、甲酸、乙酸等。一些弱极性、低分子非脂溶性化合物则较易挥发，如丙酮、甲醛、乙酸乙酯、醚等。长脂肪族链或芳香族链会降低物质的挥发性，如癸醇、硬脂酸、己醛、苯甲醛、二苯甲酮等。其他可通过其味道察觉的挥发性物质包括苯甲醚、苯胺、四氢呋喃、芳香醇等。

挥发性很低或者完全不挥发的液体，比如一些杀虫剂，则不容易扩散到空气中，而是停留在释放的位置，其浓度梯度取决于液体的挥发性。

图 2-3 展示了（链）烷烃和芳香烃类物质的沸点与蒸气压之间的关系。这两类物质的关系图非常相似，在沸点与蒸气压之间这种单纯的关系仅存在于（甲基）共价键化合物，而含甲基官能团的化合物会导致沸点与蒸气压关系的比例增加。对于含有其他功能官能团（如醇类、胺类、酸类、金属、离子化合物等）的有机化合物，尽管还存在分子大小与蒸气压之间单纯的关系，但其情况就要复杂得多。

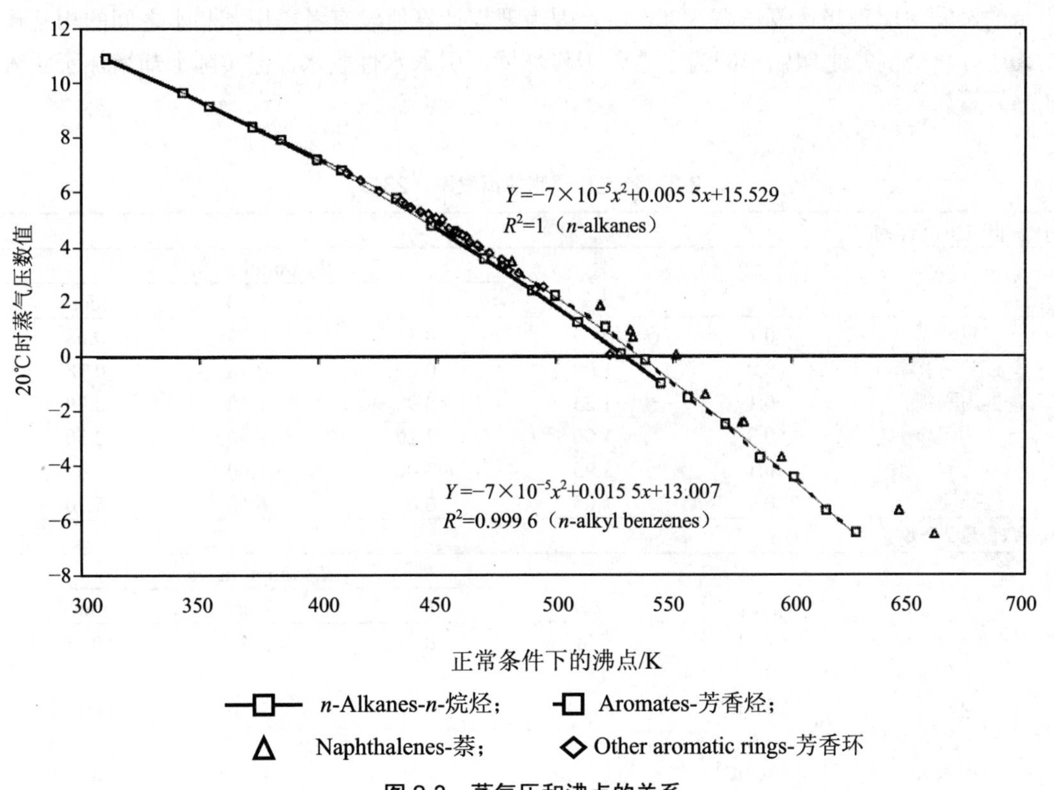

图 2-3　蒸气压和沸点的关系

（四）混合物

工业上所使用的液体化工产品 95%属于混合物，对于工作场所混合物的暴露评估，应要了解其中每一种物质的相关信息以及不同物质之间所存在的相互作用关系，并在暴露评估时考虑可能存在的相互作用。

活度系数（activity coefficient）是混合物各成分之间相互作用的校正因子，可以通过通用准化学官能团活度系数法（universal quasichemical functional group activity coefficient，UNIFAC）进行计算，通用准官能团活度系数法也称基团贡献法，是通过基团的体积参数和表面积参数以及基团之间的交互作用参数来计算活度系数的方法。

通用准化学官能团活度系数法认为由分子组合成官能团，混合物不是分子的混合，而是这些分子组分的混合。成千上万的分子可以组合成若干个（有限的）官能团。

例如，由乙醇、丁醇和正己烷组成的混合物，并非其分子的混合：

$CH_3–CH_2–OH$

$CH_3–CH_2–CH_2–OH$

$CH_3–CH_2–H_2–CH_2–CH_2–CH_3$

而是看作以下三种官能团的混合：

$–CH_3$　$–CH_2–$　$–OH$

一般而言，所有烷烃-链烷醇混合物的活度系数根据己烷-乙醇-丁醇的资料就可以作出预测。表 2-3 列出了因分子间的相互作用而减弱或增强其蒸发率的情况。由此可以看出，甲苯的蒸发率比理想计算值高 3 700 倍，因为理想计算值没有考虑甲苯和水之间的相互作用。还有一个例子是印刷车间为了改善工作环境而引入水性胶水，但实际上却增加了工人的暴露量。

表 2-3　测定和预测的蒸发率（23℃）

中等非理想混合物					
			R_{iA}/mmol·m^{-2}·s^{-1}		
	x_{iA}	y_{iA}	Exp	Real	Ideal
三氯乙烯+	0.1	0.69	0.37	0.47	0.68
乙酸正丁酯	0.9	1.00	0.70	0.78	0.78
2-丙酮基+	0.1	1.23	0.93	1.10	0.90
甲苯	0.9	1.00	2.20	2.30	2.30
乙醇+	0.1	3.95	3.00	2.40	0.61
三氯乙烯	0.9	1.05	6.00	6.10	5.70
强非理想混合物					
			R_{iA}/mmol·m^{-2}·s^{-1}		
	x_{iA}（初始）	y_{iA}	Exp	Real	Ideal
乙酸正丁酯+	6.8×10^{-4}	970	0.21	0.33	0.000 5
水	1.0	1			
三氯乙烯+	1.5×10^{-4}	4 900	1.80	1.80	0.000 9
水	1.0	1			
甲苯+	8.5×10^{-5}	10 000	1.10	0.93	0.000 3
水	1.0	1			

注：R_{iA}——混合物 A 中物质 i 的蒸发率；

x_{iA}——物质 i 的摩尔分数；

y_{iA}——活度系数；

Exp——实验值；

Real——实际计算值，计算时考虑了各种成分之间的相互作用；

Ideal——理想计算值，计算时不考虑各种成分之间的相互作用。

表 2-3 所示的实际计算值已考虑了混合物中各种分子之间的相互作用，可以看出，实际计算值比理想计算值更接近实验值。

（五）液态气溶胶

如果液体被雾化（如喷漆），这些雾气扩散的速度主要取决于物质的量及温度，其浓度主要取决于物质的量。

分散在空气中的固体和液体颗粒形成气溶胶，其中气体或蒸气污染物的扩散特性有很大的差异。如甲苯胺液滴的直径为 4 μm（工作场所中常见的液滴直径），其质量相当于 2×10^{11} 个甲苯胺分子的质量。当然，颗粒物的扩散特性与其形状和体积也有很大关系，这就引出了空气动力学直径（aerodynamic diameter）的概念。空气动力学直径是指一个密度为 $1g/cm^3$ 的球形颗粒，在静止空气中做低雷诺数运动时，达到与实际粒子相同的最终沉降速度时的直径。也就是将实际的颗粒粒径换算成具有相同空气动力学特性的等效直径。

通过鼻子呼吸时，空气动力学直径大于 10 μm 的颗粒大部分会沉积在上呼吸道，而空气动力学直径小于 10 μm 的颗粒则可以通过呼吸进入肺泡。例如甲苯胺液体在 23℃时密度为 $0.998\ g/cm^3$，非常接近 $1g/cm^3$，直径为 4 μm 的甲苯胺液滴就可以进入肺泡。需要注意的是，一些空气动力学直径较小的颗粒可通过呼吸道呼出。

相对于体积与数量而言，气溶胶具有较大的表面积和蒸发速度，因此车间内蒸气浓度与气溶胶的形成有显著相关性。从表 2-4 可以看出，当液体形成气溶胶时，其表面积就会增大。因此，在进行液体气溶胶和蒸气方面的风险评估时，应该将气溶胶形成所产生的影响因素考虑在内。

表 2-4　气溶胶的蒸发表面积

直径/μm	每毫升液体产生液滴数	每毫升液体气溶胶面积/cm^2	相对蒸发表面积
12 408	1	4.8	1
1 241	1 000	48.8	10
124	1 000 000	483.6	100
12	1 000 000 000	4 836.4	1 000
4	30 000 000 000	15 003.6	3 102

（六）蒸气

液体的蒸发形成了蒸气，蒸气产生的量为单位时间和面积的蒸发率[$mg/(s\cdot m^2)$]与蒸发表面积的乘积。物质的蒸发率与蒸气压及扩散系数有关。如果是混合物，蒸发率还受到各成分之间相互作用的影响。需要注意的是，蒸发率不仅受到物质（包括混合物）本身特性的影响，还受到一些外在因素的影响，如蒸发表面的气流速度和气体湍流等。表 2-5 列出了一些物质的蒸发率，由此可以看出丙酮的蒸发率比十六烷高 118 000 倍，比 1,2,3-丙三醇高 1 400 000 倍。因此，在进行暴露评估时，了解工作场所使用的物质相关信息尤为重要。

表 2-5 一些纯物质 20℃时蒸发率和蒸气压

纯品物质名称	R_{ii}/（$g\cdot m^{-2}\cdot min^{-1}$）	$R_{n\text{-}BuAc}$/（$g\cdot m^{-2}\cdot min^{-1}$）	P_{ii}/Pa
氰化氢	769.1	242.0	91 584.215
三氯硅烷	771.6	579.6	80 819.796
丙酮	57.6	17.1	28 077.613
1,1-二氯乙烷	89.1	26.5	27 829.634
1,2-二氯乙烷	24.9	7.4	9 581.852
乙酸正丁酯	3.178	1	1 362.151
邻甲苯胺	0.064	0.02	29.066
1,3-丙二醇	0.009 07	0.002 7	4.936
十六烷	0.000 49	0.000 147	0.153
1,2,3-丙三醇	0.000 04	0.000 018	0.017

注：R_{ii}——蒸发率；

层流气流，空气流速为 0.1m/s;

$R_{n\text{-}BuAc}$——相对于乙酸正丁酯的蒸发率；

P_{ii}——纯品物质的蒸气压。

（七）固体

有一些固体物质不需要经过液体形态就可以直接转化为气体，如碘、苯酚、樟脑等，该过程称为升华。这些固体物质形成的蒸气在车间内的分布与挥发性液体形成的蒸气类似。还有一些固体在室温下可熔化为液体，这类物质可以按液体来处理。对于某些大而重的固体，如果其周围的温度不足以使其发生升华或蒸发，则会保留在原地。如果固体中含有颗粒物质，如熔化、切割、打磨等过程产生的粉尘，则有可能形成气溶胶。气溶胶的浓度与物质的量及气溶胶形成的机械过程有关。表 2-6 列举了一些可能产生气溶胶粉尘的固体物质特性。

表 2-6 按产生粉尘程度划分的固体物质

产尘程度	固体特点	产尘特点	工艺举例
低	不易粉碎的固体颗粒	很少产生粉尘	硬脂酸铅颗粒、蜡丸、药片等生产
中	晶体、颗粒状固体等	产生粉尘，且较快沉降在地面	硫化镉粉末以及大部分切割金属时产生的粉尘
高	轻而细的粉末	产生大量粉尘，且悬浮在空气中一段时间	产生水泥、炭黑、粉笔灰尘、焊尘等作业

五、暴露监测

暴露监测是实施暴露管理的基础，是识别和评估职业危害暴露水平的重要环节。绝大多数情况下，对有害因素进行连续监测是不可能的，因此需要通过采样监测的方法来获知相关人群在不同工作地点的暴露情况。实施采样监测时，应确定需测量的物质、采样地点、采样时间和采样频率等。采样监测目的主要为工作场所有害因素的防控提供依据，并对职业人群健康风险进行评价。

根据采样监测目的选择不同的采样方法，如了解工作场所有害因素的污染情况，采样要在污染源附近进行；如对人员进行健康风险评价，则在工人所在的工作场所进行采样。理想情况下，如某化学品在车间内均匀分布，并且其浓度是比较稳定的，这时只需采集一个样品进行检测就可以得到准确的数据用于风险评估。然而，实际中这种理想情况并不存在，化学品的浓度会受很多因素的影响而发生波动。

（一）连续监测

任何可以实时反映相关有害物质浓度变化的仪器设备均可用于连续监测，例如红外吸收光谱仪，这种仪器可以通过测量红外光谱的吸收情况反映出气体或蒸气中二氧化碳、烯烃（如乙烯）、炔烃（如乙炔）、芳香族化合物（如苯）等物质的浓度。但对于甲烷、氡以及不吸收红外光谱的气体或蒸气，就不能通过红外光谱仪进行监测。

（二）非连续监测

在检测有害因素时，可使用快速检测管检测法。当向检测管注入气体或蒸气时，检测管内的试剂物质与其反应，并显示不同的颜色。由于快速检测管是在数分钟之内显示结果，所以这种检测只能反映检测时的相对危害水平。采集气体测定其光吸收率，或者以吸收器采集样品后对某物质进行检测，都属于定量测定的方法。如果暴露时间很短（如数秒钟），则很难进行非连续采样，因此该方法只适用于较长暴露时间（实际上停留时间）的监测。

（三）扩散型采样监测

将含有吸收介质（活性炭、硅胶、沸石等）的容器放在车间内适当的位置一定时间，介质上就会吸附一定量需要测定的物质。然后将需要检测的物质从介质上解析下来，采用气相色谱法或其他适当的方法进行测定。由于解析和检测出的结果为总的吸附物质量，因此，该方法适用于测定一个工作班的时间加权平均浓度。

（四）低蒸气压气体、蒸发的液体、升华和熔化固体监测

这类物质从地面到屋顶存在一定的浓度梯度，不适宜采用实时测定法，而应该建立一个与地面距离和物质浓度关系的函数。因此，除了可采取连续监测和扩散型采样监测外，还需要按地面不同高度分别采样。当车间内出现空气湍流时，还要考虑其对采样的影响。

（五）雾气监测

雾气特性与液滴直径、温度、通风率等有关。如果液滴的直径很小或者其他的参数合适时，则雾气呈稳定状态（如 “水气雾”或“油气雾”），这时可以采用连续监测或者非连续监测，因为在稳定状态时只需要采集较少的样品即可。温度下降可能使雾滴凝聚成液体，如这种液体易挥发或不稳定的话，就应选择适当的采样方法。

（六）气溶胶、颗粒物和粉尘监测

气溶胶的特点与雾气相似。如果颗粒足够小，则气溶胶在一定时间内是稳定的，比如

咖啡馆中的烟。烟的监测可以采用连续采样及非连续采样法。然而，一般情况下颗粒物因重量较大而最终会形成粉尘。如果粉尘产生升华或蒸发，就可按上述的气溶胶采样方法进行监测；否则，就需要采集粉尘进行监测。有一个复杂的因素是粉尘受到机械干扰时，有可能会再次形成气溶胶。粉尘采集法一般是收集沉积在地面或机械表面的粉尘。当然，现在也有一些直接通过光学测定表面沉积粉尘量的方法，如 geltape 法。

（七）环境或大气监测

1. 吸入暴露监测

吸入暴露测定时，在工人工作点附近的呼吸带高度架设带有泵气系统的采样装置，利用适用于固体或液体气溶胶的滤料或者适用于采集气体的吸附材料（如活性炭、二氧化硅、沸石或者聚合物），对工作场所空气进行较长时间的采样。检测时，以滤料或者吸附材料上的污染物总量除以通过气体的总体积，就可以得出污染物的浓度。然后把测定结果与相关的职业接触限值进行比较，就知道暴露程度了。如果监测结果显示暴露水平超过职业接触限值，就需要采取一定的控制措施。如果采用个体采样方法，就需要注意时间、空间以及工人行为习惯和工作模式等变化因素。图 2-4 显示了某工人在一个工作日内（包括一次午饭时间和两次茶歇时间）接触化学品浓度的变化情况。

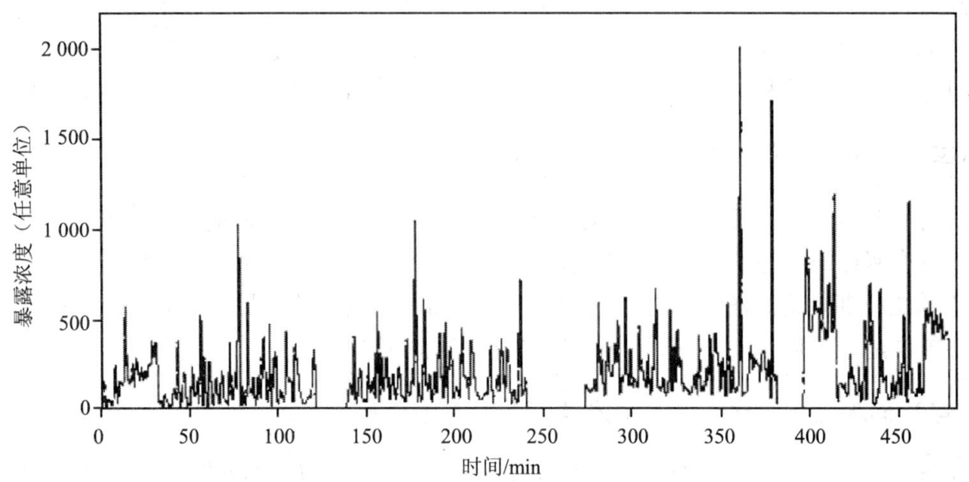

图 2-4 一个工作日暴露的变化情况

由于技术原因，绝大部分情况下要收集整个工作班内所有污染物样本是难以做到的，但应在一系列连续监测的周期内进行采样，并根据监测结果计算时间加权平均浓度（time-weighted average concentration，TWAC）。相关的监测结果也可以与一些标准如阈值（threshold limit value，TLV）或者最高允许浓度（maximum allowable concentration，MAC）进行比较。

2. 皮肤暴露监测

现行的一些皮肤暴露监测方法虽然难以令人完全满意，但仍被用于皮肤暴露化学品暴露方面的估算。其中一个方法就是从受污染的皮肤表面擦拭采样，然后分析其中的目标有害物质。然而，有害物质经皮吸收的速度与不同皮肤部位的污染程度存在较大差异，该方法存在一定的不确定性。因此，该方法仅适用于经皮吸收较慢的化学品，如多氯联苯、多环芳烃及一些农药。

（八）生物标志物监测

为了确定人体实际暴露化学品的剂量，可以采集人体的组织或者体液进行分析，通过对其中化学品或其代谢产物的检测，评估人体实际暴露（内暴露）剂量。需要谨记的是，由于需评估的是人体所吸收化学品的总量，所以要在暴露期内进行多次、连续的测定。

生物因暴露于某有害物而引起体内酶和其他物质的变化，以及有关的生理反应，称为早期效应。生物标志物（biomarker）是一个含义很广的术语，包括所有可以反映毒物与人体之间相互作用的生物效应。该术语可用于反映功能变化、生物化学变化、生理学变化，也可用于特定的分子间相互作用。生物标志物提供了人体暴露于某种化学品的直接证据，如骨骼中的铅、肾脏中的镉、尿中的汞、呼出气中的三氯乙烯等均可证明相关的暴露情况。定量测定还可以帮助确定剂量—反应关系，特别是那些已经建立了毒代动力学模型的物质。与临床采样目的不同，职业卫生采集的生物样品种类不多，多数情况下为血液、尿液和呼出气。在相关职业卫生监测方法中，生物标志物的采样更倾向于无创方法。如果可行，这些采样方法就会被多次间隔使用，用于个人或群体的监测。

图 2-5 显示了暴露或效应生物标志物方面的监测内容。某些物质特别是以粉尘形式存在的物质，工人的行为会明显影响其摄入情况，可以选择生物标志进行监测。此外，对于一些经皮肤接触溶剂的情况，也可以选用生物标志进行监测。暴露生物标志物监测的优点在于该方法的监测结果可以显示各种途径暴露的总量，包括非职业性接触。例如，生物标志法可以显示职业性铅暴露（焊接、射击、含铅涂料粉刷等）及环境性铅暴露（汽车尾气）的情况，还可以显示有机溶剂在职业性暴露和日常生活暴露（如绘画、使用油漆和胶水）等总体情况。因此，在收集生物数据时，要同时收集其个人基本信息及生活方式信息如性别、年龄、身高、体重、吸烟情况、饮酒情况、用药情况、饮食情况及个人爱好等。

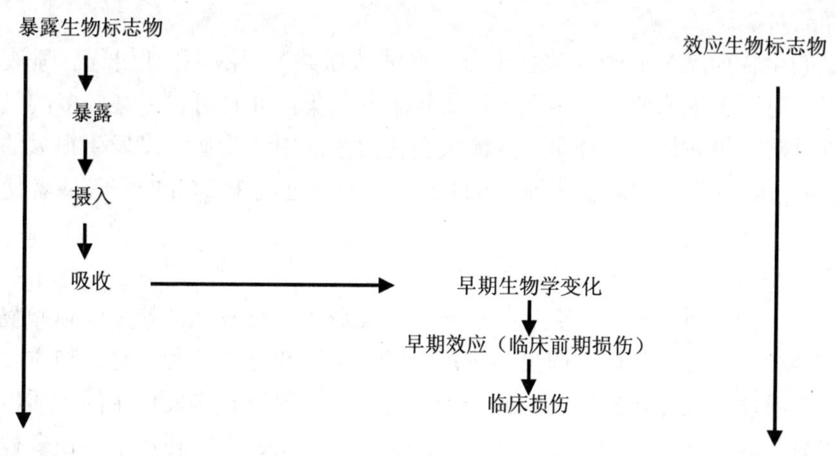

图 2-5　接触生物标志物和效应生物标志物的关系

生物标志物可以划分为三大类：暴露生物标志物（生物监测）、效应生物标志物（生物效应监测）、易感性生物标志物。

1．暴露生物标志物（生物监测）

我们不仅要测量暴露量，而且要测量暴露对机体造成的负荷，这就涉及了效应的测量。机体负荷的测量需要进行生物监测（测量暴露生物标志物）。

为了评估身体负荷，首先要测量细胞、组织、体液及排泄物中的外源性物质及其代谢产物、衍生物。此外，暴露生物标志物可反映暴露者细胞遗传学的改变或者可逆性的生理改变，也可以显示物质在体内循环和/或排出的量。因此，我们可以使用暴露生物标志物测量摄入量（如粪便中的镉）或吸收量（如血液中的铅）。如果出现了铅抑制血红素合成的表现，就可以将血铅作为其特定的效应剂量指标进行测量。由于镉对血液没有明显的影响，因此可测量血液中的镉以作为镉的摄入剂量。镉的早期效应是对肾脏的影响，如出现蛋白尿，这时应及时采集尿样检测尿镉浓度，这是一个与效应相关较好的剂量指标，该指标可以较好地反映身体负荷情况。

生活方式（吸烟、饮酒及饮食习惯，运动及休闲活动等）会影响化学品的毒作用效应。

（1）数据分析

在评估风险过程中，根据相关标准和不确定性，正确运用生物样品的抽样技术非常重要。如果能在标准时间内采集生物样品，那么即使会很快从血液中消失的物质的相关数据也可于风险评估。对于那些半衰期较短的物质，应该在工作停止（工作班结束）后 30 min 内采样，且应记录好采样时间，这是重要的环节。如果尿液中的化学品可以反映当前及长期暴露的情况，尿液样品就可以用于风险评估。但是如果该毒物在体内的半衰期少于 20 h，就应在标准时间内采样。其他可能影响数据准确性的因素包括周围环境或采样容器污染、室温下尿液的蒸发、发生化学反应或细菌生长等，在分析化学成分特别是金属如镍、铬、镉时，样品污染是影响最大的。污染可能来源于空气、皮肤、汗液、样品容器及抗凝剂（血液样品）。在收集尿样时，污染主要来源于皮肤、衣物、毛发及工作场所的空气。有些化学品如铝和挥发性有机物会吸附于玻璃和塑料，因此在收集和分析这类样品时，正确选择采样容器是非常重要的。

（2）样品种类

最常见的生物样品为血液（包括全血、血清或血浆）、尿液和呼出气。唾液、汗液、毛发和指甲也可用于生物监测。由于尿样比较容易采集，并且可以采集较多的量，因此工作场所调查时常采集尿样。水分摄入或流失会使得尿液中的物质浓度发生很大的变化，如大量饮水、在高温环境中大量出汗等，这种情况一般通过收集 24 h 的尿液或者使用尿液中的肌酐进行校正。

（3）多重暴露

很多时候一种物质（特别是金属）的毒性会受到另一种物质的影响。以致癌物为例，癌症的发生至少包括三个阶段，即启动阶段、促进阶段和进展阶段，有毒物质可以作用于其中任何一个阶段。显然，如果同时暴露于具有启动、促进和进展作用的物质，发生癌症的几率高于只暴露于其中一种物质。在环境因素中，食物、空气和水中存在多种天然或合成的癌症启动剂、引发剂和促进剂。然而，对于能引发癌症的化学品，很难将其划分为启动剂、引发剂或者促进剂，因为该化学品能在多个阶段都起作用。在制订工作场所接触限值时，如果缺乏相关的资料，一般都假设各种致癌物的作用是相加的。然而，有些情况并非如此，因此我们要针对具体情况做具体分析。

2. 效应生物标志物（生物效应监测）

所谓效应生物标志物是能反映与健康损害或疾病有关的生化、生理或其他改变的测量指标。效应生物标志物一般不是针对某种具体的物质，因此被称为“伞式测量”。如果某工厂使用很多种化学品，就可以使用效应生物标志物反映混合暴露的效应，从而确定是否存在危险。如果有一种或多种效应标志物显示为阳性，则需要增加暴露生物标志的测量或者进行环境监测，以确定引起效应的具体物质。以下为一些效应生物标志物的例子：

（1）铅（或二噁英）会抑制血红素合成酶的合成通路，从而引起血液中原卟啉前体和氨基酮戊酸脱水酶以及尿中粪卟啉升高；

（2）很多金属和有机溶剂都可以引起尿中某些蛋白质升高，如β_2-微球蛋白、δ-微球蛋白、视黄醇结合蛋白和白蛋白等，另外这些物质还可以抑制尿中某些酶的活性；

（3）接触金属和有机溶剂的工人可能发生高级认知功能（如学习和记忆）的改变；

（4）接触有机磷和氨基甲酸酯类杀虫剂（如对硫磷）会抑制乙酰胆碱酯酶的活性；

（5）接触芳香族胺、环氧乙烷、环氧丙烷、丁二烯以及各种烷化剂和芳香化剂会使血红蛋白加合物生成增加。

由于有些效应参数的“半衰期”可能很短，如要得到可靠的数据，采取正确的采样方法就非常重要。不同参数的测定方法不完全一样，要针对所测定的参数选择合适的方法。此外，很多情况下，暴露与效应或者监测参数与效应之间存在一定的时间差，制订采样策略时必须清楚这一点。如果需要，可以在一个工作周期内多次采样。

3. 易感性生物标志物

易感性生物标志是机体对暴露的化学品生物易感性的参数，表示机体暴露于某种毒物时发生有害效应风险的大小。一般而言，易感性是由于解毒酶或者活化控制酶活性的不同而造成的，与基因组构成的不同有关。下面为一些易感性生物标志物的例子：

（1）与一般人相比，葡萄糖-6-磷酸脱氢酶缺乏者的红细胞更加脆弱，其接触一些工业化学品如芳香胺时更容易发生溶血性贫血。因此可以将血液中葡萄糖-6-磷酸脱氢酶偏低作为接触这些物质的易感性生物标志物。

（2）α-1 抗胰蛋白酶浓度低下的人更容易发生肺气肿。当肺部由于接触毒物如粉尘或香烟烟雾而引发炎症时，一些酶的活性就会升高而造成肺组织损伤，α-1 抗胰蛋白酶作为一种酶抑制剂，可以抑制这些酶的活性从而保护肺结缔组织免受损伤。因此，血中α-1 抗胰蛋白酶浓度偏低可以作为毒物损伤肺组织的易感性生物标志物。

（3）人群中大约有一半人乙酰化芳香胺的速度很慢，乙酰化慢者发生芳香胺引起的膀胱癌的危险性较大。因此，乙酰化酶活性偏低可以作为芳香胺引发膀胱癌的易感性生物标志。

（4）杀虫剂对硫磷在体内代谢可产生毒性更强的对氧磷，不同个体对氧磷的代谢速率存在很大差异。对个体代谢酶活性进行监测，就可以判断个体的生物易感性。

六、评估原则

在进行人类健康的风险评估时，正常的程序是将人群的暴露量（可能暴露量）与不会产生毒性效应的剂量进行比较。一般做法是将计算得来的暴露剂量与最大无作用剂量（NOAEL）进行比较。NOAEL 是调整了“不确定性”、“修正”因子和（或）“安全”因子后得到的相对保守的估计值。如果没有NOAEL，也可以用最小有作用剂量（LOAEL）代替。NOAEL 和 LOAEL 是根据动物实验或人群研究结果确定的剂量值，单位一般是mg/kg/day。如果没有NOAEL和LOAEL，就要对产生危害的可能性进行定性评估。一般来说，没有危害阈值的物质是没有NOAEL和LOAEL的，包括基因毒性物质、无腐蚀性的皮肤或眼睛刺激物、皮肤或肺致敏物质等。评估工作场所人员的暴露情况时，如果是经呼吸系统暴露，就需要了解肺通气率和吸收分数资料；如果是其他途径暴露，也需要调查相关可比参数。

如果要同时评估暴露和效应，就需要了解物质的理化特性（如蒸气压、亲脂性）和化学反应性资料。在估算人群潜在的暴露量、评估已有数据的毒理试验的设计合理性或者分析化学品通过不同暴露途径的吸收程度时，都需要知道化学品的理化性质。化学反应性对其在体内的毒代动力学和新陈代谢都有重要影响，因此在估算人类暴露化学品及其效应时要重视化学反应性。

预测暴露产生的效应时，应对各类人群（如职业人群、普通人群）以及各种效应进行预测。

（一）风险评估的质量分析

风险评估就是要确定工人健康受到威胁的程度，以及确定是否需要采取一系列工程控制措施，其分析数据的可靠性至关重要。因此，需要有一定的基本标准来判断分析方法及所得到的数据是否可靠。首先，分析方法的描述必须足够详细，保证其他人根据描述可以重复实验并得出同样的结果；其次，分析方法的具体过程必须描述清楚（或者说该方法必须是经过验证的，可以描述出其分析特征）；最后，得到的结果是可追溯的，并且要给出不确定度。国际标准化组织（The International Standard Organization，ISO）将可追溯性定义为“测量结果或标准值通过具有不确定度的连贯组成部分可以关联到权威数据（通常是国家标准或国际标准）”。然而，在很多领域中这种连贯性并不存在。

不确定度通常以标准差、置信区间或范围的一半来表示，是对测量结果优良程度的基本度量。

测量总是存在一定的不确定度，所以必须对不确定度进行评估。生物监测结果的不确定度一部分是源于测量过程中的自然变化，一部分源于高浓度生物样品中存在的天然干扰物（例如血液样品中的盐和蛋白质等）。

在测量过程中，只有连续进行质量控制、使用参考物质、给出明确的可追溯性和不确定度，其实验室得出的结果方为有效。关于分析质量的文件可以通过获得认证的实验室得到，分析质量一般是通过参考物质的外部质量测试或实验室之间的比对来进行评价。

（二）化学品风险的半定量描述

在可能的情况下，尽可能对工人工作时的内暴露和外暴露情况都进行测量，以评估采取的风险控制措施是否充分。但实际工作中，很多时候风险评估是在开始生产之前进行的，这就会造成所获得的信息不够准确。在应用模型进行风险评估时，一定要根据工作中物质实际暴露情况，估计其危险性。中小企业化学品风险评估和控制的过程包括以下内容：

（1）项目启动；

（2）确定健康危害因素；

（3）识别是否产生粉尘或挥发性毒物；

（4）评估化学品的用量；

（5）提出控制措施和建议；

（6）制定具体的控制安排；

（7）实施和总结。

上述风险评估法则适用于基本的风险评估和风险管理，不适合用于铅和石棉、生产过程中产生的有害物质、可能影响到工人危险的外在因素和工人行为方面的风险评估。

职业卫生学调查属于一级预防的内容，而职业有害因素的生物效应监测和日常监测为二级预防的内容，通过风险评估可以指导职业卫生学调查工作。

七、危害结局

如果风险管理不到位，就可能发生职业病。常见职业病危害因素包括：

（1）化学品；

（2）物理因素，如辐射、高温、噪声、异常气压；

（3）机械压力，如负重和动态负荷；

（4）心理压力，如职业紧张。

在工业上使用具有化学文摘（chemical abstracts service，CAS）注册号的化学品约12万种，其中只有一小部分可引起职业病。首先，估算化学品致病能力的一种简单方法就是根据其物质分类（比如多环芳烃或者溶剂）进行判断。物质分类在某种程度上可以判断其所具有的生物效应，如多环芳烃类物质具有致癌性，溶剂类物质可以干扰神经系统。其次看其同系物的情况，如甲酸对眼睛、肺和皮肤具有腐蚀性，其同系物乙酸、丙酸、棕榈酸均有一定的腐蚀性，但是其腐蚀性随着长链烷基的增加而逐渐减弱。最后看其官能团特性，如醇、有机酸及酯类等。

还有一种完全不同的方法是从疾病入手，如职业性哮喘、肿瘤、生殖系统的影响、皮肤病等。很多化学品都可以引起这些病理改变，可以根据其引起的症状对化学品进行分组。

对于已确诊的疾病，可以通过患者的职业史探索病因，包括工作场所的特征、生物监测和环境监测数据等。当找到可能与疾病有关的职业性因素后，就需进行风险评估以确定其暴露浓度在最短的接触时间内是否可以引起疾病。通常，从暴露到发病过程一般都有一个潜伏期（暴露后到发生疾病的最长期限），在诊断疾病时需考虑其发病时间应符合潜伏期的标准。最后要作鉴别诊断，以排除其他非职业性因素可能的影响。

八、评估结论

风险评估的重要性几乎不可置疑。为了保护环境，保障公众和劳动者的健康，对化学品的储存、运输和使用的每一个环节，都应进行风险评估。几乎所有的国家都制定了关于易燃化学品或有毒化学品安全管理方面的规定，其依据一般包括制造或供应商提供的标签和物料安全说明书或者化学品安全信息卡。从1993年开始，国际劳工组织（International Labor Organization，ILO）和世界卫生组织（World Health Organization，WHO）会同欧洲共同体（European Community，EC）一起制作了国际化学品安全信息卡（international chemical safety cards）。此外，欧洲共同体针对所有工作场所（包括办公室），出台了《欧洲共同体危险调查与评估指引》（Risk Inventory and Evaluation Directive of the European Community），该指引规定了所有根据书面信息（包括化学品安全性、化学品数量、存在的危险和其他相关信息）识别出来的危害，均须进行风险评估。最后，必须采取控制措施（风险管理措施），使风险降低到可接受的水平，且要经常对控制措施进行评估，确保有效性。

参考文献

[1] Robert F M Herber，John H Duffus，Jyttemolin Christensen，et al. Risk assessment for occupational exposure to chemicals：a review of current methodology. Pure and Applied Chemistry，2001，73（6）：993-1031.

[2] ACGIH Worldwide. TLVs and BEIs-Threshold Limit Values for Chemical Substances and Physical Agents and Biological Exposure Indices. ACGIH Worldwide，Cincinnati（2012）.

[3] Deutsches Forschungsgemeinschaft. Maximum Concentrations at the Workplace and Biological Tolerance Values. VCH，Weinheim（1998）.

[4] Kezic S，Mahieu K，Monster A C，et al. Dermal absorption of vaporous and liquid 2-methoxyethanol and 2-ethoxyethanol in volunteers. Occupational and Environmental Medicine，1997，54（1）：38-43.

[5] Olsen E，Seedorff L. Exposure to organic solvents-Ⅱ：an exposure epidemiology study. Ann Occup Hyg，1990，34（4）：379-389.

[6] Kromhout H，Symanski E，Rappaport S M. A comprehensive evaluation of within- and between-worker components of occupational exposure to chemical agents. Ann Occup Hyg，1993，37（3）：253-270.

[7] European Committee for Standardization. Workplace atmospheres-guidance for the assessment of exposure by inhalation to chemical agents for comparison with limit values and measurement strategy-EN 689，ECS，Brussels（1995）.

[8] European Commission. Technical Guidance Document in Support of Commission Directive 93/67/EEC on Risk Assessment for New Notified Substances and Commission Regulation（EC）No 1488/94 on Risk Assessment for Existing Substances. Office for Official Publications of the European Communities，Luxembourg（1996）.

[9] World Health Organization. Biomarkers and Risk Assessment；Concepts and Principles - EHC155. Environmental Health Criteria，WHO，Geneva（1993）.

[10] Bell J G，Bishop C，Gann M，et al. A systematic approach to health surveillance in the workplace. Occup Med（Lond），1995，45（6）：305-310.

[11] 李钟瑞. 毒代动力学数据及其在化学品人体健康危害评估中的应用. 中国毒理学会中青年学者科技论坛暨全国前列腺药理毒理学研讨会，2011.

[12] 朱志良，俞小明，丁燕，等. 基于国际化学品控制工具箱的职业病危害风险评价方法. 中华劳动卫生职业病杂志，2012，30（1）：85-87.

[13] 李晞，王晓兵，陈会明. 欧盟化学品安全评估与高关注物质评估. 中国标准化，2011（7）：60-67.

[14] 黄德寅，薄亚莉，管树立，等. 化学物质职业暴露健康风险分级方法的研究及应用. 中国工业医学杂志，2009（1）：69-72.

（翁少凡、何家禧、杨光涛）

第二节　国际采矿与金属委员会职业健康风险评估

国际采矿与金属委员会（International Council on Mining & Metals，ICMM）向来重视职业健康工作，把工人的健康视为协会成员公司得以顺利发展和成功的关键，坚持“不断提高健康和安全水平”的原则。为了更好地保护工人的健康，国际采矿与金属委员会开发了许多实用性的工具，帮助企业和劳动者识别在矿山开采及金属加工过程中产生的危害、估算暴露水平、评估控制效果等。

国际采矿与金属委员会相关工作指南对职业健康风险评估（occupational health risk assessments，HRAs）的信息资源进行了汇总，其目的是为矿山和金属企业管理者、职业健康负责人及第三方承包商提供健康风险评估方面的指导，关注点是矿山和金属加工企业工人的健康风险评估。健康风险评估的内容包括识别工作场所的有害因素，评估其可能产生的健康危害，并确定适当的控制措施以保护工人的健康。评估工作需要多方的参与，包括企业主、工业卫生师、职业健康管理人员以及一线工人，利用各方的知识、经验、技能等，促进职业健康。

国际采矿与金属委员会把工人视为采矿和金属加工企业最重要的资本之一，出于人道主义，要求企业主有责任保障工人的健康与安全。自从其提出的“零职业相关伤害”的概念被广泛接受和采纳后，这种人道主义责任得到了更好的落实。“零职业相关伤害”的概念包括三个关键内容：

（1）作为企业文化的一部分并达成了共识，即所有职业性相关疾病都是可以预防的。

（2）企业应采取连续和有效的措施，确保所有工作场所不再发生职业病。

（3）企业应建立和实施一系列简单、持续并且不容忽视的健康和安全标准，预防职业性相关疾病。

一、行业特点

（一）工艺复杂

矿山和金属加工业工艺复杂，生产环节较多，包括勘探、设计、建设、采矿、冶炼、加工、工程技术服务与维护、关闭、恢复/修复等。此外，在整个生产过程中，其产品、设备、人员等的运输涉及汽车、火车、飞机、轮船等交通工具，还有配套的交通运输网络、物流设施（如港口、仓库），以及加工、回收、处置从矿山提取的金属和矿物制品。因此，该行业的健康风险评估比一般行业复杂。采矿和矿物的生产过程见图 2-6。

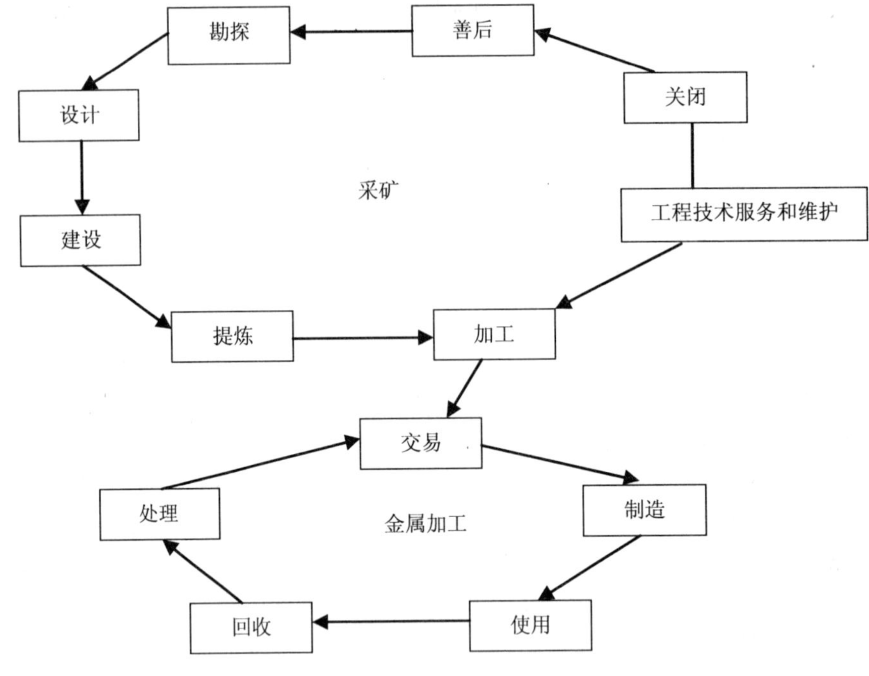

图 2-6 采矿和金属加工过程

（二）职业伤害的影响范围

职业病不仅影响到患者本身，还会影响到其家庭和社会。此外，职业性相关疾病也会直接影响矿山和金属公司的生产力。相关伤害的影响范围包括：

（1）缺勤率升高；

（2）昂贵的生产线利用率降低；

（3）经济规模减少；

（4）工人士气低下；

（5）失误率增高；

（6）有技术和经验的工人流失；

（7）培训和发展投资的损失；

（8）难以招募高素质的新员工。

除此以外，公司还会造成如下损失：

（1）受影响工人需进行健康监护；

（2）向患病、致残工人或死者家庭支付赔偿金；

（3）需购买更高的保险费；

（4）法律诉讼；

（5）监管机构的罚款；

（6）工作场所及设备的损坏；

（7）与工会、政府部门及当地居民产生的纠纷，以及持久的谈判；

（8）名誉受损；

（9）业务损失；

（10）竞争力丧失；

（11）严重时被吊销部分或全部生产许可证。

（三）职业有害因素

采矿和金属行业存在诸多可能影响工人健康的有害因素，其健康风险与工人所从事的工种及个体的暴露情况有关。

1．物理因素

在采矿和金属行业中，勘探、采矿、金属提炼、加工等工作过程中产生的物理因素可以通过以下途径对健康产生影响：

（1）机械运转、矿石运输、爆破等生产过程中发生的意外事故可引起物理损伤。

（2）手工操作或重复性劳动以及全身振动等都可引起肌肉骨骼疾病。

（3）强噪声作业可引起职业性噪声所致的听力下降。

（4）手传振动作业可引起手臂振动综合征和其他肌肉骨骼疾患。

（5）室外作业遭受太阳直射可引起皮肤癌。

（6）电离及非电离辐射引起的机体损伤，如白内障。

（7）暴露于极端温度而引起的健康损害，如由于高温作业引起的热衰竭、低温环境中作业引起的体温过低等。

2．化学因素

在采矿和金属行业生产过程中，其存在或产生的有害物质可引起相关的健康损害，主要包括：

（1）接触酸、碱、溶剂、燃料、润滑油、树脂等化学品可引起的皮肤损伤，包括烧伤、接触性皮炎、皮肤癌。如接触燃料、溶剂、润滑油和油脂等可引起刺激性接触性皮炎，接触黏合剂中的环氧树脂及一些镍、铬金属盐类（水泥行业）可引起的过敏性接触性皮炎。

（2）吸入一些有毒气体硫化氢、一氧化碳、二氧化硫等可引起中毒、窒息甚至死亡。

（3）爆破时产生的大量烟雾可引起急性肺炎。

（4）空气中的化学品（粉尘、气体和气溶胶）可引起的呼吸道损伤，如接触石英粉尘可引起矽肺，煤尘引起的煤工尘肺，石棉所致的石棉肺、肺癌、间皮瘤，以及接触亚硫化镍和酸雾可导致鼻窦癌。

（5）化学品通过皮肤、呼吸道、消化道等途径吸收后引起机体器官的损伤，包括肺、肾、肝、骨髓、大脑等。

3．其他职业危害

在采矿和金属加工业中，几乎所有部门的工人都存在心理紧张及其他精神方面的健康问题，这与轮班作业有关。另外，长时间重体力劳动所致的慢性疲劳等也有可能影响工人的健康。

4．职业健康效应类型

在对职业有害因素引起的健康损害效应进行监测时，很重要的一点就是要知道该效应出现的时间。

（1）急性健康效应

急性健康效应是指在接触有害因素后短时间内就出现明显的效应，一般数小时内就会出现。急性健康效应的病因一般比较明确，如接触刺激性气体可能在短时间内就会出现流泪、打喷嚏、咳嗽等症状，严重时出现呼吸窘迫。

（2）慢性健康效应

慢性健康效应是指接触有害因素后，经过较长一段时间后才出现的效应。这类健康效应病情的严重程度、危害大小等常常与一段时间内（数月或者数年）接触有害因素的累积量有关，如长期接触噪声引起的听力下降、振动作业者的手臂振动病等。

较长的潜伏期是许多职业病的一个特点，从接触相关的有害因素到出现相应的症状需要数年的时间。如接触石棉工人发生的间皮瘤、肺癌和石棉肺，矽尘接触工人发生的矽肺，煤矿工人因接触煤尘发生的煤工尘肺等都有较长的潜伏期，有的在停止接触有害因素之后数十年才发病。

二、评估程序

健康风险评估包括四个要素：危害识别、潜在健康效应的检查、暴露情况测量、风险分析。

健康风险评估是有组织、系统地识别和分析工作场所存在的危害因素，通过采取有效控制措施减少其危害，从而促进工人健康的过程，是职业健康风险管理的基本组成部分。

健康风险管理是在考虑政治、社会、经济、工程等因素的基础上，结合风险评估的信息，通过比较和分析而做出选择的过程。

（一）健康风险评估步骤

健康风险评估不是一个简单的线性过程，而是一个不断循环和反复的过程，一般包括以下步骤：

（1）识别健康危害因素及其对健康的影响；

（2）确定接触有害因素的人群；

（3）确定存在或产生有害因素的区域、任务及工艺过程；

（4）评估、测量并核实有害因素的接触情况；

（5）分析现行控制措施的有效性；

（6）分析暴露于有害因素可能产生的健康风险（例如与职业卫生标准进行比较）；

（7）确定优先处理健康风险（高风险、中等风险、低风险）的顺序；

（8）估计可能出现或已经出现的健康风险；

（9）实施风险登记管理；

（10）确定采取行动的优先顺序；

（11）制订、实施和监督风险控制行动计划，或对已有的行动计划进行审查；

（12）精确而系统地记录健康风险评估的结果，对现行的风险控制措施的行动计划进行修订，必要时增加或者调整风险控制措施；

（13）定期审查和修订风险控制措施的行动计划，如果工艺发生变化或者采用了新工艺，则要提前审查和修订行动计划。

健康风险评估的步骤见图 2-7。

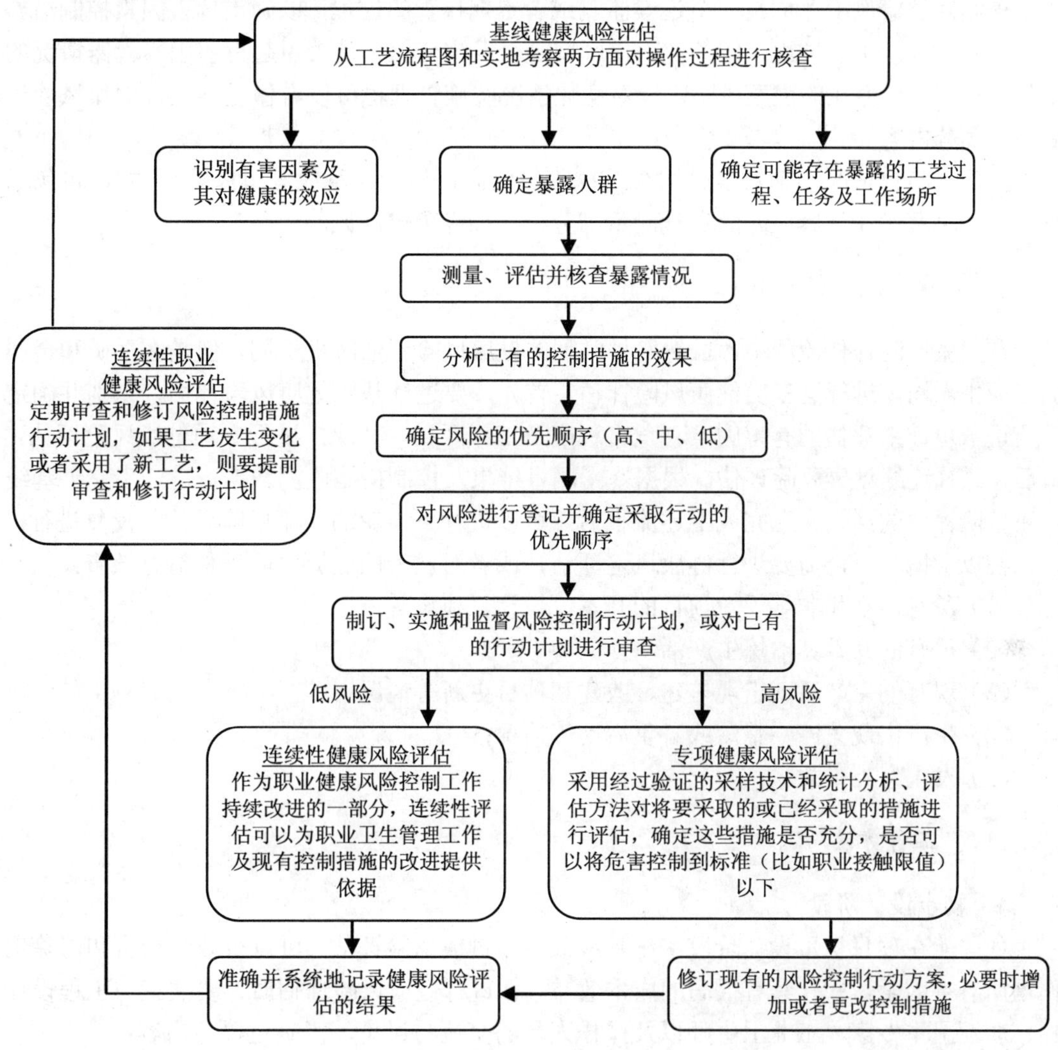

图 2-7　健康风险评估流程

（二）健康风险评估类型

健康风险评估针对不同的暴露水平和时间分为三种类型，即基线健康风险评估、专项健康风险评估和连续健康风险评估。

1．基线健康风险评估

基线健康风险评估用于确定目前职业健康风险的情况，基线评估范围往往非常广泛，包括对潜在的暴露风险评估。

2．专项健康风险评估

专项健康风险评估是在基线评估的基础上，按其确定的优先处理顺序，分别对存在或产生危害的工艺过程、任务和区域进行详细的风险评估。

3. 连续性健康风险评估

连续性健康风险评估是一个连续监测或者定期核查的过程，以确定危害因素控制措施是否仍然有效，工艺过程、任务及工作区域是否发生变化，是否引起有害因素暴露情况的变化，从而出现潜在的健康风险。针对变化情况实施管理也可以看做是连续性健康风险评估的一部分内容。

健康风险评估既包括对暴露情况及风险的定性评估（如基线健康风险评估），也包括对暴露情况及潜在健康风险的定量测量与分析（如专项健康风险评估）。

（三）健康风险评估时机

在健康风险评估流程中，虽然三种类型的健康风险评估时机不同，但是在采矿和金属加工业中，均需进行这三类健康风险评估。首先，要进行基线健康风险评估，识别并确定需要进一步详细评估的有害因素、危害程度及工作区域。其次，进行专项健康风险评估。最后，进行连续健康风险评估，根据暴露测量结果及控制措施监测数据，进一步完善基线健康风险评估的结果。在完成上述流程后，可以进行下一轮的健康风险评估，反复进行。

在以下情况下，需要进行健康风险评估，或者对已有的健康风险评估进行核查：

（1）所有常规和非常规新项目的开发、设计、建设等；

（2）现有的开矿和冶炼生产活动；

（3）现有的生产活动出现扩建、改建和项目更新等情况；

（4）生产出现关停、整治或者重启动等情况；

（5）发生意外事故。

（四）工作方法

1. 初步设计阶段

如果能在项目初步设计阶段实施基线或专项健康风险评估，可以有效地减少和消除工作场所有害因素，并且具有很高的成本效益。在进行健康风险评估时，要注意与工程设计师、职业卫生专家、工业卫生师以及操作人员的交流与讨论，以确定以下内容：

（1）可能影响健康的有害因素；

（2）工人可能暴露于这些有害因素的任务或活动；

（3）可能的暴露水平；

（4）恰当的接触限值；

（5）暴露者健康及福利的基本情况。

在矿山整体设计阶段就要将这些信息考虑在内，并且要设计相应的控制措施，实施适当的控制标准，不断改进生产工艺以减少危害。

2. 现有的生产活动

不论是常规或非常规操作、正常或非正常情况，或是紧急情况，连续健康风险评估均适用于现有的生产活动中可能存在的有害因素暴露。在此过程中，很重要的一点就是对潜伏期较长的疾病发生的可能性进行评估，包括收集充分的数据资料、确保采用适当的控制措施以及对已关停厂矿的工人进行追踪随访。

3．现有的生产活动发生变化

如果现有的生产工艺、生产任务发生了变化，或者有了新的发展，都需要对现有的基线和连续健康风险评估结果重新进行评价。在重新评价过程中，重点关注是否需要对所有的生产活动进行一次全面的健康风险评估，或者只对特定的生产工艺、生产任务或者发生变化的部门进行健康风险评估，或者只是对现有的健康风险评估及风险控制的行动计划略作修正。

4．关停

矿山或者其他生产设施关停后一般要进行专项健康风险评估。关停时所引起的健康问题与生产中的是不同的，其主要工作之一是拆除厂房、建筑和设备，包括对废物、有害物质（常包括放射性物质、石棉等）的处理。还有一点就是撤走之前清理所有污染的土地。在关停过程进行健康风险评估时，重点关注潜伏期较长疾病发生的可能性，并需对有过暴露的工人进行长期随访。最后，需关注矿山关停导致工人失业而带来的焦虑、紧张、抑郁以及其他精神和健康方面的问题。

5．发生事故后

当有害因素控制措施失效而发生了事故时，就需要对现有的基线健康风险评估进行审核，并通过连续健康风险评估确定事故发生的原因，从而预防以后同样事故的发生。

6．新的生产活动

对于所有新的生产活动，都应进行基线健康风险评估。但对于现有的生产活动，如果已经有了基线健康风险评估资料，则只需对其评估结果进行审核，必要时还应进行专项健康风险评估。此外，对于某些新的生产活动，如果与现有的生产活动类似，则可参考现有的生产活动的基线健康风险评估结果，因为可以根据已有的风险评估结果，迅速确定新的生产活动健康风险评估的范围和重点。

（五）健康风险评估范围

明确健康风险评估的目标和范围很重要，需要由管理层及工人代表讨论后确定。健康风险评估范围主要包括：

（1）具有明确的作业内容的工作地点，如矿山或矿山群、办公区域或复杂的生产区域等；

（2）大型矿山开采中的某个具体的生产过程；

（3）为生产业务提供支持的业务群。

其他需要考虑的内容包括健康风险评估范围是否针对特定的工艺过程、任务或者工人，对暴露情况是定性估算还是定量测量（这决定是否可以进行定性或者定量的健康风险评估），这些主要取决于过去的经验以及类似生产过程中暴露数据的收集情况。

（六）风险评估团队和能力要求

1．健康风险评估团队要求

理想情况下，健康风险评估应该是由一个涵盖多学科的专家团队来进行，包括被评估单位的工艺过程或任务的相关人员。健康风险评估团队中需要包含的具体人数、技能范围和水平取决于以下因素：

（1）所评估的工厂、工艺过程或区域的规模及复杂程度；

（2）所涉及的有害因素和健康风险的性质和严重程度。

某些情况下，现场可能只有一名职业健康或职业卫生工作人员，这时就需要建立咨询小组来支持健康风险评估工作。一般来说，建立一个健康风险评估团队或者咨询小组的人员应该包括：

（1）具有健康风险评估经验的职业健康或职业卫生顾问；

（2）被评估单位的设备、工艺过程或生产区域的管理代表和工人代表；

（3）其他相关的专家，例如设计师、工程师、毒理学家或人体工效学专家。

管理代表参与到健康风险评估团队工作很重要，因为这样可以保证健康风险评估的结果以及相应的措施能够尽快地得以落实。由于工人代表了解生产工艺过程、生产区域中的细节，以及工作任务的实际情况，因此健康风险评估团队或咨询小组吸纳工人代表也是非常有价值的。这些人员的加入可以保证健康风险分析的准确性，他们参与健康风险评估也可以增加对健康危害的理解，并且促进“零危害”观念模式在工人中的传播和发展。

此外，专家也是健康风险评估团队的重要组成部分，可以为评估工作提供咨询，或者作为同行对健康风险评估的报告进行评审。

2. 健康风险评估能力

要成功地开展健康风险评估，团队及个人所需要的关键能力如表 2-7 所示。

表 2-7 开展职业健康风险评估需要的关键能力

范围	能力
知识	（1）清楚健康风险评估内容，并有相关的评估经验 （2）了解被评估的工作场所和工作内容 （3）掌握矿山以及相关工作场所有害因素控制和降低风险的方法
组织	具有系统、全面地收集信息的能力
科学	（1）能预测实际生产活动中可能存在的偏差，并理解其意义 （2）有能力进行简单的诊断测试，如使用烟管测试空气流动、测量声级或者操作比色管等 （3）具有查阅相关科学及技术文献的能力 （4）能够发现现行工作安排中存在的问题 （5）能观察评估活动开展的情况，判断相关结果的意义以及偏离规程的后果 （6）有能力评估暴露情况，并估算暴露可能造成的健康风险 （7）能通过健康风险的分析，得出可信的、有统计学意义的、有说服力的结论
医学	熟悉采矿和金属加工行业有害因素接触所致的物理、化学、生物、人体工效学和心理学等健康方面的影响
管理	（1）能对工作场所首次发现的有害因素进行调查与实施管理 （2）能够觉察出控制措施的范围、局限性和可靠性
交流	（1）能向一线操作员工、管理者及顾问提出有关问题，明白其答案的意义 （2）能应用和实施所需要的控制措施，并根据其控制效果进行调整 （3）能以一种易于理解的方式记录调查的结果
个人品质	清楚自己能力的局限性，必要时有信心和毅力去请教相关的专家，并接受别人的意见和建议

三、危害识别

（一）有害因素识别

矿山是一个非常复杂的工作场所，涉及的环节包括采矿、破碎、球磨、浮选、冶炼、精炼等环节，既有化学反应过程，也有使用重型设备以及电子电气维修等工程过程。由于很多生产活动都在偏远的地区，实际工作中考虑周围环境的安全问题、自然灾害发生的可能性、交通运输过程的风险、紧急医疗救援能力、当地的卫生设施标准等问题就显得非常重要。由于以上原因，矿山中潜在的有害因素暴露范围是非常广泛的，图 2-8 列举了采矿和矿物加工过程危害类别及其影响因素。

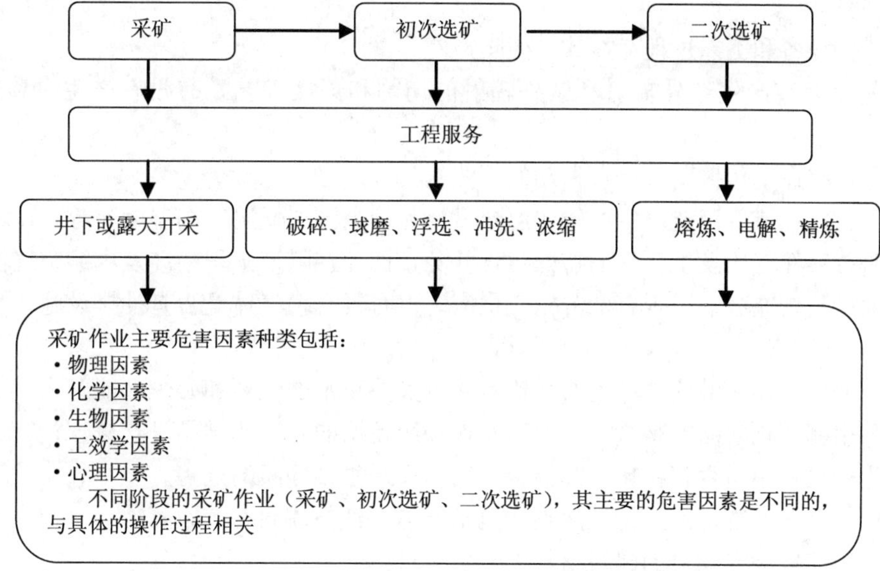

图 2-8　采矿作业流程示意

健康有害因素识别的步骤分为桌面分析、全面调查和有害因素分级三个步骤：

1．桌面分析（第一步）

健康有害因素识别的第一步就是进行桌面分析。对于以往健康风险评估记录和其他相关职业史资料比较齐全的情况，该方法非常有用。在分析过程中会用到很多类型的资料，例如：

（1）事故报告；

（2）审计报告；

（3）以往的健康风险评估报告；

（4）职业病和工伤事故报告；

（5）设备维护和故障报告；

（6）健康调查记录；

（7）因病缺勤报告；

（8）以往的职业卫生调查资料；

（9）实地检查记录；

（10）健康和安全会议记录；

（11）物料安全说明书（material safety data sheets，MSDS）。

分析整个生产过程的设计，结合具体工作区域或生产过程的蓝图及原理图，以及相关的健康记录，有利于系统地分析可能出现的健康危害。

2. 全面调查（第二步）

在工作场所现场勘测过程中，评估人员应对需评价的工作地点、工艺流程和工作任务做一个全面的调查，通过视觉、嗅觉、听觉、感觉等多种感官，对可能的健康危害因素类型、暴露水平、工人的基本情况、身体和心理健康水平、精神状态等作出初步的判断。全面调查时需要考虑的如下关键问题：

（1）物理因素

① 哪些设备和工艺过程存在或产生噪声？

② 是否存在产生红外辐射和紫外辐射的切割和焊接工艺？有没有产生电离辐射设备？

③ 是否存在手传振动或全身振动的作业？

④ 是否存在或者可能产生极端的温湿度（包括高温、低温、高湿度）等工作场所？

⑤ 是否存在气压发生变化的特殊工作任务，比如在隧道工程中涉及压缩空气作业？

⑥ 通风是否充分？是否有新鲜空气供应？对有毒有害气体是否有抽排设施？

（2）化学因素

① 短期或长期接触化学品是否会影响接触人员正常的生理和心理功能？

② 使用哪些化学品？是否有必要对工作场所使用的有害化学品进行核查？

③ 生产过程中是否存在化学品混合使用从而产生某些新的危害？

④ 产生哪些产物、副产物及废物（包括气态、液态或固态）？

⑤ 使用哪些潜在危害的建筑材料？

（3）生物因素

① 饮用水、污水、卫生、污物处理系统是否正常，存在哪些病原微生物？

② 有哪些洗漱设施？是否可以满足工人正常的洗漱需求？这些设施是否经常清洁？

③ 是否有军团菌的管理和控制措施？

④ 在餐厅、食堂和其他餐饮场所是否存在昆虫、啮齿类动物或者病原微生物？

⑤ 是否安装了空调系统？存在哪些病原微生物？

⑥ 当地是否存在携带疾病的昆虫或啮齿类动物，如可以传播疟疾的蚊子、携带钩端螺旋体和鼠疫的老鼠等？

（4）人体工效学问题

① 工人是否要进行重体力劳动作业？

② 工作中是否从事重复、让人感到不适或不自然动作的作业，或需进行长时间的静态作业？

③ 工人所穿的防护服是否会影响其行动自由？

④ 所从事的工作是否需要高度的警觉性和灵活性？疲劳、注意力分散或者使用药物是否会产生危险？

（5）心理问题

① 作业方式、工作轮换、工作负荷及资源条件等工作组织是否会引起睡眠障碍或者精神紧张？

② 是否存在明显或不明显的骚扰、歧视、欺凌、暴力等情况？

③ 是否存在机构或者业务单元的重组以及员工的调动？

④ 工人是否存在与家庭、朋友或其他社会支持网络的分离情况？或者说工人是否孤独地工作？

⑤ 是否存在文化、信仰和语言问题？

⑥ 是否缺少休闲和娱乐的时间或设施？

⑦ 是否为工人提供表达意见和建议的渠道？运行情况如何？

3．有害因素分级（第三步）

根据有害因素可能造成的健康损害，对有害因素进行分级（见表 2-8），以便对存在的风险进行准确的评估和确定风险控制的优先级。

表 2-8　有害因素危害分级

危害分级	定义
1．轻微健康损害	暴露于这种水平不会造成健康损害
2．轻度健康危害	可逆性健康影响，不会威胁生命
3．中度健康危害	出现永久的健康损害，但不会明显影响生活质量或寿命。活动能力也可能受到一定程度的影响或限制，因而引起职业或生活方式的改变
4．明显和严重健康损害	出现永久的健康损害，导致生活质量明显下降或缩短寿命。连续暴露可能会引起永久性生理或心理障碍或者产生活动能力长期受限的疾病

（二）暴露人群识别

对于人数众多的项目或企业，如果对每个工人均进行健康风险评估显然是不切实际的。在这种情况下，可根据工人的暴露情况，把工作内容或暴露水平相似的工人分为一组，即相似暴露组（similarly exposed groups，SEGs），以便于有效地对暴露人群进行识别。

1．按相似暴露组法识别暴露工人

分组的基本方法是先根据生产工艺或者工作场所将工人分组，然后再按工作内容和暴露水平将相似的工人分到一个亚群，即相似暴露组。通过分组可更加准确地评估工人的暴露情况和健康风险。识别暴露工人过程中，应把第三方承包商的工人也包括在内。

对暴露人群进行合理的分组是非常关键的，分组的数量不能太多，也不能太少。分组太少的话不能将不同暴露情况的工人区分开来，分组太多的话又不便于管理和分析。分组的数量主要是根据需评估的生产工艺范围以及工种的情况来确定。

根据生产工艺或者工作区域划分职业暴露人群包括如下对象：

（1）采矿工人；

（2）矿石运输卡车司机；

（3）冶炼厂维修人员；

（4）办公室行政人员；

（5）实验室技术人员；

（6）矿山地质学家和工程师。

在进行类似暴露分组时，分别列出工作内容相似的工人所从事的工艺过程和工作任务非常重要，这样有助于对有害因素进行全面和系统的识别。与相关工作场所的工人讨论其从事的工作并借鉴其经验是非常有用的方法，有助于识别出那些不太明显的潜在危害因素。鉴于工人工作区域或工作任务不可能完全不变，一般按其80%工作时间所在从事的工作内容划分类似暴露分组。

2．按敏感性识别暴露工人

确定工人对有害因素是否敏感也是非常重要和有价值的，因为敏感人群与一般人群相比，其对有害因素更为敏感，更容易受到影响。敏感人群通常包括：

（1）孕妇或者哺乳期的妇女；

（2）新招募的员工或者临时聘用的员工，因为他们不清楚存在何种有害因素，也不知道如何避免这些有害因素所造成的伤害；

（3）有职业性疾病既往史或者曾患非职业性疾病的工人，以及其他通过医学监护手段确定存在生理上或心理上缺陷的工人；

（4）在高危区域或者高危工艺工作的工人；

（5）年龄较大的工人；

（6）吸烟或者使用药物的人群，这些因素可增加职业有害因素造成的健康风险。

（三）工艺过程、工作任务及区域危害识别

要系统地识别和评估工艺过程、工作任务及区域存在的危害，并设计把暴露情况最接近的工人分到一个相似暴露组，对以下内容进行审查是非常重要的：

（1）工艺过程和工作任务；

（2）机械设备；

（3）工作环境和位置；

（4）控制措施。

1．工艺过程和工作任务

在调查工艺过程和工作任务时，需要考虑到以下内容：

（1）常规、非常规及紧急工艺过程和工作任务；

（2）工作时间；

（3）轮班制度；

（4）现行的控制措施。

2．机械设备

在调查机械设备时，要考虑以下内容：

（1）机械设备的设计和使用条件；

（2）使用方法及受训情况；

（3）是否存在故障；

（4）维护情况；

（5）布局是否合理；

（6）产生的相关有害因素，如粉尘、噪声、振动、辐射、高温、废气排放等。

3．工作环境和位置

在调查工作环境和位置时，要考虑以下内容：

（1）通风是否满足要求；

（2）温度调节是否恰当；

（3）湿度；

（4）工作空间的工效学设计；

（5）照明；

（6）活动空间。

4．控制措施

在调查工作场所的有害因素控制措施时，需要考虑到以下内容：

（1）采取的控制措施；

（2）控制措施的优先层级；

（3）控制措施的有效性；

（4）控制措施的持续性；

（5）个体防护用品配备和使用情况，包括其合理性和有效性、培训情况、监管情况和维护情况。

四、评估方法

（一）暴露水平评估

估算暴露水平的目的在于阐明相似暴露组的工人在工艺过程、工作任务以及工作场所接触有害因素的强度和时间。暴露水平可通过直接或间接定性估算，也可通过测量定量估算。暴露测量应该使用经过验证的采样、统计和评估方法，并且有质量控制措施。

1．间接定性评估

暴露情况的间接定性评估有两种方法。一是通过现场调查，识别潜在的健康危害；二是根据以往的定量测量结果判断，也可以两种方法结合应用。通过查阅文献、现场勘测、与管理者及工人交流讨论等方式，识别所有的有害因素，并结合相似暴露组的工艺过程、工作任务和工作场所的情况，评估暴露水平。

2．直接定量评估

对于以下情况，应考虑对健康危害因素进行直接测量：

（1）怀疑有可能超过接触限值；

（2）过度暴露有可能引起严重的健康损害；

（3）需采取有效的控制措施；

（4）需根据暴露水平选择控制措施；

（5）需对控制措施的效果进行评估；

（6）需解决工人关注的问题；

（7）已成为一项常规的管理要求；

（8）对发现的健康效应问题进行调查或者回应。

3. 暴露分级

根据职业接触限值（occupational exposure limit，OEL）或者其他健康标准，对暴露水平进行分级。在进行暴露分级时，考虑以下几点是非常重要的：

（1）各种暴露途径；

（2）可能的累积暴露；

（3）健康标准设定时未能考虑到所有暴露途径的局限性，如在制订职业接触限值时通常不考虑经皮吸收或者经消化道吸收的量。

对于致癌物或者生殖毒性物质（包括确认或可疑的），仅仅满足职业接触限值是不够的，应该将暴露水平控制到尽可能低的水平或者可以达到的最低水平（as low as reasonably achievable or practicable，ALARP）。对于这些物质，必须每年对其控制措施进行审核。

实际工作中，暴露分级可分为可以忽略的低水平暴露、中等暴露、高暴露和非常危急的极高暴露。表 2-9 为暴露分级的举例。

表 2-9 暴露分级举例说明

暴露分级	暴露水平（与 OEL 的比值）	定义	行动
低	低于 OEL 的 50%	经常性接触低浓度的有害因素，或者偶尔接触中等浓度的有害因素； 经常接触低于 10%OEL，或者偶尔接触超过 10%OEL 但低于 50%OEL 的有害因素； 可将有害因素暴露水平控制在职业接触限值以下，其暴露水平不大可能引起健康危害	监测：进行日常检测
中	50%～100%OEL	经常接触中等浓度的有害因素或者偶尔接触高浓度的有害因素； 经常接触超过 10%OEL 但低于 50%OEL 的有害因素，或者偶尔接触超过 50%OEL 但低于 100%OEL 的有害因素； 暴露水平控制在职业接触限值以下，但偶尔有超过接触限值的可能性，有可能对部分敏感工人造成健康损害	控制：对工作场所有害因素进行检测，评估其控制效果；对接触超过 50%OEL 的工人进行医学调查
高	超过 OEL	经常接触高浓度的有害因素或者偶尔接触极高浓度的有害因素； 经常接触超过 100%OEL 的有害因素； 暴露水平未能控制在 OEL 以下，可能对大多数的接触工人产生严重的健康损害	干预：必须根据控制分级采取相应的控制措施，将暴露水平降至 OEL 以下

4. 估算暴露水平时需要考虑的问题

以下几点有助于对暴露水平的估计：

（1）暴露水平是否持续过高或者过低，暴露水平是否存在高峰和低谷的变化，暴露属于连续性还是间歇性；

（2）关注工艺过程和工作任务中任何有可能使暴露水平增高的环节；

（3）与工人进行交流，了解其对工作任务和存在的有害因素的认识情况；

（4）注意非常规或间歇性的生产活动，如机械维护、装卸作业以及生产周期方面的变化；

（5）要考虑到非计划性的生产活动，其后果为可预测的事件，如由于机械故障引起的意外暴露等；

（6）核查医学应急预案是否完善，包括急救措施或者伤者转移设施等；

（7）对于在有害因素区域附近工作的非直接接触工人，应考虑是否存在暴露情况。

（二）控制效果评估

控制措施是指采取干预或者行动以消除或降低有害因素暴露水平，包括对设备、技术、工艺、流程的改进以及加强培训工作等方面的内容。

有害因素暴露水平的控制措施有很多种，根据其可靠性、有效性及可能性进行筛选，确定控制层级（hierarchy of control，HOC），包括：

（1）消除危害；

（2）使用替代品；

（3）工程控制措施（包括隔离）；

（4）管理措施（包括教育和培训）；

（5）个体防护装备。

理论上，所有工作场所的危害都是可以消除的，但实际上多数控制措施属于“低层次”措施的混合使用。例如，单纯应用教育培训的方法是很难达到降低危害的目的，通常应与其他措施结合，并保证其他措施能够得到正确和恰当的实施。根据现场存在不同的有害因素，可以采取单一或多种联合控制措施。需要注意的是，并非各种层级的控制措施都适用于每一种潜在的有害因素，在实际操作中需要不断地对存在的有害因素及拟采取的控制措施进行审核，确保有害因素的控制效果。

虽然使用个体防护装备是最后的选择，但个体防护装备是其他控制措施的一种补救措施，而且在某些情况下是唯一可行或有效措施。在使用了个体防护装备过程中，应有相应的培训、日常维护、定期更换等配套措施。有关控制层级的例子如下：

1. 消除危害

使用电动机设备代替柴油发动机设备，可以消除柴油燃烧过程释放的颗粒物和有害气体。

2. 使用替代品

电动凿岩机产生的噪声和振动小于气动凿岩机，使用电动凿岩机代替气动凿岩机就可以降低噪声和振动。

3. 工程控制措施（包括隔离）

在某些工作场所（例如砂石加工厂）周围设置屏障，将其隔离起来就可以降低噪声对周围环境的影响；减振装置和阻尼材料可以同时降低振动和噪声；移动设备上设置的操控室，如设计合理，可以提高操作员的舒适度，并可降低噪声、粉尘、肌肉紧张、极端温度的危害，减少疲劳；工作场所中的休息间应该与产生粉尘、噪声、化学物及高温的工作点分隔。

4．管理措施（包括教育和培训）

调整工作制度，如严格规定或减少工作时间，合理地对工作任务进行轮换，允许工人进入可以减少有害因素接触的特定区域；通过教育和培训，使工人对有害因素有更多的了解，同时采取有效的控制措施，特别是对那些与生产设备和工作任务有关的危害因素的控制尤为重要。

5．个体防护装备

使用个体防护装备，如听力保护器、口罩、防毒面具、防护服等，可以保护工人免受噪声、粉尘、化学品等的危害。然而，由于不同人员使用个体防护装备的效果差异很大，所以不应该将其作为一种单独的控制措施。

6．评估控制措施效果时需要考虑的问题

通过对采取控制措施前后的暴露水平进行测量，就可以直接对所采取的控制措施效果进行评价。此外，也可通过对现有相关信息的分析，如以往的监测数据、现场调查以及工人体检结果等，间接推断现有控制措施的效果。评估控制措施效果时，需要重点考虑以下几个关键问题：

（1）以哪些标准确定控制措施水平和性质？

（2）对于存在或产生高浓度（强度）有害因素的工艺过程、工作任务或工作地点，是否采取了控制措施？这些措施是否恰当、能否得以实施和持续有效？

（3）所采取的控制措施是否能有效地控制有害因素的浓度（强度）？

（4）实际工作及控制措施的施行情况是否与工作场所操作规范和指引一致？

（5）控制措施是否得到有效的维护？

（6）是否对控制措施的效果进行定期评估？

五、分析与报告

（一）分析健康风险，确定行动优先等级

通过估算相似暴露组及其工艺过程、工作任务或工作地点等有害因素的暴露水平，从而分析其潜在的健康风险及其对健康影响损害的可能性。可利用“风险分级表”或者“风险评估矩阵”确定健康风险，以此确定行动优先等级。

1．风险分级表或风险评估矩阵

根据每种识别出来的有害因素潜在的健康危害、暴露水平以及出现损害后果的可能性，对健康风险进行分级。

（1）风险分级表

可以根据表 2-10、表 2-11 和表 2-12 中的内容进行定性的风险分级。

表 2-10　根据引起健康损害的可能性确定健康风险分级

<table>
<tr><th rowspan="2">健康风险分级</th><th rowspan="2">后果及特征</th><th colspan="3">暴露者发生健康损害的可能性</th></tr>
<tr><th>低（不太可能发生）</th><th>中（有时候可能发生）</th><th>高（可能经常发生）</th></tr>
<tr><td>1</td><td>这种暴露水平不太可能引起健康损害</td><td rowspan="2">无或很低的风险</td><td rowspan="2">低风险</td><td rowspan="2">中等风险</td></tr>
<tr><td>2</td><td>可逆的健康影响，无生命威胁</td></tr>
<tr><td>3</td><td>产生永久性健康损害，但不会明显影响生活质量或寿命；可对劳动能力造成轻度或中度的影响，因此有可能导致职业或生活方式的改变</td><td rowspan="2">低风险</td><td rowspan="2">中等风险</td><td rowspan="2">极高风险</td></tr>
<tr><td>4</td><td>产生永久性健康损害，生活质量显著下降或者寿命缩短；持续暴露通常可引起永久性身心残疾或者活动受限</td></tr>
</table>

表 2-11　根据控制措施的效果确定健康风险分级

<table>
<tr><th rowspan="2">健康风险等级</th><th rowspan="2">后果及特征</th><th colspan="3">现有控制条件下的暴露水平（与 OEL 比较）</th></tr>
<tr><th>低（0～50% OEL）</th><th>中（50%～100%OEL）</th><th>高（超过 OEL）</th></tr>
<tr><td>1</td><td>这种暴露水平不太可能引起健康损害</td><td rowspan="2">无或很低的风险</td><td rowspan="2">低风险</td><td rowspan="2">中等风险</td></tr>
<tr><td>2</td><td>可逆的健康影响，无生命威胁</td></tr>
<tr><td>3</td><td>产生永久性健康损害，但不会明显影响生活质量或寿命；可对劳动能力造成轻度或中度的影响，因此有可能导致职业或生活方式的改变</td><td rowspan="2">低风险</td><td rowspan="2">中等风险</td><td rowspan="2">极高风险</td></tr>
<tr><td>4</td><td>产生永久性健康损害，生活质量显著下降或者寿命缩短；持续暴露通常可引起永久性心身残疾或者活动受限</td></tr>
</table>

表 2-12　根据健康危害及暴露的不确定度确定健康风险分级

<table>
<tr><th rowspan="2">健康风险等级</th><th rowspan="2">后果及特征</th><th colspan="3">不确定度</th></tr>
<tr><th>确定</th><th>不确定</th><th>非常不确定</th></tr>
<tr><td>1</td><td>这种暴露水平不太可能引起健康损害</td><td rowspan="2">不需要采取行动</td><td rowspan="3">需收集相关信息</td><td rowspan="2">需收集相关信息</td></tr>
<tr><td>2</td><td>可逆的健康影响，无生命威胁</td></tr>
<tr><td>3</td><td>产生永久性健康损害，但不会明显影响生活质量或寿命；可对劳动能力造成轻度或中度的影响，因此有可能导致职业或生活方式的改变</td><td rowspan="2">需要采取控制措</td><td rowspan="2">采取控制措施和收集相关信息</td></tr>
<tr><td>4</td><td>产生永久性健康损害，生活质量显著下降或者寿命缩短；持续暴露通常可引起永久性心身残疾或者活动受限</td><td>采取控制措施和收集相关信息</td></tr>
</table>

（2）风险评估矩阵

除按“风险分级表”法进行定性的风险分级外，还可以根据“风险评估矩阵”，按照下面的公式进行定量计算：

$$RR = C \times PrE \times PeE \times U \tag{2-1}$$

式中：RR——风险分级（risk rating）；

C——后果（consequence）；

PrE——暴露概率（probability of exposure）；

PeE——暴露时间（period of exposure）；

U——不确定性（uncertainty）。

该公式中的每个自变量的赋值情况可以查阅表 2-13、表 2-14、表 2-15、表 2-16。如前所述，暴露分级可以分为三级、四级或五级，如可以忽略的暴露（极微少）、低暴露、中等暴露、高暴露和极高暴露（非常危险）。暴露情况和发生不良后果的可能性一般都是按“最坏情况”来确定的。需要注意的是，在最终确定分级时，要考虑各种规定以及公司的相关作业指引等。

表 2-13 后果自变量的赋值

后果特征	分值
这种暴露水平不太可能引起健康损害	1
可逆的健康影响，无生命威胁	15
产生永久性健康损害，但不会明显影响生活质量或寿命；可对劳动能力造成轻度或中度的影响，因此有可能导致职业或生活方式的改变	50
产生永久性健康损害，生活质量显著下降或者寿命缩短；持续暴露通常可引起永久性身心残疾或者活动受限	100

表 2-14 暴露概率自变量的赋值

暴露概率（超过 OEL 的可能性）	分值
低	3
中	6
高	10

表 2-15 暴露概率自变量的赋值

暴露时间	分值
极少（每年一次）	0.5
较少（每年数次）	1
短时间暴露（每月数次）	2
每个工作班连续暴露 2～4 h	6
每个工作班 8 h 连续暴露	10

表 2-16　不确定性自变量的赋值

危害风险和暴露评估的不确定性	分值
确定	1
不确定	2
非常不确定	3

（3）行动内容

根据每个自变量的赋值，套入风险分级计算公式，由此得出风险类型，并以此确定行动内容，见表 2-17。

表 2-17　风险类型与行动内容

风险分级	风险类型	行动内容
400 或以上	不能忍受的风险	立即停止或关闭危害作业
200～399	很高的风险	立即整改，并实施可持续的解决方案
70～199	高风险	尽快改进
20～69	具有潜在的风险	需要改进并进行监测
低于 20	低风险	需进行监测

2．风险控制计划

当确定暴露所致的健康风险分级后，就要根据优先等级和工作重点，对工艺过程、工作任务和工作地点等方面制订风险控制计划。风险控制计划应该纳入组织（企业）整体的健康风险管理计划之中。

（二）健康风险评估结果记录与告知

保证系统而准确地记录健康风险评估结果、确定采取行动的优先顺序以及告知评估结果，对于降低工作场所危害暴露以及创造零危害的工作环境与文化至关重要。保持信息的可追溯性也有利于将来工作场所的风险预测与评估。

1．系统而准确记录健康风险评估结果

健康风险评估的结果应当记录在案，档案的形式由各单位依据相关规定自行决定，其要求如下：

（1）应包含详细的信息，通过记录可以追溯评估时间、评估方法的基本原理以及结论可靠性等资料；

（2）记录所有暴露监测和健康监护结果；

（3）资料来源符合法律及相关要求；

（4）能应对或符合如内审或外审、国家或者地方政府检查，以及定期的内部评审等；

（5）所有记录至少应该保存 30 年或者按照国家的法定期限保存，以满足工作场所健康影响的评估以及将来慢性健康影响的保险评估。

2．健康风险评估结果告知

健康风险评估结果应作为危害与风险告知程序的一部分向全体员工通告。告知的形式可以多种多样，包括电子邮件、公司内网、公司简讯、告示牌、员工健康与安全大会发布等。

在健康风险评估，如有新的发现，就需及时更新员工培训课程。如采取了新的控制措施，也应将其纳入监测的范围之中。

（三）健康风险评估的质量保证

保证并逐步提高健康风险评估工作及其相关档案资料的质量是非常重要的，可通过健康管理体系在个人层面、业务层面以及组织层面上实施。

1. 健康风险评估的审核

个人层面的健康风险评估应至少每3～5年审核和修订一次，相关工作应按计划进行。如健康和安全部门在其年报上要更新其健康与安全以及职业风险评估方面的行动计划，如果出现任何可能影响到健康风险的变化，包括工艺流程和工作活动的变化，或者对某种有害因素或风险理解的变化，都应当对健康风险评估的结果进行审查。随后，对相关的新控制措施，也需要进行审核。

2. 健康风险评估的质量保证

在质量保证计划中，任何机构或组织应建立相应的程序确保健康风险评估的质量满足相关的要求。应对健康风险评估程序及其结果进行定期审核，包括内部审核和独立的外部审核。审核的范围应当包括：

（1）组织和实施健康风险评估的管理系统；

（2）开展和实施健康风险评估的相关资源；

（3）健康风险评估记录的质量；

（4）健康风险评估后所采取的补救措施；

（5）控制措施的有效性及维护情况；

（6）不符合职业接触限值的区域；

（7）职业史和健康史等相关资料。

由经验丰富并且不受任何干预的职业医师和工业卫生专家对健康风险评估的质量进行审核。

国际采矿与金属委员会的可持续发展纲领（sustainable development framework）要求在某些工作场所或特定的生产过程建立第三方保证机制，以帮助会员单位履行其承诺。同时，在当前共同保证机制的基础上，发展健康风险评估的外部保证机制。

（四）健康风险评估和健康影响评估的联系

对于新建、改建或需关闭的建设项目，以及新建或者需关闭的矿场，在开展初步的健康风险评估时，非常重要的一点就是要考虑到其对当地社区人群以及更大范围的社会人群所产生的健康影响。对这些类型的风险或影响进行的评估称为健康影响评估（health impact assessment，HIA）。评估工作虽然与矿山和金属加工工人及其周围社区人群所进行的健康风险评估有重叠的部分，但是健康影响评估是一个独立的评估过程。职业健康风险评估是评估矿山或者金属加工工作场所内潜在的健康风险或影响，而健康影响评估是评估这些工作场所对周围（工作场所之外）潜在的健康风险或影响。

1. 健康影响评估的定义

1999 年，健康影响评价师会议在瑞典哥德堡召开，会上形成的哥德堡共识文件（gothenburg consensus paper）对健康影响评估的定义为“根据相关政策、项目或者计划，运用各种程序、工具和方法，对有害因素造成人群健康影响及其分布情况进行评估”。

健康影响评估是通过对受影响的社区内各种不利于健康和福利的因素进行系统分析，从而提出相关计划、方案和实施办法，以实现有利健康因素的最大化和不利健康因素的最小化。其具有明确的价值目标，即依据各种证据进行评估，使人群健康利益最大化，从而促进民主、公平和道德可持续的发展。

因此，健康影响评估就是保护健康、改善健康和维护健康的活动。

2. 健康影响评估的时机

当一个对周围社区居民可能产生健康影响的项目（或作业）立项前，一般都需要进行健康影响评估。该评估工作可以单独进行，但现在通常是作为环境、社会和健康影响综合评估（environmental，social and health impact assessment，ESHIA）的一部分。

在工业发展的同时，产生了诸多对人类健康影响的问题，已引起各方专业人士的关注。多数工业项目通过增加食物供应、增加教育和就业机会、保障供水系统、提供卫生和健康服务等，使人类健康间接受益。虽说周密的计划可以避免工业发展中许多对健康不利的因素，但有时还是会有一些意想不到的不利因素对健康产生间接的影响。最容易遭受健康影响的是社会上最脆弱的群体，其负面影响尤为突出，这些不良影响会降低工业发展对社会和经济所作出的贡献比例。

经验表明，环境、社会和健康影响综合评估常常没有对健康部分给予足够的重视。而健康影响评估规定应对健康有害因素进行识别，然后与环境、社会和健康影响综合评估活动相结合，效果更为突出。对社区的健康风险分析，可以为风险控制及健康促进措施的实施提供依据。

3. 健康影响评估方法

健康影响评估的方法与环境影响评估和社会影响评估的方法类似，一般有以下步骤：

（1）确定范围；

（2）开展基础资料和社区基本情况调查，收集相关证据；

（3）利益相关者参与；

（4）影响分析；

（5）制订缓解和改善的措施，提出建议；

（6）撰写健康影响评估报告，并提交给决策者；

（7）追踪，对健康影响因素进行监测，并检查健康影响评估过程。

虽说这是常规的步骤，但健康影响评估是一个反复进行的过程。如果在后面的步骤中发现前面的步骤存在问题，则需要对前面的步骤进行重新审核，并做出相应的修正。

4. 健康影响评估的效益

正如健康风险评估体现企业的价值和对工人的关怀，健康影响评估则体现企业对当地社区福利的关心。健康影响评估工作可促进当地民生健康和福利的协调发展。

参考文献

[1] ICMM，EBRC，EUROFER and Euro Metaux. HERAG Health Risk Assessment Guidance for Metals. 2007.

[2] ICMM，Good Practice Guidance on Occupational Health Risk Assessment.

[3] IFC. Environmental，Health and Safety Guidelines for Ming. 2007.

[4] ICMM & UNEP. Good Practice in Emergency Preparedness and Response. 2005.

[5] ICME. Risk Assessment and Risk Management of Non-Ferrous Metals Realizing the Benefits and Controlling the Risks. 2001.

[6] BSI.BS OSHAS 18001. Occupational Health and Safety Management Systems-Requirements. Occupational health and safety assessment serier. 2007.

[7] BSI. BS OSHAS 18002. Occupational Health and Safety Management Systems-Guildlines for the implementation of OSHAS 18001. 2002.

[8] ICME. Guilde to Data Gathering Systems for Risk Assessment of Metals and Metal Compounds. 1999.

[9] 陈琪彬. 露天矿山开采风险评估及其应用研究. 中国科技纵横，2012，22：188-189.

[10] 李如忠，姜艳敏，潘成荣，等. 典型有色金属矿山城市小河流沉积物重金属形态分布及风险评估. 环境科学，2013，34（3）：1067-1075.

（翁少凡、何家禧、杨光涛）

第三节 美国环境保护局化学品吸入风险评估

1970 年成立的美国环境保护局（Environmental Protection Agency，EPA）是美国联邦政府其中的一个独立行政机构，与内阁各部门同级，但不属于内阁，直接向白宫负责，其工作目标是维护自然环境和保护人类健康不受自然环境影响。美国环境保护局总部位于首都华盛顿，另外还有 10 个区域分局和超过 17 个实验室，职员 17 000 多名，所有职员都受过高等教育和专业技术培训，其职责之一是负责研究和制订各类环境标准和评估方法。由于具有雄厚的技术实力和严格的程序，美国环境保护局的标准和方法在全世界都有很大的影响，很多国家都将其作为制订标准和方法方面的重要参考依据。

1989 年，美国环境保护局发布了《超级基金项目风险评估指南：A 部分》（Risk Assessment Guidance for Superfund，Part A），该指南概括了以往有关吸入污染物定点基线风险评估的推荐方法。其中描述的吸入暴露估算方法主要用于估算每天长时间空气化学品摄入量，摄入量与空气中化学品浓度、吸入率、体重以及暴露方式等有关。如果评估儿童的暴露情况，则需要使用与年龄有关的体重和吸入率指标。在风险评估过程中，通常把吸入毒性值转换成类似的单位，如癌症风险为空气化学品摄入量与吸入致癌斜率因子（inhalation cancer slope factor，CSF_i）的乘积，用于评估非致癌效应的危险商数（hazard quotient，HQ）为空气化学品摄入量与吸入参考剂量（inhalation reference dose，$Rf D_i$）的比值。

1994 年，美国环境保护局发布了有关确定吸入参考浓度和应用吸入剂量方面的《吸入剂量方法学》（Inhalation Dosimetry Methodology），为实验动物或职业人群吸入暴露化学品的研究提供了改良的推荐方法。该法通过暴露实验推算人类等效浓度（human equivalent concentration，HEC），并根据 HEC 与不确定因子（uncertainty factors，UFs）的比值计算参考浓度（reference concentration，RfC）。根据《癌症风险评估指南》（Guidelines for Cancer Risk Assessment），HEC 同样被作为吸入单位风险（inhalation unit risk，IUR）或称为 CSF_i，用于癌症风险评估。《吸入剂量方法学》考虑了吸入污染物与呼吸道之间相互作用及其相关影响因素，包括暴露浓度（exposure concentrations，ECs）与各种吸入污染物沉积量、清除量、理化性质等关系。此外，《吸入剂量方法学》在对实验浓度进行剂量调整时还考虑吸入污染物靶作用点的影响。

为了更好地确定化学品暴露者潜在的吸入风险，美国环境保护局超级基金项目根据《吸入剂量方法学》的内容，对化学品吸入风险的评估方法进行了改良，于 2009 年 1 月发布了《人体健康风险评估手册（F 部分：吸入风险评估指南补充说明）》[Human Health Evaluation Manual（Part F，Supplemental Guidance for Inhalation Risk Assessment）]，该指南充分考虑了吸入暴露和环境反应方面的综合因素，可以更加准确地评估化学品的吸入风险。

一、吸入毒性值分析

确定机体经各种途径暴露的化学物毒性值的方法通常有两种，一种是根据化学物参考值（如参考浓度或参考剂量）进行推算，另一种是根据致癌风险预测值（如经口或吸入致癌斜率因子和吸入单位风险）进行推算。对于经吸入途径暴露的化学物毒性，这两种方法都是按照 EPA《吸入剂量方法学》的要求，以实验浓度推断人类等效浓度。

（一）吸入剂量学的应用

在《吸入剂量方法学》中，有多种根据参考浓度或吸入单位风险推算人类等效浓度的方法，值得推荐的方法是生理药代动力学模型（physiologically-based pharmacokinetic models，PBPK）。只要有足够的数据，PBPK 模型就可以推算出各种暴露情况下化学品到达实验动物靶器官的量，从而推算出人体内在相同暴露条件时化学品到达靶器官的量。PBPK 模型还可根据非连续暴露人群或动物研究结果推算连续暴露浓度。由于建立有效的 PBPK 模型需大量的数据，特别是具体化学品的数据，因此导致该模型应用受到限制。

如果数据不足，可应用“默认化学品分类法”（default chemical category-specific method），该法通过有限的化学品分类及生理学信息推算参考浓度或吸入单位风险。

1．通过动物实验数据推算

“默认化学品分类法”推算人类等效浓度分为两个步骤，首先是从化学品实验数据中选择一个可以代表等效连续暴露（每周 7 d，每天 24 h）的临界浓度（point of departure，POD），然后以该浓度与剂量调整因子（dosimetric adjustment factor，DAF）相乘，计算出人类等效浓度。

（1）连续暴露的时间调整

推算参考浓度或吸入单位风险的动物吸入实验，大多采用连续暴露时间为每天暴露 4～6 h，每周 5～7 d，共 13 周或以上（相当于实验动物寿命时间的 1/10）。通过动物实验得出的临界浓度在数学上反映出连续暴露条件下的等效浓度。连续暴露时间的调整一般适用于重复暴露的动物吸入实验研究，而不适用于单次暴露的吸入毒性试验。实际应用中，

连续暴露均以 $C \times T$ 表达（C 为浓度，T 为暴露时间），其中暴露时间要考虑每天暴露的小时数以及每周暴露的天数。例如，每天暴露 6 h，每周 5 d，在计算等效连续暴露时，实验暴露时间为 6/24×5/7。

在《吸入剂量方法学》中，用于计算动物实验中暴露水平（mg/m^3）的时间调整基本公式如下：

$$\text{NOAEL}_{(\text{ADJ})}=E \times D \times W \tag{2-2}$$

式中：NOAEL$_{(\text{ADJ})}$——根据最低效应浓度（反应水平的 10%），调整其暴露实验时间，获得的最大无作用剂量或类似的暴露水平，mg/m^3；

E——实验研究中得到的最大无作用剂量或类似的暴露水平，mg/m^3；

D——每天 24 h 内暴露的时间，h/h；

W——每周 7 d 的暴露天数，d/周。

从上式可知，化学品的毒作用效应与其暴露浓度和时间有关。假设暴露于同一种化学品，每天 6 h 暴露浓度为 40×10^{-6} 与每天 24 h 暴露浓度为 10×10^{-6}，所出现的作用效应是相同的。需要注意的是，由此计算出来的浓度往往会低于动物实验所得到的浓度。因此，《参考剂量和参考浓度运算综述》（A Review of the Reference Dose and Reference Concentration Processes）指出应用该方法将会自动产生保护效应，所得出的浓度更适合作为化学品的作用效应指标，而且可以反映其最大剂量。如果应用其他不同的方法计算连续暴露浓度，则需以化学品相关的技术支持文件（如综合风险信息系统等）加以充分论证。

（2）人类等效浓度的剂量调整

通常情况下，以动物实验得到临界浓度可使用下式转换为人类等效浓度：

$$\text{NOAEL}_{(\text{HEC})}=\text{NOAEL}_{(\text{ADJ})} \times \text{DAF} \tag{2-3}$$

式中：NOAEL$_{(\text{HEC})}$——通过相关方法获得的最大无作用剂量或类似的暴露水平，通过剂量学方法调整为人类等效浓度，mg/m^3；

NOAEL$_{(\text{ADJ})}$——通过相关方法获得的最大无作用剂量或类似的暴露水平，并根据实验方案对时间的调整后所得出的值，mg/m^3；

DAF——剂量调整因子（与效应靶器官或组织有关）。

剂量调整因子为实验动物和人类生理参数的比值，取决于污染物（如颗粒物或气体）的属性以及毒作用的靶部位（如呼吸道或其相关器官）。例如，气体对呼吸道作用的剂量调整因子与局部气体剂量率（regional gas dose ratio，RGDR）有关，而颗粒物对呼吸道作用的剂量调整因子与局部沉积率（regional deposited dose ratio，RDDR）有关。

有关化学品的作用部位，计算作用于具体部位的剂量调整因子时需要考虑的生理参数见表 2-18。

表 2-18　污染物的特性和与剂量调整因子有关的参数

化学品类别	作用部位	计算剂量调整因子时需要考虑的参数
1 类气体（如丙烯醛、氟化氢、氯气）	呼吸道	每分钟通气量（Eth，TB） 表面积（Eth，TB，PU） 传质系数（TB，PU） 吸入化学品在呼吸道的渗透比例（PU） 肺泡通气率（PU）
2 类气体（如乙腈、二甲苯、丙醇、异戊醇）	呼吸道及支气管	传质系数（Eth，TB） 血气分配系数（Eth，TB，ER） 心输出量（Eth，TB，ER） 肺泡通气率（PU） 表面积（PU） 每分钟通气量（ER）
3 类气体（如苯、苯乙烯）	支气管	血气分配系数（ER）
颗粒物	呼吸道及支气管	每分钟通气量（TOT，ER） 表面积（TOT） 颗粒物沉积比例（TOT，ER） 体重（ER） 吸入浓度（ER）

注：extrathoracic（ETh）——胸腔外；
tracheobronchial（TB）——气管；
pulmonary（PU）——肺；
extra-respiratory（ER）——呼吸系统外；
total respiratory system（TOT）——整个呼吸系统。

1 类气体（例如丙烯醛、氟化氢、氯气）是高水溶性的气体，可以在呼吸道内迅速发生不可逆的反应，血液中没有明显蓄积性，其毒作用主要表现为呼吸道的效应。这类气体的剂量调整因子与局部气体剂量率有关，为动物（或人）的每分钟通气量与产生效应的呼吸道局部的表面积比值。

3 类气体（例如苯、苯乙烯）的水溶性很低，在呼吸道几乎不发生反应，毒作用效应主要发生在呼吸系统外。这类气体的剂量调整因子与动物（或人）的血气分配系数有关。

2 类气体（例如乙腈、二甲苯、丙醇）为中度水溶性气体，可以在呼吸道快速发生可逆反应或者较慢地发生不可逆反应，在血液中有一定的蓄积性，其毒作用既有呼吸道效应，又有其他部位的毒效应。这类气体呼吸道效应的剂量调整因子与局部在呼吸道气体剂量率有关，为动物（或人）的每分钟通气量与产生效应的呼吸道局部的表面积比值，与 1 类气体相似。至于呼吸道以外效应的剂量调整因子，与动物（或人）的血气分配系数有关，与 3 类气体相似。

虽然不同颗粒物在呼吸道的水溶性及反应性存在较大的差异，但是用于估算颗粒物沉积情况的默认公式是根据非水溶性、非吸湿性的颗粒物特性而制订的。颗粒物呼吸道效应的剂量调整因子即呼吸道局部沉积剂量率，可通过动物（或人）每分钟通气量、颗粒物沉积分数以与产生效应的呼吸道表面积比值计算得到。《吸入剂量方法学》推算的前提是沉积在呼吸道的颗粒物 100%被截留在呼吸道内，并未考虑机体对颗粒物的清除机制。

2．通过人群职业信息推算

在利用人群职业信息资料推算参考浓度时，需根据不同的情况对暴露时间（例如，每天 8 h 的职业性暴露、长时间连续暴露）进行调整。《吸入剂量方法学》中推荐的临界浓度（例如最大无作用浓度）一般通过下面的公式进行计算：

$$\text{NOAEL}_{(\text{HEC})}=\text{NOAEL}\times(\text{VEho}/\text{VEh})\times 5\ \text{d}/7\ \text{d} \tag{2-4}$$

式中：$\text{NOAEL}_{(\text{HEC})}$——通过相关方法获得的最大无作用剂量或类似的暴露水平，在剂量上调整为人类等效浓度，mg/m^3；

NOAEL——职业暴露水平（8 h 时间加权平均浓度，mg/m^3）；

VEho——8 h 工作的呼吸量默认值，10 m^3；

VEh——24 h 呼吸量的默认值，20 m^3。

（二）吸入单位风险推算

美国环境保护局在较早的《致癌物风险评估指南》（Guidelines for Carcinogen Risk Assessment）中，推荐根据动物实验或人群职业流行病学调查数据进行线性外推的方法，预测癌症风险。该法得出的结果能有效地保护公众健康，包括敏感人群。线性外推法中直线的斜率一般称为斜率因子，单位浓度为以 μg/m^3 计算的化学品所产生的风险，又称为吸入单位风险。美国环境保护局在综合风险信息系统（integrated risk information system，IRIS）术语中把吸入单位风险定义为“整个生命周期中因连续暴露空气浓度为 1 μg/m^3 的某种物质而发生癌症风险的上限值”。临界浓度（10%反应水平）的线性外推公式如下：

$$\text{IUR}=0.1/\text{LEC}_{10[\text{HEC}]} \tag{2-5}$$

式中：IUR——吸入单位风险，1 μg/m^3；

$\text{LEC}_{10[\text{HEC}]}$——代表 10%反应水平的最低效应浓度，在剂量上调整为人类等效浓度。

（三）参考浓度推算

美国环境保护局在综合风险信息系统术语中把参考浓度的定义为“整个生命周期中，人体（包括敏感人群）连续吸入暴露不会产生明显有害效应风险的估算值（存在一个数量级的不确定性）”。在推算参考浓度时，需综合考虑化学品所致的人群健康效应，确定最敏感和最终效应的结果。美国环境保护局化学品管理部门应用不确定因子（uncertainty factor，UF）说明通过实验数据估算人体暴露情况下的不确定度。通过人类等效浓度推算参考浓度的公式如下：

$$\text{RfC}=\text{NOAEL}_{(\text{HEC})}/\text{UF} \tag{2-6}$$

式中：RfC——参考浓度，mg/m^3；

$\text{NOAEL}_{(\text{HEC})}$——通过相关方法获得的最大无作用剂量或类似的暴露水平，在剂量上调整为人类等效浓度，mg/m^3；

UF——不确定因子。

二、暴露特征分析

在基线风险评估中，暴露特征分析方法与《吸入剂量方法学》一致，对所有涉及吸入暴露的人群，均需估算其污染物的暴露浓度。暴露浓度是指暴露于空气中污染物的时间加权平均浓度，并结合具体的暴露情况进行评估。

（一）致癌风险暴露浓度的估算

在进行癌症风险评估时，暴露浓度的估算受多个因素的影响，包括暴露地点空气中污染物的吸入单位风险和有关暴露参数（如暴露时间和频率等）。应用吸入单位风险估算暴露浓度的公式如下：

$$EC=(CA \times ET \times EF \times ED)/AT \tag{2-7}$$

式中：EC——暴露浓度（exposure concentration，μg/m³）；

CA——空气中污染物的浓度（contaminant concentration in air，μg/m³）；

ET——暴露时间（exposure time，h/d）；

EF——暴露频率（exposure frequency，d/a）；

ED——暴露年限（exposure duration，a）；

AT——平均暴露时间（averaging time，生命年限×365 d/a×24 h/d）。

（二）危险商数暴露浓度的估算

对于以危险商数反映致癌性或非致癌性特征的物质，在估算暴露浓度时，风险评估者要结合具体的暴露情况选择合适的计算公式和方法。图 2-9 是吸入暴露时推算暴露有害物质浓度和危险商数的流程图，其步骤包括评估暴露时间、暴露模式和暴露浓度。

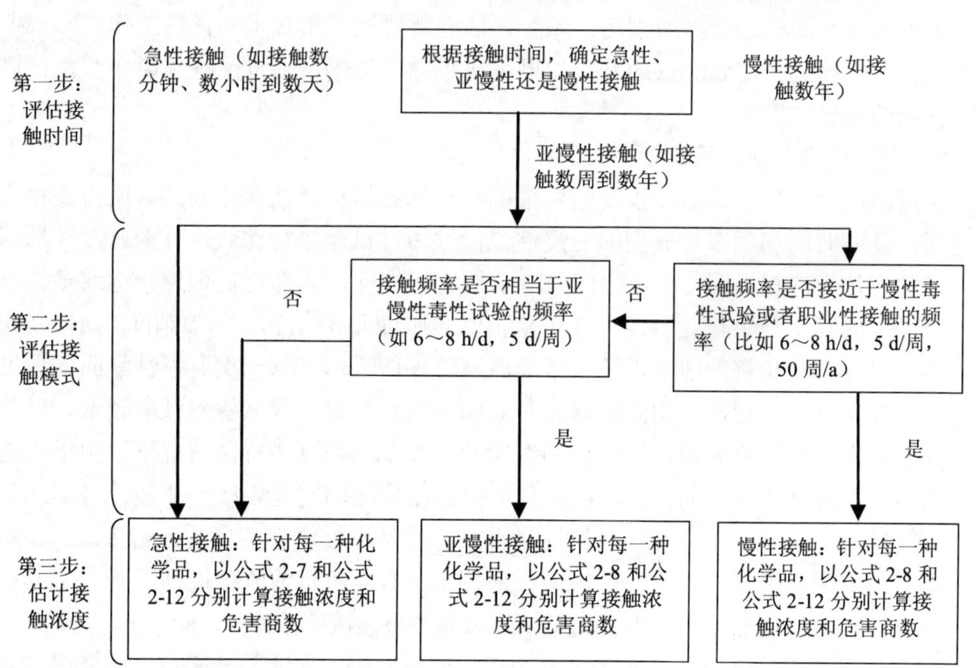

注：由于各种化学品的毒性不同，其暴露时间的具体定义也有差异。根据综合风险信息系统数据库资料，1 级毒性的化学毒物暴露时间的定义如下。

急性暴露：暴露时间为 24 h 或者更短；

亚慢性暴露：人体反复暴露的时间超过 30 d，或暴露时间大约为生命周期的 1/10;

慢性暴露：人体反复暴露的时间超过生命周期的 1/10，或者至整个生命过程。

图 2-9　吸入接触浓度和危害商数计算的推荐步骤

1．暴露时间评估（第一步）

推算危险商数和暴露浓度流程的第一步就是要评估吸入暴露时间，风险评估者根据暴露时间和暴露情况，确定暴露类别，即急性、亚慢性和慢性暴露。毒理学家们早就认识到，一次或短时间暴露有害物质引起的效应与反复暴露所致的效应有显著的差异。然而，暴露者的反应受到很多因素的影响，如有害物质在体内是否会蓄积，暴露的剂量是否超出了暴露者机体的解毒和消除能力，是否会产生不可逆效应等。因此，在评估具体的暴露时间时，应将化学品的代谢动力学、作用的可逆性以及恢复时间等因素考虑在内，最理想的情况是暴露时间的估算结果与代表化学品毒性值的实际暴露时间一致。然而，实际上人体暴露化学品的频率和时间并不像动物实验中那样清楚和可控，在间歇性暴露时更为突出。例如，一些可挥发性化学品散发到周围空气中的浓度会随着温度和季节的不同而发生变化，其发生源周围人群的暴露情况也会随之出现明显的波动。因此，风险评估者应对此作出专业的判断，确定实际的暴露时间与预测的暴露时间是否一致。此外，如不能完全确定所暴露的化学品毒性特征，就应描述其不确定度。

由于各种化学品的毒性不同，其暴露时间的具体定义也有差异。根据美国环境保护局综合风险信息系统数据库资料，1 级毒性的化学毒物暴露时间的定义如下：

（1）急性暴露：暴露时间为 24 h 或者更短；

（2）亚慢性暴露：经口、皮肤或者呼吸道途径反复暴露的时间超过 30 d，或暴露时间为人体生命周期的 1/10；

（3）慢性暴露：反复暴露的时间超过生命周期的 1/10。

根据暴露时间确定暴露类别后，风险评估者就要进行第 2 步的评估工作，即根据暴露情形确定暴露模式。需要注意的是，如果是属于急性暴露，则直接跳到第 3 步，估算每次急性暴露的暴露浓度。

2．暴露模式评估（第二步）

暴露浓度估算过程的第二步就是要根据各种暴露情况评估暴露模式，这需要将实际有害物质的暴露时间和频率与典型的亚慢性或慢性毒性试验进行比较。对于亚慢性暴露的情况，风险评估者应根据图 2-9 中间部分所示的流程进行，即确定是否为一次或多次暴露，且每次暴露的频率是否与亚慢性毒性试验相似（如每天 6～8 h，每周 5 d）。如果暴露情形与亚慢性毒性试验相符，则进入下一步骤，风险评估者估算每一次亚慢性暴露的浓度。如果与亚慢性毒性试验相比，实际的暴露时间明显较短，且（或）暴露频率较低，风险评估者则需要按照急性暴露处理，由此得到每次的急性暴露浓度。特殊情况下，由于不能确定暴露后回归基线水平的时间，难以根据具体的暴露情况确定是否属于亚慢性暴露或急性暴露，这时风险评估者可以分别按亚慢性暴露或急性暴露推算其各自的暴露浓度。

如果属于慢性暴露，风险评估者应按照图 2-9 右面所示的流程进行，确定暴露频率是否与动物慢性毒性实验或者职业人群研究的暴露情况相似（如每天 6～8 h，每周 5 d，每年 50 周）。如确定属于慢性暴露，风险评估者应按照图 2-9 进入第三步，估算慢性暴露浓度，否则应回到第二步，按亚慢性暴露流程进行评估。

3．暴露浓度估算（第三步）

当完成上述第一步和第二步评估流程后，可根据所获得的相关信息估算暴露浓度。

（1）急性暴露浓度

对于急性暴露，暴露浓度等于空气中化学品的浓度，风险评估者可以根据以下公式估算每次急性暴露浓度：

$$EC=CA \tag{2-8}$$

式中：EC——暴露浓度，μg/m^3；

CA——空气中污染物的浓度，μg/m^3。

（2）长时间暴露浓度

对于长时间暴露，风险评估者需要考虑各暴露者的每次暴露时间、暴露频率、暴露年限以及平均暴露时间，以此计算时间加权暴露浓度。对于存在一个或者多个暴露时段的亚慢性暴露、慢性暴露或职业性暴露，可按以下公式计算每一暴露时段的亚慢性暴露浓度或整个暴露年限内的慢性暴露浓度。但若暴露频率很低，并且每次暴露时间很短，则按照急性暴露处理。

$$EC=(CA \times ET \times EF \times ED)/AT \tag{2-9}$$

式中：EC——暴露浓度，μg/m^3；

CA——空气中污染物的浓度，μg/m^3；

ET——暴露时间，h/d；

EF——暴露频率，d/a；

ED——暴露年限，a；

AT——平均暴露时间，生命年限×365 d/a×24 h/d。

（注：如果暴露的年限少于 1a，则上式各单位调整为暴露频率（EF）：d/周，暴露年限（ED）：周，平均暴露时间（AT）：h）。

使用暴露浓度计算公式时，很重要的是确定与实际最相近的暴露模式和暴露年限。例如，某个具体的暴露模式为多次短时间（如 4 h）暴露于高浓度的化学品，每次暴露之间间隔很多天（间隔期内不暴露化学品），那么就应按照急性暴露估算每次急性暴露的暴露浓度。如果使用慢性暴露浓度公式进行计算，得到的是平均暴露浓度，有可能会低估了实际存在的风险，因为短时间暴露浓度的波动有可能会导致超过急性暴露限值的情况。

（三）微环境暴露浓度的估算

如果暴露者的具体活动模式信息完整，包括暴露者在不同浓度的微环境中的暴露时间，那么风险评估者就可以利用这些信息估算致癌效应或非致癌效应的暴露浓度，即根据各个微环境中的污染物浓度水平以及暴露者的活动模式，计算每位暴露者的时间加权暴露浓度。由于暴露者一生的活动模式（以及微环境中化学品的浓度）会有很大变化，美国环境保护局建议风险评估者应根据具体的活动模式计算每个暴露时段的时间加权平均暴露浓度，如把学生时代的生活暴露与工作时段中的职业暴露分开，综合各阶段的暴露浓度，就可以得到长时间（或者一生）的平均暴露浓度。详细的内容和步骤介绍如下：

1．各微环境平均暴露浓度的估算

对于具有明确活动模式的暴露者，可按各活动时段的微环境的暴露情况，估算其平均暴露浓度。例如，某居家者每天洗澡时（约 0.5 h）在浴室可能暴露于空气中某种高浓度的化学品，但其他时间（约 23.5 h）在家中其他房间暴露该化学品的浓度却很低，这时风险评估者就可以根据各有关微环境（如浴室和房间）空气中该化学品浓度以及暴露时间，估算居家时段的平均暴露浓度。这种方法也可以用于估算室内和室外环境中具体地点污染物的暴露情况，其前提条件是采集了室内和室外的空气样品进行检测，且空气中污染物侵入机体的途径是明确的。有关计算公式如下：

$$\mathrm{EC}_j = \sum_{i=1}^{n} (\mathrm{CA}_i \times \mathrm{ET}_i \times \mathrm{EF}_i) \times \mathrm{ED}_j / \mathrm{AT}_j \tag{2-10}$$

式中：EC_j ——整个暴露时段的平均暴露浓度，μg/m^3；

CA_i——微环境空气中污染物的浓度，μg/m^3；

ET_i——微环境 i 中停留的时间，h/d；

EF_i——微环境 i 中暴露频率，d/a；

ED_j——j 各时段中暴露年限，a；

AT_j——平均暴露时间 ED_j×24 h/d×365 d/a。

2．各暴露时段平均暴露浓度的估算

如果暴露者存在多个时段暴露的情况，可以先按式（2-10）计算每个阶段的平均暴露浓度，然后再根据各个暴露时段的权重计算总的平均暴露浓度。例如，在评估恶性肿瘤的风险时，风险评估者需根据各阶段的暴露时间以及暴露年限计算其一生的平均暴露浓度。此外，在计算危险商数时，风险评估者也可根据多个暴露时段计算生命周期内的平均暴露浓度，这时，其平均暴露时间就等于各个暴露时段时间的总和。有关计算公式如下：

$$\mathrm{EC}_{\mathrm{LT}} = \sum_{i=1}^{n} (\mathrm{EC}_j \times \mathrm{ED}_j) / \mathrm{AT} \tag{2-11}$$

式中：$\mathrm{EC}_{\mathrm{LT}}$——长时间的平均暴露浓度，μg/m^3；

EC_j——j 暴露时段中空气污染物的平均暴露浓度，μg/m^3；

ED_j——j 各时段的暴露年限，a；

AT——平均暴露时间，a。

三、毒性值选择方法

在确定每一暴露者具体的暴露情形和估算其相应的暴露浓度的基础上，风险评估者要为吸入接触的化学品选择合适的吸入毒性值。评估吸入化学品的致癌风险时，通常要根据文献资料识别和评估其致癌性的强度。计算危险商数时，一般要对暴露情况进行评估，并根据图 2-9 确定其暴露类别，如急性、亚慢性或者慢性暴露。

（一）吸入毒性资料来源

美国固体废物与应急办公室（the Office of Solid Waste and Emergency Response，OSWER）有关指令中，就人体健康毒性资料的来源推荐了三个层面的选择建议，以指导风险评估者选择适合的毒性值。首先是来源于美国环境保护局的综合风险信息系统，其次为来源于美国环境保护局的暂定同行评议毒性值（provisional peer-reviewed toxicity value，PPRTV），最后包括了美国国家环境评估中心（National Center for Environmental Assessment，NCEA）推荐的其他毒性值，如加利福尼亚环境保护局毒性值、毒物与疾病登记局（the Agency for Toxic Substances and Disease Registry，ATSDR）制订的最小风险水平（minimal risk levels，MRLs）以及健康效应评估总表（health effects assessment summary table，HEAST）所列的毒性值等。超级基金支持的关于吸入化学物的致癌性、慢性和亚慢性致癌能力及非致癌性参考值的最新资料，可在超级基金风险评估网站（www.epa.gov/oswer/riskassessment/superfund_toxicity.htm）上找到，超级基金推荐的急性非致癌性毒性值也可以在网站（www.epa.gov/oswer/riskassessment/superfund_acute.htm）查看。

如果缺少所需要的毒性参考值（如急性、亚慢性和慢性毒性值），风险评估者可应用较长时间的毒性参考值，以保护相对较短时间的暴露类别。例如，当风险评估者确定暴露者暴露于某化学品的情形属于亚慢性暴露时，如果没有亚慢性毒性值，就可以使用慢性毒性值（参考浓度）评估其危害。

美国环境保护局提出公开发表在超级基金支持的资源库中的毒性值可以直接用于其风险评估的有关公式，不需要进行修正。这包括综合风险信息系统中的吸入单位风险值，该值是通过默认的通气率及体重计算出来的。使用摄入计算公式时，如以吸入率和体重对上述的毒性值进行调整是不合适的，因为通过吸入途径达到靶器官的化学品量并不是这些参数的简单函数。

（二）缺少吸入毒性值时的风险评估程序

对于经吸入暴露的化学品，如果不清楚其参考浓度和吸入单位风险，风险评估者首先要联系美国国家环境评价中心的超级基金健康风险技术支持中心（Superfund Health Risk Technical Support Center，STSC）获得相应的指导，也可以通过网络联系超级基金健康风险技术支持中心，确定该化学品是否有暂定的同行评议毒性值；如果没有，风险评估者可以与当地的环境保护部门合作，请超级基金健康风险技术支持中心建立该化学品的暂定同行评议毒性值文件，或者建立吸入毒性值作为“咨询值”。

如果超级基金健康风险技术支持中心确定没有某化学品吸入途径的定量毒性值，风险评估者应该进行吸入暴露方面的定性评价。在这种情况下，由于吸入暴露的化学品缺少吸入毒性资料，难以进行定量风险评估，风险评估者应在评估报告中对不确定性部分进行一定的讨论。

由于化学品在不同暴露途径时所呈现的药物代谢动力学有所差异，因此在没有超级基金健康风险技术支持中心帮助的情况下，简单地使用一种暴露途径的参数代替另一种暴露途径的参数是不合适的。《吸入剂量方法学》列出了一些不适合以经口毒性资料推算吸入毒性值的情况：

（1）在不同暴露途径所呈现的毒性有差异的化学品，如金属、刺激性化学品和致敏性化学品等；

（2）存在呼吸道首过效应的化学品；

（3）存在肝脏首过效应的化学品；

（4）呼吸道效应已清楚，但尚未建立不同接触途径剂量比对模型的化学品；

（5）在经口毒作用的研究中，缺少呼吸道毒作用研究资料的化学品；

（6）根据短期吸入研究、皮肤刺激和其他体外实验研究或者化学品的特性资料，均表明可能存在呼吸道效应，但是现有的研究本身不足以确定其吸入毒性值的化学品。

美国环境保护局在《癌症指南》（Cancer Guidelines）中，对有关通过暴露途径推导毒性值的问题做出了说明："即使定性的推导条件成立，如缺少充分的数据，定量的推导也可能会存在问题。在各种暴露途径（如口服、呼吸道吸入、皮肤吸收）中，由于其生物过程存在很大差异，因此不同的暴露模式可产生不同的毒作用效应。在缺少足够数据的情况下，没有一种可靠的方法解决不同暴露途径的定量问题。因此，在运用不同暴露途径之间的剂量数据推导相关的毒性值时，要根据具体案例的有关数据作具体的分析"。

四、风险估算

《超级基金项目风险评估指南：A 部分》提供了最新的计算公式，用于估算吸入污染物所致的癌症风险及危险商数。

（一）致癌风险

暴露者通过吸入途径暴露化学品的致癌风险，可应用以下公式进行估算：

$$\text{Risk}=\text{IUR}\times\text{EC} \tag{2-12}$$

式中：IUR——吸入单位风险，$(\mu g/m^3)^{-1}$；

EC——暴露浓度，$\mu g/m^3$。

如果估算的暴露浓度超过用于推导最低效应浓度的临界浓度，那么线性的浓度效应关系将不复存在。在这种情况下，风险评估者就不应使用通过低剂量推导技术得到的毒性值，而是采取半定量法进行风险估算（比如风险大于 10^{-2}），或者根据综合风险信息系统文件和暂定的同行评议毒性值等资料进行风险估算。

需要注意的是，在估算儿童致癌风险时，如果有证据显示某种化学品对不同年龄阶段人群的致癌风险有差异，那么在推算其毒性值和提供化学品的技术支持文件时，应考虑在生命的早期阶段（儿童时期），其暴露化学品发生癌症风险会相对较高的问题。

一般认为，通过致突变模型（mutagenic mode of action，MOA）致癌的化学品在生命的早期阶段具有较高的致癌风险，美国环境保护局也推荐了这些化学品的相关风险评估程序。美国环境保护局在《生命早期暴露致癌物易感性评估指南补充说明》（Supplemental Guidance for Assessing Susceptibility from Early-Life Exposure to Carcinogens）中，概括了如何估算儿童暴露致突变化学物的致癌风险：

（1）如果通过致突变试验证实某化学品具有致癌性，那么在生命早期阶段暴露于该化学品所引起癌症的风险有可能高于成年阶段。

（2）在评估暴露于美国环境保护局确定的致突变化学品的致癌性风险以及通过线性推导最低效应剂量时，一般适用于以下内容：

①如果有足够的化学品早期暴露易感性数据，则所得出致癌斜率因子就可以说明风险特征，不需要使用年龄调整因子（age dependent adjustment factors，ADAFs）；

②如果没有化学品早期暴露的易感性数据，则需要使用年龄调整因子计算和估算生命

早期阶段暴露化学品的风险。

如果属于第二种情况，《生命早期暴露致癌物易感性评估指南补充说明》推荐默认的年龄调整因子为：

2 岁以内，10 倍；

2～16 岁，3 倍；

16 岁之后不用再调整。

这种情况下，式（2-12）就要调整为包含年龄相关调整因子的公式：

$$Risk=（IUR \times EC_{<2} \times ADAF_{<2}）+（IUR \times EC_{2\text{-}16} \times ADAF_{2\text{-}16}）+（IUR \times EC_{>16}）$$

（二）危险商数

吸入途径暴露化学品的危险商数可以通过以下公式计算：

$$HQ=EC/（毒性值 \times 1\,000\ \mu g/mg） \tag{2-13}$$

式中：HQ——危险商数，无单位；

EC——暴露浓度，$\mu g/m^3$；

毒性值——急性、亚慢性或慢性暴露对应的吸入毒性值，如参考浓度，mg/m^3。

五、暴露模式

在评估吸入暴露风险时经常会遇到各种暴露模式，这里列举了各种暴露模式的有关参数，以及暴露浓度、致癌或其他健康效应的估算过程。此外，在估算暴露浓度、风险水平或危险商数时，应尽可能运用实际化学品暴露点的暴露参数，这就需要有具体暴露点的活动模式信息，才能做出专业的判断。如某些暴露参数需要使用默认值，可以参考超级基金项目推荐的暴露参数默认值。

（一）日常生活暴露

典型的日常生活吸入暴露时间每天可长达 24 h，每年暴露时间超过 350 d，且暴露年限为 6～30 a。估算其致癌性或者非致癌性效应时，可以按照图 2-9 的流程进行。由于日常生活吸入暴露年限为 6～30 a，因此认为属于慢性暴露（这种反复暴露可能达到了暴露者生命周期的 10%）。这种暴露的频率与慢性毒性试验中的暴露频率相当，因此推荐使用前述的公式：

（1）暴露浓度计算：EC =（CA×ET×EF×ED）/AT（2-9）；

（2）危险商数计算：HQ=EC/（毒性值×1 000 μg/mg）（2-13）。

如果有多个微环境中的具体参数，风险评估者可以根据“多个微环境暴露浓度的估算”章节中的内容估算暴露浓度，进而计算致癌性风险或危险商数。

值得注意的是，在评估儿童日常生活暴露风险时，即使在同一暴露地点，儿童之间以及儿童与成人之间的很多参数（特别是活动模式相关的参数）如暴露时间、频率等都存在很大的差异。例如，在户外活动时，儿童在接近污染源的地方停留的时间可能比成人要长，其暴露时间比同一地点生活的成人长，暴露频率会更高。对于室内空气污染物，由于幼儿大部分时间是在室内度过，在室内停留的时间均多于成人，因此其暴露的量也会比成人多。

（二）职业暴露

典型的职业性（包括工商行业）吸入暴露时间为 8 h/d、5 d/周。如整个工作日都在室内环境（如在一栋办公楼）工作，可暴露到室内各种挥发性污染物，其暴露时间可长达 5～25 a。在估算这种暴露的癌症风险时，推荐使用前述的公式：

（1）暴露浓度计算：EC=（CA×ET×EF×ED）/AT（2-7）；

（2）致癌风险计算：Risk = IUR×EC（2-12）。

根据图 2-9，职业暴露属于典型的慢性暴露，因此推荐使用式（2-9）计算其暴露浓度，使用式（2-13）（根据慢性参考浓度）计算致癌性或非致癌性效应的危险商数。如果有多个微环境的具体参数，风险评估者可以根据“多个微环境暴露浓度的估算”章节中的内容估算暴露浓度，进而计算致癌性风险或危险商数。由于这种暴露模式与日常生活暴露不同，因此需要对暴露时间、暴露频率及暴露年限等参数进行调整。户外作业工人的暴露模式与儿童比较相似，在户外靠近污染源的地方停留时间比室内作业的工人更长，在评估户外作业工人的风险时，评估者也要使用适当的暴露参数。

（三）建筑工人暴露

建筑工人暴露模式的特点是较长时间（1～2 a）在同一个工程项目工作，比较有规律地（8 h/d，5 d/周）暴露于含有污染物的蒸气和粉尘。评估这种暴露的癌症风险时，推荐使用前述的公式：

（1）暴露浓度计算：EC=（CA×ET×EF×ED）/AT（2-7）；

（2）致癌风险计算：Risk = IUR×EC（2-12）。

根据图 2-9，这种暴露属于典型的亚慢性暴露，而且这种暴露的频率也和亚慢性毒性实验的频率接近，因此推荐使用式（2-9）计算亚慢性暴露浓度，使用式（2-13）结合亚慢性毒性值计算危险商数。如果有多个微环境的具体参数，风险评估者可以根据“多个微环境暴露浓度的估算”章节中的内容估算暴露浓度，进而计算致癌风险或危险商数。

（四）娱乐性暴露

娱乐性暴露的情形大概是每天暴露 2 h，每年 100 d 或者 100 d 以内。估算这种暴露的致癌性风险时，推荐使用前述的公式：

（1）暴露浓度计算：EC=（CA×ET×EF×ED）/AT（2-7）；

（2）致癌风险计算：Risk = IUR×EC（2-12）。

由于这种暴露每次只有 1～2 h，每周平均 2 次或更少，因此应分别对每一暴露时段进行评估。推荐使用 EC=CA（2-8）计算每一个暴露时段的急性暴露浓度，使用式（2-13）结合急性毒性值计算每一个暴露时段的危险商数。

六、暴露筛查

根据污染物暴露风险的大小，确定一个适当的筛查水平，风险评估者将空气中污染物的浓度与筛查水平进行比较，就可以识别出可能危害健康的污染物。筛查水平一般不适合作为净化的指标。如果空气中污染物浓度超过了目标人群的筛查水平，风险评估者应该收集各暴露点的具体信息，以确定是否需要采取补救措施。以下介绍计算空气及其他污染源筛查水平的方法。

（一）空气中目标污染物筛查水平

前面提到的用于估算暴露浓度和风险的公式（2-7）至公式（2-13），可以用于计算空气中目标污染物的筛查水平，具体步骤见表 2-19。

表 2-19　计算空气中污染物筛查水平流程

筛查流程	致癌性	危害性
选择目标水平（第 1 步）	选择目标致癌风险（target cncer risk），如 1×10^{-6}	选择目标危险商数（target HQ），如 1
确定毒性值（第 2 步）	确定吸入致癌性指标（如 IUR）；如果没有，则应用危害筛查值计算	确定适当暴露模式（急性、亚慢性或慢性）的吸入参考值（如参考浓度）；如果没有，则应用致癌筛查值计算
计算空气污染物浓度（第 3 步）	应用第 1 步的目标致癌风险以及与暴露人员、暴露情况有关的具体暴露参数，计算空气中污染物浓度，推荐计算公式： CA=（AT×目标风险）/（IUR×ET×EF×ED）	应用第 1 步的目标危险商数以及与暴露人员、暴露情况有关的具体暴露参数，计算空气中污染物浓度，推荐计算公式： CA=（AT×目标危险商数×RfC×1 000 μg/mg）/（ET×EF×ED）
选择筛查浓度（第 4 步）	选择预期致癌风险和危害最小的浓度作为筛选浓度。对各相关的人和场所都要进行复查	

注：1．基于危害的筛查浓度一般是来源于一些参考值，如 RfC，这些值可用于非致癌效应；如果认为某种化学品作用模式为非线性致突变作用模式，则也可以用于其致癌效应

2．如果某化学品没有吸入毒性值，则可以联系超级基金健康风险技术支持中心获得指导

3．通过第 3 步所列公式计算出来的筛查浓度可能会超过某化学品在空气中的最大蒸气浓度。这种情况下，计算目标污染物（纯品）在当前温度下的最大蒸气浓度可能更有意义，其计算公式：$C_{max}=S\times H\times 10^3$（L/m³），其中 S 为 25℃时（或者具体环境温度）目标污染物的溶解度；H（无单位）为 25℃（或者具体环境温度）时的亨利定律常数。根据所建立的关系式，该公式应用 H 评估轻度至中度水溶性化合物的蒸气压与其在水中的溶解度的比例。如果蒸气相和水相之间达到了平衡，就可以应用上述关系式计算给出的化合物的蒸气浓度和饱和溶液浓度

如果某一暴露点空气污染物的浓度低于筛查水平，则风险评估者可以认为通过呼吸道暴露该浓度的污染物不会产生不可接受的风险。如果污染物的浓度超过了筛查水平，则风险评估者应该收集更多的数据（包括具体暴露点的污染物浓度、暴露者的特征、暴露模式及其他相关信息），做进一步的评估。

（二）其他介质中污染物的筛查水平

除空气外，吸入风险筛查水平也可以通过包括土壤、自来水、土壤空气和地下水等其他介质计算。如根据土壤空气和地下水中污染物的浓度，可了解其对室内空气污染的情况。

1．土壤筛查水平

在评估土壤等介质的风险时，通常要计算该介质的吸入风险筛查水平，确保该介质释

放到空气中的污染物不会造成健康危害。美国环境保护局把土壤筛查水平（soil screening levels，SSLs）描述为“根据化学物毒性数据，结合其他参数如预计土地未来的用途、暴露情形（包括暴露者特征、可能的暴露途径）等，通过系列标准公式计算来源于土壤某化学物所产生的基础风险浓度”。土壤筛查水平可以用于风险筛查分析，也可以作为制定初步整治目标（preliminary remediation goals，PRGs）的基础依据。

2．自来水筛查水平

如果污染物具有挥发性，则受污染的自来水可能产生吸入性风险。自来水受到污染时，家庭用水者（如洗澡、洗衣、洗碗碟等）可吸入其中可挥发的污染物而产生危害。因此，自来水的筛查水平可以通过家庭用水者的吸入暴露进行计算，风险评估者可以向当地环境保护局咨询，了解如何计算当地合适的自来水筛查水平。

3．土壤空气或地下水蒸气筛查水平

如果考虑到某地受污染的土壤空气或地下水中的污染物形成蒸气污染其上面建筑物室内空气时（称为“蒸气入侵”），就需计算这些介质的筛查水平。风险评估者可按“空气目标污染物浓度”章节和表 2-19 中建议的流程计算空气中污染物风险筛查的目标浓度。

土壤空气筛查水平为目标空气浓度与假设的筛查水平衰减因子的比值。衰减因子为室内空气污染物浓度与污染源表面浓度之比，表示污染源表面空气中污染物污染室内空气时，因各种衰减机制而被衰减的程度。

同理，假设在水面上液相和蒸气相之间的浓度达到了平衡，地下水筛查水平为目标空气浓度与假定的筛查水平衰减因子的比值，相应地下水的浓度替代了土壤空气的浓度。

风险评估者应向当地环境保护局进行咨询，了解如何计算当地适合的土壤空气和地下水“蒸气入侵”的筛查水平。

七、累积风险估算

在估算多种化学品累积风险或危害方面，美国环境保护局还沿用 1989 年发布的《超级基金项目风险评估指南：A 部分》的方法，没有受《吸入剂量方法学》的影响而更新。此外，多种暴露途径所致的累积风险和危害应该是不变的。

（一）多种化学品累积风险的估算

《超级基金项目风险评估指南：A 部分》推荐了如何计算同时暴露多种化学品累积风险和危害的方法，该方法来源于美国环境保护局《化学混合物健康风险评估指南》（Guidelines for the Health Risk Assessment of Chemical Mixtures）所描述的默认方法，有关其更多的信息发表在《化学混合物健康风险评估指南补充说明》（Supplementary Guidance for Conducting Health Risk Assessment of Chemical Mixtures）。以下介绍致癌风险定量估算方法及危险商数的计算方法：

1．致癌风险

估算暴露多种污染物可能产生的致癌风险时，风险评估者应估算每一污染物的致癌风险，然后将这些风险相加。这里多种污染物总的致癌风险为各污染物致癌性风险之和的表示方式，其前提条件是所涉及的各种污染物的毒作用为相互独立、相互间不存在协同或拮抗作用，而且各种污染物产生相同的致癌效应。此外，这种简单相加的方法最适合于总致癌性风险小于 0.1 的情况。如果其前提条件不成立，则会出现过高估算或者低估多种化学品的累积风险的情况。

2．危险商数

当使用危险商数评估多种化学品的危害时，风险评估者应首先计算每种化学品的危险商数，然后将这些值相加。风险评估者需要计算各暴露类型（比如慢性、亚慢性、急性）的危害指数（hazard index，HI），如果危害指数大于 1，就需要针对各靶器官分别计算危害指数。如果存在急性暴露于多种化学品的情况，风险评估者应分别评估每一急性暴露情况的风险。需要强调的是只有同时暴露多种化学品时，才可以将各化学品的危险商数相加。

（二）多种暴露途径的累积风险和危险商数

《超级基金项目风险评估指南：A 部分》已详细描述了在多种途径暴露多种化学品时的累积风险估算和危险商数计算方法。为了确定是否可以通过暴露途径计算风险或危害指数，风险评估者应首先分辨有效的暴露途径，然后检查同一个体是否存在多种途径持续合理的最大暴露（reasonable maximum exposure，RME）情况。

当存在多种暴露途径时，先估算每种暴露途径的致癌风险，然后将各暴露途径的致癌风险相加。

通过参考值评估多种暴露途径的效应时，风险评估者应该计算每种暴露途径的危害指数，然后将各暴露途径的危害指数相加。应分别计算不同暴露类别（如慢性、亚慢性、急性）总的危害指数。如果总的危害指数超过 1，应关注其可能对健康的有害效应，并且应分别计算每一靶器官的危害指数。

八、风险特征分析

风险特征分析是进行风险评估时最后概括性的步骤，其目的包括：

（1）用通俗易懂的方式描述风险评估的主要结果，包括危害识别、剂量—反应关系特征以及暴露情况等；

（2）确定和描述在评价过程中所运用的科学性和政策性假设；

（3）阐明结果的不确定性；

（4）提出总的风险评估结论。

风险特征分析资料应使风险管理者有效地了解风险评估的结果，以便于权衡处理风险与管理之间的关系。以下介绍计算吸入暴露的风险时所涉及的一些关键和不确定性问题：

（一）高暴露或易感人群的生活特征

不同的暴露人群对吸入毒物的敏感性有所差异。在相同的条件下，敏感人群的吸入暴露和反应程度会高于正常人群。以下对儿童和工人两组人群的案例进行分析，也适用于其他特征（如年龄、疾病、性别、遗传特征）的人群。

1．儿童

相对而言，在同一地点儿童吸入暴露有可能高于其他人群。正如在“职业暴露”章节所述，由于行为模式（如暴露时间、暴露频率和暴露年限）和微环境的不同，各年龄组儿童的暴露参数是有差异的。例如，由于经常在户外玩耍，与同一地区的成人相比，儿童在污染源附近滞留的时间会更长，其暴露时间或暴露频率会高于成年人。因此，详细描述儿童的具体暴露情况并且在风险值计算时做出一定的假设是很重要的。

如果已清楚在生命早期对某种化学品（如氯乙烯）的毒作用敏感性资料时，那么就应运用这些资料确定毒性值。《吸入剂量方法学》介绍的默认方法所推算的毒性值适用于所有的人群（包括敏感人群），但没有针对不同年龄阶段的通气率（或者体重）的差异做出相应的定量校正。

对于某些经过致突变实验证实具有致癌性的化学品，如缺少生命早期易感性资料，美国环境保护局建议在评估风险时，要根据生命早期的易感性情况对其毒性值作定量校正，这与《癌症指南补充说明》（Supplemental Cancer Guidelines）所描述的一致。

2．工人

工人在某些职业环境下暴露污染物的机会较多，户外作业工人有可能较长时间在污染源附近作业，可通过暴露参数（如暴露时间、暴露频率、暴露时间长短）描述工人的具体暴露模式。《吸入剂量方法学》介绍的默认方法所推算的毒性值是针对所有的人群（包括敏感人群和不同生命阶段的人群），该法已考虑了在作业和休息期间人体对化学品吸入的差异。然而，如果工人在高强度体力劳动时产生较高的肺通气率，那么工人就会处于吸入风险的上限范围，以暴露 1 类气体时尤为严重，因为这类气体能直接作用于呼吸道。在风险特征分析中应说明这些信息。

（二）吸入风险评估中的不确定性

鉴于不确定性有可能会影响化学品吸入风险评估的结果，美国环境保护局《风险特征分析策略》（Policy for Risk Characterization）要求对于风险评估中不确定性的分析需要透明、清晰、合理和前后一致。在美国环境保护局的其他文件中，也有关于风险评估过程中不确定性来源及其特征分析的内容。在此重点关注与吸入风险评估有关的不确定性，包括暴露浓度的确定、毒性值的选择、缺少吸入定量数据时的处理以及风险估算和汇总的方法等。根据美国环境保护局制订的《风险特征分析指南》（Guidance for Risk Characterization），不确定性应该反映出风险评估的类型和复杂性，在风险评价的过程中应同样关注不确定性的分析和讨论情况。鉴于在评估中出现的不确定性会影响风险评估的结果，风险评估者应对与吸入风险有关的不确定性作出定性、定量的评估。

1．暴露浓度的评估

在“暴露特征分析”章节中，除了急性暴露情况外，一般以时间加权平均值代表暴露者具体的间歇性暴露浓度或吸入暴露的不确定性情况，这与常用于确定毒性值的时间调整法（基于哈伯定律）一致（详见“连续暴露时间的调整”章节内容）。在长时间暴露过程中，可能会出现短时间暴露于高浓度的情况，这时不仅要对长时间暴露进行评价，还要运用适当的短时间毒性值对短时间高浓度的暴露进行评价。这是为了确保能恰当评估高浓度的暴露，而不会产生暴露浓度在长时间暴露评估中被“稀释”的情况。

当存在多种微环境的信息时，风险评估者可以按照“多个微环境暴露浓度的估算”章节所述的方法，利用这些信息估算暴露浓度。然而，这需要充分了解暴露者的信息（包括暴露时间、活动情况等），从而能准确地确定暴露者在每一微环境的停留时间。如果信息不完整或者信息质量不高，在估算微环境暴露浓度时就需要引入不确定性。在风险评估时应该描述这些数据的质量和完整程度。

在检测空气污染物浓度的过程中，在分析暴露浓度也可引入不确定性。例如，在测定空气污染物浓度时，风险评估者需考虑采样方法、样品所代表时段、测定方法、仪器设备等方面的不确定性。此外，风险评估者还应该描述其他污染源（如家庭日用品）对室内空气样本影响的可能性。如果要将空气污染物浓度模型化（如美国环境保护局制作的“蒸气侵入”电子表格模型），风险评估者应关注与模型相关的不确定性以及这些不确定性在评估空气污染物浓度时产生的潜在影响。充分考虑具体颗粒物的粒径大小及其所关联的毒性值也是非常重要的。

2．毒性值的评估

在“吸入毒性资料来源”章节中，综合风险信息系统中的一些吸入单位风险是以经口癌症斜率曲线推导而来，如简单地以一种暴露途径的毒性值代替另一种暴露途径的毒性值，就会增加风险计算的不确定性。因此，当使用推导的吸入单位风险或应用现行的毒性值时，风险评估者应指出和分析相关不确定性对使用这些资料所造成的影响。

根据“缺少吸入毒性值时的风险评估程序”章节的建议内容，当缺少公开发表的吸入毒性值时，可以通过超级基金网站联系超级基金健康风险技术支持中心获得帮助，确定恰当的毒性值。如果超级基金健康风险技术支持中心未能给出毒性值，风险评估者应注明由于缺少化学品的吸入毒性数据所导致影响风险评估结果的不确定性。如果超级基金健康风险技术支持中心根据药代动力学模型给出了相关的毒性值，就需要讨论该模型的不确定性。此外，如果超级基金健康风险技术支持中心提供一个或多个结构相似化学物的资料，那么风险评估者可利用这些资料来帮助分析相应化学品的吸入风险等级。这种情况下，风险评估者应该阐明利用相似化学品毒性资料分析具体化学品风险的不确定性。

如果缺少化学品相关暴露年限的毒性值，风险评估者也应提出和讨论使用替代的毒性值计算危险商数时可能产生的影响。例如，某化学品的暴露性质为亚慢性暴露，如果缺少亚慢性吸入参考浓度或相似化学品的毒性值，那么风险评估者就应对运用不同暴露时间（比如慢性暴露）的毒性值计算危险商数所产生的不确定性或者未能对风险进行定量评估所造成的影响作出说明。此外，如果风险评估者使用与急性暴露时间不匹配的急性毒性值，就存在低估或高估风险的可能性，这些内容也需要在评估报告中加以讨论。

正如“吸入暴露的目标浓度分析”章节所述，当使用筛选值进行相关风险评估时，如果污染物样品的检测浓度超过了筛选值，对风险评估中所使用的相关吸入毒性值的质量和不确定性做进一步评估和描述是非常重要的。

3．癌症风险的评估

对于属于流行病学研究范畴（通常预测危险度高于 10^{-2}）的高强度暴露，如果通过线性推导得来的吸入单位风险低于观察范围，通常是不适当的（详见“致癌风险”章节）。风险评估者应提供具体的风险特征分析信息，描述在风险评估中高强度暴露的情况。例如，如果风险评估者选择提供一个半定量的方法（如风险高于 10^{-2}），应对所暴露的化学品有关不完全定量风险评估的不确定性给予描述。如果风险评估者选择使用综合风险信息系统的原始模型或其他技术背景文件，在风险特征分析中应描述所用模型的不确定性以及风险估算的例证。

4．多种化学品暴露的风险与危害估算

风险评估者应对暴露于多种化学品所产生的累积风险和危害的不确定性进行描述。例如，“累积风险估算”章节中提出了几种相关假设（如每种化学品的作用相互独立，并且暴露剂量不是很大）。如果这些假设不成立，那么就不应对风险和危害进行累积估算。对此应在风险特征分析中做出充分的描述，并表明由于缺少定量信息所产生的不确定性。

参考文献

[1] Eaton D L，Klaassen C D（2001）．“Principles of Toxicology” in Casarett and Doull's Toxicology：The Basic Science of Poisons.

[2] Gaylor D W（2000）. The use of haber's law in standard setting and risk assessment. Toxicology 149：17-19.

[3] U.S. EPA（1995b）. Guidance for risk characterization. Science Policy Council. February.

[4] U.S. EPA（1996）. Soil screening guidance：user's guide，second edition. Office of Solid Waste and Emergency Response，Washington，D.C. EPA/540/R95/128.

[5] U.S. EPA（1998）. Route-to-Route Extrapolations. Memorandum from John E. Whalan and Hugh M. Pettigrew to Margaret Stasikowski. Office of Prevention，Pesticides，and Toxic Substances. October 10，1998.

[6] U.S. EPA（2005a）. Guidelines for carcinogen risk assessment. Risk Assessment Forum，Washington，D.C. EPA/630/P-03/001F.

[7] U.S. EPA（2005b）. Supplemental guidance for assessing cancer susceptibility from early-life exposure to carcinogens. Risk Assessment Forum，Washington，DC. EPA/630/R-30/003F.

[8] U.S. EPA（2005c）. Implementation of the cancer guidelines and accompanying supplemental guidance–science policy council cancer guidelines implementation workgroup communication I：Application of the mode of action framework in mutagenicity determinations for carcinogenicity.

[9] U.S. EPA（2009）. Risk assessment guidance for superfund volume I：human health evaluation manual（Part F，Supplemental guidance for inhalation risk assessment）. EPA-540-R-070-002，OSWER 9 285.7-82.January 2009.

[10] US. Department of health and human services. Focus on Prevention：Conducting a Hazard Risk Assessment. 2003.

[11] California Enviromental Protection Agency Office of Enviromental Health Hazard Assessment. A Guide to Health Risk Assessment.

[12] Sahmel J，Devlin K，Paustenbach D，et al. The role of exposure reconstruction in occupational human health risk assessment：current methods and a recommended framework. Crit Rev Toxicol，2010，40（9）：799-843.

[13] 张美辨，张鹏，邹华，等. EPA吸入风险评估模型在职业危害风险评估中的应用. 浙江预防医学，2012，12：46-49.

[14] 郑文慧，王志平，柴鹏飞，等. 美国EPA吸入风险评估模型在某电镀企业职业危害风险评估中的应用. 环境与职业医学，2014，31（10）：764-769.

（翁少凡、杨光涛、何家禧）

第四节　澳大利亚昆士兰州工作场所风险评估与管理

澳大利亚是联邦制国家，每个州有独立的行政权和立法权，各个州的职业安全健康法规及管理模式不尽相同，但有一定的共性，都是以联邦的相关法律法规作为主要参考依据，包括《职业健康和安全法》（Workplace Health and Safety Act 1995）、《职业健康和安全管理条例》（Workplace Health and Safety Regulations 1997）和《澳大利亚风险管理标准》（Australian Standard AS/NZS 4360：1999-Risk Management）等，再根据各州的具体情况做出一定的调整和补充。在此介绍具有代表性的昆士兰州工作场所的风险评估和管理。昆士兰州的工作场所健康和风险管理文件是由昆士兰州教育和劳资关系部负责，以联邦劳资关系部长委员会批准的澳大利亚安全工作法为基础编制的。

有害因素和风险是工作场所风险评估中最常见的两个概念，二者之间既有区别又有联系。有害因素是指可能对人的身体造成伤害的物质或情形，工作场所中常见的有害因素包括噪声、振动、化学毒物、带电作业、高空作业、工作场所暴力、不良工作环境等。风险是指暴露于某种有害因素时可能发生伤害、疾病或死亡的可能性。如长期在没有防护的工作场所使用含苯的溶剂，作业人员有发生恶性肿瘤的可能性；维修工人使用无漏电保护的工具时，接触受损电线时可出现触电的可能性；工人在搬运 40 kg 以上的物件时，有导致背部扭伤的可能性；医务人员采集感染病人血液时，如被针刺伤，有遭受感染的可能性。

工作场所风险评估与管理步骤包括危害识别、风险评估、风险控制和控制措施评估等（见图 2-10）。有时候，有害因素可能造成的风险以及可能采取的控制措施都已经比较成熟，就没有必要再进行风险评估，直接采取行之有效的控制措施就可以了。

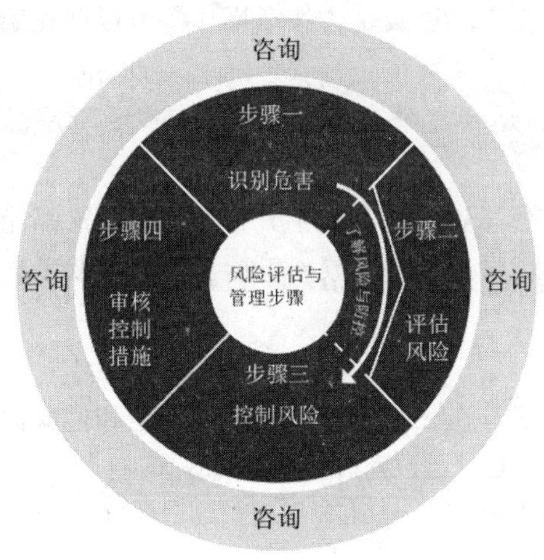

图 2-10　风险评估与管理步骤

一、危害识别

根据对工作场所基本情况、生产工艺等的调查，结合风险评估和管理的任务和内容，确定评估的范围。在此基础上，对工作环境、使用的设备和原材料、劳动过程和工作管理等工作场所中存在的有害因素进行识别，分析其可能造成的伤害。常见有害因素举例见表 2-20。

表 2-20 常见有害因素举例

有害因素	可能造成的伤害
重体力劳动	过重体力劳动或重复性的活动会造成肌肉损伤
带电作业	意外可能引起火灾；触电可以造成休克、烧伤甚至死亡
机械设备操作	被运输车或移动中的机械撞到会造成骨折、跌打损伤、肌腱撕裂、关节脱位、其他永久性损伤甚至死亡
有害化学品	化学品（如酸、碳氢化合物、重金属）和粉尘可以引起呼吸系统疾病、恶性肿瘤或皮炎等
极端温度	高温可能造成烧伤、热休克和衰竭；低温可能引起体温过低或冻伤
噪声	暴露于高强度噪声可能造成永久性听力损伤
辐射	接触紫外线、电焊弧光、微波和激光可能引起烧伤、恶性肿瘤或失明
生物因素	微生物可引起肝炎、军团菌病、Q 热、艾滋病、过敏等
精神性有害因素	工作压力、恐吓、暴力等造成的伤害影响及工作疲劳综合征等

在工作场所中，可能存在各种不同的有害因素，包括生产工艺过程、劳动过程和生产环境中存在或产生的有害因素，因此需要对每种有害因素进行识别。常见的有害因素识别方法包括：

1. 工作场所巡查

通过对工作场所各生产工艺流程勘察，了解和观察作业人员的作业方式、生产工艺和设备布局、生产所使用的化学品以及是否按章操作等，以此判断存在的有害因素及环节。在勘察控制室时，还要注意工作环境是否安全舒适（如空间是否足够，是否有充足的通风和照明），工具和设备是否适合，维护是否正常，工作场所是否存在可能影响健康和安全的其他有害因素。

然而，工作场所巡查有其局限性，并非所有的有害因素都能在巡查中被发现，如某些需经过较长潜伏期才出现健康影响的因素，包括工作中受欺凌导致的紧张应激、轮班作业引起的疲劳等。

2. 询问作业人员

通过询问作业人员了解其在工作中遇到的有关安全和健康问题，以及那些未能引起重视或未被报道的事故等。也可以通过对作业人员进行问卷调查，了解工作中是否存在欺凌、肌肉疼痛等潜在的有害因素。

3. 收集信息

对于有关特定的行业或工种，可以通过监管机构、行业协会、工会、专业技术人员及安全顾问等获得相关的有害因素和风险信息。对于特定物质，也可通过生产商和供货商提供相应的危害和安全注意事项等信息。

此外，还可以通过分析职业健康监护、工作场所事故、员工投诉、病假情况以及有害因素识别调查等记录，发现引起伤害或疾病的具体有害因素。

二、风险评估

风险评估是要确定暴露于某种有害因素时可能造成的危害及其发生的可能性，包括危害的严重程度、现行的控制措施是否有效、如何采取措施控制风险、采取措施的优先等级。

（一）风险评估的时机

存在以下情况时，需进行风险评估：

（1）不能确定某种有害因素是否会造成疾病或伤害；

（2）工作中存在多种不同的有害因素，但不清楚各有害因素之间是否存在交互作用；

（3）工作场所发生的变化可能会影响到危害控制措施的效果。

此外，相关法律规定一些高风险的活动必须进行风险评估，如进入密闭空间、潜水作业、带电作业等。对于有接触限值的有害因素，需要专业人员通过科学的检测方法进行测定并评估其风险，确保有害因素的水平没有超过接触限值。如使用噪声计测量噪声，用气体探测器测量密闭空间中的氧含量等。

以下情况可以不进行风险评估：

（1）法律规定需要以特定措施控制的有害因素或风险；

（2）已采取可行且有效的措施控制有害因素及风险；

（3）已采用在某些行业得到认同的且有效的控制措施，并且这些措施适用于现工作场所。

（二）风险评估时需考虑的问题

任何有害因素都可造成伤害，只是造成伤害的严重程度不同而已，从最轻微的不适到重伤甚至死亡都有可能。比如，搬举较重的液化石油气罐可能造成肌肉劳损；如果气罐损坏导致液化气泄漏，遇明火液化气被点燃就会引起严重的烧伤；如果泄漏发生在储藏室或者类似的密闭空间里，就可能引起爆炸，毁坏建筑物并造成人员伤亡。由此可见，每一种伤害的类型、严重程度以及发生的可能性都是不同的。因此，在风险评估过程中，需分析以下信息：

1. 伤害的严重程度

在估计每种有害因素可能造成伤害的严重程度时，需考虑以下方面的问题：

（1）可能发生什么类型的伤害，如肌肉劳损、疲劳、烧伤、拉伤，这种伤害的严重程度如何，是否引起疾病或者轻伤、重伤甚至死亡。

（2）影响伤害严重程度的因素，如高空坠落的高度或接触有毒物质的浓度。有些伤害是即时发生的，比如跌落时受伤；有些危害则是经过较长时间的潜伏期才显现出来，比如长时间接触有机溶剂引起的恶性肿瘤。

（3）有害因素接触情况，包括接触人数以及工作场所内外有可能遭受伤害的人数，如繁忙的建筑工地上移动吊车倒塌，可能会造成众多的人员伤亡。

（4）是否存在连锁效应，如停电时，用电的安全设施或者风险控制设施是否会失效。

（5）小事件是否有可能升级为大事件，如在可燃材料附近存在的小火源，如果没有及时控制，可能会引发严重火灾。

2. 有害因素作用的方式

很多情况下，生产过程中所出现的伤害事故是由于一个或多个环节的意外而引起的，如果能及时排除这些事故的诱因，则可降低甚至消除发生事故的风险。在考虑每种有害因素发生作用的方式时，需要考虑以下方面问题：

（1）现有的控制措施效果如何，能否控制所有存在的有害因素；

（2）在控制有害因素方面做了哪些实际工作，是否按操作手册或指南办事；

（3）正常或异常生产状况下生产设备维护和安全健康控制情况。

3. 伤害发生的可能性

评估作业人员受到伤害的可能性时，需要考虑下列问题：

（1）从事有害作业的频率，该作业是否会造成伤害；

（2）作业人员接触有害因素的频率，该有害因素对作业人员造成伤害的可能性；

（3）类似的工作场所是否发生过因接触该有害因素而造成伤害，以及其发生伤害的频率。

表 2-21 列出的问题可以帮助判断伤害发生的可能性。

表 2-21　影响伤害发生可能性的问题举例

问题	伤害发生的可能性分析
接触有害因素的频率？	有害因素可能是一直存在，也可能是偶尔才会出现。但接触有害因素的频率越高，引起伤害的可能性就越大。 例如：安装了防护罩的齿轮，在正常的情况下是不会引起伤害事故的，只有在维护时打开防护罩才有可能引起伤害，因此这种有害因素不是经常存在的。对于搬运重物的劳动者，随时有可能发生伤害事故，也就是说危害一直存在
接触有害因素的时间？	劳动者接触有害因素的时间越长，引起伤害的可能性越大。 例如：劳动者接触噪声的时间越长，造成听力损失的可能性就越大
现有的措施能否有效控制风险？	如已对需进行风险评估的有害因素采取了控制措施，其伤害发生的可能性就与所采取措施的程度和效果密切相关。 例如：在仓库作业中设有警示和地板画线等标志管制交通，将铲车行驶路线和行人分开。然而，这些并不是最有效的措施，可以进一步改善，比如设置路障会更有效控制铲车伤害事故
生产组织改变是否会增加伤害的可能性？	生产单位在一年生产周期中，其产量可能受商品或服务的需求、商贸大环境、市场的影响而变化。当需求增加时可能造成人员、工艺、设备以及系统工作负荷的增加，失误也会随之增加。 例如：圣诞节前夕，餐饮业非常繁忙，需要增加更多的厨师和服务员，同时提供的食物量也会大大增加，这时人为错误和伤害的可能性也会随之增加
伤害的发生是否与工作环境有关？	以下这些情形会增加病伤发生的可能性： 环境条件变化：在密闭的高温环境中工作，劳动者容易疲劳，所以发生失误的可能性也会增加；潮湿环境中的道路和其他东西更加湿滑，发生跌倒的可能性增大。 劳动者被要求加快工作进度：当工作的速率超过人体所能适应的速率时，失误率就会上升。 光线不足或通风不良：在这样的环境工作会增加伤害发生的可能性
劳动者的行为方式能否影响伤害的可能性？	工作时有所顾虑，作业人员就会变得心烦意乱和恐慌，发生错误的可能性就会增大。紧张或疲劳时更容易发生伤害

问题	伤害发生的可能性分析
劳动者之间的个体差异是否与伤害的可能性有关？	工作场所或工序未能采取个性化设计时，残疾人士更容易受到伤害。 由于经验不足，年轻人和新手更容易受到伤害。 由于缺乏对工作场所存在的有害因素的了解，承包商、游客、市民等偶尔去工作场所的人比一线工人更容易受到伤害

（三）风险评估模式

为了使风险评估更加直观和明了，昆士兰大学制作了一个风险分数计算器来分析和估算风险，从而确定存在的风险是否可接受。风险分数计算器计算风险水平的主要依据是有害因素引起伤害后果的严重程度、有害因素暴露频率以及引起伤害的可能性（见图 2-11）。

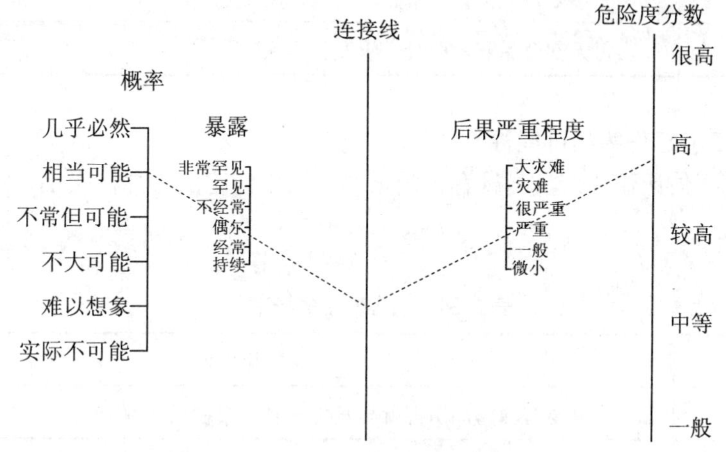

图 2-11　风险分数计算器

1．后果的严重程度

使用风险分数计算器时，首先要确定有害因素可能引起的伤害后果的严重程度，包括有害因素可能引起人员伤亡、财产损失、环境破坏等，可以根据表 2-22 来确定。

表 2-22　有害因素可能引起的后果分级

分级	人员伤亡	经济损失	生产影响	环境影响
大灾难	大量人员死亡	经济损失巨大（超过 500 万澳元）	大部分受损，不能正常生产	非常大范围的环境破坏
灾难	多人伤亡	经济损失严重（100 万～500 万澳元）	受损严重，不能正常生产	大范围的环境破坏
很严重	有人员伤亡	经济损失严重（50 万～100 万澳元）	严重影响正常生产	较大的环境破坏
严重	严重受伤（引起永久性残疾，截肢等）	经济损失较大（5 万～50 万澳元）	明显影响正常生产	中等程度的环境破坏
一般	有人员伤残，需要医疗救治	有一定的经济损失（5 000～50 000 澳元）	对正常生产略有影响	轻微的环境破坏
微小	轻微的割伤、擦伤或碰撞，急救处理即可	轻微的经济损失（5 000 澳元以下）	不影响正常生产	对环境的破坏可以忽略

2. 有害因素暴露频率

其次就是要判断有害因素的暴露频率，可以根据表 2-23 来判断。

表 2-23 有害因素暴露频率

暴露频率	暴露频率特征
非常罕见	未见发生
罕见	暴露的机会非常少，而且暴露时未被察觉
不经常	暴露的机会很少，暴露时可被察觉
偶尔	一个月甚至一年暴露一次
经常	差不多每天都会有暴露，大约每天发生一次
持续	每天都会暴露，而且一天发生多次

3. 有害因素引起伤害的可能性

接下来就是要估计作业人员暴露有害因素时，发生伤害的可能性大小，其概率可以根据表 2-24 来确定。

表 2-24 伤害发生的概率

概率	伤害的可能性
几乎必然	只要有暴露，伤害就会发生，且结果在预期中
相当可能	伤害不一定会发生，但可能性很大，概率为 50%
不常但可能	不常发生，但有可能，而且有些时候会连续或偶然发生
不太可能	很少发生，只有一些巧合情况下才会发生
难以想象	理论上推测是有可能发生，但实际上很多年都没有发生过
实际不可能	几乎不可能，而且以前从来没有发生过

4. 风险水平评估

当确定了有害因素引起伤害后果的严重程度、有害因素暴露频率以及引起伤害的可能性几个主要指标后，就可以利用风险分数计算器计算风险水平。一般在有害因素暴露频率与引起伤害可能性的概率之间画线，与中间的连接线交接，再把连接线交接点与伤害后果的严重程度之间画线，得出危险度分数为很高、高、较高、中等和一般 5 个等级的风险水平。

风险分数计算器计算所得最高的风险分数为 10 000，最低为 0.1。如果持续接触某种危害因素，且接触这种危害一定会产生大灾难性后果，用风险计算器计算得到的风险分数为 10 000 分，属于风险很高的情况（见图 2-12）。

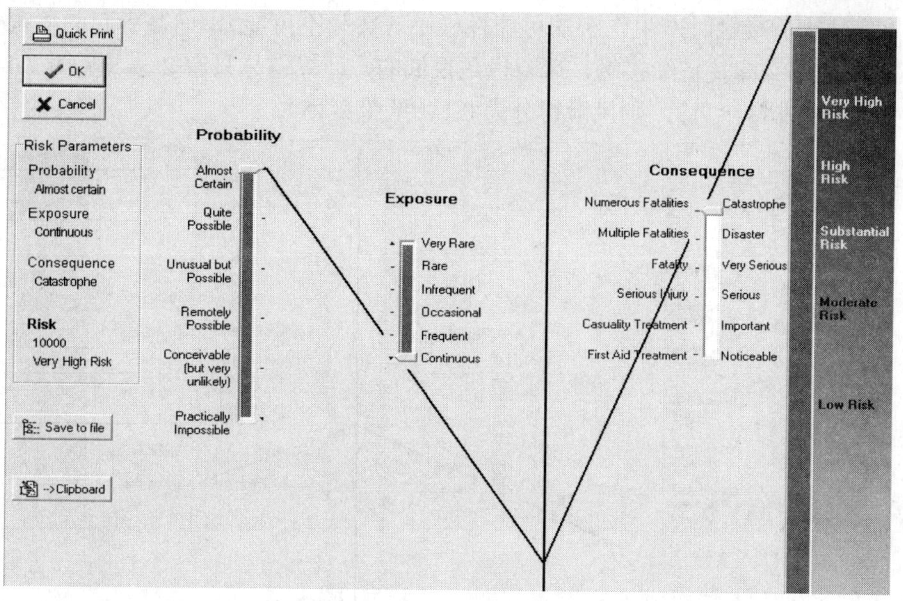

图 2-12 持续接触会引起大灾难后果的有害因素的风险

注：1. probability 为伤害发生的概率，包括 almost certain（几乎必然）、quite possible（相当可能）、unusual but possible（不常但可能）、remotely possible（不太可能）、conceivable（but very unlikely）（难以想象）和 practically impossible（实际不可能）;
2. exposure 为有害因素暴露频率，包括 very rare（非常罕见）、rare（罕见）、infrequent（不经常）、occasional（偶尔）、frequent（经常）和 continuous（连续接触）;
3. consequence 为有害因素可能引起的后果分级，包括 catastrophe（大灾难）、disaster（灾难）、very serious（很严重）、serious（严重）、important（一般）和 noticeable（微小）;
4. risk 为计算出来的风险分级，包括很高（very high risk）、高（high risk）、较高（substantial risk）、中等（moderate risk）和一般（或低风险）（low risk）。

同样是接触会产生大灾难性后果的危害，如果极少接触（非常罕见），则计算得到的风险分数为 500，明显小于连续接触的情况（见图 2-13）。

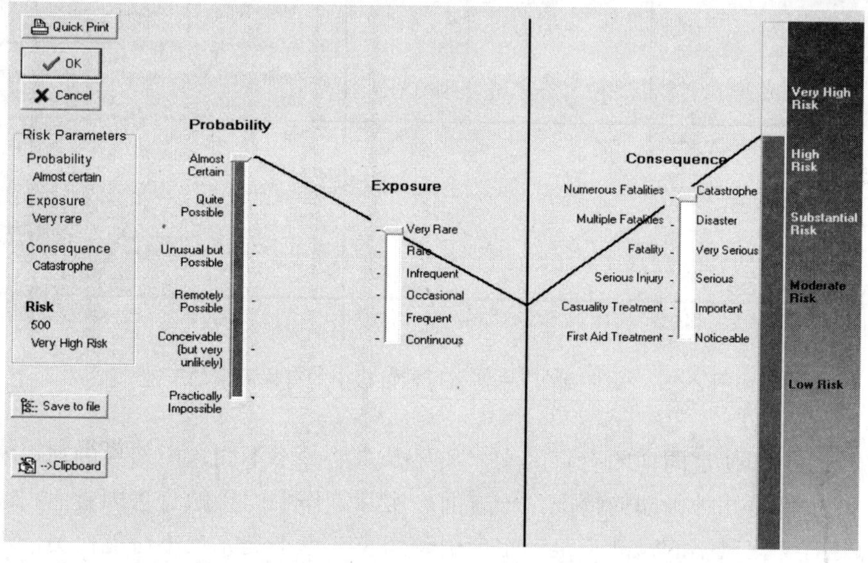

图 2-13 极少接触会引起大灾难后果的有害因素的风险

如果一种物质接触时产生伤害的可能性极小（实际不可能），而且引起的危害也是很轻微（微小），那么即使持续接触，风险也是很低的，计算得分只有 2 分（见图 2-14），如果是极少接触（非常罕见），则风险得分为 0.1（见图 2-15）。

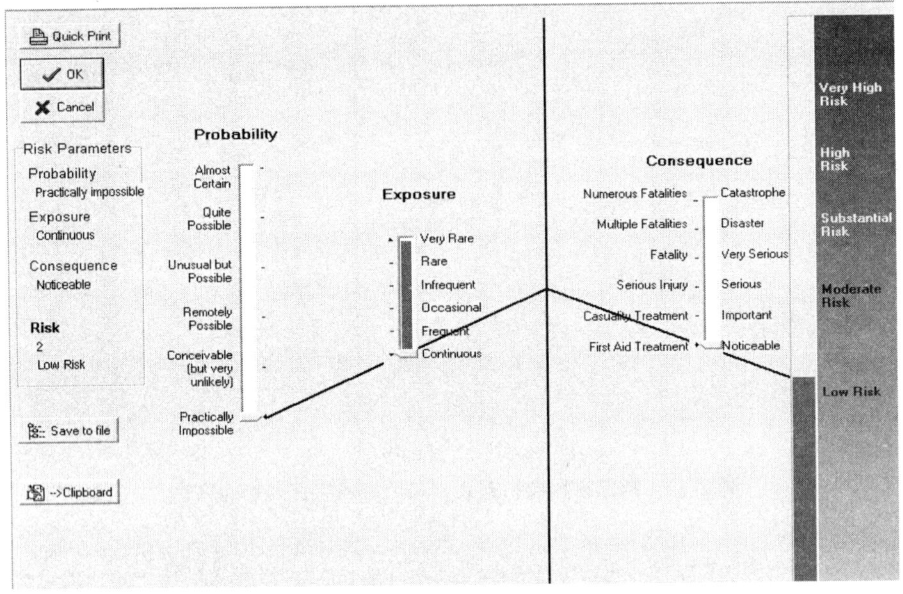

图 2-14　连续接触产生伤害可能性极小的有害因素的风险

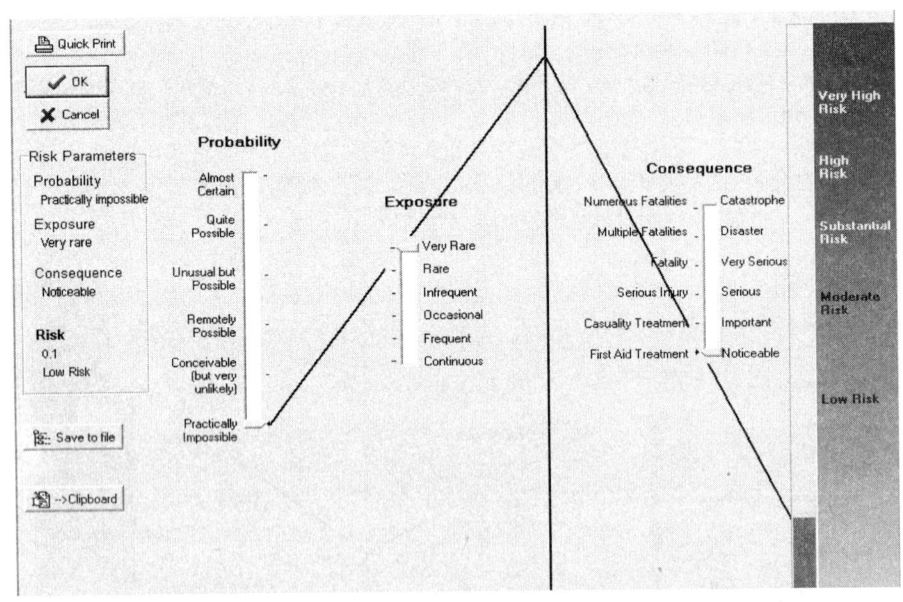

图 2-15　极少接触产生伤害可能性极小的有害因素的风险

可以看出，即使是同样的有害因素，如果暴露的频率不同，所造成的风险水平差异会很大。以上都是几种极端的情况，一方面，实际工作中因接触有害因素而引起伤害的可能性都是有一定概率的，既不是一定会引起伤害，也不是完全不可能；另一方面，有害因素引起伤害的轻重也不一致，很少接触会引起巨大灾难的有害因素。如果引起的伤害非常轻微，可以忽略不计的话，又不太会引起人们的注意。以下两个例子在实际工作中可能会遇到。

例 1：接触的有害因素引起后果为严重的可能性不大，并且不经常接触，计算所得风险分数为 9.6，属于低风险（见图 2-16）。

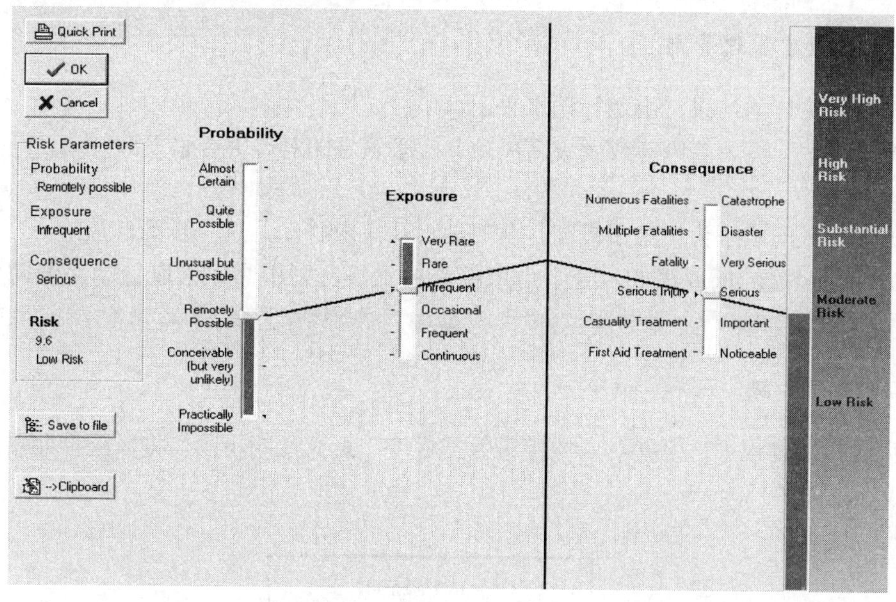

图 2-16　不经常接触产生伤害可能性较小的有害因素的风险

例 2：经常接触很有可能引起非常严重后果的有害因素，计算所得风险系数为 383.9，属于高风险（见图 2-17）。

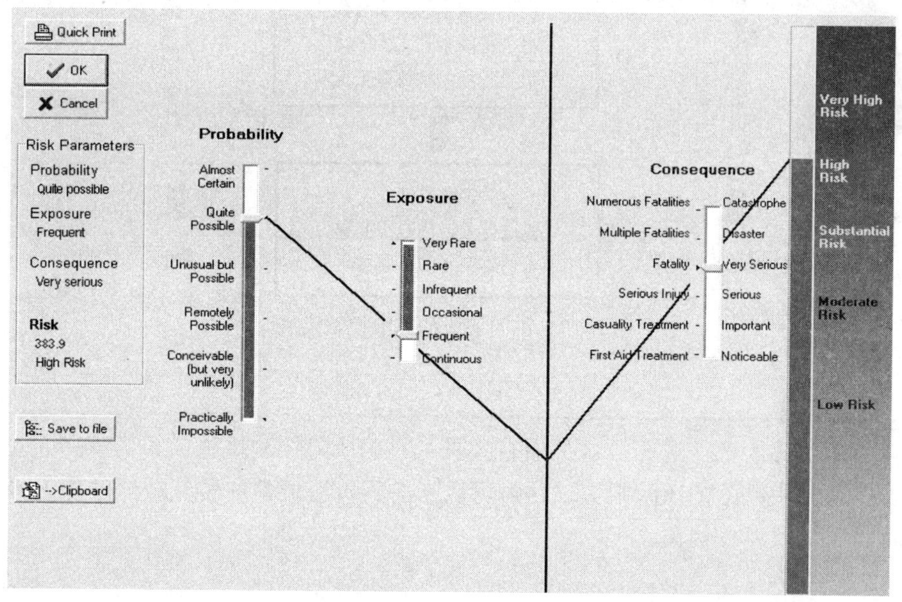

图 2-17　经常接触产生很可能引起严重后果有害因素的风险

三、风险控制

通过风险计算器计算风险分数，并判断出风险程度之后，就要根据风险程度采取相应的措施。

（一）危险度管理原则

根据危险度评估结果，决定行动水平：

（1）如果危险度为高风险或者极高风险，就必须立即对有害因素采取行动，通过控制措施降低风险；

（2）如果风险水平为中等或较高，就需要尽快采取行动，进一步降低风险；

（3）如果风险较低或很低，处于可以接受的水平，则不需要采取行动，但需要保持观察。

（二）管理分级

在风险控制过程中，根据对人体健康保护程度和可靠性的不同，将风险控制措施分为3个等级（见图2-18）。

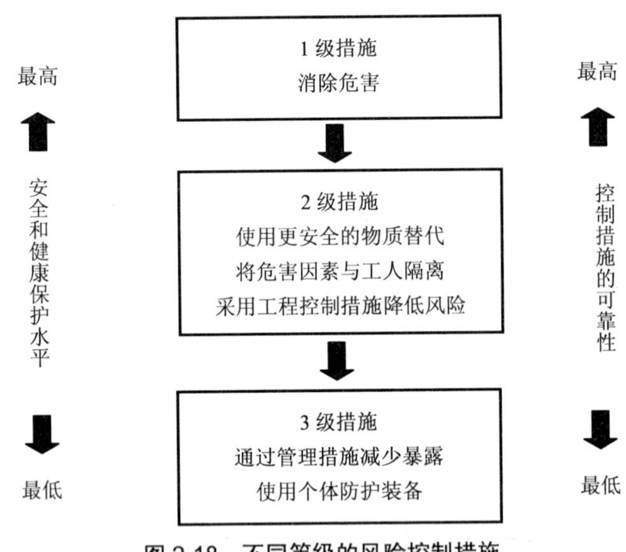

图2-18 不同等级的风险控制措施

1. 一级措施

消除有害因素为第一选择，这是最有效且可靠的风险控制措施。如从事高处安装机器作业，该工位发生跌落的风险很大，这时可以考虑将机器调整安装到较低的位置或直接安置在地面，消除跌落的风险。

2. 二级措施

如果不能完全消除有害因素，可以采取如下方法预防或降低对有害因素的暴露，从而降低风险：

（1）使用更安全的材料替代产生危害风险较大的材料，例如使用水溶性涂料替代溶剂型涂料；

（2）通过增加距离或使用屏障将有害因素与劳动者隔离，例如使用远程操作系统控制机械；

（3）使用机械或控制装置代替手工操作，例如使用起重机搬运重物、在运转的机械周围设立保护装置等。

3．三级措施

上述两类措施都是从源头上降低危害风险，如果这两类措施都不能实行或者效果欠佳，就要采用一些控制措施来降低风险，这些控制措施主要是靠劳动者的良好工作习惯和监管来实现，包括：

（1）通过管理措施降低风险，例如要求劳动者使用最安全的方式操作机械或减少一些特定的危害暴露时间，比如噪声和放射；

（2）使用个体防护用品降低有害因素引起的健康效应，包括使用耳塞、口罩、安全帽、手套、防护服、护目镜等。

需要注意的是，当其他方法都不能降低危害因素的时候，个人防护用品作为最后一种方法，是将人和有害因素分开的最后一道防线。这种方式不能从源头上控制有害因素，其防护效果有赖于个人防护用品的正确选择、佩戴、使用和良好的维护。

运用管理和使用个人防护用品作为控制措施不能作为危害控制的优先选择，除非优先的措施已经使用完了。这些控制措施要求管理、实施和保障与行为模式的改变共同作用。

四、效果评估

在实施风险控制的过程中，应定期评估控制措施是否到位和是否按工作计划实施。当发现问题时，可通过风险管理的步骤，检查相关信息，不断完善和改进风险控制措施。对于风险严重的工作场所尤为重要。在评估控制措施时，需考虑下列问题：

（1）是否按计划贯彻实施控制措施？

（2）控制措施在设计和运行方面是否恰当和有效？

（3）控制措施是否达到预期目标？

（4）员工是否积极参与实施控制措施？

（5）实施控制措施过程中是否引起了一些新的问题？

（6）控制措施提出新的工作方法、工艺、设备或化学物质是否更安全？

参考文献

[1] Risk management advisory standard 2000：department of employment，training and industrial relations – workplace health and safety.（http：//www.detir.qld.gov.au/hs/hs.htm）.

[2] Australian Standard AS/NZS 4360：1999 – Risk management.

[3] Workplace Health and Safety Regulations 1997.

[4] Occupational health & safety unit of the university of Queensland. Occupational Health & Safety Risk Assessment and Management Guideline.

[5] Workplace health and safety Queensland Department of Justice and Attorney-General. How to manage work health and safety risks. Code of Practice 2011.

[6] 王莎莎，张美辨，蒋国钦，等. 澳大利亚职业风险评估模型在蓄电池生产企业中的应用. 浙江预防医学，2014，25（12）：8-11.

（何家禧、翁少凡、王雪毓）

第五节 罗马尼亚职业事故和职业病风险评估

罗马尼亚劳动和社会保障部于 1998 年颁发了《职业事故和职业病风险评估方法》(Risk Assessment Method for Occupational Accidents and Diseases)，属于半定量的分析方法，遵循本领域的欧洲标准（CEI 812/85，EN 292 - 1/93 和 EN 1050/96)，在欧洲标准方面具有一定代表性。该评估方法适用于专家（评估员)、经过培训并获得授权的人员。通过识别与工作有关的危害因素，按照预先设定的检查表和量化的风险维度，结合可预见后果的严重程度和概率确定风险水平，并根据风险评估结果设定预防和保护措施的优先级。

一、工作方法

（一）工作程序

1．建立评估团队

团队由职业安全健康领域的专家、授权评估员和技术人员组成，包括安全生产专家、设计师、技术人员、医师、职业医学专家等，团队也包括工会和雇主代表。

2．定义评估范围

对需评估的工作场所进行分析，了解项目组成、工艺流程、操作方式、生产设备、劳动条件、生产环境、管理水平等。

3．识别危害因素

通过直接检查和逻辑推理的方法，对工艺过程、劳动过程和生产环境存在或产生的危害因素进行识别，同时分析工作任务、工作规则、工作程序等改变对危害因素的影响。

4．确定风险水平和关键控制点

根据以往职业性事故和职业病后果的严重程度以及发生概率，评估每种危害因素的风险水平，从而确定每个工作场所风险水平。根据最高风险的危害因素，确定关键控制点，设定优先级的预防和保护措施。

5．提出预防措施

包括基本预防措施、整体防护措施、个人防护措施。

（二）建立评估文档

1．工作场所评估卡

内容包括每种危害因素的风险水平和工作场所的总体风险水平。

2．预防行动卡

内容包括强制标准规范，针对每种危害因素所采取的防控技术措施和组织措施。

（三）设定工作表格

1. 危害因素识别表

包括劳动者、工作任务、生产方式和工作环境有关的危害因素识别及其分类。

2. 危害因素对人体作用的后果列表

指工作相关的事故和疾病所致后果的严重程度引证范围，包括人体损伤类别等。

3. 后果严重程度和概率的引用范围

包括划分人体损伤严重程度和可能性的级别。其中人体损伤的严重程度级别是基于临床和功能诊断的劳动能力评估资料，而概率的级别则参照欧盟有关的风险评估标准。

4. 风险评估表格

耦合后果严重程度与频率。

5. 风险与安全水平范围

通过严重性与概率的耦合结果评估预期风险的水平，按拟定的风险与安全水平范围，确定实际的安全水平。

6. 工作场所评估卡

包括工作场所事故和疾病有关的危害识别和评估内容，具体如下：

（1）工作场所的危害识别资料；

（2）评估员资料；

（3）工作系统组成；

（4）危害因素识别指标；

（5）危害因素分析（描述、参数和特征）；

（6）危害因素作用的最大可预见后果；

（7）危害严重程度和概率；

（8）风险水平。

7. 建议措施卡

根据风险等级，提出相应的防护措施。

二、风险与安全关系

安全和风险是两个抽象概念，二者相互排斥。安全表示排除了工作过程中发生相关事故和疾病的可能性，也可认为安全是事故或疾病风险为零的一种工作系统。在现实中，鉴于人类活动的不可预测性，绝对安全的工作系统是不存在的，即不可能完全排除事故或疾病的潜在风险。如果没有采取恰当的干预措施，潜在风险将会增加。因此，工作系统的风险水平就可以使用“安全”和（或）“风险”表示，两者的函数关系为 $Y=f(x)$，其中 $Y=1/x$。风险水平越低，安全性越大，反之亦然。如果风险水平接近零，从两个变量之间的关系可以得出，安全趋于无穷大；如果风险趋于无穷，则安全趋于无穷小（见图 2-19）。

实际上，风险为零的工作系统是不存在的，只要风险足够低，就可以认为工作系统是安全的。

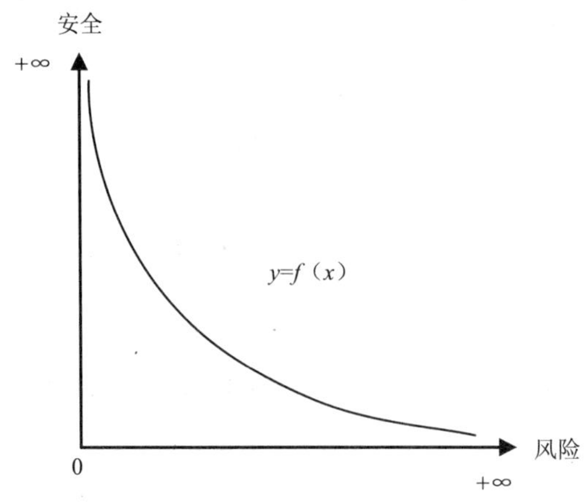

图 2-19 风险-安全关系

三、可接受的风险水平

工作中的风险是指工作过程中发生事故或疾病的可能性，事故或疾病发生的概率和严重程度不同，风险的大小也会随之变化。在风险评估时，需根据发生事故或疾病的概率及其后果的严重程度确定风险水平。设 y 轴为严重程度，x 轴为概率，根据严重程度和概率两个变量，得出 F_1、F_2 和 F_3 3 种情况（见图 2-20）。由于 3 个方形面积一致，其风险水平是相同的，即严重程度-概率耦合成相同级别的风险。

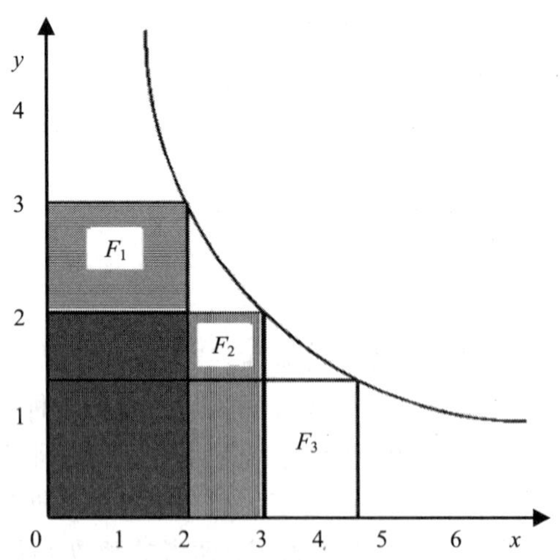

图 2-20 不同严重程度和概率耦合等效或风险示意

把图 2-20 三个方形的顶点用线连接起来，可以获得一条曲线，描述严重程度与概率两个变量的关系。欧洲标准化委员会（European Committee for Standardization，CEN）定义这条曲线为“风险可接受性曲线”（见图 2-21）。

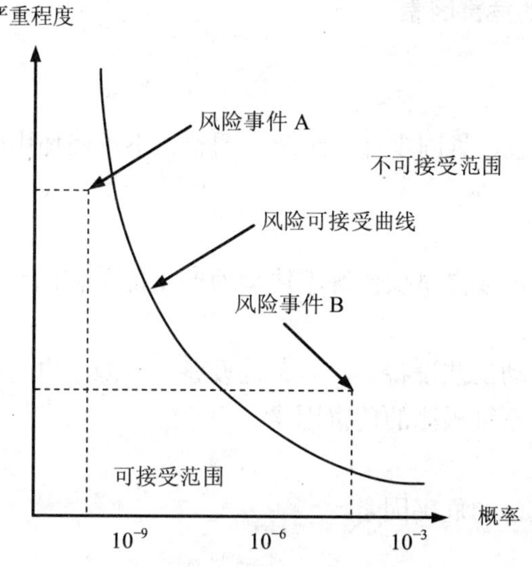

图 2-21　风险可接受性曲线

这条曲线可以区分可接受的风险和不可接受的风险。图中事件A发生事故或疾病的后果较严重，但其概率低，位于风险可接受性曲线以下，就可以认为风险是可接受的。例如，核电站发生核事故的后果相当严重，但是防护设施做得很好，发生核事故的可能性极低，其风险就可接受。图中事件 B 后果不太严重，但发生概率高，位于风险可接受性曲线以上，则认为风险是不可接受的。例如，职业司机驾驶车辆发生交通事故后果没有核事故严重，但其发生概率非常高，因此其风险不能接受。

四、风险评估

安全研究的目的就是要确定可接受的风险，其过程需解决如何确定风险的坐标（严重程度与概率耦合）以及通过坐标界定风险可接受的区域的问题。为了解决这些问题，就要建立风险与危害因素关系的评估方法。工作系统中存在的各种危害因素是决定是否会发生与工作相关的事故和疾病的风险因素。因此，根据相关危害因素和风险的特征，按其导致事故的概率和后果的严重程度确定风险坐标。风险评估步骤包括：

（1）通过检查识别工作场所存在或产生的危害因素；

（2）确定危害因素对受害者产生的后果及其严重程度；

（3）确定危害因素对工人造成伤害的概率；

（4）根据危害所致后果的严重程度和概率，判断风险水平。

在实际工作中，由于客观原因如时间、资金和技术等问题，难以同时解决所有工作相关的事故和疾病风险问题。因此，需重点关注有可能直接导致事故或疾病的危害因素，并控制其风险水平。

（一）危害识别

通过预先设定的检查表，识别与工作中发生事故或疾病有关的所有危害因素。

1．与劳动者有关的危害因素

（1）操作错误

① 操作失当

在控制、处理、配置、紧固零件、组装、调整、不正确使用防护设备等方面因操作失误而产生的危害因素。

② 操作不协调

包括在工作中因延迟或提早操作等不协调而产生的危害因素。

③ 操作不可预测性

在工作中因遇到启动工艺设备、中断工艺设备、能源或电力供应中断、危险区域内活动或停留、高处坠落等不可预测的危害因素。

④ 通信系统故障

因通信系统故障产生的危害因素。

（2）操作遗漏

① 遗漏某些操作步骤；

② 未能使用防护设备。

2．与工作任务有关的危害因素

（1）工作任务内容不当，违反安全要求

① 操作规程错误；

② 操作不到位；

③ 工作方法不当。

（2）超出能力的工作任务

① 生理紧张

因从事强迫性体位、固定或频繁变动的作业所产生的生理紧张。

② 心理紧张

因从事节奏快、短时间内难适应、重复或极其复杂、单调的工作所产生的心理紧张。

3．与生产方式有关的危害因素

（1）与机械有关的危害因素

① 机械移动

包括工艺设备的功能性移动（机器零件、流体、交通等），工艺设备或流体自控指示失灵，重力下坠（下滑、滚动、旋转、荡动、自由落体、自由流动、满溢、坍落、分解、下沉），流体运动（铸造微粒、偏离了正常的轨迹、振动、反冲、过度冲击、喷射、爆发）等产生的危害。

② 机件表面或外廓

如刺、尖、滑、研磨料、黏合剂等有关的危害。

③ 压力容器有关的危害。

④ 工艺设备振动危害。

（2）极端温度危害因素

包括高温或低温物体或表面、火焰及照明等有关的危害。

（3）电危害因素

包括直接或间接接触各种带电装置产生的危害。

（4）化学危害因素

包括有毒物质、腐蚀性物质、易燃物、易爆炸物、致癌物、放射性物质和致突变物。

（5）生物风险因素

空气中悬浮的微生物，如细菌、病毒、螺旋菌、真菌、原生动物等。

4．与特殊环境有关的危害因素

包括地下、江河、地下水、沼泽、空气、宇宙等有关的危害。

（二）确定后果的严重程度

一般来说，确定危害因素所产生后果的严重程度后，就比较容易判断风险水平。对于某些危害因素，其最大可能的危害后果是较容易确定，如电击最大可能的危害后果是死亡；接触超过职业接触限值的噪声最大可能的危害后果是耳聋。

严重程度判断依据卫生部、劳动和社会保障部门制订的人体健康损伤标准，内容包括切刺伤、撞伤、扭伤、不能站立、骨折、烧伤、截肢、内脏损伤、电击死亡、窒息、急性中毒、慢性中毒、皮肤病、尘肺病、有机粉尘和刺激性有毒物质引起的慢性呼吸道疾病（如肺气肿和支气管炎）、支气管哮喘或血管舒缩性鼻炎、高温或低温引起的疾病（如休克、热衰竭、冻疮）、听觉迟钝或耳聋、失明、恶性肿瘤或工作相关的癌症、肌肉骨骼疾患（如慢性关节炎、肩周炎、茎突炎、骨软骨炎、滑囊炎、上髁炎、椎间盘病）、振动病、血栓性静脉炎、慢性喉炎、眼疲劳、白内障、结膜炎或角膜结膜炎、电光性眼炎、辐射病、加压或减压造成的疾病、传染和寄生病、协调神经官能症、脑衰弱综合征和温度调节障碍（高频电磁波所致）、心理影响等，结合由此产生的器官或组织伤残结果，综合判断后果的严重程度。严重程度的分级见表 2-25。

表 2-25　危害因素对人体健康作用后果的严重程度分级

分级	后果特征	后果的严重程度
1	可以忽略	可预见的、较小的、可逆的损伤，误工 3 d 以内（无需治疗愈合）
2	有限度	可预见的、可逆的损伤，误工 3～45 d 之间，需要治疗
3	中等	可预见的、可逆的损伤，误工 45～180 d 之间，需要住院治疗
4	比较严重	不可逆的损伤，劳动能力减少 50%（III 级伤残）
5	严重	不可逆的损伤，劳动能力减少 50%～100%，有自理能力（II 级伤残）
6	非常严重	不可逆的损伤，完全没有工作能力，无自理能力（I 级伤残）
7	极其严重	死亡

（三）估算概率

由于事故或疾病的发生有随机性，因此其风险水平与危害后果发生的概率有关。同一危害因素在不同的工作条件下，其发生事故或疾病的概率是不同的。例如，钻孔机操作工在作业时遭受移动部件伤害的概率与意外触电的概率是不同的；触摸陈旧或绝缘体破损的电源设备而触电死亡的概率远高于接触一个全新的电源设备。然而，要确定每一危害因素引起事故和疾病的概率是非常困难的，甚至不可能通过计算而获得。因此，需要以某一规则来估算概率。后果的概率见表 2-26。

表 2-26 危害因素对人体健康作用后果的概率分级

分级	事件后果	后果发生的概率
1	极其罕见	极其低的发生概率：$P<10^{-1}$/a
2	非常罕见	非常低的发生概率：$10^{-1}<P<5^{-1}$/a
3	罕见	低的发生概率：$5^{-1}<P<2^{-1}$/a
4	不频繁	平均发生概率：$2^{-1}<P<1^{-1}$/a
5	频繁	高发生概率：1^{-1}/a$<P<1^{-1}$/月
6	非常频繁	非常高的发生概率：$P>1^{-1}$/月

（四）严重程度和概率的耦合

通过引证危害因素作用后果的严重程度及其发生的概率，并把关联风险因素相互耦合，为确定风险水平提供依据（见表 2-27）。从劳动者安全和健康的角度考虑，严重程度是一个更重要的因素，其对风险水平的影响远远大于频率。

表 2-27 严重程度和概率的耦合

严重程度分级	后果严重程度		概率分级					
			1	2	3	4	5	6
			极其罕见 $P<10^{-1}$/a	非常罕见 $10^{-1}<P<5^{-1}$/a	罕见 $5^{-1}<P<2^{-1}$/a	不频繁 $2^{-1}<P<1^{-1}$/a	频繁 1^{-1}/a$<P<1^{-1}$/月	非常频繁 $P>1^{-1}$/月
7	极其严重	死亡	(7,1)	(7,2)	(7,3)	(7,4)	(7,5)	(7,6)
6	非常严重	Ⅰ级伤残	(6,1)	(6,2)	(6,3)	(6,4)	(6,5)	(6,6)
5	严重	Ⅱ级伤残	(5,1)	(5,2)	(5,3)	(5,4)	(5,5)	(5,6)
4	比较严重	Ⅲ级伤残	(4,1)	(4,2)	(4,3)	(4,4)	(4,5)	(4,6)
3	中等	不能工作 45～180 d	(3,1)	(3,2)	(3,3)	(3,4)	(3,5)	(3,6)
2	有限度	不能工作 3～45 d	(2,1)	(2,2)	(2,3)	(2,4)	(2,5)	(2,6)
1	可以忽略		(1,1)	(1,2)	(1,3)	(1,4)	(1,5)	(1,6)

（五）评估风险水平

研究的目的是确定可接受的风险水平，设 g：严重程度，p：概率，考虑到指定变量所有组合的可能性，通过耦合获得如下矩阵 $\boldsymbol{M}_{g,p}$：

$$
M_{g.p}=\begin{Vmatrix}
(1,1) & (1,2) & (1,3) & (1,4) & (1,5) & (1,6)\\
(2,1) & (2,2) & (2,3) & (2,4) & (2,5) & (2,6)\\
(3,1) & (3,2) & (3,3) & (3,4) & (3,5) & (3,6)\\
(4,1) & (4,2) & (4,3) & (4,4) & (4,5) & (4,6)\\
(5,1) & (5,2) & (5,3) & (5,4) & (5,5) & (5,6)\\
(6,1) & (6,2) & (6,3) & (6,4) & (6,5) & (6,6)\\
(7,1) & (7,2) & (7,3) & (7,4) & (7,5) & (7,6)
\end{Vmatrix}
$$

由此获得耦合矩形图，通过耦合形成相应的长方形，其面积表示风险水平（见图 2-22）。

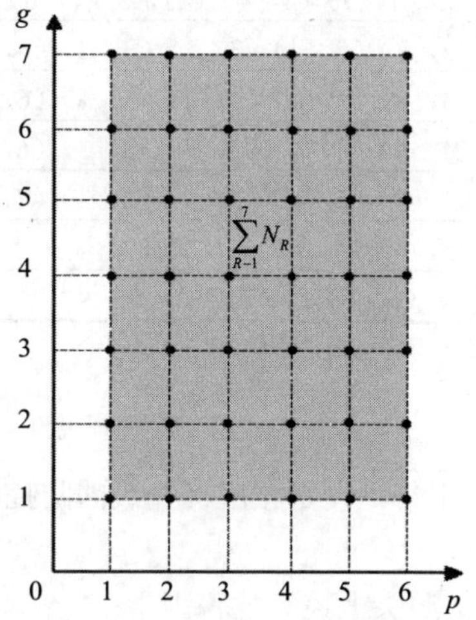

图 2-22　严重程度—概率变量耦合矩形（g：严重程度分级；p：概率分级）

图中 g 轴和 p 轴分别代表严重程度和概率分级。鉴于赋予严重程度有更大的权重，g 轴的象限比 p 轴大。在一定条件下，分别通过连续的叠加可获得相应的风险水平。根据等长分类的逻辑，将代表风险水平总和的长方形较长的对角线划分为 7 等分，由此得出不同风险等级的排列曲线（见图 2-23）。

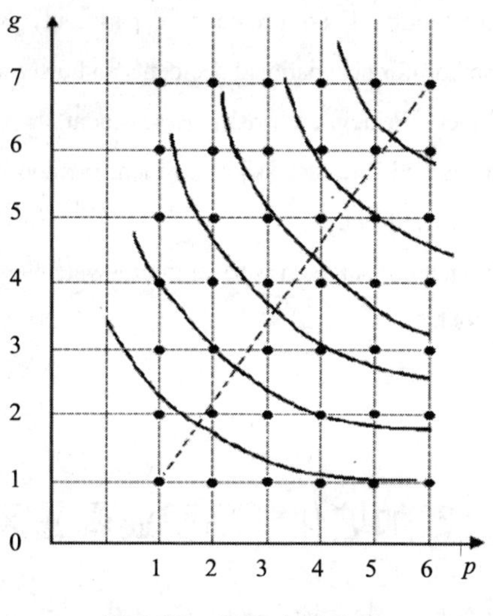

图 2-23　风险水平曲线

风险水平 1 为可接受的最小风险水平，包含风险可接受性曲线，代表最大安全水平。以上与其平行的曲线分别为风险水平 2～7。根据风险-安全关系，风险水平 7 代表一个临界水平，此时工作系统的安全最小。超出曲线的范围，安全水平为 0，这时应立即停止工作，因为随时会发生事故或疾病，甚至发生死亡事件。因此，任何时候工作系统的风险水平都不允许达到临界水平。风险与安全水平的反比关系见表 2-28。

表 2-28 风险水平与安全水平关系

风险水平		严重程度-概率耦合	安全水平	
1	最低	（1，1）（1，2）（1，3）（1，4）（1，5）（1，6）（2，1）	7	最高
2	非常低	（2，2）（2，3）（2，4）（3，1）（3，2）（4，1）	6	非常高
3	低	（2，5）（2，6）（3，3）（3，4）（4，2）（5，1）（6，1）（7，1）	5	高
4	中等	（3，5）（3，6）（4，3）（4，4）（5，2）（5，3）（6，2）（7，2）	4	中等
5	高	（4，5）（4，6）（5，4）（5，5）（6，3）（7，3）	3	低
6	非常高	（5，6）（6，4）（6，5）（7，4）	2	非常低
7	最高	（6，6）（7，5）（7，6）	1	最低

五、防控措施

根据每个工作场所的风险水平，设定相应优先级的防控措施，确保风险水平在风险可接受曲线以下。相关措施如下：

一级措施（消除危害）：从源头上控制危害因素；

二级措施（隔离危害）：通过有效的隔离措施，避免或减少工作场所存在或产生的危害因素；

三级措施（避免危害）：通过实施工作场所管理，避免危害因素对人的影响；

四级措施（个体防护）：通过个人防护用品，限制危害因素对人的作用。

参考文献

[1] Ministry of labor and social protection，Labor protection department，National research institute for labor protection. Risk assessment method for occupational accidents and disease. 1998.

[2] EN1050/1996. Safety of machinery. Principle for risk；Assessment.

[3] PECT St. Work-related accidents and disease risks assessment method in the activity of National Electric Power Administration，I.C.S.P.M.，1994.

[4] PECT St. Method for the assessment of safety at work at micro-systems（workplace）level –Risk and safety at work. I.C.S.P.M.，no.3-4/1994.

（王雪毓、何家禧、翁少凡）

第六节 新加坡化学品职业暴露风险评估

在新加坡，工作场所安全与健康工作是由人力资源部职业健康管理部门负责，针对工作场所接触化学品的风险，该部门制订了《关于职业接触有害化学品风险评估指南》（Guidelines on Risk Assessment for Occupational Exposure to Harmful Chemicals），规定了对工作场所接触有害化学品健康风险评估方面的内容，属于半定量风险评估方法。该指南适用于存在有害化学品（原材料、副产品、产品等）场所人群健康风险方面的评估，提供了评估的操作步骤、需采取的措施以及使用范围，但不包括机械设备或者控制系统事故、家庭或公共场所等环境方面的风险评估，也不包括过敏人群以及经皮肤和消化道摄入方面的风险评估。

半定量风险评估方法包括化学品危害识别、暴露评估、确定危险水平以及优先控制风险方法等内容和流程（见图 2-24）。

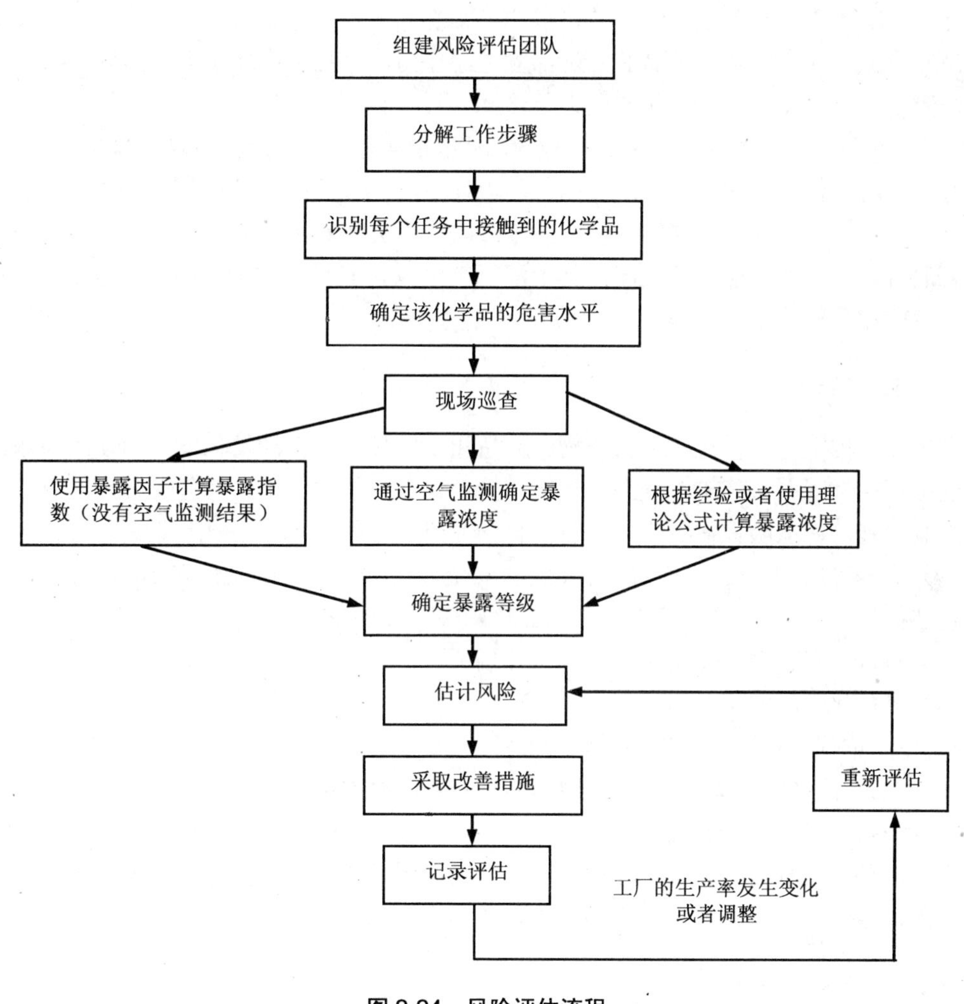

图 2-24　风险评估流程

一、团队组建

进行风险评估的团队应该包括用人单位管理者、员工代表以及风险评估的专业技术人员（具备风险评估能力的安全顾问或者工业卫生师）。其中管理者和员工参与团队工作是非常必要的，因为一线员工能掌握各工作细节的信息，可以为风险评估提供所需的信息，如化学品的使用方法和接触途径等；而管理者可以保证风险控制或一些矫正行为措施得以落实。

二、工作步骤

按照以下顺序列出工作内容，并传达给团队相关成员：

（1）列出公司中各部门的名单；

（2）列出每一个部门的生产工艺；

（3）根据生产工艺的特点划分工作任务；

（4）将同一区域负责相同任务的员工分为一组；

（5）流动作业人员单独分组，并包括非经常性的工作如维护等；

（6）确保所有接触到化学品的人员都应考虑在内，包括生产线工人、维修人员、研发人员、清洁人员以及所有的外包作业人员。

通常，有关工作任务都是按区域划分的，因此非常有必要对所有区域的现场进行察看，以便对工作内容有全面的了解。此外，在风险评估中，工艺流程图也可用于识别有害因素。如某公司设有预混料部、校准部、包装部等部门，通过查看工艺流程图，可了解到预混料部设有混料、预处理、配色等工序，其中混料工序包含取料、称重、倒料、自动（手动）搅拌、检查和采样等工作内容。

三、化学品识别

在生产过程中，原材料、中间产物、产品和半成品等均会涉及化学品的使用问题，其存在的形式包括固态、液态、气态、蒸气、粉尘、雾或烟等。不论其危害大小以及是否需采取控制措施，在风险评估时应对所有的化学品进行识别，识别方式包括：

（1）查看存货清单、进出库登记表、物料安全说明书（material safety data sheet，MSDS）以及包装标签；

（2）检查所有存放和使用化学品的工作场所；

（3）分析化学品的来源：

① 生产过程中是否会产生某种化学品；

② 产品、副产物、废弃物或逸散物中是否存在化学品；

③ 保养、维修、清洁、测试等过程中是否会使用化学品。

例如，在注塑时可能会有甲醛逸散，且需要使用乙酸乙酯清除注塑机上的润滑油。因此在风险评估时，需识别这些化学品。

四、危害等级确定

识别化学品后，就要确定这些化学品的危害性。化学品所造成的危害程度取决于毒性、接触途径及相关的影响因素。危害等级根据化学品的毒性或其毒作用效应来确定（见表2-29），其中急性毒性主要是根据半数致死量或者半数致死浓度来确定（见表2-30）。多数情况下，化学品 MSDS 会有毒性效应的相关信息。

表 2-29　危害分级

危害分级	毒作用效应描述/有害因素分类	举例
1	未确定不良健康效应； ACGIH 划分为 A5 类致癌物； 未划分为有毒有害化学品	氯化钠、丁烷、乙酸丁酯、碳酸钙
2	对皮肤、眼睛或黏膜的影响是可逆的，不会产生严重的不可修复的损害； ACGIH 划分为 A4 类致癌物； 皮肤敏感物或刺激物	丙酮、乙酸（10%溶液）、钡盐、铝尘
3	人类或动物可能的致癌物或致突变物，但现有的数据仍不充分； ACGIH 划分为 A3 类致癌物； IARC 划为 2B 类致癌物； 具有腐蚀性的（pH 值 3～5 或者 9～11），呼吸系统致敏物，有毒化学品	甲苯、二甲苯、氨、丁醇、乙醛、醋酸酐、苯胺、锑
4	通过动物实验发现的人类可能致癌物、致突变物、致畸物，但人群研究数据仍有限； ACGIH 划分为 A2 类致癌物； NTP 划分为 B 类物质； IARC 划为 2A 类致癌物； 强腐蚀性物质（pH 值 0～2 或者 11.5～14），有毒化学品	甲醛、镉、二氯甲烷、环氧乙烷、丙烯腈、1,3-丁二烯
5	确认的人类致癌物、致突变物、致畸物； ACGIH 划分为 A1 类致癌物； NTP 划分的 A 类物质； IARC 划为 1 类致癌物； 高毒化学品	苯、联苯胺、铅、三氧化二砷、铍、溴、氯乙烯、水银、石英

注：ACGIH（American Conference of Governmental Industrial Hygienists）；IARC（International Agency for Research on Cancer）；NTP（National Toxicology Program）

表 2-30　急性毒性危害分级

危害分级	大鼠经口 LD_{50}/（mg/kg）	大鼠或兔经皮 LD_{50}/（mg/kg）	大鼠经呼吸道 LC_{50}（气体和蒸气）/（mg/L·4 h）	大鼠经呼吸道 LC_{50}（气溶胶和颗粒物）/（mg/L·4 h）
2	＞2 000	＞2 000	＞20	＞5
3	＞200 且≤2 000	＞400 且≤2 000	＞2.0 且≤20	＞1 且≤5
4	＞25 且≤200	＞50 且≤400	＞0.5 且≤2.0	＞0.25 且≤1
5	≤25	≤50	≤0.5	≤0.25

五、现场调查

按照拟定的计划和任务，对所有的工作场所逐个进行现场巡查，并与劳动者进行交谈，了解其工作内容和工作流程，从而确定是否暴露于有毒有害化学品。要注意了解工作场所在因停工、设备维护、人手短缺、产量变动等情况下发生的变化，这些因素都会影响到有毒化学品的接触情况。如果因生产需要计划增加新的工种、工艺或工作单元，在开始运作前，应对相关的工作流程、计划、设计进行评估。现场巡查中需注意了解 4 个方面的内容：

（1）使用或产生有毒化学品的工作单元；

（2）使用或产生化学品的情况；

（3）化学污染品的释放情况；

（4）涉及化学品的相关区域。

六、暴露等级确定

确定劳动者对某有毒化学品的暴露程度时，需考虑暴露水平、暴露时间和暴露途径等因素。优先采用岗位空气化学品监测结果。如果没有相关监测结果，就要参考相关的暴露因子，如液体的蒸气压、监测结果与允许接触水平的比值、危害控制措施、化学品使用量以及暴露时间等。

在收集信息的过程中，要掌握每个具体工作的持续时间。如果持续时间少于 8 h，还要知道其工作频率。例如，原料称重每次持续时间为 2 h（D=2），频率是每天 2 次或者每周 10 次（F=10）；铸模每天 8 h（D=8），每周 5 次（F=5）。化学品健康效应的相关信息可以从 MSDS 中获取。值得注意的是，在风险评估中并非每个因子都能用上，关键取决于所获取相关信息或参数。

暴露等级可以通过实际暴露水平或暴露指数确定。

（一）暴露水平法

1．每周平均暴露水平

如果有空气监测数据，就可以使用下面的公式估算每周的平均暴露情况：

$$E=\frac{F\times D\times M}{W} \tag{2-14}$$

式中：E—— 每周平均暴露水平，mg/m^3；

F—— 每周的暴露频率，每周的暴露次数；

M—— 暴露的浓度，mg/m^3；

W—— 平均每周的工作时间，40h；

D—— 平均每次的暴露时间，h。

注：该公式设立的前提是工作之外不存在任何化学品的暴露，因此在使用该公式之前要确认该前提假设是否成立。

2．暴露分级

计算出每周平均暴露水平（E）之后，按其与长时间允许接触水平（PEL）的比值确定其暴露分级（见表 2-31）。

表 2-31 暴露分级

E/PEL	暴露分级（ER）
＜0.1	1
≤0.1～＜0.5	2
≤0.5～＜1.0	3
≤1.0～＜2.0	4
≥2.0	5

3．联合暴露

如果同时暴露于两种以上化学品，而且这些化学品具有相似的健康效应，则要考虑联合暴露（相加效应），可以通过式（2-15）确定其暴露水平：

$$E_{\text{combined}}=\frac{E_1}{\text{PEL}_1}+\frac{E_2}{\text{PEL}_2}+\cdots\cdots+\frac{E_n}{\text{PEL}_n} \tag{2-15}$$

式中：E —— 每周平均暴露水平；

PEL —— 对应的允许暴露水平。

如果暴露时间超过每周 40 h，则相应的 PEL（长时间）也要降低。方法是用现有的 PEL（长时间）乘以每周减少因子（weekly reduction factor，以 f 表），其中 f 通过式（2-16）计算：

$$f=\frac{40}{H}\times\frac{(168-H)}{128} \tag{2-16}$$

式中：H —— 每周工作小时数。

注：对于任何一次接触都不超过 15 min 的短时间暴露，就应该与短时间允许接触限值进行比较。

（二）暴露指数法

如果没有工作场所空气监测结果，则可以通过式（2-17）计算暴露指数，并根据暴露指数确定暴露分级。

$$\text{ER}=\left[\text{EI}_1\times\text{EI}_2\times\cdots\cdots\times\text{EI}_n\right]^{\frac{1}{n}} \tag{2-17}$$

式中：n —— 用到的因子数；

EI —— 暴露指数。

暴露指数分为 5 级（见表 2-32），从 1 到 5 依次升高，1 表示暴露水平很低，5 表示暴露水平很高，3 则表示暴露水平中等。

表 2-32 暴露因子和暴露指数

暴露因子＼暴露指数	1	2	3	4	5
蒸气压或者颗粒物大小（空气动力学直径，d）	＜0.1 mmHg	≥0.1 mmHg，且＜1 mmHg	≥1 mmHg，且＜10 mmHg	≥10 mmHg，且＜100 mmHg	≥100 mmHg
	粗大或潮湿的物质	粗大而干燥的物质	干的小颗粒物，d＞100 μm	干的细颗粒，d 为 10～100 μm	干细粉末物质，d＜10 μm
OT/PEL 比值*	＜0.1	0.1～0.5	0.5～1	1～2	≥2
危害控制措施	有足够的控制措施，并且有定期维护	有足够的控制措施，但没有定期维护	有足够的控制措施，但没有维护；中等程度的粉尘	控制措施不足；粉尘较大	完全没有控制措施；粉尘非常严重
每周使用量	用量很少，几乎可以忽略（＜1 kg）	用量少（1～10 kg）	中等用量（10～100 kg），操作人员已接受培训	用量大（100～1 000 kg），操作人员已接受培训	用量很大（＞1 000 kg），但操作人员未接受培训
每周暴露时间	＜8h	8～16 h	16～24 h	24～32 h	32～40 h

*注：OT（气味限值，odor threshold）与 PEL（允许暴露限值）的比值。

如表 2-32 所示，对于室温条件下是液态的化学品，暴露危害取决于其蒸气压（可以从 MSDS 上得到）。当然，蒸气压是受温度影响的，如果液态化学品所处的温度和 MSDS 上标注的不同，则其蒸气压可以通过安托尼方程（antoine equation）计算。如果是固态化学品，其吸入危害取决于颗粒大小，这可能需要在现场进行判断。颗粒大小主要参考指标是空气动力学直径，通过式（2-18）计算：

$$D_a = D_p\sqrt{d} \tag{2-18}$$

式中：D_a —— 空气动力学直径；

D_p —— 颗粒物直径；

d —— 颗粒物的相对密度。

对于某些特殊的化学品，其暴露分级取决于允许暴露水平和检测到的气味限值。

一方面，暴露于某种化学品的概率与工程控制措施及其效果密切相关。恰当的设计和有效的排风装置可以大大降低暴露的风险，而敞开的生产工艺流以及设计或维护不当的排风系统则可增加劳动者暴露的风险。有效的控制措施是指在工作场所设置良好的防护设施，确保不存在污染物释放或泄漏的情况，使劳动者在生产过程中不直接接触化学品。需要注意的是个体防护装备不属于控制措施。

另一方面，暴露于化学品的程度还取决于化学品的使用量和暴露时间（工作时间）。通常，暴露分级是以每周工作时间 40 h 计算，因为允许接触限值是按照每周 40h 来设置的。

例如，在称重过程中会产生细石英粉尘（EI=5），每天的工作时间是 1 h（或者每周 7h）（EI=1），通过现场目测，粉尘属于中等程度（EI=3），每周的使用量少（EI=2），则其暴露分级为：

$$\mathrm{ER} = [5\times3\times2\times1]^{\frac{1}{4}} = 2.3$$

七、风险评估

风险可以式（2-19）表达：

$$风险 = (\mathrm{HR}\times\mathrm{ER})^{\frac{1}{2}} \tag{2-19}$$

式中：HR —— 化学品的危害分级 1 至 5（见表 2-33）；

ER —— 暴露分级 1 至 5。

表 2-33 风险分级表

风险分级	危险程度
1	危险很低，可以忽略
2	危险较低
3	中等危险
4	危险较大
5	非常危险

采用平方根的计算方式可以保证计算出来的风险值在 1～5 之间，如果计算结果不是整数，则应按照四舍五入处理，并根据表 2-33 判断其风险大小。

风险分级为 1 至 5 级，其中 1 级表示危险很低，可以忽略，5 级表示非常危险。风险分级是确定采取降低暴露风险措施优先顺序的重要依据。

例如，某工种接触的化学品危害分级为 4，暴露分级为 3，则其风险为：

$$风险=(4\times3)^{\frac{1}{2}}=3.5$$

四舍五入到 4，根据表 2-33，其风险属于危险较大。

为方便操作，也可以使用风险分级矩阵判断风险水平（见表 2-34）。

表 2-34　风险分级矩阵

HR / ER	1	2	3	4	5
1	1.0	1.4	1.7	2.0	2.2
2	1.4	2.0	2.4	2.8	3.2
3	1.7	2.4	3.0	3.5	3.9
4	2.0	2.8	3.5	4.0	4.5
5	2.2	3.2	3.9	4.5	5.0

在该矩阵中，灰度 1 区域表示危险很低，可以忽略；灰度 2 区域表示危险较低；灰度 3 区域表示中等危险；灰度 4 区域表示危险较大；灰度 5 区域表示非常危险。

八、改善措施

如果风险评估结果显示存在对健康有明显的危害时，就应采取适当的措施降低风险，包括：

（1）选择适合的措施消除或降低风险，如使用低毒化学品替代高毒化学品，安装排风系统或者送风系统，采取管理措施，配发个体防护用品等；

（2）对劳动者进行培训，介绍相关化学品风险防控知识；

（3）确定是否需要对工作场所危害因素进行监测；

（4）确定是否需要对暴露人群进行健康检查；

（5）建立应急救援程序。

企业管理层有责任确保风险的可控性。根据风险的危险程度，采取适当的措施，具体如下：

（1）风险 1 级（危险很低，可以忽略）

① 终止评估；

② 每 5 年评估一次。

（2）风险 2 级（危险较低）

① 维持现有的风险控制措施；

② 确定是否需对空气进行监测；

③ 每 4 年评估一次。

（3）风险 3 级（中等危险）

① 维持现有的风险控制措施，必要时增加一些措施；

② 确定是否需对空气进行监测；每 3 年评估一次。

（4）风险 4 级（危险较大）

① 采取有效的工程控制措施；

② 进行空气监测；

③ 对劳动者进行培训；

④ 采用呼吸保护程序；

⑤ 配备合适的个体防护用品如护目镜，防护服，手套等；

⑥ 制定和实施安全和正确的工作程序；

⑦ 必要时建立应急救援程序；

⑧ 实施上述措施后需重新对风险进行评估。

（5）风险 5 级（非常危险）

① 采取有效的工程控制措施；

② 进行空气监测；

③ 对劳动者进行培训；

④ 采用呼吸保护程序；

⑤ 配备合适的个体防护用品；

⑥ 制定和实施安全和正确的工作程序；

⑦ 必要时建立应急救援程序；

⑧ 实施上述措施后需重新对每一个危险细节的风险进行评估。

九、过程记录

通过纸质版或电子版简明扼要地把整个评估过程记录下来，内容包括：

（1）评估团队的名称；

（2）各评价单元概况；

（3）参与人员情况；

（4）评价范围和时间；

（5）各评价单元使用或者产生的有害化学品信息；

（6）相关化学品对健康危害的信息；

（7）评估过程总结；

（8）危害识别；

（9）风险评估结论；

（10）建议；

（11）评估团队的地址、签名及日期；

（12）接受评估企业的地址、签名及日期。

十、二次评估

出现以下情况时，需要进行评估复查：

（1）生产产量、工艺、危害控制措施等发生重大变化；

（2）出现了工作相关疾病病例；

（3）由于控制措施不当而出现事故险情；

（4）监测或健康调查提示控制措施不足；

（5）化学品的危害或特性有了新的研究发现，导致其接触限值发生变化；

（6）采用了新的或者改良的控制技术。

参考文献

[1] Singapore ministry of manpower. Guidelines on risk assessment for occupational exposure to harmful chemicals.

[2] Guidance note for the assessment of health Risks arising from the use of hazardous substance in the workplace [NOHSC：3017（1994）]

[3] Department of Occupational Safety and Health，Ministry of Human Resources. Malaysia. Assessment of the Health Risks Arising from the Use of Hazardous Chemical in the Workplace. 2000.

[4] Daniel A Crow，Joseph F Louvar. Chemical process safety：fundamentals with applications.

[5] 杨杰，龚伟. 应用品化学风险评估法评价某化工项目职业病危害探讨. 中国职业医学，2011，6：500-502.

[6] 姜彩霞，杨章萍，张旭慧. 职业危害风险评价法在某染料中间体化工项目中的应用. 中国卫生检验杂志，2013，23（14）：2961-2967.

（杨光涛、翁少凡、何家禧）

第三章　国内职业危害分级评估及管理

我国于 20 世纪 80 年代建立了有害作业分级标准，属于职业危害风险评估中有关危害和暴露分级方面的技术指标，但当时依据的职业接触限值标准采用的是最高容许浓度（MAC），反映出我国职业危害评估方法已落后于职业卫生标准的发展和职业卫生相关法规的要求。相关有害作业分级标准近年已进行了修订，包括《粉尘作业场所危害程度分级》（GB 5817—2009）、《职业性接触毒物危害程度分级》（GBZ 230—2010）、《工作场所职业病危害作业分级　第 1 部分：生产性粉尘》（GBZ/T 229.1—2010）、《工作场所职业病危害作业分级　第 2 部分：化学物》（GBZ/T 229.2—2010）、《职业病危害作业分级　第 3 部分：高温》（GBZ/T 229.3—2010）、《工作场所职业病危害作业分级　第 4 部分：噪声》（GBZ/T 229.4—2012）。这些分级标准所依据的职业接触限值标准均作出较大的调整，如化学毒物危害作业分级从原来单一的最高容许浓度改为化学毒物时间加权平均容许浓度、短时间接触容许浓度或最高容许浓度，作业分级也从原来的 5 级改为 4 级；生产性粉尘危害作业分级采用了粉尘（总尘）及呼吸性粉尘时间加权平均容许浓度标准。2012 年，国家安全监管总局公布了《建设项目职业病危害风险分类管理目录（2012 年版）》，该管理目录按照《国民经济行业分类》（GB/T 4754—2011），对可能存在职业病危害的主要行业进行了风险程度的分类，以此确定建设项目职业病危害的风险类别。在作业场所管理方面，2010 年我国颁布了《用人单位职业病防治指南》（GBZ/T 225—2010），该指南规定了用人单位职业病防治通用要求、分级分类管理方法、职业卫生档案的管理以及职业卫生评估要求等技术要求。2013 年，国家安全监管总局发布了《关于开展用人单位职业卫生基础建设活动的通知》（安监总安键[2013]38 号）文件，就用人单位在责任体系、规章制度、管理机构、前期预防、工作场所管理、防护设施、个人防护、教育培训、健康监护、应急管理等 10 个方面的职业卫生基础建设提出了具体的要求。但我国尚未建立系统性的职业危害风险评估指南或规范，也未建立与风险等级相配套的管理模式。

第一节　工作场所化学毒物危害作业分级

化学毒物危害作业分级主要依据化学毒物的危害程度、化学毒物的职业接触比值和劳动者的体力劳动强度三个要素的权重数进行确定。其步骤包括首先以化学毒物的急性毒性、扩散性、蓄积性、致癌性、生殖毒性、致敏性、刺激与腐蚀性、实际危害后果与预后等 9 项指标确定化学毒物危害程度分级。其次分别确定工作场所空气中化学毒物职业接触比值和劳动者体力劳动强度级别，并赋予相应的权重数，以此计算化学毒物危害作业分级指数。最后根据危害作业分级指数，把危害作业分为相对无害作业（0 级）、轻度危害作业（Ⅰ级）、中度危害作业（Ⅱ级）和重度危害作业（Ⅲ级）4 级。

一、职业性接触化学毒物危害程度分级

（一）技术指标

职业性接触化学毒物危害程度分级的技术指标包括急性毒性、影响毒性作用的因素、毒性效应、实际危害后果等 4 大类 9 项分级指标。

1．急性毒性及其毒性效应指标

（1）急性毒性

包括急性吸入半数致死浓度 LC_{50}，急性经皮半数致死量 LD_{50}。

（2）刺激与腐蚀性

指毒物对眼睛、皮肤或黏膜刺激作用的强弱程度。

（3）致敏性

根据对人致敏报告及动物实验数据确定。

（4）生殖毒性

根据对人生殖毒性的报告及动物实验数据确定。

（5）致癌性

根据国际癌症研究所（IARC）致癌性分类划分致癌性。

2．影响毒物作用的因素指标

（1）扩散性

指化学毒物常温下或工业中使用时状态及其挥发性（固体为扩散性）。

（2）蓄积性

指化学毒物的蓄积性强度（蓄积系数）或在体内的代谢速度（生物半减期）。

3．实际危害后果指标

指中毒病死率和危害预后情况。

（二）各技术指标的分值和权重系数

依据化学毒物的危害程度，对急性毒性、影响毒性作用的因素、毒性效应、实际危害后果等 4 大类 9 项分级指标分为 5 个等级并赋予相应分值（轻微危害：0 分；轻度危害：1 分；中度危害：2 分；高度危害：3 分；极度危害：4 分），同时根据各项指标对职业危害影响作用的大小赋予相应的权重系数（见表 3-1）。

表 3-1　化学毒物危害程度分级指标分值和权重

分项指标		极度危害	高度危害	中度危害	轻度危害	轻微危害	权重系数
积分值		4	3	2	1	0	
急性吸入 LC_{50}	气体/（cm^3/m^3）	＜100	[100,500）	[500,2 500）	[2 500,20 000）	≥20 000	5
	蒸气/（mg/m^3）	＜500	[500,2 000）	[2 000,10 000）	[10 000,20 000）	≥20 000	
	粉尘和烟雾/（mg/m^3）	＜50	[50,500）	[500,1 000）	[1 000,5 000）	≥5 000	

分项指标	极度危害	高度危害	中度危害	轻度危害	轻微危害	权重系数
积分值	4	3	2	1	0	
急性经口 LD_{50}/（mg/kg）	＜5	[5,50）	[50,300）	[300,2 000）	≥2 000	
急性经皮 LD_{50}/（mg/kg）	＜50	[50,200）	[200,1 000）	[1 000,2 000）	≥2 000	1
刺激与腐蚀性	pH≤2 或 pH≥11.5；腐蚀作用或不可逆损伤作用	强刺激作用	中等刺激作用	轻刺激作用	无刺激作用	2
致敏性	有证据表明该物质能引起人类特定的呼吸系统致敏或重要脏器的变态反应性损伤	有证据表明该物质能导致人类皮肤过敏	动物试验证据充分，但无人类相关证据	现有动物试验证据不能对该物质的致敏性做出结论	无致敏性	2
生殖毒性	明确的人类生殖毒性：已确定对人类的生殖能力、生育或发育造成有害效应的毒物，人类母体接触后可引起子代先天性缺陷	推定的人类生殖毒性：动物试验生殖毒性明确，但对人类生殖毒性作用尚未确定因果关系，推定对人的生殖能力或发育产生有害影响	可疑的人类生殖毒性：动物试验生殖毒性明确，但无人类生殖毒性资料	人类生殖毒性未定论：现有证据或资料不足以对毒物的生殖毒性作出结论	无人类生殖毒性：动物试验阴性，人群调查结果未发现生殖毒性	3
致癌性	Ⅰ组，人类致癌物	ⅡA 组，近似人类致癌物	ⅡB 组，可能人类致癌物	Ⅲ组，未归入人类致癌物	Ⅳ组，非人类致癌物	4
实际危害后果与预后	职业中毒病死率≥10%	职业中毒病死率＜10%；或致残（不可逆损害）	器质性损害（可逆性重要脏器损害），脱离接触后可治愈	仅有接触反应	无危害后果	5
扩散性（常温或工业使用时状态）	气态	液态，挥发性高（沸点＜50℃）；固态，扩散性极高（使用时形成烟或烟尘）	液态，挥发性高（50℃≤沸点＜150℃）；固态，扩散性高（细微而轻的粉末，使用时可见尘雾形成，并在空气中停留数分钟以上）	液态，挥发性低（沸点≥150℃）；固态，晶体、粒状固体、扩散性中，使用时能见到粉尘，但很快落下，使用后粉尘留在表面	固态，扩散性低[不会破碎的固体小球（块），使用时几乎不产生粉尘]	3

分项指标	极度危害	高度危害	中度危害	轻度危害	轻微危害	权重系数
积分值	4	3	2	1	0	
蓄积性（或生物半减期）	蓄积系数（动物实验，下同）＜1；生物半减期≥4 000 h	1≤蓄积系数＜3；400 h≤生物半减期＜4 000 h	3≤蓄积系数＜5；40 h≤生物半减期＜400 h	蓄积系数＞5；4 h≤生物半减期＜40 h	生物半减期＜4 h	1

注：

1. 急性毒性分级指标以急性吸入毒性和急性经皮毒性为分级依据。无急性吸入毒性数据的毒物，参照急性经口毒性分级。无急性经皮毒性数据且不经皮吸收的毒物，按轻微危害分级；无急性经皮毒性数据但可经皮吸收的毒物，参照急性吸入毒性分级。
2. 急性毒性指标按 GHS 规定分级、赋分。经口或吸入毒性依据首选动物试验为大鼠，急性皮肤毒性依据首选动物试验为大鼠或兔子。如果缺乏首选试验物种的急性毒性数据，则应科学判断，在有效、良好规范的试验中选出最适当的急性毒性数据。
3. 急性吸入毒性以 4 h 暴露试验为基础，根据 1 h 暴露试验获得的现有吸入毒性数据的转换，对于气体和蒸气，应除以因子 2；对于粉尘和烟雾，应除以因子 4。根据 2 h 暴露或 3 h 暴露试验获得的吸入毒性数据的转换，参照 1 h 暴露试验数据转换方法处理。
4. 如果所获得的动物试验数据不一致时，应以可赋予较高分值的数据为准。
5. 强、中、轻和无刺激作用的分级依据《化学品急性皮肤刺激性/腐蚀性试验方法》(GB/T 21604）和《化学品急性眼刺激性/腐蚀性试验方法》(GB/T 21609)。
6. 缺乏蓄积性、致癌性、致敏性、生殖毒性分级有关数据的毒物的分项指标，暂按极度危害赋分。
7. 蓄积性一般用蓄积系数表示，但生物半减期也反映物质的蓄积性。当有蓄积系数数据可用时，按蓄积系数分级；没有蓄积系数数据可用时，按生物半减期分级；如果毒物的毒性作用由其代谢产物引起的，则按该代谢产物的生物半减期分级。
8. 工业使用在 5 年内的新化学品，无实际危害后果资料的，该分项指标暂按极度危害赋分；工业使用在 5 年以上的物质，无实际危害后果资料的，该分项指标按轻微危害赋分。
9. 一般液态物质的吸入毒性按蒸气类划分。
10. 根据 IARC 致癌性分类划分评分等级：属于明确人类致癌物的，直接列为极度危害。
11. 根据我国的产业政策，明令禁止使用的物质直接列为极度危害。限制使用（含贸易限制）的物质，毒物危害指数低于高度危害分级的，直接列为高度危害；毒物危害指数在极度或高度危害范围内的，依据毒物危害指数进行分级。

（三）化学毒物危害指数计算

依据表 3-1 各项指标加权分值的总和，计算化学毒物危害指数，计算公式如下：

$$\mathrm{THI}=\sum_{i=1}^{n}\left(k_i \cdot F_i\right) \tag{3-1}$$

式中：THI —— 毒物危害指数；

k —— 分项指标权重系数；

F —— 分项指标积分值。

注：毒物危害指数是影响毒物危害程度各项指标的综合加权积分值，综合反映职业性接触毒物对劳动者健康危害程度的可能性，不能理解为职业性接触毒物的实际危害程度。

（四）职业性接触毒物危害程度分级

根据毒物危害指数确定职业性接触毒物危害程度的级别：轻度危害（Ⅳ级）、中度危害（Ⅲ级）、高度危害（Ⅱ级）和极度危害（Ⅰ级）4 个等级。其对应的毒物危害指数如下：

轻度危害（Ⅳ级）：THI＜35；

中度危害（Ⅲ级）：35≤THI＜50；

高度危害（Ⅱ级）：50≤THI＜65；

极度危害（Ⅰ级）：THI≥65。

注：1. 职业性接触毒物危害程度分级标准是基于科学性和可行性制定的，是综合分析各种影响毒物危害程度的指标得出的分级标准，它所规定的界值不能理解为职业危害程度分级的精确界限。

2. 不适用于非职业性接触毒物的分级。

二、化学物的危害程度级别的权重数

根据以上所确定的职业性接触毒物危害程度的级别，给予相应的权重数 W_D，其取值见表 3-2。

表 3-2 化学毒物的危害程度级别的权重数（W_D）的取值

化学毒物的危害程度级别	权重数（W_D）
轻度危害（Ⅳ级）	1
中度危害（Ⅲ级）	2
重度危害（Ⅱ级）	4
极度危害（Ⅰ级）	8

注：1.《高毒物品目录》和《剧毒化学品目录》列入的化学物，其危害程度级别权重系数按 8 计算；

2. 以上不同分级指标所得的毒物危害程度分级结果有差异时，以最严重的高等级计算；

3. 工作场所同时接触多个毒物时，毒物危害程度级别取最严重的一种毒物计算。

三、化学毒物的职业接触比值及其权重数

职业接触比值是工作场所劳动者接触某种职业性有害因素的实际测量值与相应职业接触限值的比值。

（一）职业接触比值的计算

实际工作中应根据化学毒物的毒作用类型选取职业接触限值，以慢性毒性作用为主同时具有急性毒性作用的物质，应按时间加权平均浓度、短时间接触容许浓度计算其职业接触比值，只有急性毒性作用的物质可根据最高容许浓度进行计算。职业接触限值的取值按《工作场所有害因素职业接触限值　第 1 部分：化学有害因素》（GBZ 2.1）执行。

（1）职业接触限值以 PC-TWA 表示的，按下式计算其职业接触比值：

$$B=\frac{C_{\mathrm{TWA}}}{\mathrm{PC\text{-}TWA}} \tag{3-2}$$

式中：B —— 化学物职业接触比值；

C_{TWA} —— 现场测量的工作场所空气中化学物时间加权平均浓度；

PC-TWA —— 时间加权平均容许浓度。

（2）职业接触限值以 PC-STEL 表示的，按下式计算其职业接触比值：

$$B=\frac{C_{\mathrm{STEL}}}{\mathrm{PC\text{-}STEL}} \tag{3-3}$$

式中：B —— 化学物职业接触比值；

C_{STEL} —— 现场测量的工作场所空气中化学物短时间加权平均浓度；

PC-STEL —— 短时间接触容许浓度。

（3）职业接触限值以最高容许浓度表示的，按下式计算其职业接触比值：

$$B = \frac{C_{MAC}}{MAC} \tag{3-4}$$

式中：B —— 化学物职业接触比值；

C_{MAC} —— 现场测量的工作场所空气中化学物瞬（短）时浓度；

MAC —— 最高容许浓度。

（二）化学毒物职业接触比值的权重数

化学毒物的职业接触比值（B）对应的权重数（W_B）取值见表 3-3。

表 3-3　职业接触比值（B）的权重数（W_B）

职业接触比值（B）	权重数（W_B）
$B \leqslant 1$	0
$B > 1$	B

四、劳动者体力劳动强度级别及其权重数

首先根据《工作场所物理因素测量　第 10 部分：体力劳动强度分级》（GBZ/T 189.10）确定劳动者体力劳动强度级别，然后按劳动者体力劳动强度对应的权重数（W_L）取值，见表 3-4。

表 3-4　体力劳动强度的权重数（W_L）

体力劳动强度级别	权重数（W_L）
Ⅰ（轻）	1.0
Ⅱ（中）	1.5
Ⅲ（重）	2.0
Ⅳ（极重）	2.5

五、有毒作业分级方法和计算

（一）有毒作业分级指数的计算

有毒作业的分级基础是计算分级指数 G，其计算公式如下：

$$G = W_D \times W_B \times W_L \tag{3-5}$$

式中：G —— 分级指数；

W_D —— 化学物的危害程度级别的权重数；

W_B —— 工作场所空气中化学物职业接触比值的权重数；

W_L —— 劳动者体力劳动强度的权重数。

（二）有毒作业分级

根据分级指数 G，有毒作业按危害程度分为 4 级：相对无害作业（0 级）、轻度危害作业（Ⅰ级）、中度危害作业（Ⅱ级）和高度危害作业（Ⅲ级），见表 3-5。

表 3-5 有毒作业分级

分级指数（G）	作业级别
$G≤1$	0 级（相对无害作业）
$1<G≤6$	Ⅰ级（轻度危害作业）
$6<G≤24$	Ⅱ级（中度危害作业）
$G>24$	Ⅲ级（重度危害作业）

（三）有毒作业分级查表法

为了方便操作，可根据化学毒物的危害程度级别、职业接触比值（B）和体力劳动强度分级直接查阅表 3-6 进行有毒作业分级。

表 3-6 有毒作业分级表

危害程度	体力劳动强度	职业接触比值（B）						
		＜1	1～2	2～4	4～6	6～8	8～24	＞24
轻度	Ⅰ	0	Ⅰ	Ⅰ	Ⅰ	Ⅱ	Ⅱ	Ⅲ
	Ⅱ	0	Ⅰ	Ⅰ	Ⅱ	Ⅱ	Ⅲ	Ⅲ
	Ⅲ	0	Ⅰ	Ⅱ	Ⅱ	Ⅱ	Ⅲ	Ⅲ
	Ⅳ	0	Ⅰ	Ⅱ	Ⅱ	Ⅱ	Ⅲ	Ⅲ
中度	Ⅰ	0	Ⅰ	Ⅱ	Ⅱ	Ⅱ	Ⅲ	Ⅲ
	Ⅱ	0	Ⅰ	Ⅱ	Ⅱ	Ⅱ	Ⅲ	Ⅲ
	Ⅲ	0	Ⅱ	Ⅱ	Ⅱ	Ⅲ	Ⅲ	Ⅲ
	Ⅳ	0	Ⅱ	Ⅱ	Ⅲ	Ⅲ	Ⅲ	Ⅲ
重度	Ⅰ	0	Ⅱ	Ⅱ	Ⅱ	Ⅲ	Ⅲ	Ⅲ
	Ⅱ	0	Ⅱ	Ⅱ	Ⅲ	Ⅲ	Ⅲ	Ⅲ
	Ⅲ	0	Ⅱ	Ⅲ	Ⅲ	Ⅲ	Ⅲ	Ⅲ
	Ⅳ	0	Ⅱ	Ⅲ	Ⅲ	Ⅲ	Ⅲ	Ⅲ
极度	Ⅰ	0	Ⅱ	Ⅲ	Ⅲ	Ⅲ	Ⅲ	Ⅲ
	Ⅱ	0	Ⅱ	Ⅲ	Ⅲ	Ⅲ	Ⅲ	Ⅲ
	Ⅲ	0	Ⅲ	Ⅲ	Ⅲ	Ⅲ	Ⅲ	Ⅲ
	Ⅳ	0	Ⅲ	Ⅲ	Ⅲ	Ⅲ	Ⅲ	Ⅲ

六、有毒作业分级注意事项

（1）应在全面掌握化学毒物的毒性资料及毒性分级，劳动者接触生产性毒物水平和工作场所职业防护效果等要素的基础上进行分级，同时应考虑技术的可行性和分级管理的差异性。劳动者接触生产性毒物的水平由工作场所空气中毒物浓度、劳动者接触生产性毒物的时间和劳动者的劳动强度决定。

（2）对需要进行分级的作业，应通过系统调查识别作业场所生产性毒物的产生过程、分布范围和采取的控制防护措施，并收集工人既往的健康监护资料和事故资料。

（3）应定期对分级结果、预防控制措施的建议及其效果进行评估确认。如发现有关参数变动时应重新进行分级，并提出新的预防控制措施和建议。

（4）分级过程应考虑毒作用类型不同的化学物的接触水平。

①在对以慢性毒性作用为主同时具有急性毒性作用的化学物，应注意考虑短时间接触对健康的影响。在依据 PC-TWA 接触比值进行分级的基础上，还应根据 PC-STEL 接触比值对短时间接触程度进行分级。

②对于只有 PC-TWA 而没有 PC-STEL 的化学物，还应注意任何时间接触水平的波动不得超过超限倍数。如果超出超限倍数，可参考 PC-STEL 接触比值进行分级。

③对于只有急性毒性作用的物质，则只计算 MAC 接触比值并进行分级即可。

④当工作场所同时存在多种化学物时，B 值为各化学物职业接触比值之和，即：

$$B = B_1 + B_2 \cdots + B_n$$

（5）如果多次检测所得数据不一致时，应以最大值计算职业接触比值。

（6）应严格按照《工作场所空气中有害物质监测的采样规范》（GBZ 159）要求进行检测，采样工人数量及样品数必须符合标准的最低要求。否则不能开展有毒作业分级的评估。

七、分级管理原则

对于接触化学毒物的作业，应根据有毒作业分级情况分别采取相应的控制措施，具体如下：

0 级（相对无害作业）

在目前的作业条件下，对劳动者健康不会产生明显影响，应继续保持目前的作业方式和防护措施。一旦作业方式或防护效果发生变化，应重新分级。

Ⅰ级（轻度危害作业）

在目前的作业条件下，可能对劳动者的健康存在不良影响。应改善工作环境，降低劳动者实际接触水平，设置警告及防护标识志，强化劳动者的安全操作及职业卫生培训，采取定期作业场所监测、职业健康监护等行动。

Ⅱ级（中度危害作业）

在目前的作业条件下，很可能引起劳动者的健康损害。应及时采取纠正和管理行动，限期完成整改措施。劳动者必须使用个人防护用品，使劳动者实际接触水平符合职业卫生标准的要求。

Ⅲ级（重度危害作业）

在目前的作业条件下，极有可能引起劳动者严重的健康损害的作业。应在作业点设置明确警示标志，立即采取整改措施。劳动者必须使用个人防护用品，保证劳动者实际接触水平符合职业卫生标准的要求。对劳动者进行健康体检。整改完成后，应重新对有毒作业进行分级评估。

八、有毒作业分级举例

某电子产品生产企业 3 个清洗车间的劳动者使用丙酮和三氯乙烯对电子产品进行清洗，其工作场所化学毒物危害作业分级举例如下：

（一）职业接触情况

该企业 3 个清洗车间劳动者职业接触情况见表 3-7。

表 3-7 清洗工种接触化学毒物的情况

车间名称	工种	化学毒物名称	体力劳动强度	C_{TWA}/（mg/m^3）	PC-TWA/（mg/m^3）
清洗车间（1）	清洗	丙酮	Ⅰ级	310．5	300
清洗车间（2）	清洗	三氯乙烯	Ⅰ级	12.5	30
清洗车间（3）	清洗	丙酮	Ⅰ级	150.3	300
		三氯乙烯		20.2	30

（二）化学毒物危害程度分级及其权重数

丙酮和三氯乙烯危害指数计算及危害程度分级分别见表 3-8 和表 3-9。其中丙酮危害程度分级为轻度危害（Ⅳ级），其对应的危害程度级别权重数 W_D=1；三氯乙烯危害程度分级为高度危害（Ⅱ级），其对应的危害程度级别权重数 W_D=4。

表 3-8 职业性接触丙酮危害指数计算及危害程度分级

积分指标		文献资料数据	危害分值（F）	权重系数（k）
急性吸入 LC_{50}	气体			5
	蒸气	50 100 mg/m^3（8 h，大鼠吸入）	0	
	粉尘和烟雾			
急性经口 LD_{50}		5 800 mg/kg（大鼠）	0	
急性经皮 LD_{50}		＞15 700 mg/kg（兔）	0	1
刺激与腐蚀性		强刺激性	3	2
致敏性		无致敏性	0	2
生殖毒性		生殖毒性资料不足	1	3
致癌性		非人类致癌物	0	4
实际危害后果与预后		可引起不可逆损害	3	5
扩散性（常温或工业使用时状态）		无色易挥发液体	2	3
蓄积性（或生物半减期）		生物半减期 19～31 h	1	1
毒物危害指数		$\mathrm{THI}=\sum_{i=1}^{n}(k_i \cdot F_i)=31$		
职业危害程度分级		轻度危害（Ⅳ级）		

表 3-9 职业性接触三氯乙烯危害指数计算及危害程度分级

积分指标		文献资料数据	危害分值（F）	权重系数（k）
急性吸入 LC_{50}	气体			5
	蒸气	137 752 cm^3/m^3，1 h（大鼠吸入）；[换算为 4 h 大鼠吸入值为 68 876 mg/m^3]	0	
	粉尘和烟雾			
急性经口 LD_{50}		4 920 mg/kg（大鼠）	0	
急性经皮 LD_{50}		无资料	—	1
刺激与腐蚀性		强刺激作用	3	2
致敏性		强致敏性	4	2
生殖毒性		动物生殖毒性明确但无人类生殖毒性资料	2	3
致癌性		ⅡA（IARC）	3	4
实际危害后果与预后		职业中毒病死率为 33%（1999 年 1 月—2010 年 11 月）	4	5
扩散性（常温或工业使用时状态）		无色、透明、易挥发，具有芳香味液体，沸点 87℃	2	3
蓄积性（或生物半减期）		尿中三氯乙酸（TCA）排出较慢，一次接触后大部分 2～3 d 后排除，每日接触则持续上升，可达第一天的 7～12 倍，至周末达最高浓度	2	1
毒物危害指数		$THI=\sum_{i=1}^{n}(k_i \cdot F_i)=60$		
职业危害程度分级		高度危害（Ⅱ级）（注：三氯乙烯为贸易严格限制物质）		

（三）化学毒物职业接触比值及其权重数

1．清洗车间（1）丙酮清洗工种

职业接触比值：$B=\dfrac{C_{TWA}}{PC\text{-}TWA}=\dfrac{310.5}{300}=1.04$

职业接触比值的权重数：由于 $B>1$，故 $W_B=B=1.04$

2．清洗车间（2）三氯乙烯清洗工种

职业接触比值：$B=\dfrac{C_{TWA}}{PC\text{-}TWA}=\dfrac{12.5}{30}=0.42$

职业接触比值的权重数：由于 $B<1$，故 $W_B=0$

3．清洗车间（3）丙酮和三氯乙烯清洗工种

由于工作场所存在两种不同的化学物质，故

职业接触比值：$B=B_1+B_2=\dfrac{150.3}{300}+\dfrac{20.2}{30}=1.17$

职业接触比值的权重数：由于 $B>1$，故 $W_B=B=1.17$

（四）劳动者体力劳动强度及其权重数

该企业 3 个清洗车间清洗工种劳动者体力劳动强度级别均为 Ⅰ（轻），其对应的权重数（W_L）取值均为 1.0。

（五）有毒作业分级

1. 清洗车间（1）丙酮清洗工种

有毒作业的分级指数：$G=W_D\times W_B\times W_L=1\times1.04\times1=1.04$

有毒作业级别：由于 $1<G\leqslant6$，故作业级别为 Ⅰ 级（轻度危害作业）

2. 清洗车间（2）三氯乙烯清洗工种

有毒作业的分级指数：$G=W_D\times W_B\times W_L=4\times0\times1=0$

有毒作业级别：由于 $G\leqslant1$，故作业级别为 0 级（相对无害作业）

3. 清洗车间（3）丙酮和三氯乙烯清洗工种

由于工作场所同时接触多个毒物，毒物危害程度级别取最严重的一种毒物计算，故

有毒作业的分级指数：$G=W_D\times W_B\times W_L=4\times1.17\times1=4.68$

有毒作业级别：由于 $1<G\leqslant6$，故作业级别为 Ⅰ 级（轻度危害作业）

第二节　工作场所生产性粉尘危害作业分级

生产性粉尘作业分级主要依据粉尘中游离二氧化硅含量、工作场所空气中粉尘的职业接触比值和劳动者的体力劳动强度 3 个要素的权重数进行确定。其步骤包括首先确定粉尘中游离二氧化硅含量，然后分别确定工作场所空气中粉尘的职业接触比值和劳动者的体力劳动强度级别，并赋予相应的权重数，以此计算生产性粉尘危害作业分级指数，把危害作业分为相对无害作业（0 级）、轻度危害作业（Ⅰ级）、中度危害作业（Ⅱ级）和高度危害作业（Ⅲ级）4 级。

一、生产性粉尘中游离二氧化硅含量分级及其权重数

生产性粉尘中游离二氧化硅含量（M）的分级及其权重数（W_M）取值见表 3-10。

表 3-10　游离二氧化硅含量的分级和权重数取值

游离 SiO_2 含量（M）/%	权重数（W_M）
$M<10$	1
$10\leqslant M\leqslant50$	2
$50<M\leqslant80$	4
$M>80$	6

注：1. 粉尘中游离二氧化硅含量的测定按《工作场所空气中粉尘测定　第 4 部分：游离二氧化硅含量》（GBZ/T 192.4）执行；

2. 石棉与石棉纤维、木尘等《工作场所有害因素职业接触限值　第 1 部分：化学有害因素》（GBZ 2.1）标识为人类致癌物（G1）的粉尘，W_M 取值列入游离二氧化硅＞80%一类；

3. 工作场所存在两种以上粉尘时，游离二氧化硅权重数取各种粉尘中最大者。

二、工作场所空气中粉尘职业接触比值及其权重数

（一）生产性粉尘职业接触比值计算

工作场所空气中粉尘职业接触比值按下式计算：

$$B=\frac{C_{\mathrm{TWA}}}{\mathrm{PC\text{-}TWA}}\times 100\%$$

式中：B——生产性粉尘的接触比值；

C_{TWA}——工作场所空气中生产性粉尘 8 h 时间加权平均浓度，mg/m^3，多次检测得到的 C_{TWA} 不一致时，以最大值计算接触比值；

PC-TWA——工作场所空气中该种粉尘的时间加权平均容许浓度，mg/m^3。

（二）生产性粉尘职业接触比值的权重数

生产性粉尘职业接触比值（B）对应的权重数（W_B）取值见表 3-11。

表 3-11　生产性粉尘职业接触比值的分级和权重数取值

接触比值（B）	权重数（W_B）
$B<1$	0
$1\leqslant B\leqslant 2$	1
$B>2$	B

注：工作场所存在两种以上粉尘时，参照《工作场所有害因素职业接触限值　第 1 部分：化学有害因素》（GBZ 2.1）标准中附录 A.12 进行粉尘浓度计算职业接触比值。

三、劳动者的体力劳动强度分级及其权重数

劳动者的体力劳动强度分级和权重数（W_L）取值见表 3-12。

表 3-12　体力劳动强度的分级和权重数取值

体力劳动强度级别	权重数（W_L）
Ⅰ（轻）	1.0
Ⅱ（中）	1.5
Ⅲ（重）	2.0
Ⅳ（极重）	2.5

注：体力劳动强度级别判定按《工作场所有害因素职业接触限值　第 2 部分：物理因素》（GBZ 2.2）和《工作场所物理因素测量　第 10 部分：体力劳动强度分级》（GBZ/T 189.10）执行。

四、生产性粉尘作业分级方法和计算

（一）生产性粉尘作业分级指数的计算

生产性粉尘作业分级指数 G 可通过以下公式计算：

$$G = W_M + W_B + W_L \tag{3-6}$$

式中：G —— 分级指数；

W_M —— 粉尘中游离二氧化硅含量的权重数；

W_B —— 工作场所空气中粉尘职业接触比值的权重数；

W_L —— 劳动者体力劳动强度的权重数。

（二）生产性粉尘作业分级

根据分级指数 G，将生产性粉尘作业分为如下四级：相对无害作业（0 级）、轻度危害作业（Ⅰ级）、中度危害作业（Ⅱ级）和高度危害作业（Ⅲ级），见表 3-13。

表 3-13 生产性粉尘作业分级

分级指数（G）	作业级别
0	0 级（相对无害作业）
$0<G\leqslant 6$	Ⅰ级（轻度危害作业）
$6<G\leqslant 16$	Ⅱ级（中度危害作业）
$G>16$	Ⅲ级（高度危害作业）

注：本分级不适用于放射性粉尘。

（三）生产性粉尘作业分级查表法

为了方便操作，可根据游离二氧化硅含量、粉尘的职业接触比值权重数和体力劳动强度分级直接查阅表 3-14 进行生产性粉尘作业分级。

表 3-14 生产性粉尘作业分级表

游离 SiO_2 含量（M）	体力劳动强度	粉尘的职业接触比值权重数（W_B）						
		<1	1～2	2～4	4～6	6～8	8～16	>16
$M<10$	Ⅰ	0	Ⅰ	Ⅰ	Ⅰ	Ⅱ	Ⅱ	Ⅲ
	Ⅱ	0	Ⅰ	Ⅰ	Ⅱ	Ⅱ	Ⅱ～Ⅲ	Ⅲ
	Ⅲ	0	Ⅰ	Ⅰ～Ⅱ	Ⅱ	Ⅱ	Ⅲ	Ⅲ
	Ⅳ	0	Ⅰ	Ⅰ～Ⅱ	Ⅱ	Ⅱ～Ⅲ	Ⅲ	Ⅲ
$10\leqslant M\leqslant 50$	Ⅰ	0	Ⅰ	Ⅰ～Ⅱ	Ⅱ	Ⅱ	Ⅲ	Ⅲ
	Ⅱ	0	Ⅰ	Ⅱ	Ⅱ～Ⅲ	Ⅲ	Ⅲ	Ⅲ
	Ⅲ	0	Ⅰ	Ⅱ	Ⅲ	Ⅲ	Ⅲ	Ⅲ
	Ⅳ	0	Ⅰ	Ⅱ～Ⅲ	Ⅲ	Ⅲ	Ⅲ	Ⅲ

游离 SiO_2 含量（M）	体力劳动强度	粉尘的职业接触比值权重数（W_B）						
		<1	1～2	2～4	4～6	6～8	8～16	>16
50<M≤80	Ⅰ	0	Ⅰ	Ⅱ	Ⅲ	Ⅲ	Ⅲ	Ⅲ
	Ⅱ	0	Ⅰ	Ⅱ～Ⅲ	Ⅲ	Ⅲ	Ⅲ	Ⅲ
	Ⅲ	0	Ⅱ	Ⅲ	Ⅲ	Ⅲ	Ⅲ	Ⅲ
	Ⅳ	0	Ⅱ	Ⅲ	Ⅲ	Ⅲ	Ⅲ	Ⅲ
M>80	Ⅰ	0	Ⅰ	Ⅱ～Ⅲ	Ⅲ	Ⅲ	Ⅲ	Ⅲ
	Ⅱ	0	Ⅱ	Ⅲ	Ⅲ	Ⅲ	Ⅲ	Ⅲ
	Ⅲ	0	Ⅱ	Ⅲ	Ⅲ	Ⅲ	Ⅲ	Ⅲ
	Ⅳ	0	Ⅱ	Ⅲ	Ⅲ	Ⅲ	Ⅲ	Ⅲ

五、生产性粉尘作业分级注意事项

（1）分级应在综合评估生产性粉尘的健康危害、劳动者接触程度等基础上进行。

（2）劳动者接触粉尘的程度应根据工作场所空气中粉尘的浓度、劳动者接触粉尘的作业时间和劳动者的劳动强度综合判定。

（3）应确定作业是否需要进行分级。可根据现场巡查，工作场所生产性粉尘的性质和产生过程、分布范围辨识，以及采取的控制和防护措施，结合对既往尘肺发病和事故资料的分析后确定。作业分级应与日常监测相结合。

（4）对粉尘接触时间加权平均浓度不超过职业接触限值的作业，还应注意短时间接触水平不超过职业接触限值的 2 倍。

（5）工作场所空气中粉尘监测采样点和采样对象的选择按《工作场所空气中有害物质监测的采样规范》（GBZ 159）执行。测定生产性粉尘浓度时，对于《工作场所有害因素职业接触限值　第 1 部分：化学有害因素》（GBZ 2.1）中规定有呼吸性粉尘容许浓度的粉尘，应测定呼吸性粉尘的时间加权平均浓度，并以此计算生产性粉尘的接触比值。粉尘浓度的测定根据粉尘类别分别按《工作场所空气中粉尘测定　第 1 部分：总粉尘浓度》（GBZ/T 192.1）、《工作场所空气中粉尘测定　第 2 部分：呼吸性粉尘浓度》（GBZ/T 192.2）和《工作场所空气中粉尘测定　第 5 部分：石棉纤维浓度》（GBZ/T 192.5）执行。

（6）生产工艺及原料无改变，连续 3 次监测（每次间隔 1 个月以上），测定粉尘浓度未超过职业接触限值且无尘肺病人报告的作业可以直接确定为相对无害作业。

（7）当生产性粉尘浓度接近该粉尘的职业接触限值时，应增加测定频次。

（8）应定期对作业分级结果和预防控制措施的效果进行评估，连续三次定期监测发现劳动者接触浓度有变化，提示可能与原分级结果不一致的，或因生产工艺、原材料、设备等发生改变时应重新进行分级，并提出新的预防控制措施和建议。

六、分级管理原则

应根据分级结果对生产性粉尘作业采取适当的控制措施。一旦作业方式或防护效果发生变化，应重新分级。具体分级管理原则如下：

0 级（相对无害作业）

在目前的作业条件下，对劳动者健康不会产生明显影响，应继续保持目前的作业方式和防护措施。

Ⅰ级（轻度危害作业）

在目前的作业条件下，可能对劳动者的健康存在不良影响。应改善工作环境，降低劳动者实际粉尘接触水平，并设置粉尘危害及防护标识，对劳动者进行职业卫生培训，采取职业健康监护、定期作业场所监测等行动。

Ⅱ级（中度危害作业）

在目前的作业条件下，很可能引起劳动者的健康危害。应在采取上述措施的同时，及时采取纠正和管理行动，降低劳动者实际粉尘接触水平。

Ⅲ级（重度危害作业）

在目前的作业条件下，极有可能造成劳动者严重健康损害的作业。应立即采取整改措施，作业点设置粉尘危害和防护的明确警示标识。劳动者应使用个人防护用品，使劳动者实际接触水平达到职业卫生标准的要求。对劳动者及时进行健康体检。整改完成后，应重新对作业场所进行职业卫生评价。

七、生产性粉尘作业分级举例

某企业 3 个车间的劳动者接触粉尘，其工作场所生产性粉尘危害作业分级举例如下。

（一）职业接触情况

该企业 3 个车间劳动者职业接触情况见表 3-15。

表 3-15 某企业车间接触粉尘的情况

车间名称	工种	粉尘名称	体力劳动强度	游离 SiO_2 含量/%	C_{TWA}/（mg/m³）	
					总尘	呼尘
清洗车间（1）	喷涂	二氧化钛	Ⅰ级	1.3	7.32	—
清洗车间（2）	喷砂	矽尘	Ⅰ级	62.5	2.32	1.12
清洗车间（3）	混料	滑石粉	Ⅱ级	12.5	3.55	2.18
		聚乙烯		0.5	6.28	—

注：各种粉尘 PC-TWA 如下：
① 二氧化钛粉尘（总尘）=8 mg/m³;
② 矽尘（总尘）=0.7 mg/m³，矽尘（呼尘）=0.3 mg/m³;
③ 滑石粉（总尘）=1 mg/m³，滑石粉（呼尘）=0.7 mg/m³（游离 SiO_2 为 12.5%）;
④ 聚乙烯（总尘）=5 mg/m³。

（二）游离二氧化硅含量分级及其权重数

根据各种粉尘游离二氧化硅含量（M），确定其权重数（W_M），见表 3-16。

表 3-16 游离二氧化硅含量的分级和权重数取值

车间名称	工种	粉尘名称	游离 SiO_2 含量/%	权重数（W_M）
清洗车间（1）	喷涂	二氧化钛	1.3	1
清洗车间（2）	喷砂	矽尘	62.5	4
清洗车间（3）	混料	滑石粉	12.5	2
		聚乙烯	0.5	1

（三）生产性粉尘职业接触比值及其权重数

1．清洗车间（1）二氧化钛粉尘喷涂工种

职业接触比值：$B=\frac{C_{\text{TWA}}}{\text{PC-TWA}}=\frac{7.32}{8}=0.92$

职业接触比值的权重数：由于$B<1$，故$W_B=0$

2．清洗车间（2）矽尘喷砂工种

职业接触比值：$B=\frac{C_{\text{TWA}}}{\text{PC-TWA}}=\frac{1.12}{0.3}=3.73$（按呼吸性粉尘的时间加权平均浓度计算）

职业接触比值的权重数：由于$B>2$，故$W_B=3.73$

3．清洗车间（3）滑石粉和聚乙烯混料工种

由于工作场所存在两种不同的生产性粉尘，故

职业接触比值：$B=B_1+B_2=\frac{2.18}{0.7}+\frac{6.28}{5}=4.37$（滑石粉按呼吸性粉尘的时间加权平均浓度计算）

职业接触比值的权重数：由于$B>2$，故$W_B=4.37$

（四）劳动者的体力劳动强度分级及其权重数

劳动者的体力劳动强度分级和权重数（W_L）取值见表3-17。

表3-17 体力劳动强度的分级和权重数取值

车间名称	工种	粉尘名称	体力劳动强度	权重数（W_L）
清洗车间（1）	喷涂	二氧化钛	Ⅰ级	1.0
清洗车间（2）	喷砂	矽尘	Ⅰ级	1.0
清洗车间（3）	混料	滑石粉	Ⅱ级	1.5
		聚乙烯		

（五）生产性粉尘作业分级

1．清洗车间（1）二氧化钛粉尘喷涂工种

粉尘作业的分级指数：$G=W_M\times W_B\times W_L=1\times 0\times 1=0$

粉尘作业级别：由于$G=0$，故作业级别为0级（相对无害作业）

2．清洗车间（2）矽尘喷砂工种

粉尘作业的分级指数：$G=W_M\times W_B\times W_L=4\times 3.73\times 1=14.92$

粉尘作业级别：由于$6<G\leqslant 16$，故作业级别为Ⅱ级（中度危害作业）

3．清洗车间（3）滑石粉和聚乙烯混料工种

粉尘作业的分级指数：$G=W_M\times W_B\times W_L=2\times 4.37\times 1.5=13.11$（按滑石粉游离二氧化硅含量的权重数计算）

粉尘作业级别：由于$6<G\leqslant 16$，故作业级别为Ⅱ级（中度危害作业）

第三节 工作场所高温危害作业分级

工作场所高温作业分级主要依据体力劳动强度分级、每个工作日累计接触高温作业时间（min）和作业环境热强度（WBGT 指数，℃）进行确定。根据以上测定评价结果，把高温作业按危害程度分为四级，即轻度危害作业（Ⅰ级）、中度危害作业（Ⅱ级）、重度危害作业（Ⅲ级）和极重度危害作业（Ⅳ级）（见表 3-18）。

表 3-18　高温作业分级

劳动强度	接触高温作业时间（min）	WBGT 指数/℃						
		29～30（28～29）	31～32（30～31）	33～34（32～33）	35～36（34～35）	37～38（36～37）	39～40（38～39）	41 以上 40 以上
Ⅰ（轻劳动）	60～120	Ⅰ	Ⅰ	Ⅱ	Ⅱ	Ⅲ	Ⅲ	Ⅳ
	121～240	Ⅰ	Ⅱ	Ⅱ	Ⅲ	Ⅲ	Ⅳ	Ⅳ
	241～360	Ⅱ	Ⅱ	Ⅲ	Ⅲ	Ⅳ	Ⅳ	Ⅳ
	361 以上	Ⅱ	Ⅲ	Ⅲ	Ⅳ	Ⅳ	Ⅳ	Ⅳ
Ⅱ（中劳动）	60～120	Ⅰ	Ⅱ	Ⅱ	Ⅲ	Ⅲ	Ⅳ	Ⅳ
	121～240	Ⅱ	Ⅱ	Ⅲ	Ⅲ	Ⅳ	Ⅳ	Ⅳ
	241～360	Ⅱ	Ⅲ	Ⅲ	Ⅳ	Ⅳ	Ⅳ	Ⅳ
	361 以上	Ⅲ	Ⅲ	Ⅳ	Ⅳ	Ⅳ	Ⅳ	Ⅳ
Ⅲ（重劳动）	60～120	Ⅱ	Ⅱ	Ⅲ	Ⅲ	Ⅳ	Ⅳ	Ⅳ
	121～240	Ⅱ	Ⅲ	Ⅲ	Ⅳ	Ⅳ	Ⅳ	Ⅳ
	241～360	Ⅲ	Ⅲ	Ⅳ	Ⅳ	Ⅳ	Ⅳ	Ⅳ
	361 以上	Ⅲ	Ⅳ	Ⅳ	Ⅳ	Ⅳ	Ⅳ	Ⅳ
Ⅳ（极重劳动）	60～120	Ⅱ	Ⅲ	Ⅲ	Ⅳ	Ⅳ	Ⅳ	Ⅳ
	121～240	Ⅲ	Ⅲ	Ⅳ	Ⅳ	Ⅳ	Ⅳ	Ⅳ
	241～360	Ⅲ	Ⅳ	Ⅳ	Ⅳ	Ⅳ	Ⅳ	Ⅳ
	361 以上	Ⅳ	Ⅳ	Ⅳ	Ⅳ	Ⅳ	Ⅳ	Ⅳ

注：括号内 WBGT 指数值适用于未产生热适应和热习服的劳动者。

一、高温作业分级注意事项

（1）作业分级应在对高温作业的健康危害、环境热强度、接触高温时间、劳动强度和工作服装阻热性能等全面评价的基础上进行。

（2）通过现场巡查，识别工作场所高温的产生过程、分布范围及采取的控制和防护措施，并收集以往热损伤发生和事故的资料。

（3）应对作业分级结果和预防控制措施的效果要定期进行评估，评估结果显示可能与原分级结果不一致的，或因生产工艺、原材料、设备等发生改变时应重新进行分级，并提出新的预防控制措施和建议。

（4）体力劳动强度分级按《工作场所物理因素测量　第 10 部分：体力劳动强度分级》（GBZ/T 189.10）执行。

（5）WBGT 指数的测定按《工作场所物理因素测量 第 7 部分：高温》GBZ/T 189.7 执行。

（6）高温作业分级时，需确定劳动者穿着服装的阻热性。长袖衬衫和长裤工作服及纺织材料连裤工作服的绝热系数为 0.6Clo。

二、分级管理原则

应根据不同等级的高温作业实施分级管理，具体分级管理原则如下：

（一）轻度危害作业（Ⅰ级）

在目前的劳动条件下，可能对劳动者的健康产生不良影响。应改善工作环境，对劳动者进行职业卫生培训，采取职业健康监护和防暑降温防护措施，保持劳动者的热平衡。

（二）中度危害作业（Ⅱ级）

在目前的劳动条件下，可能引起劳动者的健康危害。在采取上述措施的同时，强化职业健康监护和防暑降温等防护措施，调整高温作业劳动-休息制度，降低劳动者热应激反应及接触热环境的单位时间比率。

（三）重度危害作业（Ⅲ级）

在目前的劳动条件下，很可能引起劳动者的健康危害，产生热损伤。在采取上述措施的同时，强调进行热应激监测，通过调整高温作业劳动-休息制度，进一步降低劳动者接触热环境的单位时间比率。

（四）极重度危害作业（Ⅳ级）

在目前的劳动条件下，极有可能引起劳动者的健康危害，产生严重的热损伤。在采取上述措施的同时，严格进行热应激监测和热损伤防护措施，通过调整高温作业劳动-休息制度，严格限制劳动者接触热环境的时间比率。

三、高温作业分级举例

某锅炉房的仪表操作劳动者接触高温，其工作场所高温危害作业分级举例如下。

（一）职业接触情况

锅炉房仪表操作人员接触高温作业的情况见表 3-19。

表 3-19 锅炉房仪表操作人员接触高温的情况

车间名称	工种	接触时间/min	体力劳动强度	服装绝热系数/Clo	WBGT 指数/℃
锅炉房	仪表操作	60	Ⅰ级	0.6	33.5

（二）作业分级

根据表 3-18 的高温作业分级标准，该锅炉房仪表操作工的高温作业分级是中度危害作业（Ⅱ级）。

第四节　工作场所噪声危害作业分级

工作场所噪声作业分级主要依据劳动者接触噪声水平和接触时间对噪声作业进行分级。根据噪声作业测量结果，把噪声作业按危害程度分为 4 级，即轻度危害（Ⅰ级）、中度危害（Ⅱ级）、重度危害（Ⅲ级）和极重危害（Ⅳ级）。

一、稳态和非稳态连续噪声

按照《工作场所物理因素测量　第 8 部分：噪声》（GBZ/T 189.8）的要求进行噪声作业测量，依据噪声暴露情况计算 8 h 工作日规格化的等效连续 A 声级（$L_{EX,8h}$）或周工作 40 h 规格化的等效连续 A 声级（$L_{EX,w}$）后，根据表 3-20 确定噪声作业级别。

表 3-20　噪声作业分级

分级	等效声级 $L_{EX,8h}$（dB）	危害程度
Ⅰ	$85 \leq L_{EX,8h} < 90$	轻度危害
Ⅱ	$90 < L_{EX,8h} < 95$	中度危害
Ⅲ	$95 < L_{EX,8h} < 100$	重度危害
Ⅳ	$L_{EX,8h} \geq 100$	极重危害

注：表中等效声级 $L_{EX,8h}$ 与 $L_{EX,w}$ 等效使用。

二、脉冲噪声

按照《工作场所物理因素测量　第 8 部分：噪声》（GBZ/T 189.8）的要求测量脉冲噪声声压级峰值（L_{peak}）和工作日内脉冲次数 n，根据表 3-21 确定脉冲噪声作业级别。

表 3-21　脉冲噪声作业分级

分级	声压峰值 L_{peak}/dB			危害程度
	$n \leq 100$	$100 < n \leq 1\ 000$	$1\ 000 < n \leq 10\ 000$	
Ⅰ	$140.0 \leq L_{peak} < 142.5$	$130.0 \leq L_{peak} < 132.5$	$120.0 \leq L_{peak} < 122.5$	轻度危害
Ⅱ	$142.5 \leq L_{peak} < 145$	$132.5 \leq L_{peak} < 135.0$	$122.5 \leq L_{peak} < 125.0$	中度危害
Ⅲ	$145 \leq L_{peak} < 147.5$	$135.0 \leq L_{peak} < 137.5$	$125.0 \leq L_{peak} < 127.5$	重度危害
Ⅳ	$L_{peak} \geq 147.5$	$L_{peak} \geq 137.5$	$L_{peak} \geq 127.5$	极重危害

注：n 为每日脉冲次数。

三、噪声作业分级注意事项

（1）噪声分级以国家职业卫生标准接触限值及测量方法为基础进行分级。

（2）应通过现场巡查，识别工作场所生产性噪声的来源、分布范围、工人接触噪声的情况及采取的控制措施，收集既往的听力损伤资料，确定是否需要进行作业分级。

（3）对工作场所噪声定期监测，监测接触噪声强度有变化，提示可能与原分级结果不一致的，或因生产工艺、原材料、设备等发生变化时，应重新进行分级，并提出新的预防控制措施和建议。

四、分级管理原则

对于 8 h/d 或 40 h/周噪声暴露等效声级≥80 dB 但＜85 dB 的作业人员，在目前的作业方式和防护措施不变的情况下，应进行健康监护，一旦作业方式或控制效果发生变化，应重新分级。

（一）轻度危害（Ⅰ级）

在目前的作业条件下，可能对劳动者的听力产生不良影响。应改善工作环境，降低劳动者实际接触水平，设置噪声危害及防护警示标志，佩戴噪声防护用品，对劳动者进行职业卫生培训，采取职业健康监护、定期作业场所监测等措施。

（二）中度危害（Ⅱ级）

在目前的作业条件下，很可能对劳动者的听力产生不良影响。针对企业特点，在采取上述措施的同时，采取纠正和管理行动，降低劳动者实际接触水平。

（三）重度危害（Ⅲ级）

在目前的作业条件下，会对劳动者的健康产生不良影响。除了上述措施外，应尽可能采取工程技术措施，进行相应的整改，整改完成后，重新对作业场所进行职业卫生评价及噪声分级。

（四）极重危害（Ⅳ级）

在目前作业条件下，会对劳动者的健康产生不良影响，除了上述措施外，及时采取相应的工程技术措施进行整改。整改完成后，对控制及防护效果进行卫生评价及噪声分级。

五、噪声作业分级举例

某企业的组装车间和冲压车间劳动者接触噪声，其工作场所噪声危害作业分级举例如下。

（一）职业接触情况

组装车间和冲压车间劳动者接触噪声情况见表 3-22 和表 3-23。

表 3-22　组装工种接触噪声的情况

车间名称	工种	接触时间/h	噪声特征	工作场所 8 h 噪声等效声级/dB（A）
组装车间	组装	8	稳态	86.7

表 3-23 冲压工种接触噪声的情况

车间名称	工种	接触时间/h	噪声特征	工作日内脉冲次数（n）	脉冲噪声声压级峰值/dB
冲压车间	冲压	4	脉冲	600	135.6

根据表 3-20 的噪声分级作业标准，该企业组装车间的组装工种的噪声作业分级是轻度危害（Ⅰ级）；根据表 3-21 的脉冲噪声作业分级标准，该企业的冲压车间的冲压工种的噪声作业分级是重度危害（Ⅲ级）。

第五节 职业病危害风险分类与管理

为加强建设项目职业危害防控的监督管理工作，根据《中华人民共和国职业病防治法》及其配套法规的有关规定，国家安全监管总局发布了《建设项目职业病危害风险分类管理目录（2012 年版）》。该目录对存在或产生职业病危害的新建、改建、扩建和技术改造、技术引进的建设项目职业病危害风险分类及管理提出了具体的要求，是指导安全生产监督管理部门实行建设项目职业卫生“三同时”分类监督管理的依据。

一、职业病危害风险分类

《建设项目职业病危害风险分类管理目录（2012 年版）》是在综合考虑《职业病危害因素分类目录》所列各类职业病危害因素及可能产生的职业病和建设项目可能产生职业病危害的风险程度的基础上，按照《国民经济行业分类》（GB/T 4754—2011），对可能存在职业病危害的主要行业进行的分类。

国家根据建设项目存在或产生职业病危害的风险程度，把建设项目分为职业病危害一般的建设项目、职业病危害较重的建设项目和职业病危害严重的建设项目，见表 3-24。

表 3-24 建设项目职业病危害风险分类

序号	建设项目类别名称	风险分类		
		严重	较重	一般
一	采矿业（指对固体、液体或气体等矿物的采掘，包括地下或地上采掘、矿井的运行，以及原材料加工的所有辅助性工作和原料销售所需的准备工作）			
（一）	煤炭开采和洗选业（指对各种煤炭的开采、洗选、分级等生产活动）			
1	烟煤和无烟煤开采洗选（指对地下或露天烟煤、无烟煤的开采，以及对采出的烟煤、无烟煤及其他硬煤进行洗选、分级等提高质量的活动）	√		
2	褐煤开采洗选（指对褐煤的地下或露天开采，以及对采出的褐煤进行洗选、分级等提高质量的活动）	√		
3	其他煤采选（指对生长在古生代地层中的含碳量低、灰分高的煤炭资源的开采，如石煤、泥炭）	√		
（二）	石油和天然气开采业（指在陆地或海洋，对天然原油、液态或气态天然气的开采，对煤矿瓦斯气的开采；为运输目的所进行的天然气液化和从天然气田气体中生产液化烃的活动，还包括对含沥青的页岩或油母页岩矿的开采，以及对焦油砂矿进行的同类作业）			

序号	建设项目类别名称	风险分类		
		严重	较重	一般
1	石油开采	√		
2	高含硫化氢气田开采	√		
3	其他天然气开采		√	
（三）	黑色金属矿采选业			
1	铁矿采选（指对铁矿石的采矿、选矿活动）	√		
2	锰矿、铬矿采选	√		
3	其他黑色金属矿采选（指对钒矿等钢铁工业黑色金属辅助原料矿的采矿、选矿活动）	√		
（四）	有色金属矿采选业（指对常用有色金属矿、贵金属矿，以及稀有稀土金属矿的开采、选矿活动）			
1	常用有色金属矿采选（指对铜、铅锌、镍钴、锡、锑、铝、镁、汞、镉、铋等常用有色金属矿的采选）	√		
2	贵金属矿采选（指对在地壳中含量极少的金、银和铂族元素矿的采选）	√		
3	稀有稀土金属矿采选（指对在自然界中含量较小，分布稀散或难以从原料中提取，以及研究和使用较晚的金属矿开采、精选）	√		
（五）	非金属矿采选业			
1	土砂石开采（指对石灰石、石膏、建筑装饰用石、耐火土石、黏土及其他土砂石的开采）	√		
2	化学矿开采（指对化学矿和肥料矿物的开采）	√		
3	采盐（井工开采，指以钻井汲取地下卤水制成的以氯化钠为主要成分的盐产品的开采、粉碎和筛选）	√		
4	采盐（其他方式，指通过以海水为原料晒制，或注水溶解地下岩盐为原料，经真空蒸发干燥，以及从盐湖中采掘制成的以氯化钠为主要成分的盐产品的开采、粉碎和筛选）		√	
5	石棉及其他非金属矿采选（指对石棉、石墨、贵重宝石、金刚石、天然磨料及其他矿石的开采）	√		
6	石英砂开采及加工	√		
（六）	其他采矿业（指对地热资源、矿泉水资源以及其他未列明的自然资源的开采，但不包括利用这些资源建立的热电厂和矿泉水厂的活动）		√	
二	制造业（指经物理变化或化学变化后成为新的产品，不论是动力机械制造，还是手工制作；也不论产品是批发销售，还是零售，均视为制造）			
（一）	农副食品加工业（指直接以农、林、牧、渔业产品为原料进行的谷物磨制、饲料加工、植物油和制糖加工、屠宰及肉类加工、水产品加工，以及蔬菜、水果和坚果等食品的加工）			
1	谷物磨制（也称粮食加工，指将稻子、谷子、小麦、高粱等谷物去壳、碾磨及精加工的生产活动）		√	
2	饲料加工（指适用于农场、农户饲养牲畜、家禽的饲料生产加工，包括宠物食品的生产活动，也包括用屠宰下脚料加工生产的动物饲料，即动物源性饲料的生产活动）		√	

序号	建设项目类别名称	风险分类		
		严重	较重	一般
3	植物油加工（指用各种食用植物油料生产油脂，以及精制食用油的加工，以及用各种非食用植物油料生产油脂的活动）			√
4	制糖业（指以甘蔗、甜菜等为原料制作成品糖，以及以原糖或砂糖为原料精炼加工各种精制糖的生产活动）			√
5	屠宰及肉类加工（指对各种牲畜、禽类进行宰杀及鲜肉冷冻等保鲜活动，以及以各种畜、禽肉为原料加工成熟肉制品及其副产品的加工，但不包括商业冷藏活动）		√	
（二）	食品制造业（包括焙烤食品制造，糖果、巧克力及蜜饯制造，方便食品制造，乳制品制造，罐头食品制造，调味品、发酵制品制造，其他食品制造）			√
（三）	酒制造业（包括酒精制造，白酒制造，啤酒制造，黄酒制造，葡萄酒制造，其他酒制造）		√	
（四）	烟草制品业（包括烟叶复烤，卷烟制造，其他烟草制品制造，但不包括生产烟用滤嘴棒的纤维丝束原料的制造）		√	
（五）	纺织业			
1	棉纺织及印染精加工[指棉、棉型化纤（化纤短丝）纺织及印染精加工]		√	
2	毛纺织及染整精加工（包括毛条和毛纱线加工、毛织造加工、毛染整精加工）		√	
3	麻纺织及染整精加工（包括麻纤维纺前加工和纺纱、麻织造加工、麻染整精加工）		√	
4	丝绢纺织及印染精加工（包括缫丝加工、绢纺和丝织加工、丝印染精加工）		√	
5	化纤织造及印染精加工（指经纬双向或经向以化纤长丝为主要原料生产的机织物）		√	
6	家用纺织制成品制造（包括床上用品制造、毛巾类制品制造、窗帘和布艺类产品制造、其他家用纺织制成品制造）			√
（六）	纺织服装、服饰业（包括机织服装制造、针织或钩针编织服装制造、服饰制造）			√
（七）	皮革、毛皮、羽毛及其制品和制鞋业			
1	皮革鞣制加工（指动物生皮经脱毛、鞣制等物理和化学方法加工，再经涂饰和整理，制成具有不易腐烂、柔韧、透气等性能的皮革生产活动）	√		
2	皮革制品制造[包括皮革服装制造、皮箱或包（袋）制造、皮手套及皮装饰制品制造、其他皮革制品制造]	√		
3	毛皮鞣制及制品加工（包括毛皮鞣制加工、毛皮服装加工、其他毛皮制品加工）	√		
4	羽毛（绒）加工及制品制造[包括羽毛（绒）加工、羽毛（绒）制品加工]		√	
5	制鞋业（指纺织面料鞋、皮鞋、塑料鞋、橡胶鞋及其他各种鞋的生产活动）	√		

序号	建设项目类别名称	风险分类		
		严重	较重	一般
（八）	木材加工和木制品业			
1	木材加工（包括锯材加工、木片加工、单板加工、其他木材加工）		√	
2	人造板制造（指用木材及其剩余物、棉秆、甘蔗渣和芦苇等植物纤维为原料，加工成符合国家标准的胶合板、纤维板、刨花板、细木工板和木丝板等产品的生产活动，以及人造板二次加工装饰板的制造）	√		
3	木制品制造（指以木材为原料加工成建筑用木料和木材组件、木容器、软木制品及其他木制品的生产活动，但不包括木质家具的制造）			√
（九）	家具制造业（指用木材、金属、塑料、竹、藤等材料制作的，具有坐卧、凭倚、储藏、间隔等功能，可用于住宅、旅馆、办公室、学校、餐馆、医院、剧场、公园、船舰、飞机、机动车等任何场所的各种家具的制造）			
1	木质家具制造（指以天然木材和木质人造板为主要材料，配以其他辅料制作各种家具的生产活动）	√		
2	竹、藤家具制造（指以竹材和藤材为主要材料，配以其他辅料制作各种家具的生产活动）		√	
3	金属家具制造（指支架及主要部件以铸铁、钢材、钢板、钢管、合金等金属为主要材料，结合使用木、竹、塑等材料，配以人造革、尼龙布、泡沫塑料等其他辅料制作各种家具的生产活动）		√	
（十）	造纸和纸制品业			
1	纸浆制造（指经机械或化学方法加工纸浆的生产活动）	√		
2	造纸（指用纸浆或其他原料悬浮在流体中的纤维，经过造纸机或其他设备成型，或手工操作而成的纸及纸板的制造）		√	
3	纸制品制造（指用纸及纸板为原料，进一步加工制成纸制品的生产活动）			√
（十一）	印刷业（包括书或报刊印刷、本册印制、包装装潢及其他印刷）		√	
（十二）	石油加工、炼焦和核燃料加工业			
1	精炼石油产品制造（指从天然原油、人造原油中提炼液态或气态燃料以及石油制品的原油加工及石油制品制造生产活动，以及从油母页岩中提炼原油的人造原油制造生产活动）	√		
2	炼焦（指主要从硬煤和褐煤中生产焦炭、干馏炭及煤焦油或沥青等副产品的炼焦炉的操作活动）	√		
3	核燃料加工（指从沥青铀矿或其他含铀矿石中提取铀、浓缩铀的生产，对铀金属的冶炼、加工，以及其他放射性元素、同位素标记、核反应堆燃料元件的制造，还包括与核燃料加工有关的核废物处置活动）	√		
（十三）	化学原料和化学制品制造业			
1	基础化学原料制造（包括无机酸制造、无机碱制造、无机盐制造、有机化学原料制造、其他基础化学原料制造）	√		
2	肥料制造（指化学肥料、有机肥料及微生物肥料的制造）	√		

序号	建设项目类别名称	风险分类		
		严重	较重	一般
3	农药制造（指用于防治农业、林业作物的病、虫、草、鼠和其他有害生物，调节植物生长的各种化学农药、微生物农药、生物化学农药，以及仓储、农林产品的防蚀、河流堤坝、铁路、机场、建筑物及其他场所用药的原药和制剂的生产活动）	√		
4	涂料、油墨、颜料及类似产品制造（包括涂料制造、油墨及类似产品制造、颜料制造、染料制造、密封用填料及类似品制造）	√		
5	合成材料制造[包括初级形态塑料及合成树脂制造、合成橡胶制造、合成纤维单（聚合）体制造、其他合成材料制造]	√		
6	专用化学产品制造（包括化学试剂和助剂制造、专项化学用品制造、林产化学产品制造、信息化学品制造、环境污染处理专用药剂材料制造、动物胶制造、其他专用化学产品制造）	√		
7	炸药、火工及焰火产品制造（包括炸药及火工产品制造、焰火或鞭炮产品制造）	√		
8	日用化学产品制造（包括肥皂及合成洗涤剂制造、化妆品制造、口腔清洁用品制造、香料或香精制造、其他日用化学产品制造）		√	
（十四）	医药制造业			
1	化学药品原料药制造（指供进一步加工化学药品制剂所需的原料药生产活动）	√		
2	化学药品制剂制造（指直接用于人体疾病防治、诊断的化学药品制剂的制造）		√	
3	中药饮片加工（指对采集的天然或人工种植、养殖的动物和植物的药材部位进行加工、炮制，使其符合中药处方调剂或中成药生产使用的活动）		√	
4	中成药生产（指直接用于人体疾病防治的传统药的加工生产活动）		√	
5	兽用药品制造（指用于动物疾病防治医药的制造）		√	
6	生物药品制造（指利用生物技术生产生物化学药品、基因工程药物的生产活动）		√	
7	卫生材料及医药用品制造（指卫生材料、外科敷料、药品包装材料、辅料以及其他内、外科用医药制品的制造）			√
（十五）	化学纤维制造业			
1	纤维素纤维原料及纤维制造[包括化纤浆粕制造、人造纤维（纤维素纤维）制造]	√		
2	合成纤维制造（指以石油、天然气、煤等为主要原料，用有机合成的方法制成单体，聚合后经纺丝加工生产纤维的活动）	√		
（十六）	橡胶和塑料制品业			
1	橡胶制品业（指以天然及合成橡胶为原料生产各种橡胶制品的活动，还包括利用废橡胶再生产橡胶制品的活动；不包括橡胶鞋制造）	√		
2	塑料制品业（指以合成树脂为主要原料，经采用挤塑、注塑、吹塑、压延、层压等工艺加工成型的各种制品的生产，以及利用回收的废旧塑料加工再生产塑料制品的活动；不包括塑料鞋制造）			√

序号	建设项目类别名称	风险分类		
		严重	较重	一般
（十七）	非金属矿物制品业			
1	水泥、石灰和石膏制造（包括水泥制造、石灰和石膏制造）	√		
2	石膏、水泥制品及类似制品制造（包括水泥制品制造、砼结构构件制造、石棉水泥制品制造、轻质建筑材料制造、其他水泥类似制品制造）	√		
3	砖瓦、石材等建筑材料制造（指黏土、陶瓷砖瓦的生产，建筑用石的加工，用废料或废渣生产的建筑材料，以及其他建筑材料的制造）	√		
4	玻璃制造（指任何形态玻璃的生产，以及利用废玻璃再生产玻璃活动，包括特制玻璃的生产）	√		
5	玻璃制品制造（指任何形态玻璃制品的生产，以及利用废玻璃再生产玻璃制品的活动）	√		
6	玻璃纤维和玻璃纤维增强塑料制品制造（包括玻璃纤维及制品制造、玻璃纤维增强塑料制品制造）	√		
7	陶瓷制品制造（包括卫生陶瓷制品制造、特种陶瓷制品制造、日用陶瓷制品制造、园林或陈设艺术及其他陶瓷制品制造）	√		
8	耐火材料制品制造（包括石棉制品制造、云母制品制造、耐火陶瓷制品及其他耐火材料制造）	√		
9	石墨及其他非金属矿物制品制造（包括石墨及碳素制品制造、其他非金属矿物制品制造）	√		
（十八）	黑色金属冶炼和压延加工业			
1	炼铁（指用高炉法、直接还原法、熔融还原法等，将铁从矿石等含铁化合物中还原出来的生产活动）	√		
2	炼钢（指利用不同来源的氧来氧化炉料所含杂质的金属提纯活动）	√		
3	黑色金属铸造（指铸铁件、铸钢件等各种成品、半成品的制造）	√		
4	钢压延加工（指通过热轧、冷加工、锻压和挤压等塑性加工使连铸坯、钢锭产生塑性变形，制成具有一定形状尺寸的钢材产品的生产活动）		√	
5	铁合金冶炼（指铁与其他一种或一种以上的金属或非金属元素组成的合金生产活动）	√		
（十九）	有色金属冶炼和压延加工业			
1	常用有色金属冶炼（指通过熔炼、精炼、电解或其他方法从有色金属矿、废杂金属料等有色金属原料中提炼常用有色金属的生产活动）	√		
2	贵金属冶炼（指对金、银及铂族金属的提炼活动）	√		
3	稀有稀土金属冶炼（指钨钼、稀有轻金属、稀有高熔点金属、稀散金属、稀土金属及其他稀有稀土金属冶炼活动，但不包括钍和铀等放射性金属的冶炼加工）	√		
4	有色金属合金制造（指以有色金属为基体，加入一种或几种其他元素所构成的合金生产活动）	√		
5	有色金属铸造（指有色金属及其合金铸造的各种成品、半成品的制造）	√		
6	有色金属压延加工（包括铜压延加工、铝压延加工、贵金属压延加工、稀有稀土金属压延加工、其他有色金属压延加工）		√	

序号	建设项目类别名称	风险分类		
		严重	较重	一般
（二十）	金属制品业（包括结构性金属制品制造、金属工具制造、集装箱及金属包装容器制造、金属丝绳及其制品制造、建筑、安全用金属制品制造、金属表面处理及热处理加工、金属坯体表面涂搪瓷制品制造、金属制日用品制造、其他金属制品制造）		√	
（二十一）	通用设备制造业（包括锅炉及原动设备制造，金属加工机械制造，物料搬运设备制造，泵、阀门、压缩机及类似机械制造，轴承或齿轮和传动部件制造，烘炉、风机、衡器、包装等设备制造，文化、办公用机械制造，通用零部件制造）		√	
（二十二）	专用设备制造业（包括采矿、冶金、建筑专用设备制造，化工、木材、非金属加工专用设备制造，食品、饮料、烟草及饲料生产专用设备制造，印刷、制药、日化及日用品生产专用设备制造，纺织、服装和皮革加工专用设备制造，电子和电工机械专用设备制造，农、林、牧、渔专用机械制造，医疗仪器设备及器械制造，环保、社会公共服务及其他专用设备制造）		√	
（二十三）	汽车制造业（包括汽车整车制造、改装汽车制造、低速载货汽车制造、电车制造、汽车车身或挂车制造、汽车零部件及配件制造）		√	
（二十四）	铁路、船舶、航空航天和其他运输设备制造业（包括铁路运输设备制造、城市轨道交通设备制造、船舶及相关装置制造、航空或航天器及设备制造、摩托车制造、自行车制造、非公路休闲车及零配件制造、潜水救捞及其他未列明运输设备制造）		√	
（二十五）	电气机械和器材制造业（包括电机制造，输配电及控制设备制造，电线、电缆、光缆及电工器材制造，电池制造，家用电力器具制造，非电力家用器具制造，照明器具制造，其他电气机械及器材制造）		√	
（二十六）	计算机、通信和其他电子设备制造业（包括计算机制造、通信设备制造、广播电视设备制造、雷达及配套设备制造、视听设备制造、电子器件制造、电子元件制造、其他电子设备制造）		√	
（二十七）	仪器仪表制造业（包括通用仪器仪表制造、专用仪器仪表制造、钟表与计时仪器制造、光学仪器及眼镜制造、其他仪器仪表制造业）			√
（二十八）	其他制造业			
1	日用杂品制造（包括鬃毛加工或制刷及清扫工具制造、鬃毛加工、制刷及清扫工具制造）			√
2	煤制品制造（指用烟煤、无烟煤、褐煤及其他各种煤炭制成的煤砖、煤球等固体燃料制品的活动）		√	
3	核辐射加工（指核技术与同位素技术的应用，由核辐照站利用核技术对原有产品改良、改变性质并使其增值的加工活动）	√		
4	其他未列明制造业		√	
（二十九）	废弃资源综合利用业（指废弃资源和废旧材料回收加工）			
1	金属废料和碎屑加工处理（指从各种废料中回收，并使之便于转化为新的原材料，或适于进一步加工为金属原料的金属废料和碎屑的再加工处理活动，包括废旧电器、电子产品拆解回收）		√	
2	非金属废料和碎屑加工处理（指从各种废料中回收，或经过分类，使其适于进一步加工为新原料的非金属废料和碎屑的再加工处理活动）		√	

序号	建设项目类别名称	风险分类		
		严重	较重	一般
（三十）	金属制品、机械和设备修理业（包括金属制品修理，通用设备修理，专用设备修理，铁路、船舶、航空航天等运输设备修理，电气设备修理，仪器仪表修理，其他机械和设备修理业）		√	
三	电力、热力、燃气及水生产和供应业			
（一）	电力、热力生产和供应业			
1	火力发电（燃煤发电，指利用煤炭燃烧产生的热能，通过火电动力装置转换成电能的生产活动）	√		
2	核力发电（指利用核反应堆中重核裂变所释放出的热能转换成电能的生产活动）	√		
3	其他电力生产（指利用地热、潮汐能、温差能、波浪能、生物能及其他未列明的能源的发电活动）		√	
4	电力供应（指利用电网出售给用户电能的输送与分配活动，以及供电局的供电活动）			√
5	热力生产和供应（指利用煤炭、油、燃气等能源，通过锅炉等装置生产蒸气和热水，或外购蒸气、热水进行供应销售、供热设施的维护和管理的活动）		√	
（二）	燃气生产和供应业			
1	燃气生产（指利用煤炭、油、燃气等能源生产燃气，或利用畜禽粪便和秸秆等农业、农村废弃物生产沼气，或外购液化石油气、天然气等燃气）	√		
2	燃气供应（指燃气输配，向用户销售燃气的活动，以及对煤气、液化石油气、天然气输配及使用过程中的维修和管理活动）			√
（三）	水的生产和供应业			
1	自来水生产和供应（指将天然水经过蓄集、净化达到生活饮用水或其他用水标准，并向居民家庭、企业和其他用户供应的活动）			√
2	污水处理及其再生利用（指对污水污泥的处理和处置，及净化后的再利用活动）		√	
3	其他水的处理、利用和分配（指将海水淡化处理，达到可以使用标准的生产活动，以及对雨水、微咸水等类似水进行收集、处理和利用活动）		√	
四	交通运输、仓储业			
（一）	铁路、水上、航空运输业			
1	货运火车站		√	
2	货运港口		√	
3	机场			√
（二）	管道运输业（指通过管道对气体、液体等的运输活动）			√
（三）	装卸搬运和运输代理业			
1	装卸搬运		√	
（四）	仓储业（指专门从事货物仓储、货物运输中转仓储，以及以仓储为主的货物送配活动，还包括以仓储为目的的收购活动）			

序号	建设项目类别名称	风险分类		
		严重	较重	一般
1	谷物、棉花等农产品仓储（指国家储备及其他谷物仓储活动，或棉花加工厂仓储、中转仓储、棉花专业仓储、棉花物流配送活动，还包括在棉花仓储、物流配送过程中的棉花信息化管理活动）		√	
2	其他仓储业		√	
五	科学研究和技术服务业			
（一）	研究和试验发展（指为了增加知识，以及运用这些知识创造新的应用，所进行的系统的、创造性的活动；该活动仅限于对新发现、新理论的研究，新技术、新产品、新工艺的研制研究与试验发展，包括基础研究、应用研究和试验发展）			√
六	水利、环境和公共设施管理业			
（一）	生态保护和环境治理业			
1	固体废物治理（指除城乡居民生活垃圾以外的固体废物治理及其他非危险废物的治理）		√	
2	危险废物治理（指对制造、维修、医疗等活动产生的危险废物进行收集、贮存、利用、处理和处置等活动）	√		
3	放射性废物治理（指对生产及其他活动过程产生的放射性废物进行收集、贮存、利用、处理和处置等活动）	√		
4	环境卫生管理（生活垃圾处理，指城乡生活垃圾的清扫、收集、运输、处理和处置、管理等活动，以及对公共厕所、化粪池的清扫、收集、运输、处理和处置、管理等活动）		√	
七	居民服务、修理和其他服务业			
（一）	居民服务业			
1	洗染服务（指专营的洗染店以及在宾馆、饭店内常设的独立洗染服务）		√	
（二）	机动车、电子产品和日用产品修理业			
1	汽车、摩托车修理与维护（指汽车、摩托车修理厂及路边门店的专业修理服务，包括为汽车、摩托车提供上油、充气、打蜡、抛光、喷漆、清洗、换零配件、出售零部件等服务，不包括汽车回厂拆卸、改装、大修的活动）		√	
八	农、林、牧、渔业			
（一）	畜牧业（指为了获得各种畜禽产品而从事的动物饲养、捕捉活动）			√

注：在实际运用中，如建设项目采用的原材料、主要生产工艺和产品等可能产生的职业病危害的风险程度与表中所列行业职业病危害的风险程度有明显区别，可通过综合分析确定其风险类别。

二、职业病危害风险管理

根据《中华人民共和国职业病防治法》及配套法规的规定，建设项目可能产生职业病危害的，建设单位在可行性论证阶段应当委托具有相应资质的职业卫生技术服务机构进行职业病危害预评价，编制预评价报告；在设计阶段应当委托具有相应资质的设计单位编制职业病防护设施设计专篇；建设项目试运行期间（不少于 30 日，最长不得超过 180 日）或完工后（没有进行试运行的），应当对职业病防护设施运行的情况和工作场所的职业病危害因素进行监测，并委托具有相应资质的职业卫生技术服务机构进行职业病危害控制效果评价；在竣工验收时，其职业病防护设施应当经安全生产监督管理部门验收合格后，方可投入正式生产和使用。根据建设项目职业病危害的风险程度，按照下列规定实行分类监督管理：

（一）职业病危害一般的建设项目

对于职业病危害一般的建设项目，其职业病危害预评价报告应当向安全生产监督管理部门备案，职业病防护设施由建设单位自行组织竣工验收，并将验收情况报安全生产监督管理部门备案（职业病危害控制效果评价报告为备案的基础材料）。

投产后，应当委托具有相应资质的职业卫生技术服务机构，每年至少进行一次职业病危害因素检测。

（二）职业病危害较重的建设项目

对于职业病危害较重的建设项目，其职业病危害预评价报告应当报安全生产监督管理部门审核；职业病防护设施竣工后，由安全生产监督管理部门组织验收（职业病危害控制效果评价报告为验收的基础材料）。

投产后，应当委托具有相应资质的职业卫生技术服务机构，每年至少进行一次职业病危害因素检测。

（三）职业病危害严重的建设项目

对于职业病危害严重的建设项目，其职业病危害预评价报告应当报安全生产监督管理部门审核；职业病防护设施设计应当报安全生产监督管理部门审查，符合国家职业卫生标准和卫生要求的，方可施工；职业病防护设施竣工后，由安全生产监督管理部门组织验收（职业病危害控制效果评价报告为验收的基础材料）。

投产后，除每年至少委托具有相应资质的职业卫生技术服务机构进行一次职业病危害因素检测外，每三年至少进行一次职业病危害现状评价。

参考文献

[1] 粉尘作业场所危害程度分级（GB 5817—2009）.

[2] 职业性接触毒物危害程度分级（GBZ 230—2010）.

[3] 工作场所职业病危害作业分级　第 1 部分：生产性粉尘（GBZ/T 229.1—2010）.

[4] 工作场所职业病危害作业分级　第 2 部分：化学物（GBZ/T 229.2—2010）.

[5] 职业病危害作业分级　第 3 部分：高温（GBZ/T 229.3—2010）.

[6] 工作场所职业病危害作业分级　第 4 部分：噪声（GBZ/T 229.4—2012）.

[7] 工作场所有害因素职业接触限值　第 1 部分：化学有害因素（GBZ 2.1—2007）.

[8] 工作场所有害因素职业接触限值　第 2 部分：物理因素（GBZ 2.2—2007）.

[9] 电离辐射防护与辐射源安全基本标准（GB 18871—2002）.

[10] 工作场所空气中有害物质监测的采样规范（GBZ 159—2004）.

[11] 工作场所空气有毒物质测定（GBZ/T 160）.

[12] 工作场所空气中粉尘测定　第 1 部分：总粉尘浓度（GBZ/T 192.1—2007）.
[13] 工作场所空气中粉尘测定　第 2 部分：呼吸性粉尘浓度（GBZ/T 192.2—2007）.
[14] 工作场所空气中粉尘测定　第 4 部分：游离二氧化硅含量（GBZ/T 192.4—2007）.
[15] 工作场所空气中粉尘测定　第 5 部分：石棉纤维浓度（GBZ/T 192.5—2007）.
[16] 工作场所物理因素测量　第 7 部分：高温（GBZ/T 189.7—2007）.
[17] 工作场所物理因素测量　第 8 部分：噪声（GBZ/T 189.8—2007）.
[18] 工作场所物理因素测量　第 10 部分：体力劳动强度分级（GBZ/T 189.10—2007）.
[19] 工业企业设计卫生标准（GBZ 1—2010）.
[20] 职业健康监护技术规范（GBZ 188—2014）.
[21] 个体防护装备选用规范（GB/T 11651—2008）.
[22] 高处作业分级（GB/T 3608—2008）.
[23] 国民经济行业分类（GB/T 4754—2011）.
[24] 工作场所职业病危害警示标识（GBZ 158—2003）.
[25] 高毒物品作业岗位职业病危害告知规范（GBZ/T 203—2007）.
[26] 工作场所有毒气体检测报警装置设置规范（GBZ/T 233—2009）.
[27] 化学品急性皮肤刺激性/腐蚀性试验方法（GB/T 21604—2008）.
[28] 化学品急性眼刺激性/腐蚀性试验方法（GB/T 21609—2008）.
[29] 国家安全监管总局. 建设项目职业病危害风险分类管理目录（2012 年版）.
[30] 国家安全监管总局. 剧毒化学品目录（2002 年版）.
[31] 国家卫生计生委等. 职业病危害因素分类目录（国卫疾控发〔2015〕92 号）.

（丘海丽、何家禧）

第四章　常见行业职业危害风险分析

国家安全监管总局于 2012 年发布了《建设项目职业病危害风险分类管理目录（2012 年版）》，该目录按照《国民经济行业分类》（GB/T 4754—2011）关于行业分类的要求，对常见行业可能产生的职业危害风险作出了分类定性原则，是建设项目职业卫生“三同时”分类监督管理的重要依据。

第一节　采矿业

采矿业指对固体（如煤和矿物）、液体（如原油）或气体（如天然气）等自然产生的矿物的采掘，包括地下或地上采掘、矿井的运行，以及一般在矿上或其附近从事的旨在加工原材料的所有辅助性工作和使原料得以销售所需的准备工作，但不包括水的蓄集、净化和分配，以及地质勘查、建筑工程活动。

采矿业包括煤炭开采和洗选业、石油和天然气开采业、黑色金属矿采选业、有色金属矿采选业、非金属矿采选业、开采辅助活动和其他采矿业，其项目内容如下：

（1）煤炭开采和洗选业，包括烟煤和无烟煤开采洗选、褐煤开采洗选、其他煤炭采选；

（2）石油和天然气开采业；

（3）黑色金属矿采选业，包括铁矿采选、锰矿或铬矿采选、其他黑色金属矿采选；

（4）有色金属矿采选业，包括常用有色金属矿采选（如铜、铅锌、镍钴、锡、锑、铝、镁等矿采选）、贵金属矿采选（如金、银、铂等矿采选）、稀有稀土金属矿采选（如钨钼、稀土金属、放射性金属等矿采选）；

（5）非金属矿采选业，包括土砂石开采（如石灰石或石膏、建筑装饰用石、耐火土石、黏土等开采）、化学矿开采、采盐、石棉及其他非金属矿采选（如石棉、云母、石墨、滑石、宝石、玉石等采选）；

（6）开采辅助活动，包括煤炭开采和洗选辅助活动、石油和天然气开采辅助活动等；

（7）其他采矿业。

采矿业的基本步骤包括探矿（寻找可能存在的矿床）、勘探（确定矿床的蕴含量和范围）、定量估算矿物的品质和埋藏范围、对矿山建设进行经济规划、进行可行性研究（决定是否有开采价值）、开发（建设矿山，开采矿物）、精选矿物、恢复由于开采造成的土地破坏。其技术内容如下：

1．采矿

采矿技术的基本形式包括地表采矿、大型露天采矿、采石场、普通露天开采、砂矿开采、削去山头开采、地下采矿、浅矿床开采、斜井采矿、直井采矿、硬岩采矿、钻井采矿等。

2．选矿

选矿是指从矿石中提炼浓缩有价值的矿物的一项专业技术，选矿方法有化学法和机械法，包括粉碎、研磨、重力选矿法、水选等多道工序，选矿后废弃的矿物为尾矿。

采矿业在生产过程中，可产生有毒化学物质污染、矿井粉尘污染、周围环境和地下水污染，同时可产生采矿区域生态环境破坏、水土流失等问题。鉴于采矿业职业危害的严重性，在《建设项目职业病危害风险分类管理目录（2012 年版）》中，除天然气开采、采盐以及地热、矿泉水等其他自然资源开采业外，大部分的采矿业均被确定为职业病危害风险严重的项目。常见采矿业职业危害风险分析举例如下。

一、煤炭开采

煤炭开采按照煤炭资源开采方式的不同，可将煤炭开采分为矿井开采（埋藏较深）和露天开采（埋藏较浅）两种。以下介绍煤炭（矿井）开采业职业危害风险情况。

1．项目组成

煤炭开采业主要由井田开拓、井下开采、井下运输、地面运输以及辅助生产系统等项目组成。

（1）井田开拓包括井筒（包括主斜井、缓坡副斜井、中部进风井、中部立风井、西部立风井和东部立风井）、井底车场及巷道、井底车场硐室（包括井下变电所、中央水泵房、水仓、管子道、清理斜巷、消防材料库、等候室、井下急救站、电机车充电硐室、工具保管室、井下永久避难硐室、井底煤仓、装载硐室、井下火药发放硐室等）等。

（2）井下开采包括采煤工作面、准备工作面、综掘面（顺槽掘进面，开拓掘进面）、回采工作面、采（盘）区巷等。

（3）井下运输包括煤炭运输、辅助运输（矸石、各种车辆、设备运输）、主斜井运输设备、主斜井架空乘人装置、原煤仓等。

（4）地面运输包括带式输送机栈桥等。

（5）辅助生产系统包括通风系统，提升、压风系统，给排水、供热、灌浆系统，地面库房，矿井综合修理车间，综采设备中转库，木材加工房，油库，变配电等。

2．主要生产原辅材料与设备

（1）主要生产原辅材料

主要产品为煤炭，副产品为掘进矸石，与职业卫生相关辅助材料有污水处理使用的盐酸、次氯酸钠、絮凝剂、调节 pH 值的酸或碱类化学物，爆破使用的炸药。此外，维修作业可能使用油漆，以及汽油和柴油等燃油。

（2）主要生产设备

生产装置的主要生产设备包括混凝土搅拌机、混凝土喷射机、装岩机、煤矿用凿岩台车、采煤机、可弯曲刮板输送机、破碎机、转载机、掘进机、双向带式输送机、煤矿安全钻机、混凝土喷射机、喷射混凝土液压机械手和膏搅拌机。

辅助装置的主要生产设备包括污水处理的水下射流曝气机、罗茨鼓风机、小型加药装置，换热站的循环泵，矿井修理车间的车床、钻床、刨床、电焊机、切割机等加工设备，无轨胶轮车保养间的发动机拆装台、试验台、砂轮机等，配电房的变压器、配电柜等，空压机，坑木加工房的木工圆锯机、万能刃磨机、自动带锯磨锯机、锯条锟压机。

3．生产工艺与职业病危害因素

（1）井田开拓

生产工艺：从地面进入煤层为开采水平服务所进行的井巷布置和开掘工程称为井田开拓。井田开拓可分为立井开拓、斜井开拓、平硐开拓和综合开拓四大类。立井开拓是我国煤矿矿井主要开拓方式。井田开拓的工艺流程见图 4-1。

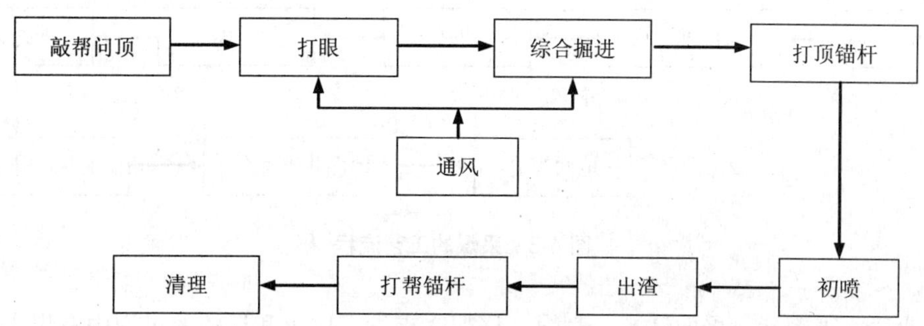

图 4-1　井田开拓的工艺流程

职业病危害因素：岩巷掘进工作面在综合掘进、岩巷打眼、装药、放炮、支护、装矸和运输的过程中存在矽尘和其他粉尘（岩石尘）；在喷浆砌碹、巷道支护工序有水泥尘和矽尘；爆破过程中存在一氧化碳、二氧化碳、一氧化氮、二氧化氮和二氧化硫的危害，爆破后会从岩石中放出硫化氢；掘进过程中从岩层、采空区中放出甲烷；岩巷打眼、爆破、装载、皮带机运输、局部通风机、各类泵运转时产生噪声；凿岩机、巷道支护等手持电动工具会产生手传振动；夏季作业接触高温。

（2）井下开采

井下开采又分为煤巷掘进和采煤两部分。

① 煤巷掘进

生产工艺：煤巷掘进的工艺流程见图 4-2。

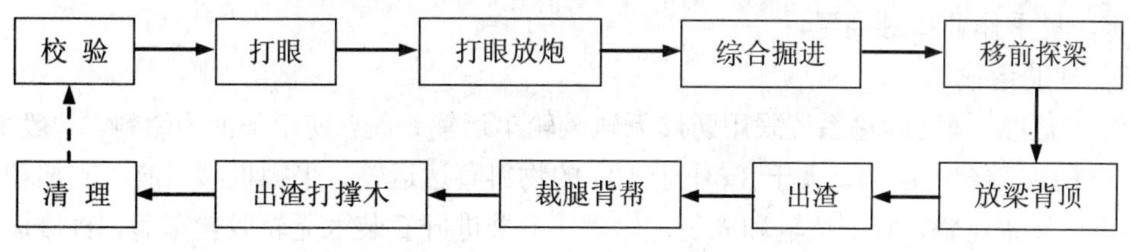

图 4-2　煤巷掘进的工艺流程

职业病危害因素：综合掘进、打眼、装药、放炮、支护、装矸和运输的过程中存在矽尘和煤尘；喷浆砌碹、巷道支护过程中存在水泥尘和矽尘；掘进工作面爆破过程中有一氧化碳、二氧化碳、一氧化氮、二氧化氮、二氧化硫产生，爆破后会从岩石中放出硫化氢；掘进过程中从煤层、岩层、采空区中放出甲烷；打眼、爆破、装载、皮带机运输、局部通风机、各类泵运转等过程会产生噪声；凿岩机、巷道支护等使用的手持电动工具产生手传振动；夏季作业接触高温。

② 采煤

生产工艺：采煤的工艺流程见图 4-3。

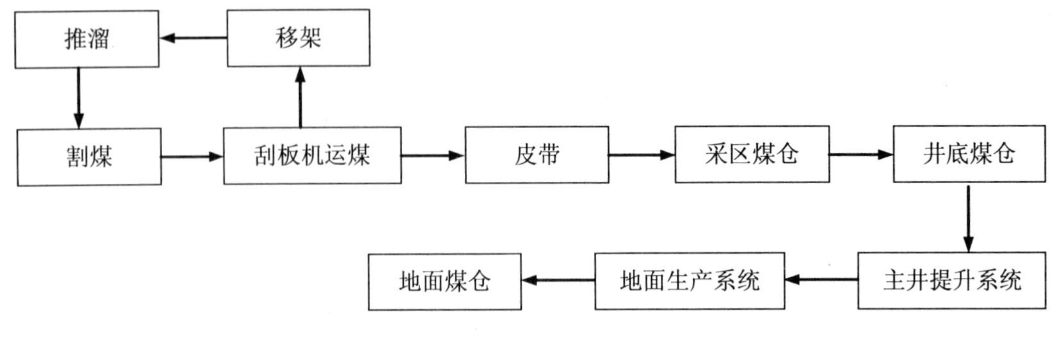

图 4-3 采煤的工艺流程

职业病危害因素：采面钻孔、割煤、移架、支护、攉煤和运输的过程中有煤尘；在喷浆砌碹、巷道支护过程中有水泥尘和矽尘；煤自燃过程产生一氧化碳、二氧化碳、一氧化氮和二氧化氮；爆破后会从岩石中放出硫化氢，煤块崩落有甲烷排出；煤电钻、巷道支护等使用的手持电动工具产生手传振动；采煤机、割煤机等作业车辆产生全身振动；风机运转、钻孔、割煤和装载，皮带机运行、局部通风机和各类泵运转等过程可产生噪声；夏季作业接触高温。

（3）井下运输

① 煤炭运输

生产工艺：回采工作面来煤经刮板破碎机将煤破碎至 300 mm 以下后，通过顺槽带式输送机及主运输大巷带式输送机分别落入各自井下缓冲煤仓。每个井下缓冲煤仓的仓口均装有带式给料机，煤炭通过给料机转送到主斜井带式输送机，最终提升至地面带式输送机栈桥运输至配套选煤厂。

职业病危害因素：原煤在转载、皮带运输、破碎、卸料、提升等过程中存在煤尘和噪声危害，夏季作业接触高温。

② 辅助运输

生产工艺：辅助运输系统采用防爆无轨胶轮车运输系统，使用柴油为燃料。一般来说，小于 5 t 的物料直达运输，大于 3 t 小于 10 t 的物料直达运输，采掘机械、液压支架和大于 5 t 的重型设备运输，矸石运输和人员运输。井下掘进矸石装入无轨胶轮车后，直接运输出井口至临时排矸处堆放，再运至矸石仓后由汽车装车外运。

职业病危害因素：矸石在转载、皮带运输、卸料、提升等过程中存在矽尘和噪声；各种运输车辆尾气含有一氧化碳、二氧化碳、一氧化氮、二氧化氮和二氧化硫等，车辆驾驶员还会受到全身振动的危害；夏季作业接触高温。

（4）辅助设施

① 给水

生产工艺：矿井工业场地地面给水系统分为生活给水、消防给水、生产给水、绿化及浇洒道路四套给水系统，除消防给水管网设计成环状外，其余三套管网均为枝状管网，管道均采用内外涂塑复合钢管，埋设在冰冻线以下或与热力管道敷设在同一管沟内。

职业病危害因素：给水泵运行时产生噪声。

② 排水

生产工艺：排水系统采用集中排水系统。

职业病危害因素：排水泵运行时产生噪声，水池水经生物化学作用会产生硫化氢和氨，煤泥清除挖掘设备作业时接触硫化氢和氨。

③ 污水处理

生产工艺：可采用“混凝沉淀＋过滤消毒”水处理工艺，使用二氧化氯发生器进行消毒。矿井水净化过程中产生的絮凝沉淀污泥自流至贮泥池，底流污泥由污泥输送泵加压送入配套选煤厂污泥浓缩池，统一进行处理。

职业病危害因素：存在或产生盐酸、次氯酸钠和絮凝剂粉尘，污水经生物化学作用产生硫化氢和氨；泵运转时产生噪声。

④ 变配电

生产工艺：一般矿井工业场地会建设变电所。

职业病危害因素：电源线、变配电设备存在工频电场，六氟化硫气体保护开关可能发生六氟化硫泄漏及六氟化硫遇电火花作用后产生氟化物。

⑤ 矿井综合修理车间

生产工艺：通常矿井综合修理车间只承担机电设备的日常检修，矿井机电设备的大、中修由矿区机修厂承担。修理车间一般设有设备检修间、机钳工段、电修工段、矿车溜子修理工段、锻工工段等。车间配有普通车床、刨床、钻床、交（直）流弧焊机、空气锤等主要设备。

职业病危害因素：噪声、高温、电焊烟尘、其他粉尘（打磨粉尘）、砂轮磨尘、二氧化锰、臭氧、一氧化碳、氮氧化物、电焊弧光、手传振动、矿物油雾、油漆（主要含丙酮、叔丁醇、乙酸乙酯、正丁醇、丙二醇单甲醚、甲苯、乙酸丁酯、乙苯、丙二醇甲醚醋酸酯、异丙基苯、正丙基苯、二甲苯等）等。

⑥ 综采设备中转库

生产工艺：综采设备中转库承担设备小修及中转作用，车间设有设备检修间、机钳工段、电修工段等。

职业病危害因素：噪声、高温、电焊烟尘、其他粉尘（打磨粉尘）、砂轮磨尘、二氧化锰、臭氧、一氧化碳、氮氧化物、电焊弧光、手传振动、矿物油雾、油漆等。

⑦ 木材加工房

生产工艺：木材加工房主要承担矿井少量用材的改制加工任务。木材加工房配有木工圆锯机、万能刃磨机等设备。

职业病危害因素：木粉尘、手传振动、噪声。

⑧ 油库

生产工艺：油库负责煤矿无轨胶轮车和其他生产用车的补加燃料任务，存放各种车辆使用的汽油和柴油。

职业病危害因素：柴油（主要含有异丁烷、正丁烷、异戊烷、正戊烷、正己烷、环己烷、正庚烷、甲基环己烷、正辛烷、壬烷等）、汽油（主要含丙烷、异丁烷、正丁烷、异戊烷、正戊烷、甲基叔丁基醚、正己烷、苯、正庚烷、甲基环己烷、甲苯、正辛烷、乙苯、异丙基苯、正丙基苯、二甲苯等）。

⑨ 矿井井筒防冻和集中供热工程

生产工艺：一般来说矿井地面设施采暖及井筒防冻均利用配套电厂的余热。井筒防冻以换热站作为热源，热风送至井口与冷风混合。生活热水以锅炉房高温热水作为热媒，通过容积式换热器间接加热、贮存并直流供给，同时进行阻垢、减缓腐蚀等稳定处理。

职业病危害因素：余热管道存在高温；锅炉燃烧煤炭时产生氮氧化物、一氧化碳、二氧化硫等；锅炉运行时产生噪声。

4．职业危害特点

（1）职业病危害因素分布

归纳上述生产工艺及其存在和产生的职业病危害因素，煤炭开采业职业病危害因素分布情况见表 4-1。

表 4-1 煤炭开采业职业病危害因素分布情况

序号	生产工艺	职业病危害因素	
		化学因素	物理因素
一、井田开拓			
1	井田开拓	矽尘、其他粉尘（岩石尘）、水泥尘、一氧化碳、二氧化碳、氮氧化物、二氧化硫、硫化氢、甲烷	高温、噪声、振动
二、井下开采			
2	煤巷掘进	矽尘、其他粉尘（岩石尘）、水泥尘、煤尘、一氧化碳、二氧化碳、氮氧化合物、二氧化硫、硫化氢、甲烷	高温、噪声、振动
3	采煤	矽尘、其他粉尘（岩石尘）、水泥尘、煤尘、一氧化碳、二氧化碳、氮氧化合物、硫化氢、甲烷	高温、噪声、振动
三、井下运输			
4	煤炭运输	煤尘	高温、噪声
5	辅助运输	矽尘、一氧化碳、二氧化碳、氮氧化合物、二氧化硫	噪声、振动
四、辅助设施			
6	给水系统	—	噪声
7	污水处理系统	硫化氢、氨、二氧化氯	噪声
8	变配电系统	六氟化硫、氟化物	工频电场
9	维修系统	电焊烟尘、其他粉尘（打磨粉尘）、砂轮磨尘、二氧化锰、臭氧、一氧化碳、氮氧化物、矿物油雾、油漆（主要含丙酮、叔丁醇、乙酸乙酯、正丁醇、丙二醇单甲醚、甲苯、乙酸丁酯、乙苯、丙二醇甲醚醋酸酯、异丙基苯、正丙基苯、二甲苯等）	噪声、高温、电焊弧光、手传振动
10	木材加工	木尘	噪声
11	油库	柴油（主要含异丁烷、正丁烷、异戊烷、正戊烷、正己烷、环己烷、正庚烷、甲基环己烷、正辛烷、壬烷等）、汽油（主要含丙烷、异丁烷、正丁烷、异戊烷、正戊烷、甲基叔丁基醚、正己烷、苯、正庚烷、甲基环己烷、甲苯、正辛烷、乙苯、异丙基苯、正丙基苯、二甲苯等）	—

序号	生产工艺	职业病危害因素	
		化学因素	物理因素
12	锅炉	一氧化碳、氮氧化物、二氧化硫	噪声、高温
13	提升系统	—	噪声
14	空压机	—	噪声

（2）职业危害程度

煤炭（矿井）开采业存在的职业危害风险主要包括粉尘、噪声、振动、化学毒物和高温高湿，其中粉尘和噪声的危害最为突出，其发病人数占85%以上，以尘肺发病率最高。根据中华人民共和国国家卫生和计划生育委员会《关于 2013 年职业病防治工作情况的通报》，我国2013年共报告职业病26 393例，其中尘肺病新发病23 152例，尘肺病例中95.24%的病例为煤工尘肺和矽肺，分别为 13 955 例和 8 095 例。尘肺病例数占 2013 年职业病总病例数的87.72%，并以煤工尘肺为主。王金合等对某煤矿建设项目进行了职业病危害控制效果评价，检测结果显示采煤工等 10 个工种接触粉尘的时间加权平均浓度超过职业接触限值，其中采煤、挡煤、打眼、支护、井下泵、压风机等 6 个工种接触的噪声强度超过职业接触限值，岩巷、煤巷掘进操作人员接触手传振动强度也超过国家职业卫生标准。汤丽霞对河南省 4 家煤矿企业的职业卫生进行现状调查，连续采集 3 d 样品，检测结果显示粉尘和噪声的危害较为严重，其中 121 个粉尘检测点的合格率仅为 62%，112 个噪声检测点的合格率为 87%。

5．建设项目职业病危害风险分类

煤炭（矿井）开采业属于《国民经济行业分类》（GB/T 4754—2011）中的“煤炭开采和洗选业”，根据国家安全监管总局公布的《建设项目职业病危害风险分类管理目录（2012年版）》，“煤炭开采和洗选业”属于职业病危害风险严重项目。

综上分析，煤炭（矿井）开采业所产生的职业病危害的风险程度，与《建设项目职业病危害风险分类管理目录（2012 年版）》中所列的“煤炭开采和洗选业”职业病危害的风险程度无明显区别，应定为职业病危害风险严重建设项目。

参考文献

[1] 李晖．我国煤矿职业危害的防治对策．劳动保护杂志，2006（7）：92-95.

[2] 李庆海，万恩广．煤矿企业职业危害的主要问题及其管理对策．华北煤炭医学院学报，2001，4（5）：675-676.

[3] 王金合，杨金龙，刘涛，等．某煤矿建设项目职业病危害控制效果评价．职业与健康，2011，27（17）：2011-2013.

[4] 汤丽霞．河南省 4 家煤矿企业的职业卫生现状调查．职业与健康，2012，28（14）：1693-1695.

（朱晓玲、杨光涛、何家禧）

二、石油开采

按照生产过程划分，石油开采包括石油勘探、钻井、采油和原油预加工，以及采气作业、石油管道、机械制造、通讯等辅助工作。按开发方式分类，一般包括自喷井采油、机械采油、热力采油和强化采油等开发方式。

1．项目组成

（1）按生产过程分类

① 石油勘探

石油勘探就是寻找石油，可分为物探和钻井勘探两种。物探包括钻井、下药、放线、引爆及测量等工序，涉及工种包括钻井工、爆破工、放线工、仪器操作工、测量工和司机等。钻探就是打开覆盖在石油层上的不透油的岩石形成油井，包括钻前准备、钻井、测井、固井、完井和修井等几个工序，其中测井常用的有电测井、声测井、温度测井和核测井，测井工序又包含测井、试油、酸化、压裂和录井。

② 采油

采油作业主要包括采油、污水处理、注水、输油、加热、化验和贮藏等工序。

③ 采气

采气作业包括集气、注醇、净化和输气等工序。

④ 石油管道

石油管道包括电焊、油漆、管道防腐和管道探伤等工序。

⑤ 石油机械加工

石油机械加工包括铸造、锻工、铆焊、机泵维修、镀铬和试车等工序。

⑥ 石油通讯

石油通讯包括电力、微波通讯和话务等工序。

（2）按开发方式分类

① 自喷井采油

自喷井采油是采用地下油层压力使原油从地下举升到地面，主要工作内容包括按时量油量、定期对油井清蜡以及随时掌握油井动态。

② 机械采油

机械采油是自喷井停喷以后或者不具备自喷条件下采用的办法，包括管式泵法、水力活塞法、电动潜油泵法以及气举法等。主要工作内容是按时量油量、定期对油井进行维护以及随时掌握油井动态。

③ 强化开发

强化开发也叫三次采油技术，强化措施分为热力采油法、化学驱油法和混相驱替法。热力采油法主要通过向油层注入蒸气和热水；化学驱油法主要通过向油层注入一种或者几种化学药剂，如聚合物法、碱性水和表面活性剂-聚合物；混相驱替法是注入一种溶剂与油藏中残留原油混合溶成一种流体而驱替产生。

2．主要生产原辅材料与设备

（1）主要生产原辅材料

主要产品为原油，副产品为伴生天然气。

① 钻探原辅材料

钻探过程所使用的化学物包括钻井液、破胶液、封隔液、隔离液、重晶石和水泥等。相关化学物的主要成分如下：

钻井液：烧碱、纯碱、聚乙基纤维素物、丙烯酰胺丙烯酸盐的共聚合物、生物聚合物、褐煤树脂、固体聚合醇、液体聚合醇、水溶性高聚物、植物纤维、树脂类聚合物、磺化沥青、氯化钾等。其中聚乙基纤维素物、褐煤树脂加热后可能有氨产生，磺化沥青高温时可能释放出二氧化硫等。

破胶液：氧氮氯复合物、次氯酸钠、聚烯丙基三甲基氯化铵、氯化钾、聚合氯化铝、氯化钾等。

封隔液：烧碱、四胺的混合物、无机亚硫酸盐、氯化钾等。

隔离液：固体黏土稳定剂、氯化钾等。

② 采油原辅材料

采油作业过程中使用的化学物包括絮凝剂（混凝剂）、防垢剂、防腐剂、破乳剂、消泡剂等；采油作业过程需要对原油和生产污水进行采样分析化验，实验室化验涉及的化学物包括正己烷、航空煤油、破乳剂、盐酸、甲醇等；辅助设备应急发电机、吊机、消防泵等使用燃料柴油。有关化学物的用途和成分如下。

絮凝剂：用于防止油品中蜡质凝结，增强原油的流动性。在水处理过程中可以将水中的胶体微粒相互黏结和聚集在一起。主要成分包括乙烯醋酸乙烯酯共聚物、芳烃溶剂、C9溶剂、甲苯、阳离子聚合物等。

防垢剂：用于消除、抑制或阻止水中盐类成垢沉积，包括冷却水及空调水系统的防垢。主要成分包括有机磷酸盐、含氮化合物、甲醇、乙二醇等。

防腐剂：用于防止生产管线腐蚀，主要成分包括重亚硫酸铵、已二胺的聚合物、盐酸、乙酸等。

破乳剂：用于破坏乳化液的稳定性，改善油水分离效果。主要成分包括有机乙氧基盐、芳香族溶剂、甲苯、二甲苯等。

消泡剂：用于去除原油中的气体，以利油水分离。主要成分为甲醇、甲苯、二甲苯等。

③ 石油管道原辅材料

石油管道作业中使用防腐漆处理管道，其主要成分包括二甲苯、环氧树脂、1-甲氧基-2-丙醇、氧化锌、氢化脱硫重石脑油、C9～C12 的芳香烃、2-乙基己酸钴、2-丁酮肟、双酚 A-（表氯醇）、二甲苯、环氧树脂、2-甲基-1-戊醇、苯、甲醇等。管道防腐时也会使用沥青、酚甲醛树脂、环氧沥青、二氯烷、苯二甲酸酐、铅丹、二异氰酸甲酯等有机溶剂。

（2）主要生产设备

地下油藏的多样性，使得油田开发具有多样性。以下以海上平台生产装置为例，介绍其主要生产设备。

主工艺系统：生产管汇、生产分离器、测试分离器、原油冷却器、清管球发球筒、立式旋流器、水力旋流器、紧凑式气浮、污油泵、污油罐、海管置换泵。

开式排放系统：开排泵过滤器、开式排放沉箱、开式排放泵、废油收集泵。

闭式排放系统：废油罐、闭式排放罐、闭式排放罐加热器、闭式排放泵。

柴油系统：柴油入口过滤器、柴油输送过滤器、柴油输送泵、柴油分油机、柴油罐、吊机腿柴油罐、压井泵。

化学药剂系统：絮凝剂/破乳剂罐、絮凝剂/破乳剂注入泵。

公用仪表风氮气系统：空压机、公用风储罐、仪表风处理橇、仪表风储罐、氮气发生器、氮气储罐。

火炬系统：火炬分液罐、火炬分液罐加热器、火炬头。

水处理及消防系统：海水提升泵、自动反洗粗过滤器、防海生物装置、海水淡化装置、淡水罐、淡水泵、淡水过滤器、紫外线杀菌装置、压力水罐、热水罐、热水循环泵、生活污水处理橇、电动消防泵、柴油消防泵、消防炮。

电气系统：高压配电盘、低压配电盘、应急低压配电盘、调压变压器、照明小动力变压器、应急照明小动力变压器、电伴热变压器、不间断电源（uninterruptible power system/uninterruptible power supply，UPS）、雾笛导航系统、柴油应急发电机、应急柴油日用罐、台风应急机。

控制系统：过程控制系统（PCS）、应急关断系统（ESD）、火气监控系统（FGS）、应急操控盘（ESD/FGS）。

通讯系统：通讯装置。

钻完井系统：钻机、泥浆池、泥浆泵、振动筛、散料装置。

检维修工程：机修间设备、打磨刷漆设备。

3．生产工艺与职业病危害因素

石油开采大部分为野外分散作业，从井口到计量站、联合站，各个环节有机地联合在一起，整个生产过程具有机械化、密闭化和连续化的特点。简单工艺为采油井—计量间—中转站—联合站，期间采用全密闭管道仪表控制。

（1）石油勘探

生产工艺：石油地质勘探作业方法较多，常用的有地面磁测、航空磁测、扭秤或重力测量以及地震测量等方法。以下重点分析地震测量作业存在的职业病危害因素。

职业病危害因素：勘探作业工人均为野外作业，主要职业病危害因素为不良气象条件，包括风速、温度、湿度和气压等变化对健康的影响；勘探过程中用放射性物质测定岩石层位和石油层位，可能受到电离辐射的影响。

（2）石油钻探

生产工艺：钻探包括钻前准备、钻井、测井、固井、完井和修井等工序。

职业病危害因素：

① 钻前准备

钻前准备工序作业工人可能接触到电焊烟尘和不良气象条件。

② 钻井

钻井作业过程中，作业工人可能接触到石油和天然气中挥发的烃类化学物、苯、甲苯、二甲苯、乙苯、矿物油雾、氨、二氧化硫、硫化氢等有毒物质，以及钻井过程所使用的相关化学物如钻井液、破胶液、封隔液、隔离液，同时还会接触噪声、高温和电离辐射。钻井液的配制过程中，作业人员还接触到重晶石粉尘、氢氧化钠、碳酸钠等。

③ 测井

测井过程中，电测井、声测井、温度测井作业工人可能接触噪声和不良气象条件；核测井作业工人可能接触电离辐射；试油作业工人可能接触噪声和不良气象条件；酸化作业工人可能接触盐酸、硝酸、噪声和不良气象条件；压裂作业工人可能接触甲醛、噪声和不良气象条件；录井作业工人可能接触噪声和不良气象条件。

④ 固井

固井作业过程中，作业工人可能接触到石油和天然气中挥发的烃类化学物、苯、甲苯、二甲苯、乙苯、矿物油雾、氨、二氧化硫、硫化氢等有毒物质，同时可接触水泥粉尘、噪声及高温等。

⑤ 完井和修井

完井和修井作业过程中，作业工人可能接触石油和天然气中挥发的烃类化学物、苯、甲苯、二甲苯、乙苯、矿物油雾、氨、二氧化硫、硫化氢等有毒物质，同时可接触噪声及高温等。

（3）采油

生产工艺：采油主要包括采油、污水处理、注水、输油、加热、化验和贮藏等工序。

职业病危害因素：

① 采油

采油过程中可能接触到石油、天然气等挥发的烃类化学物、苯、甲苯、二甲苯、乙苯、矿物油雾、氨、二氧化硫等有毒物质，以及所使用的相关化学物包括絮凝剂（混凝剂）、防垢剂、防腐剂、破乳剂、消泡剂等。除此之外，工人还接触噪声、振动和不良气象条件。

② 污水处理

污水处理过程中，工人可能接触石油、天然气、硫化氢、二氧化硫、添加剂、一氧化碳和二氧化碳等。

注水工人可能接触噪声。

③ 输油

输油作业工人可能接触石油、天然气中挥发的烃类化学物、苯、甲苯、二甲苯、乙苯、矿物油雾、氨、二氧化硫、硫化氢等有毒物质，同时还接触噪声。

④ 加热

加热作业工人可能接触二氧化硫、一氧化碳、硫化氢、高温和噪声。

⑤ 化验

化验工人可能接触石油、天然气中挥发的烃类化学物、苯、甲苯、二甲苯、乙苯、矿物油雾、氨、二氧化硫、硫化氢等有毒物质。

⑥ 贮藏

贮藏过程中作业工人可能接触石油、天然气中挥发的烃类化学物、苯、甲苯、二甲苯、乙苯、矿物油雾、氨、二氧化硫、硫化氢等有毒物质。

（4）采气

生产工艺：包括集气、注醇、净化和输气等工序。

职业病危害因素：集气、注醇、净化和输气过程中，作业工人可能接触到噪声和不良气象条件；集气和输气过程中，作业人员接触到天然气等所含的有毒物质；注醇作业工人接触到醇类化合物。

（5）石油管道

生产工艺：电焊、油漆、管道防腐和管道探伤等工序。

职业病危害因素：电焊、油漆、管道防腐和管道探伤作业工人均可接触到噪声和不良气象条件。其中电焊工人可接触锰及其化合物、电焊烟尘、臭氧、二氧化氮、紫外线等危害因素，油漆工人可接触油漆、开油水等有机溶剂，管道防腐工人常用沥青、酚甲醛树脂、环氧沥青、二氯烷、苯二甲酸酐、铅丹、二异氰酸甲酯等危害因素，探伤工人可能接触到放射性物质。

（6）机械加工

生产工艺：包括铸造、锻工、铆焊、机泵维修、镀铬和试车等工序。

职业病危害因素：铸造、锻工、铆焊、机泵维修、镀铬和试车过程中，作业工人均可接触到噪声和不良气象条件。其中铸造工人还可接触粉尘、高温和热辐射，锻造工人可接触热辐射，机泵维修还可接触粉尘和有机溶剂，镀铬作业还可能接触铬及其化合物等。

（7）通讯

生产工艺：包括电力、微波通讯和话务等工序。

职业病危害因素：电力、微波通讯和话务作业人员均可接触到微波、噪声和不良气象条件，电力工人还可能接触一氧化碳。

4．职业危害特点

（1）职业病危害因素分布

归纳上述生产工艺及存在和产生的职业病危害因素，石油开采业职业病危害因素分布情况见表 4-2。

表 4-2 石油开采业职业病危害因素分布情况

序号	生产工艺	职业病危害因素	
		化学因素	物理因素
一、石油勘探			
1	地面地质勘探	—	不良气象条件（风速、温度、湿度和气压等）、电离辐射
2	反射（折射）地震勘探	—	噪声、不良气象条件、电离辐射
3	计算机绘图	—	噪声、微小气候
二、石油钻探			
4	钻前准备	电焊烟尘	不良气象条件
5	钻井	非甲烷总烃、苯、甲苯、二甲苯、乙苯、矿物油雾、氨、二氧化硫、氢氧化钠、碳酸钠、水泥粉尘、重晶石粉尘、钻井液、破胶液、封隔液、隔离液	噪声、高温、电离辐射
6	电测井、声测井、温度测井	—	噪声、不良气象条件
7	核测井	—	电离辐射
8	试油	—	噪声、不良气象条件
9	酸化	盐酸、硝酸	噪声、不良气象条件
10	压裂	甲醛	噪声、不良气象条件
11	录井	—	噪声、不良气象条件
12	固井	非甲烷总烃、苯、甲苯、二甲苯、乙苯、矿物油雾、氨、二氧化硫、水泥粉尘	噪声、高温
13	完井	非甲烷总烃、苯、甲苯、二甲苯、乙苯、矿物油雾、氨、二氧化硫、硫化氢	噪声、不良气象条件

序号	生产工艺	职业病危害因素	
		化学因素	物理因素
14	修井	非甲烷总烃、苯、甲苯、二甲苯、乙苯、矿物油雾、氨、二氧化硫、硫化氢	噪声、不良气象条件
三、采油			
15	采油	非甲烷总烃、苯、甲苯、二甲苯、乙苯、矿物油雾、氨、二氧化硫、硫化氢、絮凝剂（混凝剂）、防垢剂、防腐剂、破乳剂、消泡剂	噪声、振动、不良气象条件
16	污水处理	非甲烷总烃、苯、甲苯、二甲苯、乙苯、二氧化硫、硫化氢、一氧化碳、二氧化碳和添加剂	—
17	注水	—	噪声
18	输油	非甲烷总烃、苯、甲苯、二甲苯、乙苯、矿物油雾、氨、二氧化硫、硫化氢	噪声
19	加热	二氧化硫、一氧化碳、硫化氢	噪声、高温
20	化验	非甲烷总烃、苯、甲苯、二甲苯、乙苯、矿物油雾、氨、二氧化硫、硫化氢、正己烷、航空煤油、破乳剂、盐酸、甲醇等	—
21	贮藏	非甲烷总烃、苯、甲苯、二甲苯、乙苯、矿物油雾、氨、二氧化硫、硫化氢	—
四、采气			
22	集气	非甲烷总烃、苯、甲苯、二甲苯、乙苯、矿物油雾、氨、二氧化硫、硫化氢	噪声、不良气象条件
23	注醇	醇类化合物	噪声、不良气象条件
24	净化	—	噪声、不良气象条件
25	输气	非甲烷总烃、苯、甲苯、二甲苯、乙苯、矿物油雾、氨、二氧化硫、硫化氢	噪声、不良气象条件
五、石油管道			
26	电焊	锰及其化合物、电焊烟尘、臭氧、二氧化氮	紫外线
27	油漆	防腐漆、开油水等有机溶剂	噪声、不良气象条件
28	管道防腐	沥青、酚甲醛树脂、环氧沥青、二氯烷、苯二甲酸酐、铅丹、二异氰酸甲酯等有机溶剂	噪声、不良气象条件
29	管道探伤	—	噪声、不良气象条件、放射性物质
六、机械加工			
30	铸造	粉尘	噪声、不良气象条件、高温、热辐射
31	锻工	—	噪声、不良气象条件、热辐射
32	铆焊	—	噪声、不良气象条件
33	机泵维修	粉尘、有机溶剂	噪声、不良气象条件
34	镀铬	铬及其化合物	噪声、不良气象条件
35	试车	—	噪声、不良气象条件
七、通讯			

序号	生产工艺	职业病危害因素	
		化学因素	物理因素
36	电力	一氧化碳	微波、噪声和不良气象条件
37	微波通讯	—	微波、噪声和不良气象条件
38	话务	—	微波、噪声和不良气象条件

（2）职业危害程度

石油开采业存在的职业危害风险主要是石油和天然气中挥发的烃类化学物、苯、甲苯、二甲苯、乙苯、矿物油雾、氨、二氧化硫、硫化氢等，固井过程中的水泥粉尘，勘探和钻井过程中的电离辐射。石油开采业最大的特点露天作业，可产生不良气象条件和高温。各生产环节可接触不同程度的噪声。李宏江在油田生产中硫化氢的危害及防护报道中指出，近年石油的勘探和开发过程中常有发生硫化氢中毒事件。王顺华等报道了一宗在起钻过程中发生的天然气井喷失控事件，因井内喷出的天然气含有大量高浓度硫化氢而导致 243 人中毒死亡。宋文青等对某海洋石油作业平台进行的职业病危害预评价结果显示，类比企业各工种接触的毒物包括硫化氢、正己烷、正庚烷、苯、甲苯、二甲苯检测结果均符合国家标准；主发电机间 3 个噪声检测点中，合格点 2 个，合格率为 67%。

5．建设项目职业病危害风险分类

石油开采业属于《国民经济行业分类》（GB/T 4754—2011）中的“石油和天然气开采业”，根据国家安全监管总局公布的《建设项目职业病危害风险分类管理目录（2012 年版）》，“石油和天然气开采业”属于职业病危害风险严重项目。

综上分析，石油开采业所产生的职业病危害的风险程度，与《建设项目职业病危害风险分类管理目录（2012 年版）》中所列的“石油和天然气开采业”职业病危害的风险程度一致，应定为职业病危害风险严重建设项目。

参考文献

[1] 李宏江. 油田生产中硫化氢的危害及防护. 安全、健康和环境，2008，8（7）：21-23.

[2] 张联合. 中原油田职业卫生现状及管理对策. 安全、健康和环境，2010，10（6）：41-43.

[3] 廉小芳. 石油企业职业病的防治及职业健康管理. 企业研究，2012，16：172-173

[4] 王顺华. 石油开采防护硫化氢危害的研究. 中国安全生产科学技术，2011，7（1）：148-152.

[5] 宋文青，邵华. 某海洋石油作业平台职业病危害预评价. 中国卫生工程学，2010，9（4）：277-278，281.

（谢子煌、管有志、何家禧）

三、有色金属矿采选

有色金属矿采选包括常用有色金属矿采选（如铜、铅锌、镍钴、锡、锑、铝、镁等矿采选）、贵金属矿采选（如金、银、铂等矿采选）、稀有稀土金属矿采选（如钨钼、稀土金属、放射性金属等矿采选）。其中稀土金属矿采选业指对在自然界中含量较小，分布稀散或难以从原料中提取，以及研究和使用较晚的金属矿开采、精选。稀土工业开发利用以露天开采和地下开采为主，常用选矿方法有重选、磁选、电选和浮选。对于离子吸附型稀土矿开采始于20世纪70年代，先后经历了池浸、堆浸和原地溶浸3种不同的工艺技术，其中池浸和堆浸已被淘汰，原地溶浸与常规采矿方法相比具有如下优点：

（1）不需要将矿石采出地表，因而没有废石和尾矿，不破坏矿区的植被和生态环境，可最大限度地保护环境；

（2）可大幅度地节省采矿工程以及废石、矿石等运输费用，投资少，成本低；

（3）能够开采用常规采矿技术不能开采或在经济上不适宜的矿产资源，从而大大提高矿产资源的利用率；

（4）从根本上改变了采矿工人的劳动条件，确保了安全生产，降低了工人接触职业病危害因素的机会。

现以原地溶浸为例，对稀土金属矿采选业有关职业病危害因素分析如下。

1．项目组成

原地溶浸主要由采场工程、母液处理工程及辅助工程组成。

（1）采场工程包括注液孔、集液平巷、集液横巷、集液管网和高位池等项目。

（2）母液处理工程包括母液收集池、除杂池、沉淀池、配药池、回收及调节池、浸矿液配液池、压滤间、仓库等项目。

2．主要生产原辅材料与设备

（1）主要生产原辅材料

主要产品为碳酸稀土（或草酸稀土），与职业卫生相关原辅材料为硫酸铵和碳酸氢铵（或草酸）。

（2）主要生产设备

主要生产设备包括搅拌反应槽、搪瓷反应罐、贮槽、输送泵、箱式萃取槽、灼烧炉。

3．生产工艺与职业病危害因素

生产工艺：将配制好的硫酸铵浸取原液高压输送到山顶高位池，由主输液管自流进入采场分支管道，再由分支管道自流进入设置在注液孔上方的注液管。注液管上安装塑料水龙头，控制注液流量。原液进入注液孔内自流进入稀土矿体，经过交换解吸反应后，浸出液沿基岩底板流向山下，在集液横巷和集液平巷内经过集液运输沟流至山下的集液池内。最后经过除杂、沉淀、洗涤、压滤脱水，得到相应的产品（见图4-4）。

职业病危害因素：用硫酸铵和碳酸氢铵（或草酸）配液时可能挥发产生氨；水泵抽取液体时存在噪声；夏季巡检时可能存在夏季高温；原矿矿床在淋洗、收液、集液、除杂、沉淀、回收及储存过程中可能伴生铀、镭、钍等天然放射性核素富集，存在一定的电离辐射；在脱水和产品包装环节存在粉尘。

4．职业危害特点

（1）职业病危害因素分布

归纳上述生产工艺及其存在和产生的职业病危害因素，稀土金属矿采选业职业病危害因素分布情况见表4-3。

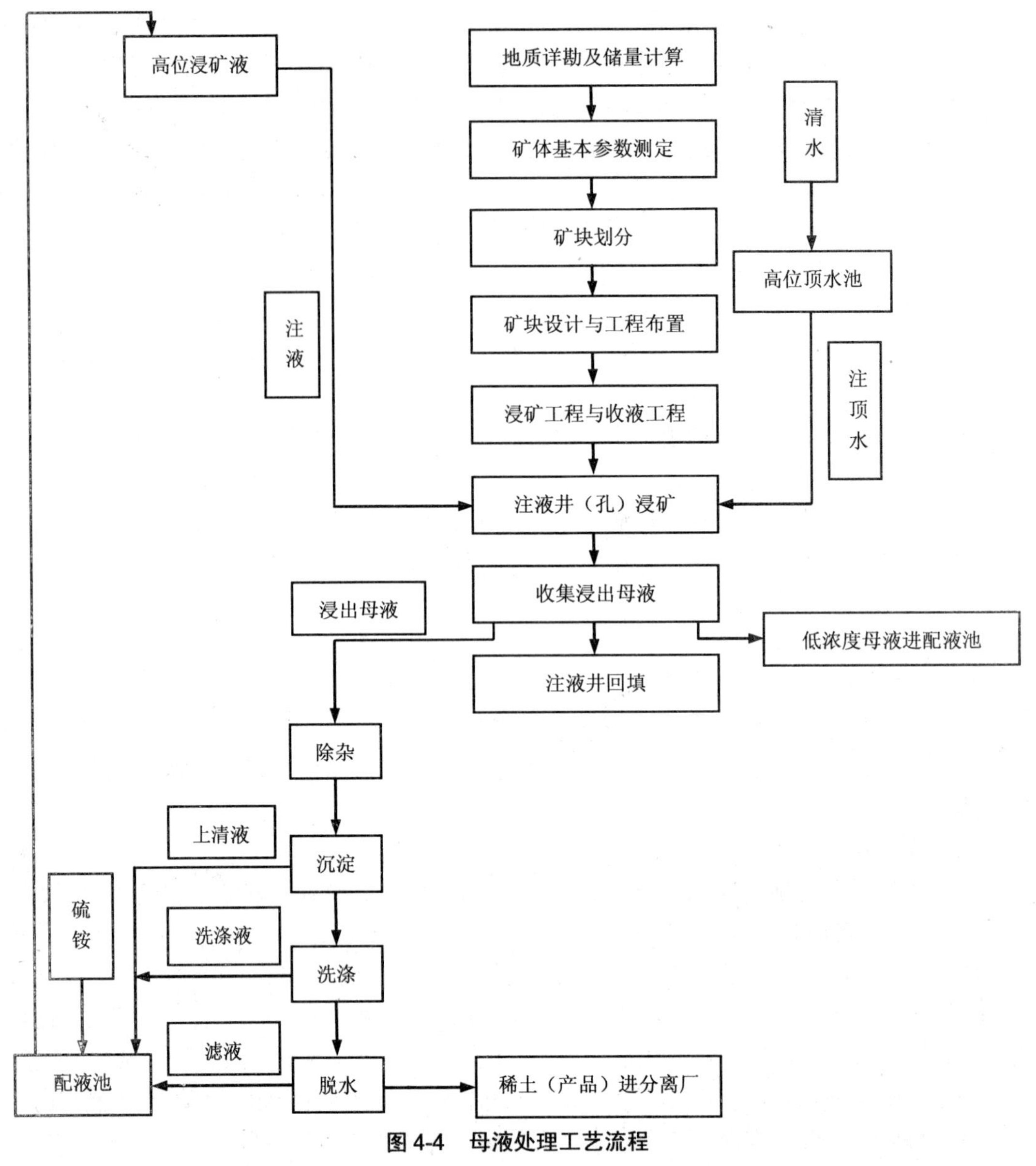

图 4-4 母液处理工艺流程

表 4-3 稀土金属矿采选业职业病危害因素分布情况

序号	生产工艺	职业病危害因素	
		化学因素	物理因素
1	硫酸铵仓库	硫酸铵、氨	噪声
2	碳酸氢铵（或草酸）仓库	碳酸氢铵（或草酸）、氨	噪声
3	配液岗位	硫酸铵、碳酸氢铵（或草酸）、氨	噪声
4	除杂岗位	氨	噪声、电离辐射
5	沉淀岗位	氨	噪声、电离辐射
6	回收池	—	噪声、电离辐射

（2）职业危害程度

采用原地溶浸法采选离子吸附型稀土矿时，存在的职业危害风险主要包括粉尘、毒物、噪声、工频电场、高温和电离辐射。鉴于原地溶浸法采选过程大部分属密闭作业，只有在用硫酸铵和碳酸氢铵（或草酸）配液时会产生氨，可导致急性中毒，特别在抢修、事故维护、设备腐蚀泄漏等非常态情况下，可能会因防护不当导致职业病危害事故的发生。在正常生产条件下发生职业病中毒的事件至今未见文献报道。

5．建设项目职业病危害风险分类

稀土金属矿采选属于《国民经济行业分类》（GB/T 4754—2011）中的“稀有稀土金属矿采选”，根据国家安全监管总局公布的《建设项目职业病危害风险分类管理目录（2012年版）》，“稀有稀土金属矿采选”属于职业病危害风险严重项目。

综上分析，原地溶浸法稀土金属矿采选所产生的职业病危害的风险程度，与《建设项目职业病危害风险分类管理目录（2012 年版）》中所列的“稀有稀土金属矿采选”职业病危害的风险程度有明显的区别，应定为职业病危害风险较重建设项目。

参考文献

[1] 姜建容，张秀莲，晏峻，等. 稀土生产的职业危害与卫生防护管理对策探讨. 职业卫生与病伤，2002，18（1）：44 .

[2] 邹良国，吴一丁，蔡嗣经. 离子型稀土矿浸取工艺对资源、环境的影响. 有色金属科学与工程，2014，5（2）：100-106.

[3] 黄小卫，张永奇，李红卫. 我国稀土资源的开发利用现状与发展趋势. 中国科学基金，2011：134-137.

[4] 王晴，王帅，周纯洁. 稀土提取与分离技术研究进展. 应用化工，2015，44（2）：336-354.

[5] 杜利利，谭利民，王海椒. 作业场所粉尘危害现状调查. 职业卫生与病伤，2013，28（3）：129-132.

（田东超、何家禧）

四、非金属矿采选

非金属矿采选包括土砂石开采（如石灰石或石膏、建筑装饰用石、耐火土石、黏土等开采）、化学矿开采、采盐、石棉及其他非金属矿采选（如石棉、云母、石墨、滑石、宝石、玉石等采选）。其中花岗岩是岩浆在地壳深处逐渐冷却凝结成的结晶岩体，主要矿物成分是石英、长石和云母等，石英含量是10%～50%。花岗岩质地坚硬，抗风化、耐腐蚀、耐磨损、色泽美观且持久，常被用于建筑物的材料，如墙砖、地铺、露天雕刻等。现以花岗岩（露天）开采及加工为例，分析其职业危害风险情况。

1．项目组成

花岗岩（露天）开采加工生产工艺一般由矿石开采、石材加工以及相关的辅助设施等项目组成。

（1）矿石开采包括山体剥离、穿孔、爆破、采装和运输等。

（2）石材加工包括荒料加工和矿石加工。荒料加工是对满足一定规格要求且无裂隙的完整块石进行抛光打磨，矿石加工是对矿石进行破碎、整形和筛分。

（3）辅助设施包括配电室和维修间等项目。

2. 主要生产原辅材料与设备

（1）主要生产原辅材料

花岗岩（露天）开采加工过程中，使用的主要生产原辅材料主要有炸药、雷管、引线和牙板轴承、钢材等零配件。

（2）主要生产设备

生产装置的主要生产设备包括挖掘机、潜孔钻、铲车、叉车、框架式大型自动加砂锯、切机、花岗石圆盘锯石机、自动多头连续研磨机、金刚石校平机、磨机、手摇、劈石机、刨石机、自动锤凿机、自动喷砂机、花岗石自动烧毛机、自动磨边倒角机、仿形铣机、钻孔机、手持金刚石圆锯、手持磨光抛光机、破碎机、振动筛、给料机、除铁器、发电机、空压机、水车和自卸车等。

辅助装置的主要生产设备包括配电室的变压器、配电柜等，维修间的电焊机等。

3. 生产工艺与职业病危害因素

（1）矿石开采

矿石开采的工艺流程见图 4-5。

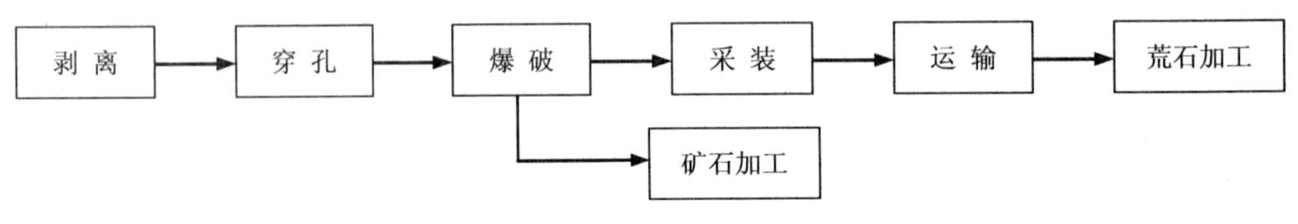

图 4-5 矿石开采的工艺流程

① 剥离

生产工艺：矿床开采前将可采矿体表面的覆盖层和风化层剥离，露出可供开采的部分。剥离的方式包括人工剥离和机械剥离，如爆破推土机、电铲剥离等。一般采用自上而下分台阶开采。

职业病危害因素：剥离过程中产生粉尘、噪声，夏季露天作业接触高温。

② 穿孔

生产工艺：穿孔是使用牙轮钻机或潜孔钻机凿岩，为爆破工作提供安装炸药的孔穴。

职业病危害因素：使用钻机凿岩过程中产生粉尘（矽尘）、噪声、振动，夏季露天作业接触高温。

③ 爆破

生产工艺：爆破的形式主要有浅孔爆破、深孔爆破、峒室爆破、药壶爆破和药包外敷爆破等多种形式，露天矿山通常采用硝酸铵炸药。

职业病危害因素：矿石爆破粉碎中产生粉尘（矽尘）、噪声，夏季露天作业接触高温，硝酸铵炸药爆炸中产生氮氧化物。

④ 采装

生产工艺：使用转载机械，如挖掘机、索斗铲、液压铲、轮胎式前装机、推土机等，将满足一定要求的完整块石从爆堆中挖掘出来，并装入运输机械的车厢内或直接卸到指定的地点。

职业病危害因素：转载矿石过程中产生粉尘（矽尘）、噪声，夏季露天作业接触高温。

⑤ 运输

生产工艺：露天矿通常采用的运输方式主要有自卸汽车运输、铁路运输、胶带运输机运输、斜坡箕斗提升和联合运输等。

职业病危害因素：运输过程中产生粉尘（矽尘）、噪声，夏季露天作业接触高温。

（2）荒料加工

荒料加工的工艺流程见图 4-6。

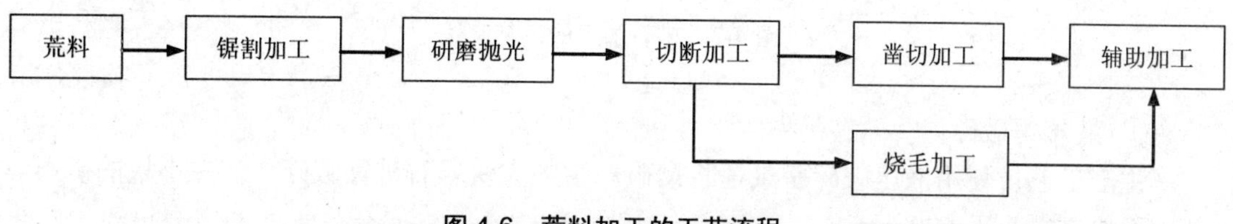

图 4-6　荒料加工的工艺流程

① 锯割加工

生产工艺：该工序为初加工工序，使用锯石机等将荒料切锯成毛板或条状、块状等形状的半成品。

职业病危害因素：锯割过程可产生粉尘（矽尘）、噪声，夏季露天作业接触高温。

② 研磨抛光

生产工艺：使用研磨机、校平机、磨机等将锯好的毛板通过粗磨校平、细磨、精磨、抛光等工序，使其厚度、平整度、光泽度达到要求。

职业病危害因素：研磨抛光过程中产生粉尘（矽尘）、噪声、手传振动，夏季露天作业接触高温。

③ 切断加工

生产工艺：使用切机将毛板或抛光板按所需尺寸进行定形切断加工。

职业病危害因素：切断过程中产生粉尘（矽尘）、噪声，夏季户外作业接触高温。

④ 凿切加工

生产工艺：凿切加工为传统的加工方法，使用常用手工工具，如锤、剁斧、錾子、凿子等，以及劈石机、刨石机、锤凿机、喷砂机等，将毛坯加工成所需产品。

职业病危害因素：凿切过程中产生粉尘（矽尘）、噪声，夏季露天作业接触高温。

⑤ 烧毛加工

生产工艺：利用组成花岗石的不同矿物颗粒热胀系数的差异，使用烧毛机使其表面部分颗粒热胀松动脱落，形成起伏有序的粗饰花纹。

职业病危害因素：烧毛过程中产生高温。

⑥ 辅助加工

生产工艺：使用磨边倒角机、铣机、钻孔机、磨光抛光机等，按要求对已切齐、磨光的石材进行磨边、倒角、开孔洞、钻眼、铣边等，并对花岗石的裂隙、孔眼进行黏接、修补。

职业病危害因素：辅助加工过程中产生粉尘（矽尘）、噪声，黏接、修补中使用黏胶可能产生苯系物等挥发性毒物，夏季露天作业接触高温。

（3）矿石加工

矿石加工的工艺流程见图 4-7。

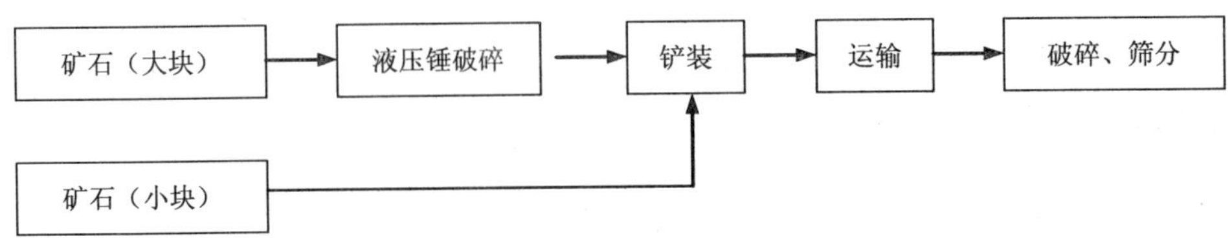

图 4-7 矿石加工的工艺流程

① 液压锤破碎

生产工艺：使用液压破碎空气锤将爆破产生的大块岩石进行破碎，产生小块的矿石，其矿石块直径小于 600 mm。

职业病危害因素：破碎接触粉尘（矽尘）、噪声，夏季露天作业接触高温。

② 铲装

生产工艺：采用挖掘机、铲车完成矿石装载作业。

职业病危害因素：矿石破碎时产生粉尘（矽尘）、噪声，夏季露天作业接触高温。

③ 运输

生产工艺：使用自卸汽车、铁路、胶带运输机、斜坡箕斗提升和联合运输等，将产生的小块矿石由矿山运至破碎加工区。

职业病危害因素：运输过程中产生粉尘（矽尘），夏季露天作业接触高温。

④ 破碎、筛分

生产工艺：从矿山运来的小块矿石经给料口进入一级破碎、二级破碎、三级破碎及筛分，分别选出各规格矿石产品。

职业病危害因素：破碎、筛分的过程中接触粉尘（矽尘）、噪声，夏季露天作业接触高温。

（4）辅助设施

① 配电室

生产工艺：将国家电网电源变压后供生产和生活用电。

职业病危害因素：配电房存在工频电场。

② 维修间

生产工艺：机修作业常使用电焊、切割等加工工艺。

职业病危害因素：电焊作业产生电焊烟尘、锰及其无机化合物、一氧化碳、二氧化氮、臭氧、紫外辐射。

4．职业危害特点

（1）职业病危害因素分布

归纳上述生产工艺及其存在和产生的职业病危害因素，花岗岩（露天）开采及加工职业病危害因素分布情况见表 4-4。

表 4-4 露天矿石开采业职业病危害因素分布情况

序号	岗位或工种	职业病危害因素	
		化学因素	物理因素
一、矿石开采			
1	剥离	粉尘	噪声、高温
2	穿孔	矽尘	噪声、高温、振动
3	爆破	矽尘、氮氧化物	噪声、高温
4	采装	矽尘	噪声、高温
5	运输	矽尘	噪声、高温
二、荒料加工			
6	锯割加工	粉尘（矽尘）	噪声、高温
7	研磨抛光	粉尘（矽尘）	噪声、振动、高温
8	切断加工	粉尘（矽尘）	噪声、高温
9	凿切加工	粉尘（矽尘）	噪声、高温
10	烧毛加工	—	高温
11	辅助加工	粉尘（矽尘）、黏胶（苯系物等）	噪声、高温
三、矿石加工			
12	液压锤破碎	粉尘（矽尘）	噪声、高温
13	铲装	粉尘（矽尘）	噪声、高温
14	运输	粉尘（矽尘）	高温
15	破碎、筛分	粉尘（矽尘）	噪声、高温
四、辅助设施			
16	配电室巡检	—	工频电场
17	维修间	电焊烟尘、锰及其无机化合物、一氧化碳、二氧化氮、臭氧	紫外辐射

（2）职业危害程度

花岗岩（露天）开采加工业存在的职业危害风险主要是劳动者在工作场所接触矽尘导致的矽肺，噪声导致的噪声性耳聋以及夏季室外作业高温导致的中暑。其中矽肺的危害最为严重，而噪声性耳聋的危害也不容忽视。张建中等收集了长沙市 1963 年 1 月—2010 年 12 月花岗岩开采和加工行业共计 118 例累积矽肺病例资料，调查结果显示花岗石矽肺主要集中在石材加工、凿岩工、运输工和其他工。花岗石矽肺与肺结核两者关系非常密切，矽肺中并发肺结核 33 例，总并发率 27.97%。其中 I 期矽肺肺结核并发率为 21.79%，II 期矽肺结核合并率为 37.14%，III期矽肺肺结核的并发率则高达 60.0%。林赛明对某花岗岩石材加工厂 311 名工人调查发现，干式作业与湿式作业胸片异常有非常显著差异，呼吸道症状阳性率分别为 26.7%和 7.3%，$\chi^2 = 21.85$，$P < 0.01$。张海春等对某矿山开采企业随机抽取了 389 名作业工人进行调查，在对气导纯音听阈测试结果进行评级时发现异常检出率为 86.63%，尤其是从事爆破工作的矿业工人。

5. 建设项目职业病危害风险分类

花岗岩（露天）开采加工业属于《国民经济行业分类》（GB/T 4754—2011）中的“非金属矿采选业”，根据国家安全监管总局公布的《建设项目职业病危害风险分类管理目录

(2012 年版)》,“非金属矿采选业”中的“土砂石开采业”属于职业病危害风险严重项目。

综上分析,花岗岩(露天)开采加工业所产生的职业病危害的风险程度,与《建设项目职业病危害风险分类管理目录(2012 年版)》中所列的“土砂石开采业”职业病危害的风险程度无明显的区别,应定为职业病危害风险严重建设项目。

参考文献

[1] 张建中,陈法明,周峰. 长沙市花岗岩石材加工业矽肺流行病学调查. 职业与健康,2011,27(24):2809-2811.

[2] 林赛明. 石材加工厂矽尘作业工人的健康调查. 福建医药杂志,1995,17(5):101.

[3] 张海春,岳朋朋. 某矿山开采企业爆破、掘进和采矿作业工人听力损失的情况. 职业与健康,2013,29(23):3076-3079.

[4] 程尚栩,苗雪原,薄雷明. 高纯石英砂工艺流程分析研究. 中国高新技术企业,2013,28:13-15.

(朱晓玲、何家禧)

第二节 制造业

制造业是指对制造资源(物料、能源、设备、工具、资金、技术、信息和人力等),按照市场要求,通过制造过程,转化为可供人们使用和利用的大型工具、工业品与生活消费产品的行业(包括经物理变化或化学变化后成为新的产品)。该行业还包括机电产品的再制造以及建筑物中的各种制成品、零部件的生产,但不包括建筑工地预制品组装、相关设备安装等活动。

制造业包括产品制造、设计、原料采购、仓储运输、订单处理、批发经营、零售,以及主要从事产品制造的企业(单位)中,为产品销售而进行的机械与设备的组装与安装活动,其项目内容如下。

(1)农副食品加工业,包括谷物磨制、饲料加工、植物油加工(如食用或非食用)、制糖业、屠宰及肉类加工(如牲畜或禽类屠宰、肉制品及副产品加工)、水产品加工(如水产品冷冻、鱼糜制品及水产品干腌制、水产饲料、鱼油提取及制品等加工)、蔬菜或水果和坚果加工、其他农副食品加工(如淀粉及淀粉制品、豆制品、蛋品等加工);

(2)食品制造业,包括焙烤食品制造(如糕点、面包、饼干等制造)、糖果或巧克力及蜜饯制造、方便食品制造(如米、面、速冻食品、方便面等制造)、乳制品制造、罐头食品制造(如肉、禽、水产品、蔬菜、水果等制造)、调味品或发酵制品制造(如酱油、食醋等制造)、其他食品制造(如营养食品、保健食品、冷冻饮品、食用冰、盐、食品及饲料添加剂等制造);

(3)酒、饮料和精制茶制造业,包括酒的制造(如酒精、白酒、啤酒、黄酒、葡萄酒)、饮料制造(如碳酸饮料、瓶装饮用水、果菜汁饮料、含乳饮料、植物蛋白饮料、固体饮料、茶饮料等制造)、精制茶加工;

(4)烟草制品业,包括烟叶复烤、卷烟制造、其他烟草制品制造;

(5)纺织业,包括棉纺织及印染精加工(如棉纺纱、棉织造、棉印染等加工)、毛纺织及染整精加工（如毛条和毛纱线、毛织造、毛染整等加工）、麻纺织及染整精加工（如麻纤维纺前加工和纺纱、麻织造、麻染整等）、丝绢纺织及印染精加工（如缫丝、绢纺和丝织、丝印染等加工）、化纤织造及印染精加工（如化纤织造、化纤织物染整等）、针织或钩针编织物及其制品制造（如针织或钩针编织物织造、针织或钩针编织物印染、针织或钩针编织品制造等）、家用纺织制成品制造（床上用品、毛巾类制品、窗帘或布艺类产品等制造）、非家用纺织制成品制造（如非织造布制造，绳、索、缆制造，纺织带和帘子布制造，篷、帆布制造等）；

（6）纺织服装、服饰业，包括机织服装制造、针织或钩针编织服装制造、服饰制造；

（7）皮革、毛皮、羽毛及其制品和制鞋业，包括皮革鞣制加工、皮革制品制造（如皮革服装、皮箱或包袋、皮手套及皮装饰制品等制造）、毛皮鞣制及制品加工（如毛皮鞣制、毛皮服装等加工）、羽毛（绒）加工及制品制造（如羽毛或绒、羽毛或绒制品等加工）、制鞋业（纺织面料鞋、皮鞋、塑料鞋、橡胶鞋等制造）；

（8）木材加工和木、竹、藤、棕、草制品业，包括木材加工（如锯材、木片、单板等加工）、人造板制造（如胶合板、纤维板、刨花板等制造）、木制品制造（如建筑用木料及木材组件、木门窗或楼梯、地板、木制容器、软木制品等制造）、竹制品制造、藤制品制造、棕制品制造、草制品制造；

（9）家具制造业，包括木质家具制造、竹或藤家具制造、金属家具制造、塑料家具制造；

（10）造纸和纸制品业，包括纸浆制造（如木竹浆、非木竹浆制造）、造纸（如机制纸及纸板、手工纸、加工纸制造）、纸制品制造（如纸和纸板容器制造等）；

（11）a. 印刷和记录媒介复制业，包括印刷（如书或报刊、本册、包装装潢及其他印刷）、装订及印刷相关服务、记录媒介复制；

b. 文教、工美、体育和娱乐用品制造业，包括文教办公用品制造（如文具、笔、教学用模型及教具、墨水或墨汁等制造）、乐器制造（中乐器、西乐器、电子乐器、其他乐器及零件制造）、工艺美术品制造（如雕塑工艺品、金属工艺品、漆器工艺品、花画工艺品、天然植物纤维编织工艺品、抽纱刺绣工艺品、地毯或挂毯、珠宝首饰及有关物品制造）、体育用品制造（球类、体育器材及配件、训练健身器材、运动防护用具等制造）、玩具制造、游艺器材及娱乐用品制造（如露天游乐场所游乐设备、游艺用品及室内游艺器材等制造）；

（12）石油加工、炼焦和核燃料加工业，包括精炼石油产品制造（如原油加工及石油制品、人造原油制造）、炼焦、核燃料加工；

（13）化学原料和化学制品制造业，包括基础化学原料制造（如无机酸、无机碱、无机盐、有机化学原料等制造），肥料制造（如氮肥、磷肥、钾肥、复混肥料、有机肥料及微生物肥料等制造），农药制造（如化学农药、生物化学及微生物农药制造），涂料、油墨、颜料及类似产品制造（如涂料、油墨及类似产品、颜料、染料、密封用填料及类似品制造），合成材料制造（如初级形态塑料及合成树脂、合成橡胶、合成纤维单体或聚合体等制造），专用化学产品制造（如化学试剂和助剂、专项化学用品、林产化学产品、信息化学品、环境污染处理专用药剂材料、动物胶等制造），炸药、火工及焰火产品制造（如炸药及火工产品、焰火或鞭炮产品制造），日用化学产品制造（如肥皂及合成洗涤剂、化妆品、口腔清洁用品、香料或香精等制造）；

（14）医药制造业，包括化学药品原料药制造、化学药品制剂制造、中药饮片加工、中成药生产、兽用药品制造、生物药品制造、卫生材料及医药用品制造；

（15）化学纤维制造业，包括纤维素纤维原料及纤维制造（如化纤浆粕、人造纤维或纤维素纤维制造）、合成纤维制造（如锦纶、涤纶、腈纶、维纶、丙纶、氨纶和其他合成纤维制造）；

（16）橡胶和塑料制品业，包括橡胶制品业（如轮胎，橡胶板、管、带，橡胶零件，再生橡胶，日用及医用橡胶制品等制造），塑料制品业（如塑料薄膜，塑料板、管、型材，塑料丝、绳及编织品，泡沫塑料，塑料人造革、合成革，塑料包装箱及容器，日用塑料制品，塑料零件等制造）；

（17）非金属矿物制品业，包括水泥、石灰和石膏制造，石膏、水泥制品及类似制品制造（如水泥制品、砼结构构件、石棉水泥制品、轻质建筑材料等制造），砖瓦、石材等建筑材料制造（如黏土砖瓦及建筑砌块、建筑陶瓷制品、建筑用石、防水建筑材料、隔热和隔音材料等制造），玻璃制造（如平板玻璃、其他玻璃制造），玻璃制品制造（如技术玻璃制品、光学玻璃、玻璃仪器、日用玻璃制品、玻璃包装容器、玻璃保温容器、制镜及类似品等制造），玻璃纤维和玻璃纤维增强塑料制品制造，陶瓷制品制造（如卫生陶瓷制品、特种陶瓷制品、日用陶瓷制品、园林或陈设艺术及其他陶瓷制品制造），耐火材料制品制造（如石棉制品、云母制品、耐火陶瓷制品及其他耐火材料等制造），石墨及其他非金属矿物制品制造（含石墨及碳素制品制造）；

（18）黑色金属冶炼和压延加工业，包括炼铁、炼钢、黑色金属铸造、钢压延加工、铁合金冶炼；

（19）有色金属冶炼和压延加工业，包括常用有色金属冶炼（如铜、铅锌、镍钴、锡、锑、铝、镁等冶炼）、贵金属冶炼（如金、银、其他贵金属等冶炼）、稀有稀土金属冶炼（如钨钼、稀土金属等冶炼）、有色金属合金制造、有色金属铸造、有色金属压延加工（如铜、铝、贵金属、稀有稀土金属等压延加工）；

（20）金属制品业，包括结构性金属制品制造（如金属结构、金属门窗制造）、金属工具制造（如切削工具、手工具、农用及园林用金属工具、刀剪及类似日用金属工具等制造）、集装箱及金属包装容器制造（如集装箱、金属压力容器、金属包装容器）、金属丝绳及其制品制造、建筑、安全用金属制品制造（如建筑、家具用金属配件，建筑装饰及水暖管道零件，安全、消防用金属制品等制造）、金属表面处理及热处理加工、搪瓷制品制造（如生产专用搪瓷制品、建筑装饰搪瓷制品、搪瓷卫生洁具、搪瓷日用品及其他搪瓷制品等制造）、金属制日用品制造（如金属制厨房用器具、金属制餐具和器皿、金属制卫生器具等制造）、其他金属制品制造（如锻件及粉末冶金制品、交通及公共管理用金属标牌等制造）；

（21）通用设备制造业，包括锅炉及原动设备制造（如锅炉及辅助设备、内燃机及配件、汽轮机及辅机、水轮机及辅机、风能原动设备等制造），金属加工机械制造（金属切削机床、金属成形机床、铸造机械、金属切割及焊接设备、机床附件等制造），物料搬运设备制造（轻小型起重设备、起重机、生产专用车辆、连续搬运设备、电梯或自动扶梯及升降机等制造），泵、阀门、压缩机及类似机械制造（如泵及真空设备、气体压缩机械、阀门和旋塞、液压和气压动力机械及元件等制造），轴承、齿轮和传动部件制造，烘炉、风机、衡器、包装等设备制造（如烘炉、熔炉及电炉，风机、风扇，气体、液体分离及纯净设备，制冷、空调设备，风动和电动工具，喷枪及类似器具，衡器，包装专用设备等制造），文化、办公用机械制造（如电影机械、幻灯及投影设备、照相机及器材、复印和胶印设备、计算器及货币专用设备、其他文化及办公用机械等制造），通用零部件制造（如金属密封件、紧固件、弹簧、机械零部件等制造）；

（22）专用设备制造业，包括采矿、冶金、建筑专用设备制造（如矿山机械、石油钻采专用设备、建筑工程用机械、海洋工程专用设备、建筑材料生产专用机械、冶金专用设备制造），化工、木材、非金属加工专用设备制造（如炼油、化工生产专用设备，橡胶加工专用设备，塑料加工专用设备，木材加工机械，模具等制造），食品、饮料、烟草及饲料生产专用设备制造（如食品、酒、饮料及茶生产专用设备，农副食品加工专用设备，烟草生产专用设备，饲料生产专用设备制造），印刷、制药、日化及日用品生产专用设备制造（如制浆和造纸专用设备，印刷专用设备，日用化工专用设备，制药专用设备，照明器具生产专用设备，玻璃、陶瓷和搪瓷制品生产专用设备，其他日用品生产专用设备等制造），纺织、服装和皮革加工专用设备制造（如纺织专用设备，皮革、毛皮及其制品加工专用设备，缝制机械，洗涤机械等制造），电子和电工机械专用设备制造，农、林、牧、渔专用机械制造（如拖拉机、机械化农业及园艺机具、营林及木竹采伐机械、畜牧机械、渔业机械、农林牧渔机械配件、棉花加工机械等制造），医疗仪器设备及器械制造（如医疗诊断、监护及治疗设备，口腔科用设备及器具，医疗实验室及医用消毒设备和器具，医疗、外科及兽医用器械，机械治疗及病房护理设备，假肢、人工器官及植介入器械等制造），环保、社会公共服务及其他专用设备制造（如环境保护专用设备，地质勘查专用设备，邮政专用机械及器材，商业、饮食、服务专用设备，社会公共安全设备及器材，水资源专用机械，其他专用设备等制造）；

（23）汽车制造业，包括汽车整车制造、改装汽车制造、低速载货汽车制造、电车制造、汽车车身或挂车制造、汽车零部件及配件制造；

（24）铁路、船舶、航空航天和其他运输设备制造业，包括铁路运输设备制造（如铁路机车车辆及动车组、窄轨机车车辆、铁路机车车辆配件、铁路专用设备及器材或配件、其他铁路运输设备等制造）、城市轨道交通设备制造、船舶及相关装置制造（如金属船舶、非金属船舶、娱乐船和运动船、船用配套设备、船舶改装与拆除、航标器材及其他相关装置等制造）、航空、航天器及设备制造（如飞机、航天器、航空或航天相关设备等制造）、摩托车制造（如摩托车整车、摩托车零部件及配件制造）、自行车制造（如脚踏自行车及残疾人座车、助动自行车、非公路休闲车及零配件制造）、潜水救捞及其他未列明运输设备制造；

（25）电气机械和器材制造业，包括电机制造（如发电机及发电机组、电动机、微电机及其他电机制造），输配电及控制设备制造（如变压器或整流器和电感器、电容器及其配套设备、配电开关控制设备、电力电子元器件、光伏设备及元器件、其他输配电及控制设备制造），电线、电缆、光缆及电工器材制造（如电线、电缆，光纤、光缆，绝缘制品，其他电工器材制造），电池制造（如锂离子电池、镍氢电池、其他电池制造），家用电力器具制造（如家用制冷电器具、家用空气调节器、家用通风电器具、家用厨房电器具、家用清洁卫生电器具、家用美容或保健电器具、家用电力器具专用配件等制造），非电力家用器具制造（如燃气、太阳能及类似能源家用器具，其他非电力家用器具制造），照明器具制造（如电光源、照明灯具、灯用电器附件及其他照明器具制造），其他电气机械及器材制造（如电气信号设备装置、其他未列明电气机械及器材制造）；

（26）计算机、通信和其他电子设备制造业，包括计算机制造（如计算机整机、计算机零部件、计算机外围设备等制造）、通信设备制造（如通信系统设备、通信终端设备制造）、广播电视设备制造（如广播电视节目制作及发射设备、广播电视接收设备及器材、应用电视设备及其他广播电视设备制造）、雷达及配套设备制造、视听设备制造（如电视机、音响设备、影视录放设备制造）、电子器件制造（如电子真空器件、半导体分立器件、集成电路、光电子器件及其他电子器件制造）、电子元件制造（如电子元件及组件、印制电路板制造）、其他电子设备制造；

（27）仪器仪表制造业，包括通用仪器仪表制造（如工业自动控制系统装置、电工仪器仪表、绘图或计算及测量仪器、实验分析仪器、试验机、供应用仪表及其他通用仪器制造）、专用仪器仪表制造（如环境监测专用仪器仪表、运输设备及生产用计数仪表、导航或气象及海洋专用仪器、农林牧渔专用仪器仪表、地质勘探和地震专用仪器、教学专用仪器、核子及核辐射测量仪器、电子测量仪器等制造）、钟表与计时仪器制造、光学仪器及眼镜制造（如光学仪器、眼镜制造）、其他仪器仪表制造业；

（28）其他制造业，包括日用杂品制造（如鬃毛加工、制刷及清扫工具等制造）、煤制品制造、核辐射加工、其他未列明制造业；

（29）废弃资源综合利用业，包括金属废料和碎屑加工处理、非金属废料和碎屑加工处理；

（30）金属制品、机械和设备修理业，包括金属制品修理，通用设备修理，专用设备修理，铁路、船舶、航空航天等运输设备修理（如铁路运输设备、船舶、航空航天器、其他运输设备修理），电气设备修理、仪器仪表修理、其他机械和设备修理业。

制造业的制造活动是多样的，根据生产制造的目的和前提，主要包括订货生产、装配生产、工程生产和备货生产等 4 种制造方法。我国制造业作为国家的支柱产业，随着我国经济的发展，以工业机器人为代表的智能装备，正为传统的装备制造以及物流等相关行业的生产方式带来了革命性的产业变革，并逐步代替依靠人力的传统制造业。

鉴于制造业涉及面广，职业危害多样化。在《建设项目职业病危害风险分类管理目录（2012 年版）》中，把采矿业、皮革加工业、石油化工业、化学纤维制造业、非金属矿物制品业、黑色金属或有色金属冶炼和压延加工业、火力核力发电、危险废物或放射性废物治理等大部分行业确定为职业病危害风险严重的项目；一些以物理加工为主的制造业均被确定为职业病危害风险一般的项目，如食品制造业、服装或服饰业、纸制品制造业、塑料制品业、仪器仪表制造业、日用杂品制造等；其他大部分制造业被确定为职业病危害风险较重的项目。常见制造业职业危害风险分析举例如下。

一、食品制造

食品制造业包括焙烤食品制造（如糕点、面包、饼干等制造）、糖果或巧克力及蜜饯制造、方便食品制造（如米、面、速冻食品、方便面等制造）、乳制品制造、罐头食品制造（如肉、禽、水产品、蔬菜、水果等制造）、调味品或发酵制品制造（如酱油、食醋等制造)、其他食品制造（如营养食品、保健食品、冷冻饮品、食用冰、盐、食品及饲料添加剂等制造)。以下以糖果制品业为例分析其存在的职业危害风险情况。

糖果制品业是指以白砂糖（或其他食糖)、淀粉、糖浆、乳制品、可可液块、可可粉、可可脂、类可可脂、代可可脂、食品添加剂等为原料，按照一定工艺加工而成的各种糖果、巧克力及巧克力制品。

1. 项目组成

传统糖果制品生产工艺主要由糖果制品生产和相关的辅助设施等项目组成。

（1）糖果制品生产主要包括原料称重、原料投放、原料搅拌混合、精磨、精炼、调温、成型、冷却、包装等项目。

（2）辅助设施主要包括锅炉房、废水处理站、配电房、实验室、维修间、发电机房、空压机房、动力车间等项目。

2. 主要生产原辅材料与设备

（1）主要生产原辅材料

糖果制品生产工艺中，与职业卫生有关的辅助设施生产原辅材料包括墨水、稀释剂、清洗剂、乙腈、乙醚、三氯甲烷、氢氧化钠、硫酸、硝酸、铜银焊条等。

（2）主要生产设备

生产装置的主要生产设备包括三辊机、五辊机、精炼机、烘烤机、分切机、搅拌机、熬糖机、挤压成型机、切模机、成型机、煮料机、浇注机、多头称机、CO_2机等。

辅助装置的主要生产设备包括锅炉设备、废水处理设备、配电设备、实验设备、发电机、空压机、制冷机、焊接机、砂轮机等。

3. 生产工艺与职业病危害因素

（1）糖果制品生产

糖果制品生产的工艺流程见图 4-8。

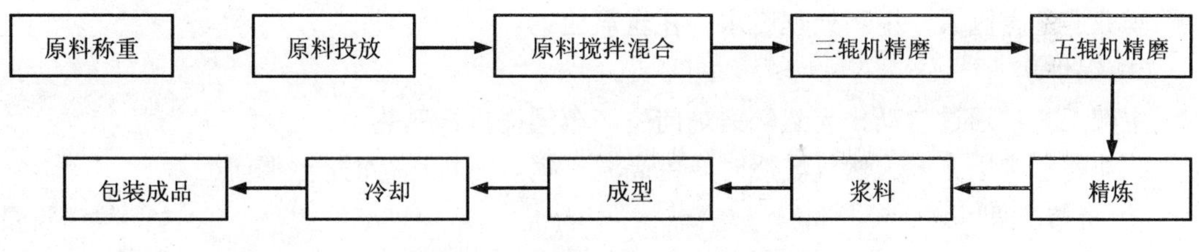

图 4-8 糖果制品生产的工艺流程

① 原料称重和投放

生产工艺：用叉车将白糖、可可液块、可可脂、无水奶油、全脂奶粉、食用精炼植物油等原料从储存位置运送至称重房进行称量，称量后的原料运送至倒料室进行人工投料。白糖需投入熬糖机制成糖浆。

职业病危害因素：人工投料时产生粉尘，熬糖机装置运行时产生高温。

② 原料搅拌混合

生产工艺：原料由压缩空气密封输送至搅拌器进行混合，过程中会产生部分粉尘，该粉尘由搅拌器配套的布袋除尘器进行过滤处理，全部粉尘收集交有资质的公司回收处理。

职业病危害因素：搅拌机装置运行时产生噪声。

③ 精磨

生产工艺：将搅拌混合后的原料由压缩空气密封输送至三辊机、五辊机制成精磨原料。

职业病危害因素：三辊机、五辊机等装置运行时产生噪声。

④ 精炼

生产工艺：将精磨原料由压缩空气密封输送至精炼机制成浆料。

职业病危害因素：精炼机装置运行时产生噪声。

⑤ 调温

生产工艺：将浆料由压缩空气密封输送至煮料机进行调温处理。

职业病危害因素：煮料机装置运行时产生高温。

⑥ 成型

生产工艺：将浆料由压缩空气密封输送至挤压成型机、切模机、成型机、浇注机、分切机等装置根据不同的产品需要进行成型。

职业病危害因素：成型分切机装置运行时产生噪声。

⑦ 包装

生产工艺：将冷却好的糖果输送至CO_2机进行充气，然后采用人工或自动包装机对糖果进行包装，再输送至多头称机，按照不同的规格包装成罐，最后使用墨水和稀释剂对外包装进行喷码，并使用清洗剂进行清洁处理。

职业病危害因素：CO_2机、多头称机装置运行时产生噪声，墨水、稀释剂和清洗剂原料使用过程中会挥发产生化学物质，通常包括丙酮、丁酮、乙酸丙酯等有机溶剂。

（2）辅助设施

① 废水处理

生产工艺：一般采用收集、加药、过滤、沉淀等工艺，经净化达标后排放。常用的化学品包括氢氧化钠等。

职业病危害因素：中和处理废水存在氢氧化钠。

② 锅炉房

生产工艺：通过自动化天然气锅炉向生产车间提供蒸气热力。

职业病危害因素：天然气燃烧时产生高温，锅炉风机运行时产生噪声。

③ 机修车间

生产工艺：机修作业常使用焊接机、砂轮机等加工工艺。

职业病危害因素：焊接作业产生电焊烟尘、锰及其无机化合物、铜烟、一氧化碳、二氧化氮、臭氧、紫外线，砂轮机作业产生其他粉尘和噪声。

④ 配电房

生产工艺：将国家电网电源变压后供生产和生活用电。

职业病危害因素：配电房存在工频电场。

⑤ 空压机房

生产工艺：通过电动空压机工作为生产提供空气动力。

职业病危害因素：空压机运行时产生噪声。

⑥ 实验室

生产工艺：对产品进行分析检验及新产品开发研究，以可可脂、无水奶油、全脂奶粉、食用精炼植物油等为原辅材料，分析过程中使用乙腈、乙醚、三氯甲烷、硫酸、氢氧化钠等化学试剂。

职业病危害因素：实验分析过程中会产生乙腈、乙醚、三氯甲烷、硫酸、氢氧化钠、粉尘等。

4．职业危害特点

（1）职业病危害因素分布

归纳上述生产工艺及其存在和产生的职业病危害因素，糖果制品业职业病危害因素分布情况见表 4-5。

表 4-5　糖果制品业职业病危害因素分布情况

序号	岗位或工种	职业病危害因素	
		化学因素	物理因素
一、糖果制品生产			
1	投料	粉尘	—
2	熬糖	—	高温
3	搅拌	—	噪声
4	三辊机	—	噪声
5	五辊机	—	噪声
6	精炼	—	噪声
7	煮料	—	高温
8	成型分切	—	噪声
9	包装	丙酮、丁酮、乙酸丙酯	噪声
二、辅助设施			
10	废水处理	氢氧化钠	—
11	锅炉控制	—	高温、噪声
12	机修	电焊烟尘、锰及其无机化合物、铜烟、一氧化碳、二氧化氮、臭氧	紫外线、噪声
13	配电房巡检	—	工频电场
14	空压机房巡检	—	噪声
15	实验分析	其他粉尘	乙腈、乙醚、三氯甲烷、硫酸、氢氧化钠

（2）职业危害程度

糖果制品业存在的职业病危害风险主要是噪声危害。温薇等对某糖果生产企业进行职业病危害因素识别与关键控制点分析，所选取的类比工程职业病危害因素检测结果显示，31 个噪声作业点的噪声强度为 66.8～98.0 dB（A），超标率为 58.1%，超标点集中在生产车间的煮糖间、熬糖间、挤压、压膜和包装工位。对 602 名噪声作业人员进行纯音听力测试，检出 1 名职业性轻度噪声聋患者，此外还发现 8 名听力异常人员。李翠玲等对某食品生产项目进行职业病危害控制效果评价，职业病危害因素检测结果显示，12 个噪声作业点中有 4 个点超标，超标率达 33.3%，其中噪声强度最大值为 90.7 dB（A）。对 186 名接触噪声作业人员进行职业健康检查，发现 11 人纯音测听检查异常。刘静等对某工业区企业噪声危害情况进行调查，结果显示食品制造加工业工作场所噪声超标较为明显，10 个噪声作业点的超标率为 40%，且 4 个作业点的噪声强度大于 90 dB（A）。

5. 建设项目职业病危害风险分类

糖果制品业属于《国民经济行业分类》（GB/T 4754—2011）中的“食品制造业”，根据国家安全监管总局公布的《建设项目职业病危害风险分类管理目录（2012 年版）》，“食品制造业”属于职业病危害风险一般项目。

糖果制品业生产过程存在多种职业病危害因素，以生产辅助装置较为突出。该行业有职业病案例的报道，其职业危害情况有别于传统的食品制造业。

综上分析，糖果制品制造业所产生的职业病危害的风险程度，与《建设项目职业病危害风险分类管理目录（2012 年版）》中所列的“食品制造业”职业病危害的风险程度有明显的区别，应定为职业病危害风险较重的建设项目。

参考文献

[1] 温薇，肖斌，耿继武，等. 某糖果生产企业职业病危害因素识别与关键控制点分析. 中国卫生工程学，2015，14（1）：8-10.

[2] 李翠玲，梁娇君，郭冬梅，等. 某食品生产项目职业病危害控制效果评价. 公共卫生与预防医学，2014，25（4）：77-79.

[3] 刘静，李梅莉，孙金艳，等. 天津市某工业区企业噪声危害现状与控制对策. 中国工业医学杂志，2014，27（2）：87-96.

（丘海丽、杨光涛、何家禧）

二、酒制品和饮料制造

酒、饮料制造业包括酒的制造（如酒精、白酒、啤酒、黄酒、葡萄酒）、饮料制造（如碳酸饮料、瓶装饮用水、果菜汁饮料、含乳饮料、植物蛋白饮料、固体饮料、茶饮料等制造）等。

（一）啤酒制造

啤酒是人类最古老的酒精饮料之一，是水和茶之后世界上消耗量排名第三的饮料。啤酒于 20 世纪初传入中国，属外来酒种。啤酒是根据英语 Beer 译成中文“啤”，称其为“啤酒”，沿用至今。啤酒以大麦芽、酒花、水为主要原料，经酵母发酵作用酿制而成的饱含二氧化碳的低酒精度酒，被称为“液体面包”，是一种低浓度酒精饮料。现在国际上的啤酒大部分均添加辅助原料，有的国家规定辅助原料的用量总计不超过麦芽用量的 50%，但德国国内销售啤酒一概不使用辅助原料。根据啤酒色泽划分为淡色啤酒、浓色啤酒、黑啤；根据啤酒杀菌处理情况划分为鲜啤酒、熟啤酒；根据原麦汁浓度划分为低浓度啤酒、中浓度啤酒、高浓度啤酒；根据发酵性质划分为顶部发酵、底部发酵啤酒。

1. 项目组成

啤酒制造业主要由制麦车间、糖化车间、发酵车间、包装车间及其他辅助工程（制冷站、化验室、空压机站、配电室、发电机房、污水处理站）等项目组成。现代化的啤酒厂一般已经不再设立麦芽车间，因此制麦工序也将逐步从啤酒生产工艺流程中剥离。

（1）制麦车间包括原辅料运输、筛选、分级/除杂、干燥和储存等工序。

（2）糖化车间包括粉碎、过滤和分离等工序。

（3）发酵车间包括过滤、冷却和发酵等工序。

（4）包装车间包括洗瓶、灌酒、封口、杀菌、贴标和装箱等工序。

（5）其他辅助工程包括化验、制冷、配电、发电、污水处理等工序。

2. 主要生产原辅材料与设备

（1）主要生产原辅材料

主要产品为啤酒，原辅料有大米、啤酒花，生产过程还使用氨、二氧化氮、硫酸、盐酸、氢氧化钠和柴油等。

（2）主要生产设备

制麦车间：主要设备有筛（风）选机、分级机、永磁筒、去石机等除杂、分级设备；浸麦槽、发芽箱/翻麦机、空调机、干燥塔（炉）、除根机等制麦设备；斗式提升机、螺旋/刮板/皮带输送机、除尘器/风机、立仓等输送和储存设备等。

糖化车间：主要设备有斗式提升机、螺旋输送机、粉碎塔、糊化锅、糖化锅、过滤槽/压滤机、煮沸锅和回旋沉淀槽等。

发酵车间：主要设备有啤酒过滤机和发酵罐等。

包装车间：主要设备有洗瓶机、灌酒机、封口机、杀菌机、贴标机和装箱机等。

辅助工程：制冷机、发电机、空压机和配电箱等。

3. 生产工艺与职业病危害因素

啤酒主要的生产工艺见图 4-9。

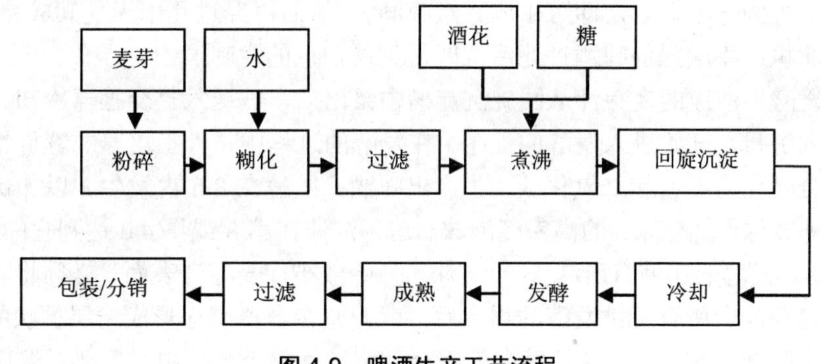

图 4-9　啤酒生产工艺流程

（1）制麦工序

生产工艺：大麦必须通过发芽过程将内含的难溶性淀料转变为用于酿造工序的可溶性糖类。大麦在收获后先贮存 2～3 个月，才能进入麦芽车间开始制造麦芽。为了得到干净、一致的优良麦芽，制麦前，大麦需先经风选或筛选除杂，永磁筒去铁，比重去石机除石，精选机分级。制麦的主要过程包括大麦送至浸麦槽洗麦，吸水后进入发芽箱发芽，成为绿麦芽。绿麦芽进入干燥塔/炉烘干，经除根机去根，制成成品麦芽。从大麦到制成麦芽需要 10 d 左右时间。

职业病危害因素：正常生产情况下，大麦筛选除杂过程会产生谷物粉尘，机器运转会产生噪声，干燥设备会存在高温危害。

（2）糖化工序

生产工艺：麦芽、大米等原料由投料口或立仓经斗式提升机、螺旋输送机等输送到糖化楼顶部，经过去石、除铁、定量、粉碎后，进入糊化锅、糖化锅糖化分解成醪液，经过滤槽/压滤机过滤，然后加入酒花煮沸，去热凝固物，冷却分离。麦芽在送入酿造车间之前，先被送到粉碎塔，经过轻压粉碎制成酿造用麦芽。糊化处理为将粉碎的麦芽/谷粒与水在糊化锅中搅拌和混合，麦芽和水经加热后沸腾，这是天然酸将难溶性的淀粉和蛋白质转变成为可溶性的麦芽提取物，称作“麦芽汁”，然后送至称作分离塔的滤过容器。麦芽汁在被泵入煮沸锅之前，需先在过滤槽中去除其中的麦芽皮壳，并加入酒花和食糖。在煮沸锅中，混合物被煮沸以吸取酒花的味道，并起色和消毒。煮沸后，加入酒花的麦芽汁被泵入回旋沉淀槽，去除不需要的酒花剩余物和不溶性的蛋白质。具体工艺包括：

糊化锅：首先将一部分麦芽、大米、玉米及淀粉等辅料放入糊化锅中煮沸。

糖化槽：往剩余的麦芽中加入适当的温水，并加入在糊化锅中煮沸过的辅料。此时，液体中的淀粉将转变成麦芽糖。

麦汁过滤槽：将糖化槽中的原浆过滤后，即得到透明的麦汁（糖浆）。

煮沸锅：向麦汁中加入啤酒花并煮沸，散发出啤酒特有的芳香与苦味。

职业病危害因素：正常生产情况下，麦芽、大米等原料运输、粉碎过程会产生谷物粉尘，机器运转会产生噪声，糊化和煮沸工序存在高温危害。

（3）发酵工序

① 生产工艺

发酵罐、成熟罐：在冷却的麦汁中加入啤酒酵母使其发酵。麦汁中的糖分分解为酒精和二氧化碳，大约一星期后，即可生成“嫩啤酒”，然后再经过几十天使其成熟。

啤酒过滤机：将成熟的啤酒过滤后，即得到琥珀色的生啤酒。

冷却、发酵：洁净的麦芽汁从回旋沉淀槽中泵出后，被送入热交换器冷却。随后，麦芽汁中被加入酵母，开始进入发酵的程序。在发酵的过程中，人工培养的酵母将麦芽汁中可发酵的糖分转化为酒精和二氧化碳，生产出啤酒。发酵在 8 h 内发生并以加快的速度进行，积聚一种被称作“皱沫”的高密度泡沫。这种泡沫在第 3 或第 4 d 达到它的最高阶段。从第 5 d 开始，发酵的速度有所减慢，“皱沫”开始散布在麦芽汁表面，必须将它撇掉。酵母在发酵完麦芽汁中所有可供发酵的物质后，就开始在容器底部形成一层稠状的沉淀物。随之温度逐渐降低，在 8～10 d 后发酵就完全结束了。整个过程中，需要对温度和压力做严格的控制。通常，贮藏啤酒的发酵过程需要大约 6 d，淡色啤酒为 5 d 左右。发酵结束以后，绝大部分酵母沉淀于罐底，可将这部分酵母回收反复使用。除去酵母后，生成物“嫩啤酒”被泵入后发酵罐（或者被称为熟化罐中）。在此，剩余的酵母和不溶性蛋白质进一步沉淀下来，使啤酒的风格逐渐成熟。成熟的时间随啤酒品种的不同而异，一般在 7～21 d。经过后发酵而成熟的啤酒在过滤机中将所有剩余的酵母和不溶性蛋白质滤去，就成为待包装的清酒。

② 职业病危害因素

正常生产情况下，麦汁发酵分解过程会产生二氧化碳，机器运转会产生谷物粉尘、噪声和高温危害。

(4) 包装工序

生产工艺：每一批啤酒在包装前，都会通过严格的理化检验和师感官评定合格后才能送到包装流水线。成品啤酒的包装常有瓶装、听装和桶装 3 种包装形式。再加上瓶子形状、容量的不同，标签、颈套和瓶盖的不同以及外包装的多样化，从而构成了市场中琳琅满目的啤酒产品。瓶装啤酒是最为大众化的包装形式，也具有最典型的包装工艺流程，即洗瓶、灌酒、封口、杀菌、贴标和装箱。具体工艺包括：

装瓶、装罐机：酿造好的啤酒先被装到啤酒瓶或啤酒罐里，然后经过目测和液体检验机等严格的检查后，再被装到啤酒箱里出厂。

洗瓶机：洗净回收的啤酒瓶。

空瓶检验机：检查极其细小的伤痕。

感官检查：每天新酿制的啤酒，由专门的负责人员进行实际品尝。

职业病危害因素：正常生产情况下，洗瓶、灌酒、封口、杀菌、贴标和装箱等操作会产生噪声和高温危害。

(5) 辅助工程

① 制冷站

生产工艺：为供应工厂冷却设备而设置。

职业病危害因素：制冷过程会泄漏氨、二氧化氮，机器运转过程还会产生噪声。

② 化验室

生产工艺：负责原辅料、成品质量检验，由采样人员定期采集各种原辅料、成品进行检验。

职业病危害因素：化验过程会使用硫酸、盐酸产生危害。

③ 空压机站

生产工艺：为供应工厂空气、仪表空气所需要的空气而设置。

职业病危害因素：空压机设备运转过程会产生噪声。

④ 配电室

生产工艺：输变电。

职业病危害因素：配电设备运转过程会产生工频电场。

⑤ 发电机房

生产工艺：设发电机房，在外供电停止情况下使用。

职业病危害因素：发电机组运转时可能产生一氧化碳、二氧化碳、氮氧化物、二氧化硫、噪声、高温等。

⑥ 污水处理厂

生产工艺：生活污水、地面冲洗废水处理。

职业病危害因素：废水处理过程存在硫化氢、盐酸、氢氧化钠等有害因素。

4. 职业危害特点

(1) 职业病危害因素分布

归纳上述生产工艺及其存在和产生的职业病危害因素，啤酒制造业职业病危害因素分布情况见表 4-6。

表 4-6 啤酒制造业职业病危害因素分布情况

序号	岗位或工种	职业病危害因素	
		化学因素	物理因素
一、生产工艺			
1	制麦工序	谷物粉尘	噪声、高温
2	糖化工序	氢氧化钠、谷物粉尘	噪声、高温
3	发酵工序	谷物粉尘、二氧化碳	噪声、高温
4	包装工序	氢氧化钠	噪声、高温
二、辅助工程			
5	制冷站	氨、二氧化氮	噪声
6	化验室	硫酸、盐酸	—
7	空压机站	—	噪声
8	配电室	—	噪声、工频电场
9	发电机房	一氧化碳、二氧化碳、氮氧化物、二氧化硫	噪声、高温
10	污水处理站	硫化氢、盐酸、氢氧化钠	噪声

（2）职业危害程度

啤酒制造业存在的职业危害风险主要包括硫化氢、盐酸、氢氧化钠、一氧化碳、二氧化碳、氮氧化物、二氧化硫、硫酸、氨、粉尘、噪声和高温，其中氨、粉尘和噪声的危害最为突出。王瑜等对某啤酒厂主要职业病危害因素进行了检测与分析，该项目可能产生的职业病危害因素主要为氨、粉尘、噪声等。检测噪声点 14 个、粉尘检测点 7 个、氨检测点 3 个，根据检测结果，在正常生产情况下除包装车间噪声超标外，其他各检测点氨、粉尘和噪声检测结果均低于国家职业卫生标准。曹桂荣等对某啤酒企业啤酒生产项目职业病危害预评价，类比项目检测结果显示，粉尘浓度、化学有害因素浓度合格率为 100%，噪声合格率 73%，高温作业区 WBGT 指数合格率 100%，工频电场合格率 100%；类比企业健康检查结果，未发生职业性急、慢性中毒事故，未发生法定职业病病例。

5. 建设项目职业病危害风险分类

啤酒制造业属于《国民经济行业分类》（GB/T 4754—2011）的“酒制造业”，根据国家安全监管总局公布的《建设项目职业病危害风险分类管理目录（2012 年版）》，“酒制造业”属于职业病危害风险较重项目。

综上分析，啤酒制造业所产生的职业病危害的风险程度，与《建设项目职业病危害风险分类管理目录（2012 年版）》中所列的“酒制造业”职业病危害的风险程度一致，应定为“职业病危害风险较重建设项目”。

参考文献

[1] 王瑜，李盛. 某啤酒厂主要职业病危害因素检测与分析. 甘肃科技纵横，2011，40（5）：193-194.

[2] 曹桂荣，罗统全，罗广福. 某啤酒企业啤酒生产项目职业病危害预评价. 中国卫生工程学，2014，13（4）：273-275.

[3] 毛革诗，梁娇君，万思宇. 某啤酒生产企业职业危害作业分级调查. 公共卫生与预防医学，2012，23（1）：71-72.

（钟小欢、何家禧）

（二）碳酸饮料制造

碳酸饮料（汽水）类产品是指在一定条件下充入二氧化碳气的饮料。碳酸饮料主要成分包括：白糖、香料、碳酸水、柠檬酸等酸性物质，有些还含有咖啡因，人工色素等。碳酸饮料生产工艺可分为一次灌装法和二次灌装法。一次灌装法，又称为预调式灌装法、成品灌装法或前混合法，即将调味糖浆与水预先按照一定比例泵入碳酸饮料混合机内，进行定量混合后再冷却，然后将该混合物碳酸化再装入容器。二次灌装法，又称为现调式灌装法、预加糖浆法或后混合法，先将调味糖浆定量注入容器中，然后加入碳酸水至规定量，密封后再混合均匀。以下以一次灌装法为例，介绍其生产中存在的职业病危害因素。

1. 项目组成

碳酸饮料的生产主要由水处理、糖浆配置、二氧化碳处理、罐装注入、辅助生产等项目组成。

（1）水处理包括消毒、沉淀、过滤等内容。

（2）糖浆配置包括倒糖、溶糖、脱色、过滤、配料等内容。

（3）二氧化碳处理包括加热气化、过滤。

（4）罐装注入包括吹瓶、洗瓶、灌装。

（5）辅助设施包括污水处理厂、维修车间、空压机房、锅炉房、化学品仓库等。

2. 主要生产原辅材料与设备

（1）主要生产原辅材料

主要生产原辅料包括自来水、糖、食品级 CO_2、甜味剂、酸味剂、香精香料、色素等。

（2）主要生产设备

生产装置的主要生产设备包括糖溶解罐、过滤器、洗瓶机、理瓶机、冲洗机、灌注机、混比机、装箱机、锅炉、压缩机等。

辅助装置的主要生产设备包括电焊机、原料储罐、空压机、锅炉、污水处理系统等。

3. 生产工艺与职业病危害因素

碳酸饮料（汽水）的工艺流程见图 4-10。

（1）水处理

生产工艺：城市供水进厂后，先储存于水池中，并在水池中加入漂白粉水进行初步杀菌消毒，然后由水泵将水泵至沉淀水池，并加入氢氧化钠及硫酸亚铁，以沉淀其中絮状胶体物质。同时，加入漂白粉，由该沉淀水池出来的水经过砂缸、碳缸的过滤，作用是滤除杂质，除去水中余氯，然后进入过滤器，进一步去除水中胶质，以保证产出的水质达到碳酸饮料水质标准及国家的有关标准。

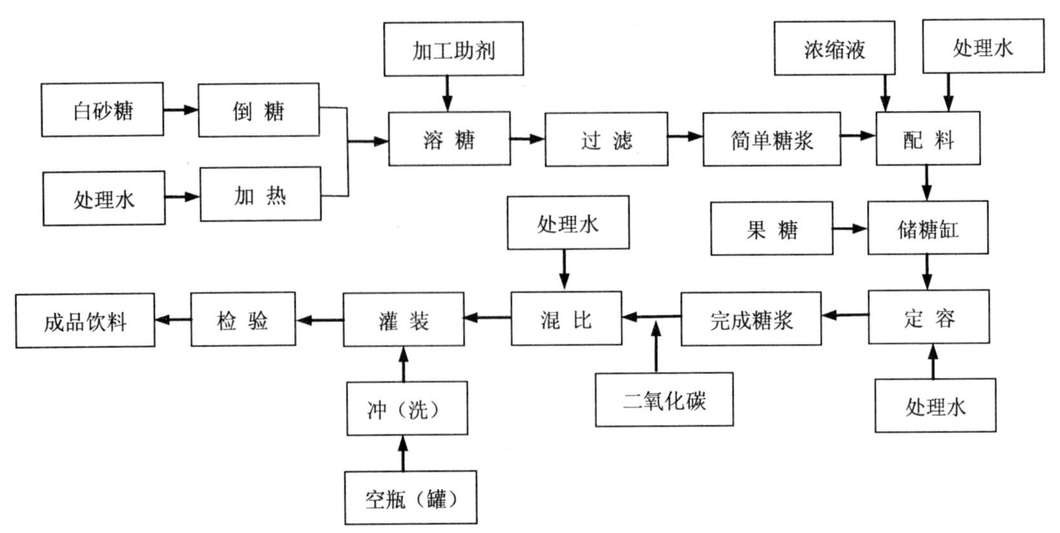

图 4-10 碳酸饮料生产工艺流程

职业病危害因素：该过程中产生的主要职业病危害因素包括加药消毒以及沉淀过程中接触氯、氢氧化钠、硫酸、盐酸、噪声。

（2）糖浆配制

生产工艺：糖浆处理系统采用溶糖装置进行溶糖，由人工加入的白砂糖进入连续溶糖装置。在溶糖间，糖首先被溶解成糖浆，经活性炭脱色处理及过滤，冷却后泵至后糖间内的糖浆储罐，然后与适量的经处理的水和饮料主剂混合制成最后调味糖浆。

职业病危害因素：该过程中产生的主要职业病危害因素包括倒糖工位接触活性炭和硅藻土粉尘，制冷间存在氨，溶糖间存在高温。

（3）二氧化碳处理

生产工艺：二氧化碳为外购原材料，以液化状态存放在特别的储罐中，使用前需进行加热气化，然后气化后的二氧化碳再进行过滤处理才能使用。

职业病危害因素：该过程中产生的主要职业病危害因素包括二氧化碳净化间、二氧化碳充装站接触到二氧化碳。

（4）罐装注入

生产工艺：罐装注入采用聚对苯二甲酸乙二醇酯（PET）原料经加热注坯、吹瓶后，清洗消毒，灌入调制好的碳酸饮料。

职业病危害因素：该过程产生的主要职业病危害因素为灌装和吹瓶过程中产生的噪声。

（5）辅助工程

① 空压机房

生产工艺：为供应工厂空气、仪表空气所需要的空气而设置。

职业病危害因素：空压机设备运转过程会产生噪声。

② 污水处理厂

生产工艺：污水处理采用化学处理与生物有氧处理相结合，整个污水处理过程由自动化系统完成。

职业病危害因素：在进行污泥清理时，可能有硫化氢产生。

③ 维修车间

生产工艺：电焊维修。

职业病危害因素：电焊维修过程中接触到电焊烟尘、锰及其化合物、紫外辐射。

④ 锅炉房

生产工艺：使用柴油燃烧，燃烧产生大量热量，形成装置区的高温环境。

职业病危害因素：高温。

4. 职业危害特点

（1）职业病危害因素分布

归纳上述生产工艺及其存在和产生的职业病危害因素，碳酸饮料（汽水）制造行业职业病危害因素分布情况见表4-7。

表4-7 碳酸饮料（汽水）制造业职业病危害因素分布情况

序号	生产工艺	职业病危害因素	
		化学因素	物理因素
一、水处理			
1	加药工序	氯、氢氧化钠、硫酸、盐酸	噪声
二、糖浆配制			
2	倒糖工序	硅藻土（矽尘）、活性炭粉尘	噪声
3	制冷工序	氨	噪声
4	溶糖工序	—	高温
三、二氧化碳处理			
4	二氧化碳净化间	二氧化碳	噪声
5	二氧化碳充装站	二氧化碳	噪声
四、灌装注入			
6	吹瓶工序	—	噪声
7	灌装工序	—	噪声
五、辅助			
8	空压机房	—	噪声
9	污水处理厂	硫化氢	—
10	维修车间	电焊烟尘、锰及其化合物	紫外辐射
11	锅炉房	—	高温、噪声

（2）职业危害程度

碳酸饮料（汽水）类产品存在的职业病危害风险主要包括粉尘、噪声，其中噪声的危害最为突出。李丽等对惠州市某碳酸饮料企业职业卫生状况进行调查，结果显示噪声检测存在超标情况，噪声检测的合格率为52.2%，个别岗位的噪声检测点的8 h等效声级高达103.4 dB。职业健康检测结果显示，接受纯音电测听的241人中有143人出现不同程度听力损失，电测听的检测合格率40.7%。马炜钰等对广州市某饮料企业职业病危害因素进行连续监测，结果显示2009—2012年该企业作业场所中主要职业危害因素有噪声、粉尘、二氧化碳，噪声各年监测超标率分别为 49.06%、51.92%、39.62%和 45.61%；粉尘各年监测超标率分别为 66.67%、0、0、0；二氧化碳各年监测超标率分别为 30.00%、22.22%、33.33%、30.27%。杜伟佳等对某碳酸饮料厂职业病危害因素进行检测，噪声监测 44 个点，噪声均值为 86.08（65～96.4）dB（A），超标点数为 25 个，超标率为 56.22%。

5．建设项目职业病危害风险分类

碳酸饮料制造行业属于《国民经济行业分类》（GB/T 4754—2011）中 “酒、饮料和精茶制造业”的“碳酸饮料制造”类，根据国家安全监管总局公布的《建设项目职业病危害风险分类管理目录（2012 年版）》，没有对“碳酸饮料制造”进行职业病危害风险分类。但参考“食品制造业”的风险分类，属于职业病危害风险一般项目。

鉴于碳酸饮料制造行业噪声危害问题突出，所产生的职业病危害的风险程度，与《建设项目职业病危害风险分类管理目录（2012 年版）》中所列的“食品制造业”职业病危害的风险程度有明显的区别，应定为职业病危害风险较重建设项目。

参考文献

[1] 李丽，管辉岳，谢瑞玲，等. 惠州市某饮料企业职业卫生现状调查及评价. 职业与健康，2013，29（21）：2775-2777.

[2] 马炜钰，谭夏优，杜伟佳. 2009—2012 年广州市某饮料企业职业病危害因素监测情况. 职业与健康，29（21）：1450-1452.

[3] 杜伟佳，朱峰，黄敏之，等. 某饮料厂职业病危害因素检测与评价. 职业与健康，2009，25（1）：74-76.

[4] 曾东，王思华，杨金龙，等. 某饮料生产线职业病危害控制效果评价. 河南职工医学院报，2013，25（4）：461-463.

（杨光涛、何家禧）

三、烟草制品制造

烟草制品业包括烟叶复烤、卷烟制造、其他烟草制品制造。其中卷烟制造业根据烟叶原料的理化特性，按一定的程序逐步通过特定的加工方法和设备，把原料制成合格卷烟的生产过程。卷烟制造业包括烟草原料初加工和卷烟加工生产两部分，其相关职业危害风险情况分析如下。

1．项目组成

卷烟制造由制丝（原料加工）、卷接（卷制成型）、包装（包装成品）三个主要项目组成。

（1）制丝

制丝包括备料、回潮、贮叶、切丝、烘丝、叶丝梗丝混合、加香、加料、贮丝等工序，其工艺任务是将各种烟叶制成配比均匀、纯净无杂质，以及宽度、水分、温度均符合各等级卷烟工艺要求的烟丝。

（2）卷接

卷接包括煨丝、烟支卷制、滤嘴接装等工序，其工艺任务是将合格的烟丝按照制造规格及质量标准，卷制成合格的烟支，接装成滤嘴烟支。

（3）包装

包装以包装材料和包装机械，将经烘焙后水分合格的烟支，包装成符合产品质量标准、便于贮运和销售的成品。

2．主要生产原辅材料与设备

（1）卷烟原料的种类

① 烤烟

在调制过程中，利用人工控制的热能，在烤房里烘烤成的烟叶叫烤烟。烤烟是我国，也是世界上栽培面积最大、产量最多的烟叶原料。

② 晒烟

在调制过程中，利用太阳的辐射热能，露天晒制成的烟叶叫晒烟。根据晒制的方式差别和晒制后的颜色，晒烟又可分为晒黄烟、晒红烟、香料烟和黄花烟。

③ 晾烟

在调制过程中，烟叶在晾房里自然干燥而成的烟叶叫晾烟。晾烟可分为白肋烟、马里兰烟和雪茄包叶烟。

（2）主要生产设备

主要生产设备包括解包机、翻包机、配叶输送带、切尖机、真空回潮机、润叶筒、加料机、切丝机、烘丝机、流动冷却床、洗梗机、润梗机、蒸梗机、压梗机、切梗丝机、烘梗丝机、加料机、混料机、加香机、喂丝机、卷烟机、滤嘴接装机和包装机等。

3．生产工艺与职业病危害因素

（1）制丝

生产工艺：首先将自然醇化后的白肋烟和烤烟、复烤烟叶切片、松片回潮、除杂处理，然后一起掺兑混合按工艺要求进行贮叶，贮叶后的烟叶经切丝机切成叶丝，最后将叶丝进行增温增湿、叶丝干燥、冷却，制成合格的叶丝。

自然醇化后的烟梗经筛分出短梗、烟尘后进行水洗梗、蒸梗、贮梗、压梗，然后经切梗丝机切成梗丝，再对梗丝进行加料回潮、增温增湿膨胀、烘干和风分处理，最终制成合格的梗丝。

烘干后的叶丝与制成的梗丝、膨胀烟丝按产品配方比例进行掺兑混合，并把粒径度过小（1 mm 以下）的烟料筛出，根据产品质量要求对混合烟丝进行喷洒香液处理，最后制成合格的成品烟丝，供卷接用。

制丝生产工艺流程见图 4-11。

职业病危害因素：烟草加工过程中筛分和落料时产生粉尘，设备运转时产生噪声。

（2）膨胀烟丝

生产工艺：整个膨胀烟丝生产工艺包括制丝、烟丝浸渍膨胀工序。

① 制丝

烤烟复烤烟叶经切片、松片回潮、除杂后，进入切丝机中进行切丝。

② 烟丝浸渍

烟丝经平皮带输送机（带伸缩溜槽）定量间断地向浸渍器供料。烟丝进入浸渍器后，用液体二氧化碳进行浸渍。冰冻状态的烟丝自浸渍器卸料，经输送槽运送到松散器，在松散器松散后，进入振动柜储存待用。

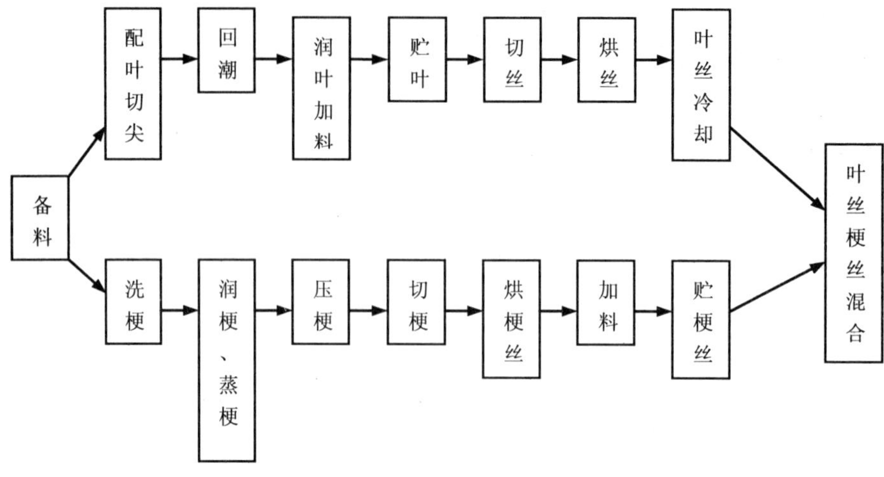

图 4-11 制丝生产工艺流程

职业病危害因素：烟草加工过程中筛分和落料时产生粉尘，设备运转时产生噪声，高温来源于蒸气管道和高温气候；在浸渍器打开时，液态和气态二氧化碳贮罐泄漏或液态罐压缩泵泄漏时，可产生二氧化碳。

（3）香料调配

生产工艺：香料调配是在烟叶（片）上喷洒香料液的工艺过程。香料液通常是两种以上的烟用添加剂与丙二醇、乙醇（酒精）和水调配混合而成的液体。

职业病危害因素：加料过程可挥发产生溶解香料的溶剂，如丙二醇和乙醇；酒精稀释调配间抽、送风机运转时可产生噪声。

（4）滤嘴棒

生产工艺：外购醋酸纤维丝束，利用滤嘴成型机加工成滤嘴棒供烟支卷接包装使用。

主要职业病危害因素：设备运转时产生的噪声。

（5）卷接包装

生产工艺：整个卷接工艺分为煨丝、烟支卷制、滤嘴接装和包装，卷接包装工艺流程见图 4-12。

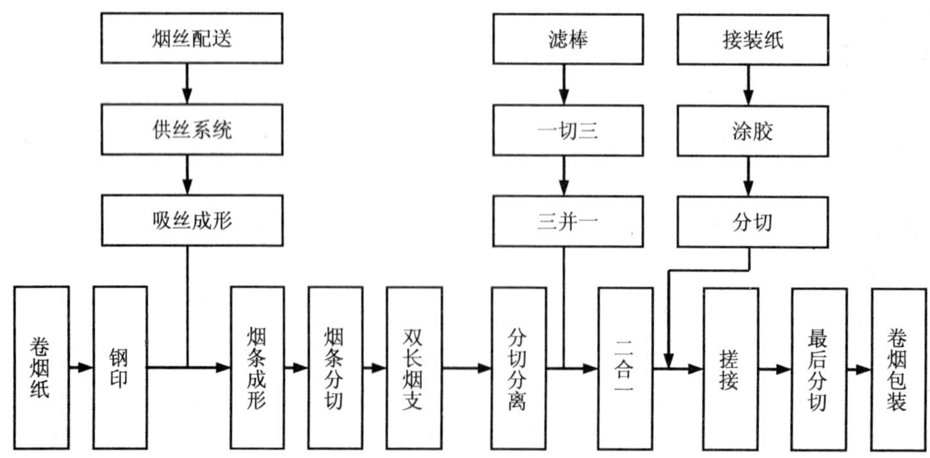

图 4-12 卷接包装工艺流程

煨丝：通过烘丝系统和吸丝系统将烟丝输送到卷接系统中，供丝系统仅完成初步定量任务，进一步的定量由吸丝成型系统的平准器完成。烟丝会被逐渐加速，到达烟枪入口时，其速度与卷烟纸和布带是一致的。由于烟丝是被吸丝带吸附着向前运动的，烟丝间不容易出现打滑和相互错位，从而防止了烟丝束的不均匀现象，减少出现空、松、竹节烟的几率。

烟支卷制：烟支在卷烟机中进行卷制。

滤嘴接装：滤嘴接装在滤嘴接装机中完成。

包装：采用多种包装材料和包装机械，将经烘焙后水分合格的烟支，包装成符合产品质量标准、便于贮运和销售的成品。

主要职业病危害因素：卷接包装设备运转时产生噪声，测密度仪泄漏产生电离辐射，卷接包装车间设备清洁保养、卷接机钢印部位清洁时接触丙酮。

4．职业危害特点

（1）职业病危害因素分布

归纳上述生产工艺及其存在和产生的职业病危害因素，卷烟加工业职业病危害因素分布情况见表 4-8。

表 4-8　卷烟加工业职业病危害因素分布情况

序号	生产工艺	职业病危害因素	
		化学因素	物理因素
一、制丝			
1	制丝	烟草粉尘	噪声
2	膨胀烟丝	二氧化碳、烟草粉尘	噪声、高温
3	掺配加香料	乙醇、丙二醇	噪声
二、卷接包装			
4	卷接包装	烟草粉尘、丙酮	噪声、电离辐射
5	滤棒成型	—	噪声

（2）职业危害程度

随着卷烟制造技术的发展，卷烟制造工艺得到了较大的改进，生产自动化程度大幅的提高，使作业人员的工作环境有了很大的改善。然而，正是因为卷烟生产制造工艺过程的复杂性、使用物料的特殊性、作业人员不可避免会接触职业危害。

烟草粉尘是卷烟生产过程中产生的主要职业病危害因素，其对人体造成的危害是一个长期的、缓慢的过程，劳动者一般在接触粉尘 5～10 年后才发生健康损害效应。唐德环等对某卷烟厂烟草粉尘对作业工人肺部影响的调查，结果显示烟草粉尘可引起作业工人不同程度的肺部损害及气道反应，但未见烟草尘肺的病例，这与生产环境中烟草粉尘浓度及游离 SiO_2 含量较低有关。从对人体的健康影响来说，烟草粉尘或者其他粉尘的危害程度不但取决于其浓度水平，还与粒径有关。这是因为粒径越小的粉尘，其被呼吸后到达人体的部位越深入，从而对人体健康的危害也越大。

5．建设项目职业病危害风险分类

卷烟制造业属于《国民经济行业分类》（GB/T 4754—2011）中的“烟草制品业”，根据《建设项目职业病危害风险分类管理目录（2012 年版）》（安监总安健〔2012〕73 号）

的规定，“烟草制品业”属于职业病危害风险较重的行业。

综上分析，卷烟制造业所产生的职业病危害的风险程度，与《建设项目职业病危害风险分类管理目录（2012 年版）》中所列的“烟草制造业”职业病危害的风险程度无明显的区别，应定为职业病危害风险较重建设项目。

参考文献

[1] 张妍. 卷烟制造企业尘毒危害分析与控制对策. 安全，2013，34（1）：20-22.

[2] 李杰. 烟草粉尘的职业危害和控制措施. 科技研究. 2013，（11）：355.

[3] 唐德环，刘慕珍，袁红，等. 烟草尘对作业工人肺部影响的调查. 中国工业医学杂志，2006，19（6）：367-368.

[4] 汪炎平，郭珂妮，邵征宇，等. 卷烟厂中烟草尘的在线监测技术分析. 价值工程，2012，31（30）：186-188.

（香映平、何家禧）

四、制鞋

鞋类一般分为皮鞋、布鞋、胶鞋、塑料鞋（化学鞋），称为四鞋。如下以运动鞋为例分析其职业危害风险情况。

1. 项目组成

鞋制作包括鞋面加工、鞋底制作和底面组合，生产工艺主要由裁剪、针车、加工、混合、贴底、热压工艺等组成。相关辅助设施主要包括化学品仓库和配胶间。

2. 主要生产原辅材料与设备

（1）主要生产原辅材料

制鞋生产工艺中，鞋面所使用的原料包括真皮、人造皮和鞋面材料网布等，与职业健康有关的原辅材料主要是制鞋用的胶黏剂和鞋底所用的原辅料。

① 胶黏剂

制鞋用的胶黏剂种类繁多，常见的包括稀释剂、丙烯酸树脂、接著剂、处理剂、清洗剂、通用胶、台板胶、白乳胶、聚氨脂树脂、热溶胶、硬化剂等。胶黏剂成分较为复杂，常见的组分包括聚氨酯、聚氨基甲酸酯、甲基环乙烷、丙酮、环已烷、丁酮、丙烯酸酯、乙酸乙酯、甲基-2-吡咯烷酮、甲基环己烷、醋酸丁酯、聚异氰酸酯、溶剂油、正己烷、四氢呋喃。

制鞋行业中所使用的胶水和处理剂中含有少量杂质，如苯系物、1,2-二氯乙烷和正己烷。

② 鞋底料

鞋底所用的原辅料包括天然胶（异戊二烯聚合物）、人造天然胶（聚异戊二烯）、聚丁烯橡胶（顺式 1,4-聚丁烯）、丁腈橡胶（丁二烯与丙烯腈聚合物）、丁苯橡胶（丁二烯与苯乙烯聚合物）、白炭黑（二氧化硅）、钛白粉（二氧化钛）、锌氧粉（氧化锌）、硫磺、促进剂（2,2'-二硫化二苯并噻唑、二硫化四卞基秋兰姆、）、活性剂（聚乙二醇）、防老剂（石蜡/甲苯）、耐磨剂（四硫化物矽烷偶联剂）、发泡剂（偶氮二甲酰胺）、防焦剂（硫代邻苯二甲酰亚胺）、橡胶处理剂（橡胶树酯、乙酸丁酯、乙酸乙酯、防白水）、橡胶漆（橡胶树酯、色粉、乙酸丁酯、甲醇、乙酸乙酯、防白水、分散剂）、橡胶溶剂（乙酸乙酯、乙酸丁酯）等。

鞋底料的母体多为聚合物，加热温度最高为 110℃，聚合物在该温度下不会分解产生单体，但聚合物中可能含有微量的杂质单体。

（2）主要生产设备

① 鞋面加工

鞋面加工设备包括：开裁机、针车、过胶机、喷胶机、敲边机、铲皮机、打码机、烫金机、裁断机、片皮机、开骨机、折边机等。

② 鞋底制作

鞋底制作设备包括：搕鞋流水线、红外线烤箱、前帮机、后帮机、打磨机、热定型机、贴底流水线、压底机、冷冻机等。

③ 底面组合

底面组合设备包括密炼机、硫化机、炼风胶机等。

3．生产工艺与职业病危害因素

鞋制作的主要生产工艺包括鞋面加工、鞋底制作和底面组合。鞋面制作主要把不同的皮质经过裁剪和针车后，形成鞋面。鞋底制作是利用不同的橡胶材料和不同辅料进行混合、热压后，形成鞋底。最后进行贴底，鞋底和鞋面进行加工后形成鞋。

鞋制作的工艺流程见图 4-13。

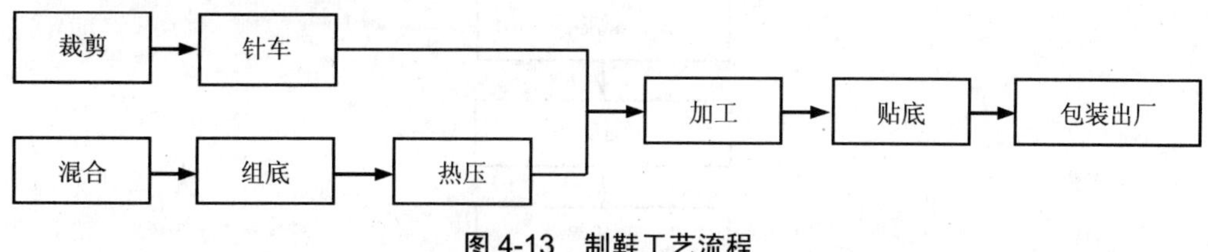

图 4-13　制鞋工艺流程

（1）裁剪

生产工艺：仓库领取鞋面材料，核对材料是否与样品鞋一致，检查材料合格后，用裁刀将材料裁成所需形状，再进行磨皮和削皮，形成鞋面部件。工艺流程见图 4-14。

职业病危害因素：

开裁机运行产生噪声和局部振动；

磨皮/削皮过程产生粉尘、噪声；

打磨过程产生粉尘、噪声、局部振动；

鞋垫转印过程产生噪声；

涂边/烘边过程产生苯、甲苯、二甲苯、丙酮、丁酮、乙酸乙酯、1,2-二氯乙烷、聚氨酯、聚异氰酸酯、高温；

刷胶过程产生苯、甲苯、二甲苯、丙酮、丁酮、乙酸乙酯、1,2-二氯乙烷、聚氨酯、聚异氰酸酯；

网印过程产生噪声；

烫尺码标过程产生噪声、高温；

贴补强过程产生噪声；

烫补强过程产生高温、噪声。

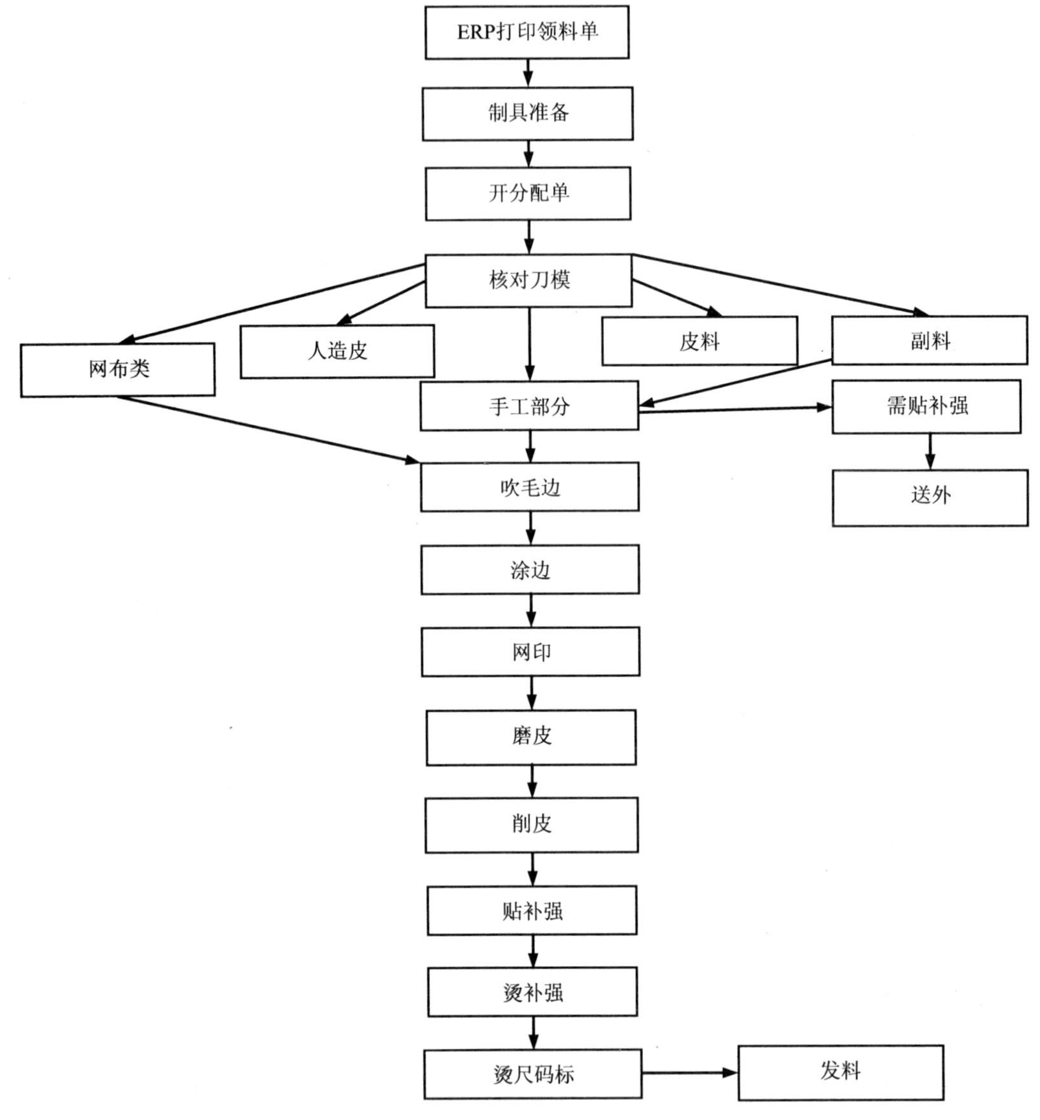

图 4-14　裁剪工艺流程

（2）针车

生产工艺：核对材料部件是否与样品鞋一致（如车线、配色等），烫好补强（温度约180℃），将裁好的各个部件用针车组成鞋面。详细工艺流程见图 4-15。

职业病危害因素：

开针车运行产生噪声；

喷胶过程产生苯、甲苯、二甲苯、丙酮、丁酮、乙酸乙酯、1,2-二氯乙烷、聚氨酯、聚异氰酸酯；

冲孔、打扣、压边、修边过程产生噪声。

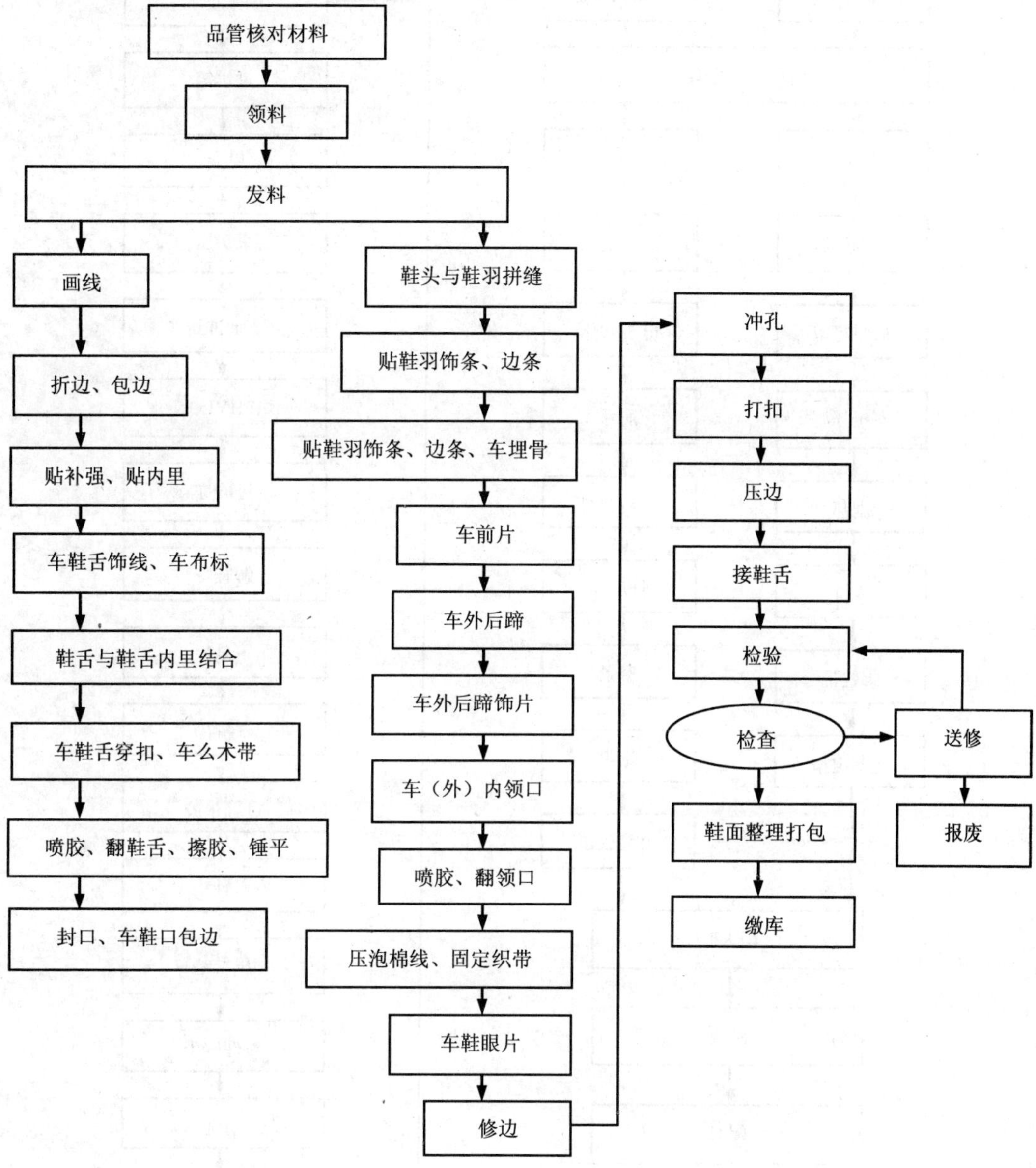

图 4-15 针车工艺流程

（3）加工

生产工艺：针车配对好的鞋面交给加工工序，按确认鞋的样板配好底，开始放鞋面，检查鞋面是否有不良品后，进入加工流程（每道工序经过烘箱 50～55℃）。鞋面经过烘箱、擦胶后贴合组底。按确认鞋，领出底的部件，处理好后通过配对，鞋底经过照射固化处理，放入贴底流程。详细工艺流程见图 4-16。

家洲式
钳邦式
缩鞋头、穿鞋带
缩鞋头
放港室
后跟定型
拉邦
副邦
入桩
绑鞋带
过热定型
放港宝
后跟定型
鞋头软化
前邦
中后邦机
打后邦
磨景
烘箱
喷胶放填
配大底
画线
配对
研磨
处理
过烘箱
橡胶
过烘箱
贴底
束头压
三面冲压
烘PHYLON
过冷冻
解鞋带
上吊篮
脱桩
过鞋垫胶
入鞋垫
压鞋垫
整理鞋带
清洗
包检
上包装

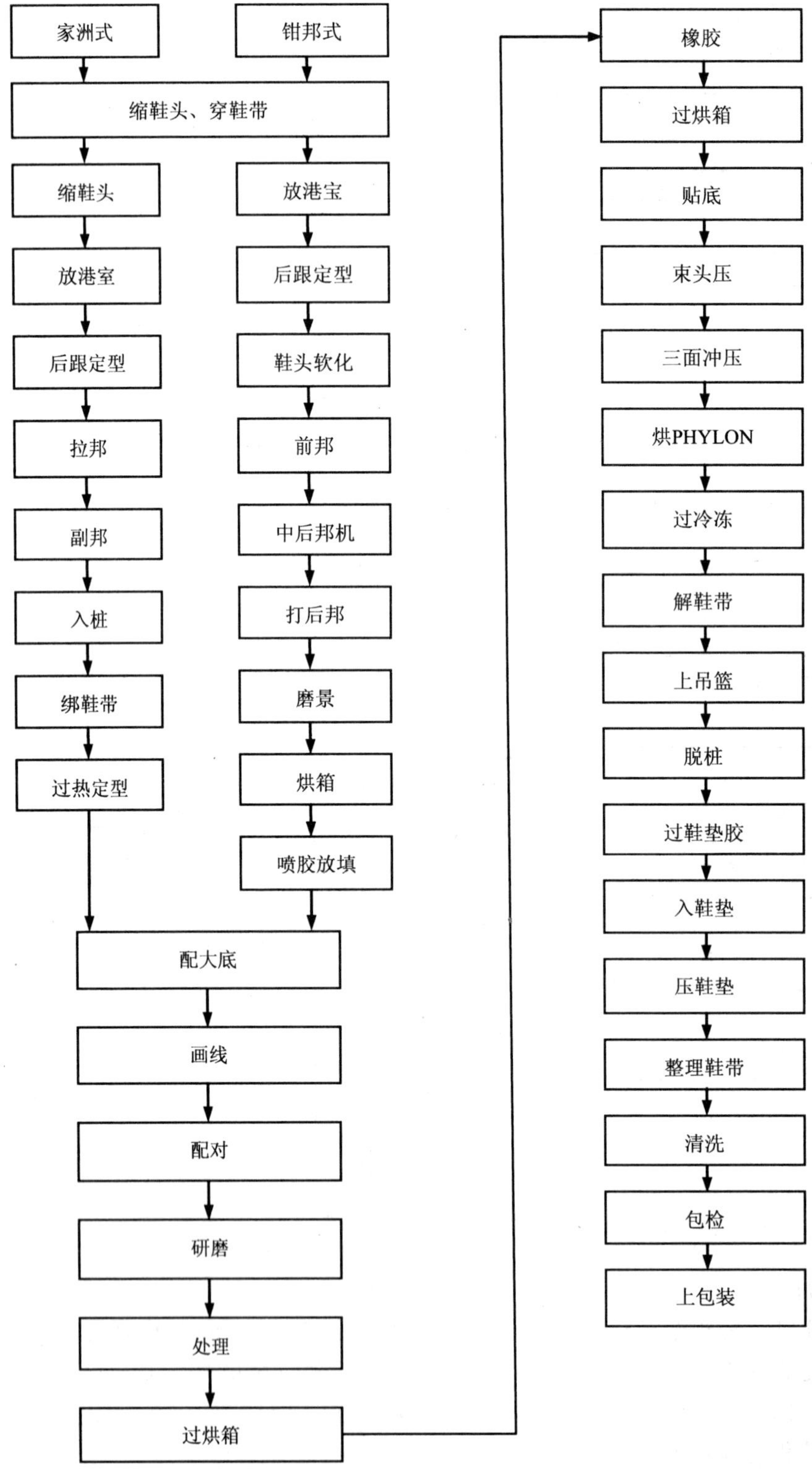

图 4-16　加工工艺流程

职业病危害因素：

针车过程产生噪声、局部振动；

后跟定型过程产生噪声；

喷胶过程产生苯、甲苯、二甲苯、1,2-二氯乙烷、聚氨酯、丙酮、丁酮、乙酸乙酯、聚异氰酸酯、甲基环己烷、1,6-亚己基二异氰酸酯、聚氨基甲酸酯；

前邦机运行产生噪声；

中邦机、后邦机、拉邦过程产生噪声、苯、甲苯、二甲苯、1,2-二氯乙烷、聚氨酯、丙酮、丁酮、乙酸乙酯、聚异氰酸酯、乙酸乙酯、甲基环己烷、1,6-亚己基二异氰酸酯、聚氨基甲酸酯；

打磨过程产生粉尘、噪声；

清洗过程产生丁酮；

刷处理剂过程产生丙酮、丁酮、环己烷、乙酸乙酯、二甲基亚砜、聚氨酯、四氢呋喃；

刷胶、贴合过程产生噪声、苯、甲苯、二甲苯、1,2-二氯乙烷、聚氨酯、丙酮、丁酮、乙酸乙酯、聚异氰酸酯、甲基环己烷、1,6-亚己基二异氰酸酯、聚氨基甲酸酯；压机、拔楦头过程产生噪声；

鞋垫过胶过程产生噪声、苯、甲苯、二甲苯、1,2-二氯乙烷、聚氨酯、丙酮、丁酮、乙酸乙酯、聚异氰酸酯、甲基环己烷、1,6-亚己基二异氰酸酯、聚氨基甲酸酯；

压鞋垫过程产生噪声；

清洗过程产生草酸；

照射过程产生紫外线。

（4）混合

生产工艺：根据客户提供的配方，领出胶料，进行混合、密炼、炼胶（温度低于90℃）、加硫、成片，工艺流程见图4-17。

职业病危害因素：

配料过程产生粉尘、噪声；

炼风胶过程产生噪声、高温；

密炼过程产生粉尘、噪声；

炼胶过程产生噪声；

炼胶加硫混炼过程产生噪声、硫化氢、异戊二烯聚合物、聚异戊二烯、顺式1,4-聚丁烯、丁二烯与丙烯腈聚合物、丁二烯与苯乙烯聚合物、硫代邻苯二甲酰亚胺、偶氮二甲酰胺、甲苯、苯乙烯、丙烯腈、丁二烯；

出片、截断过程产生噪声。

开始
提供配方
原材料进仓
炼风胶
按配方配料
密炼流程
炼胶机混炼流程
分色处理
出片冷却处理
存放24 h
实验室测物性
合格？
否
交技术部门处理
是
称重加硫
炼胶机加硫混炼
出片冷却
测试硫变、试压颜色确认？
合格？
否
重新混炼
是
截断
完成
工厂流动检查

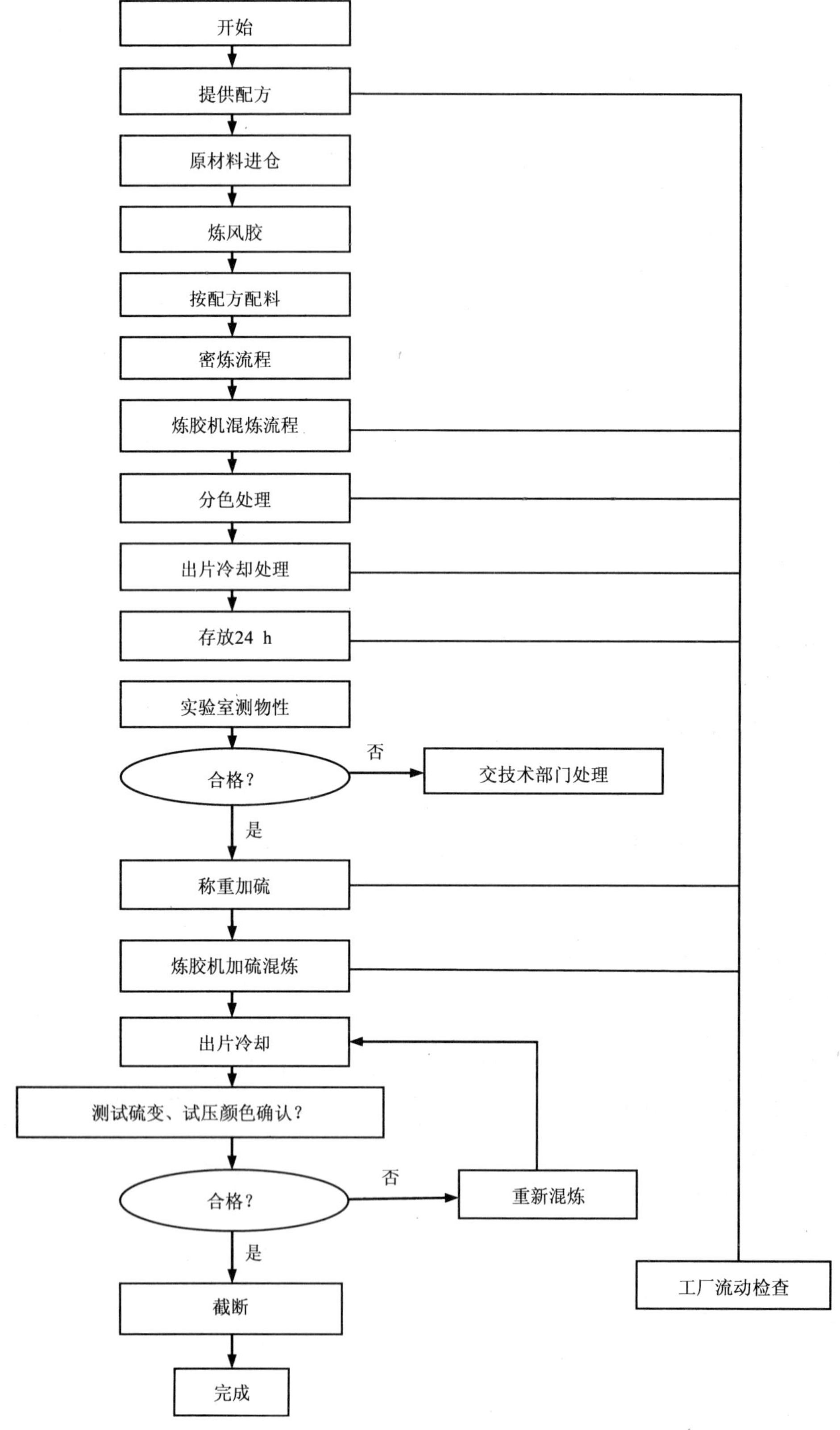

图 4-17　混合工艺流程

（5）贴底工艺

生产工艺：详细工艺流程见图 4-18。

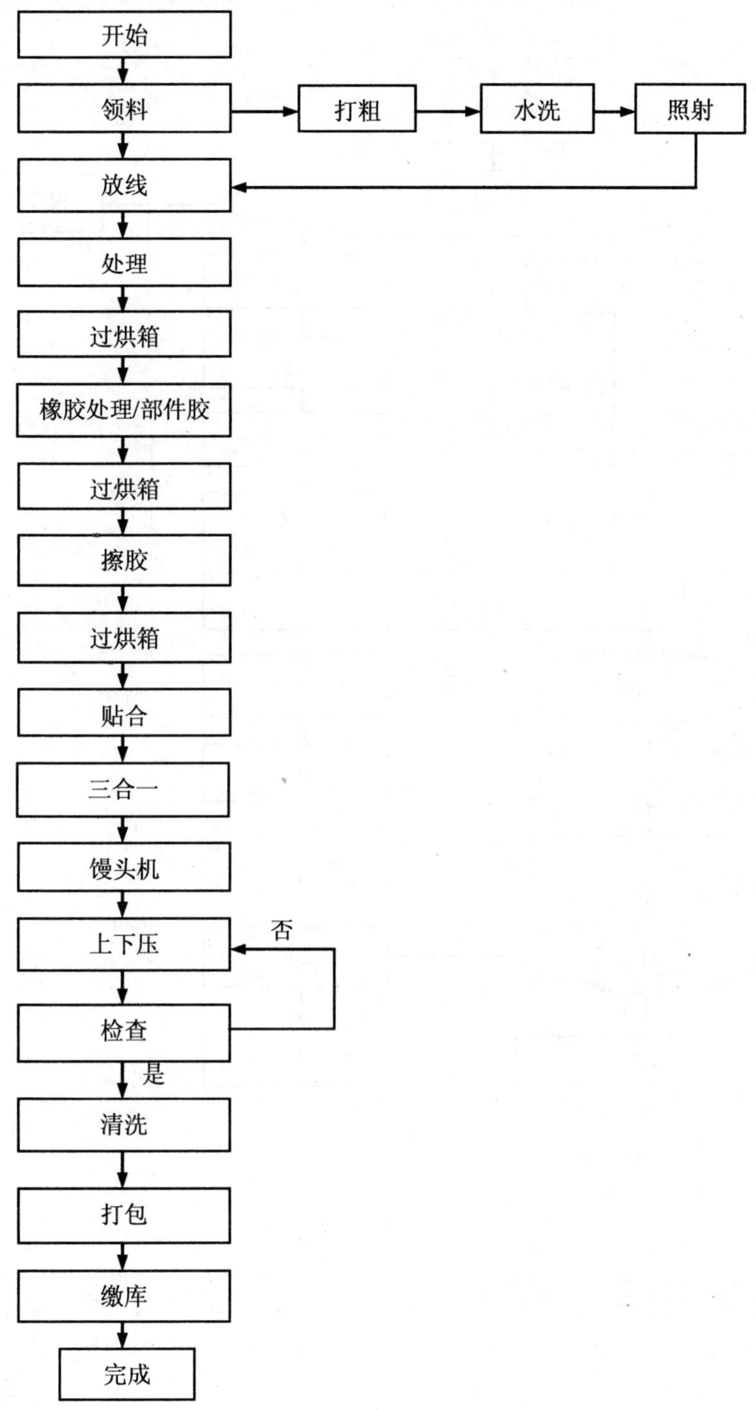

图 4-18 贴底工艺流程

职业病危害因素：

处理过程产生丁酮、二甲基亚砜、环己烷、乙酸丁酯、乙酸乙酯、异氟尔酮；

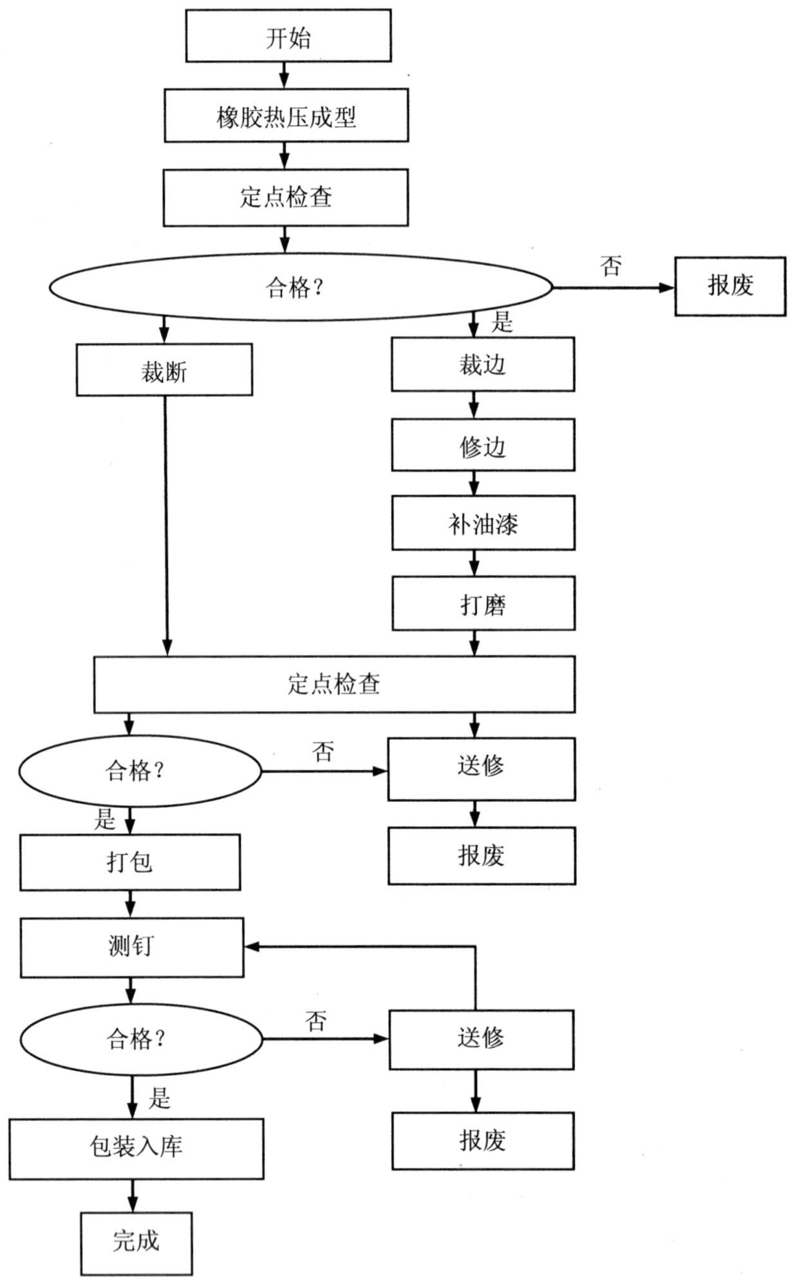

图 4-19 热压工艺流程

过烘箱过程产生丁酮、二甲基亚砜、环己烷、乙酸丁酯、乙酸乙酯、异氟尔酮、高温；

橡胶处理过程产生氯化物、丙酮、乙酸乙酯；过烘箱过程产生丙酮、乙酸乙酯、高温；

刷胶过程产生苯、甲苯、二甲苯、1,2-二氯乙烷、聚氨酯、丙酮、丁酮、聚异氰酸酯、乙酸乙酯、甲基环己烷、1,6-亚己基二异氰酸酯、聚氨基甲酸酯、亲水性月脂肪族异氰酸盐；

贴合过程产生苯、甲苯、二甲苯、1,2-二氯乙烷、聚氨酯、丙酮、丁酮、乙酸乙酯、聚异氰酸酯、甲基环己烷、1,6-亚己基二异氰酸酯、聚氨基甲酸酯；

清洗过程产生丙酮、丁酮、环己烷；

水洗过程产生噪声、草酸；

打粗过程产生粉尘、噪声；

紫外照射过程产生紫外线。

（6）热压

生产工艺：把准备好的成片，依样品鞋颜色进行热压（热压温度为 110℃）、形成底的配件，交给贴底。工艺流程见图 4-19。

职业病危害因素：

热压成型过程产生噪声、高温；

裁断、裁边过程产生噪声；

修边过程产生噪声、粉尘；

配漆、补漆过程产生乙酸乙酯、乙酸丁酯、甲醇、苯、甲苯、二甲苯；

打磨过程产生粉尘、噪声。

4．职业危害特点

（1）职业病危害因素分布

归纳上述生产工艺及其存在和产生的职业病危害因素，制鞋业职业病危害因素分布情况见表 4-9。

表 4-9 制鞋业职业病危害因素分布情况

序号	岗位或工种	职业病危害因素	
		化学因素	物理因素
一、裁剪			
1	开裁机	—	噪声、局部振动
2	磨皮/削皮	粉尘	噪声
3	打磨	粉尘	噪声、局部振动
4	鞋垫转印	—	噪声
5	涂边/烘边	苯、甲苯、二甲苯、丙酮、丁酮、乙酸乙酯、1,2-二氯乙烷、聚氨酯、聚异氰酸酯	高温
6	刷胶	苯、甲苯、二甲苯、丙酮、丁酮、乙酸乙酯、1,2-二氯乙烷、聚氨酯、聚异氰酸酯	—
7	网印	—	噪声
8	烫尺码标	—	噪声、高温
9	贴补强	—	噪声
10	烫补强	—	高温、噪声
二、针车			
11	开针车	—	噪声
12	喷胶	苯、甲苯、二甲苯、丙酮、丁酮、乙酸乙酯、1,2-二氯乙烷、聚氨酯、聚异氰酸酯	—
13	冲孔	—	噪声
14	打扣	—	噪声
15	压边	—	噪声
16	修边	—	噪声

序号	岗位或工种	职业病危害因素	
		化学因素	物理因素
三、加工			
17	针车	—	噪声、局部振动
18	后跟定型	—	噪声
19	喷胶	苯、甲苯、二甲苯、1,2-二氯乙烷、聚氨酯、丙酮、丁酮、乙酸乙酯、聚异氰酸酯、甲基环己烷、1,6-亚己基二异氰酸酯、聚氨基甲酸酯	—
20	前邦机	—	噪声
21	中邦机	苯、甲苯、二甲苯、1,2-二氯乙烷、聚氨酯、丙酮、丁酮、聚异氰酸酯、乙酸乙酯、甲基环己烷、1,6-亚己基二异氰酸酯、聚氨基甲酸酯、乙基乙酯	噪声
22	后邦机	苯、甲苯、二甲苯、1,2-二氯乙烷、聚氨酯、丙酮、丁酮、聚异氰酸酯、乙酸乙酯、甲基环己烷、1,6-亚己基二异氰酸酯、聚氨基甲酸酯、乙基乙酯	噪声
23	拉邦	苯、甲苯、二甲苯、1,2-二氯乙烷、聚氨酯、丙酮、丁酮、聚异氰酸酯、乙酸乙酯、甲基环己烷、1,6-亚己基二异氰酸酯、聚氨基甲酸酯、乙基乙酯	噪声
24	打磨	粉尘	噪声
25	清洗	丁酮	—
26	刷处理剂	丙酮、丁酮、环己烷、乙酸乙酯、二甲基亚砜、聚氨酯、四氢呋喃	—
27	刷胶	苯、甲苯、二甲苯、1,2-二氯乙烷、聚氨酯、丙酮、丁酮、聚异氰酸酯、乙酸乙酯、甲基环己烷、1,6-亚己基二异氰酸酯、聚氨基甲酸酯、乙基乙酯	噪声
28	贴合	苯、甲苯、二甲苯、1,2-二氯乙烷、聚氨酯、丙酮、丁酮、聚异氰酸酯、乙酸乙酯、甲基环己烷、1,6-亚己基二异氰酸酯、聚氨基甲酸酯、乙基乙酯	噪声
29	压机	—	噪声
30	拔楦头	—	噪声
31	鞋垫过胶	苯、甲苯、二甲苯、1,2-二氯乙烷、聚氨酯、丙酮、丁酮、聚异氰酸酯、乙酸乙酯、甲基环己烷、1,6-亚己基二异氰酸酯、聚氨基甲酸酯	噪声
32	压鞋垫	—	噪声
33	清洗	草酸	—
34	照射	—	紫外线
四、贴底			
35	处理	丁酮、二甲基亚砜、环己烷、乙酸丁酯、乙酸乙酯、异氟尔酮	—

序号	岗位或工种	职业病危害因素	
		化学因素	物理因素
36	过烘箱	丁酮、二甲基亚砜、环己烷、乙酸丁酯、乙酸乙酯、异氟尔酮	高温
37	橡胶处理	氯化物、丙酮、乙酸乙酯	—
38	过烘箱	丙酮、乙酸乙酯	高温
39	刷胶	苯、甲苯、二甲苯、1,2-二氯乙烷、聚氨酯、丙酮、丁酮、聚异氰酸酯、乙酸乙酯、甲基环己烷、1,6-亚己基二异氰酸酯、聚氨基甲酸酯、亲水性月脂肪族异氰酸盐、乙基乙酯	—
40	贴合	苯、甲苯、二甲苯、1,2-二氯乙烷、聚氨酯、丙酮、丁酮、聚异氰酸酯、乙酸乙酯、甲基环己烷、1,6-亚己基二异氰酸酯、聚氨基甲酸酯、乙基乙酯	—
41	清洗	丙酮、丁酮、环己烷	—
42	水洗	草酸	噪声
43	打粗	粉尘	噪声
44	紫外照射	—	紫外线
五、混合			
45	配料	粉尘	噪声
46	炼风胶	—	噪声、高温
47	密炼	粉尘	噪声
48	炼胶	—	噪声
49	炼胶加硫混炼	硫化氢、异戊二烯聚合物、聚异戊二烯、顺式1,4-聚丁烯、丁二烯与丙烯腈聚合物、丁二烯与苯乙烯聚合物、硫代邻苯二甲酰亚胺、偶氮二甲酰胺、甲苯、苯乙烯、丙烯腈、丁二烯	噪声
50	出片	—	噪声
51	截断	—	噪声
六、热压			
52	热压成型	—	噪声、高温
53	裁断、裁边	—	噪声
54	修边	粉尘	噪声
55	配漆	乙酸乙酯、乙酸丁酯、甲醇、苯、甲苯、二甲苯	—
56	补漆	乙酸乙酯、乙酸丁酯、甲醇、苯、甲苯、二甲苯	—
57	打磨	粉尘	噪声
七、辅助设施			
58	污水处理	硫化氢、氨、甲醛、二氧化氮等	噪声、高温
59	化学品仓	苯、甲苯、二甲苯、1,2-二氯乙烷、聚氨酯、丙酮、丁酮、乙酸乙酯等	—
60	配胶房	苯、甲苯、二甲苯、1,2-二氯乙烷、聚氨酯、丙酮、丁酮、乙酸乙酯等	—
61	锅炉房	一氧化碳、氮氧化物	高温、噪声

序号	岗位或工种	职业病危害因素	
		化学因素	物理因素
62	机修车间	电焊烟尘、锰及其无机化合物、一氧化碳、二氧化氮、臭氧、其他粉尘	紫外线、噪声
63	配电房	—	工频电场
64	空压机房	—	噪声

（2）职业危害程度

制鞋业存在的职业危害主要来源于制鞋使用的化学原料中所释放的挥发性有机溶剂（如苯、甲苯、二甲苯、1,2-二氯乙烷、丙酮等）。2004 年 6 月 1 日我国开始实施强制的《鞋和箱包用胶黏剂国家标准》，规定限制苯、正己烷等有毒物质的使用，要求以低毒性的有机溶剂代替。但调查表明一些制鞋企业仍在使用含苯的原料。如马忠元等对深圳市宝安区 3 家制鞋厂的生产车间 24 个作业点空气中的苯浓度进行检测，结果发现 19 个作业点的苯浓度超标，苯浓度范围 5.2～45.3 mg/m^3，平均浓度 21.6 mg/m^3，超过职业卫生标准 1.2 倍（PC-STEL 10 mg/m^3）。对接触苯作业的 210 名工人进行健康体检，与对照组相比，苯接触组工人具有一定的神经系统症状和消化系统症状，外周血 Hb、WBC、PLT 下降人数分别占 9.1%、7.6%和 3.8%，并且肝功能异常和 HBsAg 阳性率也明显增高。安丽丽对晋江市某鞋厂接触正己烷、甲苯、二甲苯作业的 363 名工人进行健康体检，所检项目出现异常者 29 例，异常检出率为 8.0%，工种性质主要为刷胶工、包海绵工、车工，即接触胶水机会更多者。主要症状多是头晕头痛、失眠、恶心、食欲减退、个别流鼻血、妇女月经失调、四肢沉重乏力、神经反射较差等。郭颖燕等对某鞋厂车间职业危害因素进行检测，共采集工作场所苯样品 56 份，浓度范围在 0.6～111 mg/m^3 之间，不合格 9 份，不合格率为 16.1%；采集甲苯 56 份，浓度范围在 4.7～681 mg/m^3 之间，不合格 7 份，不合格率为 12.5%；采集二甲苯 25 份，浓度范围在 3.3～11.4 mg/m^3 之间，均合格；采集 1,2-二氯乙烷 25 份，浓度范围在 2.2～386 mg/m^3 之间，不合格 17 份，不合格率为 68.0%；采集正己烷 11 份，浓度范围在 23.7～140 mg/m^3 之间，均符合国家职业卫生标准。

5. 建设项目职业病危害风险分类

制鞋业属于《国民经济行业分类》（GB/T 4754—2011）中的“皮革、毛皮、羽毛及其制品和制鞋业”，根据国家安全监管总局公布的《建设项目职业病危害风险分类管理目录（2012 年版）》，“皮革、毛皮、羽毛及其制品和制鞋业”中的“制鞋业”属于职业病危害风险严重项目。

苯、甲苯、二甲苯、1,2-二氯乙烷、聚氨酯、丙酮、丁酮、乙酸乙酯等有机溶剂以及噪声为制鞋业主要的职业病危害因素。目前制鞋技术、装备及配套产业水平以及制鞋业的机械化、自动化、智能化水平大幅度提高，计算机技术、人机工程学原理、高科技的鞋底和鞋面材料已全面应用于制鞋业，使制鞋的生产效率、工艺水平有了明显提高。但由于制鞋行业仍属于典型的劳动密集型行业，因此制鞋业中职业病危害因素对劳动者健康的影响依然不容忽视。

综上分析，制鞋业所产生的职业病危害的风险程度，与《建设项目职业病危害风险分类管理目录（2012 年版）》中所列的“制鞋业”职业病危害的风险程度一致，应定为职业病危害风险严重建设项目。

参考文献

[1] 马忠元，吕惠中，刘德坚. 某制鞋厂苯作业工人的职业危害状况分析. 职业与健康，2008，24（16）：1614-1615.

[2] 安丽丽. 晋江市某鞋厂工人健康体检分析. 医学理论与实践，2013，26（10）：1389-1390.

[3] 郭颖燕，张志方，徐政，等. 鞋厂职业危害因素分析. 现代预防医学，2008，35（14）：2643-2644.

（杨震宇、何家禧）

五、家具制造

家具制造业包括木质家具制造、竹或藤家具制造、金属家具制造、塑料家具制造。其中木家具制造是指以天然木材或木质人造板为主要材料，配以其他辅料（如油漆、贴面材料、玻璃、五金配件等）制作各种家具的行业。

1. 项目组成

传统木家具生产工艺主要由木加工、装配、砂磨、油漆和包装以及相关的辅助设施等项目组成。

（1）木加工包括板材干燥、开料、刨料、拼板打磨机加工等。

（2）装配：木料经过开料、机械加工后成为半成品后，在装配车间经过五金配件组装即为成件家具。

（3）砂磨：经装配组装完整的成件家具经过砂磨处理后再抛光精磨。

（4）油漆：经过抛光精磨后的家具通过着色、上底漆、上仿古漆、修色、上面漆、上灰蜡等制成成品。

（5）包装：家具油漆干燥后进行包装并分类放置。

2. 主要生产原辅材料与设备

（1）主要生产原辅材料

木制家具生产工艺中，与职业卫生有关的主要生产原辅材料包括木材、五金配料、包装材料、底漆、面漆、稀释剂、酒精等。其中底漆主要组分为甲苯、二甲苯、甲醇、异丁醇、乙酸正丁酯、乙酸丙二醇单甲基醚酯、甲乙酮，面漆为二甲苯、异丁醇、乙酸正丁酯，稀释剂为二甲苯、甲苯、甲醇、乙酸正丁酯。

（2）主要生产设备

① 木加工

开料设备：包括高速木材切断机、推锯、拉锯（悬臂锯）、通锯（单片锯）、纵切锯（圆锯机）、小平刨、大平刨、大压刨、小压刨、双面刨、修边机（单片机）、油压拼板机、拼板胶搅拌器、拼板架、细木工带锯机等。

机加工设备：包括宽带砂光机、宽带砂光机、精密推台锯、芯轴倾斜圆锯机、木工线锯机、立式单轴木工铣、单轴燕尾榫机、手提锣机等。

② 装配

装配设备包括宽带砂光机、手压砂、气鼓棕刷轮砂光机、立式海绵砂光机、立带砂光机、横式海绵砂光机、立式海绵砂光机、横带砂、圆台砂、砂光机、划线平台、手电钻、组装台等。

③ 砂磨

砂磨设备包括手砂机、砂磨台等。

3．生产工艺与职业病危害因素

（1）木加工

生产工艺：从林区木材产地开锯的木料经处理后送进木加工车间，进行开料和机加工。其中：

开料工序包括开料→粗刨→拼板→精刨→打磨。

机加工工序包括定宽→定长→打孔、做榫→成型→粗砂。

职业病危害因素：木加工过程存在或产生的主要职业病危害因素是噪声和粉尘。

（2）装配

生产工艺：木料经过开料、机械加工后成为半成品，这些半成品被运到装配车间，在装配车间经过五金配件组装为成件家具。

职业病危害因素：装配过程存在或产生的主要职业病危害因素是噪声和粉尘。

（3）砂磨

生产工艺：组装好的成件家具在砂磨车间家具经过立式砂、气鼓棕刷轮砂光机中砂处理后，再通过手砂机抛光精磨。

职业病危害因素：砂磨过程存在或产生的主要职业病危害因素是噪声和粉尘。

（4）油漆

生产工艺：经过抛光精磨后的家具在油漆车间通过着色、上底漆、上仿古漆、修色、上面漆、上灰蜡等表面处理，最后成为成品。

职业病危害因素：油漆过程存在或产生的主要职业病危害因素是噪声、粉尘和喷漆过程中油漆中挥发的有机溶剂，如苯、甲苯、二甲苯、丙酮、丁酮、乙酸乙酯、乙酸丁酯、甲醇、异丁醇等。

（5）包装

生产工艺：包装是家具生产的最后一个环节，家具油漆干燥后进入包装车间进行包装，并分类放置。

职业病危害因素：包装过程存在或产生的主要职业病危害因素是噪声、粉尘和家具油漆中挥发的有机溶剂，如苯、甲苯、二甲苯、丙酮、丁酮、乙酸乙酯、乙酸丁酯、甲醇、异丁醇等。

4．职业危害特点

（1）职业病危害因素分布

归纳上述生产工艺及其存在和产生的职业病危害因素，木家具制造业职业病危害因素分布情况见表 4-10。

表 4-10 木家具制造业职业病危害因素分布情况

序号	岗位或工种	职业病危害因素	
		化学因素	物理因素
1	木加工	木粉尘	噪声
2	装配	木粉尘	噪声
3	砂磨	木粉尘	噪声
4	油漆	苯、甲苯、二甲苯、丙酮、丁酮、乙酸乙酯、乙酸丁酯、甲醇、异丁醇等，木粉尘	噪声
5	包装	苯、甲苯、二甲苯、丙酮、丁酮、乙酸乙酯、乙酸丁酯、甲醇、异丁醇等，木粉尘	噪声

（2）职业危害程度

相关调查研究报道显示木家具制造业的职业病危害较为严重。徐斌等对台州市椒江区53家家具厂三苯及木粉尘监测结果显示，159份空气样品中，苯样品超标数为60份，达标率62.26%，时间加权平均浓度范围为0～486 mg/m^3；甲苯超标数为47份，达标率70.44%，时间加权平均浓度范围为0～291 mg/m^3；二甲苯超标数为99份，达标率80.50%，时间加权平均浓度范围为0～276 mg/m^3；木粉尘采样106份，合格15份，样品合格率14.2%。马炜钰等对广州市30家木质家具企业职业危害因素进行了检测，结果显示木粉尘测定点54个，合格点25个，合格率为46.3%；噪声测定点104个，合格点18个，合格率仅为17.3%；甲醛测定点48个，合格点41个，合格率为85.4%。谢禾等对上海市37家木质家具企业存在的职业危害因素进行了检测，结果显示检测超标企业为33家，超标作业点数最多的职业病危害因素依次为噪声、木粉尘、二甲苯，分别占相应项目总检测点数的比例为50.63%、32.59%、17.57%。而通过职业健康体检发现木质家具企业存在的职业病危害因素已对劳动者的健康造成了损害，如对某木质家具企业400名员工进行的职业健康体检结果统计发现，血常规异常检出率6.25%，尿常规异常检出率5.25%，血压异常检出率6.25%，心电图异常检出率5.50%，胸部X射线异常检出率0.75%，肝功能异常检出率24.5%，肾功能异常检出率0.50%，眼科检查异常检出率1.00%，耳鼻检查异常检出率1.00%，高频听力损伤检出率17.0%。

5．建设项目职业病危害风险分类

木家具制造业属于《国民经济行业分类》（GB/T 4754—2011）中的“家具制造业”，根据国家安全监管总局公布的《建设项目职业病危害风险分类管理目录（2012年版）》，“家具制造业”中的“木质家具制造”属于职业病危害风险严重项目。

粉尘、噪声和有机溶剂，如苯、甲苯、二甲苯、丙酮、丁酮、乙酸乙酯、乙酸丁酯、甲醇、异丁醇等为木家具制造业主要的职业病危害因素，该行业目前机械化和自动化生产工艺尚未普及，接触粉尘、噪声和有机溶剂人数较多，接触时间长，工作场所粉尘和有机溶剂浓度超标以及发生尘肺病和噪声聋的案例屡见报道，显示其暴露频度、职业病危害发生的概率以及职业病危害后果均高于一般的家具制造业。

综上分析，木家具制造业所产生的职业病危害的风险程度，与《建设项目职业病危害风险分类管理目录（2012年版）》中所列的“木制家具制造业”职业病危害的风险程度一致，应定为职业病危害风险严重建设项目。

参考文献

[1] 罗永军，胡富宇. 53 家家具厂有害因素监测结果分析. 职业卫生与应急救援，2005，23（1）：22-23.

[2] 马炜钰，谭夏优. 广州市木质家具制造行业主要职业病危害调查. 职业与健康，2012，28（9）：1062-1063.

[3] 谢禾，李克勇，迟美娜，等. 木质家具生产企业职业病危害现状调研. 职业卫生与应急救援，2012，30（3）：149-153.

[4] 成连春. 某木质家具企业职业危害因素与员工健康体检结果分析. 中国民族民间医药，2013，1：46-47.

（杨震宇、何家禧）

六、造纸

造纸业是制造和使用浆状植物性纤维原料各种工艺过程的概述，从纸浆到纸，进而到种类繁多的制品构成了纸业的各个生产环节。造纸业是典型的资金密集型和资源约束型产业，其原料主要是植物纤维，如稻麦秆、木材、芦苇、蔗渣、竹子等。现以竹子为原料的造纸工艺为例，说明其职业危害。

1. 项目组成

传统造纸业主要由原料堆场及备料、制浆、抄浆、碱回收以及相关的公用和辅助设施等项目组成。

（1）原料堆场及备料包括竹子堆场及竹片堆场，包括削片、筛片和竹片洗涤等。

（2）制浆包括蒸煮工段、洗选及氧脱木素工段、漂白工段、二氧化氯制备工段、化学品制备工段等。

（3）抄浆包括精选工段、抄浆工段、打包完成工段、成品库等。

（4）碱回收包括蒸发工段、燃烧工段、苛化和石灰回收工段、重油库等。

（5）公用和辅助设施包括污水处理站、供配电、热电站、氧气站（含制氮）、空压站、检修等。

2. 主要生产原辅材料与设备

（1）主要生产原辅材料

生产工艺中与职业卫生有关的主要原辅料包括竹子、烧碱、硫酸、液氯、芒硝、硫代硫酸钠、硫酸镁、石灰石、消泡剂、磷酸三钠、原煤、重油、柴油等。

（2）主要生产设备

① 原料堆场备料

原料堆场备料设备包括：电子汽车衡、抓斗起重机、移动式皮带输送机、轮式装载机、削片机、竹片筛、竹片堆出料器、竹片再碎机、竹片输送系统、竹片水洗机、螺旋脱水机、电磁除铁器、水循环处理系统等。

② 制浆

制浆设备包括：喂料螺旋、竹片仓、计量螺旋、塔式蒸煮锅、喷放锅、联合筛、二段压力筛、三段压力筛、一段除砂器、洗渣机、洗节机、洗浆机、一段氧脱木素反应塔、二段氧脱木素反应塔、喷放浆槽、未漂浆贮浆塔、氯化塔、碱处理塔、漂白塔、高浓贮浆塔、黑液槽、漂白滤液槽、中浓混合器、中浓泵、白液氧化反应器、综合法二氧化氯制备系统、冲浆泵、压力筛、除砂器、浆板机、切纸机、液压打包机、损纸碎浆机等。

③ 浆板

浆板设备包括：真空泵、电动双梁桥式起重机等。

④ 碱回收

碱回收设备包括：管式降膜蒸发器、碱回收炉、静电除尘器、石灰消化提渣机、连续苛化器、压力式圆盘过滤机、绿泥预挂式过滤机、白泥预挂式过滤机、回转石灰窑、静电除尘器（石灰窑）、真空泵、引风机、鼓风机等。

⑤ 给水净化

给水净化设备包括：搅拌机、刮泥机、离心清水泵、自动投药装置、生活给水装置、紫外线消毒装置等。

⑥ 污水处理

污水处理设备包括：提升泵、冷却塔、混合污泥输送泵、表面曝气机、污泥泵、污泥投配泵、脱水机、气浮器等。

⑦ 供配电

供配电设备包括：主变压器、车间配电变压器、高压开关等。

⑧ 热电站

热电站设备包括：锅炉、汽机、汽轮发电机等。

⑨ 氧气站

氧气站设备包括：空分设备等。

⑩空压站

空压站设备包括：螺杆式空压机、水冷式冷冻式压缩空气干燥器、无热再生式压缩空气干燥器等。

3．生产工艺与职业病危害因素

（1）原料堆场及备料

生产工艺：原竹通常捆扎成竹捆，经汽车运输到厂区。通过移动式装卸机械将竹子等原料卸车并运送至料堆，人工码垛，再由轮式装载机将竹子送到备料车间喂料皮带，经过金属探测器检查，除去所夹带金属后送削片机削片，自削片和外购竹片一起由带式输送机送到竹片筛选工序，合格竹片送竹片堆场贮存。竹屑则作为燃料送锅炉燃烧。

职业病危害因素：粉尘主要来源于削片、再碎工序，竹片的运输、搬运、码垛等工序也产生一定浓度的粉尘，各种机械设备的运转产生噪声，高温来源于夏季炎热天气的影响。

（2）制浆

制浆由蒸煮工段、洗选及氧脱木素工段、漂白工段、二氧化氯制备工段和化学品制备工段组成。

① 蒸煮工段

生产工艺：采用连续蒸煮工艺。该工艺在蒸煮器（大型压力容器）中，使用氢氧化钠和硫化钠将木质素从碎竹片中分离。

职业病危害因素：化学毒物（主要包括硫化氢、二氧化硫、甲硫醇、二甲基硫、二甲基二硫和其他挥发性硫化物）来源于蒸煮过程产生的恶臭气体，氢氧化钠来源于蒸煮液的泄漏，噪声来源于各种机械设备的运转，高温来源于生产性热源（蒸煮器）和夏季炎热气候的影响，电离辐射来源于液位高报连锁装置。

② 洗选、氧脱木素及漂白工段

生产工艺：粗浆经过联合筛除节筛选、洗浆机洗涤后，进入中浓氧漂系统，然后送到混合器。在混合器前加入氧气和中压蒸气，浆料与蒸气和氧气充分混合后从一段氧脱木素反应塔的底部进入升流塔内进行氧脱木素反应，氧脱木素后的浆料排放到二段氧脱木素反应塔前的立管，同样经过二段氧脱木素反应后，浆料排放到喷放浆槽。从喷放浆槽出来的浆料进行充分的洗涤，洗净后的浆通过中浓泵送入未漂浆中浓贮浆塔贮存。

职业病危害因素：化学毒物（二氧化硫、甲硫醇、二甲基硫、二甲基二硫和其他挥发性硫化物）来源于蒸煮过程产生的恶臭气体，氢氧化钠来源于补充加药过程，二氧化氯来源于输送管道的泄漏，二氧化氯分解产生氯气，高温来源于生产性热源（混合器）和夏季炎热气候的影响，噪声来源于各种机械设备的运转和高压气体管道，电离辐射来源于洗选、氧漂白工段安装的测液位及液位高报连锁装置。

③ 二氧化氯制备

生产工艺：采用综合法制备二氧化氯，由氯酸钠制备、氯化氢合成和二氧化氯发生三个部分组成。氯酸钠通过电解食盐制备，电解生成的氯酸钠和盐酸合成工序生成的盐酸在二氧化氯发生器内反应生成二氧化氯。二氧化氯气体用冷冻水吸收成水溶液后贮存，供漂白工段使用。

职业病危害因素：二氧化氯制备过程中产生二氧化氯、氢氧化钠、氯气、氯化氢，噪声来源于各种机械设备的运转。

④ 化学品制备工段

生产工艺：一般是将外购的其他漂白化学品进行简单的溶解过滤，主要包括漂白用碱、硫代硫酸钠、硫酸镁等。外购来的漂白化学品溶解过滤后，在贮存槽贮存，然后泵送漂白工段。

职业病危害因素：化学品制备加药过程中产生氢氧化钠、粉尘（硫代硫酸钠、硫酸镁），噪声来源于各种机械设备的运转。

（3）抄浆

① 精选工段

生产工艺：制浆车间送来的漂白竹浆，经三段压力筛+二段除砂筛选。

职业病危害因素：各种机械设备的运转产生噪声。

② 抄浆工段

生产工艺：制浆车间送来的漂白竹浆，经三段压力筛+二段除砂筛选。一段压力筛合格的浆料输送到抄浆槽后，经冲浆泵把一定浓度（1.2%～1.7%）的浆料送至浆板机流浆箱。浆料经长网部脱水，形成湿纸幅，再经压榨部压榨后，进入干燥部。

职业病危害因素：各种机械设备的运转产生噪声，高温来源于生产性热源（浆板机）和夏季炎热气候的影响。

③ 打包完成工段、成品库

生产工艺：干燥后的浆板经切纸机分切成各种规格的浆板后进入液压打包机打包，由捆扎机制成成品浆包，经大包打包机打成大包，送入成品库。

职业病危害因素：各种机械设备的运转产生噪声，切纸机切纸过程产生粉尘。

（4）碱回收车间

① 蒸发

生产工艺：制浆车间送来浓度约 18%的稀黑液，经蒸发浓缩到 65%～70%。

职业病危害因素：硫化氢、二氧化硫、甲硫醇、二甲基二硫来源于黑液输送管道和臭气处理系统的泄漏，各种机械设备的运转产生噪声。

② 燃烧工段、臭气处理系统

生产工艺：经蒸发浓缩到 65%～70%的黑液直接进入碱回收炉燃烧，来自碱回收炉的熔融物以来自苛化工段的稀白液溶解成绿液后，用回收的石灰进行苛化，经滤器生产出高质量的白液（含悬浮物低于 30×10^{-6}），供蒸煮使用。燃烧产生的热量用来生产过热蒸气供热电站发电。

职业病危害因素：二氧化硫、氮氧化物、一氧化碳、二氧化碳、多环芳烃类物质来源于重油燃烧产物，各种机械设备的运转产生噪声。

③ 苛化及石灰回收

生产工艺：苛化产生的白泥，经石灰回转窑煅烧成石灰后送苛化回用。

职业病危害因素：二氧化硫、氮氧化物、一氧化碳、二氧化碳、多环芳烃类物质来源于重油燃烧产物，氢氧化钠来源于苛化工序，氧化钙来源于苛化工序和石灰回收工序；石灰回收工段的石灰石转运、破碎工序产生粉尘（碳酸钙），高温来源于生产性热源（回转窑、碱炉）和夏季炎热气候的影响。

（5）辅助设施

① 污水处理

生产工艺：采用好氧+三级（物化+氧化）处理工艺。首先通过加硫酸等预处理，控制污水的 pH 值及去除一部分悬浮物，用延时曝气法在搅拌、充氧、推流的作用下为活性污泥提供适宜的生长繁殖环境，从而充分地降解污水中的有机污染物。然后采用化学凝聚气浮法去除残留在水中悬浮物、胶体物质及生物难以降解的部分有机物，同时降低色度。污水中的悬浮物、胶体物质及可絮凝的物质凝聚成团，进行固液分离后进入 Fenton 氧化处理系统。Fenton 化学氧化技术的主要原理是外加的 H_2O_2 氧化剂与 Fe^{2+}催化剂，即所谓的 Fenton 试剂，两者在适当的 pH 下会反应产生氢氧自由基（−OH），而氢氧自由基的高氧化能力与废水中的有机物反应，可分解氧化有机物，进而降低废水中生物难分解的化学需氧量，最后达标水外排。来自初沉池和氧化沟的污泥由污泥泵提升至污泥浓缩池，进行缓冲和进一步浓缩，再输送到污泥脱水机脱水。脱水后泥饼的含固率一般可达 20%，干污泥被运出进行厂外处置。

职业病危害因素：各种机械设备的运转产生噪声；水处理加药时产生聚合物粉尘；水的氯化消毒产生氯气，污水处理站使用硫酸，产生氨、硫化氢，使用的尿素分解产生氨，水处理树脂再生使用盐酸、氢氧化钠；高温来源于夏季炎热气候的影响。

② 配电房

生产工艺：将国家电网电源变压后供生产和生活用电。为应急停电，设备用柴油发电机组。

职业病危害因素：配电房存在工频电场。

③ 热电站

生产工艺：采用汽轮机发电，碱炉、锅炉产生的新蒸气进汽轮机发电后再供给各用汽点。

职业病危害因素：煤在锅炉中燃烧产生一氧化碳、二氧化碳、氮氧化物和二氧化硫，通过锅炉各种孔、缝隙（如看火孔、燃烧器、油枪、保温层等处缝隙）泄漏到工作场所中。辅助设备、风管、蒸气管道运行时产生噪声，输煤系统、锅炉产生煤尘，锅炉和除尘器产生煤灰尘（矽尘），高温来源于生产性热源（锅炉和蒸气管道辐射）和夏季炎热气候的影响。

④ 氧气站（含制氮）

生产工艺：采用空分深冷制氧法生产所需氧气和氮气。氧气主要是供制浆车间氧脱木素段、氧碱漂白段和氧化白液等用途，氮气用于综合法二氧化氯制备中的危险气体管路的吹扫。

职业病危害因素：生产过程中产生噪声、氮气。

⑤ 空压机房

生产工艺：通过电动空压机工作为生产提供空气动力。

职业病危害因素：空压机运转产生噪声。

⑥ 检修

生产工艺：检修作业常使用电焊、切割等加工工艺。

职业病危害因素：电焊作业产生电焊烟尘、锰及其无机化合物、一氧化碳、二氧化氮、臭氧、紫外线，切割作业产生其他粉尘和噪声。

4．职业危害特点

（1）职业病危害因素分布

归纳上述生产工艺及其存在和产生的职业病危害因素，造纸业职业病危害因素分布情况见表4-11。

表4-11 造纸业职业病危害因素分布情况

序号	岗位或工种	职业病危害因素	
		化学因素	物理因素
一、原料堆场及备料			
1	堆场	粉尘（竹屑尘）	噪声、高温
二、制浆			
2	蒸煮	氢氧化钠、硫化氢、二氧化硫、甲硫醇及其他挥发性硫化物	噪声、高温、电离辐射
3	洗选、氧脱木素和漂白工段	硫化氢、二氧化氯、氯气、二氧化硫、甲硫醇及其他挥发性硫化物	高温、噪声、电离辐射
4	二氧化氯制备	二氧化氯、氯化氢、氯气、氢氧化钠	噪声

序号	岗位或工种	职业病危害因素	
		化学因素	物理因素
5	化学品制备	氢氧化钠、粉尘（硫代硫酸钠、硫酸镁）	噪声
三、抄浆			
6	精选工段	—	噪声
7	抄浆工段	—	高温、噪声
8	完成工段和成品库	粉尘	噪声
四、碱回收			
9	蒸发	硫化氢、二氧化硫、甲硫醇及其他挥发性硫化物	噪声
10	燃烧工段、臭气处理系统	一氧化碳、二氧化碳、二氧化硫、氮氧化物、多环芳烃类物质	噪声、高温
11	苛化及石灰回收	石灰石粉尘、二氧化硫、氮氧化物、一氧化碳、二氧化碳、多环芳烃类物质、氢氧化钠、氧化钙	高温
五、辅助设施			
12	污水处理	粉尘、氯、硫化氢、氨、硫酸、氢氧化钠	噪声、高温
13	供配电	—	工频电场
14	热电站	粉尘、一氧化碳、二氧化碳、二氧化硫、氮氧化物、氢氧化钠等	噪声、高温、工频电场
15	氧气站（含制氮）	氮气	噪声
16	空压站	—	噪声
17	检修	粉尘、电焊烟尘、氮氧化物、锰及其化合物、臭氧	噪声、高温、紫外线

（2）职业危害程度

化学毒物（氢氧化钠、硫化氢、二氧化硫、甲硫醇及其他挥发性硫化物、二氧化氯、氯化氢、氯气等）以及噪声和高温为造纸业主要的职业病危害因素。肖晓琴等对某造纸厂生产过程中存在的职业危害因素进行检测，噪声检测结果显示生产线 17 个定点检测点和 3 个个体采样中，噪声作业点的定点噪声强度有 6 个超过了职业接触限值，超标率为 35.3%，3 个个体噪声检测中“碎浆高浓度除渣工”的强度超标，超标率为 33.3%。检测 9 个高温检测点，有 4 个岗位的 WBGT 指数均超过了国家职业接触限值，超标率为 44.4%。王庆文对某废纸制浆造纸生产线职业病危害因素检测发现，脱墨多盘和纸机干燥工位硫酸短时间接触浓度测定值超标；作业岗位噪声测量结果显示，16 个监测点中有 5 个监测点噪声声级超过国家卫生限值。

5．建设项目职业病危害风险分类

造纸业属于《国民经济行业分类》（GB/T 4754—2011）中的“造纸和纸制品业”，根据国家安全监管总局公布的《建设项目职业病危害风险分类管理目录（2012 年版）》，“造纸和纸制品业”中的“纸浆制造”属于职业病危害风险严重项目，“造纸业”属于职业病危害风险较重项目。

综上分析，本书所介绍的造纸业包括了纸浆制造环节，所产生的职业病危害的风险程度与《建设项目职业病危害风险分类管理目录（2012 年版）》中所列的“纸浆制造”职业病危害的风险程度一致，应定为职业病危害风险严重建设项目。

参考文献

[1] 肖晓琴，王致，张海，等. 造纸行业职业病危害识别与关键控制点分析. 中国卫生工程学，2010，9（3）：191-196.

[2] 王庆文. 废纸制浆造纸生产线职业病危害因素识别与控制技术. 医学动物防治，2007，23（7）：559-560.

（杨震宇、何家禧）

七、印刷

印刷是使用模拟或数字的图像载体将呈色剂或色料（如油墨）转移到承印物上的复制过程。传统印刷品的生产一般要经过原稿的选择或设计、原版制作、印版晒制、印刷、印后加工五个工艺过程，而现在人们常常把原稿的设计、图文信息处理、制版统称为印前处理，把印版上的油墨向承印物上转移的过程叫做印刷。因此，现代印刷包括印前处理、印刷、印后加工等过程。

1．项目组成

印刷业的生产主要由印前工序、印刷工序、印后工序及相关辅助设施等项目组成。

（1）印前工序包括开单点稿，制版（分为拼版晒版和数码制版两类）。

（2）印刷工序分为轮转印刷和平张印刷两类。

（3）印后工序包括表面处理、自动膜切、烫金、丝印、手工、折页、排书、串线、切正、骑马钉、三面刀、上壳、包装等工序。

2．主要生产原辅材料与设备

（1）主要生产原辅材料

印刷生产工艺中，与职业卫生有关的主要生产原辅材料包括纸张、油墨、润版液、洁版液、显影液、各类光油和相关胶水等。

（2）主要生产设备

生产装置的主要生产设备包括印刷机、精装机、皮壳机、出版机、折页机、串线机、排书机、贴衬机、紫外线（UV）上光机、自动膜切机、烫金膜切机、丝印机、轮转印刷机、骑马钉等。

3．生产工艺与职业病危害因素

印刷业分为印前工序、印刷工序和印后工序三部分。其中印前工序包括开单点稿、制版（分为拼版晒版和数码制版两类）、晒版、拉版，印刷工序分为轮转印刷和平张印刷两类，印后工序包括表面处理、自动膜切、烫金、丝印、手工、折页、排书、串线、切正、骑马钉、三面刀、上壳、包装等。印刷行业工艺流程见图 4-20。

（1）印前工序

① 开单点稿

生产工艺：根据订单确定工程单，清点待印稿件数目。

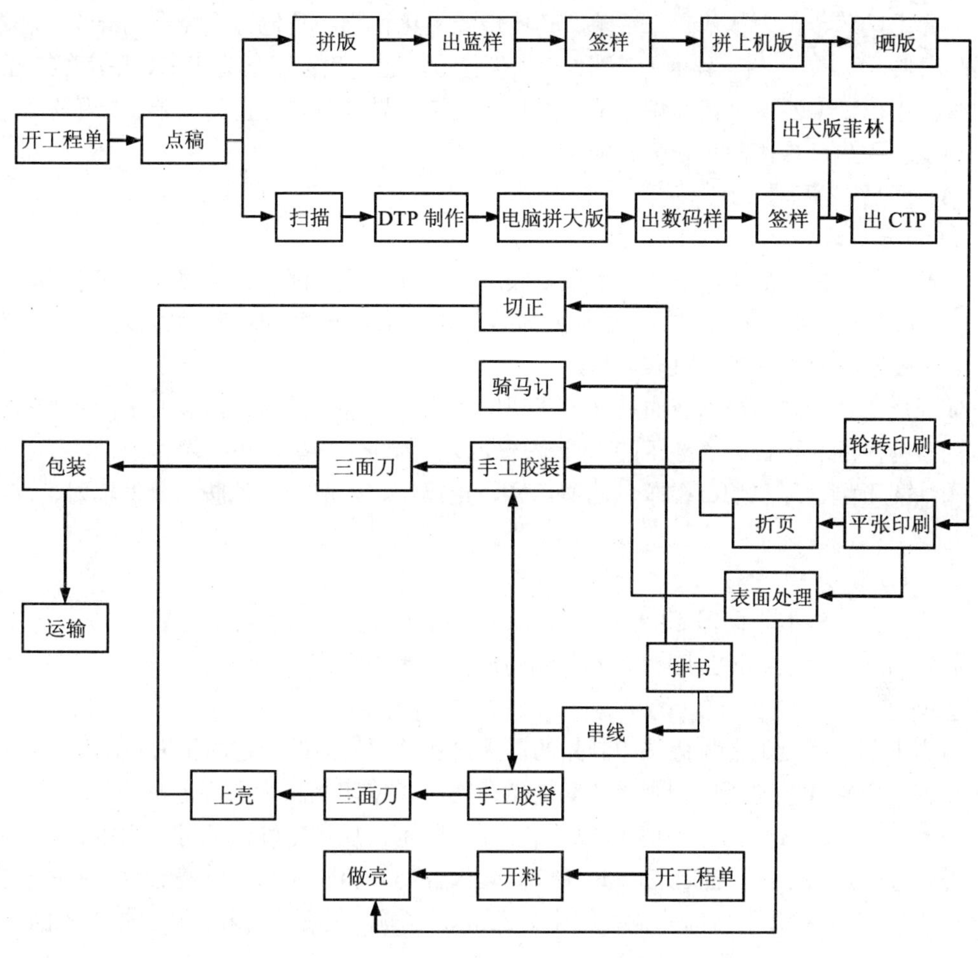

图 4-20　印刷行业生产工艺流程

职业病危害因素：该工序不存在职业病危害因素。

② 制版

生产工艺：制版是指把经过印前处理的图文信息复制到印版上的过程。印刷的制版工序有两种形式，一种为传统的拼版晒版，具体包括拼版、出蓝样、签样、拼上机版、出大版菲林、晒版 5 个环节。另一种为数码制版，主要包括扫描、图文制作（DTP)、电脑拼大版、出数码样、签样、出大版菲林、制版（CTP）6 个环节。

职业病危害因素：制版过程中使用胶水可产生乙醇、丙酮、正戊烷、苯、环己烷、乙酸乙酯、正己烷、丁酮、甲基异丁基甲酮等化学毒物。

（2）印刷工序

生产工艺：印刷工序分为平张印刷和轮转印刷两类。平张印刷主要使用双色机、4 色印刷机、5 色印刷机、6 色印刷机（6+1)、8 色印刷机等将模拟或数字的图像载体通过呈色剂或色料（如油墨）转移到承印物上的复制过程。轮转印刷是使用轮转印刷机将模拟或数字的图像载体通过呈色剂或色料（如油墨）转移到承印物上的复制过程。

职业病危害因素：印刷机运行过程中使用润版液（质谱定性：丙烷、正戊烷、丙酮)、洁版液（质谱定性：甲苯、正庚烷、壬烷、环己烷、正己烷、乙苯、正辛烷、苯、甲基环己烷、异丙基苯、正丙基苯、二甲苯、其他烷烃类化合物、其他芳香烃类化合物）和油墨（质谱定性：丙烷、丙酮、异丙醇），该工序存在的职业病危害因素为甲苯、正庚烷、壬烷、环己烷、正己烷、乙苯、正辛烷、苯、甲基环己烷、异丙基苯、正丙基苯、二甲苯、正戊烷、丙烷、丙酮、异丙醇、粉尘、噪声。

（3）印后工序

① 表面处理

生产工艺：为印后工序，使用水性复膜胶（质谱定性：丙酮、甲醇、乙酸丁酯、异丁烯、叔丁醇、正丁醇、乙苯、正丁醚、丙烯酸丁酯）、UV 光油（质谱定性：环己烷、甲苯、乙醇、三乙胺）对印后纸张进行处理。

职业病危害因素：根据表面处理工序使用的原料质谱分析结果，该工序存在的职业病危害因素为丙酮、甲醇、乙酸丁酯、异丁烯、叔丁醇、正丁醇、正戊烷、苯、乙苯、正丁醚、丙烯酸丁酯、环己烷、甲苯、乙酸乙酯、正己烷、乙醇、三乙胺、紫外辐射、高温、噪声。

② 自动膜切

生产工艺：根据不同印制品的形状需求，把印制品加工成所需的形状。

职业病危害因素：该工序存在的职业病危害因素为噪声。

③ 烫金

生产工艺：烫金工序为特殊印制品的需求，其过程为借助一定的压力和温度将黏合剂熔融，使金属箔或颜料烫印到纸张或其他承印物上，使印制品达到特定的效果。

职业病危害因素：该工序使用的原料主要为胶水（质谱定性：乙醇、丙酮、正戊烷、苯、环己烷、乙酸乙酯、正己烷、其他烷烃类化合物）和脱膜剂（质谱定性：未检出挥发性有机组分），其存在的职业病危害因素为乙醇、丙酮、正戊烷、苯、环己烷、乙酸乙酯、正己烷、高温、噪声、紫外辐射。

④ 丝印

生产工艺：丝印工序是通过一定的压力，使油墨通过印版上的孔眼转移到承印物上的过程。丝印过程使用丝印油（质谱定性：未检出挥发性有机组分）。

职业病危害因素：该工序使用的丝印油质谱分析未检出挥发性有机组分，因此该工序存在的主要职业病危害因素为噪声、紫外辐射。

⑤ 手工上胶压合

生产工艺：手工工序为印制品后期手工上胶压合的过程，使用各种胶水主要挥发性组分（质谱定性）包括乙醛、乙酸甲酯、乙酸乙酯、甲苯、正己烷、乙酸乙烯酯、甲醇、二乙基乙烯、其他烷烃类化合物。

职业病危害因素：该工序存在的职业病危害因素为乙醛、乙酸甲酯、甲苯、正己烷、乙酸乙烯酯、甲醇、二乙基乙烯、乙酸乙酯。

⑥ 折页

生产工艺：折页就是将印张按照页码顺序折叠成书刊开本尺寸的书贴，或将大幅面印张按照要求折成一定规格幅面的工作过程。

职业病危害因素：该工序主要设备为折页机，存在的职业病危害因素为噪声。

⑦ 排书

生产工艺：将印刷品按要求排放。

职业病危害因素：该工序不存在职业病危害因素。

⑧ 切正

生产工艺：按成品规格切印刷物。

职业病危害因素：切正过程存在的职业病危害因素为噪声。

⑨ 串线

生产工艺：用线从书帖折缝中穿订的装订方式。

职业病危害因素：该工序使用串线机，存在的职业病危害因素为噪声。

⑩骑马钉

生产工艺：用金属丝从书帖折缝中穿订的装订方式。

职业病危害因素：骑马钉装订过程中存在的职业病危害因素为噪声。

⑪三面刀

生产工艺：按规定规格对书本三面进行裁切。

职业病危害因素：三面刀裁切过程中存在的职业病危害因素为噪声。

⑫上壳

生产工艺：制作封面并装订。

职业病危害因素：制作封面并装订的过程中存在的职业病危害因素为噪声。

4. 职业危害特点

（1）职业病危害因素分布

归纳上述生产工艺及其存在和产生的职业病危害因素，印刷业职业病危害因素分布情况见表 4-12。

表 4-12 印刷业职业病危害因素分布情况

序号	岗位或工种	职业病危害因素	
		化学因素	物理因素
一、印前工序			
1	制版	乙醇、丙酮、正戊烷、苯、环己烷、乙酸乙酯、正己烷、丁酮、甲基异丁基甲酮	—
二、印刷工序			
2	平张印刷	甲苯、正庚烷、壬烷、环己烷、正己烷、乙苯、正辛烷、苯、甲基环己烷、异丙基苯、正丙基苯、二甲苯、正戊烷、丙烷、丙酮、异丙醇、粉尘	噪声
3	轮转印刷	甲苯、正庚烷、壬烷、环己烷、正己烷、乙苯、正辛烷、苯、甲基环己烷、异丙基苯、正丙基苯、二甲苯、丙烷、正戊烷、丙酮、异丙醇、粉尘	噪声

序号	岗位或工种	职业病危害因素	
		化学因素	物理因素
三、印后工序			
4	表面处理	丙酮、甲醇、乙酸丁酯、异丁烯、叔丁醇、正丁醇、正戊烷、苯、乙苯、正丁醚、丙烯酸丁酯、环己烷、乙酸乙酯、正己烷、甲苯、乙醇、三乙胺	高温、噪声、紫外辐射
5	自动膜切	—	噪声
6	烫金	乙醇、丙酮、正戊烷、苯、环己烷、乙酸乙酯、正己烷	高温、噪声、紫外辐射
7	丝印	—	噪声、紫外辐射
8	手工上胶压合	乙醛、乙酸甲酯、甲苯、正己烷、乙酸乙烯酯、甲醇、二乙基乙烯、乙酸乙酯	—
9	折页	—	噪声
10	切正	—	噪声
11	串线	—	噪声
12	骑马钉	—	噪声
13	三面刀	—	噪声
14	上壳	—	噪声

（2）职业危害程度

印刷业存在的主要职业病危害因素为甲醇、异丙醇、丙酮、丁酮、乙酸甲酯、乙酸乙酯、乙酸丁酯、乙酸乙烯酯、壬烷、正庚烷、正戊烷、正己烷、环己烷、苯、甲苯、二甲苯、乙苯、正辛烷、丙烯酸正丁酯、正丁醇、其他粉尘、噪声、高温、紫外辐射。秦彩明等报道沈阳市 8 家印刷企业检出化学有害因素 20 余种，以苯、甲苯、二甲苯、溶剂汽油、甲醛为主，印刷岗位超标率分别为 64.52%、6.45%、6.45%、36.36%和 40.00%；覆膜岗位苯超标率达 80%；装订作业岗位噪声超标率达 68.42%。胡玮报道北京市大兴区印刷企业化学毒物检测样品量排前 3 位的依次是甲苯、苯（二甲苯与苯检测量相同）、溶剂汽油，样品超标率排前 3 位的依次是甲醇（66.7%）、臭氧（20.0%）、甲苯（19.1%）；物理因素样品量最多的为噪声，样品超标率最高的是紫外辐照度（33.3%）。从企业超标率来看，最高的前 3 位依次是噪声、溶剂汽油、紫外辐照度（甲醇与紫外超标率相同）。张高峰报道某印刷企业产生的主要职业病危害因素有噪声、紫外辐射、其他粉尘、丙烯酸甲酯、乙酸乙酯、磷酸、氢氧化钠、高温和工频电场等，关键控制点是噪声。职业健康检查项目包括内科常规检查、血常规、尿常规、肝功能、心电图、听力检查，检查结果显示 12 名印刷工、1 名折页工和 1 名装订工听力检查异常，2 名晒版工的白细胞减少。

5. 建设项目职业病危害风险分类

印刷业属于《国民经济行业分类》（GB/T 4754—2011）中的“印刷和记录媒介复制业”，根据国家安全监管总局公布的《建设项目职业病危害风险分类管理目录（2012 年版）》，“印刷和记录媒介复制业”中的“印刷业”属于职业病危害风险较重项目。

印刷业的主要职业病危害因素为甲醇、异丙醇、丙酮、丁酮、乙酸甲酯、乙酸乙酯、乙酸丁酯、乙酸乙烯酯、壬烷、正庚烷、正戊烷、正己烷、环己烷、苯、甲苯、二甲苯、乙苯、正辛烷、丙烯酸正丁酯、正丁醇、其他粉尘、噪声、高温、紫外辐射。该行业接触有机溶剂的人数较多，接触时间长。职业病危害分布范围广，暴露频度、职业病危害发生的概率以及职业病危害后果较重，以职业性慢性正己烷中毒最为常见。

因此，印刷业所产生的职业病危害的风险程度，与《建设项目职业病危害风险分类管理目录（2012 年版）》中所列的“印刷业”职业病危害的风险程度有明显的区别，应定为职业病危害风险严重建设项目。

参考文献

[1] 秦彩明，柏中波，孔庆宇，等.沈阳市纸质印刷企业职业病危害因素的调查. 职业与健康，2014，30（12）：1585-1587.

[2] 胡玮. 北京市大兴区印刷企业职业病危害因素调查及检测结果分析. 工业卫生与职业病，2010，36（6）：354-356.

[3] 张高峰，李铭，李万军，等. 某印刷厂搬迁项目职业病危害控制效果评价. 职业与健康，2014，30（5）：595-598.

（邓敏、何家禧）

八、石油加工和炼焦

石油加工、炼焦和核燃料加工业，包括精炼石油产品制造（如原油加工及石油制品、人造原油制造）、炼焦。

（一）石油加工

石油是由各种碳氢化合物（如烷烃、环烷烃、芳香烃等）组成的复杂混合物，并含有少量硫、氮、氧等有机化合物和微量金属等。石油加工是把原油或石油馏分加工或精制成各种产品（汽油、煤油、柴油、润滑油）的过程。石油加工的基本程序是通过对原油的一次加工和二次加工来生产燃料油品，三次加工则主要是生产化工产品。

在进行石油加工时，通常需制定石油加工方案，选择适合的石油加工方向。所谓石油加工方案，基本内容是指原油可以生产什么产品以及使用什么样的加工手段来生产这些产品。理论上，可以从任何一种原油生产出各种所需的石油产品，但实际上，原油加工方案的确定取决于许多因素，如市场需要、经济效益、投资力度、加工技术水平和原油特性等。如果选择的加工方案适应原油的特性，则可以做到用最小的投入获得最大的产出。因此，绝大多数炼油企业都是根据原油性质和目标产品来合理选择工艺路线。

1. 石油加工基本程序

石油加工基本程序通常包括原油预处理、一次加工、二次加工、三次加工和油品精制。

（1）原油预处理

原油在炼厂加工前，还需经过脱盐、脱水等预处理，使其进入蒸馏装置前，各种盐类的总含盐量符合工艺方面的要求。

（2）石油一次加工

石油一次加工主要采用常压、减压蒸馏等物理方法将原油切割为沸点范围不同、密度大小不同的多种石油馏分。在常压蒸馏过程中，分子小、沸点低的汽油首先馏出，随之是煤油、柴油等。残余重油经减压蒸馏又可获得一定数量的基础油（如润滑油）或半成品（如蜡油），最后剩下的为渣油。一次加工获得的轻质油品（汽油、煤油、柴油）还需进一步精制、调配，才能成为合格油品投入市场。

（3）石油二次加工

石油二次加工主要用化学方法或化学物理方法，将石油馏分进一步加工转化，以生产各种石油产品。二次加工包括催化裂化、催化重整、焦化、减黏、加氢裂化、溶剂脱沥青等工艺。

（4）石油三次加工

石油三次加工是对石油一次加工、二次加工的中间产品（包括轻油、重油、各种石油气、石蜡等），通过化学过程生产化工产品的过程。

（5）油品精制

油品精制主要是通过化学方法或化学物理方法除去石油粗制油品中所含硫、氧、氮的化合物及胶质、沥青质等成分。

不同性质的原油要采用不同的加工方法生产适当的产品，使原油得到合理利用。主要的原油加工工艺方案如下。

（1）燃料—润滑油加工方案

燃料—润滑油加工方案见图 4-21。

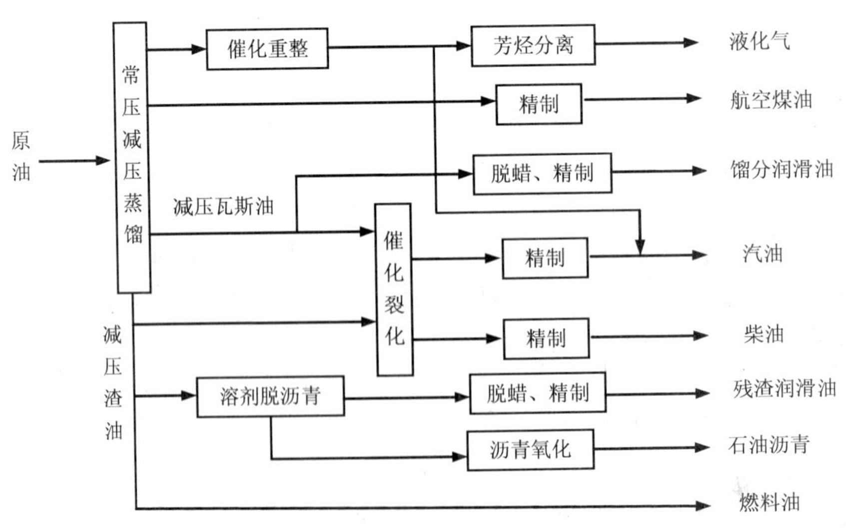

图 4-21 燃料—润滑油加工方案示意

（2）燃料加工方案

燃料加工方案见图 4-22。

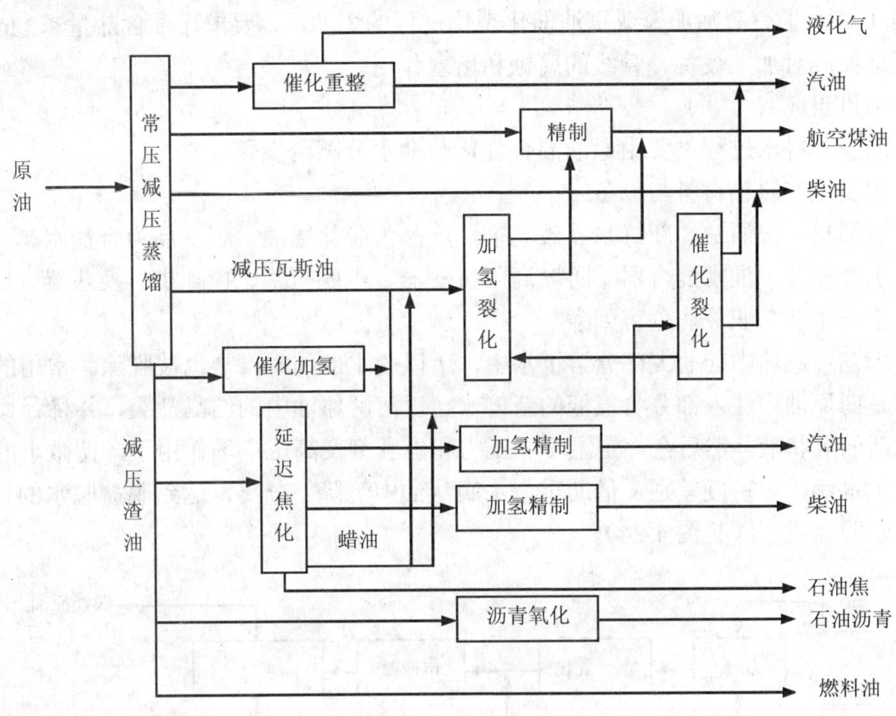

图 4-22　燃料加工方案示意

（3）燃料—化工加工方案

燃料—化工加工方案见图 4-23。

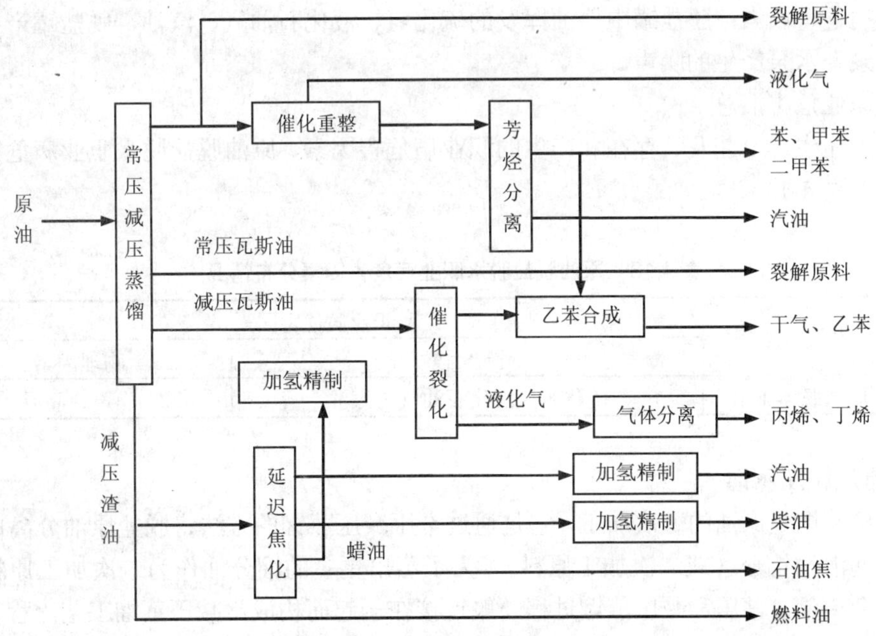

图 4-23　燃料—化工加工方案示意

2. 原油脱盐脱水

原油进入炼油厂后，必须先进行脱盐脱水处理，使其含水量达到 0.1%～0.2%，含盐量＜5 mg/L。对于有渣油加氢或重油催化裂化过程的炼油厂，要求原油含盐量＜3 mg/L。目的主要是控制对加工设备、管线的腐蚀和堵塞作用。

（1）项目组成

原油的脱盐脱水过程主要由原油混合乳化与油水分离两步骤。

（2）主要生产原辅材料与设备

主要原辅材料：原油、新鲜水、破乳剂，产品为脱盐原油，副产品为合盐水。

主要生产设备：油水混合器、防爆高阻抗变器、电脱盐罐、搅拌机、换热器。

（3）生产工艺与职业病危害因素

生产工艺：原油中的盐大部分溶于水中，所以脱水的同时，盐也被脱除。常用的脱盐脱水过程是向原油中注入部分含氯低的新鲜水，以溶解原油中的结晶盐类，并稀释原有盐水，形成新的乳状液，然后在一定温度、压力和破乳剂及高压电场作用下，使微小的水滴聚集成较大水滴，因密度差别，借助重力水滴从油中沉降、分离，达到脱盐脱水的目的，称为电化学脱盐脱水（见图 4-24）。

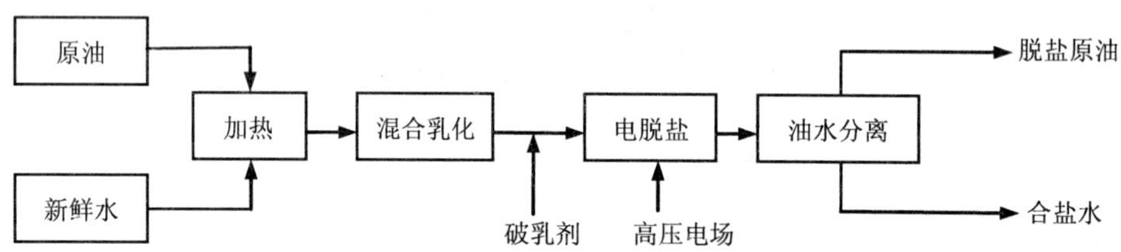

图 4-24 原油脱盐脱水工艺流程

职业病危害因素：脱盐罐中原油挥发的硫化氢、液化石油气、汽油，脱盐罐产生的高温，原油泵、水泵产生的噪声。

（4）职业危害汇总

归纳上述生产工艺及其存在和产生的职业病危害因素，原油脱盐脱水职业病危害因素分布情况见表 4-13。

表 4-13 原油脱盐脱水职业病危害因素分布情况

序号	生产工艺	职业病危害因素	
		化学因素	物理因素
1	原油脱盐脱水	硫化氢、液化石油气、汽油	噪声、高温

3. 常压减压蒸馏

常减压蒸馏是原油的一次加工，它是通过常压减压蒸馏的方法将脱盐原油分离成各种燃料油、润滑油馏分（或二次加工原料）。为了蒸出更多的馏分油作为二次加工原料和充分回收剩余热量，常压和减压蒸馏过程一般连接在一起而构成常减压蒸馏工艺流程。

（1）项目组成

常减压蒸馏主要由初馏、常压蒸馏和减压蒸馏三个过程组成。

（2）主要产生原辅材料与设备

主要原辅材料：脱盐原油、新鲜水、破乳剂，产品为煤油、汽油、柴油、重整料、化工原料、润滑油料、渣油，副产品为瓦斯气、干气。

生产设备：主要生产装置包括初蒸塔、常压加热炉、常压塔、减压加热炉、减压塔、换热器，辅助生产装置为压缩机、塔顶注氨设备、注缓蚀剂、注水系统。

（3）生产工艺与职业病危害因素

① 初馏塔区

生产工艺：经过脱盐脱水后的原油进入换热网络，继续与热的油品进行换热，换热至约 240℃，进入初馏塔进行初步分馏。在此大部分的石脑油被分离出来，由塔顶引出，经与原油换热、空冷、水冷，冷却至 40℃，进入初顶回流及产品罐。冷凝的油品由此罐分出，一部分作为石脑油送出装置，另一部分作为冷回流返回到初馏塔顶。未凝结的油气引至常减顶气压缩机入口分液罐，初馏塔设一条侧线，以液相抽出直接送到常压塔。

职业病危害因素：硫化氢、液化石油气、汽油、噪声和高温等。

② 常压蒸馏区

生产工艺：初底油由泵自初馏塔底抽出送入换热网络再换热，换热终温约 304℃，进入常压炉加热至约 368℃，送入常压塔进行分馏。常压塔大多设有三条侧线、两个中段回流和一个顶循环回流及常顶冷凝冷却系统。常顶气经与原油换热、空冷、水冷，冷却至 40℃进入常顶回流及产品罐，冷凝的油品作为石脑油送出装置，未凝的油气引至常减顶气压缩机入口分液罐，常压塔的常一线作航煤馏分，常二线和常三线作柴油馏分，经换热冷却之后送出装置。

职业病危害因素：硫化氢、液化石油气、汽油、噪声和高温等。

③ 减压蒸馏区

生产工艺：常压重油由常底泵抽出经减压炉加热至约 394℃送入减压塔进行分馏。减压塔多为全填料干式蒸馏操作，减压塔顶设三级冷凝冷却、三级混合抽真空系统。减顶不凝气送至焦化装置进行脱硫处理。减一线、减二线、减三线作加氢裂化料，经换热后热料送出装置。减压渣油由泵自塔底抽出，经换热后热料直接作为焦化装置的原料。为减少装置的腐蚀，在塔顶有注氨（18%氨水）、注缓蚀剂和注水设施。

原油常压减压蒸馏工艺流程见图 4-25。

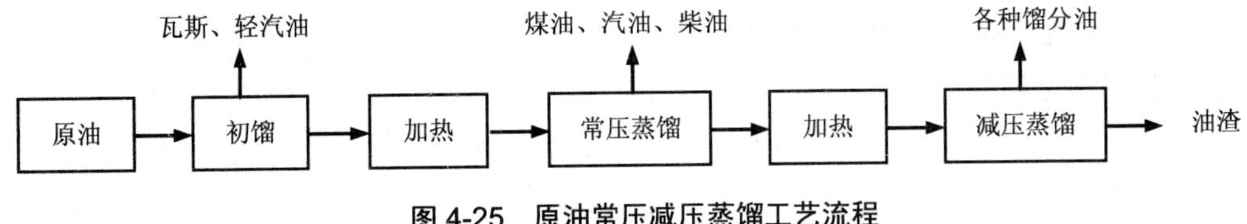

图 4-25　原油常压减压蒸馏工艺流程

职业病危害因素：氨、硫化氢、液化石油气、汽油、噪声和高温等。

（4）职业危害汇总

归纳上述生产工艺及其存在和产生的职业病危害因素，常压减压蒸馏业职业病危害因素分布情况见表4-14。

表4-14 常减压蒸馏职业病危害因素分布情况

序号	生产工艺	职业病危害因素	
		化学因素	物理因素
1	初馏	硫化氢、液化石油气、汽油	噪声、高温和热辐射
2	常压蒸馏	硫化氢、液化石油气、汽油	噪声、高温和热辐射
3	减压蒸馏	氨、硫化氢、液化石油气、汽油	噪声、高温和热辐射

4. 催化裂化

催化裂化是将重质油在催化剂存在的条件下，在一定的温度、压力下，经过以裂解、异构化、芳烃化为主的一系列化学反应，生产出汽油、柴油、液化气、干气等主要产品以及渣油、焦炭等副产品。

（1）项目组成

催化裂解装置一般由三部分组成，即反应再生系统、分馏系统和吸收稳定系统，在有些装置中还有再生烟气能量回收系统。

（2）主要生产原辅材料与设备

① 主要原辅料

主要原辅材料：主要原料为脱沥青油、延迟焦化的蜡油、各种脱蜡装置的腊膏、常压重油、减压渣油。主要辅料为催化剂。产品为干气（C1～C2组分）、液化气（C3～C4组分）、汽油、柴油。副产品为渣油、焦炭。

② 主要生产设备

反应再生系统：主要包括提升管反应器、再生器、催化剂罐及输送管线、主风机、烟气轮机、余热锅炉等；

分馏系统：分馏塔、加热和换热及蒸气发生系统、冷却系统等；

吸收稳定系统：包括空气压缩机、吸收塔、稳定塔、换热系统等；

能量回收系统：主要由烟机、主风机、汽轮机、电动发电机、外取热器、烟气余热锅炉等部分组成。

（3）生产工艺与职业病危害因素

① 反应再生系统

生产工艺：反应再生系统是催化裂化装置最主要部分，将原油与催化剂接触，发生裂化反应，是重质油裂解生产汽油、柴油、液化石油气及焦炭的过程。同时，将反应后失去活性的催化剂再生恢复活性。

职业病危害因素：噪声、一氧化碳、汽油、液化石油气等。

② 分馏系统

生产工艺：分馏系统通过分馏塔，将反应生成的一系列产品根据沸点差异进行分离，得出富气、粗汽油、轻柴油、回炼油、油浆等产品，并控制粗汽油干点、轻柴油凝固点和闪点。

职业病危害因素：噪声、汽油、液化石油气、硫化氢等。

③ 吸收稳定系统

生产工艺：吸收稳定系统通过压缩机将裂化富气压缩，经过吸收塔、解析塔、稳定塔，从裂化富气、粗柴油中进一步分离出干气、液化气和稳定汽油，并控制干气、C3 和丙烯含量，以及液化气中 C2 和 C5 的含量。

职业病危害因素：噪声、汽油、液化石油气、硫化氢、二氧化碳等。

④ 能量回收区

生产工艺：该部分由烟机—主风机—汽轮机—电动发电机同轴四机组外取热器、烟气余热锅炉等部分组成，它将回收装置焦炭的燃烧预热，产生蒸气及向外发电。

职业病危害因素：噪声、高温等。

催化裂解主要工艺流程见图 4-26。

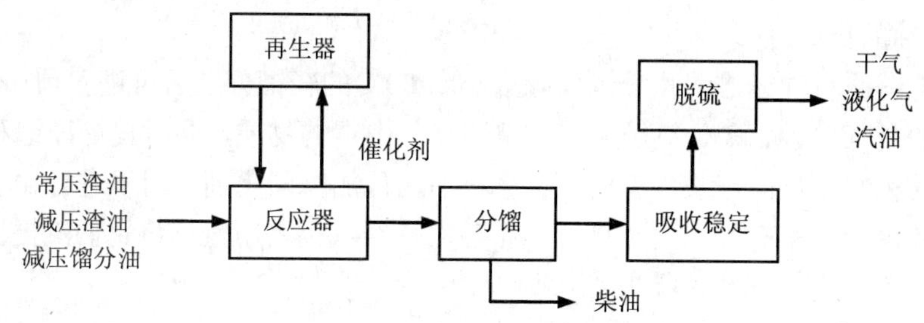

图 4-26 催化裂化工艺流程

（4）职业危害汇总

归纳上述生产工艺及其存在和产生的职业病危害因素，催化裂化职业病危害因素分布情况见表 4-15。

表 4-15 催化裂化职业病危害因素分布情况

序号	生产工艺	职业病危害因素	
		化学因素	物理因素
1	反应再生	汽油、液化石油气、一氧化碳	噪声
2	分馏区	汽油、液化石油气、硫化氢	噪声
3	吸收稳定	汽油、液化石油气、硫化氢、二氧化碳	噪声
4	能量回收	—	噪声、高温

5．催化重整

催化重整是现代炼油工艺中重要的二次加工方法。催化重整是在催化剂的条件下对原料油的分子结构进行重整的过程。催化重整以直馏汽油为原料，用来生产高辛烷值汽油或苯、甲苯、二甲苯等化工原料，副产品氢气可供加氢精制或加氢裂化使用。

（1）项目组成

催化重整工艺包括原料油的预处理、重整反应、芳烃抽提和芳烃蒸馏四部分组成。

① 原料油的预处理包括预分馏系统、预加氢系统、蒸发脱水系统。

② 重整反应包括重整反应系统和稳定塔系统。

③ 芳烃抽提包括芳烃抽系统和提取溶剂再生系统。

④ 芳烃蒸馏。

（2）主要生产原辅材料与设备

① 主要原辅料

主要原料为直馏汽油，辅料为催化剂。主要产品为汽油、苯、甲苯、二甲苯，副产品为氢气。

② 主要生产设备

主要生产设备包括原料油的预处理系统、重整反应系统、芳烃抽提系统和芳烃蒸馏系统，辅助生产设备主要是各种机泵、离心泵、氢压机、加热炉等。

（3）生产工艺与职业病危害因素

① 原料油的预处理

生产工艺：原料油先进入预分馏塔除去小于60℃的轻馏分之后再进入预加氢反应器。预加氢的目的是除去砷、硫、氮等能使重整催化剂中毒的物质，同时使烯烃饱和以减少重整催化剂上的积炭，从而延长生产周期。原料油在预加氢催化剂作用下进行加氢反应。预加氢后的液体油中会溶有少量的硫化氢、氨和水，经汽提塔用氢气将它们汽提出去。

职业病危害因素：汽油、噪声、高温。

② 重整反应

生产工艺：预加氢后的原料油与循环氢混合，再经换热、加热后进入重整反应器。重整反应器的反应温度约为500℃，反应压力为1.8～3.0 MPa，采用多金属（铂铼、铂铱、铂锡）催化剂。重整反应是强吸热反应。为了避免反应过程中降温过大，需将重整反应分成若干段进行。常将3～4个反应器串联使用，每个反应器前都设有加热炉，以加热至所需要的反应温度。工业重整装置广泛采用的反应系统流程可分为两大类，即固定床反应器半再生式工艺流程和移动床反应器连续再生式工艺流程。

职业病危害因素：噪声、氨、一氧化碳、二氧化碳、二氧化硫、汽油、γ射线、噪声、高温。

③ 芳烃抽提

生产工艺：以生产芳烃产品为目的时，由于重整产物是芳烃和非芳烃的混合物，必须设法将芳烃从混合物中分离出来。但是，混合物中芳烃和其他烃类的沸点很接近，很难用精馏的方法分离，故目前仍然采用溶剂抽提法从重整产物中分离芳烃。首先利用抽提方法，芳烃与非芳烃在溶剂中溶解度的差异，将两者分离。然后，利用汽提方法然后根据芳烃与溶剂的沸点差，将芳烃从溶剂中分离出来，从而得到高纯度的混合芳烃。

职业病危害因素：苯、甲苯、二甲苯、噪声。

④ 芳烃的蒸馏

生产工艺：芳烃精馏是将混合芳烃分离为苯、甲苯、二甲苯等单体芳烃的过程。根据芳烃中各组分的沸点不同，利用汽液两相多次接触，多次汽化、多次冷凝进行传质传热，将各组分加以分离。

职业病危害因素：苯、甲苯、二甲苯、噪声。

催化重整化工艺流程见图4-27。

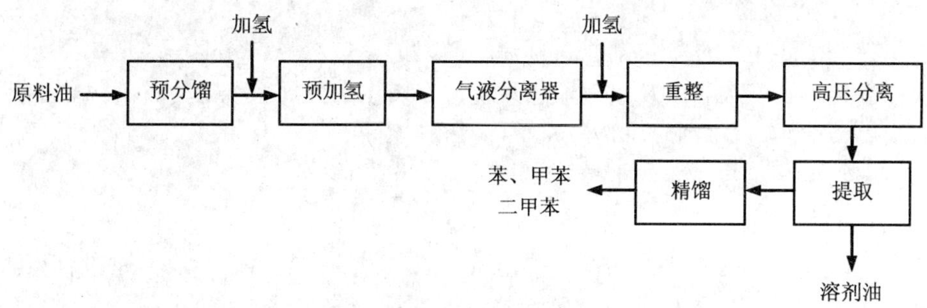

图 4-27 催化重整化工艺流程

（4）职业危害汇总

归纳上述生产工艺及其存在和产生的职业病危害因素，催化重整职业病危害因素分布情况见表 4-16。

表 4-16 催化重整职业病危害因素分布情况

序号	生产工艺	职业病危害因素	
		化学因素	物理因素
1	预处理	汽油	噪声、高温
2	重整反应	汽油、氨、一氧化碳、二氧化碳、二氧化硫	噪声、高温、γ射线
3	芳烃提炼	苯、甲苯、二甲苯	噪声
4	芳烃精馏	苯、甲苯、二甲苯	噪声

6．延迟焦化

延迟焦化是将渣油经深度热裂化转化为气体和轻、中质馏分油及焦炭的加工过程，其目的在于提高轻质油收率和生产石油焦。

（1）项目组成

延迟焦化主要由焦化部分和脱硫、脱硫醇部分两部分组成。

① 焦化

焦化主要包括原料换热部分、加热炉部分、焦炭塔部分、分馏塔及换热部分、冷切焦水处理部分、焦炭塔的吹汽放空部分、高压水泵及水力除焦部分、焦炭的装运部分。

② 脱硫、脱硫醇

脱硫、脱硫醇主要包括焦化干气脱硫部分、焦化液化气脱硫部分、焦化液化气脱醇部分。

（2）主要生产原辅材料与设备

① 主要原辅料

主要原料为常压减压产生的渣油，辅料为消泡剂、抗焦增收剂、脱硫剂（甲基二乙醇胺）。产品为汽油、柴油、蜡油、石油焦、干气、液化石油气，中间产品为富气（由氢气、C1、C2、C3、C4 及硫化氢等组成）。

② 主要生产设备

焦化部分主要生产设备包括原料预热、加热炉、焦炭塔、分馏塔及换热器、焦炭塔的吹气放空设备、高压水泵以及水力除焦系统、冷切焦水处理系统等。脱硫部分主要生产设备包括干气脱硫、液化气脱硫以及液化气脱硫醇系统。

（3）生产工艺与职业病危害因素

① 焦化

生产工艺：以减压渣油为原料，首先经柴油原料油换热器、中段油原料换热器、蜡油原料油换热器换热后进入分馏塔下段换热区，在此与来自焦炭塔的热油气（420℃）接触换热，原料油经加热炉进料泵送入焦化加热炉，快速升温到 500℃，进入焦炭塔底部。循环油和原料油一起在焦炭塔内进行高温长时间焦化，产生裂解、缩合等一系列反应，生成富气、汽油、柴油、蜡油等产品和石油焦。最后高温油气被分离，焦炭结聚在塔内。从焦炭塔顶流出的热油气进入分馏塔换热段，与原料油直接换热后冷凝出循环油落入塔底。其余大量油气上升经六层换热板，进入重蜡油集油箱。重蜡油由重蜡泵抽出进入外循环，重蜡油集油箱以上分馏段从下往上分馏出蜡油、柴油、汽油和富气。分馏塔顶油气经塔顶空冷器、分馏塔顶后冷器冷却到 40℃流入分馏塔顶气液分离罐，分出的焦化富气经压缩机入口分液罐分液后进入富气压缩机。含硫污水由含硫污水泵送出装置。

职业病危害因素：加热炉加热过程中产生一氧化碳、一氧化氮、二氧化氮、二氧化硫、噪声、高温，焦炭塔炉附近存在焦炭灰尘、高温，分馏过程中产生汽油、柴油。

② 脱硫、脱硫醇

生产工艺：自吸收稳定部分来的干气和液化气分别进入干气脱硫塔和液化气脱硫塔，用装置外送来的甲基二乙醇胺溶剂进行脱硫。干气脱硫塔顶流出的净化干气在压力控制下并入燃料气管网，液化气脱硫塔顶的净化液化气送至液化气脱硫醇部分。干气脱硫塔和液化气脱硫塔底富溶剂混合后去装置外再生。

职业病危害因素：脱硫、脱硫醇过程产生硫化氢，压缩机产生的噪声。

延迟焦化工艺流程见图 4-28。

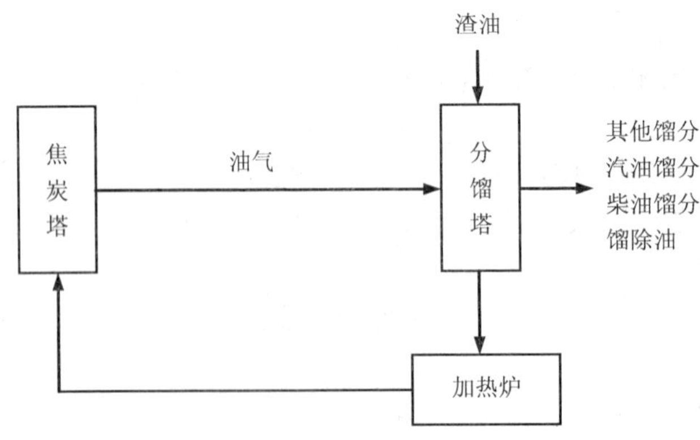

图 4-28　延迟焦化工艺流程

（4）职业危害汇总

归纳上述生产工艺及其存在和产生的职业病危害因素，延迟焦化职业病危害因素分布情况见表 4-17。

表 4-17　延迟焦化职业病危害因素分布情况

序号	生产工艺	职业病危害因素	
		化学因素	物理因素
1	焦化	一氧化碳、一氧化氮、二氧化氮、二氧化硫、焦炭灰尘	噪声、高温
2	硫塔	硫化氢	噪声

7．减黏裂化

减黏裂化是将减压渣油或常压重油、全馏分重质油原油、拔头重质原油等高黏度石油原料经过浅度热裂化降低黏度、低凝固点的燃料油，同时得到少量的汽油、柴油、蜡油和裂化气的石油加工过程。

（1）项目组成

减黏裂化主要由加热、反应塔、分馏塔组成。

（2）主要生产原辅材料与设备

① 主要原辅料

主要原辅料为减压渣油或常压重油、全馏分重质油原油、拔头重质原油。产品为减黏渣油、不稳定汽油、柴油、蜡油和裂化气。

② 主要生产设备包括加热炉、反应塔、分馏塔。

（3）生产工艺与职业病危害因素

生产工艺：渣油或者其他重质油在加热炉中加热到470～500℃。在此反应条件下，炉出口处注入急冷油，使油气骤冷至 400℃左右，然后进入闪蒸塔进行浅度裂化，分离出减黏燃料油。闪蒸塔顶的气相产物再进入分馏塔，进一步分馏出气体、汽油、柴油和蜡油。原料油中的沥青质基本上没有变化，非沥青质类首先裂化，转变成低沸点的轻质烃。轻质烃可部分溶解或稀释沥青质，从而达到降低原料黏度的作用。减黏裂化工艺流程见图 4-29。

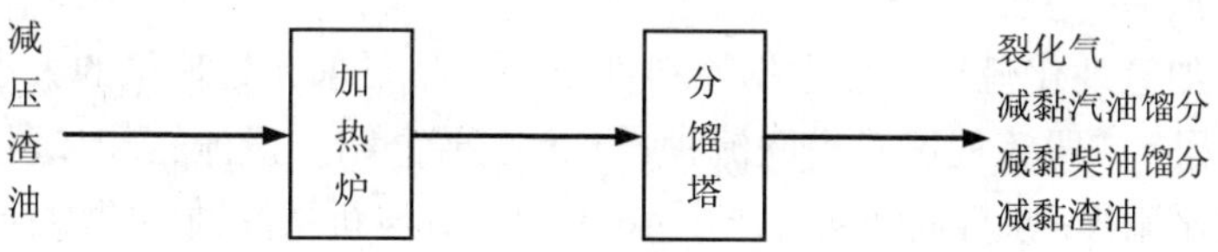

图 4-29　减黏裂化工艺流程

职业病危害因素：加热炉产生硫化氢、二氧化硫、一氧化碳、一氧化氮、二氧化氮、高温、噪声；闪蒸塔存在硫化氢、高温；分馏塔可接触汽油、柴油、液化石油气等。

（4）职业危害汇总

归纳上述生产工艺及其存在和产生的职业病危害因素，减黏裂化职业病危害因素分布情况见表 4-18。

表 4-18 催化重整职业病危害因素分布情况

序号	生产工艺	职业病危害因素	
		化学因素	物理因素
1	加热炉	硫化氢、二氧化硫、一氧化碳、一氧化氮、二氧化氮	高温、噪声
2	闪蒸塔	硫化氢	高温
3	分馏塔	汽油、柴油、液化石油气	高温

8. 加氢裂化

加氢裂化是将重质油在催化剂存在的条件下，从外界补入氢气以提高油品的氢碳比。加氢裂化实质上是加氢和催化裂化过程的有机结合。一方面能使重质原料油通过裂化反应转化为汽油、煤油和柴油等轻质油品；另一方面又可以防止大量积碳的生产，而且还可以将原料油中的硫、氮、氧和金属化合物等杂原子加氢除去，使反应过程中生成的不饱和烃饱和。加氢裂化改善油品的气味、颜色和安定性，提高油品的质量，满足环保对油品的使用要求，是炼油厂提高轻质油收率和生产乙烯原料的主要手段。

（1）项目组成

加氢裂化装置由两部分组成，即反应部分、分馏系统。

（2）主要生产原辅材料与设备

① 主要原辅料

主要原料为减压蜡油、焦化蜡油、氢气，辅料为催化剂。产品为干气、液态烃、轻石脑油、重石脑油、柴油、尾油。

② 主要生产设备

主要生产设备包括加氢精制反应器、加氢裂化反应器、硫化氢汽提塔、吸收脱吸塔、液化气脱硫塔、干气脱硫塔、反应进料泵、压缩机、加热炉等。

（3）生产工艺与职业病危害因素

① 反应部分

生产工艺：加氢裂化流程一般根据原料性质、产品要求、处理量的大小和催化剂的性能，分为一段流程、二段流程以及串联流程。下面主要介绍一段流程和二段流程加氢裂化。

一段加氢裂化流程：原料油经泵升压至 16.0 MPa 后与新氢及循环氢混合后，再与 420 ℃左右的加氢生成油换热至 320～360℃进入加热炉，反应器进料温度为 370～450℃。原料在反应器内的反应条件维持在温度 380～440℃，氢油体积比 2 500∶1。为了控制反应温度，向反应器分层注入冷氢。反应产物经与原料换热降至 200℃，再经冷却温度降到 30～40℃之后进入高压分离器。反应产物进入空冷器之前注入软化水以溶解其中的 NH_3、H_2S 等，以防止水合物析出而堵塞管道。自高压分离器顶部分出循环氢，经循环氢压缩机升压至反应器入口压力后，返回系统循环使用，自高压分离器底部分出加氢生成油，经减压系统减压至 0.5 MPa，进入低压分离器，在低压分离器内将水脱出，并释放出溶解气体，作为富气送出装置，可以作燃料气用。生成油经加热送入稳定塔，在 1.0～2.0 MPa 下蒸出液化气，塔底液体经加热炉加热送至分馏塔，最后分离出轻汽油、航空煤油、低凝柴油和塔底尾油。尾油可一部分或全部作循环油用，与原料混合后返回反应系统，或送出装置作为燃料油。

两段加氢裂化流程：原料油经高压泵升压并与循环氢和新氢混合后首先与生成油换热，再在加热炉中加热至反应温度，进入第一段加氢精制反应器。在加氢活性高的催化剂上进行脱硫、脱氮反应，此时原料油中的重金属也被脱掉。反应生成物经换热，冷却后进入高压分离器，分出循环氢。生成油进入脱氨（硫）塔，脱去 NH_3 和 H_2S 后，作为二段加氢裂化的进料。第二段进料与循环氢混合后，进入第二加热炉，加热至反应温度，在装有高酸性催化剂的第二段加氢裂化反应器内进行裂化反应，反应生成物经换热、冷却、分离，分出溶解气和循环氢后送至稳定系统。

职业病危害因素：加氢裂化反应在 500℃左右高温和 15 MPa 高压状况下进行，因此在气体压缩和减压过程中均易导致物料的泄漏，并产生高强度噪声，主要职业病危害因素有氨、硫化氢、芳香烃、烷烃、噪声及高温。

② 分馏部分

生产工艺：来自低压分离器的低分油进入脱硫化氢塔进行干气分离，然后进入分馏塔，柴油塔进行油品分离。

职业病危害因素：分馏塔的主要职业危害因素有柴油、硫化氢、芳香烃、烷烃、噪声、高温。

（4）职业危害汇总

归纳上述生产工艺及其存在和产生的职业病危害因素，加氢裂化职业病危害因素分布情况见表 4-19。

表 4-19　加氢裂化职业病危害因素分布情况

序号	生产工艺	职业病危害因素	
		化学因素	物理因素
1	加氢精制反应器	氨、硫化氢、芳香烃、烷烃等	噪声、高温
2	加氢裂化反应器	氨、硫化氢、芳香烃、烷烃等	噪声、高温
3	硫化氢汽提塔	柴油、硫化氢、芳香烃、烷烃等	噪声、高温
4	吸收脱吸塔	氨、硫化氢、芳香烃、烷烃等	噪声、高温
5	液化气脱硫塔	氨、硫化氢、芳香烃、烷烃等	噪声、高温
6	干气脱硫塔	硫化氢、胺盐、烷烃等	噪声、高温
7	反应进料泵	芳香烃、烷烃等	噪声、振动

9．加氢精制

通过加氢精制，能有效地使原料油中的硫、氮、氧等非烃化合物氢解，使烯烃、芳烃加氢饱和并能脱除金属和沥青质等杂质。加氢精制在许多炼油过程中是必不可少的过程。

（1）项目组成

加氢精制的工艺流程因原料不同而有所区别，但多采用固定床绝热反应器，其工艺流程包括反应系统、生成油系统（换热、冷却、分离）和循环氢系统三部分。

（2）主要生产原辅材料与设备

① 主要原辅料

主要原料为直馏煤油、直馏柴油、常减压过来的柴油和催化裂化柴油、二次加工（如焦化、催化裂化等）的汽油等，辅料为氨、氢气、缓蚀剂、二乙胺醇、催化剂等。产品为煤油、柴油和石脑油，副产品为酸性气。

② 主要生产设备

主要生产设备包括加氢精制反应器、产品分馏塔、高压分离罐、低压分离罐、循环氢分液罐、放空分液罐、地下油污罐、分馏塔顶空冷器、循环氢压缩机、冷却器、硫化氢吸收塔、乙醇胺再生塔，辅助设施包括循环氢压缩机、新氢压缩机、原料泵、分馏塔顶回流泵、产品泵、加热炉、冷却器及各类换热器等。

（3）生产工艺与职业病危害因素

① 反应系统

生产工艺：原料油与新氢、循环氢混合，与反应产物换热后，以气液混相状态进入加热炉，加热到一定温度进入反应器。反应器内部设有专门的进料分布器，反应器内的催化剂一般是分层填装，以利于注冷氢来控制反应温度。原料油和循环氢通过每段催化剂床层进行加氢脱硫、加氢脱氮、加氢脱氧和加氢脱金属等加氢反应。加氢精制反应器可设多段，依原料油的性质而定。

职业病危害因素：加氢精制反应器在高温工作时可产生汽油、柴油、煤油、硫化氢、高温和噪声。

② 生成油换热、冷却、分离系统

生产工艺：反应产物从反应器底部导出，经过换热和冷却后进入高压分离器。在冷却器前注入高压洗涤水，以溶解反应生成的氨和部分硫化氢。反应产物在高压分离器中进行分离，分出的气体是循环氢，还有少量气态烃和未溶于水的硫化氢；分出的液体产物是加氢生成油，其中也溶有少量气态烃和硫化氢。所以生成油经过减压再进入低压分离器进一步分离出轻烃等组分后，去分馏系统分离成合格产品。

职业病危害因素：高压分离罐、低压分离罐、放空分液罐、地下油污罐、分馏塔顶空冷器等设备生产过程中产生汽油、柴油、煤油和硫化氢等，原料泵、分馏塔顶回流泵、产品泵运转过程产生噪声，加热炉、冷却器及各类换热器产生高温。

③ 循环氢系统

生产工艺：从高压分离器分出的循环氢经储罐及压缩机后，大部分送去与原料油混合，小部分不经加热直接送入反应器作冷氢，在装置中循环使用。为了保证循环氢的纯度，避免硫化氢在系统中积累，常用硫化氢回收系统。一般用乙醇胺吸收除去硫化氢，富液再生循环使用，解吸出来的硫化氢送到制硫装置，净化后的氢气循环使用（见图 4-30）。为了保证循环氢的浓度，需要不断地向系统中补充新氢。

职业病危害因素：循环氢分液罐、循环氢压缩机等设备生产过程中产生的汽油、柴油、煤油和硫化氢等，循环氢压缩机、新氢压缩机转过程产生的噪声。

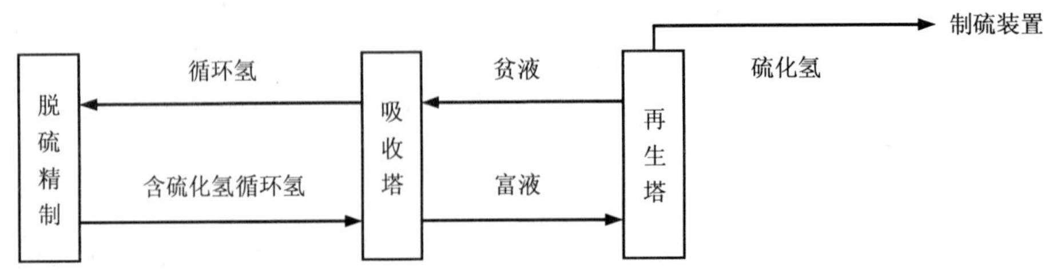

图 4-30 循环氢、脱硫化氢工艺流程

（4）职业危害汇总

归纳上述生产工艺及其存在和产生的职业病危害因素，加氢精制职业病危害因素分布情况见表 4-20。

表 4-20 加氢精制职业病危害因素分布情况

序号	生产工艺	职业病危害因素	
		化学因素	物理因素
1	反应系统	硫化氢、汽油、柴油、煤油	噪声、高温
2	生成油换热、冷却、分离系统	硫化氢、汽油、柴油、煤油	噪声、高温
3	循环氢系统	硫化氢、汽油、柴油、煤油	噪声、高温

10．硫磺回收与尾气处理

原油中含有硫化合物，在炼制含硫原油时需设有含硫废水汽提、气体脱硫、硫磺回收及尾气处理装置。

（1）项目组成

硫磺回收与尾气处理装置由制硫、尾气处理和尾气焚烧三部分组成。

（2）主要生产原辅材料与设备

① 主要原辅料

主要原料为重油加氢、煤柴油加氢、馏分油加氢装置和催化裂化装置产生的酸性气，辅助原料为二乙醇胺、氯化铝。主要产品为硫磺。

② 主要生产设备

主要生产设备包括反应炉、余热锅炉、转化器、硫冷凝器、再热器等（以直流法为例）。

（3）生产工艺与职业病危害因素

① 制硫

生产工艺：一般根据酸性气中硫化氢的含量，从低至高分别选择直接氧化法、分流法和部分燃烧法制硫工艺。

现以部分燃烧法为例说明其生产工艺流程。

来自各生产装置溶剂再生部分的酸性气和来自污水汽提装置的酸性气脱除凝液后进入酸性气燃烧炉，按照烃类完全燃烧和酸性气中 1/3 的 H_2S 生成 SO_2，控制进入酸性气燃烧炉的风量。在酸性气燃烧炉内，反应生成元素硫。

燃烧反应后的高温过程气进入酸性气燃烧炉余热锅炉，通过余热锅炉回收反应余热后，过程气温度降至 300℃左右进入一级硫冷凝器。一级硫冷凝器采用低压蒸气余热锅炉进一步回收反应余热并继续降低过程气温度，过程气温度降至 160℃并分出冷凝下来的元素硫后，与来自酸性气燃烧炉高温掺和阀的高温过程气混合，控制过程气温度升至 222℃，进入一级转化器。在催化剂的作用下，过程气中 H_2S 与 SO_2 在一级转化器内发生反应生成元素硫。反应后的过程气，温度升至 289℃，出一级转化器进入二级硫冷凝器。二级硫冷凝器采用低压蒸气余热锅炉进一步回收反应余热并降低过程气温度，过程气温度降至 160℃并分出冷凝下来的元素硫后，与来自酸性气燃烧炉高温掺和阀的高温过程气混合，控制过程气温度升至 213℃，进入二级转化器。在催化剂的作用下，过程气中 H_2S 与 SO_2

在二级转化器内继续发生反应生成元素硫。反应后的过程气温度升至 230℃出二级转化器进入三级硫冷凝器。三级硫冷凝器同样采用低压蒸气余热锅炉进一步回收反应余热并降低过程气温度，过程气温度降至 155℃并分出冷凝下来的元素硫后进入尾气分液罐。

职业病危害因素：硫化氢、二氧化硫、一氧化氮、二氧化氮。

② 尾气处理

生产工艺：来自制硫部分的尾气进入尾气加热器，与尾气焚烧炉的高温烟道气换热，升温至 300℃后进入加氢反应器，在催化剂的作用下，尾气中的 SO_2 和元素硫在加氢反应器内与外供 H_2 发生还原反应生成 H_2S。

由于上述反应为放热反应，出加氢反应器的尾气温度升至 326℃以上，高温尾气经尾气蒸气发生器回收热量后温度降至 170℃，然后进入急冷塔的下部。冷却水自急冷塔上部进入，与尾气逆流接触，尾气被冷却的同时，其中含有的水蒸气被冷凝。冷却水由急冷塔底部抽出，温度约 65℃，经急冷水循环泵升压后，一部分冷却至 40℃后返回急冷塔顶，少部分送至污水汽提装置。急冷塔塔顶的尾气经冷却至 40℃后进入吸收塔底部，与塔顶进入的胺液（贫液）逆流接触，尾气中的 H_2S 及部分 CO_2 被贫液吸收。自吸收塔塔顶流出的净化尾气进入尾气焚烧炉。吸收了 H_2S 及部分 CO_2 的胺液（富液）自塔底经富液加压泵升压后进入再生塔。进入再生塔的胺液（富液）经过再生，塔顶产生的酸性气体返回制硫部分循环回收其中的元素硫，塔底经过再生的胺液（贫液）经塔底贫液泵升压冷却至 40℃后返回吸收塔重复利用。

职业病危害因素：硫化氢、二氧化硫、一氧化氮、二氧化氮。

尾气处理工艺流程见图 4-31。

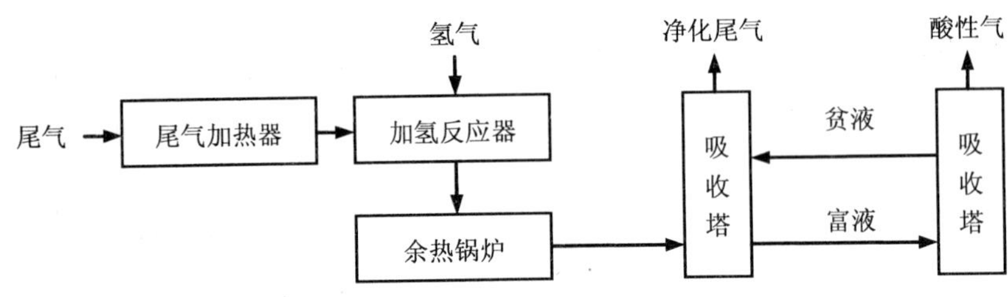

图 4-31 尾气处理工艺流程

③ 尾气焚烧部分

生产工艺：自尾气处理部分的尾气在尾气焚烧炉中与燃料气和过量空气混合，经过 700℃高温的充分燃烧后，尾气中的硫化物转化成二氧化硫。高温烟气经与蒸气过热器和尾气加热器换热至约 300℃，最后经过烟囱排入大气。

职业病危害因素：二氧化硫、一氧化氮、二氧化氮、一氧化碳。

（4）职业危害汇总

归纳上述生产工艺及其存在和产生的职业病危害因素，硫磺回收与尾气处理职业病危害因素分布情况见表 4-21。

表 4-21　硫磺回收与尾气处理主要职业危害因素分布

序号	生产工艺	职业病危害因素	
		化学因素	物理因素
1	制硫部分	硫化氢、二氧化硫、一氧化氮、二氧化氮	噪声、高温
2	尾气部分	硫化氢、二氧化硫、一氧化氮、二氧化氮	噪声、高温
3	焚烧部分	二氧化硫、一氧化氮、二氧化氮、一氧化碳	噪声、高温

11. 润滑油生产

润滑油的产量约占石油产品总量的 2%～3%，但品种繁多，如工业齿轮油、液压油、工业润滑油等。目前的石油润滑油产品几乎都是以润滑油基础油为主，并用改善各种使用性能的添加剂调制而成。

（1）项目组成

润滑油的生产主要由渣油丙烷脱沥青、溶剂精制、润滑油脱蜡、白土补充精制四步骤内容组成。

（2）主要生产原辅材料与设备

主要生产原辅材料为减压渣油，主要产品为精制润滑油。

主要生产设备包括加热炉、汽提塔、分离塔、压缩机、原料泵、蒸发塔等。

（3）生产工艺与职业病危害因素

① 丙烷脱沥青

生产工艺：丙烷脱沥青是根据丙烷对减压渣油中不同组分的溶解度差别悬殊，来达到脱除减压渣油中沥青的目的。丙烷脱沥青的工艺流程主要分为抽提和溶剂回收两部分。

职业病危害因素：渣油和沥青加热过程中可能产生多环芳烃、苯系物、萘等多种有机物以及沥青烟尘等；丙烷溶剂的泄漏与蒸发产生丙烷、乙烷、丙烯、丁烷等蒸气；各种加热炉、汽提塔、分离塔等产生高温；各工业泵、抽提塔、分离塔和压缩机等产生强烈的噪声与振动，其中丙烷压缩机和原料泵噪声较大。

② 溶剂精制

从原油中得到的馏分润滑油料和残渣润滑油料，含有数量不同的胶质、沥青质、短侧链的芳烃、多环和杂环化合物、环烷酸和其他含硫、氮、氧等非烃化合物，通过精制可使润滑油的抗氧化稳定性、残炭值、颜色等达到产品质量标准的要求。

常用的精制方法有多种，如酸碱精制、溶剂精制、吸附精制和加氢精制等，其中溶剂精制是国内外大多数炼油厂采用的方法。其原理是利用某些对润滑油料中所含理想组分和非理想组分溶解度不同的有机溶剂对润滑油料进行抽提，常用的溶剂有糠醛、苯酚和N-甲基吡咯烷酮等。生产工艺：包括原料油脱气、溶剂抽提、精制液和提取液的溶剂回收及溶剂脱水干燥等部分。

职业病危害因素：加热、蒸发、汽提等生产过程中泄漏或挥发溶剂和原料油化学成分，主要有糠醛、烷烃、芳香烃以及少量的硫化氢等。此外，还有加热炉、蒸发塔、汽提塔等设备产生的高温与辐射热，各类工业泵、蒸发塔等产生的高强度噪声与振动等。

③ 润滑油脱蜡

润滑油原料经过溶剂精制脱除非理想组分后，其中的固态烃（石蜡或地蜡）的含量明显提高。在较低温度下蜡会析出，形成结晶网，阻碍油品的流动。为了生产具有较好低温流动性的润滑油，将精制后的润滑油料进行脱蜡处理，同时可以得到石蜡等产品。

生产工艺：由于脱蜡的原料油轻重不同及对油品凝点要求不同，脱蜡方法有很多种。工业上应用的有冷榨脱蜡、分子筛脱蜡、尿素脱蜡、细菌脱蜡、催化脱蜡和溶剂脱蜡等加工过程。

职业病危害因素：冷榨脱蜡的制冷过程可能泄漏氨气；分子筛脱蜡中原料油挥发产生的低碳烷烃气体，更换分子筛时可能接触硅酸铝尘；细菌脱蜡中原料油挥发产生的低碳烷烃气体，酵母菌发酵过程中产生的二氧化碳；催化脱蜡中加氢裂化工艺中产生的低碳烷烃气体和少量的硫化氢气体；尿素脱蜡中原料油挥发产生的低碳烷烃气体，尿素分解产生的氨气；溶剂脱蜡最常用的溶剂是酮-苯混合溶剂、如丙酮-苯-甲苯混合溶剂、甲基乙基酮-苯-甲苯混合溶剂和甲基乙基酮-甲苯溶剂，泄漏时可产生溶剂，如苯、甲苯、丙酮、甲基乙基酮、二氯乙烷等，制冷系统泄漏产生的氨气；以及制冷压缩机、工业泵、压缩机、过滤机等机电设备产生的噪声与振动等。

④ 白土补充精制

经过溶剂精制及溶剂脱蜡后的润滑油组分中残留有少量溶剂和胶质、环烷酸、酸渣、磺酸等有害物质，需采用白土补充精制，以改善润滑油组分的颜色、稳定性、抗乳化性、绝缘性和残炭等使用性能。

生产工艺：原料油经缓冲罐送入白土混合罐，通过搅拌混合均匀，油和白土混合物用泵抽出与来自蒸发塔的塔底油换热，再进入加热炉加热到所需反应温度后，进入蒸发塔。蒸发塔采用减压操作，塔顶的油气和水分经冷凝冷却后进入真空罐。蒸发塔底油与原料油和白土混合物换热后，冷到 130℃左右进入自动板框过滤机进行粗滤，滤液进入板框进料罐，再用泵打入板框过滤机进行精滤，分出废白土，得到的精制油进入精制油罐冷至 40～50℃后出装置。

职业病危害因素：原料油加热挥发产生的低碳烷烃气体，及少量的多环芳烃、苯系物等有机物；白土进料产生的含游离二氧化硅和三氧化二铝粉尘；各种加热炉、蒸发塔等产生的高温；各种工业泵、真空泵、压滤机等产生的强烈噪声与振动。

（4）职业危害汇总

归纳上述生产工艺及其存在和产生的职业病危害因素，润滑油生产职业病危害因素分布情况见表 4-22。

表 4-22 润滑油生产主要职业危害因素分布

序号	生产工艺	职业病危害因素	
		化学因素	物理因素
1	丙烷脱沥青	多环芳烃、苯系物、丙烷、乙烷	高温、噪声、振动
2	溶剂精制	糠醛、烷烃、芳香烃、硫化氢	高温、噪声、振动
3	润滑油脱蜡		
3.1	冷榨脱蜡	氨气	噪声、振动
3.2	分子筛脱蜡	低碳烷烃气体、硅酸铝尘	噪声、振动
3.3	细菌脱蜡	低碳烷烃气体、二氧化碳	噪声、振动

序号	生产工艺	职业病危害因素	
		化学因素	物理因素
3.4	催化脱蜡	低碳烷烃气体、硫化氢	噪声、振动
3.5	尿素脱蜡	低碳烷烃气体、氨	噪声、振动
3.6	溶剂脱蜡	苯、甲苯、丙酮、甲基乙基酮、二氯乙烷、氨	噪声、振动
4	白土补充精制	低碳烷烃气体、多环芳烃、苯系物、游离二氧化硅、三氧化二铝粉尘	高温、噪声、振动

12．石蜡精制

石蜡包括液蜡、石蜡、微晶蜡及石油脂，原油含蜡量一般为15%～30%。从润滑油中得到的石蜡具有良好的绝缘性和化学稳定性，广泛用于国防、电器、化工、医药、纺织、日用化工等各领域。石蜡精制工艺有白土精制、渗透精制、硫酸精制和加氢精制四种方法，其中白土精制、渗透精制都不容易脱净石蜡重的稠环芳烃、难以生产相对纯度很高的食用工业用蜡；而硫酸精制方法主要缺点是产品产率低，劳动条件恶劣，环境污染较重；石蜡精制均比其他精制方法有明显的优越性，石蜡加氢精制已逐步取代其他精制方法。

（1）项目组成

石蜡精制主要由原料白土预精制、加氢反应和分馏三部分组成

（2）主要生产原辅材料与设备

主要生产原材料为脱油蜡、氢气，辅料为钼镍催化剂、硫化剂、白土，主要产品为精制石蜡，副产品为干气。

主要生产设备包括加氢精制反应器、脱气塔、真空干燥塔、加热器、换热器、冷凝器、过滤器、分离罐、循环压塑机等。

（3）生产工艺与职业病危害因素

① 原料白土预精制

生产工艺：脱油蜡由外抽入、进入脱水罐脱水、然后加热到100℃后，送至精制混合罐与白土搅拌混合均匀、经粗滤机过滤、滤去大部分白土，再经细滤机过滤后送入中间罐。

职业病危害因素：白土加料产生的粉尘、搅拌过程产生的噪声、加热时产生的高温。

② 加氢反应

生产工艺：来自中间罐的原料蜡经换热器加热到170℃进入原料脱气塔，在真空度500 mmHg下，将原料蜡中的溶剂、水等杂质从塔顶脱出、脱气后的原料蜡与重整氢混合、加热到250～320℃后进入加氢反应器；在催化剂存在的条件下，石蜡中的硫、氮、氧等杂质被除去。同时稠环芳烃则被饱和分解。

职业病危害因素：二氧化硫、一氧化碳、一氧化氮、二氧化氮、硫化氢、低碳烃、高温、噪声。

③ 分馏

生产工艺：高温反应后的精制石蜡进入高压分离器进行氢气和蜡分离，液蜡进入低压分离器，再一次进行气液分离。由于气压骤减，溶解在蜡液的油气进一步分离，底部的蜡液进入汽提塔，塔底通入过热蒸气，反应物中夹带的杂质被分离出来，汽提后的反应物进入减压干燥塔，除去不凝气，并在真空条件下闪蒸脱水，最后经过滤器除去机械杂质后得

到精制石蜡。

职业病危害因素：二氧化硫、一氧化碳、一氧化氮、二氧化氮、硫化氢、低碳烃、高温、噪声。

（4）职业危害汇总

归纳上述生产工艺及其存在和产生的职业病危害因素，石蜡精制职业病危害因素分布情况见表 4-23。

表 4-23 石蜡精制主要职业危害因素分布

序号	生产工艺	职业病危害因素	
		化学因素	物理因素
1	原料白土预精制	白土粉尘	噪声、高温
2	加氢反应	二氧化硫、一氧化碳、一氧化氮、二氧化氮、硫化氢、低碳烃	噪声、高温
3	分馏	二氧化硫、一氧化碳、一氧化氮、二氧化氮、硫化氢、低碳烃	噪声、高温

13. 氧化沥青生产

石油沥青是主要石油产品之一，广泛用于道路建设、建筑、水利工程、电气绝缘和防腐等。目前已形成了道路沥青、建筑沥青、专用沥青和乳化沥青等产品系列。石油沥青生产方法主要有蒸馏法、氧化法、溶剂法、调和法、乳化沥青法和改性沥青法等。目前除生产一些特殊沥青外，均采用氧化工艺。

（1）项目组成

一般包括热疗、氧化、冷却、成型等项目。

（2）主要生产原辅材料与设备

主要原料为减压渣油。主要生产设备为尾气焚烧加热炉、反应塔、冷却塔，辅助装置为压缩机。

（3）生产工艺与职业病危害因素

生产工艺：氧化沥青以减压渣油或者溶剂脱出的沥青为原料，生产道路沥青、建筑沥青和专用沥青。以建筑沥青为例，减压渣油经沥青装置冷却、热疗、温度达到 200℃以上进入氧化塔，通过压缩空气在一定温度下进行氧化缩聚等反应，生产合格的沥青成品沥青经冷却、成型进入沥青储存水池。氧化沥青的生产工艺流程见图 4-32。

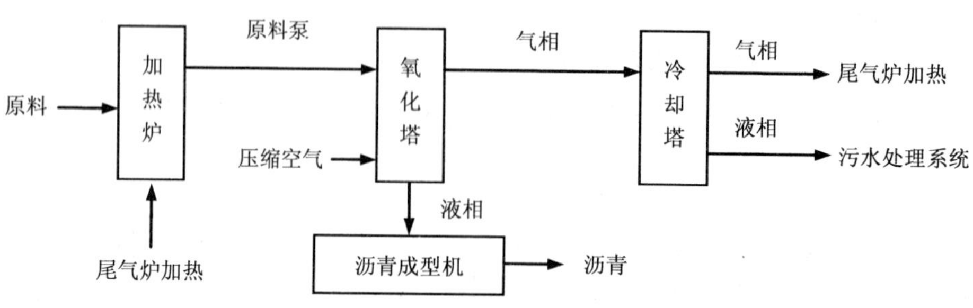

图 4-32 氧化沥青的生产工艺流程

职业病危害因素：原料在高温下蒸发产生石油沥青烟、低碳烷烃类、苯系物等多种有毒化合物；空气氧化产生酚类、二氧化硫、一氧化碳等有害气体；尾气焚烧加热炉燃烧产生一氧化碳、二氧化碳、氮氧化物、二氧化硫等燃烧废气；各种工业泵、压缩机产生强烈的噪声；尾气焚烧加热炉、氧化塔等产生高温和热辐射。

（4）职业危害汇总

归纳上述生产工艺及其存在和产生的职业病危害因素，氧化沥青生产职业病危害因素分布情况见表 4-24。

表 4-24 氧化沥青生产主要职业危害因素分布

序号	生产工艺	职业病危害因素	
		化学因素	物理因素
1	尾气炉燃烧加热	沥青烟、低碳烷烃类、二氧化硫、一氧化碳、一氧化氮、二氧化氮	高温、热辐射
2	氧化反应塔	低碳烷烃类、酚	高温、热辐射
3	冷却成型	沥青烟尘	—
4	压缩空气	—	噪声

14．职业危害程度

石油经炼制可获得各种石油产品，包括溶剂油（石油醚、石脑油等）、燃料油（液化石油气、汽油、煤油、柴油、重油和渣油等）、润滑油（脂）、固体和半固体产品（石蜡、沥青、石油焦）以及其他各种气态烃、液态烃、芳香烃等重要化工原料与化工产品。

由于炼油厂所用的原油、生产工艺路线和产品等方面的不同，导致工作场所中存在的职业病危害因素种类与危害程度差异较大。原油及其炼制产品化学成分复杂，绝大多数原料、中间品、产品、副产品以及杂质等本身就是化学毒物。石油炼制加工过程中存在的职业病危害风险主要包括苯、甲苯、二甲苯、硫化氢、氨、一氧化碳、甲醇、乙二醇、粉尘、液化气、溶剂汽油、苯酚、噪声和高温等。其中硫化氢、苯系物和噪声的危害最为突出。硫化氢几乎存在于石油炼制加工的各个环节，作业工人进行现场巡检及操作时存在硫化氢的暴露并有硫化氢中毒的潜在危险。石油炼制生产过程中可导致急性硫化氢中毒、急性苯中毒、急性氨中毒、慢性苯中毒、噪声聋、中暑、职业性皮肤病。

据文献报道，1971—2003 年中石化系统共发生 162 人急性硫化氢中毒，其中死亡 29 人，中毒死亡率 17.9%，中毒人群以直接暴露于硫化氢作业人员为主，主要为炼油巡检操作、油品储罐计量、炼油管线切水、采样检测、设备管线检修等岗位作业的操作工、检修工、采样分析工等。邓玉平对某石化厂工作场所噪声危害现状进行调查分析，结果显示该企业工作场所噪声强度范围为 51.4～100.0 dB（A），噪声合格率为 54.5%。张茂东等对某石化企业高毒物品职业危害进行辨识和分析，结果显示在连续重整装置 31 个检测点中，超标点 7 个，分别为 5 个采样口（15.6、33.5、67.1、167.6、24.6 mg/m^3）、吸收油泵（22.6 mg/m^3）和稳定塔进料泵（13.2 mg/m^3）岗位；污水处理场 10 个检测点，其中 1 个点超标，为自流含油污水池（147.3 mg/m^3）；储运装置 19 个检测点，其中 1 个点超标，为苯泵房（11.2 mg/m^3）。斐丽对某石化企业化验岗位工人苯系物接触现状进行调查，结果显示该企业 6 个化验岗位中，油品室、乙烯化验车间、乙烯质检中心油品组苯超标严重，短时间接触最高浓度为

87.0 mg/m^3。张昌运对某石油炼化企业职业病危害重点岗位进行调查，结果显示煤尘和噪声危害分别超标 55 点次和 458 点次。白细胞减少人数和听力异常人数分别为 404 人和 463 人。王志文等对湖北三家石化企业职业病危害进行现状调查，结果显示噪声超标率为 11.41%，苯超标率 10.29%，一氧化碳超标率 8.33%，粉尘超标率 8.06%。工人体检结果显示，首要问题为听力损失，空分、码头等部分车间工人听力损伤率最高达 17.2%，年龄多超过 35 岁，平均工龄 15.3 年；白细胞减少在接触苯的重整、分析化验等车间呈现相对集中趋势，年龄集中在 28～30 岁，平均工龄 7.8 年。

15. 建设项目职业病危害风险分类

石油加工属于《国民经济行业分类》（GB/T 4754—2011）中的“石油加工、炼焦和核燃料加工业”，根据国家安全监管总局公布的《建设项目职业病危害风险分类管理目录（2012 年版）》，“石油加工、炼焦和核燃料加工业”中的“精炼石油产品制造”属于职业病危害风险严重项目。

综上分析，石油加工业所产生的职业病危害的风险程度，与《建设项目职业病危害风险分类管理目录（2012 年版）》中所列的“精炼石油产品制造”职业病危害的风险程度一致，应定为职业病危害风险严重建设项目。

参考文献

[1] 杨乐华. 建设项目职业病危害因素识别. 北京：化学工业出版社，2006.

[2] 侯祥麟. 中国炼油技术（第 2 版）. 北京：中国石化出版社，2001.

[3] 王丰. 石化企业中硫化氢中毒及防治措施的研究. 江苏预防医学，2005，16（3）：50-51.

[4] 邓玉平. 某石化厂工作场所噪声危害现状调查分析. 职业健康，2011，11（7）：44-46.

[5] 张茂东，王晨，贾光，等. 某石化企业高毒物品职业危害辨识及分析. 职业卫生与应急救援，2011，29（5）：257-259.

[6] 斐丽. 某石化企业化验岗位工人苯系物接触现状调查. 职业健康，2009，9（1）：39-41.

[7] 张昌运，于金宁，马卫胜，等. 石油炼化企业职业病危害重点岗位调查. 工业卫生与职业病，2011，37（6）：355-357.

[8] 王志文，李晋军，任勇，等. 大型石油化工企业职业病危害现状调查. 公共卫生与预防医学，2012，23（2）：85-87.

（管有志、杨光涛、何家禧）

（二）炼焦

炼焦是以煤作原料加热干馏制取焦炭的生产过程。由高温炼焦得到的焦炭可供高炉冶炼、铸造、气化和化工等工业部门作为燃料和原料；炼焦过程中得到的干馏煤气经回收、精制可得到各种芳香烃和杂环混合物，供合成纤维、医药、染料、涂料和国防等工业做原料；经净化后的焦炉煤气既是高热值燃料，也是合成氨、合成燃料和一系列有机合成工业的原料。因此，高温炼焦不仅是煤综合利用的重要途径，也是冶金工业的重要组成成分。

1．项目组成

炼焦工业主要包括备煤、炼焦、煤气净化和辅助设施。

（1）备煤是将煤矿运来的各种精煤（或低灰分原煤）制备成配比准确、粒度适当、质量均一、符合炼焦要求的煤料。一般包括：卸煤、贮存和混匀、配煤、粉碎和混合，并将制备好的煤料送到焦炉贮煤塔等项目。

（2）炼焦生产包括装煤、炼焦、推焦、熄焦和筛焦过程。

（3）煤气净化处理过程包括脱硫、脱氰、脱氨、脱苯及苯回收等过程。

（4）辅助设施包括废水处理站、供配电系统、给排水系统、除尘系统、化验室等设施等。

2．主要生产原辅材料与设备

（1）主要生产原辅材料

炼焦生产原料是煤，主要产品为焦炭、煤焦油、焦炉煤气和化学产品。

（2）主要生产设备

备煤系统的主要生产设备有翻车机、斗轮堆取料机、推煤机、装载机、配煤盘、粉碎机、混合机、贮煤塔皮带式运输机等。

炼焦系统的主要生产设备有煤塔、焦炉、装煤设施、推焦设施、拦焦设施、熄焦塔、筛运焦设施（包括焦台、筛焦楼）等。

煤气净化主要生产设备有冷鼓装置（包括风机房、初冷器、电捕焦油器等设施），脱氨装置（包括洗氨塔、蒸氨塔、氨分解炉等设施），粗苯装置（包括终冷器、洗苯塔、脱苯塔等设施）。

辅助设施包括废水处理站、供配电系统、给排水系统、综合水泵房、备煤除尘系统、筛运焦除尘系统、化验室等设施、制冷站等。

3．生产工艺与职业病危害因素

（1）备煤

① 卸煤

生产工艺：将斗槽内的煤卸至带式输送机上，再经运煤带式输送机送入贮煤场。

职业病危害因素：卸煤过程产生煤尘，输送机运行过程产生噪声。

② 贮存和混匀

生产工艺：各种炼焦煤经过贮煤场贮存后，使煤质更均匀，并达到脱水的目的，保证焦炉连续、均衡生产，稳定焦炭质量。

职业病危害因素：混匀过程产生煤尘和噪声。

③ 配煤

生产工艺：配煤工段是把各种牌号的炼焦用煤，根据配煤试验确定的配煤比进行配煤，使配煤后的煤料能炼制出符合质量要求的焦炭，同时达到合理利用煤炭资源、降低生产成本的目的。煤从配煤槽放料口，经装在其下部可以升降的加减筒落至旋转的配煤圆盘上，由可以调节角度的刮煤板，不断将煤刮落到配煤胶带上。

职业病危害因素：配煤过程产生煤尘和噪声。

④ 粉碎和混合

生产工艺：配煤室运来的煤料，进入粉碎机进行粉碎。粉碎后的各种煤料，经带式输送机送入混合装置。

职业病危害因素：粉碎和混合过程产生煤尘和噪声。

⑤ 贮煤

生产工艺：由粉碎工段送来的准备装炉的煤经带式输送机送至每座煤塔顶层后，经可逆移动带式输送机送入煤塔中。

职业病危害因素：贮煤过程产生煤尘和噪声。

备煤生产工艺流程见图 4-33。

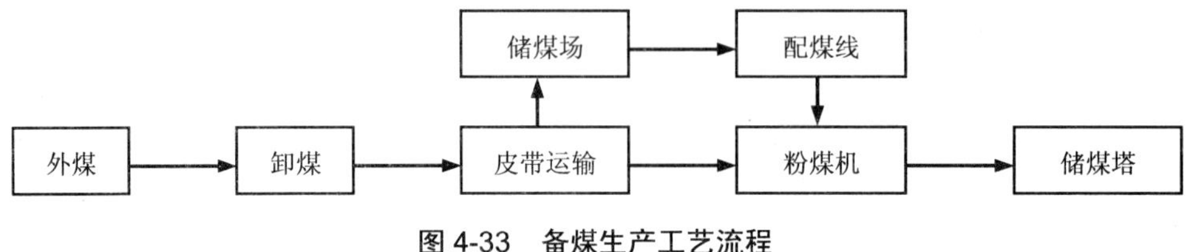

图 4-33 备煤生产工艺流程

（2）炼焦

① 炼焦

生产工艺：已经制备好的煤料从煤塔放入装煤车，分别送至各个炭化室装炉，在隔绝空气加热到 950～1 050℃，经过干燥、热解、熔融、黏结、固化、收缩等过程最终得到焦炭。干馏产生的煤气经集气系统，送往化学产品回收车间加工处理。经过一个结焦周期（即从装炉到推焦所需的时间，一般为 14～18 h），用推焦机将炼制成熟的焦炭经拦焦机推入熄焦车；熄焦后，将焦炭卸入凉焦台；然后筛分、贮藏。

职业病危害因素：炼焦过程无组织排放挥发性有机物，包括烯烃、烷烃、芳香烃、卤代烃以及少量的醛和酮类化学物，如乙烯、乙烷、丙烯、苯、甲苯等；设备运转产生噪声和高温。

② 熄焦

生产工艺：有湿法熄焦和干法熄焦两种方式。前者是用熄焦车将出炉的红焦载往熄焦塔用水喷淋。后者是用 180℃左右的惰性气体逆流穿过红焦层进行热交换，焦炭被冷却至约 200℃，惰性气体则升温到 800℃左右，并送入余热锅炉，生产蒸气。

湿法熄焦采用水冷喷淋的方法，具有投资少、工艺设备简单等特点。但产生大量的水蒸气和污水，给工作场所和周围环境带来污染。干熄焦的优点是可充分利用焦炭冷却的余热，提高焦炭质量，且不产生废水和废气，是目前环保人士积极倡导的新工艺。但基建投资大，设备复杂，维修费用高。

职业病危害因素：熄焦过程产生烯烃、烷烃、芳香烃、卤代烃以及少量的醛和酮类化学物，如乙烯、乙烷、丙烯、苯、甲苯等挥发性有机物；设备运转产生噪声；锅炉运行过程产生高温。

③ 凉焦

生产工艺：将湿法熄焦后的焦炭，卸到倾斜的凉焦台面上进行冷却。焦炭在凉焦台上的停留时间一般要 30 min 左右，以蒸发水分，并对少数未熄灭的红焦补行熄焦。

职业病危害因素：凉焦过程中焦炭产生烯烃、烷烃、芳香烃、卤代烃以及少量的醛和酮类化学物，如乙烯、乙烷、丙烯、苯、甲苯等挥发性有机物。

④ 筛焦

生产工艺：根据用户要求将混合焦在筛焦楼进行筛分分级。一般将焦炭筛分成四级，即粒度大于 40 mm 为大块焦，40～25 mm 为中块焦，25～10 mm 为小块焦，小于 10 mm 为粉焦。通常大、中块焦供冶金行业使用，小块焦供化工行业，粉焦用作烧结厂燃料。

职业病危害因素：筛焦过程中产生烯烃、烷烃、芳香烃、卤代烃以及少量的醛和酮类化学物，如乙烯、乙烷、丙烯、苯、甲苯等挥发性有机物；设备运行产生噪声。

⑤ 贮焦

生产工艺：将筛分处理后的各级焦炭，分别贮存在贮焦槽内，然后装车外运，或由胶带输送机直接送给用户。

职业病危害因素：贮焦过程中产生烯烃、烷烃、芳香烃、卤代烃以及少量的醛和酮类化学物，如乙烯、乙烷、丙烯、苯、甲苯等挥发性有机物。

⑤ 整粒

生产工艺：将大于 80（或 75）mm 级的焦炭预先筛出，经切焦机破碎后再过筛，得到粒度 80～25（或 75～25）mm 级焦炭用于炼铁。这样可以提高焦炭粒度的均匀性，并避免大块焦炭沿固有的裂纹在高炉内碎裂，从而提高焦炭的机械强度，有利于炼铁生产。

职业病危害因素：整粒过程产生烯烃、烷烃、芳香烃、卤代烃以及少量的醛和酮类化学物，如乙烯、乙烷、丙烯、苯、甲苯等挥发性有机物；设备运行产生噪声。

（3）煤气净化

生产工艺：从焦炉产生的荒煤气成分比较复杂，主要成分有净焦炉煤气、水蒸气、煤焦油气、苯族烃、氨、萘、硫化氢、其他硫化物、氰化氢等氰化物、吡啶盐等。煤气净化系统一般由冷凝鼓风、脱硫、脱氰、脱氨及苯回收等工序组成，生产工艺流程见图 4-34。

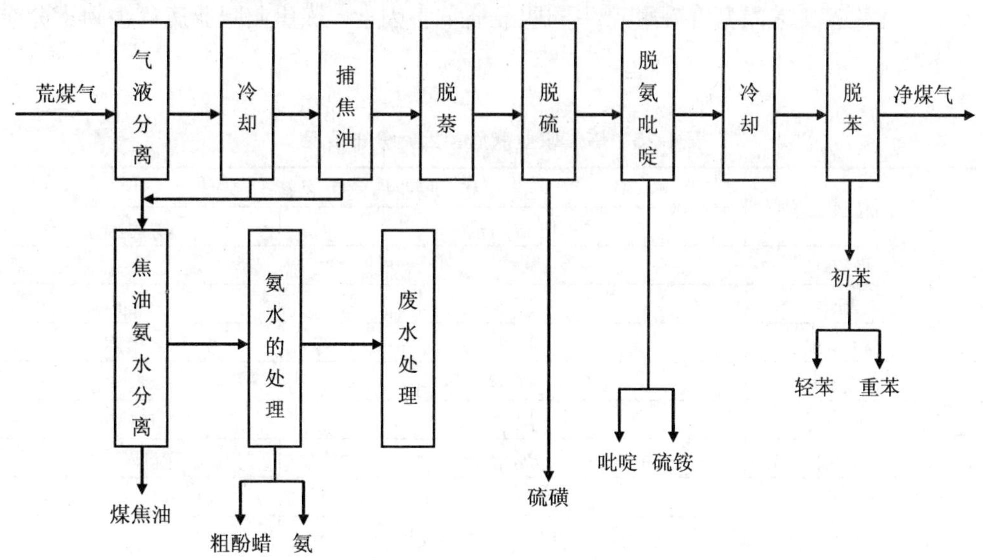

图 4-34 煤气净化生产工艺流程

职业病危害因素：煤气净化过程中产生烯烃、烷烃、芳香烃、卤代烃及少量的醛和酮类化学物，如乙烯、乙烷、丙烯、苯、甲苯等挥发性有机物，以及氨、氰化物等无机物。

（4）辅助设施

① 废水处理站

生产工艺：炼焦废水处理主要经过预处理、生化处理、混凝反应沉淀和污泥浓缩等步骤。

职业病危害因素：污水中存在高浓度的烯烃、烷烃、芳香烃、卤代烃及少量的醛和酮类化学物，如乙烯、乙烷、丙烯、苯、甲苯等挥发性有机物，以及氨、氰化物等无机物。

② 供配电系统

生产工艺：一般矿井工业场地会建设变电所。

职业病危害因素：电源线、变配电设备存在工频电场；六氟化硫气体保护开关可能发生六氟化硫泄漏及六氟化硫遇电火花作用后产生氟化物。

③ 给排水系统

生产工艺：给排水系统采用集中排水系统。

职业病危害因素：排水泵运行时产生噪声。

④ 除尘系统

生产工艺：包括备煤除尘系统和筛焦除尘系统。

职业病危害因素：除尘系统产生的煤尘和噪声。

⑤ 化验室

生产工艺：包括化验室的分析检测系统。

职业病危害因素：包括硫酸，盐酸、氢氧化钠等。

4．职业危害特点

（1）职业病危害因素分布

归纳上述生产工艺及其存在和产生的职业病危害因素，炼焦业职业病危害因素分布情况见表 4-25。

表 4-25　炼焦职业病危害因素分布情况

序号	岗位或工种	职业病危害因素	
		化学因素	物理因素
一、备煤			
1	卸煤	煤尘	噪声
2	贮存和混匀	煤尘	噪声
3	配煤	煤尘	噪声
4	粉碎和混合	煤尘	噪声
5	贮煤	煤尘	噪声
二、炼焦生产			
6	炼焦生产	烯烃，烷烃，芳香烃，卤代烃以及少量的醛和酮，如乙烯、乙烷、丙烯、苯、甲苯等	噪声、高温
7	熄焦	烯烃，烷烃，芳香烃，卤代烃以及少量的醛和酮，如乙烯、乙烷、丙烯、苯、甲苯等	噪声、高温
8	凉焦	烯烃，烷烃，芳香烃，卤代烃以及少量的醛和酮，如乙烯、乙烷、丙烯、苯、甲苯等	—

序号	岗位或工种	职业病危害因素	
		化学因素	物理因素
9	筛焦	烯烃，烷烃，芳香烃，卤代烃以及少量的醛和酮，如乙烯、乙烷、丙烯、苯、甲苯等	噪声
10	贮焦	烯烃，烷烃，芳香烃，卤代烃以及少量的醛和酮，如乙烯、乙烷、丙烯、苯、甲苯等	—
11	整粒	烯烃，烷烃，芳香烃，卤代烃以及少量的醛和酮，如乙烯、乙烷、丙烯、苯、甲苯等	噪声
三、煤气净化			
12	煤气净化	如乙烯、乙烷、丙烯、苯和甲苯等苯系物、苯酚、多环芳烃、氨、硫化氢、二硫化碳、氰化物等	噪声
四、辅助设施			
13	废水处理站	烯烃，烷烃，芳香烃，卤代烃以及少量的醛和酮，如乙烯、乙烷、丙烯、苯、甲苯，以及氨、氰化物等	噪声
14	供配电系统	六氟化硫、氟化物	工频电场
15	给排水系统	—	噪声
16	除尘系统	煤尘	噪声
17	化验室	硫酸、盐酸、氢氧化钠等	噪声

（2）职业危害程度

炼焦业因工艺性质的特殊性，在焦炉炉门、炉顶盖、放散管、装煤出焦和净化过程中有可能泄漏化学毒物，属于职业病危害较严重的行业之一。其主要的职业病危害因素包括：

① 化学毒物

主要包括一氧化碳、氰化氢、硫化氢、氨、二硫化碳、苯系物、苯酚以及多种多环芳烃类（如苯并〔*a*〕芘、苯并〔*b*〕荧蒽、苯并〔*b*〕蒽等致癌物）等，其中以焦炉间台荒煤气危害、脱硫脱氰工作场所硫化氢和氰化氢危害、氨水泵房与蒸氨工作场所的氨气危害、脱苯与苯精馏等岗位的苯危害较为突出。此外，皮带维修工可能接触胶黏剂中的苯系物等有机溶剂。

焦炉逸散物是从焦炉逸出气体、蒸气和烟尘的统称，其浓度大体可反映多环芳烃类的污染水平，以扫炉盖工、上升管工、装煤工、出炉工、推焦工的接触情况较为严重。

② 粉尘

主要包括煤尘、焦炭尘、煤烟尘、焦油烟雾等，其中以焦炉炉顶间台、粉煤室、筛焦室等工作场所较为突出。

③ 物理因素

备煤系统、焦炉、煤气净化装置以及与其配套的压缩空气站、制冷站等均存在不同程度的噪声和振动职业病危害；焦炉炉体周围及煤气净化装置中各类蒸馏塔、冷却塔、汽提塔、干燥器等工作场所存在高温职业病危害。

炼焦业主要存在的职业危害风险是劳动者在工作场所接触煤尘导致煤工尘肺，接触噪声导致的噪声性耳聋，接触高温导致的中暑，以及接触烯烃、烷烃、芳香烃、卤代烃等焦炉逸散物导致的肺癌。潘宏伟对 24 家炼焦企业 72 个有害车间进行了检测，并与国家标准进行比较，发现备煤车间粉尘合格率最低 41.66%，炼焦车间噪声合格率最低 41.66%，化学车间苯并〔a〕芘合格率最低 37.5%。史秀芹等的调查表明，焦化工人职业性皮肤病的患病率为 35.5%，且随作业工龄的增加而呈上升趋势。邵华等对焦化车间工人进行了 10 年的跟踪调查，发现工人的呼吸道疾病、皮肤病和血液方面疾病明显增加。

5. 建设项目职业病危害风险分类

炼焦业属于《国民经济行业分类》（GB/T 4754—2011）中的“石油加工、炼焦和核燃料加工业”，根据国家安全监管总局公布的《建设项目职业病危害风险分类管理目录（2012 年版）》，“炼焦业”属于职业病危害风险严重项目。

综上分析，炼焦业所产生的职业病危害的风险程度，与《建设项目职业病危害风险分类管理目录（2012 年版）》中所列的“炼焦业”职业病危害的风险程度一致，应定为职业病危害风险严重建设项目。

参考文献

[1] 赵相云，张武正，刘前. 焦化企业职业危害关键控制点的分析. 中国工业医学杂志，2015，28（2）：135-136.

[2] 潘宏伟. 焦化行业职业危害现状及防治对策. 医药论坛杂志，2011，5（32）：125-126.

[3] 史秀芹，冯鼎. 接触煤气、焦油等物质作业工人皮肤患病情况. 中华劳动卫生职业病杂志，1995，13（5）：277-279.

[4] 邵华，刘家民，张秀芹，等. 焦炉作业职业危害分析. 中国公共卫生，1997，13（7）：426-427.

（杨震宇、管有志、何家禧）

九、化学原料和化学制品制造

化学原料和化学制品制造业，包括基础化学原料制造（如无机酸、无机碱、无机盐、有机化学原料等制造），肥料制造（如氮肥、磷肥、钾肥、复混肥料、有机肥料及微生物肥料等制造），农药制造（如化学农药、生物化学及微生物农药制造），涂料、油墨、颜料及类似产品制造（如涂料、油墨及类似产品、颜料、染料、密封用填料及类似品制造），合成材料制造（如初级形态塑料及合成树脂、合成橡胶、合成纤维单体或聚合体等制造），专用化学产品制造（如化学试剂和助剂、专项化学用品、林产化学产品、信息化学品、环境污染处理专用药剂材料、动物胶等制造），炸药、火工及焰火产品制造（如炸药及火工产品、焰火或鞭炮产品制造），日用化学产品制造（如肥皂及合成洗涤剂、化妆品、口腔清洁用品、香料或香精等制造）。以下介绍几种常见的化学原料和化学制品。

（一）聚苯乙烯制造

塑料为高分子化合物，其主要产品分为两大类。一类是热固性塑料，即在“固化”以后不能再熔塑成型，如氨基、环氧、酚醛、聚酯、聚氨酯、硅酮等塑料；另一类是热塑性塑料，能反复熔塑再成型，如聚乙烯、聚丙烯、聚氯乙烯、聚苯乙烯、聚碳酸酯、聚乙烯醇、聚砜、氯化聚醚、尼龙、有机氟等塑料。聚苯乙烯，具有相对密度小、热导率低、吸水性小、耐冲击振动、隔热、隔音、防潮、减振、介电性能优良等优点，广泛地用于机械设备、仪器仪表、家用电器、工艺品和其他易损坏贵重产品的防震包装材料以及快餐食品的包装。

1. 项目组成

聚苯乙烯制造业主要由聚苯乙烯生产线（罐区、聚合脱挥区、造粒车间、包装车间、中控室）、化验室及其他辅助工程（导油炉、压缩机房、空冷系统、配电房、发电机房、污水处理厂、设备维护）等项目组成。

（1）罐区包括原辅料运输、储存、采样、管口接驳、巡检等工序。

（2）聚合脱挥区包括聚合、脱挥、真空回收等工序。

（3）造粒车间包括模头挤出成型、水槽冷却、切粒、过筛、成品风送等工序。

（4）包装车间包括成品包装、喷码、叉车叠堆等项目。

（5）化验室及其他辅助工程（导油炉、压缩机房、空冷系统、配电房、发电机房、污水处理厂、设备维护）等项目。

2. 主要生产原辅材料与设备

（1）主要生产原辅材料

主要产品为聚苯乙烯，原辅料有苯乙烯、矿物油、乙苯、柴油、循环液、抗氧化剂、天然气、导热油、液氮等。

（2）主要生产设备

罐区：主要有苯乙烯罐、乙苯罐、矿物油罐、泵等。

聚合脱挥工段：主要设备有进料预热器、反应器、脱挥预热器、一级脱挥器、二级脱挥器、内滑剂罐、添加剂罐、颜料配制罐、循环液过滤器、循环液罐、真空系统风机、真空尾气冷凝器等。

造粒工段：主要有模头、冷却水槽、烘干机、切粒机、振动筛等。

包装工段：主要有包装生产线、叉车等。

辅助工程有：导热油炉、发电机、空压机、配电箱。

3. 生产工艺与职业病危害因素

聚苯乙烯主要的生产工艺见图4-35。

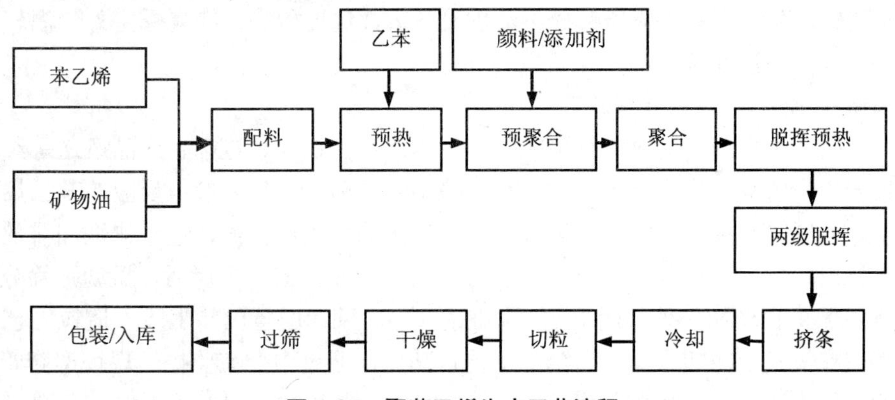

图4-35　聚苯乙烯生产工艺流程

（1）罐区

生产工艺：罐区作业包括原辅料运输、储存、采样、管口接驳、巡检等。苯乙烯直接由石油区公用管廊上的管道输送至罐区苯乙烯储罐，经罐区输送泵输送至聚合设备。矿物油、乙苯辅料均用槽罐车运送至罐区，经鹤管或其他管口人工接驳，加压泵压入储罐。生产时，通过物料管、中控室计量后经管道进入聚合设备。罐区作业大多实现自动化和机械化操作，但部分作业仍依靠人工作业，包括原辅料槽车装卸料、添加剂（抗氧剂、颜料）配制及输送、罐区巡检、储罐清污维护等。

职业病危害因素：正常生产情况下，苯乙烯储罐为拱顶罐，罐顶设置呼吸阀，排泄苯乙烯气体；矿物油、导热油原辅料槽车装卸管口接驳作业接触烃类化合物（以非甲烷总烃表）；乙苯槽车装卸管口接驳作业接触乙苯；罐区原辅料输送机泵运转产生噪声，对巡检、采样、量罐等作业者产生危害；罐区设备露天布置，夏季日常露天巡检存在高温危害。

（2）聚合脱挥区

① 生产工艺

生产工艺包括聚合、脱挥、真空回收等。

聚合工艺：内滑剂配制及输送包括从原料罐经管道输送的苯乙烯进入内滑剂罐，自动搅拌，将内滑剂从罐顶上的料斗加进配料罐中，搅拌混合均匀后，经计量泵定量送至预聚合釜，两台配料罐互为备用。预热、聚合全部工艺管道化、密闭化、自动化，通过中控室监控及现场巡查管理。

脱挥工艺：聚合系统泵出的聚合物经脱挥预热器，由导热油炉 260℃导热油加热至 238℃，进入一级脱挥器、二级脱挥器中，在真空下操作，将未聚合的苯乙烯和乙苯闪蒸分离出来，乙苯单体含量控制在 500×10^{-6} 以下。聚合物从二级脱挥器底部通过二级脱挥器聚合物泵输送至造粒工段。全部工艺自动化，通过中控室监控及现场巡查管理。

真空回收工艺：功能是为脱挥和 1#反应釜提供真空条件，将未反应的苯乙烯单体和溶剂乙苯回收。少量未冷却的蒸气及 1#反应釜出来的蒸气进入真空泵进一步冷凝，剩下微量的不凝气体经真空尾气冷凝器排出。全部工艺自动化，通过中控室监控及现场巡查管理。

② 职业病危害因素

正常生产情况下主要是巡检作业，接触到的有害因素为苯乙烯、乙苯气体；因聚合、脱挥、真空回收工艺在密闭罐、泵、管道内自动进行，泵、阀门泄漏时产生苯乙烯、乙苯气体；泵运转产生噪声；反应釜、导热油炉设备表面温度较高，在夏季室外气温较高情况下，巡检工受到高温危害。

（3）造粒车间

生产工艺：造粒工艺由模头挤出成型、水槽冷却、切粒、过筛、成品风送等组成。熔融状的聚苯乙烯物料经模头挤出水冷造粒，挤出水冷前，微量未参与反应的苯乙烯会挥发到大气中。通过在模头顶部安装抽风机，将挥发出的苯乙烯抽离，进入排烟囱排放。料条经过模头挤出后进入水槽冷却并在水下切粒（3 mm×3 mm），干燥后，振动筛筛分，由外部润滑剂添加机自动加入外部润滑剂（硬脂酸锌），风管送至包装工段。造粒工艺全自动化，并将切粒机置于冷却水槽中。全部工艺自动化，通过中控室监控及现场巡查管理。

职业病危害因素：正常生产情况下，熔融状的聚苯乙烯物料在管道中有机泵送到造粒车间，模头挤出设备泄漏时产生苯乙烯气体；模头挤出水冷造粒，挤出水冷前，微量未参与反应的苯乙烯挥发到空气中；模头顶部安装抽风机，将挥发出的苯乙烯抽离，输送入排烟烟囱排放，有可能污染厂区；切粒机、振动筛运转、风机维护过程可产生聚苯乙烯粉尘；模头挤出、切粒机、振动筛、风机房风机运转过程产生较大噪声；模头挤出、水槽冷却工艺产生高温。

（4）包装工段

生产工艺：包括成品包装、喷码、叉车叠堆作业。造粒工段输送来的粒料，由送料风机经旋转阀送至成品料仓贮存，每条生产线设 2～3 台成品料仓，粒料可送入其中任一料仓中。每台料仓配备 1 台包装机，物料可通过各料仓底部的滑板阀，直接流至下部的包装机料斗中，按每袋 25 kg 进行自动计量包装。包装工艺为鸭嘴包装机，人工插袋，自动计量，自动喷码，叉车叠堆。包装好的产品送成品仓贮存，待外售出厂。

职业病危害因素：正常生产情况下，鸭嘴包装机包装下料时散落聚苯乙烯粉尘；自动喷码过程中可产生苯、甲苯、二甲苯等；包装机、叉车工作时产生噪声。

（5）辅助工程

① 导热油系统

生产工艺：聚合反应过程放热，正常生产过程需从各反应器中移走反应热，因而设置冷油系统。为了热能的综合利用，通过冷油将聚合反应放出的热量回收，用于预热进入聚合系统的物料，然后经导热油冷却器，降温后重新用于聚合系统的冷却。刚开车时反应系统的加热及正常生产时脱挥预热器的加热均由热油炉提供热源。

职业病危害因素：导热油炉如以天然气（LNG）为燃料时，可能产生一氧化碳、二氧化碳；如用柴油为燃料，可能产生一氧化碳、二氧化碳、氮氧化物、二氧化硫、噪声、高温等。

② 实验室

生产工艺：负责原辅料、成品质量检验，采样人员定期采集各种原辅料、成品进行检验。罐区和反应区设置物料采样口，由化验人员定时采样化验，采样区域包括罐区、反应区、成品区。

职业病危害因素：原辅料苯乙烯、矿物油、乙苯及聚苯乙烯成品等采样和实验分析主要接触苯乙烯、乙苯、甲醇、正己烷、二氯甲烷等。

③ 空压机站

生产工艺：为供应工厂空气、仪表空气所需要的空气而设置。

职业病危害因素：噪声。

④ 配电室

生产工艺：输变电。

职业病危害因素：工频电场。

⑤ 发电机房

生产工艺：设发电机房，在外供电停止情况下使用。

职业病危害因素：发电机组运转时可能产生一氧化碳、二氧化碳、氮氧化物、二氧化硫、噪声、高温等。

⑥ 污水处理厂

生产工艺：生活污水、地面冲洗废水。

职业病危害因素：生活污水、地面冲洗废水、化验室废水和初期雨水在废水处理池混合处理，排入污水管道进入污水处理厂处理。废水处理池存在硫化氢等有害气体。

4．职业危害特点

（1）职业病危害因素分布

归纳上述生产工艺及其存在和产生的职业病危害因素，聚苯乙烯制造业职业病危害因素分布情况见表 4-26。

表 4-26 聚苯乙烯制造业职业病危害因素分布情况

序号	岗位或工种	职业病危害因素	
		化学因素	物理因素
一、生产工艺			
1	罐区	非甲烷总烃、苯乙烯、乙苯	高温、噪声
2	配料工段	粉尘	噪声
3	聚合脱挥区	苯乙烯、乙苯	高温、噪声
4	造粒车间	苯乙烯、乙苯、粉尘	高温、噪声
5	包装车间	甲苯、乙苯、粉尘	噪声
二、辅助工程			
6	导热油系统	一氧化碳、二氧化碳、氮氧化物、二氧化硫	噪声、高温
7	实验室	苯乙烯、乙苯、甲醇、正己烷、二氯甲烷、粉尘	噪声
8	空压机站	—	噪声
9	配电室	—	工频电场
10	发电机房	一氧化碳、二氧化碳、氮氧化物、二氧化硫	噪声、高温
11	废水处理池	硫化氢	—

（2）职业危害程度

聚苯乙烯制造业存在的职业危害风险主要包括苯乙烯、乙苯、粉尘、噪声和高温，其中苯乙烯和噪声的危害最为突出。苯乙烯可经呼吸道、皮肤和消化道吸收，对神经系统、消化系统、泌尿系统、生殖系统、呼吸系统、循环系统、血液系统均有影响，长期接触苯乙烯具有致突变与致癌作用。刘玉红等对某新建苯乙烯项目职业病危害预评价，该项目可能产生的职业病危害因素主要为苯、甲苯、乙苯、苯乙烯、噪声等。根据对类比项目生产车间空气中毒物浓度的检测结果，在正常生产情况下各检测点苯、甲苯、乙苯、苯乙烯、噪声检测结果均低于国家职业卫生标准。类比项目体检人数为 78 人，发现有 1 例白细胞减少病例及 1 例听力下降病例。类比项目自建厂以来无职业病病例发生。刘川等通过对某可发性聚苯乙烯（EPS）生产企业的职业病危害控制效果评价，结果表明 EPS 生产企业在生产过程中可能会产生生产性粉尘、生产性毒物（苯乙烯、二甲苯、戊烷、氢氧化钠、盐酸等）、物理因素（噪声、工频电场等）职业病危害因素。其中各生产性粉尘检测点均符合国家职业卫生标准；除聚合车间 3 层反应釜加料时戊烷超标外，其余各检测点生产性毒物检测项目均符合国家职业卫生标准；对工作场所 25 个噪声点进行检测，合格点数 18 个，不合格 7 个，合格率为 72%；对工作场所 12 个工频电场作业点进行检测，合格点数 12 个，合格率为 100%。周进红等用类比的方法对某可发性聚苯乙烯生产装置搬迁扩建工程中存在的毒物、粉尘、噪声等职业病危害因素进行预测和评价。在满负荷生产、防护设施运行正常、工人遵守操作规程的状态下，对类比项目作业场所空气中的主要化学毒物苯乙烯（主要来源于投料、聚合造粒工序，而投料、聚合造粒工序在反应釜中进行）进行了检测，结果显示在 8 个反应釜作业点苯乙烯的浓度均在 30 mg/m^3 以下，远低于国家职业卫生标准规定的容许浓度；粉尘 TWA 最高值为 2.2 mg/m^3，符合国家标准；振动筛、气流干燥器是噪声主要来源，共测定噪声声源作业点 15 个，合格点 12 个，合格率 80%。

5．建设项目职业病危害风险分类

聚苯乙烯制造业属于《国民经济行业分类》（GB/T 4754—2011）“化学原料和化学制品制造业”中的“专用化学产品制造”，根据国家安全监管总局公布的《建设项目职业病危害风险分类管理目录（2012 年版）》，“专用化学产品制造”属于职业病危害风险严重项目。

综上分析，聚苯乙烯制造业所产生的职业病危害的风险程度，与《建设项目职业病危害风险分类管理目录（2012 年版）》中所列的“专用化学产品制造”职业病危害的风险程度一致，应定为职业病危害风险严重建设项目。

参考文献

[1] 傅旭瑛. 苯乙烯职业暴露对工人健康影响的研究进展. 2011 年全国职业病学术交流会论文集，2011.

[2] 刘玉红，周学勤，蒋照宇，等. 某新建苯乙烯项目职业病危害预评价.安全、健康和环境，2006，6（10）：42-45.

[3] 刘川，朱锡生. 某可发性聚苯乙烯生产企业职业病危害因素评价. 职业与健康，2012，2（15）：1801-1805.

[4] 周进红，朱玮. 某可发性聚苯乙烯生产装置搬迁工程项目职业病危害预评价. 职业与健康，2010，26（21）：2509-2510.

（钟小欢、王雪毓、何家禧）

（二）油墨制造

工业上涂装业应用最多的涂料是丙烯酸树脂涂料、氨基树脂涂料、硝基树脂涂料、环氧树脂涂料和聚氨酯涂料。涂料一般由成膜物质、溶剂、助剂和颜料四部分组成。成膜物质可分为油料和树脂两大类，又称为油漆。溶剂主要用于涂料稀释，常用溶剂主要有溶剂汽油、甲苯、二甲苯、乙醇或丁醇等醇类溶剂、醋酸乙酯或醋酸丁酯等酯类溶剂、甲乙酮和甲基乙丁基酮。助剂的作用是改善涂料性能，常用的助剂有催干剂、增塑剂、固化剂、增滑剂、消泡剂等。颜料的品种有铁红粉、钛白粉、锌钡白粉、铅铬黄粉、铅铬绿粉、炭黑粉、铝粉、铜粉等。

油墨是较常见的涂料之一，由颜料、连接料（植物油、矿物油、树脂、溶剂）和填充料经过混合、研磨调制而成。在“绿色环保”的背景下，水性油墨应运而生。本书以聚氨酯树脂环保油墨的生产为例说明相关职业危害风险情况。

1．项目组成

油墨的生产主要由生产车间、仓库以及辅助生产系统等项目组成。

（1）生产车间包括投料、分散、研磨、检验、压滤包装、洗桶等工序。

（2）仓库包括原料仓库、成品仓库、埋地储罐区等。

（3）辅助设施主要为质量检测室。

2．主要生产原辅材料与设备

（1）主要生产原辅材料

主要产品为聚氨酯树脂环保印刷油墨，与职业卫生相关的原辅材料包括聚氨酯树脂、乙酸丁酯、乙酸丙酯、乙酸乙酯、甲基环己烷、丙二醇甲醚乙酸酯、颜料、高岭土等，洗桶时用油墨清洗剂等。

（2）主要生产设备

主要生产设备包括分散机、砂磨机、包装机、真空泵、清洗液回收机，质量检测室设有抽风柜。

3．生产工艺与职业病危害因素

油墨的整个生产过程比较简单，生产工艺过程一般没有化学反应发生，也无高温加热等工艺，仅是各种物料在常温、常压下进行混合、搅拌的物理过程。生产车间的工艺流程见图 4-36。

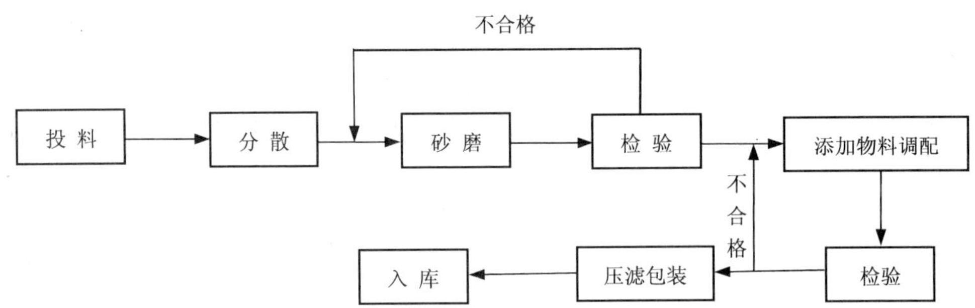

图 4-36 环保印刷油墨生产工艺流程

（1）投料

生产工艺：按工艺配方的数量将乙酸丁酯、乙酸丙酯、乙酸乙酯、甲基环己烷、丙二醇甲醚乙酸酯等溶剂分别由储罐区经管道输送和计量后加入分散搅拌机，树脂及原料、助剂等原料使用叉车从仓库送至生产车间，按一定比例投入分散搅拌机，该过程为半自动化手工操作。

职业病危害因素：投料过程可接触甲苯、异丙醇、丙醇、丁酮、乙酸丁酯、乙酸丙酯、乙酸乙酯、正己烷等化学品挥发性组分以及原料中的其他粉尘。

（2）分散

生产工艺：属于自动化生产过程，在高速的搅拌下，物料进行分散混合，颜料均匀分散于溶剂中。

职业病危害因素：化学品挥发甲苯、异丙醇、丙醇、丁酮、乙酸丁酯、乙酸丙酯、乙酸乙酯、正己烷等有害物质，机器设备运转过程中产生噪声。

（3）砂磨

生产工艺：为自动化生产过程，利用砂磨机对浆料进行研磨，把颗粒较大的固体研磨成更细小的颗粒，使其能均匀和充分分散于漆浆中而不易发生沉降。

职业病危害因素：化学品挥发甲苯、异丙醇、丙醇、丁酮、乙酸丁酯、乙酸丙酯、乙酸乙酯、正己烷等有害物质，机器设备运转过程中产生噪声。

（4）检验

生产工艺：对漆浆的黏度、色度、光亮度、酸碱度进行检验，对照工艺质量指标要求，进行调整。通过补加溶剂或树脂、助剂等，可调整黏度、色度、光亮度、酸碱度，使产品达到生产工艺指标的需要。

职业病危害因素：化学品挥发甲苯、异丙醇、丙醇、丁酮、乙酸丁酯、乙酸丙酯、乙酸乙酯、正己烷等有害物质。

（5）压滤包装

生产工艺：用滤袋对漆浆过滤，去除颗粒较大的固体杂质，经包装机灌桶、封口、包装完毕后成品入库。

职业病危害因素：化学品挥发甲苯、异丙醇、丙醇、丁酮、乙酸丁酯、乙酸丙酯、乙酸乙酯、正己烷等有害物质，机器设备运转过程中产生噪声。

（6）洗桶

生产工艺：使用机械清洗各种物料缸，在独立的洗桶间进行，在调色或更换产品时需要洗桶，工人洗桶时将油桶放置于洗桶机，使用乙酸乙酯作为洗桶剂高压喷洒，清洗液经溶剂回收机回收，经蒸馏后作为各种油墨原料使用，暂存于仓库。

职业病危害因素：化学品挥发甲苯、异丙醇、丙醇、丁酮、乙酸丁酯、乙酸丙酯、乙酸乙酯、正己烷等有害物质，机器设备运转过程中产生噪声。

（7）仓库

生产工艺：包括原料仓库、成品仓库、埋地储罐区等项目。

职业病危害因素：化学品挥发甲苯、异丙醇、丙醇、丁酮、乙酸丁酯、乙酸丙酯、乙酸乙酯、正己烷等有害物质。

4．职业危害特点

（1）职业病危害因素分布

归纳上述生产工艺及其存在和产生的职业病危害因素，环保油墨制造业职业病危害因素分布情况见表4-27。

表4-27　环保油墨制造业职业病危害因素分布情况

序号	生产工艺	职业病危害因素	
		化学因素	物理因素
一、生产车间			
1	投料	甲苯、异丙醇、丙醇、丁酮、乙酸丁酯、乙酸丙酯、乙酸乙酯、正己烷、其他粉尘	—
2	分散	甲苯、异丙醇、丙醇、丁酮、乙酸丁酯、乙酸丙酯、乙酸乙酯、正己烷	噪声

序号	生产工艺	职业病危害因素	
		化学因素	物理因素
3	砂磨	甲苯、异丙醇、丙醇、丁酮、乙酸丁酯、乙酸丙酯、乙酸乙酯、正己烷	噪声
4	检验	甲苯、异丙醇、丙醇、丁酮、乙酸丁酯、乙酸丙酯、乙酸乙酯、正己烷	—
5	压滤包装	甲苯、异丙醇、丙醇、丁酮、乙酸丁酯、乙酸丙酯、乙酸乙酯、正己烷	噪声
6	洗桶	甲苯、异丙醇、丙醇、丁酮、乙酸丁酯、乙酸丙酯、乙酸乙酯、正己烷	噪声
二、仓库			
7	仓库和埋地储罐区	甲苯、异丙醇、丙醇、丁酮、乙酸丁酯、乙酸丙酯、乙酸乙酯、正己烷	—

（2）职业危害程度

油墨生产业存在的职业危害因素主要包括化学有害物质、粉尘和噪声，其中以有机溶剂挥发产生的有害气体的职业危害风险最为突出。如果使用的原料纯度不高，这些原料还可能存在一些有毒的杂质，如甲苯可能混有苯、二甲苯等，这些杂质具有较高的毒性。嵇康等对某公司液体油墨车间新建项目试运行期间职业病防护设施及效果和职业卫生管理措施等进行评价，共检测包括甲醇、异丙醇、氯化氢、乙酸乙酯、乙酸丙酯、甲苯等在内的 10 种毒物，噪声共检测 25 个点，检测结果均未超过国家规定的职业接触限值，合格率为 100%。姜彩霞等对某油墨生产项目进行职业病危害控制效果评价，在生产满负荷的条件下，选择生产车间工人经常操作或定时停留的地点，连续 3 d 对粉尘、毒物（甲苯、二甲苯、异丙醇、乙酸乙酯、乙酸丁酯）、噪声进行测定，结果表明除配料作业岗位接触甲苯为轻度危害作业（Ⅰ级），甲苯样品合格率为 81.5%，其他职业危害因素浓度和强度均符合国家卫生标准。卢启冰等对 3 家油墨生产使用企业接触油墨作业产生的有机危害毒物进行分析，检测结果表明作业环境中苯、乙酸丁醋、异丙醇最高浓度分别超标 2.0、3.6、2.0 倍，苯、乙酸丁酯时间加权平均浓度也超过国家职业卫生标准。

5. 建设项目职业病危害风险分类

油墨制造业属于《国民经济行业分类》（GB/T 4754—2011）中的“涂料、油墨、颜料及类似产品制造”，根据国家安全监管总局公布的《建设项目职业病危害风险分类管理目录（2012 年版）》，“涂料、油墨、颜料及类似产品制造”属于职业病危害风险严重项目。

综上分析，油墨制造业所产生的职业病危害的风险程度，与《建设项目职业病危害风险分类管理目录（2012 年版）》中所列的“涂料、油墨、颜料及类似产品制造”职业病危害的风险程度无明显区别，应定为职业病危害风险严重建设项目。

参考文献

[1] 嵇康，徐秋凉，祝贝思. 某液体油墨车间新建项目职业病危害控制效果评价. 安全，2013，7：24-26.

[2] 姜彩霞，杨章萍，张旭慧，等. 某油墨生产项目职业病危害控制效果评价. 中国工业医学杂志，2005，18（5）：307-308.

[3]　卢启冰，范衍琼. 油墨生产环境对作业工人身体的影响. 职业与健康，2002，18（2）：12-14.

（王雪毓、何家禧）

（三）丙烯酸树脂制造

丙烯酸树脂是由丙烯酸酯类和甲基丙烯酸酯类及其他烯属单体共聚制成的树脂。通过选用不同的树脂结构、不同的配方、生产工艺及溶剂组成，可合成不同类型、不同性能和不同应用场合的丙烯酸树脂。丙烯酸树脂根据结构和成膜机理的差异又可分为热塑性丙烯酸树脂和热固性丙烯酸树脂。

1. 项目组成

丙烯酸树脂的生产主要由水性乳液型丙烯酸树脂生产（苯丙乳液、纯丙乳液），溶剂型羟基丙烯酸树脂生产及相关辅助设施等项目组成。

（1）水性乳液型丙烯酸树脂生产包括单体高位槽配料，助剂高位槽配料，反应釜打底料配料，反应釜通蒸气升温，反应釜从高位槽滴加进料，反应釜恒温聚合、降温，放料至成品釜，成品釜产品调节，产品出料灌装。

（2）溶剂型羟基丙烯酸树脂生产包括单体高位槽配料，助剂高位槽配料，反应釜打底料配料，反应釜通蒸气升温，反应釜从高位槽滴加进料，反应釜恒温聚合、脱水，降温、放料至成品釜，成品釜产品调节，产品出料灌装。

（3）辅助设施包括原材料仓库、原料冷库、引发剂冷库、包装物仓库、触媒仓库、甲乙类原料罐区、甲类产品包装出货区、丙类产品包装出货区。办公楼（含中控室）、分析化验室及应用实验室、维修间及备件库、纯水接收站、空压站、冷冻站、循环水系统、排水系统配电站等。

2. 主要生产原辅材料与设备

（1）主要生产原辅材料

生产水性乳液型丙烯酸树脂原料、催化剂、化学品包括：① 单体：包括丙烯酸、甲基丙烯酸、丙烯酸丁酯、甲基丙烯酸甲酯、苯乙烯、功能单体、丙烯酸羟乙酯等。② 溶剂：水。③ 引发剂：过硫酸铵等。④ pH 调节剂：氨水。⑤ 缓冲剂：碳酸氢钠。⑥ 乳化剂。⑦ 其他：丙烯酰胺、乳化剂、成膜剂、杀菌剂、叔丁基过氧化氢、消泡剂、叔碳酸乙烯酯等。

生产溶剂型羟基丙烯酸树脂原料、催化剂、化学品包括：① 单体：包括丙烯酸、丙烯酸乙酯、甲基丙烯酸、丙烯酸丁酯、甲基丙烯酸丁酯、丙烯酸异辛酯、丙烯酸羟丙酯、甲基丙烯酸羟乙酯、甲基丙烯酸羟丙酯、苯乙烯、甲基丙烯酸甲酯、聚酯树脂等。② 溶剂：包括甲苯、二甲苯、醋酸丁酯、重芳烃等。③ 引发剂：过氧化苯甲酸叔丁酯、过氧化二叔丁酯、过氧化二叔戊酯、引发剂等。

（2）主要生产设备

生产装置的主要生产设备包括反应釜、成品釜、兑稀釜、高位槽、高位储罐、滴加泵（齿轮泵）、齿轮泵（高位储罐进料泵）、隔膜泵（乳液灌装泵）、齿轮泵（树脂灌装泵）、引发剂缸、大溶解缸、小溶解缸、灌装机。

辅助装置的主要生产设备包括砂轮、电焊机、原料储罐、冷水机、空压机、试验分析设备等。

3. 生产工艺与职业病危害因素

溶剂型丙烯酸树脂装置生产工艺与水性乳液型丙烯酸树脂生产工艺相比较，只增加了脱水工艺，水性丙烯酸乳液与溶剂型（油性）丙烯酸树脂生产线的生产过程如图 4-37 所示。

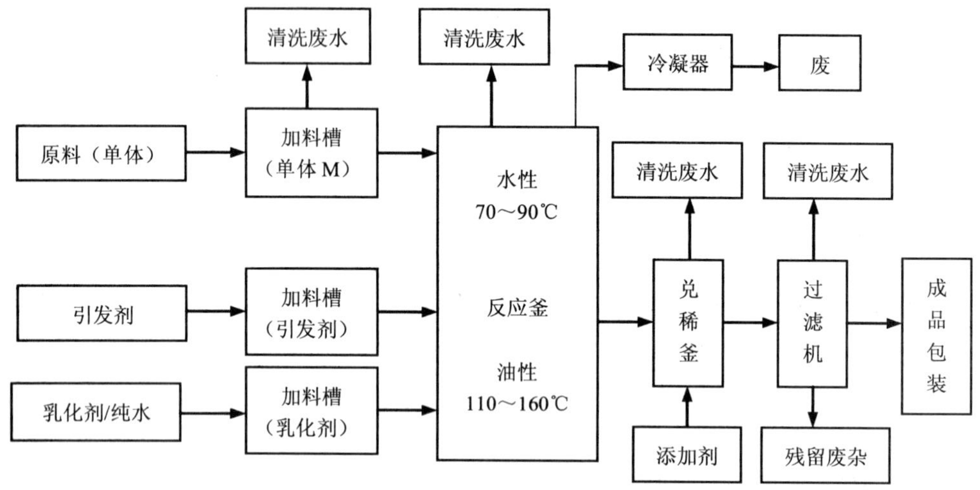

图 4-37 丙烯酸树脂的生产工艺流程

（1）水性乳液型丙烯酸树脂生产

以氧化还原体系设计的反应釜生产水性乳液型丙烯酸树脂工艺为例介绍其主要工艺流程及职业病危害因素。

① 单体高位槽配料

生产工艺：从原料罐区储罐、车间高位储罐、抽真空投料或手动方式将溶剂、单体、复合乳化剂等投入单体高位槽，搅拌均匀待用。

职业病危害因素：加料口存在甲基丙烯酸甲酯、苯乙烯、甲基丙烯酸、丙烯酰胺、过硫酸铵危害。

② 助剂高位槽配料

生产工艺：从原料罐区储罐、车间高位储罐、抽真空投料或手动方式将溶剂、助剂（引发剂、复合乳化剂）等投入助剂高位槽中，搅拌均匀待用。

职业病危害因素：加料口、阀门处存在甲基丙烯酸甲酯、苯乙烯、甲基丙烯酸、丙烯酰胺、过硫酸铵危害。

③ 反应釜打底料配料

生产工艺：将溶剂（去离子水来自原料罐区或蒸气预加热系统）、功能单体（来自抽真空罐或手动方式加料）、复合乳化剂（来自高位储罐）投入反应釜中，启动搅拌均匀待用。

职业病危害因素：反应釜处存在甲基丙烯酸甲酯、苯乙烯、甲基丙烯酸、丙烯酰胺、过硫酸铵、高温危害。

④ 反应釜通蒸气升温

生产工艺：往反应釜内外盘管通蒸气升温。

职业病危害因素：反应釜处存在甲基丙烯酸甲酯、苯乙烯、甲基丙烯酸、丙烯酰胺、过硫酸铵、高温危害。

⑤ 反应釜从高位槽滴加进料

生产工艺：当反应釜升至 70℃时，加入部分单体，缓慢升温至 82℃，保温 20 min。升温至 84℃±2℃时，开始同时滴加单体高位槽和助剂高位槽的物料，滴加时间控制在 3～3.5 h，滴加完用去离子水冲洗。

职业病危害因素：反应釜、阀门处存在甲基丙烯酸甲酯、苯乙烯、甲基丙烯酸、丙烯酰胺、过硫酸铵、高温危害。

⑥ 反应釜恒温聚合

生产工艺：高位槽液体滴加完毕后，升温至 86℃±2℃，恒温 2 h。

职业病危害因素：反应釜处存在甲基丙烯酸甲酯、苯乙烯、甲基丙烯酸、丙烯酰胺、过硫酸铵、高温危害。

⑦ 降温、放料至成品釜

生产工艺：恒温结束后，通冷却水降温至 70℃后，开启底部切断阀往成品釜放料。

职业病危害因素：阀门处存在甲基丙烯酸甲酯、苯乙烯、甲基丙烯酸、丙烯酰胺、过硫酸铵危害。

⑧ 成品釜产品调节

生产工艺：在成品釜中开动搅拌，加入氨水调节 pH 值。搅拌 5 min 后，加入性能调节剂（杀菌剂、防霉剂等）和去离子水混合液，并加入去离子水调节固含量或黏度，直至产品指标合格。

职业病危害因素：调节阀处存在甲基丙烯酸甲酯、苯乙烯、甲基丙烯酸、丙烯酰胺、过硫酸铵、噪声危害。

⑨ 产品出料灌装

生产工艺：产品合格后，再搅拌 5 min 后降温至 50℃，开启成品釜底部切断阀，启动灌装泵进行产品出料、过滤、灌装、贴标、出库。

职业病危害因素：成品罐装口处存在甲基丙烯酸甲酯、苯乙烯、甲基丙烯酸、丙烯酰胺、过硫酸铵危害。

（2）溶剂型丙烯酸树脂生产

① 单体高位槽配料

生产工艺：从原料罐区储罐、车间高位储罐、抽真空投料或手动方式将溶剂（二甲苯、重芳烃、醋酸丁酯等）和单体投入单体高位槽，搅拌均匀待用。

职业病危害因素：加料口处存在甲苯、苯（原料甲苯中所含）、二甲苯、醋酸丁酯、醋酸乙酯、苯乙烯、丙烯酸甲酯、甲基丙烯酸、噪声危害。

② 助剂高位槽配料

生产工艺：从原料罐区储罐、车间高位储罐、抽真空投料或手动方式将溶剂（二甲苯、重芳烃、醋酸丁酯）、助剂（引发剂）等投入助剂高位槽中，搅拌均匀待用。

职业病危害因素：加料口处存在甲苯、苯（原料甲苯中所含）、二甲苯、醋酸丁酯、醋酸乙酯、苯乙烯、丙烯酸甲酯、甲基丙烯酸、噪声危害。

③ 反应釜打底料配料

生产工艺：从原料罐区将溶剂投入到反应釜中，然后通过抽真空罐或手动方式将丙烯酸或甲基丙烯酸等功能单体加入到反应釜中，启动搅拌均匀待用。

职业病危害因素：反应釜处存在甲苯、苯（原料甲苯中所含）、二甲苯、醋酸丁酯、醋酸乙酯、苯乙烯、丙烯酸甲酯、甲基丙烯酸危害。

④ 反应釜通蒸气升温

生产工艺：往反应釜内外盘管通蒸气升温。

职业病危害因素：反应釜处存在甲苯、苯（原料甲苯中所含）、二甲苯、醋酸丁酯、醋酸乙酯、苯乙烯、丙烯酸甲酯、甲基丙烯酸、高温危害。

⑤ 反应釜从高位槽滴加进料

生产工艺：当反应釜升至回流状态（158℃左右），同时向反应釜滴加单体高位槽及助剂高位槽中的液体，滴加时间3～6 h。

职业病危害因素：反应釜及加料口处存在甲苯、苯（原料甲苯中所含）、二甲苯、醋酸丁酯、醋酸乙酯、苯乙烯、丙烯酸甲酯、甲基丙烯酸、高温危害。

⑥ 反应釜恒温聚合、脱水

生产工艺：高位槽液体滴加完毕后，恒温 2 h，中间观察分水器液位，如液位过高则脱水。

职业病危害因素：反应釜处存在甲苯、苯（原料甲苯中所含）、二甲苯、醋酸丁酯、醋酸乙酯、苯乙烯、丙烯酸甲酯、甲基丙烯酸、高温危害。

⑦ 降温、放料至成品釜

生产工艺：恒温脱水结束后，通冷却水降温至 140℃后，开启底部切断阀往成品釜放料。

职业病危害因素：阀门处存在甲苯、苯（原料甲苯中所含）、二甲苯、醋酸丁酯、醋酸乙酯、苯乙烯、丙烯酸甲酯、甲基丙烯酸危害。

⑧ 成品釜产品调节

生产工艺：在成品釜中开动搅拌和冷却水，降温、取样检测树脂性能，并微调黏度和固含量，直至产品指标合格。

职业病危害因素：成品釜取样口处存在甲苯、苯（原料甲苯中所含）、二甲苯、醋酸丁酯、醋酸乙酯、苯乙烯、丙烯酸甲酯、甲基丙烯酸、噪声危害。

⑨ 产品出料灌装

生产工艺：产品合格后，降温至70～85℃，开启成品釜底部切断阀，启动灌装泵进行产品出料、过滤、灌装、贴标、出库。

职业病危害因素：成品灌装口处存在甲苯、苯（原料甲苯中所含）、二甲苯、醋酸丁酯、醋酸乙酯、苯乙烯、丙烯酸甲酯、甲基丙烯酸危害。

（3）辅助设施

辅助设施存在的职业病危害因素有仓库储罐处存在甲苯、苯（原料甲苯中所含）、二甲苯、醋酸丁酯、醋酸乙酯、苯乙烯、丙烯酸甲酯、甲基丙烯酸甲酯、过硫酸铵，空压站存在氮气、噪声危害，循环冷却水装置处存在氨水、有机酸，机修车间存在电焊烟尘、砂轮磨尘、锰及其化合物、氮氧化物、一氧化碳、臭氧、噪声，化验室存在原辅料、成品、化学试剂、噪声、高温，变电站存在工频电场。

4．职业危害特点

（1）职业病危害因素分布

归纳上述生产工艺及其存在和产生的职业病危害因素，丙烯酸树脂制造业职业病危害因素分布情况见表4-28。

表4-28　丙烯酸树脂制造业职业病危害因素分布情况

序号	岗位或工种	职业病危害因素	
		化学因素	物理因素
一、水性乳液型丙烯酸树脂生产			
1	反应釜	甲基丙烯酸甲酯、苯乙烯、甲基丙烯酸、丙烯酰胺、过硫酸铵	高温
2	加料口	甲基丙烯酸甲酯、苯乙烯、甲基丙烯酸、丙烯酰胺、过硫酸铵	噪声
3	调节阀	甲基丙烯酸甲酯、苯乙烯、甲基丙烯酸、丙烯酰胺、过硫酸铵	噪声
4	阀门	甲基丙烯酸甲酯、苯乙烯、甲基丙烯酸、丙烯酰胺、过硫酸铵	噪声
5	成品罐装口	甲基丙烯酸甲酯、苯乙烯、甲基丙烯酸、丙烯酰胺、过硫酸铵	—
二、溶剂型丙烯酸树脂生产			
6	反应釜	甲苯、苯（原料甲苯中所含）、二甲苯、醋酸丁酯、醋酸乙酯、苯乙烯、丙烯酸甲酯、甲基丙烯酸	高温
7	加料口	甲苯、苯（原料甲苯中所含）、二甲苯、醋酸丁酯、醋酸乙酯、苯乙烯、丙烯酸甲酯、甲基丙烯酸	噪声
8	调节阀	甲苯、苯（原料甲苯中所含）、二甲苯、醋酸丁酯、醋酸乙酯、苯乙烯、丙烯酸甲酯、甲基丙烯酸	噪声
9	阀门	甲苯、苯（原料甲苯中所含）、二甲苯、醋酸丁酯、醋酸乙酯、苯乙烯、丙烯酸甲酯、甲基丙烯酸	噪声
10	成品罐装口	甲苯、苯（原料甲苯中所含）、二甲苯、醋酸丁酯、醋酸乙酯、苯乙烯、丙烯酸甲酯、甲基丙烯酸	—
三、辅助设施			
11	仓库储罐	甲苯、苯（原料甲苯中所含）、二甲苯、醋酸丁酯、醋酸乙酯、苯乙烯、丙烯酸甲酯、甲基丙烯酸甲酯、过硫酸铵	—
12	空压站	氮气	噪声
13	循环冷却水装置	氨水、有机酸	—
14	机修车间	电焊烟尘、砂轮磨尘、锰及其化合物、氮氧化物、一氧化碳、臭氧	噪声
15	化验室	原辅料、成品、化学试剂	噪声、高温
16	变电站	—	工频电场

（2）职业危害程度

丙烯酸树脂制造业主要接触的职业病危害因素为甲苯、苯（原料甲苯中所含）、二甲苯、醋酸丁酯、醋酸乙酯、苯乙烯、丙烯酸甲酯、甲基丙烯酸甲酯、过硫酸铵、噪声、高温。侯文胜等对河北省某树脂生产企业职业病危害因素进行调查，结果显示工作场所中除离心车间（出料时）二氯甲烷浓度超标（超限倍数为12.93，大于允许超限倍数1.5）外，其余场所中粉尘、丙烯酸、二氯甲烷、一氧化氮、二氧化氮、一氧化碳和噪声均符合国家职业接触限值的要求。雷重琰报道某化工厂自 1985 年开始使用丙烯酸酯类以来，该厂近年来作业环境有害毒物浓度监测结果均低于国家容许浓度。但接触工人出现不同程度的神经衰弱综合征、黏膜刺激症状、心悸、脱发、心电图异常等症状。姜锋杰等对某聚甲基丙烯酸甲酯浴盆生产厂进行职业危害调查，发现该厂涂板工序苯乙烯、玻璃纤维对作业工人的危害较严重，车间空气中苯乙烯浓度为 158 ± 31.5 mg/m^3，严重超过国家职业卫生标准（40 mg/m^3）。

5．建设项目职业病危害风险分类

丙烯酸树脂制造业属于《国民经济行业分类》（GB/T 4754—2011）中的“专用化学产品制造业”，根据国家安全监管总局公布的《建设项目职业病危害风险分类管理目录（2012 年版）》，“专用化学产品制造”属于职业病危害风险严重项目。

丙烯酸树脂制造业的主要职业病危害因素为甲苯、苯（原料甲苯中所含）、二甲苯、醋酸丁酯、醋酸乙酯、苯乙烯、丙烯酸甲酯、甲基丙烯酸甲酯、过硫酸铵、噪声、高温，该行业接触有机溶剂的人数较多，接触时间长。职业病危害分布范围广，暴露频度、职业病危害发生的概率以及职业病危害后果较重。

因此，丙烯酸树脂制造业所产生的职业病危害的风险程度，与《建设项目职业病危害风险分类管理目录（2012 年版）》中所列的“专用化学产品制造”职业病危害的风险程度相同，应定为职业病危害风险严重建设项目。

参考文献

[1] 侯文胜，张丽芳，辛颖，等. 河北省某树脂生产企业职业病危害因素调查与分析. 职业与健康，2014，30（24）：3516-3518.

[2] 雷重琰. 丙烯酸酯类作业工人健康状况调查. 化工劳动保护（工业卫生与职业病分册），1995，16（2）：87.

[3] 姜锋杰，张瑞芹，侯光萍，等. 某聚甲基丙烯酸甲酯浴盆生产厂职业危害调查. 预防医学文献信息，1999，5（2）：134-135.

（邓敏、何家禧）

（四）氰化亚金钾制造

氰化亚金钾为白色结晶粉末，密度 3.45 g/mL（无水物），熔点 200℃，溶于水，微溶于乙醇，不溶于乙醚，有剧毒，是重要的电镀化工原料，是集成线路板或工艺品的主要镀金原料，主要用于电子产品的电镀，以及分析试剂、制药工业等。氰化亚金钾可由氰化钾与氯化亚金作用而制得。

1．项目组成

（1）氰化亚金钾生产工艺主要由投料、电解、蒸发、过滤清洗、过程检验、干燥、搅拌粉碎、包装、产品检验、入库、出库等工序组成。

（2）辅助设施包括空压机、离子交换树脂塔、回收区、氰化钾仓库、成品仓。

2. 主要生产原辅材料与设备

（1）主要生产原辅材料

氰化亚金钾生产工艺中，与职业卫生有关的主要生产原辅材料包括黄金、氰化钾、氢氧化钾、硫酸、盐酸、硝酸、树脂、氢氧化钠。

（2）主要生产设备

生产装置的主要生产设备包括电解槽（电解槽控制设备）、整流器、气动双隔膜泵、蒸发罐、电气锅炉、蒸气回收系统、冷冻机、水封式真空泵、过滤筒、烘箱、电解回收槽、氰化氢气体侦测设备、均质搅拌机、收缩包装机、高频热熔炉、反应槽、真空过滤器。

辅助装置的主要生产设备包括树脂回收塔、抽气系统水洗塔、玻璃钢化学储槽、空压机（含干燥机等）、纯水设备。

3. 生产工艺与职业病危害因素

（1）氰化亚金钾生产

根据产品的要求精密称量原料加入电解槽内，按规定电压、电流进行电解反应。反应结束后，用泵将溶液注入蒸发罐蒸发结晶（热源为电热锅炉蒸气），然后将结晶盐移至过滤罐中，用真空泵抽滤，并用冷纯水清洗。清洗后的结晶放入烘箱中干燥，再经粉碎、搅拌后进行包装及检验。

① 投料

生产工艺：在确认生产命令、品名、批号的基础上，检查来料外观和确认包装上所示的材料规格，以电子天平称取黄金、氰化钾、氢氧化钾投料。

职业病危害因素：投料过程中存在氰化钾、氢氧化钾危害。

② 电解

生产工艺：在电解槽内加入氢氧化钾溶液，并分别于阳极篮中添入黄金、阴极半透膜中添加氢氧化钾、电解槽中加入氰化钾，然后加热并搅拌，最后打开整流器并按规定电压、电流进行电解反应。

职业病危害因素：电解槽中存在氰化氢、氰化物、氢氧化钾危害，气动泵处存在噪声危害。

③ 蒸发

生产工艺：以水泵将电解液通过滤心注入蒸发罐，开启蒸气注入锅炉蒸发电解液直到结晶盐出现，之后关闭锅炉使结晶冷却至室温。

职业病危害因素：蒸发罐工作场所存在氰化氢、氰化物、噪声、高温危害。

④ 过滤清洗

生产工艺：将结晶盐移至过滤罐中以泵抽去过剩的水分，利用冷冻后的纯水清洗结晶盐，并以真空泵抽气。抽气完成后进行泄气处理，关闭真空泵。挖取抽干后金盐预备烘干，以纯水清洗过滤罐中残余的金盐。

职业病危害因素：过滤过程中存在氰化氢、氰化物，冷冻机、真空泵处存在噪声危害。

⑤ 制程中检验

生产工艺：通过测试抽干后金盐的 pH 值，判断金盐的含金量。如品质满足工艺要求时进入干燥工序；如金盐含金量达不到要求时，返回过滤清洗工序。

职业病危害因素：检验过程中存在氰化氢、氰化物危害。

⑥ 干燥

生产工艺：开启烘箱设定温度，将由抽干后结晶的金盐移至烘箱中干燥。

职业病危害因素：干燥过程中存在噪声、高温危害。

⑦ 搅拌粉碎

生产工艺：将干燥后结晶金盐粉碎并移至均质搅拌器进行均质粉碎搅拌，然后对搅拌后的结晶金盐进行检查，确定是否纯白色结晶。

职业病危害因素：搅拌过程中存在氰化物（粉状）、噪声危害。

⑧ 包装

生产工艺：把金盐从均质搅拌器分装到聚丙烯塑料袋，用手压封口机将热收缩胶膜封口后，用热收缩机收缩密闭。

职业病危害因素：包装过程中存在氰化物。

⑨ 产品检验

生产工艺：随机取样密封于样品罐中，在管制表上记录金盐样品的取样重量。产品品质须符合金盐检验规范，产品不合格返回过滤清洗工序。检验包括以重量法/硫酸烧金法测金盐中金含量（使用浓硫酸），等离子光谱仪法测金盐中微量金属不纯物（使用王水），重量法测金盐中水分含量，金盐溶液稳定性分析（使用盐酸），滴定法测金盐中游离氰酸根离子。

职业病危害因素：检验过程中存在氰化氢、氰化物、硫酸、硝酸、盐酸、氢氧化钾、噪声危害。

⑩入库、出库

生产工艺：经检验合格的成品，根据入库验收单的料号、数量、包装，与实物核对无误后方可允许入库，然后根据客户订单或成品出货单出货。

职业病危害因素：入库、出库过程中存在氰化物。

（2）辅助设施

空压机压缩空气存在噪声危害，离子交换树脂塔回收存在氰化氢、氰化物、氢氧化钾，氰化钾仓库、成品仓存在氰化物。

4．职业危害特点

（1）职业病危害因素分布

归纳上述生产工艺及其存在和产生的职业病危害因素，氰化亚金钾制造业职业病危害因素分布情况见表 4-29。

表 4-29 氰化亚金钾制造业职业病危害因素分布情况

序号	岗位或工种	职业病危害因素	
		化学因素	物理因素
一、生产设施			
1	投料	氰化钾、氢氧化钾	—
2	电解	氰化氢、氰化物、氢氧化钾	噪声
3	蒸发	氰化氢、氰化物	噪声、高温
4	过滤清洗	氰化氢、氰化物	噪声

序号	岗位或工种	职业病危害因素	
		化学因素	物理因素
5	制程中检验	氰化氢、氰化物	—
6	干燥	—	噪声、高温
7	搅拌粉碎	氰化物（粉状）	噪声
8	包装	氰化物	—
9	产品检验	氰化氢、氰化物、硫酸、硝酸、盐酸、氢氧化钾	噪声
10	入库、出库	氰化物	—
二、辅助设施			
11	空压机	—	噪声
12	离子交换树脂塔	氰化氢、氰化物、氢氧化钾	—
13	氰化钾仓库	氰化物	—
14	成品仓存	氰化物	—

（2）职业危害程度

氰化亚金钾制造业存在的主要职业危害风险为氰化氢或氰化物。张宏民等报道了都匀市某从事金银首饰加工的家庭作坊成员误将过氰化钠当自制红薯酒而误服中毒事件，患者很快死亡，主要是由于高浓度的氰化物进入机体后分解出具有毒性的氰离子，氰离子抑制组织细胞内 42 种酶的活性，迅速与氧化型细胞色素氧化酶中的 3 价铁结合，阻止其还原成 2 价铁，使传递电子的氧化过程中断，组织细胞不能利用血液中的氧而造成内窒息。许子勇等报道了唐山市某金矿选矿厂由于使用劣质原料在 1996 年 6 月 2 日至 11 日 10 d 时间内先后发生 7 名工人急性氰化物中毒，主要表现有头痛、头晕、恶心、呕吐、胸闷、全身无力、肌肉酸痛、心悸等症状。6 月 9 日对中毒现场进行了测定，其中浸出车间空气中氰化物浓度为 44.5 mg/m^3，吸附车间为 41.6 mg/m^3，电解车间几个监测部位分别为 2.10～6.57 mg/m^3，结果显示氰化物最高浓度超过国家职业卫生标准 147 倍。贺今等报道了 2 例病人均有明确的接触氰化钠、氰化钾职业史，临床表现符合氰化物中毒的毒效应表现。2 例病人入院后立即给予亚硝酸盐-硫代硫酸钠疗法，逆转 3 价铁离子与氰酸根离子结合形成氰化高铁血红蛋白，恢复细胞色素氧化酶的活性，使氰酸根转变为无毒的硫氰酸盐随尿排出，达到解毒的目的。

5．建设项目职业病危害风险分类

氰化亚金钾制造业属于《国民经济行业分类》（GB/T 4754—2011）中的“专用化学产品制造业”，根据国家安全监管总局公布的《建设项目职业病危害风险分类管理目录（2012 年版）》，“专用化学产品制造”属于职业病危害风险严重项目。

氰化氢和氰化物、氢氧化钾、硫酸、硝酸、盐酸、噪声、高温为氰化亚金钾制造业的主要职业病危害因素，其中氰化氢属于剧毒类物质，空气中最高容许浓度为 1 mg/m^3，该行业职业病危害发生的概率以及职业病危害后果较重。

因此，氰化亚金钾制造业所产生的职业病危害的风险程度，与《建设项目职业病危害风险分类管理目录（2012 年版）》中所列的“专用化学产品制造”职业病危害的风险程度相同，应定为职业病危害风险严重建设项目。

参考文献

[1] 张宏民，邵波，叶继嵩. 一起氰化物中毒事件调查. 黔南民族医专学报，2011，24（4）：272-273.

[2] 许子勇，王欣荣，段宝印，等. 使用劣质原料引起 7 人氰化物中毒事故教训. 化工劳动保护（工业卫生与职业病分册），1997，18（1）：33.

[3] 贺今，林莉，王军. 2 例急性氰化物中毒的调查. 预防医学论坛，2004，10（4）：432-433.

（邓敏、何家禧）

（五）乳化炸药制造

炸药、火工及焰火产品在现代社会生产生活中广泛使用，主要包括炸药的生产、火工品的生产、烟花燃放产品等。该类产品易燃易爆，生产运行过程中存在一定的安全隐患。以下以乳化炸药为例介绍其主要职业病危害因素分布情况。

1．项目组成

乳化炸药生产工艺主要由乳化炸药生产线、成品装车平台、返工品处理工房及相关的辅助设施等项目组成。

（1）乳化炸药生产包括水相溶化、油相熔化、连续乳化、敏化、混合、装药、包装。

（2）成品装车平台包括入库，返工品处理工房包括返工品处理。

（3）辅助设施包括变电所、控制室、废水处理系统、锅炉。

2．主要生产原辅材料与设备

（1）主要生产原辅材料

乳化炸药生产工艺中，与职业卫生有关的主要生产原辅材料包括硝酸铵、硝酸钠、复合油相材料等。

（2）主要生产设备

生产装置的主要生产设备包括水相溶化罐、搅拌装置、送料螺旋、熔蜡槽、油相储罐、敞开式敏化机、输送机、装药机、包装机等。

辅助装置的主要生产设备包括变压器、废水处理系统、锅炉、空压机。

3．生产工艺与职业病危害因素

乳化炸药生产工艺流程图见图 4-38。

（1）水相制备

生产工艺：按配方要求将经计量的水加入到水相溶化罐中，开启蒸气加热到规定温度，启动搅拌装置和送料螺旋，将经破碎的硝酸铵、硝酸钠按配方要求的容量投入水相溶化罐中加热溶解。物料加完后关闭螺旋输送装置，待水相达到工艺规定要求温度（95℃）后，泵送至水相储罐中备用。

职业病危害因素：硝酸铵破碎和设备运转产生噪声；硝酸铵破碎产生的粉尘，以及硝酸铵和硝酸钠投料产生粉尘；水相溶化时硝酸铵分解产生氨、一氧化氮、二氧化氮；水相溶化过程产生高温。

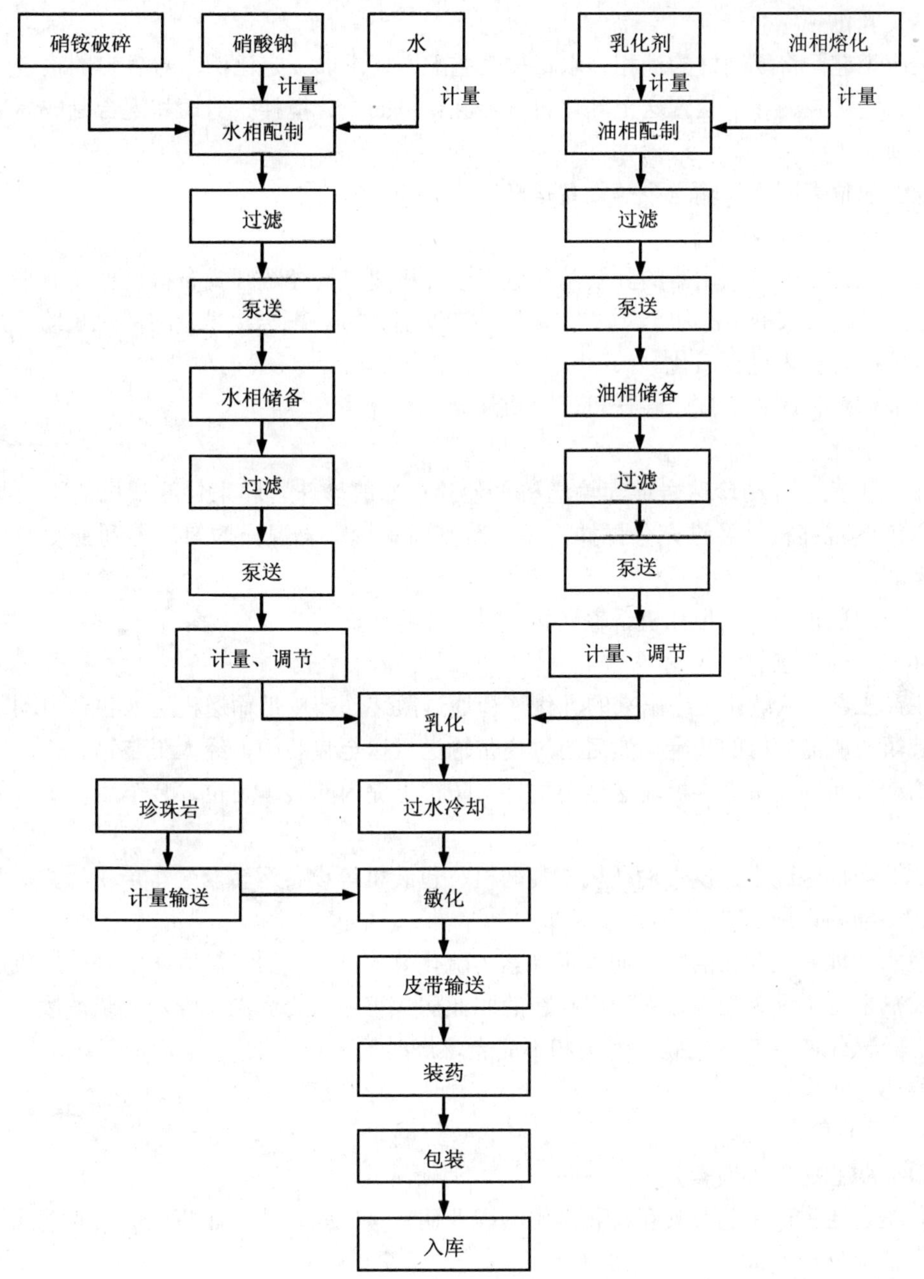

图 4-38　乳化炸药生产工艺流程

（2）油相制备

生产工艺：将复合蜡等加入熔蜡槽中进行加热熔化，并自管道流入带搅拌器和温度传感器的油相熔化罐中，在不断搅拌的条件下，将称量好的乳化剂（由山梨醇酐单油酸酯与高分子乳化剂复合而成）按配方比例加入油相熔化罐内，使其充分混合均匀。待油相温度达到规定要求（95℃）后泵送至油相储罐中备用。

职业病危害因素：复合油相材料加热熔化过程中产生甲苯、石蜡烟，油相材料加热过程产生高温。

（3）乳化

生产工艺：将配制好的油相、水相按工艺配方要求以一定比例沿着各自的输送管道经过滤器、输送泵、计量装置送至乳化机，经乳化机的充分搅拌、剪切和混合制成高质量的乳胶基质。

职业病危害因素：输送泵等设备运转产生噪声。

（4）冷却

生产工艺：来自乳化器的乳胶基质进入浸冷机皮带，经敞开式布料机把基质平铺在输送皮带上，浸入水槽中冷却至45℃左右随皮带离开水面，再经皮带上方的风机吹干后，卸入敞开式敏化机内进行敏化。

职业病危害因素：皮带输送机、风机运转产生噪声。

（5）敏化

生产工艺：开动珍珠岩连续输送机，使计量好的珍珠岩和来自冷却机的乳胶基质一同进入连续混拌机，经过充分搅拌，使乳胶基质和珍珠岩混拌均匀，得到密度均匀的乳化炸药。

职业病危害因素：搅拌机、输送机运转产生噪声。

（6）装药、包装、入库

生产工艺：从敏化工序出来的乳化炸药通过散装炸药皮带输送机送入各台自动装药机中，装填成所需规格的药卷，然后通过皮带输送机送至包装间，经人工装箱、自动包装机捆扎后，再通过皮带输送机输送至工房外、防护土堤内的装车工位，装车后送至成品总仓库储存。

职业病危害因素：皮带输送机、装药机、包装机等设备运转及装车产生噪声。

（7）辅助设施

废水处理系统存在的职业病危害因素为硫化氢、氨、盐酸、氢氧化钠，空压机房存在的职业病危害因素为噪声，锅炉房存在的职业病危害因素为高温、噪声、柴油废气（氮氧化物、一氧化碳、二氧化碳、醛类和不完全燃烧时的大量黑烟），变电所存在的职业病危害因素为工频电场。

4．职业危害特点

（1）职业病危害因素分布

归纳上述生产工艺及其存在和产生的职业病危害因素，乳化炸药制造业职业病危害因素分布情况见表4-30。

表4-30 乳化炸药制造业职业病危害因素分布情况

序号	岗位或工种	职业病危害因素	
		化学因素	物理因素
一、乳化炸药生产			
1	硝酸铵破碎	硝酸铵粉尘、氨	噪声
2	水相制备、油相制备、乳化	甲苯、氨、石蜡烟、氮氧化物	噪声、高温
3	冷却、敏化	—	噪声

序号	岗位或工种	职业病危害因素	
		化学因素	物理因素
4	装药	—	噪声
5	包装	—	噪声
6	入库	—	噪声
二、原料与成品仓库			
7	硝酸铵库	硝酸铵粉尘、氨	—
8	硝酸钠库	硝酸钠粉尘	—
9	油相材料库	甲苯	—
三、辅助设施			
10	废水处理系统	硫化氢、氨、盐酸、氢氧化钠	—
11	变电所	—	工频电场
12	锅炉房	柴油废气（氮氧化物、一氧化碳、二氧化碳、醛类和不完全燃烧时的大量黑烟）	高温、噪声
13	空压机房	—	噪声

（2）职业危害程度

炸药、火工及焰火产品制造业存在的主要职业病危害因素有主要有粉尘、氨、苯及苯系物、石蜡烟、噪声等。炸药、火工、焰火产品存在爆炸风险。段良松等对郴州某乳化炸药生产线职业病危害控制效果进行评价，采用职业卫生学调查、工作场所职业病危害因素现场监测和职业健康检查进行综合评价。结果显示该生产线主要存在珍珠岩尘、硝酸铵尘、氮氧化物、氨、一氧化碳、二氧化碳、二氧化硫、噪声、高温、热辐射等，现场检测各种化学有毒物质均符合国家标准限值。按照《职业健康监护技术规范》的要求对接触粉尘、噪声等工种工人进行了职业性健康检查，未发现疑似职业病。胡应坤对某乳化炸药项目职业病危害控制效果进行评价，该建设项目存在的主要职业病危害因素主要有粉尘、氨、苯及苯系物、石蜡烟、噪声等，在 11 个噪声检测点中，有 1 个工作岗位噪声作业分级为Ⅱ级，其他作业岗位噪声作业分级为 0 级；粉尘除珍珠岩加料工序有 1 d 的时间加权平均浓度检测结果超标外，其余岗位均未超过国家职业卫生标准；化学毒物除卷纸管处石蜡烟有 2 d 的时间加权平均浓度检测结果超标外，其他化学毒物均低于职业接触限值。方长松等对某胶状乳化炸药生产线进行了职业病危害预评价，类比项目存在的职业病危害因素苯、甲苯、二甲苯均未检出；氨 STEL 和 TWA 分别是 0.43～13.98 mg/m^3、0.75～10.10 mg/m^3；氮氧化物、噪声、高温、粉尘均符合国家职业接触限值。

5．建设项目职业病危害风险分类

炸药、火工及焰火产品制造业属于《国民经济行业分类》（GB/T 4754—2011）中的“化学原料和化学制品制造业”，根据国家安全监管总局公布的《建设项目职业病危害风险分类管理目录（2012 年版）》，“化学原料和化学制品制造业”中的“炸药、火工及焰火产品制造业”属于职业病危害风险严重项目。

硝酸铵粉尘、硝酸钠粉尘、氨、甲苯、石蜡烟、氮氧化物、高温、噪声是炸药、火工及焰火产品制造业的主要职业病危害因素，炸药、火工、焰火产品的制造过程使用的为易燃易爆的原料，生产过程中职业病危害因素分布较广，暴露频度、职业病危害发生的概率以及职业病危害后果较高。

因此，乳化炸药制造业所产生的职业病危害风险程度，与《建设项目职业病危害风险分类管理目录（2012 年版）》中所列的“炸药、火工及焰火产品制造业”职业病危害的风险程度相同，应定为职业病危害风险严重建设项目。

参考文献

[1] 段良松，艾健康，张红梅，等. 郴州某乳化炸药生产线职业病危害控制效果评价. 实用预防医学，2011，18（6）：1043-1044.

[2] 胡应坤，某乳化炸药项目职业病危害控制效果评价. 职业卫生与病伤，2009，24（2）：100-101.

[3] 方长松，陈述平，侯承基. 某胶状乳化炸药生产线职业病危害预评价. 中国卫生工程学，2009，8（4）：214-216.

（邓敏、何家禧）

（六）胶黏剂制造

能将两种以上的物件连接在一起，固化后具有足够强度的有机或无机的、天然或合成的物质，统称为胶黏剂。胶黏剂在各行业广泛使用，包括建筑行业、装修工程、电子电器、制鞋业、汽车工业和木材料工业等。

1. 项目组成

胶黏剂的生产工艺比较简单，其项目一般由配料、混合、反应、包装等组成，黏接工艺过程一般包括表面处理、配胶、涂胶、晾置、黏接、固化等部分。

2. 主要生产原辅材料与设备

（1）主要原辅材料

胶黏剂生产过程中所用的主要原辅材料包括基料、溶剂、固化剂、填料、增塑剂等。

① 基料

基料是胶黏剂胶接能力的基本成分，通常由高分子聚合物所组成。常用的有环氧树脂、酚醛树脂、脲醛树脂、聚氨酯等。

② 溶剂

胶黏剂中常加入了一种或多种溶剂。常用的溶剂除水外，主要有脂肪烃（如汽油、环己烷）、芳香烃（苯、甲苯、二甲苯）、卤代烃（二氯甲烷、二氯乙烯、三氯甲烷、四氯甲烷、四氯乙烷、卤代苯）、醚类（四氢呋喃、乙醚）、醇类（甲醇、乙醇、正丁醇、乙二醇、苯甲醇）、醇醚（乙二醇单甲醚）、酮类（丙酮、丁酮、环己酮）、酯类（乙酸甲酯、乙酸乙酯、乙酸丁酯）、酰胺类（二甲基甲酰胺、二甲基乙酰胺）和砜类（二甲基亚砜）等。

③ 固化剂

常见的固化剂有乙二胺、二乙烯二胺、己二胺、脂肪胺、芳香胺等。

④ 填料及颜料

填料及颜料常见的品种有石英粉、云母粉、碳酸钙粉、蛭石粉、二氧化钛粉、滑石粉、炭黑粉、氧化锌粉、铝粉、氧化铝粉、锑粉及锑化合物粉、铅粉及铅化合物粉、铬酸盐粉、重铬酸盐粉、锰粉及锰化合物粉等。

⑤ 增塑剂

常见的增塑剂有邻苯二甲酸二甲酯、邻苯二甲酸二乙酯、邻苯二甲酸二丁酯、邻苯二甲酸二戊酯、邻苯二甲酸二辛酯、磷酸三乙酯、磷酸三丁酯、磷酸三苯酯、亚磷酸三苯酯、磷酸三甲苯酯、己二酸二乙酯等。

⑥ 增韧剂

胶黏剂中常用的增韧剂有不饱和聚酯树脂、橡胶类、聚酰胺树脂、缩醛树脂、聚砜树脂、聚氨酯树脂。

⑦ 偶联剂

偶联剂以硅烷及其衍生物为主，另一种是硅烷基过氧化物。

⑧ 防老剂

常用的有光屏蔽剂（如炭黑）、紫外线吸收剂（苯基水杨酸类、二苯酮类等）和能量转移剂（含镍或含钴的络合物等）。

⑨ 增黏剂

增黏剂大多是低分子树脂物质，如硅烷和松香树脂及其衍生物、烷基酚醛树脂等。

⑩阻燃剂

如溴系、氯系、磷系等阻燃剂。

（2）生产设备

胶黏剂主要生产设备包括反应釜、搅拌机、包装机及各类罐槽容器等，黏接工艺过程主要生产设备有表面处理装置、搅拌机、锻压或滚压装置、烘干装置等。

3. 生产工艺与职业病危害因素

（1）生产工艺

几种常用胶黏剂的生产工艺如下：

① 聚乙烯醇缩甲醛胶

聚乙烯醇缩甲醛胶俗称 107 胶，由聚乙烯醇与甲醛在盐酸的存在下进行缩合，再经氢氧化钠调整 pH 值制成。另可在 107 胶的基础上，再加尿素进行氨基化处理，得到含甲醛较低的改性聚乙烯醇缩甲醛胶，即 801 胶。

② 脲醛系列胶

脲醛树脂生产以甲醛和尿素为原料，首先甲醛与尿素在中性或弱碱性的介质中发生加成反应，生成羟甲基脲，一羟甲基脲和二羟甲基脲在加热或酸性的介质中脱水缩聚成脲醛树脂。

③ 聚醋酸乙烯胶黏剂

聚醋酸乙烯酯浮液（又称聚醋酸乙烯乳液）俗称白胶或白乳胶，以聚醋酸乙烯单体经乳化聚合反应制得。在生产工艺过程中需加入少量的邻苯二甲酸二丁酯、醇类化合物、甲醛、苯酚等多种有机添加剂。

④ 环氧树脂胶黏剂

环氧树脂胶黏剂俗称万能胶，其品种繁多，主要有缩水甘油基型环氧树脂（包括双酚A型环氧树脂、缩水甘油酯环氧树脂、环氧化酚醛、氨基环氧树脂等）和环氧化烯烃（如环氧化聚丁二烯等）。生产工艺由环氧树脂、固化剂及各种添加剂混配而成。

环氧树脂合成原料主要有环氧氯丙烷、双酚 A、氢氧化钠和甲苯等，固化剂有胺类固化剂（己二胺、三乙烯四胺、低分子聚酰胺等）、酸酐类固化剂（顺丁烯二酸酐、邻苯二甲酸酐、70 酸酐等），稀释剂包括丙酮、甲苯、乙酸乙酯等，以及常用的填料包括石英粉、刚玉粉、钛白粉、云母粉、各种金属粉、二氧化钼、石墨、石棉粉、玻璃纤维、碳酸钙、水泥、陶土、滑石粉等。

⑤ 酚醛树脂胶黏剂

以酚类与醛类缩聚而成的树脂统称为酚醛树脂，分为热塑性酚醛树脂和热固性酚醛树脂。酚醛树脂是在酸性或碱性催化剂的作用下，以 37%～40%甲醛水溶液和纯苯酚作原料合成。当甲醛过量时，在碱性催化剂作用下合成的是热固性酚醛树脂；当甲醛欠量时，在酸性催化剂作用下合成的是热塑性酚醛树脂。

生产酚醛树脂的主要化学原料有酚类（如苯酚、二甲酚、间苯二酚、多元酚等）、醛类（如甲醛、乙醛、糖醛等）、催化剂（如盐酸、草酸、硫酸、对甲苯磺酸、氢氧化钠、氢氧化钾、氢氧化钡、氨水、氧化镁和乙酸锌等）。

⑥ 橡胶类胶黏剂

几乎所有的合成橡胶及天然橡胶都可以配成胶黏剂。橡胶胶黏剂一般可以分为溶剂型及乳液型两大类。配制橡胶胶黏剂的胶液又分为非硫化型和硫化型。前者一般以天然橡胶、环化橡胶、再生橡胶等加入溶剂直接配制而成；后者则要将橡胶塑炼，在配制时加入硫化剂、促进剂、防老剂、补强剂等助剂，再经混炼切片溶于有机溶剂而制成。

常见的橡胶类胶黏剂有氯丁橡胶胶黏剂、双组分氯丁橡胶胶黏剂和丁腈橡胶胶黏剂。氯丁橡胶胶黏剂是以氯丁橡胶为主体材料制成，双组分氯丁橡胶胶黏剂是以交联剂与氯丁胶液配制而成，而丁腈橡胶是丁二烯与丙烯腈的共聚物。各种类型的橡胶类胶黏剂常用的辅助材料如下：

a．防老剂

萘胺类，如防老剂 D（*N*-苯基-*β*-萘胺）、防老剂 A（*N*-苯基-*α*-萘胺）。

b．促进剂

常用的促进剂有多异氰酸酯、硫脲类及胺类、三异氰酸苯酯甲烷、均二苯硫脲、乙烯硫脲、三乙基亚甲基三胺等。

c．溶剂

如苯、甲苯、二甲苯、三氯甲烷、二氯乙烯、三氯乙烯、邻二氯苯、硝基苯、四氯化碳、环己烷、乙酸乙酯、乙酸丁酯、丙酮、硝基甲烷、硝基乙烷、硝基丙烷、氯苯、氯甲苯、丁醇、二丙酮醇、异戊醇和正己醇等。

d．交联剂

常用的交联剂有多异氰酸酯（如四异氰酸酯、三异氰酸酯等）、磷酸酯（三苯基硫代磷酸酯）和硫脲类（二苯硫脲、乙酰硫脲）等。

e．配合剂

常用的配合剂有硫磺、氧化锌、苯并噻唑硫化物、二硫化二苯并噻唑、*N,N*-二环己基苯硫脲、硬脂酸、磷酸三甲酚酯、磷酸三丁氧基乙酯、邻苯二甲酸二丁酯（或二辛酯）、氯化碳酸二丁酯等。

⑦ 聚氨酯胶黏剂

聚氨酯胶黏剂是以多异氰酸酯和聚氨酯为基本组分的胶黏剂。

⑧ 溶液型胶黏剂

溶液型胶黏剂是将高分子的均聚物或共聚物溶于适当的溶剂中，酿成一定浓度高分子溶液的胶黏剂。

黏接工艺过程一般包括表面处理、配胶、涂胶、晾置、黏接、固化等部分。聚乙烯醇缩甲醛胶被广泛用于室内外装修工程，有建筑行业“万能胶”之称。脲醛树脂胶主要是木材料工业的黏合剂。聚醋酸乙烯胶黏剂适用于木材、纸制品等纤维类物品的胶接。环氧树脂胶黏剂的商品胶将树脂和固化剂分别双组分包装，用时临时混配，适用于各行业，俗称万能胶。酚醛树脂胶黏剂最主要的用途之一是用于胶合板的制造，在铸造加工中用作型砂胶黏剂，在绕组线圈、电容、电阻变压器和半导体元件等生产中用作绝缘密封胶。经改性后的酚醛树脂由于强度和韧性大大提高，使用温度范围扩大，可用于航空、车辆制造方面。橡胶类胶黏剂适用性广，其中氯丁橡胶胶黏剂应用最多，主要用于制鞋业。聚氨酯胶黏剂也开始在制鞋业中使用。

（2）主要职业病危害因素

多数胶黏剂为多组分的混合物，胶黏剂中起黏附作用的基料多属无毒或低毒类化学物质，其毒性主要取决于其中所含的游离单体，以及各种固化剂、稀释剂、增塑剂、偶联剂、引发剂、增稠剂、稳定剂、填充剂等的种类与含量。一般来说，溶剂型胶黏剂毒性大，水溶性胶黏剂毒性相对较小。因此，在生产过程中各环节均有机会接触到上述化学物质。

在黏合表面处理过程中，如配胶、涂胶、晾置、黏接、固化等，同样接触胶黏剂本身或加入的稀释剂产生的有机挥发物。

此外，因工艺或使用的设备不同而接触相应的职业病危害因素，如砂轮磨尘、炭黑尘、酸、强氧化剂和化学试剂等，以及各种机械噪声与振动、高频电磁场、电弧光产生的紫外线等。

4．职业危害特点

胶黏剂制造和使用过程主要存在的职业危害因素为稀释剂挥发所产生的有机化学物。李勇勤等对皮革制鞋业中使用的 46 份胶黏剂及其溶剂样品进行了化学性组分分析，结果显示，苯、甲苯、二甲苯、正己烷、1,2-二氯乙烷的检出率分别为 73.9%、82.6%、58.7%、67.4%和 60.9%。刘安生等对某汽车制造企业胶黏剂使用情况进行的调查与分析结果显示，汽车制造中使用胶黏剂产生的主要职业病危害因素包括乙酸乙酯、乙酸丁酯等脂类，丙酮、甲乙酮等酮类，甲苯、二甲苯等芳香族化合物以及甲醛、甲基丙烯酸等物质。同时，对经常使用胶黏剂的工人进行了健康检查，263 名受检工人中，有 30 人出现神经系统自觉阳性症状，25 人检出慢性咽炎，8 人检出慢性结膜炎，11 人出现手部皮炎。

5．建设项目职业病危害风险分类

胶黏剂制造业属于《国民经济行业分类》（GB/T 4754—2011）中的“专用化学产品制造业”，根据国家安全监管总局公布的《建设项目职业病危害风险分类管理目录（2012 年版）》，“专用化学产品制造”属于职业病危害风险严重项目。

综上所述，胶黏剂制造制造业所产生的职业病危害的风险程度，与《建设项目职业病危害风险分类管理目录（2012 年版）》中所列的“专用化学产品制造”职业病危害的风险程度相同，应定为职业病危害风险严重建设项目。

参考文献

[1] 杨乐华. 建设项目职业病危害因素识别. 北京：化学工业出版社，2006.

[2] 程时远，陈国正.胶黏剂生产与应用手册. 北京：化学工业出版社，2003.

[3] 梁仁杰. 化工工业学. 重庆：重庆大学出版社，1998.

[4] 李勇勤，谢秀红，王建宇，等. 14 起 1,2-二氯乙烷中毒事故胶黏剂及其溶剂挥发性化学成分分析. 中国职业医学，2014，41（5）：602-604.

[5] 刘安生，刘苏玫. 某汽车制造企业胶黏剂使用现状调查与职业危害分析. 中国工业医学杂志，2012，23（6）：452-455.

（翁少凡、何家禧）

十、医药制造

医药制造业包括化学药品原料药制造、化学药品制剂制造、中药饮片加工、中成药生产、兽用药品制造、生物药品制造、卫生材料及医药用品制造。现以中药饮片加工为例，分析其职业危害风险情况。

中药饮片加工是指对采集的天然或人工种植、养殖的动物和植物的药材部位进行加工、炮制，使其符合中药处方调剂或中成药生产使用的活动。

1. 项目组成

中药饮片加工主要包括产地加工、净选与加工、饮片切制等项目。

（1）产地加工包括洗涤与挑选、切片、蒸煮焯、硫熏、发汗、干燥等项目。

（2）净选与加工包括净选、加工等项目。

（3）饮片切制包括软化、切制、干燥、包装等项目。

2. 主要生产原辅材料与设备

（1）主要生产原辅材料

主要原辅材料为中药材。

（2）主要生产设备

主要生产设备包括清洗机、脱皮机、去毛机、切片机、蒸煮锅、洗药池、洗药机、筛选机、分选机、滚筒式循环水洗药机、润药机、软化机、切药机、干燥机、包装机。

3. 生产工艺与职业病危害因素

（1）产地加工

① 洗涤与挑选

生产工艺：洗涤主要是洗除药材表面的泥沙与污垢，多用于根及根茎类药材。对于直接晒干或阴干的药材或具有芳香气味的药材一般不用水淘洗。挑选过程一般采用麻袋或其他粗布袋摩擦撞击去除外表皮或须根，也可用机械设备清除药材中的杂质和非药用部位，同时根据形状的不同进行初步的分级，以便进一步加工和干燥。

职业病危害因素：洗涤与挑选的过程中存在粉尘危害，机械设备清除药材中的杂质存在噪声危害。

② 切片

生产工艺：较大的根及根茎类、坚硬的藤木类和肉质的果实类药材大多趁鲜切成块、片，以利干燥。

职业病危害因素：切片工艺过程中存在粉尘、噪声危害。

③ 去皮、壳

生产工艺：采用手工去粗皮。部分果实种子类药材采收后，根据需要晒干去壳，取出种子；也有先去壳取出种子后再晒干。

职业病危害因素：脱皮机运行过程中存在粉尘危害。

④ 蒸、煮、焯

生产工艺：含黏液汁、淀粉或糖分较多的药材，产地采集后难以干燥，须经蒸、煮、焯处理。干燥、加热时间和方法视药材性质而定，如白芍、明党参煮至透心，天麻、红参蒸透，红大戟、太子参量沸水中略焯，鳖甲须在沸水中烫至背甲上的硬皮能利落剥取时剥取背中等。

职业病危害因素：蒸煮过程存在高温危害。

⑤ 硫熏

生产工艺：采用硫磺熏制。

职业病危害因素：采用硫磺熏制过程中存在二氧化硫危害。

⑥ 发汗

生产工艺：有些药材在产地加工中需用微火烘至半干或微煮、蒸后，堆置起来发热，使其内部水分向外部渗出，变软、变色、增加香味或减少刺激性，以利干燥。

职业病危害因素：微火烘或微煮、蒸药材处存在高温危害。

⑦ 干燥

生产工艺：根据药材不同的特性采用晒干或阴干的方法进行干燥。

职业病危害因素：无。

（2）净选与加工

① 净选

生产工艺：净制也称净选，是中药炮制的第一道工序，是药材制成饮片或制剂前的基础工作。可采用人工或者机器进行挑选、筛选、风选和水选等。

职业病危害因素：机械净选药材过程存在粉尘、噪声危害。

② 加工

生产工艺：加工是指根据入药部位的不同，将同一来源的动、植物的不同入药部位进行分离或除去非入药部位的操作步骤或其他加工，如去根去茎、去皮、去毛等。某些药物，出于质地特殊或形体较小，不便于切制，为使有效成分便于煎出，须碾碎或捣碎，以便调配和制剂。某些纤维性药材经捶打、推碾成绒絮状，以缓和药性或便于应用。某些质地松软呈丝条状的药物，须揉搓成团，便于调配和煎熬。

职业病危害因素：加工工艺过程中碾碎或捣碎药材，存在粉尘、噪声危害。

（3）饮片切制

① 软化

生产工艺：饮片生产中，主要以水软化药材。根据不同药材的特性选择淋法、洗法、泡法、漂法、润法等方法进行软化。如药物经洗药机洗净后，自动投入圆柱形筒内，打开真空泵，放入蒸气，使温度上升到规定的范围（可自行调节），保温 15～20 min，关闭蒸气通道（时间可根据药物性质灵活掌握）。

职业病危害因素：软化药材的过程中存在高温危害。

② 切制

生产工艺：目前主要采用机械化进行饮片切制，将软化好的药材均匀放在料斗上，再由人工将药材推送入输送链的入口，药材将由上、下输送链把物料输送向刀口，对药材进行截切。手上切制也仍在一定范围内使用。

职业病危害因素：切制药材的过程中，存在粉尘、噪声危害。

③ 干燥

生产工艺：采用自然干燥，即指把切好的饮片置日光下晒干或置阴凉通风处晾干。或采用干燥设备对饮片进行干燥。

职业病危害因素：无。

④ 包装

生产工艺：根据饮片质地的不同固定装量，放入饮片检验合格证后封口，装入大包装中。

职业病危害因素：包装的过程中存在噪声危害。

4．职业危害特点

（1）职业病危害因素分布

归纳上述生产工艺及其存在和产生的职业病危害因素，中药饮片加工职业病危害因素分布情况见表 4-31。

表 4-31 中药饮片加工职业病危害因素分布情况

序号	岗位或工种	职业病危害因素	
		化学因素	物理因素
一、产地加工			
1	洗涤与挑选	粉尘	噪声
2	切片	粉尘	噪声
3	去皮、壳	粉尘	—
4	蒸、煮、焯	—	高温
5	硫熏	二氧化硫	—
6	发汗	—	高温
二、净选与加工			
7	净选	粉尘	噪声
8	加工	粉尘	噪声
三、饮片切制			
9	软化	—	高温
10	切制	粉尘	噪声
11	包装	—	噪声

（2）职业危害程度

中药饮片加工存在的职业病危害因素主要是粉尘和噪声。彭中全等对某中药厂项目职业病危害控制效果进行评价，结果发现噪声超标率为 22.2%，粉尘时间加权平均浓度和短时接触浓度合格率分别为 46.2%和 53.8%。刘加敏等对某中药公司职业危害病危害因素进行检测，其中对工作场所内 13 个工段的 23 个岗位或工种进行噪声检测，结果显示该厂噪声强度范围在 75.6～97.5 dB（A），平均 85.2 dB（A），其中 7 个岗位或工种不合格，合格率 69.6%；检测粉尘浓度范围在 1.57～11.4 mg/m^3 之间，有两个点粉尘浓度超标。

5．建设项目职业危害风险分类

中药饮片加工属于《国民经济行业分类》（GB/T 4754—2011）中的“医药制造业”，根据国家安全监管总局组织编制的《建设项目职业病危害风险分类管理目录（2012 年版）》，“中药饮片加工”属于职业病危害风险较重项目。

综上所述，“中药饮片加工”所产生的职业病危害的风险程度，与《建设项目职业病危害风险分类管理目录（2012 年版）》中所列的“中药饮片加工”职业病危害的风险程度一致，应定为职业病危害风险较重建设项目。

参考文献

[1] 彭中全，罗东，谢勇，等. 某中药厂项目职业病危害控制效果评价. 中国卫生工程学，2013，12（4）：292-295.

[2] 刘加敏，杨培记. 某中药公司职业病危害因素现况调查. 中国伤残医学，2013，21（11）：444-445.

（王雪毓、邓敏、何家禧）

十一、橡胶和塑料制品制造

橡胶和塑料制品业包括橡胶制品业（如轮胎，橡胶板、管、带，橡胶零件，再生橡胶，日用及医用橡胶制品等制造），塑料制品业（如塑料薄膜，塑料板、管、型材，塑料丝、绳及编织品，泡沫塑料，塑料人造革、合成革，塑料包装箱及容器，日用塑料制品，塑料零件等制造）。

（一）橡胶轮胎制品制造

橡胶制品业是指以天然及合成橡胶为原料生产各种橡胶制品的活动，还包括利用废橡胶再生产橡胶制品的活动，但不包括橡胶鞋制造。轮胎制造是橡胶制品业中的一个重要组成部分，汽车轮胎按结构可分为子午线轮胎和斜交轮胎，本书以轮胎制造中的子午线轮胎制造为例来分析其职业危害情况。

1．项目组成

子午线轮胎的制造主要包括精炼、压出、钢圈预装配、压延、裁断、轮胎成型、检验等工序和控制室以及相关的辅助设施。

2. 主要生产原辅材料与设备

（1）主要生产原辅材料

主要原辅材料为炭黑、天然橡胶、合成橡胶、油、添加剂、促进剂、帘线（钢丝、尼龙和聚酯）、促进剂、硫磺、黏土、氧化锌、防老剂等。

（2）主要生产设备

主要生产装置包括：密炼机、压片设备、冷却装置、炭黑输送、橡胶切胶机、胎面挤出设备、胎侧挤出设备、胎肩垫胶挤出设备、纤维、钢丝帘布两用压延机设备、压延设备、热炼供胶设备、聚乙烯薄膜制造设备、胎体帘布裁断机、带束层裁断机、内衬层制造设备、胶片制造设备、线切割机、胶片纵裁机、尼龙切割机、胎圈制造设备、三角胶制造设备、成型机、硫化机、内面喷涂机、塑胶洗模装置、检查装置等。

主要辅助装置包括：除尘装置、消臭装置、有机溶剂燃烧装置等。

3. 生产工艺与职业病危害因素

子午线轮胎制造的生产工艺主要包括精炼、帘布压延、钢丝帘布裁断、胎面和胎侧型胶部件挤出、轮胎成型、硫化及成品检测等 7 个工序，生产工艺流程见图 4-39。

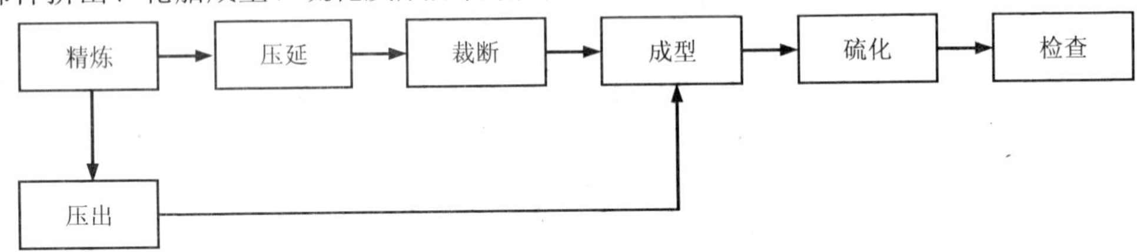

图 4-39　子午线轮胎制造生产流程

（1）精炼

生产工艺：生胶、炭黑、油料和其他化工原材料在密炼机内混炼，一部分胶料采用二段混炼，有特殊要求的胶料采用多段混炼，不同混炼阶段，采用不同转速。炭黑、油料采用密闭输送、自动称量、自动投料系统。生胶采用皮带秤称量，自动投料。用量较小的各种化工原料由小料自动秤称量，经塑料袋包装后，用皮带投料。母炼胶和终炼胶由密炼机分别排到挤出压片机上，压制成片后，进入胶片冷却装置进行冷却，并叠放在胶料托盘上存放待用。精炼工艺流程见图 4-40。

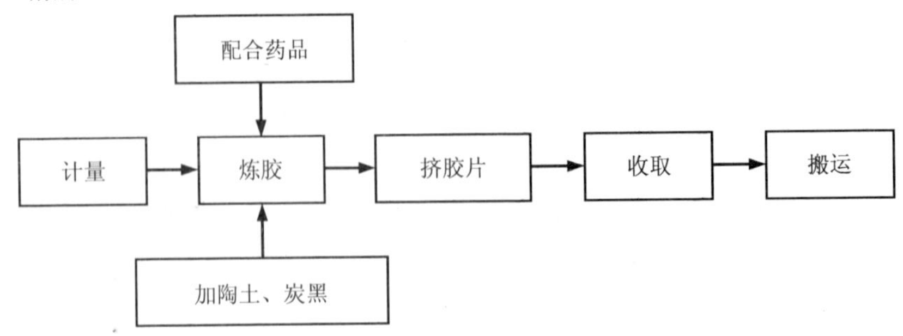

图 4-40　精炼生产工艺流程

职业病危害因素：密炼机投料时产生总尘、氧化锌、苯乙烯、丁二烯、烃类化合物（按总烃计）、硫化氢、噪声。

（2）压延

① 生产工艺：压延生产工艺包括钢丝压延、气密层、钢圈、胎圈和小物生产等。钢丝压延生产工艺流程见图 4-41。

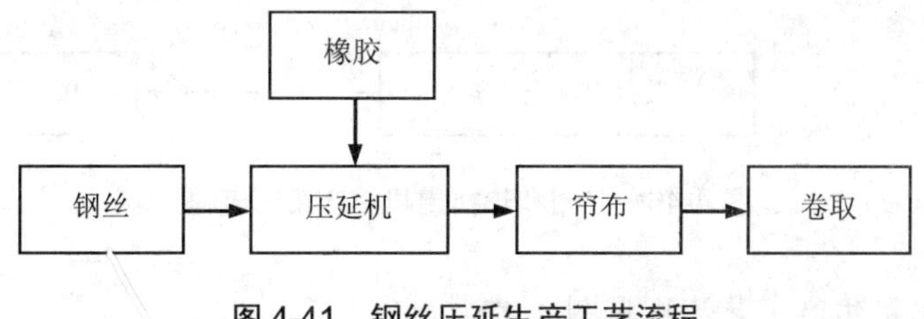

图 4-41　钢丝压延生产工艺流程

气密层生产工艺流程见图 4-42。

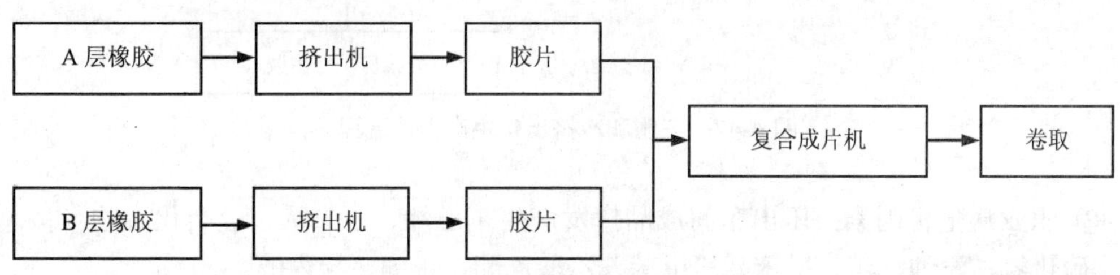

图 4-42　气密层生产工艺流程

钢圈生产工艺流程见图 4-43。

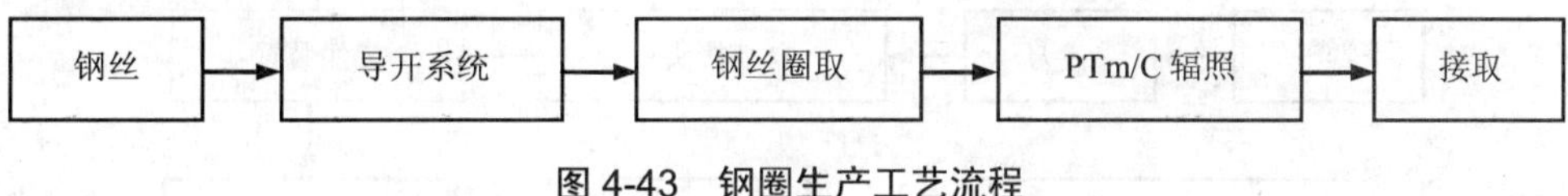

图 4-43　钢圈生产工艺流程

胎圈生产工艺流程见图 4-44。

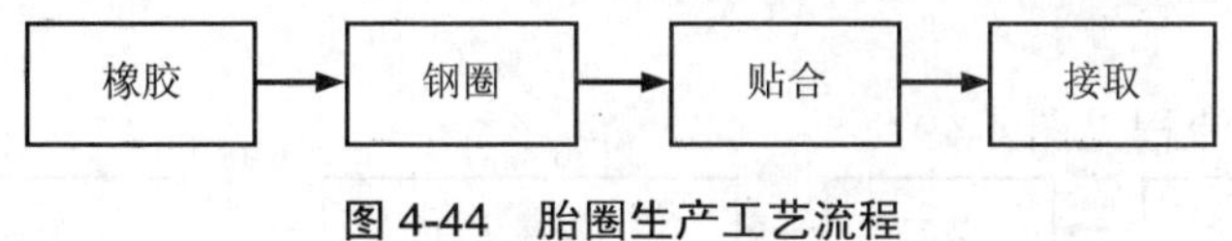

图 4-44　胎圈生产工艺流程

小物生产工艺流程见图 4-45。

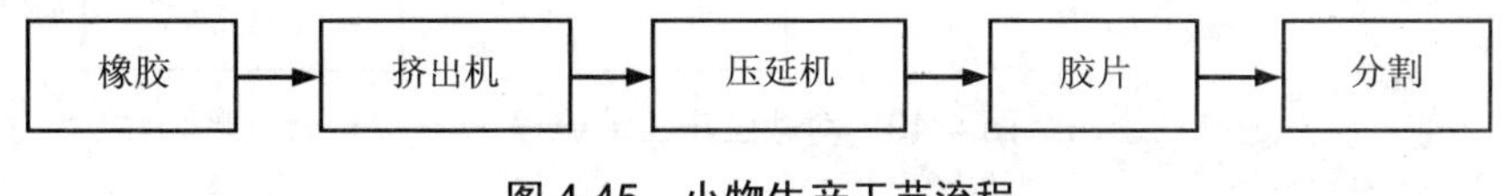

图 4-45　小物生产工艺流程

② 职业病危害因素：压延工序开炼机、休息室、压延机操作台、卷曲机、锭子房存在苯乙烯、丁二烯、烃类化合物（按总烃计）、硫化氢；压延过程中，使用电子辐照装置对胶皮进行辐照时会产生电子线和 X 射线。

（3）压出

① 生产工艺：压出包括三附和热挤出机和三附和冷挤出机生产等。

三附和热挤出机生产工艺流程见图 4-46。

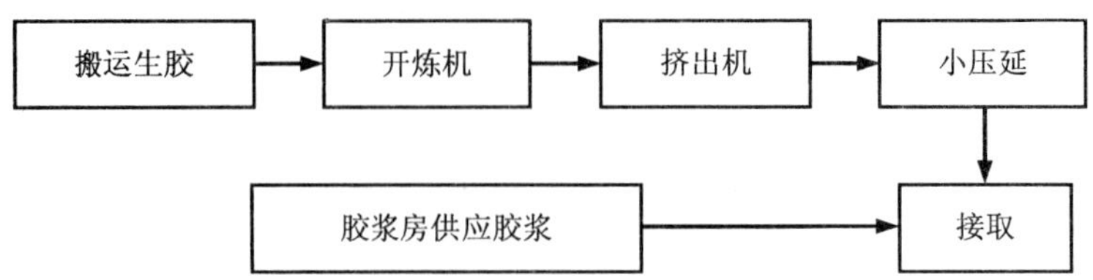

图 4-46 三附和热挤出机生产工艺流程

三附和冷挤出机生产工艺流程见图 4-47。

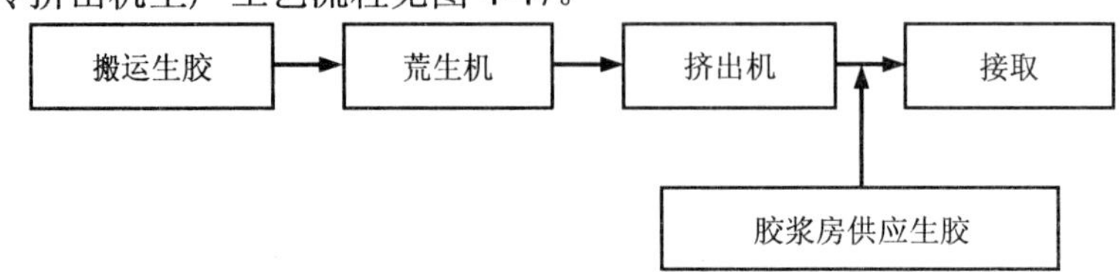

图 4-47 三附和冷挤出机生产工艺流程

② 职业病危害因素：压出车间成品挥发产生苯乙烯、丁二烯、烃类化合物（按总烃计）、硫化氢、汽油、苯、甲苯、二甲苯、乙酸乙酯、丁酮、异丙醇。

（4）裁断

① 生产工艺：裁断生产工艺包括制裁裁断、斜裁裁断和尼龙裁断三个工艺流程。

直裁生产工艺流程见图 4-48。

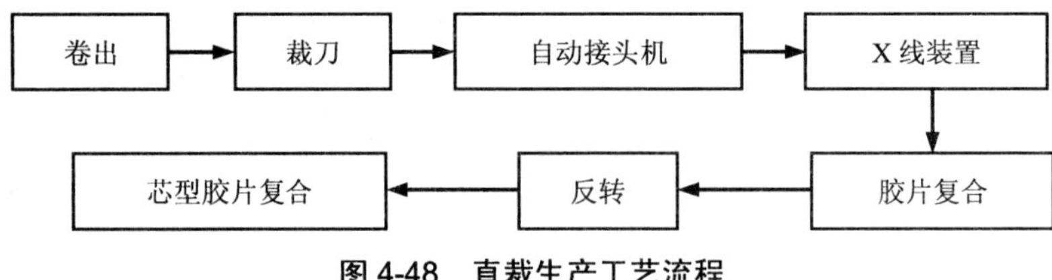

图 4-48 直裁生产工艺流程

斜裁生产工艺流程见图 4-49。

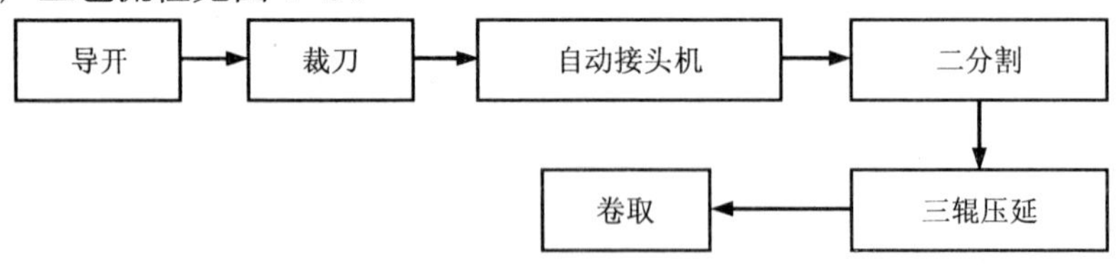

图 4-49 斜裁生产工艺流程

尼龙裁断生产工艺流程见图 4-50。

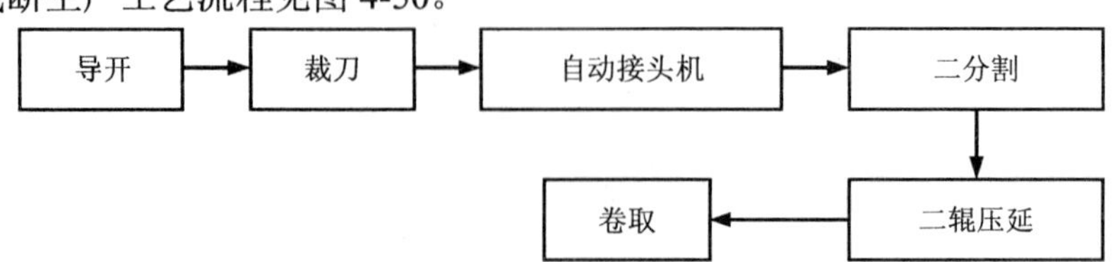

图 4-50 尼龙裁断生产工艺流程

② 职业病危害因素：裁断车间裁断机、小物压延机（挤出口）、尼龙补强条、钢丝补强条（挤出口）存在苯乙烯、丁二烯、烃类化合物（按总烃计）、硫化氢。

（5）成型

生产工艺：在一次成型机的辅助鼓上将带束层和胎面依次贴合成环。在主鼓上将胎侧、内衬层、钢丝子口包布、胎体、胎肩垫胶、胎圈等按顺序和位置贴合，然后用传递环将胎体组合件送到胶囊鼓上，并将已贴合好的带束层、胎面复合件套在主鼓的胎体组合件上，经压合后即完成胎胚的成型。胎胚经涂刷隔离剂后存放于胎胚存放库，需要时送硫化工段进行硫化。

职业病危害因素：成型车间成品挥发会产生苯乙烯、丁二烯、烃类化合物（按总烃计）、硫化氢。

（6）硫化

生产工艺：硫化的生产工艺流程见图 4-51。

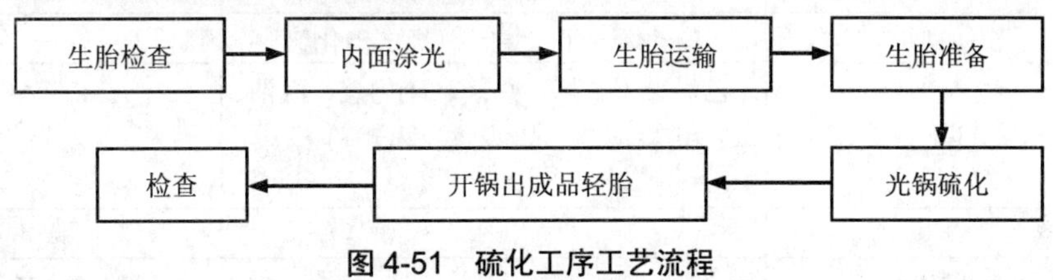

图 4-51 硫化工序工艺流程

职业病危害因素：内面涂光会产生总尘（炭黑、隔离剂），光锅硫化存在苯乙烯、丁二烯、烃类化合物（按总烃计）、硫化氢，检查过程中会产生噪声。

（7）检查

生产工艺：工艺流程见图 4-52。

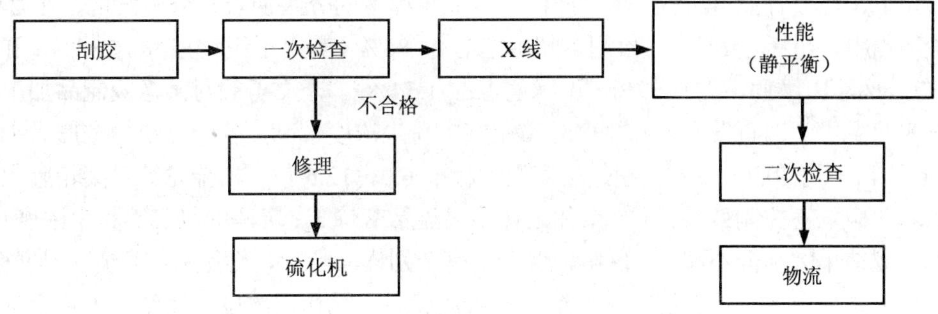

图 4-52 检查工序工艺流程

职业病危害因素：刮胶、修胎打磨工序处存在总尘、噪声；使用 X 射线装置进行透视检查，会产生 X 射线。

4．职业危害特点

（1）职业病危害因素分布

归纳上述生产工艺及其存在和产生的职业病危害因素，橡胶轮胎制造业职业病危害因素分布情况见表 4-32。

表 4-32 橡胶轮胎制造业职业病危害因素分布情况

序号	岗位或工种	职业病危害因素	
		化学因素	物理因素
1	密炼机操作	总尘、氧化锌、苯乙烯、丁二烯、总烃、硫化氢	噪声
2	开炼机操作	苯乙烯、丁二烯、总烃、硫化氢	噪声
3	压延机操作	苯乙烯、丁二烯、总烃、硫化氢	噪声、X 射线
4	卷曲机	苯乙烯、丁二烯、总烃、硫化氢	噪声
5	锭子房	苯乙烯、丁二烯、总烃、硫化氢	—
6	裁断机	苯乙烯、丁二烯、总烃、硫化氢	—
7	小物压延机（挤出口）	苯乙烯、丁二烯、总烃、硫化氢	—
8	尼龙补强条	苯乙烯、丁二烯、总烃、硫化氢	—
9	钢丝补强条（挤出口）	苯乙烯、丁二烯、总烃、硫化氢	—
10	成型	苯乙烯、丁二烯、总烃、硫化氢	—
11	压出	苯乙烯、丁二烯、总烃、硫化氢、汽油、苯、甲苯、二甲苯、乙酸乙酯、丁酮、异丙醇	—
12	硫化	总尘	噪声
13	检查	总尘	噪声、X 射线

（2）职业危害程度

橡胶行业生产过程中主要接触的职业病危害因素为总尘、氧化锌、苯乙烯、丁二烯、总烃、硫化氢、苯、甲苯、二甲苯、乙酸乙酯、丁酮、异丙醇、噪声、X 射线，常发生的职业病有慢性职业中毒、尘肺和听力损伤，恶性肿瘤也是橡胶行业高发的疾病。徐尚斌对广州市化工、橡胶行业 42 个厂企生产性粉尘危害程度的分级调查与分析发现，在 242 个粉尘检测点中，超标点 65 个，检测点超标率为 26.86%（其中 Ⅰ 级危害占 75.38%，Ⅱ 级危害占 15.38%，Ⅲ级危害占 7.69%，Ⅳ级危害占 1.54%）。李文勇等对某橡胶制品加工厂进行现场职业卫生学调查发现，其生产环境空气中粉尘浓度较高，各测点粉尘浓度为 18.9～42.3 mg/m^3，平均 30.2 mg/m^3，超过国家卫生标准 6.0～12.6 倍。杨金龙等对某轮胎生产线进行了职业病危害控制效果评价，个体采样结果显示密炼工、炭黑解包工等粉尘浓度超标；苯浓度检测结果大部分不超标，仅压延保全工有个别样品超标，成型保全工接近国家标准；各工种甲苯、二甲苯、正己烷、苯乙烯、一氧化碳、二氧化碳浓度检测结果未符合国家职业卫生标准。定点检测结果显示炼胶中心压片机、开炼机、密炼机、炭黑解包机等噪声超标，子午胎车间仅包布机噪声超标；各采样点硫化氢、苯并〔*a*〕芘检测浓度符合国家职业卫生标准。职业健康检查结果发现，炼胶车间职工疑似尘肺、高血压、心血管系统异常检出率较高，分析与粉尘浓度高、噪声强度、职业紧张有关；子午胎车间职工消化、心血管系统异常及肿瘤等检出率较高，分析与有毒气体浓度高有关。

国外许多研究表明，橡胶工人中患多种恶性肿瘤的死亡率较高，并有明显的工种聚集特点。化工部于 1983 年组织调查了 93 家橡胶厂 40 618 名工人的癌症发病率（1972—1981 年），结果为 256.9/10 万，其中标准化死亡率比（SMR）大于 100 的有胃癌、肺癌、肝癌、肠癌、白血病、膀胱癌。发病率由高到低的工种依次为配料、炼胶、硫化、成型。

5. 建设项目职业病危害风险分类

橡胶轮胎制造业属于《国民经济行业分类》（GB/T 4754—2011）中的“橡胶和塑料制品业”，根据国家安全监管总局公布的《建设项目职业病危害风险分类管理目录（2012 年版）》，“橡胶和塑料制品业”中的“橡胶制品业”属于职业病危害风险严重项目。

苯乙烯、丁二烯、总烃、硫化氢、汽油、苯、甲苯、二甲苯、乙酸乙酯、丁酮、异丙醇、X 射线、噪声为橡胶轮胎制造业的主要职业病危害因素，该行业接触苯乙烯、丁二烯、硫化氢的人数较多，接触时间长。职业病危害分布范围广，暴露频度、职业病危害发生的概率以及职业病危害后果严重。因此，橡胶轮胎制造业所产生的职业病危害的风险程度，与《建设项目职业病危害风险分类管理目录（2012 年版）》中所列的“橡胶制品业”职业病危害的风险程度一致，应定为职业病危害风险严重建设项目。

参考文献

[1] 徐尚斌. 广州市 422 个厂企生产性粉尘作业危害程度分级调查与分析. 职业与健康，2002，18（6）：1-3.

[2] 李文勇，李敏，黄丽蓉，等. 某橡胶制品厂生产性粉尘对工人健康危害的调查. 中国职业医学，2006，33（4）：280-282.

[3] 杨金龙，曾东. 某轮胎生产线职业病危害控制效果评价. 中国工业医学杂志，2010，23（6）：471-473.

（邓敏、何家禧）

（二）塑料制品制造

塑料为高分子化合物，主要产品分为两大类。一类是热固性塑料，即在“固化”以后不能再溶塑成型，如氨基、环氧、酚醛、聚脂、聚氨酯、硅酮等塑料；另一类是热塑性塑料，即能反复溶塑再成型，如聚乙烯、聚丙烯、聚氯乙烯、聚苯乙烯、聚碳酸酯、聚乙烯醇、聚砜、氯化聚醚、尼龙、有机氟等塑料。

塑料制品业指以合成树脂（高分子化合物）为主要原料，经采用挤塑、注塑、吹塑、压延、层压等工艺加工成型的各种制品的生产，以及利用回收的废旧塑料加工再生产塑料制品的活动，但不包括塑料鞋制造。以下以塑料制品通用的生产工艺为例，分析其职业危害风险情况。

1. 项目组成

塑料制品的生产主要由塑料成型材料的配制、塑料的成型以及辅助设施等项目组成。

（1）塑料成型材料配制包括干燥、筛选、吸磁、研磨、搅拌、混合、捏合。

（2）塑料成型包括压延、引离、轧花、冷却、输送、卷曲、切割。

2. 主要生产原辅材料与设备

（1）主要生产原辅材料

主要生产原辅材料为塑料母料和添加剂，常见的添加剂包括增塑剂、稳定剂、抗氧剂、填充剂、着色剂、润滑剂、防静电剂等。

（2）主要生产设备

生产装置的主要生产设备包括干燥器、筛选机、吸磁设备、研磨机、搅拌器、混合机、捏合机、电子秤、双辊塑炼机、密炼机、挤出机、切粒机、粉碎机、辊压机、压延机、引离辊、轧花机、冷却辊、输送机、收卷机等。

3．生产工艺

（1）塑料成型材料的配制

① 原料的准备

对有吸湿倾向的高聚物，须先进行干燥处理。将高聚物放入干燥设备中进行干燥。干燥后的物料应进行过筛、吸磁和除杂质处理，目的在于除去较大的颗粒、机械杂质等，使物料达到所要求的细度和均匀度。

原料的预处理一般还包括增塑剂的混合及稳定剂浆料、色料或色母料的配制等。在配料前一般先将各种稳定剂与增塑剂配合制成浆料。配制浆料的方法很简单，一般是先将一部分增塑剂加入搅拌容器中，然后边搅拌边慢慢加入稳定剂和其余增塑刑。如果稳定剂中有呈液体状态的，可将其视为增塑剂，和其他稳定剂一起加入。如果配方中有填充剂，为简化投料，也有把填充剂和稳定剂配合在一起的。搅拌均匀后的稳定剂浆料有的还需在三辊研磨机上研细。色浆配制的目的和方法与稳定剂浆料基本相同。如果着色剂用量极少，比如，只有树脂用量的 0.01%时，常将着色剂预先配制成色母料。所谓母料就是将配方中用量特别少的原料（如颜料或其他助剂），与配方中用量较多的其他原料（如树脂或其混合物），预先配制成的一定浓度的混合物。色母料的配制一般在捏合机上进行。此外，视增塑剂对树脂溶胀程度的高低，有时还需对增塑剂进行预热，以加快其扩散速度，提高溶胀程度和塑化效率。

② 称量

称量是保证物料配比准确的关键。对袋装或桶装的物料要格外注意，一般仍需进行复称，以确保其准确性。

③ 输送

粉状原料（加树脂）常采用风机、负压吸料或脉冲气送等方法输送至储料槽中，液态原料常用泵经管道输送至高位槽储存，使用时从槽下放出，经计量投料。

④ 混合

润性物料配制时，一般先将树脂投入混合设备开始混合，同时慢慢加入增塑剂，之后应立即加入稳定剂，而其他物料可在上述物料之后投入。实际生产中为节省时间，投料可交叉进行。另外，如果树脂结构比较紧密，不易被增塑剂溶胀，为加速持胀，改善混合效果和提高混合效率，一般须将增塑剂预热或在混合过程中，通过往加热釜夹层中通蒸气使全部物料升温。温度不宜过高（一般不超过 100℃），以聚合物充分溶胀为限。混合达到要求后，即可出料。非润性物料配制时，一般将物料按树脂、稳定剂、色料、填充剂、润滑剂等的顺序加入混合设备中，随即开始混合。

⑤ 初混物的塑炼

粒料的配制过程前半阶段与粉料相同，先将配方要求的各种组分原料经预处理，称量、输送和初混合制成粉料（在粒料制备中称初混物），然后将粉状初混物进一步塑炼、造粒制得粒料。塑炼工艺条件包括塑炼温度、时间和剪切力等。用双辊塑炼机塑炼时，翻料次数也是工艺条件之一。

⑥ 炼成物的造粒

将塑炼好的物料变为粒料，需根据物料的性质（韧性还是脆性料）、炼成物的形状（条状、片状）等采用不同的造粒设备。韧性物料一般在塑炼完成后，常在挤出机上使其通过多孔口模挤成一束彼此互不黏结的圆条料，在完全冷却下来以前，借助安装在模口之后的刀具，将其切成长度均匀的粒料。这种造粒有时称为“线料造粒”，聚烯烃类塑料和硬质聚氯乙烯的造粒就常用这种方法。如果韧性物料呈片状（比如在双辊塑炼机的炼成料），则常在切粒机上将片状料进行纵、横两个方向的切割，使其成为方粒料。也有将片状料在成粒机上成粒。切割制备方粒料一般采用冷切，要求韧料在切割时不能太软。如果物料较脆（如聚苯乙烯和大多数热同性塑料的炼成料），则常采用粉碎机来达到减小物料尺寸的目的。

（2）塑料制品的成型

塑料制品的成型加工方法有多种，例如有压延法、流延法、吹塑法、拉伸法等，其中压延成型工艺是将加热塑化的热塑性塑料通过两个以上相向旋转的辊筒间隙，使其成为规定尺寸的片材的一种成型方法。

① 供料

将塑化好的物料供给压延机。供料所用设备有辊压机和挤出机两种，辊压机供给压延机的物料呈带状，而挤出机提供的物料有条状及带状两种形式。供料过程实际是对物料进一步塑化的过程，在将物料供给压延机前，应设置金屑检测器，检查并去除物料中可能混有的金属杂质，以免进入压延机后划伤辊筒表面，影响产品质量。

② 压延

塑化均匀的物料在经过各辊筒间隙后转变为规定尺寸的塑料片材及其他涂层制品。

③ 引离

利用安装在压延机出料端前方的引离辊，将压延品从压延机辊上均匀、无皱褶地剥离下来。引离辊通常也需要加热，以增加其与压延品之间的黏附力。同时，加热引离辊也可起到防止冷拉伸产生、促进压延品中的增塑剂挥发及避免压延品起皱的作用。

④ 轧花

根据设计需要，轧花可使压延品表面具有一定花纹和图案。轧花装置由轧花辊和橡皮辊组成，在工作时两者均须通水冷却，以稳定和保持压延品表面的花纹。

⑤ 冷却

压延品经过若干个冷却辊进行冷却，方可过渡到下一道工序。

⑥ 输送

使冷却定型后的压延品放松且平坦地通过输送带供给下一道工序。在输送过程中应合理调节压延速度和输送速度的比值，避免发生材料堆积或冷拉伸。另外，在输送开始部位通常还需设置 β 射线对压延品厚度及公差进行控制。

⑦ 卷取和切割

利用收卷机对软质塑料薄膜进行卷取及卷取过程中根据包装要求对连续制品进行切割。

4．职业病危害因素

（1）热解产物

聚塑完全的塑料一般无毒或低毒，而其单体、溶剂和各种添加剂则往往具有不同程度的毒性。在单体聚合的生产过程中，除接触单体和各种添加剂外，还接触到聚合物生产中的原料、中间体和溶剂。在聚合物加工成塑料成品过程中，有可能发生热解生成比原料毒性更大的产物。各种塑料在生产或加工成塑过程中，有可能接触如下有毒化学物。

① 聚氯乙烯生产过程中接触乙炔、氯化氢和氯化汞原料，聚合过程中接触氯乙烯单体，以清釜工最为典型。

聚氯乙烯常含有有机锡稳定剂，其分子通式为 R_mSnX_{4-m}，其中 R 通常为甲基、丁基、辛基；m 通常为 1 或 2，即以单烷基或二烷基有机锡为主；X 为硫醇系、月桂酸系、马来酸系或马来酸酯系等，以甲基硫醇锡系应用最广。各种甲基有机锡稳定剂一般含二氯二甲基锡、三氯甲基锡和少量三甲基氯化锡，在聚氯乙烯溶塑再成型过程中可接触到其热解产物有机锡。

② 聚苯乙烯生产过程中接触单体苯乙烯。

③ 聚碳酸酯生产过程中接触最多的是以双酚 A（2，2-二酚基丙烷）原料。

④ 聚甲醛酯生产过程中接触三聚甲醛、二氧五环单体和催化剂三氟化硼，加热熔融聚合时可接触分解出游离的甲醛。

⑤ 氯化聚醚合成过程中，其中的氯化、环化、蒸馏、聚合及后处理等工序可接触到氯、氯化氢、醋酸、氯化聚醚单体的蒸气；也可接触到氯苯、二氯乙烷或某些分解产物，如醛类、氯化氢、二氧化硫等。氯化聚醚在高温下可分解出氯化氢、氯甲烷、醛类、一氧化碳等。

⑥ 聚苯醚生产过程中可接触到苯、甲醇、苯酚等原料。

⑦ 聚砜生产过程中可接触到其原料中的苯、苯酚、丙酮等。

⑧ 丙烯酸树脂生产过程中可接触到甲基丙烯酸甲酯、丙烯腈、丙烯酰胺等单体；甲基丙烯酸甲酯（俗称有机玻璃）生产过程中可接触到氢氰酸、丙酮氰醇、甲基丙烯酸甲酯、甲醇、丙酮等。

⑨ 聚氨酯生产过程中可接触到多元羟基化合物（如双酚 A）和二异氰酸酯。

⑩环氧树脂生产过程中可接触到双酚 A 与环氧氯丙烷单体以及苛性碱等。

⑪酚醛树脂常用的品种为苯酚和甲醛缩聚，俗称“电木”。生产过程中可接触到酚类（苯酚、甲酚、二甲苯酚、间苯二酚等）和醛类（甲醛、丙烯醛、糖醛等）等单体。

⑫氨基树脂又称脲醛树脂，常用品种是由尿素和甲醛缩聚而成，生产过程中可接触到甲醛。

⑬聚酰亚胺生产过程中可接触到苯四甲酸二酐和 4，4-二氨基二苯醚单体，以及溶剂二甲基甲酰胺、二甲基乙酰胺和二甲基亚砜等。

（2）高温

将增塑剂预热或在混合过程中，通过往加热釜夹层中通蒸气使全部物料升温，此过程中存在高温危害。

塑炼工艺对塑炼温度有一定要求，此过程中也存在高温危害。

（3）噪声

将粉状初混物进一步塑炼，采用不同的造粒设备将塑炼好的物料变为粒料，此过程中存在噪声危害。

将塑化好的物料供给压延机、辊压机或挤出机的使用过程中存在噪声危害。

塑化均匀的物料压延、引离、轧花与切割过程中也存在噪声危害。

（4）电离辐射

在对压延品厚度及公差进行控制过程中，通常设置β射线测量装置，操作人员可接触电离辐射危害。

5．职业危害程度

塑料制品业存在的职业病危害，一方面来源于增塑剂的混合及稳定剂浆料、色料或色母料的配制过程中产生的聚氯乙烯粉尘、聚苯乙烯粉尘、聚乙烯粉尘、聚丙烯粉尘等，另一方面塑料高温会产生较多热分解产物，如丙烯腈、苯乙烯、丁二烯、氯乙烯、丙烯、乙烯、己二酰己二胺、甲醛黄和甲基丙烯酸甲酯等。此外，还存在噪声、高温和电离辐射的危害。

沈航报道了某塑料包装制品企业各岗位有毒物质浓度、高温强度均符合国家职业卫生标准，但噪声检测合格率为 71.4%。陈樱等对某塑料编织带生产线进行了职业病危害因素检测，塑料编织带生产线主要存在的职业病危害因素为粉尘、化学毒物、噪声、高温、热辐射。检测结果表明，5 个接尘工种中 2 个工种作业人员接触粉尘浓度超过国家职业接触限值，粉尘 C_{TWA} 范围为 1.0～12.6 mg/m^3；作业人员接触石蜡烟、一氧化碳浓度低于国家职业接触限值，石蜡烟 C_{STEL} 范围为 0.7～1.7 mg/m^3，一氧化碳 C_{STEL} 范围为 2.5～4.8 mg/m^3；对 9 个接触噪声的工种进行了噪声等效声级测定，作业工人接触的 8 h 等效声级均未超过职业接触限值的规定；高温作业人员 WBGT 指数符合国家职业卫生标准。郭少红等对广州白云区某塑料包装制品企业职业病危害进行了调查，甲苯、二甲苯、乙苯、乙酸乙酯等 9 个检测点 46 个样品，均符合国家标准，达标率达 100.00%；噪声共测定 15 个点 45 个噪声值，合格 32 个，合格率 71.11%；高温检查 3 个点，均符合标准，合格率 100.00%。

6．建设项目职业病危害风险分类

塑料制品业属于《国民经济行业分类》（GB/T 4754—2011）中的“橡胶和塑料制品业”，根据国家安全监管总局公布的《建设项目职业病危害风险分类管理目录（2012 年版）》，“塑料制品业”属于职业病危害风险一般项目。

单纯的塑料制品业所产生的职业病危害风险程度，与《建设项目职业病危害风险分类管理目录（2012 年版）》中所列的“塑料制品业”职业病危害的风险程度无区别，应定为职业病危害风险较重建设项目。

如塑料制品业附设胶黏、喷漆、喷涂、上色等生产工艺，其所产生的职业病危害风险程度，会与《建设项目职业病危害风险分类管理目录（2012 年版）》中所列的“塑料制品业”职业病危害的风险程度有明显的区别，应定为职业病危害风险严重建设项目。

参考文献

[1]　沈航. 某塑料包装制品企业职业病危害分析. 职业卫生与应急救援，2012，30（1）：32-34.

[2]　陈樱，马建茹. 某塑料编织带生产线职业病危害因素检测结果分析. 中国辐射卫生，2015，24（2）：178-180.

[3]　郭少红，张颖，詹玉贞. 广州白云区某塑料包装制品企业职业病危害. 公共卫生与预防医学，2014，25（6）：88-90.

[4]　杨乐华. 建设项目职业病危害因素识别. 北京：化学工业出版社，2006.

[5] 梁仁杰. 化工工业学. 重庆：重庆大学出版社，1998.

（邓敏、王雪毓、何家禧）

十二、非金属矿物制品制造

非金属矿物制品业包括水泥、石灰和石膏制造，石膏、水泥制品及类似制品制造（如水泥制品、混凝土结构构件、石棉水泥制品、轻质建筑材料等制造），砖瓦、石材等建筑材料制造（如黏土砖瓦及建筑砌块、建筑陶瓷制品、建筑用石、防水建筑材料、隔热和隔音材料等制造），玻璃制造（如平板玻璃、其他玻璃制造），玻璃制品制造（如技术玻璃制品、光学玻璃、玻璃仪器、日用玻璃制品、玻璃包装容器、玻璃保温容器、制镜及类似品等制造），玻璃纤维和玻璃纤维增强塑料制品制造，陶瓷制品制造（如卫生陶瓷制品、特种陶瓷制品、日用陶瓷制品、园林或陈设艺术及其他陶瓷制品制造），耐火材料制品制造（如石棉制品、云母制品、耐火陶瓷制品及其他耐火材料等制造），石墨及其他非金属矿物制品制造（含石墨及碳素制品制造）。以下介绍几种常见的非金属矿物制品制造过程相关的职业危害风险情况。

（一）水泥制造

建筑工程常用的水泥包括硅酸盐水泥、普通硅酸盐水泥、矿渣硅酸盐水泥、火山灰质硅酸盐水泥、粉煤灰硅酸盐水泥和复合硅酸盐水泥。水泥生产随生料制备方法不同，可分为干法水泥（包括半干法）与湿法水泥（包括半湿法）两种。下面以干法水泥制造业为例，分析其存在的职业病危害情况。

1. 项目组成

干法水泥主要由石灰石矿山开采、熟料生产及储运、水泥粉磨及包装储运以及辅助生产系统等内容组成。

（1）石灰石矿山开采包括穿孔爆破、采装作业、废石剥离、车辆运输、破碎、胶带运输、预均化堆场等项目。

（2）熟料生产及储运包括原料粉磨及废气处理、生料均化及窑尾喂料、熟料烧成系统、熟料储存、煤粉制备及输送等项目。

（3）水泥粉磨及包装储运包括水泥粉磨、水泥储存、水泥包装及发运等项目。

（4）辅助生产系统包括空压机站、循环水站、化验室、机修车间、自动化控制系统、供配电系统、供排水系统等。

2. 主要生产原辅材料与设备

（1）主要生产原辅材料

主要原辅材料为石灰石、砂岩、煤岩、硅石粉煤灰、烟煤、硫酸渣、矿渣、电石渣、转炉渣（铁矿石）、脱硫石膏等。

（2）主要生产设备

① 石灰石矿山开采

主要生产设备包括挖掘机、装载机、矿车、推土机、履带式液压潜孔钻机、履带式液压钻机、重型板喂机、锤式破碎机、长皮带机等。

② 熟料生产及储运

主要生产设备包括侧式悬臂堆料机、桥式刮板取料机、圆形堆取料机、侧面悬臂堆料机、原料立磨、旋风收尘器、循环风机、增湿塔、窑尾电收尘器、窑尾废气风机、高温风机、窑尾预热预分解系统、回转窑、篦式冷却机、电收尘器、窑头废气风机、风扫煤磨、高效水平涡流选粉机、防爆型高浓度气箱脉冲袋收尘器、煤磨系统风机、板式喂料机等。

③ 水泥粉磨及包装储运

主要生产设备包括锤式破碎机、辊压机、黏土破碎机、V 型选粉机、双旋风分离器、水泥管磨、选粉机、成品袋收尘器、水泥磨循环风机、系统风机、出磨袋收尘器、水泥磨排风机、料位计、八嘴回转式包装机、高台移动式装车机、电动转弯溜子、计数器、水泥散装机等。

④ 辅助生产系统

主要生产设备包括空压机、污水处理设备、潜水泵及水带、主变压器、电容补偿柜、配电变压器、直流电源屏、取样器及电磁矿石粉碎机、X 射线荧光分析仪、罗茨风机、配料皮带秤等。

3. 生产工艺与职业病危害因素

（1）石灰石矿山开采

生产工艺：石灰石矿山开采一般包括穿孔爆破、采装作业、车辆运输、卸料、破碎等主要工序。矿石经过穿孔爆破、采装作业、废石剥离、汽车运输，最后由汽车将大小适宜的矿石直接卸入破碎机前受料斗中，由板式喂料机喂入锤式破碎机破碎，破碎后的碎石经长胶带输送至厂区的石灰石预均化堆场。石灰石矿山开采的生产工艺流程见图 4-53。

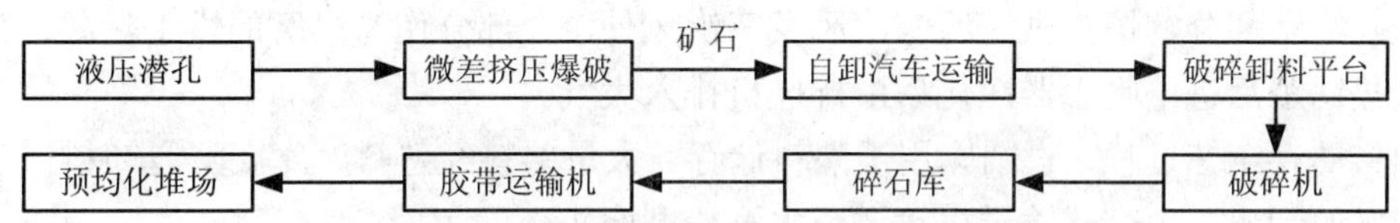

图 4-53　石灰石矿山开采的工艺流程

职业病危害因素：工人在爆破过程中可能接触到氮氧化物、一氧化碳、石灰石粉尘、噪声、高温，在钻孔过程中可能接触石灰石粉尘、噪声、高温，采装作业工人可能接触石灰石粉尘、噪声、高温，运输工人在运输和铲装过程中可能接触石灰石粉尘、噪声，破碎过程中工人可能接触工频电场、石灰石粉尘、噪声，巡检过程中可能接触石灰石粉尘、噪声。如果破碎机出现故障，机修工人可能接触石灰石粉尘、电焊烟尘、砂轮磨尘、二氧化氮、臭氧、紫外线、噪声。

（2）熟料生产及储运

① 原料工段

生产工艺：原料工段包括原料粉磨、生料均化。

原料粉磨工艺过程：调配好的物料由输送皮带首先送入原料磨（立磨）粉磨，粉磨后的物料被上升的热气流带起，经磨上部的选粉机分选后，合格的生料随气流逸出立磨。通过调节选粉机转子的速度可控制生料粉成品的细度。来自磨的高浓度含尘气体随后进入旋风分离器分离。剩下的成品经空气输送斜槽、提升机送入生料库均化和储存。出旋风分离器的气体经过循环风机后，一部分废气作为循环风重新回磨，剩余的含尘气体进入窑、磨废气处理系统。

生料均化工艺过程：从原料磨来的合格生料由提升机送至均化库，经库顶生料分配器分流后呈放射状从库顶多点下料，使库内料层几乎呈水平状分层堆放。库内分七个卸料区，出料则由库底充气系统分区供给松动空气，竖向取料后进入库底混合室。均化生料所用高压空气由库底罗茨风机提供。卸料时，向两个相对的料区充气，生料受气力松动并在重力作用下在各卸料点上方形成小漏斗流，生料在自上而下的流动过程中进行重力混合的同时，分别由各个卸料区卸出进入计量仓，在流动过程中进行着径向混合，进入计量仓的生料在充气的作用下再获得一次流态化混合。

职业病危害因素：原料工段（原料粉磨、生料均化）均由自动化设备完成。巡检工负责原料区域设备巡检，可接触其他粉尘、矽尘、噪声；行车工负责辅料供应、行车抓料，可接触其他粉尘、矽尘、噪声；工段长/技术员负责工段基础管理包括设备点检及日常管理，可接触其他粉尘、矽尘、噪声。

② 烧成工段

生产工艺：烧成工段包括窑尾喂料、熟料烧成系统、熟料储存。

窑尾喂料工艺过程：经窑尾喂料均化合格的生料经仓下冲板流量计计量后，由斜槽和钢芯胶带斗式提升机直接喂入预热器系统。

熟料烧成系统工艺过程：喂入预热器的生料经预热器和管道逐级增温、预热、干燥，在分解炉中进行分解，然后喂入窑内煅烧。来自窑的高温熟料在水平推动篦式冷却机内得到冷却，大块熟料由破碎机破碎后，由熟料链斗输送机送入熟料库储存。冷却熟料的热空气除分别给窑和分解炉提供高温二次风及三次风外，一部分作为煤磨的烘干热源，其余废气经余热锅炉后进电收尘器净化后由排风机排入大气。

熟料储存工艺过程：设圆库用于熟料储存。大量熟料经熟料库库底隧道卸料口通过气动扇形闸门卸出，由带式输送机输送至水泥粉磨磨头仓。

职业病危害因素：烧成工段（窑尾喂料、熟料烧成系统、熟料储存）均由自动化设备完成。巡检（负责烧成区域设备巡检），可能接触高温、噪声、一氧化碳、二氧化硫、其他粉尘；工段长/技术员负责工段基础管理包括设备点检及日常管理，可接触高温、噪声、一氧化碳、二氧化硫、其他粉尘。

③ 煤磨工段

生产工艺：煤磨工段主要是煤粉制备。原煤由皮带从原煤预均化堆场输送到煤磨前的原煤仓，经仓底卸出的原煤经计量后喂入煤磨中。来自磨的煤粉经由高效选粉机分级和细分离器分离后，细度符合要求的煤粉送入窑头和分解炉煤粉仓内，再经仓底转子秤计量后，以气力输送至窑头及分解炉煤粉燃烧器。

职业病危害因素：主要过程由自动化设备完成。巡检工负责煤磨区域巡检设备，可接触煤尘、噪声、高温；工段长/技术员负责工段基础管理包括设备点检及日常管理，可接触煤尘、噪声、高温。

（3）水泥粉磨及包装储运

① 水泥粉磨和储存

生产工艺：按熟料、石膏、石灰石、粉煤灰四组分进行配料。水泥调配采用磨头仓配料，根据不同水泥品种，设定相应物料配比由皮带秤控制计量。调配后的混合料经胶带机送至联合粉磨系统，粉煤灰经计量后直接喂入球磨机。水泥粉磨工艺流程见图 4-54。

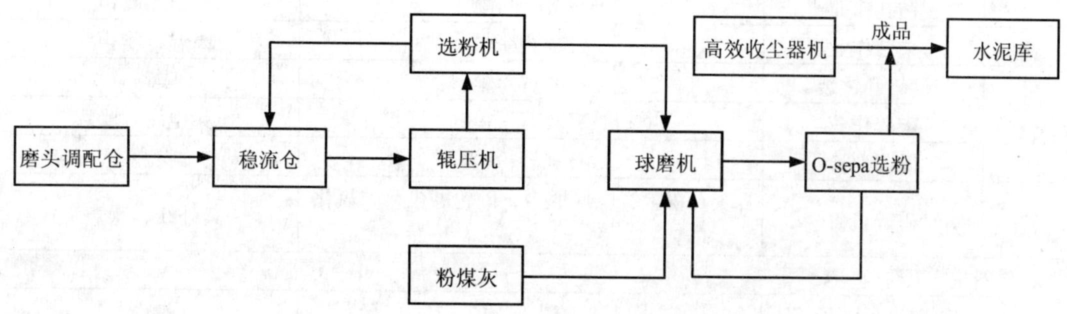

图 4-54　水泥粉磨的工艺流程

水泥储存采用砼库，库底设置卸料系统，或卸至空气斜槽，通过空气斜槽将出库水泥送至包装车间，或用于向汽车散装供料。

职业病危害因素：水泥配料经胶带机送至联合粉磨系统进行粉磨的过程，由自动化设备完成。粉磨巡检工负责磨房内巡查设备，可接触水泥尘、噪声；皮带巡检工，负责辅材输送皮带区域巡查设备、检查物料，可接触石膏尘、水泥尘、其他粉尘、噪声。

② 水泥包装及发运

生产工艺：水泥包装及发运主要由自动包装机进行包装。

职业病危害因素：栈台发货员在发货栈台负责巡查设备、检查物料，可接触水泥尘；巡检工负责水泥库房区域巡检设备、检查物料，可接触水泥尘、噪声；水泥、熟料发散工在散装操作区域负责检查、发运物料，可接触水泥尘、其他粉尘、噪声。

（4）辅助生产系统

生产工艺：包括空压机站、循环水站、化验室、机修车间、自动化控制系统、供配电系统、供排水系统等辅助系统。

职业病危害因素：空压机房巡检工可接触噪声，循环水站巡检工可接触噪声，化验室化验员可接触氢氧化钠、盐酸、硝酸、硫酸、氢氟酸、乙醇、苯甲酸、乙二醇、粉尘、噪声、X 射线等，机修车间焊工可能接触锰、电焊烟尘、砂轮磨尘、二氧化氮、臭氧、紫外线，供配电系统如变电站巡检工可接触工频电场、六氟化硫、噪声，供排水系统如水泵房巡检工可能接触二氧化氯、盐酸、噪声，生活水处理巡检工可能接触硫化氢、其他粉尘等。

4．职业危害特点

（1）职业病危害因素分布归纳上述生产工艺及其存在和产生的职业病危害因素，干法水泥制造业职业病危害因素分布情况见表 4-33。

表 4-33 干法水泥制造职业病危害因素分布情况

序号	生产工艺	职业病危害因素	
		化学因素	物理因素
一、石灰石矿山开采			
1	爆破作业	氮氧化物、一氧化碳、石灰石粉尘	高温、噪声
2	钻孔作业	石灰石粉尘	高温、噪声
3	采装作业	石灰石粉尘	高温、噪声
4	运输和铲装	石灰石粉尘	噪声
5	破碎作业	石灰石粉尘	工频电场、噪声
6	破碎巡检	石灰石粉尘	噪声
7	破碎机修	石灰石粉尘、电焊烟尘、砂轮磨尘、二氧化氮、臭氧	紫外线、噪声
二、熟料生产及储运			
8	原料工段巡检工	其他粉尘、矽尘、	噪声
9	原料工段行车工	矽尘、其他粉尘、	噪声
10	原料工段工段长/技术员	矽尘、其他粉尘	噪声
11	烧成工段巡检工	一氧化碳、二氧化硫、其他粉尘	高温、噪声
12	烧成工段工段长/技术员	一氧化碳、二氧化硫、其他粉尘	高温、噪声
13	煤磨工段巡检工	煤尘	高温、噪声
14	煤磨工段工段长/技术员	煤尘	高温、噪声
三、水泥粉磨及包装储运			
15	粉磨巡检工	水泥尘	噪声
16	粉磨工段皮带巡检工	石膏尘、水泥尘、其他粉尘	噪声
17	发运工段栈台发货	水泥尘	—
18	发运工段巡检工	水泥尘	噪声
19	发运工段水泥、熟料发散工	水泥尘、其他粉尘	噪声
四、辅助生产系统			
20	空压机房巡检工	—	噪声
21	循环水站巡检工	—	噪声
22	化验室化验员	氢氧化钠、盐酸、硝酸、硫酸、氢氟酸、乙醇、苯甲酸、乙二醇、粉尘	噪声、X 射线
23	机修车间焊工	锰、电焊烟尘、砂轮磨尘、二氧化氮、臭氧	紫外线
24	水泵房巡检工	二氧化氯、盐酸	噪声
25	生活水处理巡检工	硫化氢、其他粉尘	—

（2）职业危害程度

干法水泥制造业存在的职业危害风险主要包括粉尘（水泥尘、煤尘、石灰石粉尘、矽尘、石膏尘、其他粉尘）、毒物（一氧化碳、二氧化硫）、物理因素（噪声、高温、工频电场等）。其中粉尘和噪声的危害最为突出。杜圣英等对某水泥公司日产 4 000 t 熟料生产线职业病危害控制效果评价，职业病危害因素结果表明矽尘、煤尘、其他粉尘、化学毒物浓度均符合职业接触限值要求，高温结果符合 WBGT 限值要求，石灰石粉尘浓度检测结果合格率为 91.7%，水泥尘浓度检测结果合格率为 62.5%，噪声检测结果合格率为 86.7%。李银山等对某水泥厂职业病危害控制效果评价分析，结果表明在试运行过程中，大多数岗位职业病危害因素浓度（或强度）符合国家职业卫生标准，但总尘 8 h 加权平均浓度合格率为 77.78%，超标岗位均在包装车间；噪声的合格率为 76.92%，超标岗位主要在球磨机房和水泥包装机旁。赵冬元对某水泥厂职业病危害控制效果的评价分析显示，9 个粉尘作业点粉尘监测合格率为 44.44%；14 个噪声作业点的监测合格率为 71.43%，不合格点主要在原料厂和进料库；有毒物质检测结果合格率为 100%。

5．建设项目职业病危害风险分类

干法水泥制造业属于《国民经济行业分类》（GB/T 4754—2011）中的“水泥、石灰和石膏制造”，根据国家安全监管总局公布的《建设项目职业病危害风险分类管理目录（2012 年版）》，“水泥、石灰和石膏制造”属于职业病危害风险严重项目。

综上分析，干法水泥制造业所产生的职业病危害的风险程度，与《建设项目职业病危害风险分类管理目录（2012 年版）》中所列的“水泥、石灰和石膏制造”职业病危害的风险程度一致，应定为职业病危害风险严重建设项目。

参考文献

[1] 杜圣英. 某水泥公司日产 4 000 吨熟料生产线职业病危害控制效果评价. 社区医学杂志，2012，10（20）：39-40.

[2] 李银山，段慧丽，冒志东，等. 某水泥厂职业病危害控制效果评价分析. 宁夏医学杂志，2010，32（9）：857-858.

[3] 赵冬元. 水泥厂职业病危害控制效果的评价分析. 中国卫生产业，2011，8（5）：88.

（谢子煌、何家禧）

（二）玻璃制品加工

玻璃是一种特殊的物质，是介于固态和液态之间的第三态无机物的晶体。玻璃制品加工工艺是以玻璃（玻璃原料、块、棒、管、粉末、平板玻璃）为创作载体，通过烧结、吹制、热塑、切割、蚀刻、胶合、表面涂敷、喷绘、印刷等操作手段完成的。就加工工艺而言，玻璃制品加工业可分为冷加工、热加工和表面处理。

1．项目组成

玻璃制品加工业主要由生产部、抛光部、印刷部等项目组成。

（1）生产部主要包括切割、特加工（包括磨边、打光、异形加工、研磨、超声波清洗）、磨洗（包括倒角、打光、磨边）、强化（包括打光、强化）、研磨（包括研磨、超声波清洗、切割）、弯曲、彩雕（包括超声波清洗、研磨、打光、喷砂）等项目组成。

（2）抛光部主要包括抛光（蒙砂印刷）、酸洗等内容。

（3）印刷部主要包括超声波清洗、调墨、印刷、烘干、镀膜、洗片等项目。

2. 主要生产原辅材料与设备

（1）主要生产原辅材料

主要生产原料为玻璃，与职业卫生相关辅助材料包括印刷部使用的油墨、添加剂、稀释剂、固化剂、洗版水、酒精、玻璃水，抛光部使用的玻璃蒙砂膏、抛光液。

（2）主要生产设备

主要生产设备包括切割机、水刀、面板机、磨边机、倒角机、精雕机、激光机、打孔机、强化机、印刷机、酸洗槽、研磨机、烤弯炉、打光机、喷砂机、洗片机等。

3. 生产工艺与职业病危害因素

（1）主要生产工艺流程

玻璃原片经切割（直切和圆切）、打孔、磨边、倒角等加工后，进行清洗片处理。其中：

① 玻璃制品：玻璃经晾干后，在其中一面涂上一层蒙砂膏，然后进行清洗处理。晾干后在玻璃的另一面贴上一层塑胶薄膜，然后进行弱酸清洗/水洗，经烘干后即为玻璃制品。也可对玻璃成品进行丝/移印处理，成为有图案的玻璃制品。

② 钢化玻璃：将玻璃成品放入强化机内加热到 600～700℃，加热约 5 min 进行物理钢化，经强化的玻璃成品即为钢化玻璃。

③ 热烤弯玻璃成品：把玻璃成品放入热烤弯机内，用电加热至 600～700℃，烤弯成热烤弯玻璃成品。

有关玻璃制品加工生产工艺流程见图 4-55。

（2）职业病危害因素

① 生产部

生产部在切割过程中存在粉尘和噪声，在磨边、打光、倒角、异形加工过程中存在矽尘和噪声，强化机生产过程中存在高温和噪声，在切割、研磨过程中存在矽尘和噪声，烤弯炉烤弯过程中存在高温，彩雕工序在研磨、抛光、喷砂过程中存在矽尘和噪声。

② 抛光部

在蒙砂印刷过程中存在氟化氢、硫酸、盐酸，酸洗使用抛光液过程中存在氟化氢、硫酸。

③ 印刷部

在印刷过程中使用的油墨、固化剂、洗板水中存在甲苯、二甲苯、乙苯、乙酸乙酯、丁酮、丁醇、甲醇等，洗片过程使用玻璃水存在甲醇等，洗片机运作过程存在噪声。

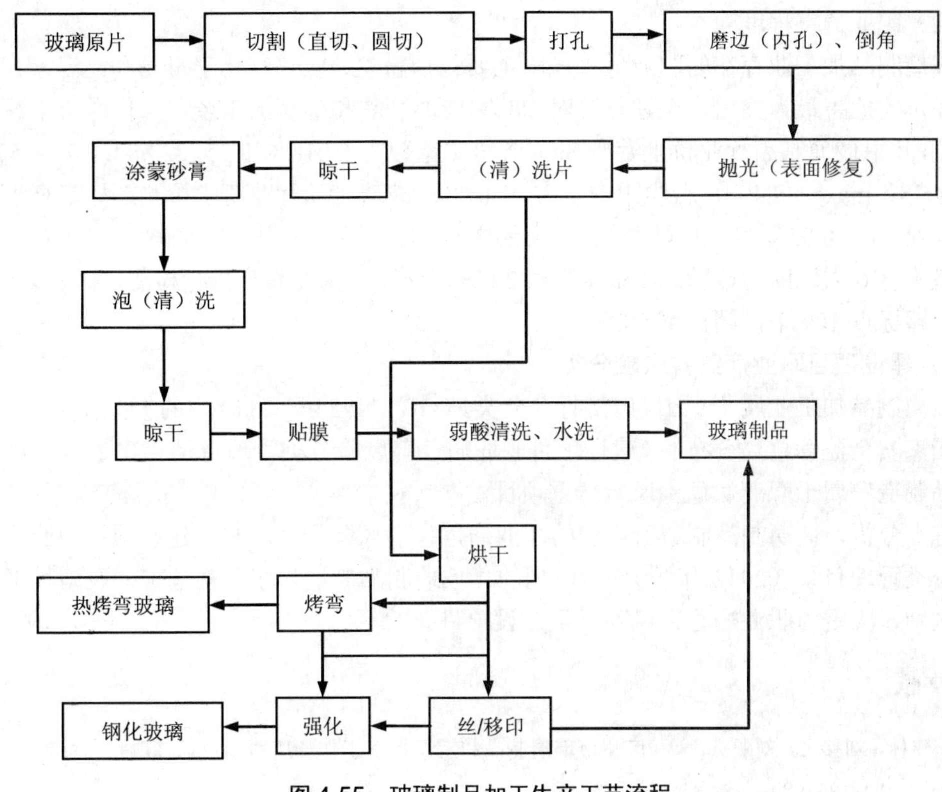

图 4-55　玻璃制品加工生产工艺流程

4．职业危害特点

（1）职业病危害因素分布

归纳上述生产工艺及其存在和产生的职业病危害因素，玻璃制品加工业职业病危害因素分布情况见表 4-34。

表 4-34　玻璃制品加工业职业病危害因素分布情况

序号	生产工艺	职业病危害因素	
		化学因素	物理因素
一、生产部			
1	切割	矽尘	噪声
2	特加工	矽尘	噪声
3	磨洗	矽尘	噪声
4	强化	矽尘	高温、噪声
5	研磨	矽尘	噪声
6	弯曲	—	高温
7	彩雕	矽尘	噪声
二、抛光部			
8	抛光	氟化氢、硫酸、盐酸	—
三、印刷部			
9	印刷	甲苯、二甲苯、乙苯、乙酸乙酯、丁酮、丁醇、甲醇	—

（2）职业危害程度

玻璃制品加工业存在的职业危害风险主要包括粉尘、噪声、化学毒物和高温，其中粉尘和噪声的危害最为突出。李建林等对 28 家玻璃制品和宝石加工企业工作场所中粉尘进行检测，其中玻璃制品行业粉尘游离 SiO_2 含量中位数为 57.18%（P 25 = 23.80；P 75 = 57.18；min =6.10；max= 88.40），粉尘中矽尘占 91.67%；玻璃制品行业粉尘检测超标率高于同期其他行业（$p<0.05$），其中超标 1 倍以上的样本达到超标总样本的 55.56%；2 286 名接尘工人最终有 6 人诊断为矽肺。杜伟佳等对 22 家玻璃制品企业噪声进行检测，结果检测 183 个点，超标点 109 个，超标率 59.6%。

5. 建设项目职业病危害风险分类

玻璃制品加工业属于《国民经济行业分类》（GB/T 4754—2011）中的“玻璃制品制造”，根据国家安全监管总局公布的《建设项目职业病危害风险分类管理目录（2012 年版）》，“玻璃制品制造”属于职业病危害风险严重项目。

综上分析，玻璃制品制造所产生的职业病危害的风险程度，与《建设项目职业病危害风险分类管理目录（2012 年版）》中所列的“玻璃制品制造”职业病危害的风险程度无明显的区别，应定为职业病危害风险严重建设项目。

参考文献

[1] 李建林，刘移民，刘丽芬，等. 广州市玻璃制品和宝石加工工作场所粉尘及危害现状调查. 职业与健康，2010，26（8）：852-854.

[2] 杜伟佳，黄敏之. 广州市玻璃制品及宝石加工行业粉尘、噪声监督抽检结果. 职业与健康，2009，25（13）：1359-1361.

（张敏红、何家禧）

（三）建筑陶瓷制造

建筑陶瓷指用于建筑物的内、外墙及地面装饰或耐酸腐蚀的陶瓷材料，以及水道、排水沟的陶瓷管道及配件。

1. 项目组成

建筑陶瓷制造业主要由生产车间、原料车间、辅助设施组成。

（1）原料车间主要包括原料堆放场、釉料堆放场、球磨机组、球釉机组、喷雾塔以及相关的原料输送系统等。

（2）生产车间主要包括冲压成型、干燥窑、施釉线、烧成窑、分级包装线等工序。

（3）辅助设施主要包括仓库、给水系统、污水处理站、变电房、发电机房、试制工场等。

2. 主要生产原料和设备

（1）主要生产原辅料

建筑陶瓷的主要原材料是黏土、色釉料、重油以及天然气等。

（2）主要生产设备

① 生产装置的主要生产设备包括生产车间的粉料输送系统、压机、干燥窑、烧成窑、施釉线、切割机组、铺贴位；原料车间：球磨机、喂料机、球釉机、喷雾塔、粉料输送系统。

② 辅助装置的主要生产设备包括污水处理设施、发电机、变电设施、天然气输送管道、试制工场、电焊维修设备。

3．生产工艺与职业危害因素

（1）生产工艺

建筑陶瓷制造业的生产工艺主要包括墙地砖生产工艺和坯料制备工艺。

① 墙地砖生产工艺（见图 4-56）：

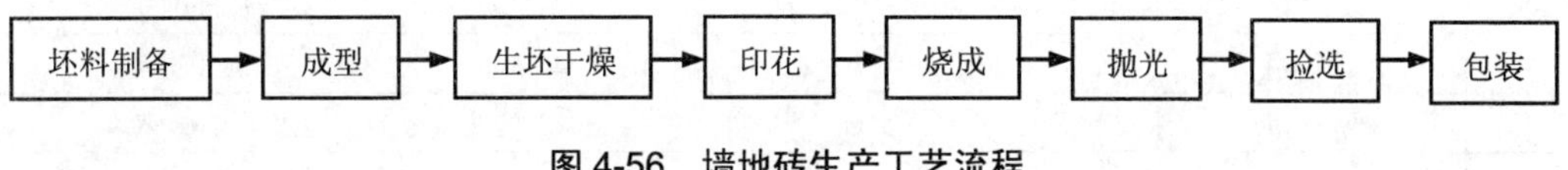

图 4-56　墙地砖生产工艺流程

② 坯料制备工艺（见图 4-57）：

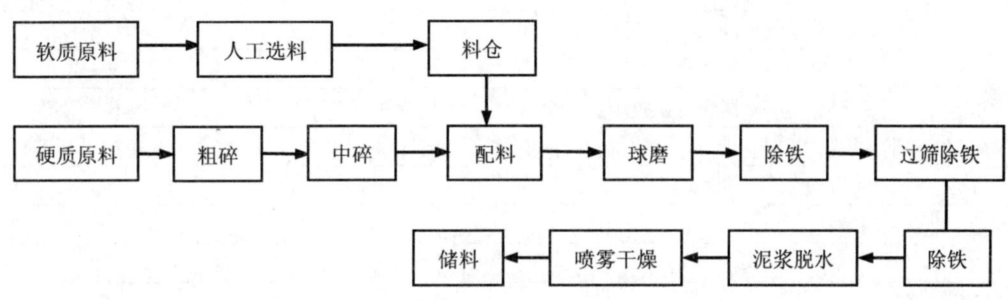

图 4-57　坯料制备工艺流程

（2）职业病危害因素

① 原料车间

原料车间主要职业病危害因素包括球磨机、喂料机、喷雾塔、粉料仓、粉料输送系统在运行过程中存在噪声、矽尘，球釉机在运行过程中产生噪声、矽尘和其他粉尘。

② 生产车间

生产车间主要职业病危害因素包括粉料输送系统、压机、施釉线、切割机、铺贴位等在运行过程中存在噪声和矽尘，干燥窑、烧成窑在运行过程中存在噪声、高温、矽尘、一氧化碳、二氧化碳、甲烷等。

③ 辅助设施

仓库在货物搬运、装车过程中附带粉尘的脱落，以及地面二次扬尘产生的粉尘；污水处理设施污水厌氧处理时产生硫化氢和氨，清淤泥和疏通管道时接触硫化氢和氨；发电机房（柴油系统）产生二氧化碳、一氧化碳、碳氢化合物、氮氧化合物；变电房存在工频电场；天然气运输管道存在甲烷；试制工场设备运行时产生噪声，制备实验粉料时产生矽尘；电焊维修设备运转时产生噪声，电焊维修过程存在电焊烟尘、氮氧化物、一氧化氢、臭氧和电焊弧光。

4. 职业危害特点

（1）归纳上述生产工艺及其存在和产生的职业病危害因素，建筑陶瓷制造业职业病危害因素分布情况见表 4-35。

表 4-35 建筑陶瓷制造业职业病危害因素分布情况

序号	生产工艺	职业病危害因素	
		化学因素	物理因素
一、原料车间			
1	球磨机	矽尘	噪声
2	喂料机	矽尘	噪声
3	球釉机	矽尘、其他粉尘	噪声
4	喷雾塔	矽尘	噪声
5	粉料仓	矽尘	噪声
6	粉料输送系统	矽尘	噪声
二、生产车间			
7	粉料输送系统	矽尘	噪声
8	压机	矽尘	噪声
9	干燥窑	矽尘、一氧化碳、二氧化碳、甲烷	噪声、高温
10	烧成窑	矽尘、一氧化碳、二氧化碳、甲烷	噪声、高温
11	施釉线	矽尘	噪声
12	切割机组	矽尘	噪声
13	铺贴	矽尘	噪声
三、辅助系统			
14	仓库	矽尘	—
15	污水处理设施	硫化氢、氨	—
16	发电机房（柴油系统）	二氧化碳、一氧化碳、碳氢化合物、氮氧化合物	—
17	变电设施	—	工频电场
18	天然气输送管道	甲烷	—
19	试制工场	矽尘	噪声
20	电焊检修	氮氧化物、一氧化碳、臭氧、电焊烟尘	噪声、电焊弧光

（2）职业危害程度

陶瓷行业是一个高能耗的行业，高能耗必然带来高污染，对从事陶瓷作业的劳动者是一潜在的危险。建筑陶瓷制造业在生产过程中产生的职业病危害因素主要是生产性粉尘，其次为有毒物质、噪声、高温。粉尘以矽尘为主，毒物包括砖坯干燥、烧制所用燃料在燃烧时产生的一氧化碳、二氧化硫、氮氧化物等，物理因素包括噪声、高温。

邓雪凝等对某建筑陶瓷厂粉尘危害进行了调查，结果显示车间沉降粉尘均为矽尘，其中总粉尘超标率为 28.95%，呼吸性粉尘超标率为 18.42%；接触组中确诊为陶工尘肺 6 例（占 0.68%），诊断为观察对象 22 例（占 2.48%）。徐志明等报道的检测结果显示，121 份工作场所沉积粉尘中，建筑陶瓷企业粉尘游离 SiO_2 含量为（33.2±13.2）%，总粉尘时间加权平均浓度（总尘 C_{TWA}）为 0.08～29.70 mg/m^3，超标率 19.6%（170/868），最高的超过职业接触限值 28.7 倍；呼吸性粉尘时间加权平均浓度（呼尘 C_{TWA}）为 0.04～5.00 mg/m^3，超标率为 9.5%（77/811），最高的超过职业接触限值 6.1 倍。叶恩林等对某建筑陶瓷厂陶工尘肺流行病学调查结果显示，在 1 008 名接触粉尘的工人中，检出陶工尘肺壹期患者 2 例，检出率 0.20%；观察对象 11 例，检出率 1.09%。诊断陶工尘肺 2 例均为男性，其中 1 例 49 岁，介砖工，接尘工龄 6.5 年；另 1 例 43 岁，原料工，接尘工龄 6.33 年。

5. 建设项目职业病危害风险分类

建筑陶瓷制造业属于《国民经济行业分类》（GB/T 4754—2011）中的“陶瓷制品制造”，根据国家安全监管总局公布的《建设项目职业病危害风险分类管理目录（2012 年版）》，“陶瓷制品制造”属于职业病危害风险严重项目。

综上分析，建筑陶瓷制造业所产生的职业病危害的风险程度，与《建设项目职业病危害风险分类管理目录（2012 年版）》中所列的“陶瓷制品制造”职业病危害的风险程度无明显的区别，应定为职业病危害风险严重建设项目。

参考文献

[1] 邓雪凝，叶恩林，徐娜，等. 某建筑陶瓷厂粉尘危害调查分析. 中国职业医学，2014，41（5）：552-555.

[2] 叶恩林，邓雪凝，余小庆，等. 某建筑陶瓷厂陶工尘肺流行病学调查分析. 职业卫生与应急救援，2013，31（2）：81-82.

[3] 徐志明，邓雪凝，吴彩威，等. 建筑卫生陶瓷企业粉尘检测结果的分析. 国际医药卫生导报，2015，21（9）：1214-1220.

[4] 杨绥岗，杨军. 某建筑陶瓷生产项目职业病危害控制效果评价. 医学动物防制，2012，28（2）：194-197.

（张敏红、何家禧）

十三、黑色金属冶炼和压延加工

黑色金属冶炼和压延加工业包括炼铁、炼钢、黑色金属铸造、钢压延加工、铁合金冶炼。

（一）炼铁

炼铁是将金属铁从矿石等含铁化合物（主要为铁的氧化物）中还原出来的工艺过程。炼铁的方法主要有高炉法、直接还原法、熔融还原法、等离子法等，其中高炉法是现代炼铁的主要方法，这种方法是由古代竖炉炼铁发展、改进而成的，目前以此方法生产的铁产量占世界铁总产量的 95%以上。以下以高炉法炼铁为例，分析其存在的职业危害风险情况。

1. 项目组成

高炉法炼铁生产工艺主要由原辅材料供应系统、高炉喷煤系统、高炉炼铁、渣铁处理系统、煤气净化除尘系统、送风系统以及相关的辅助设施等项目组成。

（1）原辅材料供应系统包括供料、上料等项目；

（2）高炉喷煤系统包括原煤储运、煤粉制备和煤粉喷吹等项目；

（3）高炉炼铁包括供料、冶炼等项目；

（4）渣铁处理系统包括铁水处理、渣铁处理等项目；

（5）煤气净化除尘系统包括煤气的重力除尘、净化和运输等项目；

（6）送风系统包括鼓风机、热风供应等项目；

（7）辅助设施包括联合泵房、修罐库和变配电站。

2. 主要生产原辅材料与设备

（1）主要生产原辅材料

高炉冶炼生产工艺中，与职业卫生有关的主要生产原辅材料包括铁矿石（天然铁矿石、烧结矿、球团矿）、燃料（焦炭、煤粉）、辅助原料（石灰石、白云石、锰矿）等。

（2）主要生产设备

主要生产设备包括给料机、振动筛、皮带机、称量斗、抓斗起重机、全封闭带式称重给料机、给煤机、磨煤机、除尘器、高炉鼓风机、冷风管路、热风炉、铁水罐车、高压泵、常压泵、上塔泵、柴油机、变压器、配电柜等。

3. 生产工艺与职业病危害因素

高炉法炼铁生产工艺流程见图 4-58。

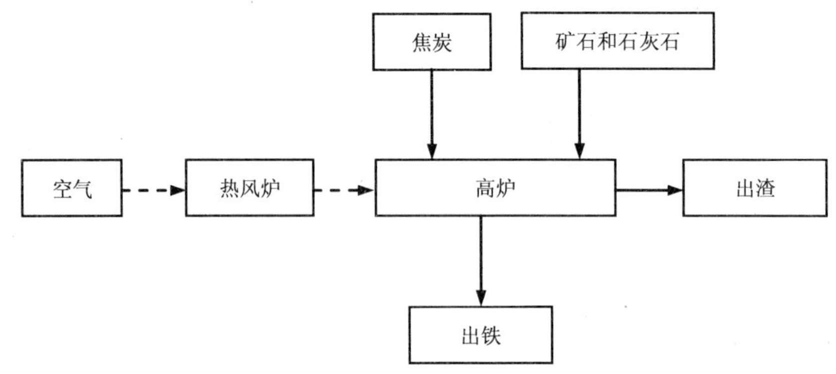

图 4-58 高炉法炼铁生产工艺流程

（1）原辅材料供应系统

生产工艺：将含铁原料（烧结矿、球团矿或铁矿）及附加矿（石灰石、蛇纹石、锰矿等）转运，筛分，按照一定的比例混合，装入矿槽；燃料（焦炭等）焦化后装入焦槽。

职业病危害因素：烧结矿、球团矿、焦炭在槽上、槽下供料、上料过程中产生其他粉尘，附加矿石灰石在槽上、槽下供料、上料时产生石灰石粉尘，附加矿蛇纹石在槽上、槽下供料、上料时产生矽尘，供料过程给料机、振动筛、皮带机、称量斗等设施产生噪声，焦炭上料前中子测水设备产生电离辐射。

（2）高炉喷煤系统

高炉喷煤系统生产工艺流程见图 4-59。

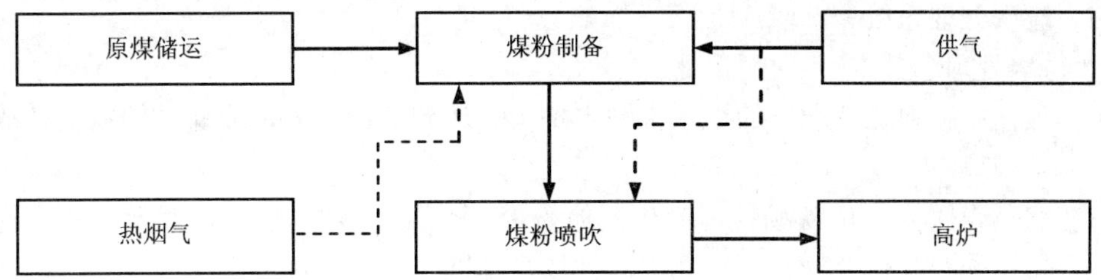

图 4-59　高炉喷煤系统生产工艺流程

① 原煤储运

生产工艺：原煤（无烟煤、烟煤）由抓斗起重机装入受料斗，通过称重给料机、卸料器进入厂房原煤仓。

职业病危害因素：原煤的转运、称重过程中产生煤尘。

② 煤粉制备

生产工艺：原煤仓内的煤经出口挡板阀进入带有电子皮带秤的给煤机，由给煤机进入磨煤机。从磨煤机排出的合格煤粉与干燥气体的混合物经输送管道进入除尘器，煤粉被收集入灰斗。灰斗内的煤粉经振动筛后，落入煤粉仓。分离后的尾气通过主排风机排入大气。

职业病危害因素：称重、干燥、制粉的过程中产生煤尘。

③ 煤粉喷吹

生产工艺：煤粉仓下部的落粉管、软连接、气动阀门及进料阀与喷吹管相连，通过泄压、装粉、充压、喷吹等过程，完成煤粉喷吹。

职业病危害因素：喷吹过程中产生煤尘、噪声。

（3）高炉炼铁

① 供料

生产工艺：矿槽和焦槽中的原辅料按照一定的比例混合成料批，由胶带机输送到炉顶倒入料斗。

职业病危害因素：转运、布料、装料过程中产生石灰石粉尘、矽尘、其他粉尘，炉顶巡检人员接触高温。

② 冶炼

生产工艺：高炉下部的焦炭不断燃烧，矿石、熔剂不断熔化而连续下降，炉料不断装入，使料柱保持规定高度。被热风炉预热到900～1 200℃的热风，不断由风口吹入高炉下部，使焦炭燃烧生成煤气（主要为一氧化碳）。炽热的煤气在上升过程中把热量传递给炉料，同时与炉料发生化学变化，煤气自身则逐步被冷却到200～400℃后从炉顶排出，炉料则在下降过程中逐步被煤气加热，随着温度的升高先后进行还原、造渣和铁的渗碳作用。还原后的铁经过渗碳并溶解，少量在高炉下部还原出来的硅、锰、硫、磷等杂质形成生铁。脉石、熔剂和焦炭灰分形成炉渣，生成的铁水与炉渣积蓄在炉缸里，当达到一定数量时从出铁口、出渣口定时排出炉外。

职业病危害因素：高炉冶炼过程中产生的高炉煤气含有大量一氧化碳，矿石中含有的不同程度的硫冶炼过程中会产生少量的二氧化硫和硫化氢，空气中的氮元素在高炉内反应生成氮氧化物（主要为一氧化氮和二氧化氮），炉顶系统、炉腰和风口区产生高温。

（4）渣铁处理系统

① 铁水处理

生产工艺：高炉炼铁产生的铁水由铁水罐车运送到炼钢车间，或通过铸铁机铸成铁块外运。

职业病危害因素：出铁场铁口产生其他粉尘、一氧化碳（煤气）、锰及其化合物、铅及其化合物、砷及其化合物、氟化物，出铁场、开铁口和铸铁过程中产生噪声，出铁、铁水浇铸和铁水罐烘烤装置等产生高温。

② 渣铁处理

生产工艺：渣铁有水渣和干渣两种。水渣一般通过底滤法水淬渣（OCP）和图拉法水淬渣两种方式进行处理。以前者为例，底滤法水淬渣是在高炉熔渣沟端部进行，用具有一定压力和流量的水将熔渣冲击而水淬，水淬后的炉渣通过冲渣沟随水流入过滤池，经沉淀、过滤后的水淬渣用电动抓斗机从滤池中取出，作为成品水渣外运。开炉初期、炉况失常时含铁渣块以及在水冲渣系统事故检修时的干渣，一般通过干渣坑进行回收处理。

职业病危害因素：出渣、渣处理和水渣贮运过程中产生矽尘，渣铁沟维护产生其他粉尘，出炉渣过程中产生少量二氧化硫和硫化氢，除铁渣和渣处理过程中产生噪声，出渣过程中产生高温。

（5）煤气净化除尘系统

煤气净化除尘系统的生产工艺流程见图 4-60。

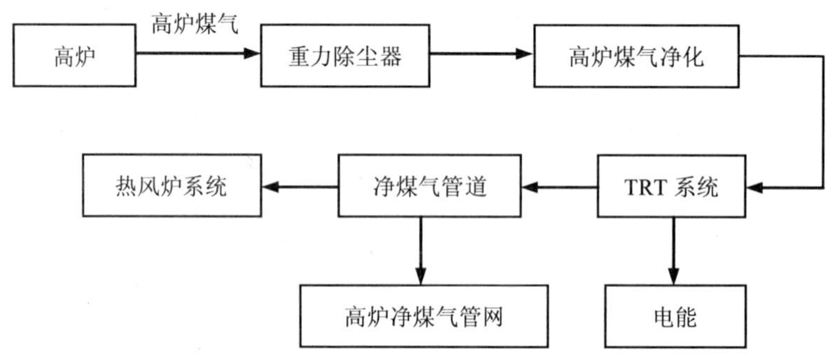

图 4-60 煤气净化除尘系统的生产工艺流程

职业病危害因素：除尘器清理过程中产生粉尘，煤气的净化、运输、使用时可能发生一氧化碳泄漏，高炉煤气余压透平发电装置（TRT）余压发电装置运行、净煤气减压阀组减压时产生噪声。

（6）送风系统

送风系统的生产工艺流程见图 4-61。

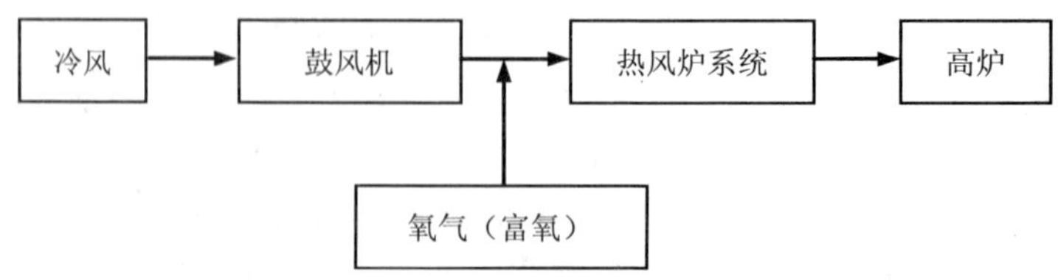

图 4-61 送风系统的生产工艺流程

职业病危害因素：热风炉内空气与氧作用产生氮氧化物（二氧化氮），风机、压缩机运行过程中产生噪声，热风炉运行产生高温。

（7）辅助设备

① 联合泵站

生产工艺：作为上料、鼓风等的动力装置。

职业病危害因素：柴油中含有的异丁烷、正丁烷、异戊烷、正戊烷、正己烷、环己烷、正庚烷、甲基环己烷、正辛烷、壬烷等物质，柴油机和各种泵运行过程中产生噪声。

② 修罐库

生产工艺：对铁水罐进行维修。

职业病危害因素：交流电焊机运行产生电焊烟尘和紫外辐射。

③ 变配电站

生产工艺：将国家电网电源变压后供生产和生活用电。

职业病危害因素：配电房存在工频电场。

④ 能源站

生产工艺：提供整个钢厂的循环水、污水、生活用水，负责高炉煤气、二氧化碳等管网的维护。

职业病危害因素：污水处理中接触酸、碱类化学物；气体管网泄漏可能接触一氧化碳等化学物；管网巡查接触高温。

4．职业危害特点

（1）职业病危害因素分布

归纳上述生产工艺及其存在和产生的职业病危害因素，炼铁（高炉炼铁）业职业病危害因素分布情况见表4-36。

表4-36 高炉炼铁业职业病危害因素分布情况

序号	岗位或工种	职业病危害因素	
		化学因素	物理因素
一、原辅材料供应系统			
1	供料、上料	其他粉尘、石灰石粉尘、矽尘	噪声
2	中子测水设备	—	电离辐射
二、高炉喷煤系统			
3	转运	煤尘	—
4	称重	煤尘	—
5	干燥	煤尘	—
6	制粉	煤尘	—
7	喷吹	煤尘	噪声
三、高炉炼铁			
8	炉顶系统（转运、布料、装料）	石灰石粉尘、矽尘、其他粉尘	—
9	炉顶巡检	—	高温

序号	岗位或工种	职业病危害因素	
		化学因素	物理因素
10	冶炼（炉体）	一氧化碳、二氧化硫、硫化氢、一氧化氮和二氧化氮	高温
四、渣铁处理系统			
11	出铁场	其他粉尘、一氧化碳（煤气）、锰及其化合物、铅及其化合物、砷及其化合物、氟化物	噪声
12	开铁口	—	噪声、高温
13	铸铁	—	高温
14	铁水浇铸	—	高温
15	出渣	矽尘、二氧化硫、硫化氢	噪声、高温
16	渣处理	矽尘	噪声
17	水渣贮运	矽尘	—
18	渣铁沟维护	其他粉尘	—
五、煤气净化除尘系统			
19	除尘器清理	粉尘	—
20	煤气的净化、运输	一氧化碳	—
21	TRT	—	噪声
六、送风系统			
22	热风炉	二氧化氮	—
23	压缩机	—	噪声
24	热风炉	—	高温
七、辅助设施			
25	联合泵站	柴油（主要含有异丁烷、正丁烷、异戊烷、正戊烷、正己烷、环己烷、正庚烷、甲基环己烷、正辛烷、壬烷等物质）	噪声
26	修罐库	电焊烟尘	紫外辐射
27	变配电站	—	工频电场
28	能源站	酸、碱类物质、一氧化碳	高温

（2）职业危害程度

炼铁业主要存在的职业危害风险是劳动者在工作场所接触粉尘导致的尘肺以及噪声引起的噪声性耳聋。邱士起等对某新建钢铁冶炼项目职业病危害进行控制效果评价，结果显示原料厂皮带工 16 个检测点煤尘浓度范围在 2.2～5.6 mg/m^3，超标点 2 个，超标率为 12%；炼钢厂炉前工 16 个检测点其他粉尘浓度范围在 0.3～14.2 mg/m^3，超标点 2 个，超标率为 22%；炼铁厂炉前工 18 个检测点 CO 浓度范围在 4.4～37.5 mg/m^3，超标点 6 个，超标率为 33%；18 个点铅烟浓度范围在 0.000～0.465 mg/m^3，超标点 5 个，超标率为 28%。闫兆凤等对某企业炼铁车间进行职业病危害因素现状调查，采集粉尘样品 26 份，检出浓度范围为 1.2～69.9 mg/m^3，10 份超标，超标率为 38.5%；噪声共检测 16 个岗位 46 个检测点，噪声声级为 80.2～103.0 dB（A），检测点超标率为 97.8%。郭百荣对某钢铁公司职业危害进行调查，炼铁厂 32 个检测点 192 份粉尘样品，浓度范围为 0.8～511.3 mg/m^3，超标率为 43.75%；噪声 39 个检测点，强度范围为 65～108 dB（A），超标率为 56.41%。

5. 建设项目职业病危害风险分类

高炉炼铁业属于《国民经济行业分类》（GB/T 4754—2011）中的“黑色金属冶炼和压延加工业”，根据国家安全监管总局公布的《建设项目职业病危害风险分类管理目录（2012 年版）》，“黑色金属冶炼和压延加工业”中的“炼铁业”属于职业病危害风险严重项目。

综上所述，高炉炼铁业所产生的职业病危害的风险程度，与《建设项目职业病危害风险分类管理目录（2012 年版）》中所列的“炼铁业”职业病危害的风险程度无明显的区别，应定为职业病危害风险严重建设项目。

参考文献

[1] 邱士起，晁斌，柯建厚，等. 某新建钢铁冶炼项目职业病危害控制效果评价与探讨. 实用预防医学，2006，13（5）：1259-1261.

[2] 闫兆凤，李作宁，籍继颖，等. 某企业炼铁车间职业病危害因素现状调查. 职业与健康，2011，27（3）：280-281.

[3] 郭百荣，霍增祥，成海保，等. 某钢铁公司职业危害调查. 职业与健康，2003，19（12）：18-19.

（朱晓玲、杨光涛、何家禧）

（二）炼钢

炼钢是根据炼钢种的要求将生铁中的含碳量去除到规定范围，并使其他元素的含量减少或增加到规定范围的过程。现有的大规模炼钢方法主要可分为转炉炼钢法、平炉炼钢法、电弧炉炼钢法三类。以下介绍氧气顶吹转炉炼钢法作业过程职业危害风险情况。

1. 项目组成

氧气顶吹转炉炼钢生产工艺主要由混铁、铁水预处理、转炉炼钢以及相关的辅助设施等项目组成。

（1）混铁主要是铁水的转运、混匀和保温；

（2）铁水预处理包括铁水的脱硅、脱磷和脱硫等项目；

（3）转炉炼钢包括装废钢、兑铁水、加渣料、下枪、炉内冶炼、出钢和倒渣等项目；

（4）辅助设施包括制氧站、修罐库、变配电站、能源站等项目。

2. 主要生产原辅材料与设备

（1）主要生产原辅材料

氧气顶吹转炉炼钢生产工艺中，与职业卫生有关的主要生产原辅材料包括铁水、废钢、合金钢、造渣剂（石灰、萤石、铁矿石）、冷却剂（废钢、铁矿石、氧化铁、烧结矿、球团矿）、增碳剂和燃料（焦炭、石墨籽、煤块、重油）、氧气等。

（2）主要生产设备

生产装置的主要生产设备包括磁盘吊车、起重机、转炉、精炼炉、氧枪、混铁水车、混铁炉、鱼雷罐车、炼钢炉、空压机、空气分离器等。

3．生产工艺与职业病危害因素

（1）混铁

生产工艺：从高炉出来的铁水用钢包或鱼雷罐运往炼钢厂，并储存在混铁炉中进行化学成分的混匀和保温。

职业病危害因素：铁水转运过程产生氧化铁粉尘、一氧化碳、二氧化碳、硫化氢、氮氧化物、高温和热辐射。

（2）铁水预处理

① 脱硅

生产工艺：脱硅的方式有出铁场脱硅和鱼雷罐车内脱硅。前者是在高炉炉前出铁场分离高炉渣后，在铁水沟和倾斜沟内连续的添加脱硅剂；后者是以氩气和氮气作为载气，向鱼雷罐车内铁水中喷吹脱硅剂。

职业病危害因素：铁水脱硅过程中产生氧化铁粉尘、高温和热辐射。

② 脱磷

生产工艺：铁水预脱磷处理方法一般有铁水罐和混铁车喷吹法，以及专用转炉脱磷法。

职业病危害因素：铁水处理过程中产生氧化铁粉尘、高温和热辐射。

③ 脱硫

生产工艺：在铁水罐、铁水包、混铁车中向铁水内加入脱硫剂，搅拌脱硫。

职业病危害因素：铁水处理过程中产生氧化铁粉尘、二氧化硫、高温和热辐射。

（3）转炉冶炼

① 装废钢

生产工艺：外来的废钢由汽车运到炼钢厂的废钢库存放。废钢铁通过磁盘吊车按不同配比和装料顺序装入废钢料槽，由起重机加入转炉。

职业病危害因素：废钢装运过程中产生粉尘、噪声。

② 兑铁水

生产工艺：高炉运来的铁水除一部分兑入混铁炉贮存外，经脱硅、脱磷、脱硫处理过的铁水或可直接注入的铁水，经倒包调整和称量直接兑入转炉。

职业病危害因素：铁水入炉过程产生氧化铁粉尘、一氧化碳、二氧化碳、硫化氢、氮氧化物、高温和热辐射。

③ 加渣料

生产工艺：每座转炉有一套炉顶料仓，各料仓分别装有石灰、萤石、铁矿石等。料仓中的散状料分别通过振动给料器、称量斗、汇总斗和下料溜管，加入转炉。

职业病危害因素：给料、称量过程中产生粉尘（或矽尘）、振动，夏季室外操作接触高温。

④ 下枪

生产工艺：高压氧气通过氧枪加入转炉中。

职业病危害因素：高压氧气加入的过程中可产生少量一氧化碳。

⑤ 炉内冶炼

生产工艺：液态生铁表面剧烈的反应，使铁、硅、锰氧化生成炉渣，利用熔化的钢铁和炉渣的对流作用，使反应遍及整个炉内。几分钟后，当钢液中只剩下少量的硅与锰时，碳开始氧化，生成一氧化碳（放热）使钢液剧烈沸腾。炉口由于溢出的一氧化碳的燃烧而出现巨大的火焰。最后，磷也发生氧化并进一步生成磷酸亚铁。磷酸亚铁再跟生石灰反应生成稳定的磷酸钙和硫化钙，一起成为炉渣。

职业病危害因素：转炉冶炼过程中产生一氧化碳、二氧化碳、二氧化锰、噪声和高温。

⑥ 出钢和倒渣

生产工艺：转炉出钢时，将钢包内衬预热到 1 100～1 200℃的钢包运至转炉下方，等待出钢。当钢包车到达预定位置后，转炉开始出钢作业，将计算好的铁合金通过铁合金旋转溜槽加入钢水包里，把转炉转到水平位置，把钢水倾至钢水包里，再加脱氧合金化剂进行脱氧。

职业病危害因素：出钢过程中产生噪声、高温和热辐射，倒渣过程产生粉尘和高温。

（4）辅助设施

① 制氧站

生产工艺：空气通过自净式空气过滤器除去灰尘和机械杂质后，在离心式空压机中被压缩，压缩空气经空气冷却塔洗涤冷却，然后进入分子筛吸附器，以清除水、二氧化碳、乙炔。出分子筛的空气再经过滤器除去分子筛粉尘后，进入分馏塔再分离。分离后合格的氮气出分馏塔，一部分送入氮气压缩机送出，其余部分冷却增湿后放空；合格的氧气出分馏塔后，由氧压机压缩送出。

职业病危害因素：制氧过程中产生二氧化碳、氮的氧化物、噪声，巡检维修会接触高温。

② 修罐库

生产工艺：对铁水罐、混铁车进行维修。

职业病危害因素：交流电焊机运行产生电焊烟尘和紫外辐射。

③ 变配电站

生产工艺：将国家电网电源变压后供生产和生活用电。

职业病危害因素：配电房存在工频电场。

④ 能源站

生产工艺：提供整个钢厂的循环水、污水、生活用水；供氧管网的维护。

职业病危害因素：污水处理中接触酸、碱类化学物，管网巡查接触高温。

4．职业危害特点

（1）职业病危害因素分布

归纳上述生产工艺及其存在和产生的职业病危害因素，氧气顶吹转炉炼钢业职业病危害因素分布情况见表 4-37。

表 4-37　氧气顶吹转炉炼钢业职业病危害因素分布情况

序号	岗位或工种	职业病危害因素	
		化学因素	物理因素
一、混铁			
1	铁水转运	氧化铁、一氧化碳、二氧化碳、硫化氢、氮氧化物	高温、热辐射

序号	岗位或工种	职业病危害因素	
		化学因素	物理因素
二、铁水预处理			
2	脱硅	氧化铁粉尘	高温、热辐射
3	脱磷	氧化铁粉尘	高温、热辐射
4	脱硫	氧化铁粉尘、二氧化硫	高温、热辐射
三、转炉冶炼			
5	装废钢	粉尘	噪声
6	兑铁水	氧化铁粉尘、一氧化碳、二氧化碳、硫化氢、氮氧化物	高温、热辐射
7	加渣料	粉尘（或矽尘）	振动、高温
8	下枪	一氧化碳	—
9	炉内冶炼	一氧化碳、二氧化碳、二氧化锰	噪声、高温
10	出钢和倒渣	粉尘	噪声、高温、热辐射
四、辅助设施			
11	制氧站	二氧化碳、氮的氧化物	噪声、高温
12	修罐库	电焊烟尘	紫外辐射
13	变配电站	—	工频电场
14	能源站	酸、碱类物质、一氧化碳	高温

（2）职业危害程度

炼钢业主要存在的职业危害风险是劳动者在工作场所接触高温引发的中暑，接触粉尘导致的尘肺以及噪声引起的噪声性耳聋。黎海红等对某大型钢铁企业炼钢生产过程进行职业病危害因素调查，结果显示炉前工接触的粉尘浓度（TWA）为 1.60～7.14 mg/m^3，炉前工接触的噪声强度超标。郭百荣等对某钢铁公司职业危害进行调查，炼钢厂 14 个检测点 62 份粉尘样品，浓度范围为 1.3～128.8 mg/m^3，超标率为 35.71%；噪声 36 个检测点，强度范围为 64～99.5 dB(A)，超标率为 33.33%；54 个高温作业点中合格 33 个，合格率 61.11%。王锦玉等对某钢铁公司轧钢炼钢车间进行职业危害控制效果评价，结果显示噪声 72 个检测点中超标点 15 个，超标率为 21%；粉尘 33 个检测点中超标点 2 个，超标率为 6%；16 个高温检测点中超标点 11 个，超标率为 69%。梁红等对某钢铁厂 50 名职业性噪声接触女工进行健康检查，接触组的听力损伤、神经衰弱、月经失调、高血压检出率分别为 23.33%、21.33%、19.33%、10．67%，均高于对照组的 3.20%、12.00%、9.60%、6.40%。

5．建设项目职业病危害风险分类

氧气顶吹转炉炼钢业属于《国民经济行业分类》（GB/T 4754—2011）中的“黑色金属冶炼和压延加工业”，根据国家安全监管总局公布的《建设项目职业病危害风险分类管理目录（2012 年版）》，“黑色金属冶炼和压延加工业”中的“炼钢业”属于职业病危害风险严重项目。

综上所述，氧气顶吹转炉炼钢业所产生的职业病危害的风险程度，与《建设项目职业病危害风险分类管理目录（2012 年版）》中所列的“炼钢业”职业病危害的风险程度无明显的区别，应定为职业病危害风险严重建设项目。

参考文献

[1] 黎海红，吕林，段平宁，等. 炼钢厂职业病危害因素调查. 职业与健康，2009，25（8）：796-797.

[2] 郭百荣，霍增祥，成海保，等. 某钢铁公司职业危害调查. 职业与健康，2003，19（12）：18-19.

[3] 王锦玉，袁秀娟，索芳，等. 某钢铁公司轧钢炼钢车间职业病危害控制效果评价. 中国卫生工程学，2009，8（6）：339-344.

[4] 梁红，朱林平，黄剑兰. 某炼钢厂150名职业性噪声接触女工健康状况调查. 职业与健康，2012，28（14）：1679-1680.

（朱晓玲、杨光涛、何家禧）

（三）金属铸造

铸造是人类掌握比较早的一种金属热加工工艺，是将熔炼的金属液体浇注入铸型内，经冷却凝固获得所需形状和性能的零件的制作过程。连续铸钢法是指将精炼后的钢水连续铸造成不同类型、不同规格的铸铁件、铸钢件等物件的方法。

1．项目组成

金属铸造生产工艺主要由浇铸、切割以及相关的辅助设施（机器维修区、实验室、变配电站、水处理站和污水处理站）等项目组成。

2．主要生产原辅材料与设备

（1）主要生产原辅材料

连铸生产工艺中，与职业卫生有关的主要生产原辅材料包括钢坯、氧气、氩气等。

（2）主要生产设备

生产装置的主要生产设备包括连铸机及配套的电机振动给料机、带式输送机、卸料车。

辅助装置的主要生产设备包括机修区域的铣床、车床、刨床、插床、钻床、离子弧切割机、弧焊机、电动试压泵、超声波探伤仪、氧枪修理支架、氩弧焊机，实验室的X射线荧光谱仪、自动磨样机，污水处理的中和池、沉淀池，配电房的变压器、配电柜、空压机等。

3．生产工艺与职业病危害因素

金属铸造的生产工艺流程见图4-62。

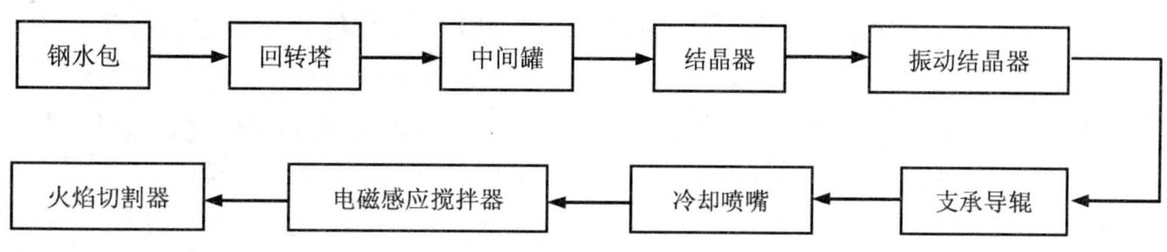

图4-62 金属铸造的生产工艺流程

（1）浇铸

生产工艺：将装有精炼好钢水的钢包运至回转台，回转台转动到浇注位置后，将钢水注入中间罐及中间罐车，再由水口将钢水分配到各个结晶器中去。结晶器使铸件成形并迅速凝固结晶。拉矫机与结晶振动装置共同作用，将结晶器内的铸件拉出，如图 4-63 所示。

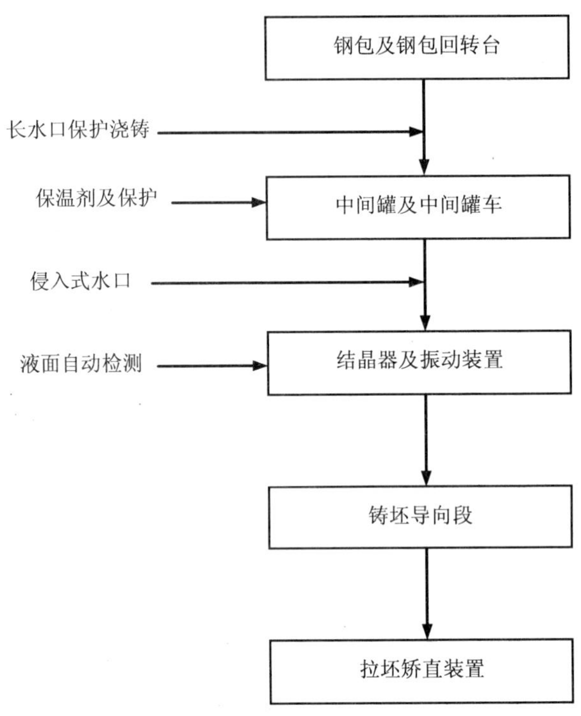

图 4-63 浇铸的生产工艺流程

职业病危害因素：浇铸操作手会接触粉尘、锰及其无机化合物、铬及其氧化物、镍及其化合物、一氧化碳、二氧化硫、五氧化二磷、氟化物、噪声以及高温，连铸控制室操作人员可能会接触噪声、高温。

（2）切割

生产工艺：铸坯通过辊道逐渐冷却，待铸胚完全凝固后，用火焰切割机或剪切机将铸坯切成一定尺寸的钢坯。切割后的板坯在去毛刺辊道上，通过去毛刺机去除两端的切割毛刺。喷印辊道上，用喷印机喷印上各种板坯号，然后把板坯送到横移辊道。停留在横移辊道上的板坯，用板坯移送台车移送到板坯热送辊道。对于无缺陷的板坯，用直送辊道直接送往热轧厂；对于有缺陷的板坯则先经机械或人工处理后，再经直送辊道直接送往热轧厂，如图 4-64 所示。

职业病危害因素：切割控制室存在锰及其无机化合物、铬及其氧化物、镍及其化合物、一氧化碳、噪声和高温，研磨控制室存在噪声，研磨变压器室存在工频电场。

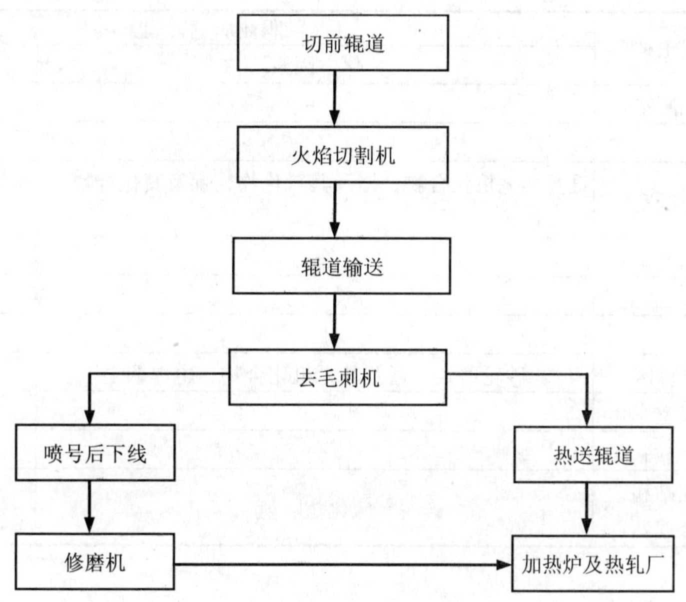

图 4-64　切割工序的工艺流程

（3）辅助设施

① 机器维修区

生产工艺：主要是铸造设备的定期维护、保养和维修，常使用电焊、切割等加工工艺。

职业病危害因素：砂轮磨尘、锰及其无机化合物、电焊烟尘、噪声和高温。

② 实验室

生产工艺：主要是使用 X 射线荧光谱仪对样品进行检测。

职业病危害因素：X 射线。

③ 变配电站

生产工艺：将国家电网电源变压后供生产和生活用电。

职业病危害因素：变配电站存在工频电场。

④ 水处理站和污水处理站

生产工艺：铸造产生的废水通常凝聚沉淀处理后回用于生产。

职业病危害因素：污水沉淀、污泥脱水过程中接触硫化氢和氨。

4．职业危害特点

（1）职业病危害因素分布

归纳上述生产工艺及其存在和产生的职业病危害因素，金属铸造业职业病危害因素分布情况见表 4-38。

表 4-38　金属铸造业职业病危害因素分布情况

序号	岗位或工种	职业病危害因素	
		化学因素	物理因素
一、浇铸			
1	浇铸	总尘、锰及其无机化合物、铬及其氧化物、镍及其化合物、一氧化碳、二氧化硫、五氧化二磷、氟化物	噪声、高温

序号	岗位或工种	职业病危害因素	
		化学因素	物理因素
2	浇铸控制室	—	噪声、高温
二、切割			
3	切割控制室	锰及其无机化合物、铬及其氧化物、镍及其化合物、一氧化碳	噪声、高温
4	研磨控制室	—	噪声
5	研磨变压器室	—	工频电场
三、辅助设施			
6	机器维修区	砂轮磨尘、锰及其无机化合物、电焊烟尘	噪声、高温
7	实验室	—	X 射线
8	变配电站	—	工频电场
9	水处理站和污水处理站	硫化氢、氨	—

（2）职业危害程度

金属铸造业存在的职业危害风险主要来自于粉尘、噪声和高温危害。唐文娟等对某铸件制造企业的职业病危害因素进行检测，结果显示接触矽尘工作岗位空气中的矽尘浓度均超过职业接触限值，以造模机岗位为最高，短时间接触浓度超限倍数达 3.2 倍；浇铸岗位的一氧化碳浓度和泡漆岗位的甲苯、二甲苯浓度也均超过职业接触限值；12 个接触噪声岗位中有 9 个噪声强度超标，超标率 75.0%，其中打砂、裙板机、粗磨和细磨岗位噪声强度超过 90.0 dB（A），打砂岗位最大噪声强度达到 105.3 dB（A）。洪霞对某铸造企业接触职业病危害因素人员进行职业健康检查时发现，高温作业人员职业健康检查异常率为 62.5%，粉尘作业人员检查异常率为 76.9%。现场作业场所职业病危害因素检测结果显示，15 个噪声检测点中超标 4 个，噪声强度最高值为 93.0 dB（A），均值为 82.6 dB（A）；11 个矽尘检测点中，超标 1 个，矽尘浓度最高值为 5.1 mg/m^3，均值为 1.8 mg/m^3。戴云等对上海市 95 家铸造企业职业病危害现状进行调查，作业岗位主要职业病危害因素粉尘的检测点合格率为 86.37%，噪声检测点合格率为 77.83%，高温检测点合格率为 51.49%，检测超标岗位主要集中在铸造落砂、清理、熔炼、浇铸。

5. 建设项目职业病危害风险分类

连铸制造业属于《国民经济行业分类》（GB/T 4754—2011）中的“黑色金属冶炼和压延加工业”，根据国家安全监管总局公布的《建设项目职业病危害风险分类管理目录（2012 年版）》，“黑色金属冶炼和压延加工业”中的“黑色金属铸造业”属于职业病危害风险严重项目。

该行业存在的主要职业病危害为噪声、粉尘、高温、化学毒物、电焊弧光、工频电场和 X 射线等，其中矽尘、锰及其无机化合物、氟及其化合物属于高毒物品。在正常运营过程中，隔热砖材用量较大，拆砌炉作业频率较高，各熔炉使用的隔热砖材中游离二氧化硅含量一般大于 10%，在定期的拆砌炉作业中容易产生矽尘危害，除了导致拆炉区域的矽尘浓度较高外，还可影响到邻近区域形成矽尘。矽尘导致的矽肺是尘肺中危害最严重的一种，其发生尘肺的潜在危险性较高。各熔炉在不锈钢熔炼过程中产生锰及其无机化合物、氟及其化合物等，在工作场所通风不良、防护设施运行故障、个人防护不到位的情况下，作业人员接触的锰及其无机化合物、氟化物等仍有可能超过职业接触限值，导致中毒事故发生。

综上所述，金属铸造业所产生的职业病危害的风险程度，与《建设项目职业病危害风险分类管理目录（2012 年版）》中所列的“黑色金属铸造业”职业病危害的风险程度无明显的区别，应定为职业病危害风险严重建设项目。

参考文献

[1] 唐文娟，柯宗枝，商群，等. 某铸造企业职业病危害因素检测分析. 海峡预防医学杂志，2012，18（5）：52-54.

[2] 洪霞. 某铸造企业 2010 年职业健康检查结果分析. 工业卫生与职业病，2013，39（1）：44-45.

[3] 戴云，朱素蓉，陈喆，等. 上海市 95 家铸造企业职业病危害现况及管理对策. 环境与职业医学，2009，26（3）：290-292.

（朱晓玲、杨光涛、何家禧）

十四、有色金属冶炼

有色金属冶炼包括常用有色金属冶炼（如铜、铅锌、镍钴、锡、锑、铝、镁等冶炼）、贵金属冶炼（如金、银、其他贵金属等冶炼）、稀有稀土金属冶炼（如钨钼、稀土金属等冶炼）、有色金属合金制造等。以下介绍几种常见的有色金属冶炼及其相关的职业危害风险情况。

（一）铅锌矿冶炼

常用有色金属冶炼业指通过熔炼、精炼、电解或其他方法从有色金属矿、废杂金属料等有色金属原料中提炼常用有色金属的生产活动，常见金属主要有铜、铅、锌、镍、钴、锡、锑、铝、镁等。本书以铅锌矿冶炼为例，分析其存在的职业危害风险情况。

1. 项目组成

铅锌冶炼生产工艺主要由铅冶炼、锌冶炼、硫酸制作程以及相关的辅助设施等项目组成。

（1）铅冶炼包括备料、富氧顶吹熔炼、鼓风炉熔炼、综合渣处理车间、氧化锌多膛焙烧、煤储仓厂房及粉煤制备等项目。

（2）锌冶炼包括备料、焙烧车间、浸出、净液、锌电解、锌熔铸、浸出渣选矿和浸出渣干燥等项目。

（3）硫酸制作包括净化、干吸、转化和酸库等项目。

（4）辅助设施包括收尘系统、余热锅炉、余热发电、化学水处理站、煤气站、氧气站、废酸废水处理、机修车间、尾气脱硫和耐火材料库等项目。

2. 主要生产原辅材料与设备

（1）主要生产原辅材料

铅锌冶炼生产工艺中，与职业卫生有关的主要生产原辅材料包括混合铅精矿、粉煤、氧气、耐火材料、石灰石、石英石、柴油、焦炭、粉煤、燃料原煤、煤气、锌精矿、碳酸锶、骨胶、酒石酸锑钾、阴极铝板、氯化铵、丁基胺黑药等。

（2）主要生产设备

① 铅冶炼

铅冶炼生产装置的主要生产设备包括抓斗桥式起重机、干燥机、胶带输送机、铸渣机、圆盘铸锭机、富氧顶吹熔炼炉、鼓风炉、顶吹烟化炉、多膛炉、振动给料机、煤粉立式磨、旋风收尘器、离心通风机等。

② 锌冶炼

锌冶炼生产装置的主要生产设备包括定量给料机、振动筛、松散机、焙烧炉、抛料机、冷却器、冷却圆筒、球磨机、鼓风机、氧化锌一段酸性浸出、氧化锌一段酸浸浓密机、氧化锌二段酸性浸出、氧化锌二段酸浸、氧化锌二段酸浸渣压滤、氧化锌二段酸浸渣洗涤压滤、丹宁酸沉锗槽、丹宁锗压滤机、丹宁锗洗涤压滤机、酸性浸出槽、中浸浓密机、中性浸出槽、酸浸浓密机、酸浸渣压滤机、酸浸渣洗涤后压滤机、电解槽、冷却塔、熔锌感应电炉、低频感应电炉、精锌铸锭码垛机、搅拌槽、浮选机、转筒干燥机等。

③ 硫酸制作

硫酸制作生产装置的主要生产设备包括净化器、吸收塔、干燥塔、转化塔、硫酸储槽。

④ 辅助设施

辅助生产装置的主要生产设备包括余热锅炉、发电机、煤气发生炉、球磨机、磨砖机、颚式破碎机等。

3. 生产工艺与职业病危害因素

（1）铅冶炼

铅冶炼的生产工艺流程见图 4-65。

① 备料

精矿库堆存生产工艺：根据冶金计算，选用适当级别的抓斗桥式起重机，用于富氧顶吹熔炼原料的卸料、倒料和上料作业。

配料生产工艺：按照设定的加料速率，用胶带输送机从原料储仓及配料厂房经过混料后运到熔炼厂房，经炉顶加料机将混合炉料加入顶吹熔炼炉的熔池中，炉料在熔池中迅速完成加热、熔化、氧化和造渣等熔炼过程。

原料干燥生产工艺：直接从选矿厂送来的铅精矿水分可能较高，一般在原料储仓及配料厂房设置干燥机，必要时需对过湿的铅精矿进行干燥。

职业病危害因素：混合铅精矿可含有铅、锌、砷、镉、锑、钴、镍、铜、铁、锰、汞等金属元素。原辅料的装卸、备料、配料、皮带运输等过程中产生含上述金属硫化物及氧化物的粉尘；在装载、运输辅料石英石时产生矽尘；铅精矿干燥通常使用粉煤为燃料，粉煤运输过程中产生煤尘；干燥铅精矿过程中煤的燃烧产生一氧化碳、二氧化碳、二氧化硫、氮氧化物，干燥窑可产生高温热辐射；物料运输、设备运转时产生噪声。

② 富氧顶吹熔炼

生产工艺：熔炼需要的原料、辅料用胶带输送机经过混料后运到熔炼厂房，经炉顶加料机将混合炉料加入顶吹熔炼炉的熔池中。熔炼过程需要的氧气和空气混合后从喷枪鼓入顶吹熔炼炉内，炉料在熔池中迅速完成加热、熔化、氧化和造渣等熔炼过程。一次粗铅从顶吹熔炼炉排铅口放出，经溜槽流入粗铅铸锭机铸锭，粗铅铸锭后堆存或外卖。铅氧化渣经铸渣机铸块后由链斗输送机送至鼓风炉车间的铅氧化渣仓。熔炼炉产出的烟气经余热锅炉回收余热、电收尘器收尘后，送硫酸车间制酸。铅烟尘送烟尘仓返回熔炼参与配料。

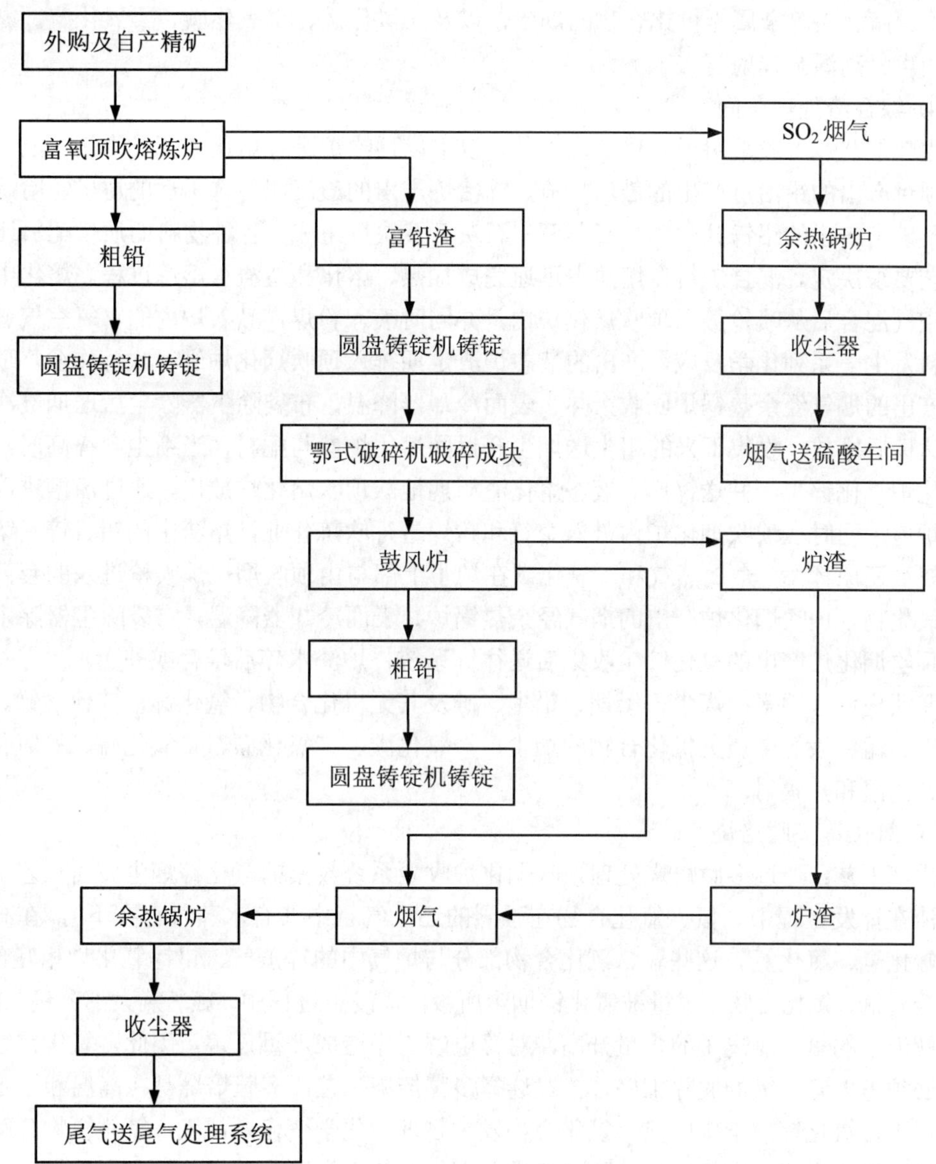

图 4-65　铅冶炼的生产工艺流程

职业病危害因素：在熔炼炉内，产生含铅、锌、砷、镉、锑、钴、镍、锰、汞等金属的烟尘和粉尘，以及一氧化碳、二氧化硫、氮氧化物等有害气体；熔炼过程在高温炉内连续进行，铅的出炉、出渣、浇铸均存在高温热辐射；设备运行时接触噪声。

③ 鼓风炉熔炼

生产工艺：鼓风炉还原熔炼所需焦炭经过筛分后，块状焦炭和块状熔剂分别送入鼓风炉车间的焦炭仓和熔剂仓。铅氧化渣块、焦炭块、熔剂块计量后采用电动加料小车从鼓风炉两侧加入鼓风炉内，进行还原熔炼。鼓风炉产出的粗铅铸锭后堆存或外卖，炉渣水碎后送往炉渣储仓。鼓风炉产出的烟气经表面冷却器降温，布袋收尘器除尘后排放。

职业病危害因素：煤尘、铅烟、铅尘、砷及其无机化合物、氧化锌，其他含锑、镉、铜、镍、锰、汞等金属无机化合物的烟尘，以及一氧化碳、二氧化碳、二氧化硫、氮氧化物、噪声、高温热辐射。

④ 综合渣处理车间

生产工艺：一般采用无害化处理工艺，以下以顶吹炉进行熔化和挥发为例。混合炉料是由项目产出的铅冶炼产出的鼓风炉渣、锌冶炼产出的酸浸渣经选矿后的尾矿、冶炼厂堆渣以及矿山产出的铅锌共生矿、石英石、石灰石及块煤组成。各种物料的质量配料比由冶炼工艺要求决定。混合炉料在熔池中迅速完成加热、熔化和造渣等熔炼过程。熔化中将氧气和空气混合后从喷枪鼓入顶吹熔化炉内，并同时喷入粉煤，鼓入炉内的富氧空气、粉煤与炉料发生一系列化学反应，产出的液态炉渣定期排入顶吹烟化炉进行吹炼作业。顶吹熔化炉产出的烟气经余热锅炉回收余热、表面冷却器降温，布袋除尘器除尘后送烟气净化脱硫，达标后排放。收集下来的粗尘送烟尘仓返回熔化炉参与配料，当细尘含锌高时，与顶吹烟化炉氧化锌尘一并送锌厂。液态熔化渣周期地从顶吹熔化炉放出，通过溜槽进入顶吹烟化炉内，同时往顶吹烟化炉内鼓入空气和粉煤进行吹炼作业，熔渣中的铅、锌、锗等有价金属被还原挥发，金属蒸气和一氧化碳在炉子上部与由顶吹烟化炉喷枪进入的套筒风氧化成氧化物。顶吹烟化炉产出的烟气经余热锅炉、表面冷却器降温，布袋除尘器除尘后排放。顶吹烟化炉产出的氧化锌尘收集后送往锌系统，炉渣水碎后堆存或外卖。

职业病危害因素：煤尘、铅烟、铅尘、砷及其无机化合物、氧化锌，其他含锑、镉、铜、镍、锰、汞等金属无机化合物的烟尘，一氧化碳、二氧化碳、二氧化硫、氮氧化物，噪声、高温和热辐射。

⑤ 氧化锌多膛焙烧

生产工艺：通过多膛焙烧处理顶吹烟化炉收尘系统收集的氧化锌烟尘。其工艺主要为浸出渣在挥发过程中，氟、氯化合物在强烈的还原气氛中（有水蒸气存在下），在高温下生成氟化氢、氯化氢。这些氟、氯化合物部分与炉气中的锌蒸气、铅锌氧化物相互作用，生成金属氟、氯化合物，少量被氧化锌烟尘所吸附。浸出过程中，氟、氯大部分进入溶液，使电解液中的氟、氯离子的含量升高，对锌电解工序造成严重危害。因此，氧化锌系统的生产必须考虑氟、氯的脱除工序，一般选择多膛焙烧工艺。多膛焙烧是在高温和一定的负压情况下，氧化锌烟尘中的氟、氯化合物发生物理、化学变化，使氟、氯化合物分解，低沸点氟、氯化合物挥发，以气态随炉气进入烟气系统而被除去。多膛炉产出的烟气，通过收尘系统收集。

职业病危害因素：金属氟、氯化合物、煤尘、铅烟、铅尘、砷及其无机化合物、氧化锌，其他含锑、镉、铜、镍、锰、汞等金属无机化合物的烟尘，以及一氧化碳、二氧化碳、二氧化硫、氮氧化物，噪声、高温和热辐射。

⑥ 煤储仓厂房及粉煤制备

生产工艺：烟煤由装载运输工具送至煤储仓，粉煤制备车间的储仓烟煤卸至粗煤仓，经大倾角皮带机送至煤粉立式磨。原煤经磨煤机研磨和热烟气干燥，粉煤制备尾气经防爆型布袋除尘器除尘后排放。在球磨机里磨制的煤和热风炉出来的热烟气一起进入分离器，磨制的过程也是干燥的过程，当煤破碎到一定尺寸的颗粒时，借助排粉风机的抽力进入粗粉分离器，经分离后的粗粉再返回球磨机重新磨碎。携带粉煤的气流进入细粉分离器，合格的粉煤送入粉煤仓，而废气则由后排风机排入大气。破碎站及转运皮带等处排风收尘，除尘器架设在皮带廊上除尘室内，所收粉尘再卸至输送带。

职业病危害因素：转运和研磨过程中产生煤尘、噪声。

（2）锌冶炼

锌冶炼常用的冶炼技术有火法和湿法两种，以下以湿法为例介绍其生产工艺流程（见图4-66）。

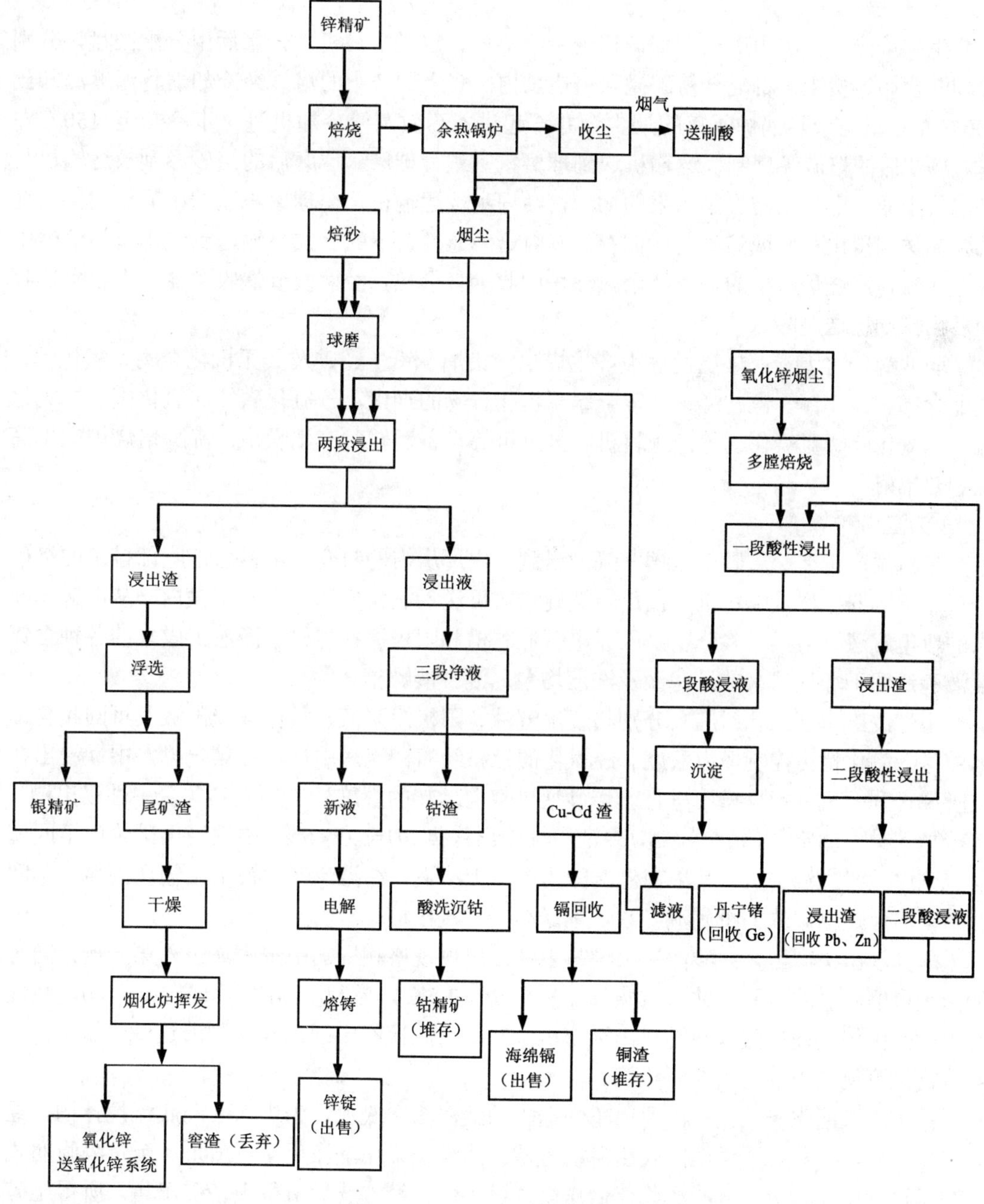

图4-66　锌冶炼的生产工艺流程

① 备料

生产工艺：锌精矿由汽车运至仓内后，采用桥式抓斗起重机上矿，由定量给料机配料后，经胶带输送机送往转运站。精矿通过振动筛进行筛分，块状物料入鼠笼松散机破碎，再经斗式提升机返回筛分系统，筛下物由胶带运输机送至焙烧厂房炉前仓。

职业病危害因素：配料过程中产生铅尘、砷及其无机化合物、氧化锌以及其他含锑、镉、铜、镍、锰、汞等金属无机化合物的粉尘，振动筛产生振动，皮带运输、筛分、破碎等设备运转时产生噪声。

② 焙烧车间

生产工艺：精矿由矿仓下部调速胶带给料机、定量给料机，计量后由分配圆盘，分别加到两台抛料机上，将混合精矿抛入焙烧炉内。焙烧炉产出的焙砂经冷却器将温度冷却到500℃左右，与余热锅炉收集的烟尘合并一起进入高效圆筒冷却机进一步冷却至 150℃左右。冷却后的焙砂经埋刮板运输机送到球磨机室进行球磨。球磨后的焙砂经刮板运输机与旋涡收尘器、电收尘器收集下来的烟尘，经埋刮板运输机运至球磨机室的中间仓内，由仓式泵输送到浸出车间或焙砂贮库储存。库内焙砂通过仓下的仓式泵输送到浸出车间焙砂中间仓。沸腾焙烧炉产出的烟气经余热锅炉回收烟气余热，经两段旋涡收尘器、电收尘器收尘后由排烟机送制酸系统。

职业病危害因素：焙烧过程中产生煤尘、铅烟、铅尘、砷及其无机化合物、氧化锌，其他含锑、镉、铜、镍、锰、汞等金属无机化合物的烟尘，一氧化碳、二氧化碳、二氧化硫、三氧化硫、氮氧化物等；抛料机、鼓风机等设备运转时产生噪声，沸腾焙烧炉产生高温和热辐射。

③ 浸出

备料生产工艺：焙砂用压缩空气输送到浸出厂房内的料仓，由料仓锥底部排出的焙砂经星型给料器、称量给料机、正反转螺旋给料机送入氧化槽和中性浸出槽内。从电解车间来的废电解液、阳极泥浆分别泵入废电解液贮槽和阳极泥搅拌槽。净液工段来的各种含锌溶液和过滤干燥厂房来的过滤液及洗液均泵入混合液贮槽。

中性浸出生产工艺：用泵分别将废电解液、阳极泥浆液、氧化锌浸出液及可回收含锌溶液送入氧化槽，控制槽内酸度。经氧化的液料经溜槽流入中性浸出第一槽，中性浸出在呈阶梯排列的机械搅拌槽中进行。焙砂通过双向运转的螺旋，可加入到各台中性浸出槽。焙砂加入量由测定 pH 值来控制，保证中性浸出终点 pH=5.0～5.2。中性浸出矿浆由第四槽自流到中性浸出浓密机，其浓密溢流即为中浸上清液，在溢流液槽被水泵输送到净液车间的中上清液贮槽。浓密机底流经泵连续送至酸性浸出槽。

酸性浸出生产工艺：酸性浸出槽与中性浸出槽规格相同。中浸底流泵入第一槽，同时加入废电解液和浓硫酸，并通入蒸气加热至 75～85℃，控制浸出终点 pH=2.0～3.0。酸性浸出矿浆由第四槽自流入酸性浸出浓密机，其浓密底流经中间槽泵送到渣过滤干燥工段，其浓密溢流返至中性浸出的氧化槽。

浸出渣过滤生产工艺：由浸出车间送来的酸浸浓密底流，先进入酸浸底流搅拌槽，经浆化搅拌后，矿浆用泵送至厢式压滤机压滤。滤渣经浆化洗涤后，再用泵送至带隔膜厢式压滤机进行压滤，所得滤渣经浆化后送至选矿工段，经浮选后所得银精矿出售。所得尾矿渣经浆化后，再用泵送至带隔膜厢式压滤机进行压滤，所得滤渣由渣斗卸至输送皮带，送入干燥窑上面的进料仓，进行下一工序浸出渣的干燥，压滤所得滤液返回浸出。

氧化锌一段酸性浸出生产工艺：浮选后浸出渣经干燥、挥发产出氧化锌，经多膛焙烧炉脱氟、氯后，通过圆盘给料机送入湿式溢流球磨机，磨矿液来自渣过滤干燥工段的压滤液和洗液，与氧化锌一同进入球磨机，磨后的氧化锌矿浆经中间贮槽泵送到氧化锌一段酸性浸出槽，同时加入废电解液，控制浸出终点酸度 pH=1.5～2.0。浸出后矿浆泵送至氧化锌一段酸浸浓密机进行液固分离，浓密溢流泵送至丹宁酸沉锗槽，浓密底流泵送入氧化锌二段酸浸槽。

氧化锌二段酸性浸出生产工艺：氧化锌一段酸浸底流、废电解液和浓硫酸同时加入槽中，浸出始酸 H_2SO_4 150～200 g/L，控制浸出终酸 20 g/L 左右，然后泵入氧化锌二段酸浸浓密机进行液固分离，浓密溢流返回氧化锌一段酸性浸出槽，浓密底流泵至压滤机压滤，所得滤液返回氧化锌一段酸性浸出槽，所得滤渣经浆化洗涤后用带隔膜的压滤机压滤，所得滤渣（即铅渣）送铅冶炼系统回收铅等有价金属。

丹宁酸沉锗生产工艺：将氧化锌一段酸浸上清液加入丹宁酸沉锗槽，同时加入丹宁酸，待反应结束后经中间槽和泵送至压滤机压滤，所得滤液送焙砂浸出系统混合液贮槽，所得滤渣经浆化洗涤后用带隔膜的压滤机压滤后送锗回收车间。

职业病危害因素：浸出过程中产生以盐的形式存在的铅、砷、锑、镉、铜、镍、钴、汞等金属无机化合物，此过程还接触硫酸及其酸雾、锰及其无机化合物、硫化氢、噪声。

④ 净液

一段净化槽生产工艺：由浸出送来的中浸上清液泵入一段净化槽。锌粉经振动给料机可加入各净化槽，反应完成后浆液流至中间槽，再用泵送至厢式压滤机进行液固分离，所得滤渣即铜镉渣，经浆化后泵至镉工段回收镉。所得滤液经螺旋板加热器加温到 85～90 ℃后流入二段净化槽。

二段净化槽生产工艺：锌粉经振动给料机加入各净化槽，同时加入酒石酸锑钾溶液，反应完成后排至中间槽，再用泵送至厢式压滤机压滤，二段净化压滤后液送往三段净化槽。所得滤渣即钴渣，再经酸洗、压滤，得到钴精矿，暂堆存待回收钴。滤液再用锌粉、酒石酸锑钾沉钴，再经压滤，滤渣与上述钴精矿合并卸在同一堆场，滤液送浸出车间。

三段净化槽生产工艺：锌粉经振动给料机加入槽内，以除去残余的镉。反应完成后第二槽排料至中间槽，再用泵送至厢式压滤机压滤，所得滤渣含锌较高，可返回到一段净化槽再利用。所得滤液即新液，用废电解液调酸至含 $H_2SO_4$1～3 g/L，以减少新液在输送过程中的结晶，然后用泵送往电解车间。

铜镉渣净化工艺：净液工段产出的铜镉渣经浆化后，送往镉工段机械搅拌槽进行铜镉渣的浸出，加入废电解液，控制始酸 10 g/L，终点 pH=5.2～5.4。矿浆经中间槽用泵送至厢式压滤机压滤，滤液送一次置换槽，产出滤渣即铜渣，经酸洗、水洗压滤后作为中间产品出售。上清液用泵送至二次置换，二次置换产出滤液即贫镉液送回浸出车间，所得滤渣为锌、镉渣，返回铜镉渣浸出。

职业病危害因素：以盐的形式存在的铅、砷、锑、镉、铜、镍、钴、汞等金属无机化合物，同时存在锰及其无机化合物、镉及其化合物、钴及其无机化合物、硫酸酸雾、砷化氢、锑化氢、噪声、振动，金属在酸液的置换过程中产生氢气。

⑤ 锌电解

生产工艺：净液工段送来的新液温度约 80℃，与经过空气冷却塔冷却后的废电解液温度约 34℃，在混液槽中混合，通过控制新液和废电解液的混合比（1∶15～1∶20）来保证电解槽操作温度在 37～42℃。混合后的电解液由总溜槽分别进入每个电解槽内，通过直流电的作用，锌在阴极上析出，氧在阳极上析出。达到阴极析出周期后，将阴极自槽中取出经洗涤后人工剥下析出的锌片，经码垛后送锌熔铸工段，铝阴极板经清理、平整后装入电解槽进行下一周期的电解。电解槽流出的废电解液经废液溜槽进入废电解液循环槽，部分废电解液泵送至浸出车间。大部分废电解液泵至冷却塔进行冷却后，与净液工段送来的新液混合，然后通过溜槽再进入每个电解槽。电解时，为了降低析出锌含铅量，需加入碳酸锶，为了改善析出锌的表面结构需加入骨胶，为改善剥离情况需加入酒石酸锑钾。

职业病危害因素：锌精矿和自来水中含有少量氯，未完全净化带入到浸出液中，可能电解析出氯；加硫酸至热溶液中浸出过程中，在配酸、中和、净化及电解过程中容器不密闭，均可能产生硫酸雾；锌精矿中含有少量氟，如果未完全净化带入到浸出液中，可能蒸发带出氟化物；锌电解过程中可能存在的职业危害因素为氯、硫酸雾、氟化物、噪声。

⑥ 锌熔铸

生产工艺：电解车间生产的阴极锌片用叉车运至本车间，然后用起重机将锌片吊到加料平台上，将锌片加入熔锌感应电炉内，炉温控制在 500℃左右。待锌熔化后，加入适量氯化铵，搅动后扒出浮渣，由精锌铸锭码垛机组铸锭、自动码垛捆扎后贮存或外运。熔铸所得浮渣，其金属粗粒可返回电炉；细浮渣可送浸出渣处理工序或出售。

职业病危害因素：电解锌在高温熔炼过程中产生金属锌烟雾，锌在空气中被迅速氧化为氧化锌烟尘；在熔化锌时，需加入一定的氯化氨溶剂以减少浮渣的生成，氯化氨加热至 100℃时开始显著挥发，337.8℃时离解为氨和氯化氢，遇冷后又重新化合生成颗粒极小的氯化铵而呈白色浓烟。熔铸单元存在的主要职业病危害因素为氧化锌、氯化铵烟、噪声、高温、工频电场。

⑦ 浸出渣选矿

生产工艺：浸出渣经过过滤工段浆化后，泵送至渣选矿工段进行浮选。浮选后所得银精矿作为副产品出售，所得尾矿渣经浆化后再泵送至渣过滤工段，经压滤后进入干燥窑干燥。

职业病危害因素：浸出渣中可含有锌、铅、砷、锑、镉、铜、镍、钴、汞等金属元素，搅拌槽、浮选机、陶瓷过滤机运转时产生噪声；黑药中溶有少量硫化氢，有一定硫化作用，因此选矿过程中可能产生硫化氢。浸出渣选矿（银浮选工段）主要存在的职业病危害因素有以盐的形式存在的铅、砷、锑、镉、铜、镍、钴、汞等金属无机化合物、硫化氢、噪声。

⑧ 浸出渣干燥

生产工艺：压滤后浸出渣含水 28%，用胶带输送机分别输送到两台干燥窑受料斗，通过湿式圆盘给料机将物料加到窑尾罩内螺旋上，由螺旋将物料均匀加入干燥窑内进行干燥。

职业病危害因素：浸出渣中可能含有锌、铅、砷、锑、镉、铜、镍、钴等金属元素，上述金属元素主要以无机化合物的形式存在；煤气除主要接触一氧化碳、二氧化碳外，煤气成分内还含少量硫化氢；干燥过程中还产生二氧化硫、一氧化碳等气体。因此浸出渣干燥过程产生的主要职业病危害因素有铅烟、铅尘、砷及其无机化合物、氧化锌、其他含锑、镉、铜、镍等金属无机化合物的烟尘、一氧化碳、二氧化碳、二氧化硫、氮氧化物、高温、噪声等。

（3）硫酸制作

① 净化工段

生产工艺：来自电收尘器 300℃的二氧化硫烟气进入高效洗涤器，烟气中的尘、砷等杂质被洗到循环液中，这一过程在绝热状态下进行。出自高效洗涤器的烟气进入冷却塔，与之经过稀酸板式换热器降温后的循环酸逆向接触，使烟气进一步除尘降温，然后经电除雾器除雾后送往干吸工段。高效洗涤器出来的外排液进入沉降槽沉降后，底流送往污水处理车间进一步处理，上清液返回系统循环使用。冷却塔出来的循环液经稀酸板式换热器冷却后，送到塔顶循环使用。

职业病危害因素：净化过程是用稀硫酸洗涤炉气，如设备或管道泄漏，喷溅到操作人员身上，会对操作人员产生灼伤；净化过程中，如含二氧化硫炉气外逸会引起操作人员中毒；硫酸制作的烟气来源于铅冶炼系统、锌冶炼系统，由于铅、锌矿的来源不同，因此如果铅矿石中含氟化物，则会有一部分进入炉气中，在硫酸制作过程中可能产生氟化氢气体。

② 干吸工段

生产工艺：净化后的二氧化硫烟气进入干燥塔，被塔顶喷淋的酸干燥，使出塔烟气含水≤0.1 g/m^3，然后经二氧化硫鼓风机送往转化工段。

职业病危害因素：吸收过程中，如设备或管道泄漏，硫酸喷溅到操作人员身上会产生严重灼伤；吸收系统是正压操作，如设备或管道泄漏，含三氧化硫的转化气外泄，将会引起操作人员中毒和对环境造成污染；硫酸制作的烟气来源于铅冶炼系统、锌冶炼系统，由于铅、锌矿的来源不同，因此如果铅矿石中含氟化物，则会有一部分进入炉气中，在硫酸制作过程中可能产生氟化氢气体。

③ 转化工段

生产工艺：从二氧化硫鼓风机出来的烟气，依次进入Ⅲ、Ⅰ换热器，烟气达到转化温度后依次通过三层触媒，烟气中大部分二氧化硫被转化成三氧化硫，经换热降温后进入第一吸收塔，烟气中三氧化硫被塔顶喷淋的 98%酸吸收；从第一吸收塔出来的烟气，经过Ⅳ、Ⅱ换热器进入转化器四层。从转化器四层出来的三氧化硫烟气经Ⅳ换热器降温后进入第二吸收塔，烟气中三氧化硫被塔顶喷淋的 98%酸吸收。被吸收后的烟气送往尾气烟囱排放。

职业病危害因素：转化过程是在催化剂作用下把二氧化硫与氧气反应生产三氧化硫。由于转化工序是在二氧化硫风机后，整个系统均为正压操作，如设备或管道泄漏，含二氧化硫的炉气或含二氧化硫和三氧化硫的转化气外泄，将会引起操作人员中毒和对环境造成污染。在转化器装填矾触媒（五氧化二钒）或更换触媒的过程中、在未进行彻底通风就进入转化器等情况下，会接触有毒物质五氧化二钒。

④ 酸库

生产工艺：产品酸自流至地下计量槽，经计量后用泵打往厂区酸库贮酸罐或装酸高位槽，利用位差由装酸高位槽直接流入槽车外售。

职业病危害因素：在运输过程中管道泄漏时可能接触硫酸。

硫酸制作工艺流程见图 4-67。

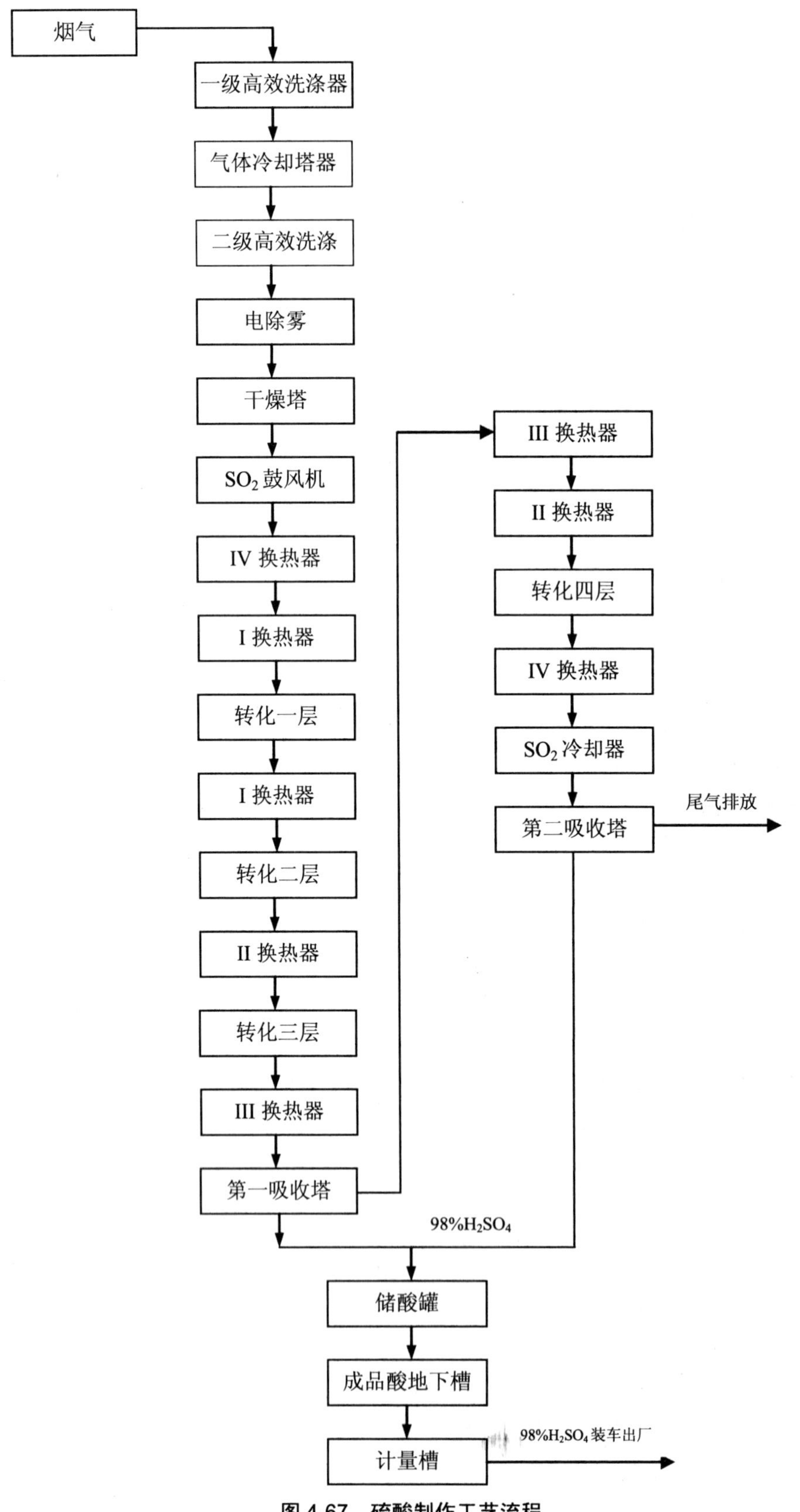

图 4-67　硫酸制作工艺流程

（4）辅助设施

① 收尘系统

生产工艺：电锌冶炼、粗铅冶炼及综合渣处理工程配套的烟气收尘内容，一般包括锌精矿沸腾焙烧烟气收尘、浸出渣干燥收尘、铅精矿干燥收尘、富氧顶吹熔炼收尘、鼓风炉收尘、顶吹熔化收尘、顶吹烟化收尘和多膛炉收尘。

职业病危害因素：主要存在的职业病危害因素包括其他粉尘、铅及其无机化合物（铅烟、铅尘）、砷及其无机化合物、镉及其化合物、氧化锌，含锑、铜、镍、钴、锰等金属化合物，一氧化碳、二氧化碳、二氧化硫、氮氧化物、氟化氢，高温和噪声。

② 余热锅炉

生产工艺：一般包括锌焙烧炉余热锅炉、顶吹熔炼炉余热锅炉、熔化炉和烟化炉余热锅炉。

职业病危害因素：余热锅炉主要存在的职业病危害因素有噪声、高温。

③ 余热发电

生产工艺：利用余热锅炉产生的蒸气驱动饱和蒸气汽轮机发电，同时还可以利用汽轮机抽气对外供热。

职业病危害因素：余热发电主要存在的职业病危害因素有噪声、高温和工频电场。

④ 化学水处理站（除盐水站）

生产工艺：为余热锅炉提供合格的补给水。

职业病危害因素：设备运转时可产生的噪声，加氨系统和贮存容器的泄漏可能接触氨，酸碱再生系统使用盐酸和氢氧化钠。

⑤ 煤气站

生产工艺：燃料由皮带运输机输送到炉前料仓，通过加煤机加入煤气发生炉。发生炉所产生的煤气分两段引出，进入煤气冷却及净化系统，然后通过煤气排送机加压并经捕滴器捕滴后送入厂区综合管网。煤气发生炉的灰渣自灰盘中刮出，沿渣溜子落至手推车中，人工运至灰场。煤气站内设有焚烧炉，定期焚烧从煤气中收集下来酚类等有害物质。

职业病危害因素：煤气的生产过程中主要的职业病危害因素有一氧化碳、二氧化碳、二氧化硫、氮氧化物、高温、噪声。煤气成分内还含有少量硫化氢气体。

⑥ 氧气站

生产工艺：为铅锌冶炼厂提供氧气，常见制氧工艺为变压吸附制氧气等。

职业病危害因素：氧气压缩机、真空泵、离心鼓风机等设备运转时产生的噪声。

⑦ 污水处理

酸废水处理处理工艺：一般采用石灰石中和法，工艺流程见图 4-68。

污水处理工艺：采用石灰法和铁盐石灰法二级处理，工艺流程见图 4-69 和图 4-70。

废水处理工艺：处理后的废水达到生产用水标准，可全部回用于生产冲洗水和循环冷却水补充水，废水处理排出浓水可用于烟化炉冲渣循环水补充水（见图 4-71）。

职业病危害因素：污水处理系统可有硫化氢产生，循环水系统主要的职业病危害因素有酸、碱、粉尘、噪声。含砷的炉渣和炉灰在潮湿环境或遇水过程中会产生大量的砷化氢气体。

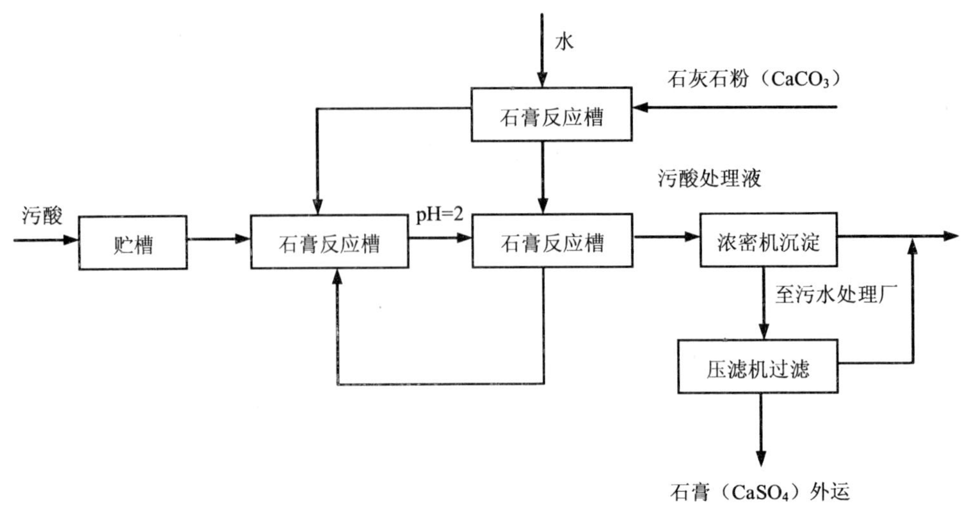

图 4-68 酸废水处理工艺流程

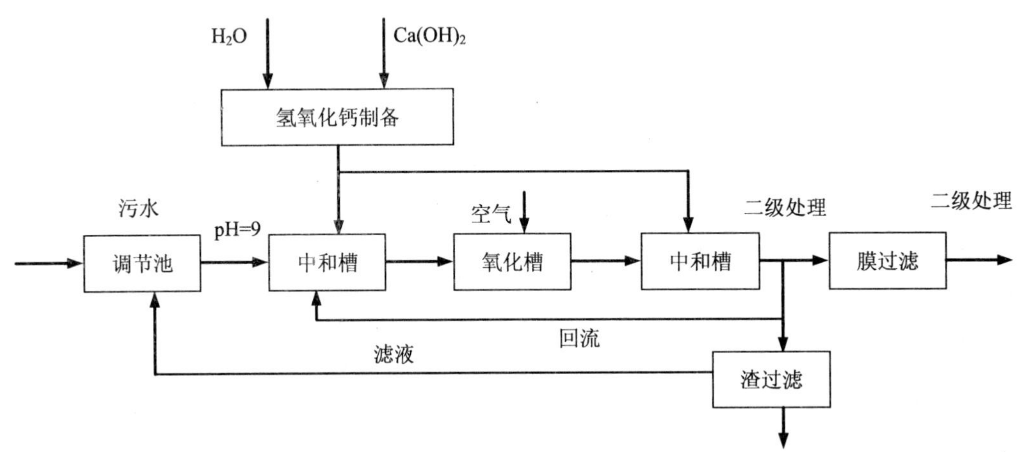

图 4-69 污水处理石灰法工艺流程

⑧ 机修车间

生产工艺：承担全厂机械设备的维护、修理和需防腐设备的防腐修理工作。

职业病危害因素：主要职业病危害因素有电焊烟尘、氮氧化物、臭氧、一氧化碳、紫外线、高温、噪声等；如果使用含锰焊条焊接时可能接触锰及其化合物；涂防腐漆过程中可接触苯系物等；在对铅、锌生产设备维修时，可能接触铅、锌、硫酸生产过程中产生的所有职业病危害因素。

⑨ 尾气脱硫

生产工艺：综合渣处理系统的熔化炉和烟化炉的烟气含二氧化硫，一般采用石灰石/石膏脱硫法进行脱硫处理。

职业病危害因素：其他粉尘和酸液。

二级处理：铁盐石灰法

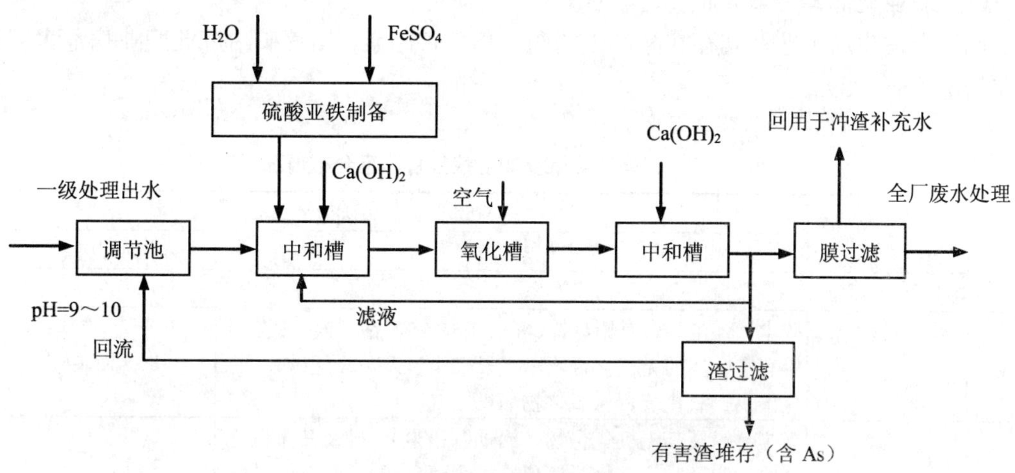

图 4-70 污水处理铁盐石灰法工艺流程

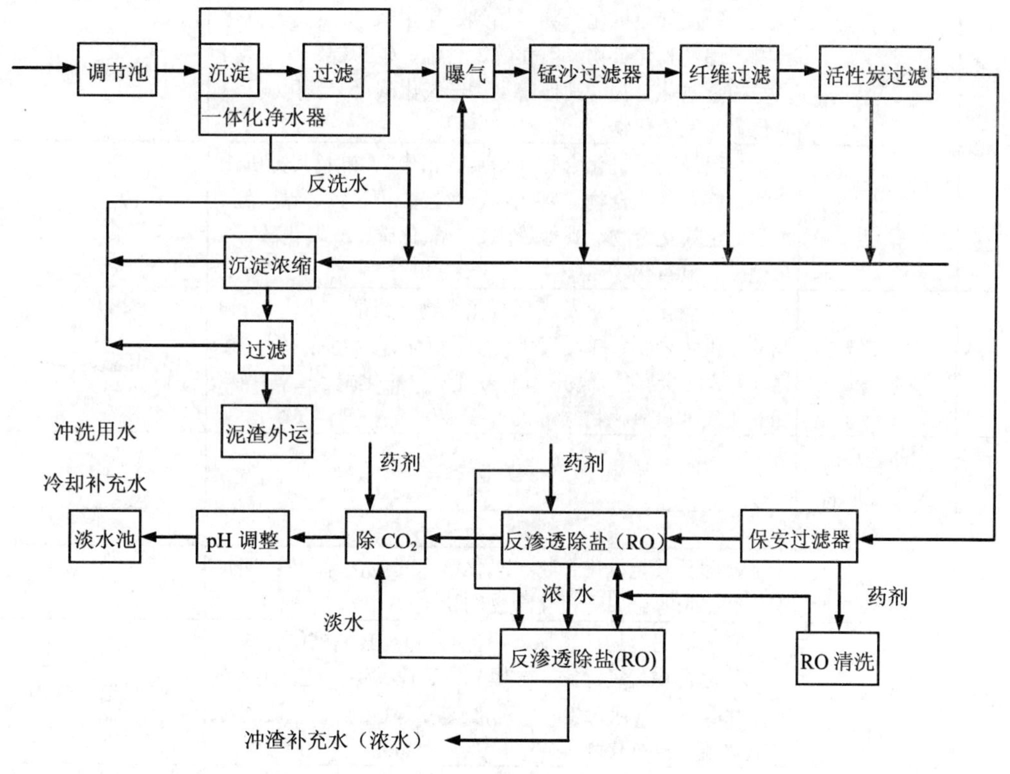

图 4-71 废水处理工艺流程

⑩耐火材料库

生产工艺：为富氧顶吹熔炼炉、富氧顶吹熔化炉及顶吹烟化炉修炉时提供耐火材料。

职业病危害因素：耐火材料中二氧化硅含量较高时可产生矽尘，设备运转时产生噪声。

4．职业危害特点

（1）职业病危害因素分布

归纳上述生产工艺及其存在和产生的职业病危害因素，铅锌矿冶炼业职业病危害因素分布情况见表 4-39。

表 4-39　铅锌矿冶炼业职业病危害因素分布情况

序号	岗位或工种	职业病危害因素	
		化学因素	物理因素
一、铅冶炼工程			
1	备料	矽尘、煤尘、含有铅、锌、砷、镉、锑、钴、镍、锰、汞等有害金属的无机化合物粉尘及烟尘以及一氧化碳、二氧化碳、二氧化硫、氮氧化物	高温、噪声
2	富氧顶吹熔炼	煤尘、铅及其无机化合物（铅烟、铅尘）、砷及其无机化合物、锑及其化合物、氧化锌、含镉、铜、镍、钴、锰、汞等的金属化合物、其他粉尘、一氧化碳、二氧化硫、氮氧化物	高温、噪声
3	鼓风炉熔炼	煤尘、铅及其无机化合物（铅烟、铅尘）、砷及其无机化合物、锑及其化合物、氧化锌、含镉、铜、镍、钴、锰、汞等的金属化合物、其他粉尘、一氧化碳、二氧化碳、二氧化硫、氮氧化物	高温、噪声
4	综合渣处理	煤尘、铅及其无机化合物（铅烟、铅尘）、砷及其无机化合物、锑及其化合物、氧化锌、含镉、铜、镍、钴、锰、汞等的金属化合物、其他粉尘、一氧化碳、二氧化碳、二氧化硫、氮氧化物	高温、噪声
5	氧化锌 多膛焙烧	氟化物、氯化氢、铅及其无机化合物（铅烟、铅尘）、砷及其无机化合物、锑及其化合物、氧化锌、含镉、铜、镍、锰、汞等的金属化合物、其他粉尘、一氧化碳、二氧化碳、二氧化硫、氮氧化物	高温、噪声
6	煤储仓厂房 及粉煤制备	煤尘	噪声
二、锌冶炼工程			
7	备料	铅尘、砷及其无机化合物、氧化锌、其他含锑、镉、铜、镍、锰、汞等金属无机化合物的粉尘	高温、噪声、振动
8	焙烧车间	铅及其无机化合物（铅烟、铅尘）、砷及其无机化合物、锑及其化合物、氧化锌、含镉、铜、镍、钴、锰、汞等的金属化合物、其他粉尘、一氧化碳、二氧化碳、二氧化硫、三氧化硫、氮氧化物	高温、噪声
9	浸出	以盐的形式存在的铅、砷、锑、镉、铜、镍、钴、汞等金属无机化合物；硫酸及其酸雾、锰及其无机化合物、硫化氢	噪声
10	净液	以盐的形式存在的铅、砷、锑、镉、铜、镍、钴、汞等金属无机化合物；锰及其无机化合物、镉及其化合物、钴及其无机化合物、硫酸及酸雾、砷化氢、锑化氢及氢气	噪声
11	锌电解	氯、硫酸雾、氟化物	噪声
12	锌熔铸	氧化锌、氯化铵烟	噪声、高温、工频电场

序号	岗位或工种	职业病危害因素	
		化学因素	物理因素
13	浸出渣选矿	以盐的形式存在的铅、砷、锑、镉、铜、镍、钴、汞等金属无机化合物、硫化氢	噪声
14	浸出渣干燥	铅烟、铅尘、砷及其无机化合物、氧化锌、其他含锑、镉、铜、镍、锰、汞等金属的无机化合物的烟尘、一氧化碳、二氧化碳、二氧化硫、氮氧化物、硫化氢	高温、噪声
三、硫酸制作工程			
15	净化	二氧化硫、硫酸及三氧化硫、氟化氢	—
16	干吸	二氧化硫、硫酸及三氧化硫、氟化氢	噪声
17	转化	二氧化硫、硫酸及三氧化硫、五氧化二钒	—
18	酸库	二氧化硫、硫酸及三氧化硫	—
四、辅助设施			
19	收尘系统	其他粉尘、铅及其无机化合物（铅烟、铅尘）、砷及其无机化合物、镉及其化合物、氧化锌、含锑、铜、镍、钴、锰等的金属化合物、一氧化碳、二氧化碳、二氧化硫、氮氧化物、氟化氢	高温、噪声
20	余热锅炉	—	高温、噪声
21	余热发电	—	高温、噪声
22	水处理站	盐酸、氢氧化钠	噪声
23	煤气站	一氧化碳、硫化氢、二氧化碳、二氧化硫、氮氧化物	高温、噪声
24	氧气站	—	噪声
25	废酸废水处理	硫化氢、酸、碱	噪声
26	机修车间	电焊烟尘、氮氧化物、臭氧、一氧化碳、锰及其化合物、苯系物等。设备维修时接触铅、锌、硫酸生产过程中产生的职业病危害因素	紫外线、高温、噪声
27	尾气脱硫	其他粉尘、酸	—
28	耐火材料库	矽尘	噪声

（2）职业危害程度

铅锌矿冶炼业在正常生产过程中存在的主要职业病危害因素为粉尘、化学毒物和噪声，其中化学毒物主要包括铅及其无机化合物（铅烟、铅尘）、氧化锌、砷及其无机化合物、砷化氢、锑及其化合物、镉及其化合物、锰及其无机化合物、镍及其无机化合物、汞、一氧化碳、二氧化碳、二氧化硫、氮氧化物、硫化氢、硫酸及三氧化硫、氯化铵、六氟化硫、氟化物、五氧化二钒、氨等。李刚等对某铅锌冶炼企业接触铅作业人员关键控制点的调查中发现，所检测的 15 个接触铅作业岗位中有 10 个点超标，其中电铅反射炉的浓度最高，达到 1.846 mg/m^3，超过国家职业卫生标准（0.03 mg/m^3）59 倍；131 名接触铅工人的血铅平均浓度为（402±161.7）μg/L，均超过正常参考值 201 μg/L，其中有 15 人血铅值超出诊断值。张秋玲等报道在某铅锌冶炼厂职业病危害现状调查中发现，13 个铅烟检测点中，有 9 个点超标。林潮等报道在某铅冶炼建设项目职业病危害控制效果评价中，铅烟尘检测点合格率仅为 51.2%。

5．建设项目职业病危害风险分类

铅锌矿冶炼业属于《国民经济行业分类》（GB/T 4754—2011）中的“有色金属冶炼和压延加工业”，根据国家安全监管总局公布的《建设项目职业病危害风险分类管理目录（2012 年版）》，“有色金属冶炼和压延加工业”中“常用有色金属冶炼业”属于职业病危害风险严重项目。

综上所述，铅锌矿冶炼业所产生的职业病危害的风险程度，与《建设项目职业病危害风险分类管理目录（2012 年版）》中所列的“常用有色金属冶炼业”职业病危害的风险程度无明显区别，应定为职业病危害风险严重建设项目。

参考文献

[1] 李刚，王军明，李晓然，等. 某铅锌冶炼企业接铅作业人员关键控制点的调查. 中国工业医学杂志，2013，26（2）：128-129.

[2] 张秋玲，孙玉兰，马红，等. 某铅锌冶炼厂职业病危害现状调查. 中国工业医学杂志，2009，22（3）：218-219.

[3] 林潮，王建平，张虹. 某铅冶炼建设项目职业病危害控制效果评价. 职业卫生与应急救援，2009，27（5）：276-278.

（朱晓玲、杨光涛、何家禧）

（二）金冶炼

贵金属主要指金、银和铂族金属（钌、铑、钯、锇、铱、铂）等 8 种金属元素。贵金属冶炼是指对以上金属的提炼活动。我国黄金资源储量丰富，分布较广，目前我国黄金产量居世界第五位，成为产金大国之一。现以贵金属金的冶炼为例分析其职业危害风险情况。

1．项目组成

金冶炼生产工艺主要由选矿、预处理（二段焙烧）、浸取、精炼以及相关的辅助设施等项目组成。

（1）选矿主要包括破碎、筛分、选别等项目。

（2）预处理（二段焙烧）主要包括进料、焙烧等项目。

（3）浸取（氰化法）主要包括氰化浸出、浸出矿浆的洗涤过滤、氰化液或氰化矿浆中金的提取和成品的冶炼等项目。

（4）精炼主要包括金的电解提取。

（5）相关的辅助设施主要包括燃料供给系统、收尘系统、收砷系统、二氧化硫处理系统、废水处理和配电房等项目。

2．主要生产原辅材料与设备

（1）主要生产原辅材料

金冶炼生产工艺中，与职业卫生有关的主要生产原辅材料包括矿石、汞板、碳酸钠、丁黄药、胺黑药、氰化物、碱（氢氧化钾、氢氧化钠或氢氧化钙）、硝酸铅或醋酸铅、稀硫酸、硝石、石灰、王水或盐酸溶液等。

（2）主要生产设备

生产装置的主要生产设备包括鄂式破碎机、圆锥碎矿机、辊碎矿机、磨矿机、筛分设备（如水力旋流器）、浮选机、过滤机、振动筛、摇床、喷枪、沸腾炉、焙烧炉、浓密机、澄清机、压滤机、砂滤箱或沉淀池、加热炉、电解槽等。

辅助装置的主要生产设备包括收尘系统的除尘器，收砷系统的喷雾冷却塔或弯管式空气骤冷器，二氧化硫处理系统的净化器、吸收塔、干燥塔、转化塔、硫酸储槽，废水处理的中和池、沉淀池、压滤机，配电房的变压器、配电柜，空压机等。

3. 生产工艺与职业病危害因素

（1）选矿

① 破碎

生产工艺：采用颚式破碎机对矿石进行粗碎，采用标准型圆锥碎矿机中碎，最后再采用短头型圆锥碎矿机以及辊碎矿机细碎，破碎完毕后的矿石送至磨矿机进行磨细。

职业病危害因素：碎矿、磨矿的过程中产生含有铅、锌、砷等有害金属的无机化合物粉尘和噪声。

② 筛分

生产工艺：将磨碎后的矿石经过筛分机筛分并分级。

职业病危害因素：筛分的过程中产生含有铅、锌、砷等有害金属的无机化合物粉尘、噪声和振动。

③ 选别

常用方法为重选法和浮选法。

重选法生产工艺：含金矿沙置入圆筒筛，通过高压水进行流矿，大于筛孔的砾砂经溜槽、皮带输送入尾矿场；小于筛孔的矿砂通过公配器输入 1～3 段圆跳汰机，经 3 段跳汰机精矿自流入摇床，进行粗、细扫选，生产出精沙矿。

浮选法生产工艺：单一浮选法是用碳酸钠作调整剂，使黄金上浮。同时，用丁黄药与胺黑药作补收剂，使金矿粉与矿渣分离，产出金精矿粉。混汞浮选工序是在磨矿处理后加入汞板，经混汞后的矿浆通过分级机溢流进行浮选。

职业病危害因素：浮选法中可能会接触汞，选别过程中产生振动和噪声。

（2）预处理（二段焙烧）

① 进料

目前进料方式主要有干式进料和浆式进料，以后者多见。浆式进料是将金精矿调成矿浆浓度为 70%左右的料浆，然后经振动筛除去杂物，用软管泵打入矿浆分配槽，通过喷枪喷入流态化焙烧。

职业病危害因素：调浆过程中产生粉尘，使用振动筛过程中产生振动和噪声。

② 焙烧

生产工艺：一段沸腾炉处于弱氧化状态和较低的温度下焙烧，一段炉产生的烟气经收尘器收尘后，捕集到的焙砂及一段焙烧炉溢流焙砂经过密封回料器送到二段沸腾焙烧炉继续脱硫氧化。二段炉内氧气为过剩状态，产生的烟气经过收尘器收尘。一段和二段焙烧炉产生的烟气进入燃烧室。

职业病危害因素：烟气焙烧过程中产生粉尘、二氧化硫、三氧化二砷、六氧化四砷和高温。

（3）浸取（氰化法）

① 氰化浸出

生产工艺：用含氧的氰化物溶液把矿石中的金溶解出来。常用的氰化物主要有氰化钾、氰化钠、氰化钙和氰化铵四种。为了保持氰化物溶液的稳定性，减少氰化物的水解损失，在浸出过程中加入保护碱（氢氧化钾、氢氧化钠或氢氧化钙）。矿石经氰化浸出后，产出由含金溶液和尾矿组成的矿浆。

职业病危害因素：氰化浸出过程中可能接触氰化物和碱。

② 浸出矿浆的洗涤过滤

生产工艺：氰化矿浆经过浓缩、过滤后，再用脱金贫液或水在过滤机上洗涤滤渣，将含金较低的固体，即尾矿废弃或再处理，产出的含金溶液，俗称贵液或母液，用于金的提取。

职业病危害因素：氰化矿浆洗涤过滤时可能接触氰化物。

③ 金的提取

生产工艺：使用框式澄清机、压滤机、砂滤箱或沉淀池除去母液中少量矿泥和难以沉淀的悬浮颗粒，再加入金属锌，经过置换反应后，溶液中的金被置换成金属状态而沉淀，锌则溶解于碱性的氰化液中。铅与锌结合能改善金的沉淀，故常向母液中加入适量的硝酸铅或醋酸铅。金的提取工艺流程如图 4-72。

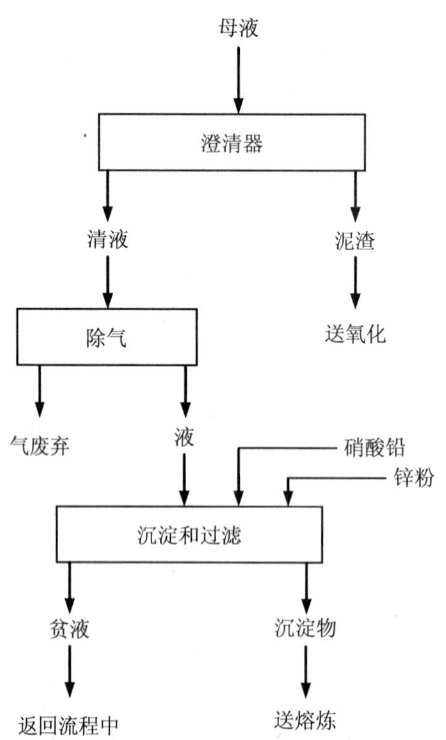

图 4-72 金的提取工艺流程

职业病危害因素：金的置换提取过程中产生氰化物和氢气。

④ 成品的冶炼

酸溶生产工艺：从含金氰化液中，加锌沉淀而产生出的金泥，含金一般不超过 20%。加入稀硫酸（质量分数为 10%～15%）溶液，使金泥中可溶于稀硫酸的成分溶解而从金泥中分离出来。经酸溶后，进行液固分离，金泥再经水洗、压滤后成为滤饼。

焙烧生产工艺：将滤饼放在铁盘中，放进加热炉内缓慢加热，一般最高温度控制在 600 ℃左右，除去滤饼中的水分和结晶水以及某些化合物。为了避免金泥受热而黏在铁盘上，可在铁盘内壁涂上石灰等涂料。为了使杂质在焙烧时氧化，可往滤饼里加入适量的硝石作氧化剂。

熔炼生产工艺：将干的沉淀物与适量溶剂（通常为硼砂、石英、碳酸钠或萤石）混合，直接送入炉熔炼，生产出符合要求的金锭和炉渣。

职业病危害因素：酸溶过程中产生硫酸和氢气，熔炼过程中产生粉尘，焙烧、熔炼过程中产生高温。

（4）精炼（电解法）

生产工艺：以粗金为阳极，纯金或钛板为阴极，向电解槽中注入电解液，通入电流后，阳极的金和杂质溶解，而在阴极析出纯金。阴极析出的金用水洗净后铸锭，电解结束而未溶解的残阳极在仔细清除表面的阳极泥后，返回熔铸阳极。

职业病危害因素：电解液因使用王水或盐酸溶液而产生硝酸或盐酸。

（5）辅助设施

① 燃料供给系统

生产工艺：主要是提供炼金常用燃料柴油和重油。

职业病危害因素：柴油和重油中含有的烷烃类、芳香烃类物质。

② 收尘系统

生产工艺：收取炼金过程中飞扬的物料，挥发的铅、锌及其氧化物，以及少量的银。收尘的方法主要是机械除尘、过滤除尘和静电除尘。

职业病危害因素：铅、锌、银等金属及其化合物粉尘、噪声。

③ 收砷系统

生产工艺：通过静电收尘器收尘后的烟气通过喷雾冷却塔或弯管式空气骤冷器使烟气温度急剧降至 120℃左右，烟气中的三氧化二砷由气态转变为固态的三氧化二砷晶体，该晶体随着烟气进入收尘器进行收集，从而得到粗砷产品。

职业病危害因素：粉尘、三氧化二砷。

④ 二氧化硫处理系统

生产工艺：产生的二氧化硫全部用于制造硫酸，制酸普遍采用两转两吸接触法生产流程，具体见常用有色金属冶炼中硫酸的制造。

职业病危害因素：二氧化硫、硫酸及三氧化硫、五氧化二钒、噪声。

⑤ 废水处理

生产工艺：主要是对含氰废水的处理。常用方法为氯碱法，即在碱性介质中，加入的漂白粉或液氯水解后，生成具有强氧化性的次氯酸根，将氰化物氧化，处理后液体中的重金属离子再通过有机高分子螯合剂螯合。

职业病危害因素：废水处理过程中可能接触氰化物，次氯酸氧化的过程中产生二氧化碳和氮气。

⑥ 配电房

生产工艺：将国家电网电源变压后供生产和生活用电。为应急停电，设有备用柴油发电机组。

职业病危害因素：配电房存在工频电场。

4．职业危害特点

（1）职业病危害因素分布

归纳上述生产工艺及其存在和产生的职业病危害因素，金冶炼业职业病危害因素分布情况见表 4-40。

表 4-40　金冶炼业职业病危害因素分布情况

序号	岗位或工种	职业病危害因素	
		化学因素	物理因素
一、选矿			
1	破碎	含有铅、锌、砷等无机化合物粉尘	噪声
2	筛分	含有铅、锌、砷等无机化合物粉尘	噪声和振动
3	选别	汞	噪声和振动
二、预处理（二段焙烧）			
4	进料	含有铅、锌、砷等无机化合物粉尘	噪声和振动
5	焙烧	含有铅、锌、砷等无机化合物粉尘或烟尘，以及二氧化硫、三氧化二砷、六氧化四砷	高温
三、浸取			
6	氰化浸出	氰化物和碱	—
7	浸出矿浆的洗涤过滤	氰化物	—
8	金的提取	氰化物和氢气	—
9	成品的冶炼	硫酸和氢气粉尘	高温
四、精炼			
10	电解	硝酸或盐酸	—
五、辅助设施			
11	燃料供给系统	烷烃类、芳香烃类物质（如异丁烷、正丁烷、异戊烷、正戊烷、正己烷、环己烷、正庚烷、甲基环己烷、正辛烷、壬烷等）	—
12	收尘系统	铅、锌、银等金属及其化合物粉尘	噪声
13	收砷系统	粉尘、三氧化二砷	—
14	二氧化硫处理系统	二氧化硫、硫酸及三氧化硫、五氧化二钒	噪声
15	废水处理	氰化物、二氧化碳和氮气	噪声
16	配电房	—	工频电场

（2）职业危害程度

贵金属（金）冶炼业主要存在的职业危害风险是劳动者在工作场所接触含有铅、锌、砷等无机化合物粉尘，以及汞和氰化物。刘正军等选择某黄金冶炼厂接触铅 1 年以上的工人作为观察组，该厂不直接接触铅的行管勤杂人员作为对照组，其中观察组共作尿铅 140 人份，对照组 81 人份。前者尿铅均值为 0.054±0.096 mg/L，范围 0～0.669 mg/L，其中 24 例超过 0.08 mg/L，后者尿铅均值为 0.011±0.011 mg/L，范围 0～0.056 mg/L，无一例超过 0.08 mg/L，两组有非常显著性差异（u=5.2407，P＜0.001）。徐向荣等对某金矿浮选车间、汞金保管室及厂办公室设置了 13 个采样点，并对接触汞的 45 名工人尿样进行分析，发现该厂车间空气中汞浓度范围为 0.025～0.529 mg/m^3，平均 0.183 mg/m^3，各检测点空气中汞的浓度均超过职业卫生标准 1.5～51.9 倍，超标率为 100%。尿汞检出范围为 0.002～0.427 mg/L，增高者 30 人，尿汞偏高检出率为 66.7%。

5. 建设项目职业病危害风险分类

金冶炼业属于《国民经济行业分类》（GB/T 4754—2011）中的“贵金属冶炼业”，根据国家安全监管总局公布的《建设项目职业病危害风险分类管理目录（2012 年版）》，“贵金属冶炼业”属于职业病危害风险严重项目。

综上所述，金冶炼业所产生的职业病危害的风险程度，与《建设项目职业病危害风险分类管理目录（2012 年版）》中所列的“贵金属冶炼业”职业病危害的风险程度无明显的区别，即定为职业病危害风险严重建设项目。

参考文献

[1] 刘正军，刘成，刘涛，等. 铅对黄金冶炼作业工人健康影响的调查. 中国工业医学杂志，1994，7（3）：168-170.

[2] 陈芳芳，张亦飞，薛光，等. 黄金冶炼生产工艺现状及发展. 中国有色冶金，2011，40（1）：11-18.

[3] 徐向荣，何海健，王晖，等. 黄金冶炼作业场所空气中汞及工人尿汞含量的调查分析. 职业与健康，2002，18（1）：22-23.

（朱晓玲、何家禧）

（三）稀土分离

稀土，即稀土元素，有“工业维生素”的美称，是指元素周期表中原子序数为 57 到 71 的 15 种镧系元素，即镧（La）、铈（Ce）、镨（Pr）、钕（Nd）、钷（Pm）、钐（Sm）、铕（Eu）、钆（Gd）、铽（Tb）、镝（Dy）、钬（Ho）、铒（Er）、铥（Tm）、镱（Yb）、镥（Lu），以及与镧系元素化学性质相似的钪（Sc）和钇（Y）共 17 种元素。稀土一般以氧化物状态分离出来，虽然在地球上储量非常巨大，但因冶炼提纯难度较大，显得较为稀少，得名稀土。稀土在石油、化工、冶金、纺织、陶瓷、玻璃、永磁材料等领域得到了广泛的应用。在稀土精矿中，稀土一般呈难溶于水的碳酸盐、氟化物、磷酸盐、氧化物或硅酸盐等形态存在，须经溶解、分离、净化、浓缩或灼烧等工序，转化为分离单一稀土的原料或产品。

1．项目组成

稀土分离业生产工艺主要由稀土分离及相关的辅助设施等项目组成。

（1）稀土分离包括酸溶、萃取分离、沉淀、灼烧等项目。

（2）辅助设施包括实验室、废水处理。

2．主要生产原辅材料与设备

（1）主要生产原辅材料

稀土分离业生产工艺中，与职业卫生有关的主要生产原辅材料包括稀土离子矿，以及盐酸、草酸、萃取剂、液碱、碳酸氢钠、煤油、液化石油气等。

（2）主要生产设备

生产装置的主要生产设备包括箱式萃取槽、配料槽、中间槽、高位槽、澄清槽、泵槽、沉淀槽、计量泵、输送泵、立式泵、有机相循环槽、计量管、减速机、转子流量计、过滤器、反应锅、离心机、热水槽、灼烧炉、板框压滤机、破碎机、混料机、搅拌反应槽、搪瓷反应罐等。

辅助装置的主要生产设备包括分析测试仪器、机修设备等辅助工程和公用工程设备等。

3．生产工艺与职业病危害因素

（1）稀土分离

稀土分离的工艺流程见图 4-73。

① 酸溶

生产工艺：在酸溶反应槽内加入适量的水，启动搅拌并将稀土慢慢投入槽内，调成浆状，然后缓慢加入盐酸溶解反应。同时，启动酸雾净化系统，至反应充分完成后，加入适量的氯化钡除杂，再加入少量絮凝剂加速澄清后，将酸溶料液虹吸入澄清槽澄清。料液澄清后放入过滤槽过滤，滤液用泵输送至萃取分离。滤渣用料浆泵压至箱式压滤机压滤干后，送至临时渣库堆放保管。

职业病危害因素：固体稀土用盐酸溶解成液体，存在稀土粉尘（总尘）和盐酸；原料仓库、溶料岗位的装钵岗位存在粉尘；机械设备运行过程中存在噪声；废渣堆场可能存在电离辐射。

② 萃取分离

生产工艺：利用加料机将各种物料按规定流量加入萃取槽中，通过萃取槽的搅拌混合、澄清分相，使萃取剂与水相充分接触、传质分配，各稀土元素经过多段多级的萃取、洗涤、反萃等过程达到互相分离。按一定的工艺条件及级数配置，混合稀土料液萃取分组分离提纯出各种单一非钇稀土、环烷酸－盐酸体系分离提纯出氧化钇，从而得到各种单一稀土料液。

职业病危害因素：萃取分离工序存在总烃、盐酸，机械设备运行过程中存在噪声。

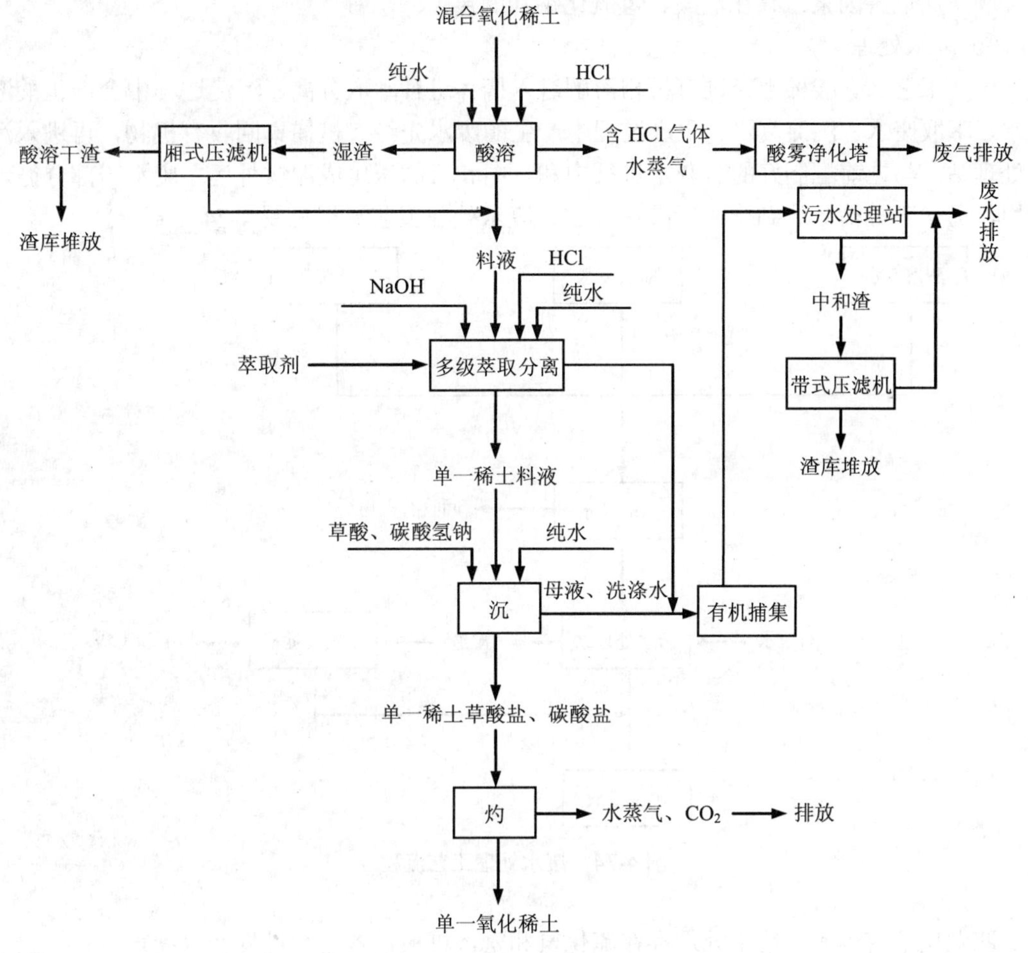

图 4-73　稀土分离的工艺流程

③ 沉淀

生产工艺：在搅拌条件下，将沉淀剂（草酸溶液或碳酸氢钠溶液）与单一稀土料液按一定的速度加入到沉淀槽中发生反应，生成沉淀物，沉淀物经过滤、洗涤、离心甩干或真空吸滤干后得到稀土草酸盐半成品或稀土碳酸盐半成品。沉淀母液及洗涤废水集中进入污水处理站进行中和处理，达标后排弃。

职业病危害因素：沉淀工序存在草酸，机械设备运行过程中产生噪声。

④ 灼烧

生产工艺：利用加热方式，将稀土草酸盐或稀土碳酸盐半成品分解、氧化得到稀土氧化物，灼烧后的稀土氧化物经混料、过筛、包装，得到各种单一稀土氧化物产品。

职业病危害因素：灼烧前的装钵岗位及灼烧后的出料岗位、包装岗位产生稀土粉尘，机械设备运行过程中产生噪声，灼烧工序存在高温。

（2）辅助设施

① 实验室

生产工艺：化学检验。

职业病危害因素：存在盐酸、氢氧化钠和噪声。

② 废水处理

生产工艺：碳酸稀土经过有机相溶解进入槽体进行萃取分离、沉淀过程中会产生酸溶废水、萃取废水、沉淀废水。生产过程中产生的废水先经有机捕集回收有机物，再进入污水处理站，与之前配制好的石灰水进行中和。中和后的渣压成泥饼外运，废水一部分循环利用，另一部分检测达到排放标准后排放。废水处理工艺流程见图 4-74。

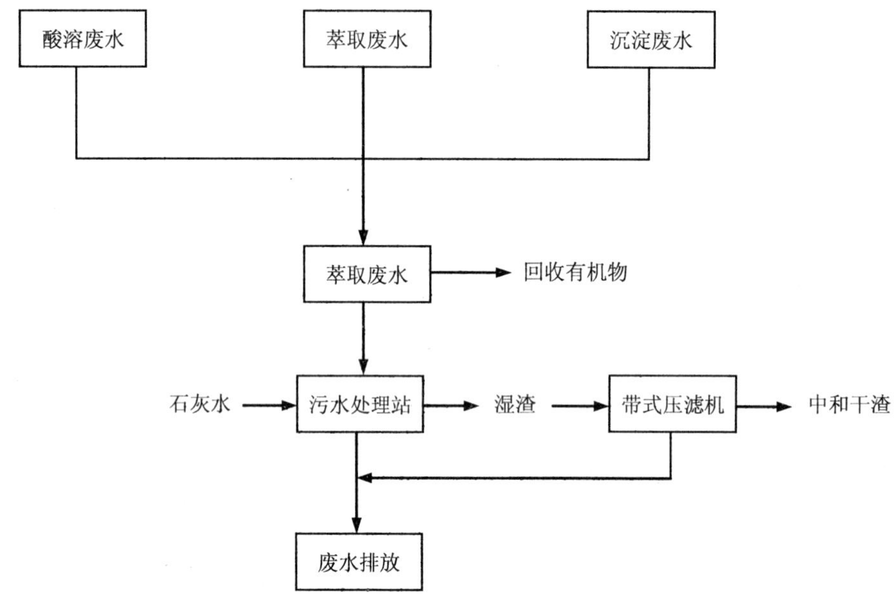

图 4-74 废水处理工艺流程

职业病危害因素：废水处理存在硫化氢和氨，机械设备运行过程产生噪声。

4．职业危害特点

（1）职业病危害因素分布

归纳上述生产工艺及其存在和产生的职业病危害因素，稀土分离业职业病危害因素分布情况见表 4-41。

表 4-41 稀土分离业职业病危害因素分布情况

序号	岗位或工种	职业病危害因素	
		化学因素	物理因素
一、稀土分离			
1	酸溶	稀土粉尘（总尘）、盐酸	噪声、电离辐射
2	萃取分离	总烃、盐酸	噪声
3	沉淀	草酸	噪声
4	灼烧	稀土粉尘（总尘）	噪声、高温
二、辅助设施			
5	实验室	盐酸、氢氧化钠	噪声
6	污水处理	硫化氢、氨	噪声
7	配电房巡检	—	工频电场

（2）职业危害程度

稀土生产中存在多种职业危害因素，稀土粉尘是稀土生产过程中主要的职业危害因素，在空气中以粉尘或气溶胶形态存在。调查表明，稀土粉尘主要产生于稀土矿开采、破碎、运输和稀土精矿的干燥、焙烧、产品包装及稀土冶炼等生产过程。对我国几家稀土生产厂的车间空气中稀土粉尘监测结果表明，轻、重稀土的原料破碎、冶炼和产品包装环节的稀土粉尘浓度最高，一般为 29.3～121.0 mg/m^3。在稀土萃取、电解、酸溶离子交换、焙烧、冶炼等工艺过程中产生稀土萃取剂挥发物、氯气、氯化氢、氨氧化物、二氧化硫、亚硫酸雾和氨蒸气等多种刺激性有害气体。在正常生产、有完善的通风设施条件下，这些有害气体的浓度均能控制在允许标准下。稀土生产中物理性有害因素主要有放射线、噪声及不良微小气候环境。稀土生产的放射线来源矿中伴生的铀、钍放射性元素，其生产场所中α、γ辐射水平一般不超过限制水平。在稀土焙烧、冶炼和电解等生产工艺过程中产生生产性噪声和高温等不良条件。

5．建设项目职业病危害风险分类

稀土分离业属于《国民经济行业分类》（GB/T 4754—2011）中的“稀土金属冶炼业”，根据国家安全监管总局公布的《建设项目职业病危害风险分类管理目录（2012 年版）》，“稀有稀土金属冶炼业”属于职业病危害风险严重项目。

稀土粉尘是稀土生产过程中主要的职业危害因素，一方面，该行业目前机械化和自动化生产工艺尚未普及，接触稀土粉尘人数较多，接触时间长，工作场所稀土粉尘浓度超标严重及发生职业性慢性中毒的案例屡见报道，显示其暴露频度、职业病危害发生的概率以及职业病危害后果严重。另一方面，该行业常储存盐酸，如酸罐老化破损，可导致大量浓酸泄漏，短时间内发生严重事故。

由于稀土生产过程中存在多种有害因素的协同作用以及稀土元素及其化合物本身的物理、化学特性和生物学活性的不同，因此，稀土对作业工人的健康影响是多方面的，但主要是对呼吸系统和皮肤的影响。稀土生产对作业工人皮肤的影响主要表现在皮肤干燥、瘙痒、毛囊炎、色素沉着、皲裂和脱屑。也有研究表明可引起肝的营养障碍、脂肪性变、肝内质网及线粒体形态和功能的改变。

综上所述，稀土分离业所产生的职业病危害的风险程度，与《建设项目职业病危害风险分类管理目录（2012 年版）》中所列的“稀有稀土金属冶炼业”职业病危害的风险程度无明显的区别，即定为职业病危害风险严重建设项目。

参考文献

[1] 姜建容，张秀莲，晏峻，等. 稀土生产的职业危害与卫生防护管理对策探讨. 职业卫生与病伤，2003，1：44-44.

[2] 王国超，张宏，邱进龙. 某稀土公司职业危害现状调查分析. 科技信息，2013，20：461-463.

[3] 陈晓镁，林大建. 南方某离子型稀土冶炼分离企业职业卫生分析评价. 有色金属科学与工程，2014，5（3）：102-106.

[4] 何丽萍. 某稀土磁性材料建设项目职业病危害预评价. 职业与健康，2013，4：435-438.

[5] 张翠兰，吕慧敏，王萍，等. 钍尘职业暴露对作业工人肺功能和血液学常规的影响. 中国医学装备，2008，1：7-9.

（朱晓玲、杨光涛、何家禧）

十五、金属制品制造

金属制品制造业包括结构性金属制品制造、金属工具制造、集装箱及金属包装容器制造、金属缆索及其制品制造、建筑安全用金属制品制造、金属表面处理及热处理加工、搪瓷制品制造、金属制日用品制造及其他金属制品制造等。以下介绍常见的金属制品制造业职业危害风险情况。

（一）钢构件制造

1．项目组成

钢构件制造主要由主车间、不锈钢加工间、喷砂间以及辅助公用工程系统等项目组成。

（1）主车间包括下料、组立焊接、矫正、焊接成型、抛丸除锈、喷涂、成品包装等工序。

（2）不锈钢加工间包括电焊、打磨等。

（3）喷砂间主要为喷砂等工序设置。

（4）辅助公用工程系统包括配电房、空压机房、备用发电机房、储气房、油漆仓库等项目。

2．主要生产原辅材料与设备

（1）主要生产原辅材料

主要产品为钢构件，与职业卫生有关的原辅材料包括焊接使用的乙炔、二氧化碳、二氧化碳保护焊丝，喷漆使用的防锈漆、丙烯酸树脂漆、丙烯酸树脂漆稀释剂，喷砂使用的玻璃砂等。

（2）主要生产设备

生产装置的主要生产设备包括下料用的数控火焰切割机、等离子火焰切割机、冲床、锯床、钻床、剪板机，组立焊接用的组立机、埋弧焊机、卷板机，矫正用的矫正机，焊接成型用的二氧化碳气保焊机，抛丸除锈用的自动抛丸机，喷漆用的无气喷涂机、空压机，以及喷砂用的喷砂机。

辅助装置的主要生产设备包括配电房的变压器、配电柜等，空压机房的空压机，备用发电机房的发电机等。

3．生产工艺与职业病危害因素

（1）主车间

主要工艺流程见图4-75。

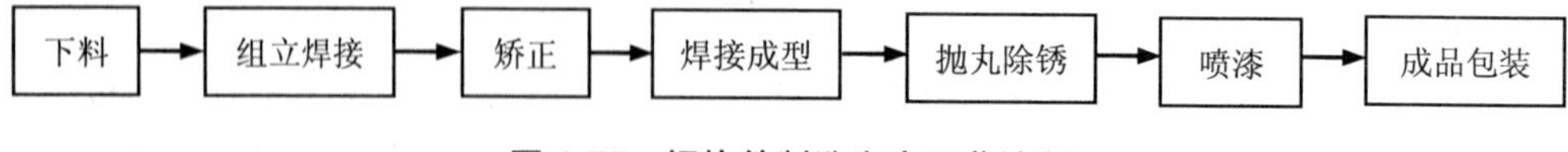

图4-75　钢构件制造生产工艺流程

① 下料

生产工艺：依据图纸将金属原材料切割成图纸要求的尺寸和形状。

职业病危害因素：切割机、冲床、锯床、钻床和剪板机运行时产生噪声、金属粉尘，其中数控火焰切割机、等离子火焰切割机运行时产生氮氧化物、一氧化碳、臭氧、高温、电焊弧光、高频电磁场等。

② 组立焊接

生产工艺：依据构件图纸对下料工序经切割加工的金属零件板进行组装成型，并且焊接。

职业病危害因素：铆装过程产生噪声，焊接（主要是电焊和气体保护焊）过程产生电焊烟尘、金属氧化物、电焊弧光、一氧化碳、氮氧化物、臭氧、噪声、高温、高频电磁辐射等。

③ 矫正

生产工艺：对组立焊接过程中产生的变形量进行矫正。

职业病危害因素：矫正过程中产生高温、噪声等。

④ 焊接成型

生产工艺：对已经矫正好的金属构件，依据构件图纸的要求焊接相应的零件板，最终成为完整的构件。

职业病危害因素：焊接（主要是电焊和气体保护焊）过程中有电焊烟尘、金属氧化物、电焊弧光、一氧化碳、氮氧化物、臭氧、噪声、高温、高频电磁辐射。

⑤ 抛丸除锈

生产工艺：对成型的金属构件进行打砂除锈，为下道喷漆工序做准备。

职业病危害因素：抛丸机运行过程中产生噪声、粉尘。

⑥ 喷漆

生产工艺：对经打砂除锈的金属构件进行喷漆。

职业病危害因素：喷漆过程中使用的防锈漆、丙烯酸树脂漆、丙烯酸树脂漆稀释剂可产生甲苯、二甲苯、乙苯、乙酮、乙酸丁酯等有机化学毒物，喷涂过程中喷涂机运转产生噪声。

⑦ 成品打包出货

生产工艺：依据客户的要求对已喷漆风干的构件进行包装出货。

职业病危害因素：包装过程无明显的职业病危害因素。

（2）不锈钢加工间

生产工艺：不锈钢加工间主要承担钢构件的改制加工任务，主要有焊接和打磨工序。焊接采用手工电弧焊和二氧化碳、氩弧焊气体保护等焊接方式，打磨采用砂轮打磨机。

职业病危害因素：焊接过程中产生电焊烟尘及其金属氧化物、电焊弧光、一氧化碳、氮氧化物、臭氧、噪声、高温、高频电磁辐射，打磨过程中产生噪声、砂轮磨尘。

（3）喷砂间

生产工艺：采用喷砂机将喷料（玻璃砂）高速喷射到需处理的工件表面，利用磨料对工件表面的冲击和切削作用使工件外表面的外表发生变化，从而获得一定的清洁度和不同的粗糙度，使工件表面的机械性能得到改善。

职业病危害因素：喷砂过程中产生矽尘、噪声、高温。

（4）辅助公用工程系统

① 配电房

生产工艺：将国家电网电源变压后供生产和生活用电。

职业病危害因素：电源线、配电柜、变压器等变电设备存在工频电场。

② 空压机房

生产工艺：空压机房主要提供压缩空气，通过电动空压机工作为生产提供空气动力。

职业病危害因素：空压机运转产生噪声。

③ 备用发电机房

生产工艺：在断电情况下，提供应急供电。

职业病危害因素：备用发电机房发电过程产生的柴油尾气（二氧化氮、一氧化氮、一氧化碳、二氧化碳、二氧化硫）、噪声、工频电场等。

④ 储气房

生产工艺：主要用于存放二氧化碳、氩气等气瓶。

职业病危害因素：二氧化碳。

⑤ 油漆仓库

生产工艺：主要用于存放喷涂所用油漆及其稀释剂。

职业病危害因素：油漆及其稀释剂存放过程中挥发甲苯、二甲苯、乙苯、乙酮、乙酸丁酯等有机化学毒物。

4．职业危害特点

（1）职业病危害因素分布

归纳上述生产工艺及其存在和产生的职业病危害因素，钢构件制造业职业病危害因素分布情况见表 4-42。

表 4-42 钢构件制造业职业病危害因素分布情况

序号	生产工艺	职业病危害因素	
		化学因素	物理因素
一、主车间			
1	下料	金属粉尘、氮氧化物、一氧化碳、臭氧	噪声、高温、紫外辐射、高频电磁场
2	组立焊接	电焊烟尘及其金属氧化物、电焊弧光、一氧化碳、氮氧化物、臭氧	噪声、高温、高频电磁辐射
3	矫正	—	高温、噪声
4	焊接成型	电焊烟尘及其金属氧化物、电焊弧光、一氧化碳、氮氧化物、臭氧	噪声、高温、高频电磁辐射
5	抛丸除锈	粉尘	噪声
6	喷涂	苯、二甲苯、乙苯、乙酮、乙酸丁酯	噪声
二、不锈钢加工间			
7	焊接	电焊烟尘及其金属氧化物、电焊弧光、一氧化碳、氮氧化物、臭氧	噪声、高温、高频电磁辐射
8	打磨	砂轮磨尘	噪声
三、喷砂间			
9	喷砂	矽尘	高温、噪声
四、辅助设施			
10	配电房	—	工频电场

序号	生产工艺	职业病危害因素	
		化学因素	物理因素
11	空压机房	—	噪声
12	备用发电机房	氮氧化物、一氧化碳、二氧化碳、二氧化硫	工频电场、噪声
13	储气房	二氧化碳	—
14	油漆仓库	甲苯、二甲苯、乙苯、乙酮、乙酸丁酯	—

（2）职业危害程度

金属制品行业是高能耗、重污染、生产效率低的深加工行业，普遍存在较严重的粉尘、噪声、高温等职业病危害因素。何正等通过职业卫生学调查和现场检测对某精密钢制品有限公司职业病危害控制效果进行评价，主要职业病危害因素为盐酸、一氧化碳、硫酸、氢氧化钠、磷酸、硬脂酸钠尘、石灰石粉尘和噪声，除废水处理站石灰投料岗位石灰石粉尘和“大拉”岗位 8 h 等效声级强度超出职业接触限值外，其他危害因素经检测均符合职业卫生标准。王莉萍等对上海金水区 23 家企业作业场所空气中电焊烟尘浓度进行测定，结果显示金属制品业企业电焊烟尘浓度合格率为 50%，个体电焊烟尘浓度合格率 50%；3 家发现有电焊工尘肺病的企业中，金属制品业占 2 家；部分岗位电焊烟尘个体暴露水平较高，TWA 浓度超过国家职业卫生标准，尤其是有电焊工尘肺病例的金属制品企业，TWA 最高浓度已超过职业接触限值 8 倍。李绍静对廊坊市 10 个县（市、区）内存在职业病危害的企业数量及其地区、行业、规模、经济类型分布情况进行了调查，结果表明职业病危害企业中金属制品业最多，占 24.0%。张方方等通过研究深圳市职业禁忌证和职业病的检出情况，发现金属制品业成为 2013 年深圳市职业病发病例数最多的第二大行业，金属制品业中广泛使用的冲压设备产生高强度噪声使得该行业职业性噪声聋发病人数较多。

5．建设项目职业病危害风险分类

钢构件制造属于《国民经济行业分类》（GB/T 4754—2011）中的“金属制品业”，根据国家安全监管总局公布的《建设项目职业病危害风险分类管理目录（2012 年版）》，“金属制品业”属于职业病危害风险较重项目。

综上分析，金属制品业所产生的职业病危害的风险程度，与《建设项目职业病危害风险分类管理目录（2012 年版）》中所列的“金属制品业”职业病危害的风险程度无明显区别，应定为职业病危害风险较重建设项目。

参考文献

[1] 胡洁，胡在方，周国伟，等. 北京市顺义区金属制品企业职业卫生管理现状. 职业与健康，2014，30（3）：295-297.

[2] 何正，焦永利，常春祥，等. 某精密钢制品建设项目职业病危害控制效果评价. 中国工业医学杂志，2012，25（3）：229-230.

[3] 王莉萍，王丽华，樊哲优，等. 上海市金山区企业电焊烟尘的职业危害状况.职业与健康，2012，28（14）：1674-1678.

[4] 李绍静，徐萍，王宇卓，等. 廊坊市职业病危害分布特征及防控措施.职业与健康，2014，30（8）：1099-1011.

[5] 张方方，周金鹏，吴子俊. 2013 年深圳市职业健康监护目标疾病检出情况的回顾性分析. 职业与健康，2015，31（4）：555-558.

（王雪毓、何家禧）

（二）电镀

在电镀生产过程中，将金属工件作为阴极，所镀金属或合金作为阳极，分别挂于电极棒上并浸入含有镀层成分的电解液中。通入直流电后，金属阳离子朝工件（阴极）方向移动，并在其表面获得电子，析出金属镀层。电镀是一种电化学过程。

1. 项目组成

电镀过程包括工件表面处理和电镀工艺。

（1）工件表面处理

工件表面处理包括磨光、除油、浸蚀、抛光等内容。

（2）电镀工艺

电镀工艺包括镀锌、镀铜、镀镍、镀铬、镀铜锡合金、镀铜锌合金、镀银、镀金合金等。

2. 主要生产原辅材料与设备

（1）主要生产原辅材料

① 工件表面处理

磨光：常用的磨料包括人造金刚砂（碳化硅，SiC）、人造刚玉（Al_2O_3）、天然刚玉（金刚砂，Al_2O_3、Fe_2O_3）、硅藻土（SiO_2）、石英砂（SiO_2）、铁丹（Fe_2O_3）、抛光用石灰（CaO）、氧化铬（Cr_2O_3）等。

除油：常用的除油方法包括有机溶剂除油（如汽油、苯系物、丙酮、二氯甲烷、四氯化碳、三氯乙烯、三氯乙烷等）、化学除油（氢氧化钠、碳酸钠、磷酸三钠、焦磷酸钠、硅酸钠、三乙醇胺油酸皂乳化剂等）、电化学除油（超声波）、滚筒除油和擦拭除油等。

浸蚀：常用的浸蚀剂有硫酸、盐酸、硝酸、磷酸、酪酐、氢氟酸、氢氧化钠等。

抛光：抛光过程中使用的抛光膏由微细颗粒的磨料、各类油脂及辅助材料制成，常用的抛光膏包括白抛光膏（氧化钙、氧化镁）、红抛光膏（氧化铁、氧化铝）、绿抛光膏（氧化铬、氧化铝）等。

② 电镀工艺

a. 镀锌

各种镀锌方法的电镀液主要化学成分如下。

氰化物镀锌电镀液：锌离子、氰化钠、氢氧化钠、硫化钠、甘油、光亮剂等；

锌酸盐镀锌电镀液：氧化锌、氢氧化钠、碳酸钠、三乙醇胺、光亮剂和各种添加剂等；

氧化铵镀锌电镀液：氯化锌、氧化铵、氨三乙酸、硫脲、聚乙二醇、洗涤剂等；

硫酸盐镀锌电镀液：硫酸锌、硫酸钠、氯化铵、硫酸铝和硼酸等；

钝化处理电镀液：铬酸酐、硝酸、硫酸、磷酸等，黑色钝化时需用硫酸铜和硝酸银，出光液为硝酸、氢氟酸、盐酸、双氧水等。

b. 镀铜

常用的电镀液主要化学成分如下。

氰化物镀铜电镀液：镀液中的主要成分是铜氰络合离子和游离氰化物等；

酸性硫酸盐镀铜电镀液：硫酸铜、硫酸和表面活性剂等；

焦磷酸盐镀铜电镀液：焦磷酸铜和焦磷酸钾、硝酸盐、柠檬酸铵、磷酸氢二钾、氨水等。

c. 镀镍

镀镍溶液的种类大致可分为下面两类。

暗镀镍液：主要含硫酸镍、氯化镍、硼酸、氨基磺酸镍等；

光亮镀镍液：主要含硫酸镍、氯化镍、硼酸、甲醛、氯化钠、醋酸、糖精等。

d. 镀铬

镀铬溶液按其化学成分可分为如下类别。

普通镀铬溶液：铬酸酐和硫酸；

复合镀铬溶液：铬酸酐、硫酸和氟硅酸；

自动调节镀铬溶液：除铬酸酐外，还有硫酸锶和氟硅酸钾；

快速镀铬溶液：在普通镀铬溶液中加入硼酸和氧化镁；

四铬酸盐镀铬溶液：除含有铬酸酐和硫酸外，还含有氟化钠、柠檬酸钠等；

常温镀铬溶液：由铬酸酐和氟化物组成。

e. 镀铜锡合金

常用的镀铜锡合金电镀溶液成分包括氰化亚铜、锡酸钠、游离氰化钠、氢氧化钠、三乙醇胺、酒石酸钾钠、醋酸铅、焦磷酸铋、碱式硫酸铋、明胶、乳化剂等。

f. 镀铜锌合金

常用的镀铜锌合金电镀溶液成分包括氰化亚铜、氰化锌、游离氰化钠、氰化钠、氢氧化钠、硫氰化钾、碳酸钠。

g. 镀银

常见的氰化物镀银溶液成分包括氰化银、游离氰化钾、碳酸钾、氢氧化钾、光亮剂。

h. 镀金合金

金合金电镀液有碱性、酸性和中性镀液三类。碱性电镀液主要使用氰化物镀金合金溶液，主要类型有氰化金钾、氰化银钾、氰化铜钾、氰化镍钾、氰化镉钾、氰化钾、磷酸盐、乳化剂；酸性电镀液是加有弱有机酸（如柠檬酸、酒石酸）的氰化金钾溶液；中性镀液是加有磷酸盐和乙二胺四乙酸二钠盐的氰化金钾电镀液。

（2）主要生产设备

① 工件表面处理

各种工件表面处理设备包括磨光和抛光设备、超声波除油或浸蚀槽、滚筒等。

② 电镀工艺

各种电镀设备包括电镀槽、干燥设备等。

3. 生产工艺与职业病危害因素

在电镀工艺过程中，工件表面处理可接触除油或浸蚀工序所使用的有关的化学毒物、磨光或抛光粉尘（含金属表面氧化物、金属尘粒及磨料尘）、噪声与振动、超声装置存在射频辐射、干燥设备可产生高温与辐射热。电镀过程中，各类电镀液受搅拌、在高温作用下或在阴阳电极产生的氢和氧气体夹带下所产生的有关化学毒物蒸气和雾。

（1）工件表面处理

① 磨光

在电镀前一般对工件进行表面处理，即使用沾有磨料的磨光轮或磨光带等对金属工件进行磨光等。生产过程可接触到各种磨料粉尘及其所含的相关有害因素，如人造金刚砂（碳化硅，SiC）、人造刚玉（Al_2O_3）、天然刚玉（金刚砂，Al_2O_3、Fe_2O_3）、硅藻土（SiO_2）、石英砂（SiO_2）、铁丹（Fe_2O_3）、抛光用石灰（CaO）、氧化铬（Cr_2O_3）等。

② 除油

在电镀前必须对工件表面进行除油处理。生产过程可接触到各种具有除油作用的化学物，如有机溶剂除油剂（如汽油、苯系物、丙酮、二氯甲烷、四氯化碳、三氯乙烯、三氯乙烷等），化学除油剂（氢氧化钠、碳酸钠、磷酸三钠、焦磷酸钠、硅酸钠、三乙醇胺油酸皂乳化剂等）等。

③ 浸蚀

当工件表面存在油和锈蚀产物时，需溶解金属工件上的薄氧化膜后才能进入电镀过程。为提高浸蚀效率，一般将浸蚀液温度提高到 80℃左右，或置于超声场内进行超声浸蚀。生产过程可接触到各种浸蚀剂，如硫酸、盐酸、硝酸、磷酸、酪酐、氢氟酸、氢氧化钠等。

④ 抛光

抛光工艺适用于电镀后对镀层进行精加工。抛光过程可接触到相关的抛光材料，如白抛光膏（氧化钙、氧化镁）、红抛光膏（氧化铁、氧化铝）、绿抛光膏（氧化铬、氧化铝）等。

（2）电镀工艺

电镀是一种电化学过程，也是一种氧化还原过程。电镀的基本过程是将零件浸在金属盐的溶液中作为阴极，金属板作为阳极，接直流电源后，在零件上沉积出所需的镀层。

① 镀锌

根据镀锌溶液成分的种类，常用的镀锌方法分为氰化物镀锌、锌酸盐镀锌、氧化铵镀锌和硫酸盐镀锌等。此外，还有钝化处理工序，即把锌镀层放在以铬酸酐为主的溶液中进行化学处理，使其表面生成一层化学稳定性高、组织致密的铬酸盐薄膜的工艺过程。镀锌过程可接触电镀液相关的化学成分，包括氰化钠、氢氧化钠、氧化锌、氢氧化钠、碳酸钠、三乙醇胺、氯化锌、氧化铵、氨三乙酸、硫脲、聚乙二醇、硫酸锌、硫酸钠、硫酸铝、硼酸、铬酸酐、硝酸、硫酸、磷酸、氢氟酸、盐酸、双氧水等。

② 镀铜

镀铜过程可接触电镀液相关的化学成分，包括氰化物、硫酸铜、硫酸、氨水等。

③ 镀镍

镀镍过程可接触电镀液相关的化学成分，包括硫酸镍、氯化镍、硼酸、氨基磺酸镍、甲醛、氯化钠、醋酸等。

④ 镀铬

镀铬过程可接触电镀液相关的化学成分，包括铬酸酐、硫酸、氟化物、硼酸、氧化镁等。

⑤ 镀铜锡合金

铜锡合金俗称青铜，最常用的方法是氰化镀铜锡合金。镀铜锡合金过程可接触电镀液相关的化学成分，包括氰化亚铜、锡酸钠、游离氰化钠、氢氧化钠、三乙醇胺、酒石酸钾钠、醋酸铅、焦磷酸铋、碱式硫酸铋等。

⑥ 镀铜锌合金

铜锌合金俗称黄铜，镀铜锌合金过程可接触电镀液相关的化学成分，包括氰化亚铜、氰化锌、游离氰化钠、氰化钠、氢氧化钠、硫氰化钾、碳酸钠等。

⑦ 镀银

镀银过程可接触电镀液相关的化学成分，包括氰化银、氰化钾、碳酸钾、氢氧化钾等。

⑧ 镀金合金

金合金电镀液有碱性、酸性和中性镀液三类。镀金过程可接触电镀液相关的化学成分，包括氰化金钾、氰化银钾、氰化铜钾、氰化镍钾、氰化镉钾、氰化钾、磷酸盐等。

4．职业危害特点

电镀业存在的职业危害风险主要包括有粉尘、氢氧化钠、硫酸、盐酸、铬及其无机化合物、镍及其无机化合物、氰化物、二氧化硫、噪声等，其中粉尘和铬酸盐的危害最为突出，铬酸盐引起的职业鼻病发病率较高。金祖华等对某电镀厂职业病危害现状进行调查，检测结果中有 2 个铬及其化合物检测点时间加权平均（TWA）浓度超标，其短时接触最高浓度是短时接触容许浓度（PC-STEL）的 2.42 倍。涂晓志等对深圳市 65 家电镀企业工作场所中存在的 8 种主要职业病危害因素进行检测，其中氰化氢检测点数 30 个，合格点数 25 个，合格率 83.3%；铬酸检测点 90 个，合格点数 88 个，合格率 97.8%；盐酸检测点 90 个，合格点数 85 个，合格率 94.4%；硫酸检测点 80 个，合格 76 个，合格率 95.0%。杨国瑾对无锡市电镀行业铬作业危害进行了调查，对 38 家电镀厂的 96 个铬作业点采集了 192 个有效样品，其中 24 个样品超标，最高 15.78 mg/m^3。472 名铬作业工人，检出肝肿大 5 例，白细胞降低 28 例，血红蛋白下降男、女分别为 12 例、24 例；鼻中隔改变 108 例，其中鼻中隔穿孔 41 例；铬疮 5 例，铬性皮炎 38 例。张胜对张家港市 6 家从事电镀的企业进行职业病危害因素分析，铬检测点 24 个，合格点数 20 个，合格率为 83.33%；盐酸检测点 12 个，合格点数 11 个，合格率为 91.67%；其他粉尘检测点 12 个，合格点数 7 个，合格率为 58.33%；噪声检测点 12 个，合格点数 8 个，合格率为 66.67%。接触铬酸的 112 名工人铬鼻病发病率为 18.75%（21/112）。朱骏晓等对象山某电镀厂车间内的 122 名生产工人进行鼻病调查，调查分析显示该厂生产工人鼻病总患病率高达 89.34%，其中与职业有确切因果关系的鼻中隔糜烂、穿孔和干燥性鼻炎病例占患病总数的 64.22%。

5．建设项目职业病危害风险分类

电镀业属于《国民经济行业分类》（GB/T 4754—2011）中的“金属制品业”，根据国家安全监管总局公布的《建设项目职业病危害风险分类管理目录（2012 年版）》，“金属制品业”属于职业病危害风险较重项目。

鉴于电镀业所存在的职业病危害因素复杂，职业健康损害问题突出，所产生的职业病危害的风险程度，与《建设项目职业病危害风险分类管理目录（2012 年版）》中所列的“金属制品业”职业病危害的风险程度有明显区别，应定为职业病危害风险严重建设项目。

参考文献

[1] 杨乐华. 建设项目职业病危害因素识别. 北京：化学工业出版社，2006.

[2] 何凤生. 中华职业医学. 北京：人民卫生出版社，1999.

[3] 胡传炘. 表面处理技术手册（第 2 版）. 北京：北京工业大学出版社，2001.

[4] 金祖华，尤佳恺，梁继仁，等. 电镀厂职业病危害现状调查. 职业与健康，2015，31（2）：249-253.

[5] 涂晓志，武照燕，张胜. 电镀企业常见职业病危害因素的检测结果分析. 中国医药指南，2014，12（19）：397-398.

[6] 杨国瑾. 无锡市电镀行业铬作业危害调查. 中国工业医学杂志，2004，17（1）：49-50.

[7] 张胜. 张家港市电镀行业职业病危害因素分析与防护对策. 职业与健康，2011，27（24）：2853-2854.

[8] 朱骏晓. 电镀工人鼻病分析与对策. 宁波医学，1996，8（1）：10.

（杨光涛、何家禧）

（三）焊接

焊接的方法分为熔化焊、压力焊和钎焊。其中熔化焊包括气焊、电弧焊、等离子焊、电子束焊、激光焊、气体保护焊等，压力焊包括锻焊、气压焊、超声波焊、接触焊（点焊、缝焊、对焊）等，钎焊包括铬铁钎焊、火焰钎焊、调频钎焊、真空钎焊、扩散钎焊等。常见的焊接方法有手工电弧焊、氩弧焊、等离子焊、电子束焊、二氧化碳气体保护焊、电阻焊和激光焊。

1. 生产工艺与职业病危害因素

（1）手工电弧焊

① 基本工艺

手工电弧焊是以焊条与焊件作为两极，利用两电极之间产生的电弧放电时所产生的热量使金属熔化，从而使两块金属熔合成一体的焊接过程。

焊条种类包括结构钢焊条、珠光体耐热钢焊条、奥氏体不锈钢焊条、铬不锈钢焊条、低温钢焊条、堆焊焊条、铸铁焊条、铜及铜合金焊条、镍及镍合金焊条、铝及铝合金焊条等。焊条由焊芯和药皮组成。焊芯的主要成分是钢，药皮层主要含氧化铁、氧化锰和氧化钛等化合物。

② 生产设备

主要生产设备为电焊机及各类型的焊条。

③ 主要职业病危害因素

粉尘：在焊接电弧的高温作用下，熔化的金属产生大量的电焊烟尘。电焊烟尘的主要化学组成为铁化物、锰化物、硅和硅酸盐、氧化钙、氮化物、氟化物等。

化学毒物：在焊接过程中逸散出大量电焊烟气，其成分为金属氧化物以及在碳素燃烧和强紫外线作用下产生的一氧化碳、氮氧化物和臭氧等；含铬和镍的不锈钢焊条在电弧高温下可氧化产生氧化铬（主要为二氧化铬和三氧化铬）以及氧化镍（氧化镍和五氧化二镍）；含有萤石（CaF_2）的碱性焊条可分解产生氟化氢气体；在电弧高温和强紫外线的激发下，可使空气中氧发生电离而产生臭氧等。

物理因素：手工电弧焊时的电弧温度高达 3 000℃以上，可产生强烈的电焊弧光（主要是可见光和不可见的紫外线和红外线）和高温。

（2）氩弧焊

① 基本工艺

氩弧焊是利用氩气作为保护性气体，在焊弧周围形成一个氩气保护层，将焊弧与空气隔绝，使电弧热量有效地集中的一种焊接方式。工业上应用的氩弧焊有非熔化极氩弧焊和熔化极氩弧焊。

② 生产设备

主要生产设备为氩弧焊机、金属焊丝等。

③ 主要职业病危害因素

粉尘：氩弧焊接的粉尘主要来源于焊接时的金属氧化物烟尘。

化学毒物：在电弧高温和强紫外线激发下可使空气中的氧发生电离而产生臭氧；氩弧焊接时，同手工电弧焊一样能产生氮氧化物。因此，焊接时所产生的主要有害气体是臭氧和氮氧化物。由于焊材不同还能够产生与焊材有关的其他有害气体和烟气。

物理因素：氩弧焊接时如使用非熔化极焊接，其高频振荡器可存在高频电磁辐射，钨钍电极可产生电离辐射；此外还可产生紫外线和高温。

（3）等离子焊

① 基本工艺

气体经过电离作用以后，可产生带正电的阳离子和带负电的阴离子（电子），这种处于电离状态的气体就称为等离子体。当带电离子重新结合时能释放出巨大的能量，产生很高的温度。等离子焊就是利用这原理所进行的一种焊接作业。等离子弧一方面解决精密仪器、电子设备等零件的焊接，另一方面用于焊接很厚的材料以及堆焊等。

② 生产设备

主要生产设备为等离子弧喷枪。

③ 主要职业病危害因素

粉尘：等离子焊操作过程中所存在的金属及其氧化物烟尘的种类与所使用的金属材料的成分密切相关。常见烟尘化学成分为铁的氧化物（三氧化二铁）、铬及其氧化物（三氧化铬）等。

化学毒物：等离子弧中的紫外线可激活空气中的氧，经化学反应而产生臭氧；等离子弧也可引起空气中氮、氧分子离解，重新结合而形成氮氧化物（以二氧化氮的形式存在）。当用氯代烃去除金属表面油污后再施行等离子焊工艺时，氯代烃（如三氯乙烯和四氯化碳）在紫外线照射下可分解产生光气等有害气体。

物理因素：等离子焊产生的光辐射包括紫外线、可见光和红外线等，同时也产生辐射热。由于等离子弧需由高压高频电器来激发引弧，故在引弧的过程中存在高频电磁辐射。经压缩的等离子焰流从喷枪口高速喷射时可产生气流噪声。等离子弧工艺中，如采用钍钨棒作阴极，所含的氧化钍有可能存在α、β、γ射线。

（4）电子束焊

① 基本工艺

电子束焊是在 25～300 kV 的加速电压的作用下，电子被加速到 0.3～0.7 倍的光速从发射体（阴极）逸出，经电子枪中静电透镜和电磁透镜的作用形成电子束。电子束撞击到工件表面时转变为热能，使金属迅速熔化。

② 生产设备

主要生产设备为电子枪、真空泵等。

③ 主要职业病危害因素

粉尘：金属材料在高温作用下熔融可产生电焊烟尘或金属氧化物烟尘。

化学毒物：在高温焊接过程中可产生氮氧化物、一氧化碳等有害气体。

物理因素：电子束焊接时可形成局部高温；电子束撞击到工件表面时有可能产生 X 射线；在电子的动能转变为热能过程中，也可产生部分电磁辐射。

（5）其他焊接

① 二氧化碳气体保护焊

基本工艺：二氧化碳气体保护焊是熔化极电弧焊接方法的一种，与熔化极氩弧焊类似，在焊接过程中焊丝也作为电弧的一极（通常为阳极）。

生产设备：主要生产设备为焊枪、送丝系统以及二氧化碳供气系统等。

主要职业病危害因素：二氧化碳气体保护焊的职业病危害因素基本上类同于熔化极氩弧焊，包括紫外辐射、有害气体、电焊烟尘及其金属氧化物等。

② 电阻焊

基本工艺：电阻焊是利用电流通过焊件及其接触处所产生的电阻热，将焊件局部加热到塑性或熔化状态，然后在压力下形成焊接接头的一种焊接方法。电阻焊接分为点焊、缝焊和对焊三种形式。

生产设备：常见的生产设备有点焊机、缝焊机和对焊机。

主要职业病危害因素：电阻焊产生的职业病危害因素基本同手工电弧焊，但没有焊药尘的危害。焊接过程可产生高温和电磁辐射。

③ 激光焊

基本工艺：激光焊是以高能量密度的激光作为热源，对金属进行熔化形成焊接接头。激光焊分为连续激光焊和脉冲激光焊两种。

生产设备：主要生产设备为激光焊机。

主要职业病危害因素：激光焊产生的职业病危害因素主要是激光的直接照射和工件表面对激光的反射作用而产生的强反射光。激光焊时，材料加热而蒸发或气化可产生各种有毒的金属烟气。高功率激光加热时可产生臭氧、氮氧化物等。

2. 职业危害特点

焊接业存在的职业危害风险主要包括电焊烟尘、臭氧、电焊弧光、氮氧化物、一氧化碳、锰及其化合物，其中电焊烟尘和电焊弧光的危害较为突出，因焊接引起的焊工尘肺和电光性眼炎发病率较高。袁伟明等 2011 年采用整群随机抽样法，对浙江省船舶制造、金属家具制造、钢结构制造、汽车制造、化工机械企业等 16 家企业不同的焊接作业进行职业病危害因素检测，检测结果显示手工电焊作业环境中职业病危害因素超标率依次为噪声平均值 85.6 dB（A）（超标率 71.4%）、锰及其化合物平均值 0.13 mg/m^3（超标率 40.0%）、电焊烟尘平均值 3.18 mg/m^3（超标率 20.0%）；气体保护焊依次为锰及其化合物平均值 0.03 mg/m^3（超标率 60.0%）、噪声平均值 84.5 dB（A）（超标率 45.5%）、电焊烟尘平均值

2.28 mg/m^3（超标率 30.0%）。孙金艳等对天津市机械制造、锅炉、船舶、化工设备、汽车等行业中 11 家生产企业的电焊作业环境进行检测，17 个电焊烟尘浓度空气样本和 6 个锰浓度空气样本存在不同程度超标，最大超标倍数分别为 5.5 和 1.6。徐春生等对青岛市某船厂船舱内电焊工作业职业病危害因素进行检测，电焊工作业岗位存在的电焊烟尘浓度、锰及其无机化合物浓度、噪声声级强度均为不合格。电焊烟尘最高检测值为 34.54 mg/m^3，超标 7.64 倍；锰的最高检测值为 2.70 mg/m^3，超标 17 倍；噪声的最高检测值为 92.0 dB（A），超标 0.08 倍。张龙连等对北京市 1 家大型国有车辆制造厂 346 名电焊作业工人健康状况进行调查，检查异常结果以血常规异常率出现较高，共 57 例，占 346 人的 16.47%，其中血压、神经系统、肝功能、尿常规和肺通气功能的异常均有随着工龄而增高的趋势；另有 30 名工人出现了胸片异常结果，异常率为 8.67%；肺纹理的纹理增强异常率为 2.02%。王慧华对金坛市 352 名电焊作业工人健康状况进行调查，共检出电焊工电光性眼炎 8 例。姜方平对镇江市电焊作业工人健康状况进行调查，检测结果显示作业场所 17.4%的电焊烟尘样品浓度超过国家职业接触限值，其中电焊烟尘最高浓度达 51.9 mg/m^3。健康监护资料显示心电图异常 698 人次，占心电图检查总人次的 39.0%；胸片异常 378 人次，占摄片总人次的 21.5%；发现疑似电焊工尘肺病人 74 人次，占摄片总人次的 4.2%；摄片时已确诊的电焊工尘肺病人共计 36 人次，占摄片总人次的 2.1%；新诊断出电焊工尘肺 50 例，检出率为 5.8%。

5. 建设项目职业病危害风险分类

焊接业属于《国民经济行业分类》（GB/T 4754—2011）中的“金属制品业”，根据国家安全监管总局公布的《建设项目职业病危害风险分类管理目录（2012 年版）》，“金属制品业”属于职业病危害风险较重项目。

鉴于焊接业电焊烟尘、噪声等职业危害因素超标问题严重，焊工尘肺发病风险较高，其所产生的职业病危害的风险程度，与《建设项目职业病危害风险分类管理目录（2012 年版）》中所列的“金属制品业”职业病危害的风险程度有明显区别，应定为职业病危害风险严重建设项目。

参考文献

[1] 杨乐华. 建设项目职业病危害因素识别. 北京：化学工业出版社，2006.

[2] 袁伟明，宾平凡，邢鸣鸾，等. 电焊作业环境中职业危害因素检测与防护. 环境与职业医学，2013，30（4）：258-262.

[3] 孙金艳，刘静，李梅莉，等. 电焊作业环境健康危害状况调查. 环境与健康杂志，2009，26（9）：806-807.

[4] 徐春生，刘砚涛，冯国昌. 2011 年青岛市某船厂船舱内电焊工作业职业病危害因素检测与评价. 预防医学论坛，2011，17（12）：1094-1095.

[5] 张龙连，卢玲，林森，等. 346 名电焊作业工人健康状况调查结果. 职业与健康，2013，29（4）：427-429.

[6] 王慧华. 金坛市电焊作业工人健康状况调查. 职业与健康，2010，26（3）：262-264.

[7] 姜方平. 李艳平. 吴佳嫣，等. 镇江市电焊作业工人健康状况调查. 职业与健康，2009，25（17）：1818-1820.

（杨光涛、何家禧）

十六、通用设备制造

通用设备制造业包括锅炉及原动设备制造（如锅炉及辅助设备、内燃机及配件、汽轮机及辅机、水轮机及辅机、风能原动设备等制造），金属加工机械制造（金属切削机床、金属成形机床、铸造机械、金属切割及焊接设备、机床附件等制造），物料搬运设备制造（轻小型起重设备、起重机、生产专用车辆、连续搬运设备、电梯或自动扶梯及升降机等制造），泵、阀门、压缩机及类似机械制造（如泵及真空设备、气体压缩机械、阀门和旋塞、液压和气压动力机械及元件等制造），轴承、齿轮和传动部件制造，烘炉、风机、衡器、包装等设备制造（如烘炉、熔炉及电炉，风机、风扇，气体、液体分离及纯净设备，制冷、空调设备，风动和电动工具，喷枪及类似器具，衡器，包装专用设备等制造），文化、办公用机械制造（如电影机械、幻灯及投影设备、照相机及器材、复印和胶印设备、计算器及货币专用设备、其他文化、办公用机械等制造），通用零部件制造（如金属密封件、紧固件、弹簧、机械零部件等制造）。以下介绍几种常见的与通用设备制造过程相关的职业危害风险情况。

（一）锅炉制造

锅炉是一种利用燃料燃烧释放的化学能转化成热能且向外输出热水或蒸气的换热设备。按用途可分为发电锅炉、工业锅炉和生活锅炉，按燃料类别可分为燃煤锅炉、燃气锅炉和燃油锅炉，按结构形式可分为水管锅炉和锅壳锅炉等。

1. 项目组成

锅炉制造行业通常包括生产项目和辅助设施。

（1）生产项目包括机械加工、喷丸除锈、焊接、打磨、热处理、放射性探伤、非放射性探伤、清洗和油漆等过程。

（2）辅助设施包括动力设施、污水处理、配电房等内容。

2. 主要生产原辅材料与设备

（1）主要生产原辅材料

生产原料为各种钢材，辅助材料包括焊丝焊条、助焊剂、渗透剂、显像剂、油漆、清洗液等。

（2）主要生产设备

主要生产设备包括切割机、锯床、弯管机、焊机、卷板机、集箱生产线、水压机等。辅助装置的主要生产设备包括空压机、污水处理系统、配电房的变压器、配电柜等。

3. 生产工艺与职业病危害因素

（1）生产项目

① 水冷壁

生产工艺：水冷壁的生产工艺见图 4-76。

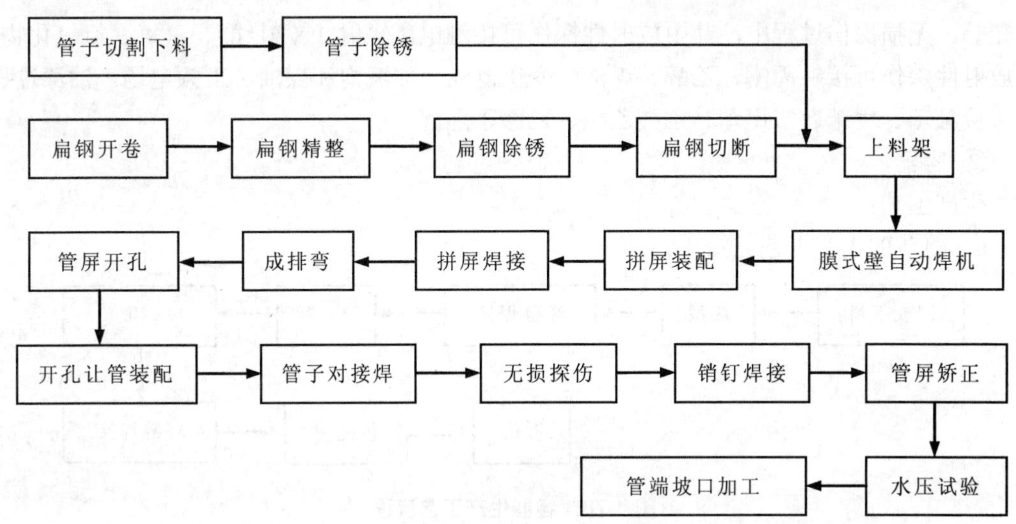

图 4-76 水冷壁生产工艺流程

职业病危害因素：管子切割下料过程中可产生噪声、粉尘，等离子切割和火焰切割还可产生电焊烟尘以及锰等化学毒物，管子和扁钢除锈过程中可接触噪声和粉尘，焊接过程中接触电焊烟尘、锰及其无机化合物、铬及其氧化物、镍及其无机化合物、氮氧化物、臭氧、一氧化碳、二氧化碳、噪声、高温、电焊弧光等。无损探伤过程中，其中放射性探伤可接触电离辐射（X 射线）、臭氧、氮氧化物，非放射性探伤可接触丙酮、乙醇、煤油、变压器油、加氢饱和煤油、工频电场。

② 集箱

生产工艺：集箱的生产工艺见图 4-77。

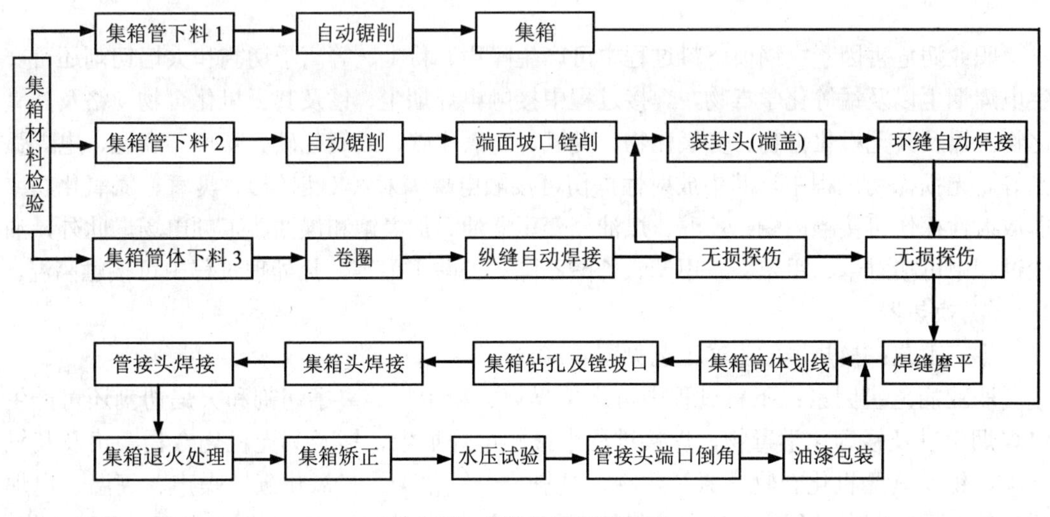

图 4-77 集箱生产工艺流程

职业病危害因素：集箱管下料过程中可产生噪声、粉尘，等离子切割和火焰切割还可产生电焊烟尘以及锰等化学毒物，焊接过程中接触电焊烟尘、锰及其无机化合物、铬及其氧化物、镍及其无机化合物、氮氧化物、臭氧、一氧化碳、二氧化碳、噪声、高温、电焊弧光等。无损探伤过程中，其中放射性探伤可接触电离辐射（X射线）、臭氧、氮氧化物；非放射性探伤可接触丙酮、乙醇、煤油、变压器油、加氢饱和煤油、工频电场。油漆过程中可接触苯、甲苯、二甲苯、乙酸乙酯、乙酸丁酯等。

③ 容器

生产工艺：

a．筒节的生产工艺见图4-78。

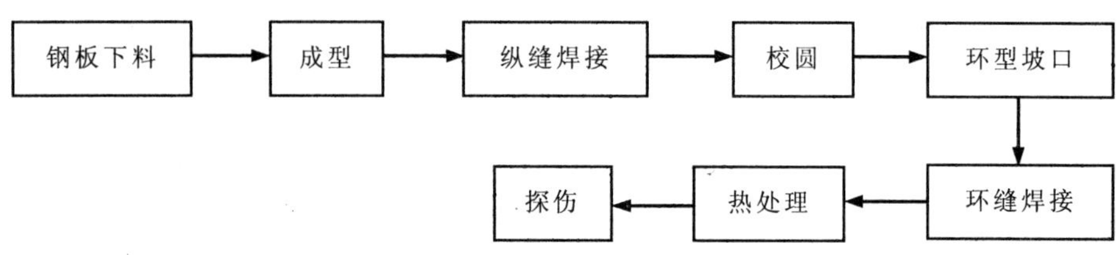

图4-78 容器生产工艺流程

b．总装的生产工艺见图4-79。

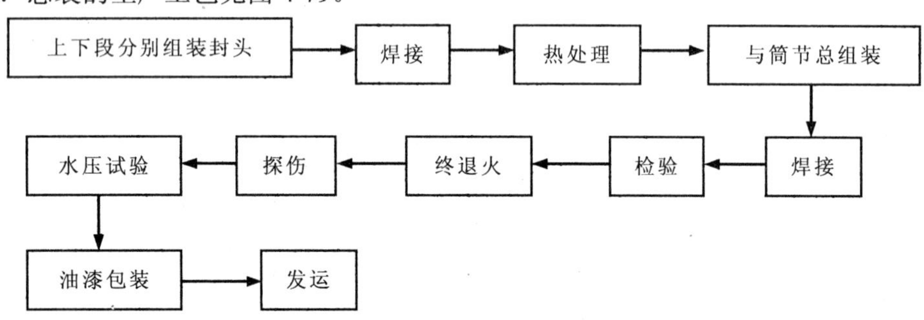

图4-79 总装生产工艺流程

职业病危害因素：钢板下料过程中可产生噪声、粉尘，等离子切割和火焰切割还可产生电焊烟尘以及锰等化学毒物，焊接过程中接触电焊烟尘、锰及其无机化合物、铬及其氧化物、镍及其无机化合物、氮氧化物、臭氧、一氧化碳、二氧化碳、噪声、高温、电焊弧光等。无损探伤过程中，其中放射性探伤可接触电离辐射（X 射线）、臭氧、氮氧化物；非放射性探伤可接触丙酮、乙醇、煤油、变压器油、加氢饱和煤油、工频电场。此外，油漆过程中可接触苯、甲苯、二甲苯、乙酸乙酯、乙酸丁酯等，热处理过程中可接触高温。

④ 换热器

生产工艺：换热器的生产工艺见图4-80。

职业病危害因素：下料过程中可产生噪声、粉尘，等离子切割和火焰切割还可产生电焊烟尘以及锰等化学毒物，焊接过程中接触电焊烟尘、锰及其无机化合物、铬及其氧化物、镍及其无机化合物、氮氧化物、臭氧、一氧化碳、二氧化碳、噪声、高温、电焊弧光等。无损探伤过程中，其中放射性探伤可接触电离辐射（X射线）、臭氧、氮氧化物；非放射性探伤可接触丙酮、乙醇、煤油、变压器油、加氢饱和煤油、工频电场。此外，在涂装工艺过程中可接触苯、甲苯、二甲苯、乙酸乙酯、乙酸丁酯等，热处理过程中可接触高温。

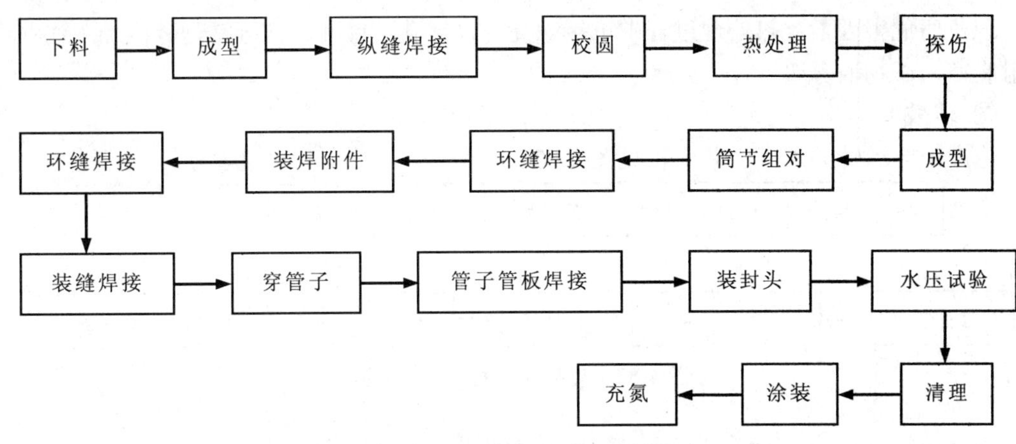

图 4-80　换热器生产工艺流程

⑤ 汽轮机转子

生产工艺：汽轮机转子的生产工艺见图 4-81。

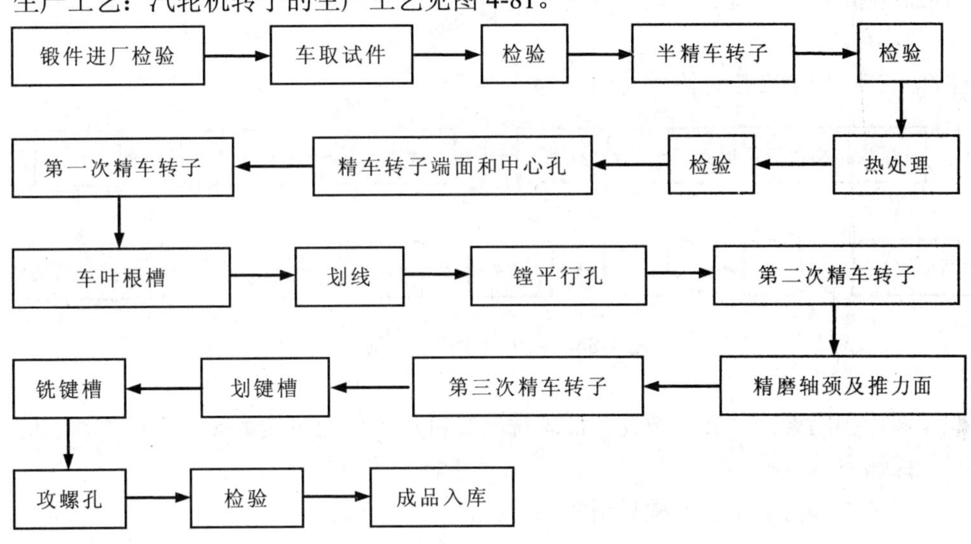

图 4-81　汽轮机转子生产工艺流程

职业病危害因素：热处理过程中可接触高温，镗孔等机加工作业可接触噪声、矿物油雾等。

⑥ 分离机主轴

生产工艺：分离机主轴加工工艺流程见图 4-82。

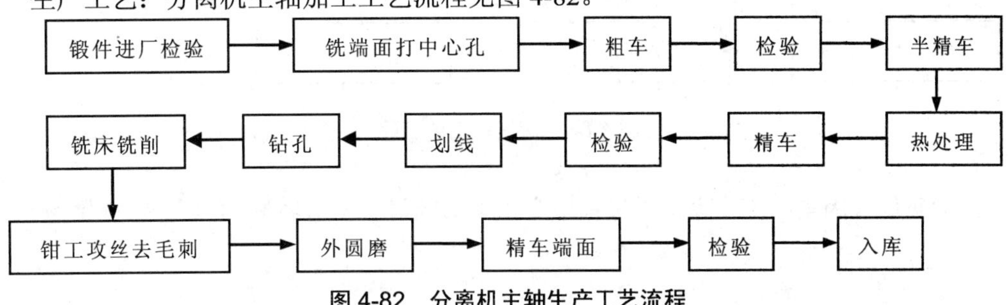

图 4-82　分离机主轴生产工艺流程

职业病危害因素：热处理过程中可接触高温，钻孔、镗孔、铣床铣削等机加工作业可接触噪声、矿物油雾等。

⑦ 转鼓

生产工艺：转鼓加工工艺流程见图 4-83。

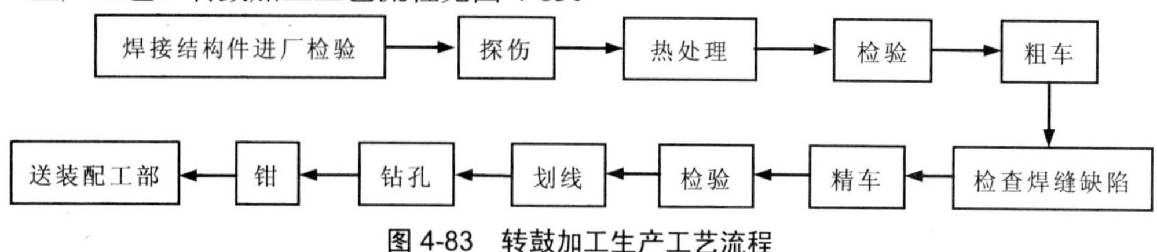

图 4-83 转鼓加工生产工艺流程

职业病危害因素：无损探伤过程中，其中放射性探伤可接触电离辐射（X 射线）、臭氧、氮氧化物；非放射性探伤可接触丙酮、乙醇、煤油、变压器油、加氢饱和煤油、工频电场。在涂装工艺过程中可接触苯、甲苯、二甲苯、乙酸乙酯、乙酸丁酯等，热处理过程中可接触高温，钻孔、镗孔、铣床铣削等机加工作业可接触噪声、矿物油雾等。

⑧ 中小件

生产工艺：中小件工艺流程见图 4-84。

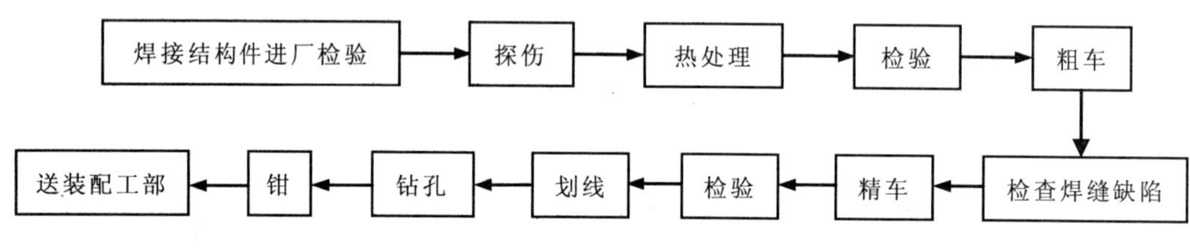

图 4-84 中小件生产工艺流程

职业病危害因素：钻孔、镗孔、铣床铣削等机加工作业可接触噪声、矿物油雾等。

⑨ 探伤室

生产工艺：探伤室工艺流程见图 4-85。

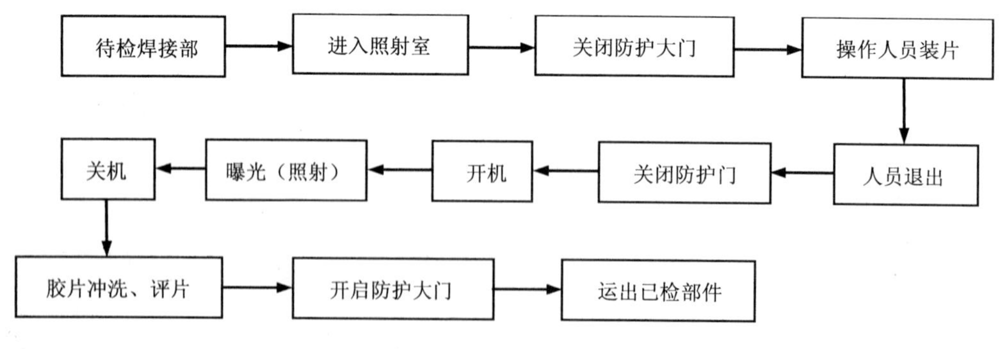

图 4-85 探伤室工艺流程

职业病危害因素：探伤室探伤过程中产生电离辐射（X 射线）、臭氧、氮氧化物。

（2）辅助设施

① 动力设施

生产工艺：通过电动空压机工作为生产提供空气动力。

职业病危害因素：空压机运转产生噪声。

② 污水处理

生产工艺：对生产废水进行沉淀、酸碱中和等常规处理。

职业病危害因素：氨、硫化氢、氯、氯化氢、硫酸、噪声等。

③ 配电房

生产工艺：将国家电网电源变压后供生产和生活用电。

职业病危害因素：配电房存在工频电场。

4．职业危害特点

（1）职业病危害因素分布

归纳上述生产工艺及其存在和产生的职业病危害因素，锅炉制造业主要的工艺操作可以归纳为以下几类：机械加工、喷丸除锈、焊接（包括等离子切割、碳弧气刨）、打磨、热处理、探伤（包括射线探伤、磁粉探伤和渗透探伤等）、清洗、油漆包装等，各工艺操作的职业病危害因素分布情况见表 4-43。

表 4-43　锅炉制造业职业病危害因素分布情况

序号	岗位或工种	职业病危害因素	
		化学因素	物理因素
一、生产项目			
1	机械加工	油雾	噪声
2	喷丸除锈	其他粉尘	噪声
3	焊接	电焊烟尘、锰及其无机化合物、铬及其氧化物、镍及其无机化合物、氮氧化物、臭氧、一氧化碳、二氧化碳	噪声、高温、电焊弧光
4	打磨	金属粉尘	噪声、局部振动
5	热处理	—	高温
6	放射性探伤	臭氧、氮氧化物	电离辐射（X 射线）
7	非放射性探伤	丙酮、乙醇、煤油、变压器油、加氢饱和煤油	工频电场
8	清洗	清洗剂所含有的挥发性成分，如硝酸、乙醇等	—
9	油漆	苯、甲苯、二甲苯、乙酸乙酯、乙酸丁酯等	—
二、辅助设施			
10	动力设施巡检	—	噪声
11	污水处理加料及巡检	氨、氯、氯化氢、硫酸、硫化氢	噪声
12	配电房巡检	—	工频电场

（2）职业危害程度

锅炉制造行业存在的主要职业病危害因素为粉尘、电焊弧光、喷漆时油漆所挥发的有机化学成分（苯、甲苯、二甲苯等）、噪声和高温。青玲对某压力容器专业生产基地建设项目职业病危害进行预评价，其所选取的类比企业职业病危害因素检测结果显示噪声作业岗位 10 个，检测噪声作业点 27 个，其中 6 个岗位气刨、釜筒焊接、打磨、冷卷、自动焊接、铆工噪声强度[87.3～94.5 dB（A）]超过国家职业卫生标准。黎丽春等的现场检测结果显示，某压力容器制造厂各岗位噪声强度 76.2～106.0 dB（A），超标率为 83%；电焊烟尘浓度 0.2～19.8 mg/m^3，超标率为 33%。汪晓婷等对某压力容器制造厂电焊工职业健康检查结果分析发现，该厂 78 名电焊工，有 6 名检出尘肺。

5．建设项目职业病危害风险分类

锅炉制造行业属于《国民经济行业分类》（GB/T 4754—2011）中的“通用设备制造行业”，根据国家安全监管总局公布的《建设项目职业病危害风险分类管理目录（2012 年版）》，“通用设备制造行业”属于职业病危害风险较重项目。

根据以上分析，锅炉制造行业所产生的职业病危害的风险程度，与《建设项目职业病危害风险分类管理目录（2012 年版）》中所列的“通用设备制造行业”职业病危害的风险程度无明显区别，应定为职业病危害风险较重建设项目。

参考文献

[1] 青玲，曹星权. 某压力容器专业生产基地建设项目职业病危害预评价. 职业卫生与病伤，2010，25（3）：134-137.

[2] 黎丽春，陈建雄，苏世标，等. 某压力容器制造厂职业病危害识别与关键控制点分析. 中国卫生工程学，2009，8（6）：324-327.

[3] 汪晓婷，王忠诚，陈达民，等. 某压力容器制造厂电焊工职业健康检查结果分析. 职业卫生与应急救援，2008，26（2）：99-100.

（左弘、杨光涛、何家禧）

（二）自动扶梯制造

自动扶梯也称电动扶梯，或自动行人电梯、扶手电梯、电扶梯，是一种以运输带方式运送行人的运输工具，由梯路（变型的板式输送机）和两旁的扶手（变形的带式输送机）组成。

1．项目组成

自动扶梯制造主要由构件加工、机械零件加工、钣金件加工、电气件生产、梯级加工以及相关的辅助设施等项目组成。

（1）构件加工包括冲床加工、切割、钻孔、抛丸处理、焊接、喷漆等内容。

（2）机械零件加工包括车床加工、铣床加工、钻孔和滚齿机加工等。

（3）钣金件加工包括剪床、数控冲床、弯折机、压力机、锯床、打磨、焊接、喷漆等。

（4）梯级加工包括加工开料、冲压、切断、冲孔、焊接、打磨、电泳等项目。

（5）电气件生产是指电梯的电气零配件的生产，一般外包给电气公司完成。

（6）辅助设施包括调漆房、空压机房和配电房等。

2．主要生产原辅材料与设备

（1）主要生产原辅材料

生产原料主要是滚珠轴承、标准零件、钢材、卷板等，辅料包括电泳漆、水性漆和焊丝等。

（2）主要生产设备

生产设备主要包括梯级自动生产线、剪床、冲床、车床、滚齿机、数控折弯机、电阻焊接机、桁架喷漆线、梯级配件生产线、压力机等。

辅助装置的主要生产设备包括空压机和配电房的变压器、配电柜等。

3．生产工艺与职业病危害因素

自动扶梯制造整体工艺流程见图4-86。

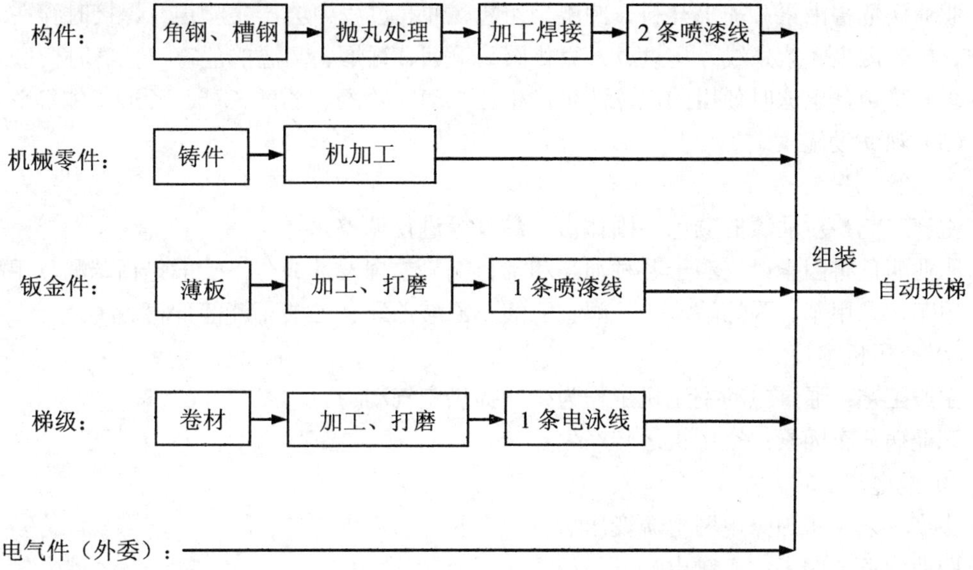

图4-86　自动扶梯制造整体工艺流程

（1）构件加工

生产工艺：原材料角钢和槽钢等首先进行抛丸处理，清除原材料表面铁锈及异物，然后进行冲压（冲床）、切割（锯床）、钻孔（钻床）、焊接（自动焊接机器人、二氧化碳焊机），最后再通过喷漆工序。

职业病危害因素：冲压时产生噪声；切割（锯床）、钻孔（钻床）、抛丸处理时存在其他粉尘和噪声；焊接分为自动焊接机器人和二氧化碳焊机两种焊接方式，存在二氧化碳、电焊烟尘、紫外线、臭氧、一氧化碳、铜烟、锰及其无机化学物、高温的危害；喷漆的危害来源于油漆的挥发性组分，一般包括苯酚、甲醛、苯、甲苯、二甲苯、丙烯酸等。

（2）机械零件加工

生产工艺：外购回铸件原材料，通过车床、铣床、钻床、滚齿机等机加工设备对原材料进行加工。

职业病危害因素：车床、铣床、钻床加工时存在其他粉尘和噪声的危害，滚齿机操作时产生噪声和振动。

（3）钣金件加工

生产工艺：薄板通过剪床、数控冲床、弯折机、拉弯机、锯床、焊机、压力机等设备进行加工，然后打磨调平并进行喷漆。

职业病危害因素：剪床、数控冲床、弯折机、压力机操作时会产生噪声，锯床操作和打磨时产生其他粉尘和噪声，电焊烟尘、锰及其无机化合物、铬及其氧化物、镍及其无机化合物、氮氧化物、臭氧等危害，喷漆过程中存在苯酚、甲醛、苯、甲苯、二甲苯、丙烯酸等危害。

（4）梯级加工

生产工艺：将卷材通过加工开料、冲压成形、切断、冲孔、焊接（焊机）、打磨等加工，然后进行电泳工序。

职业病危害因素：加工开料、冲压、切断、冲孔过程中会产生噪声，焊接时存在二氧化碳、电焊烟尘、紫外线、臭氧、一氧化碳、铜烟、锰烟、高温的危害，打磨时会产生砂轮磨尘和噪声，电泳时使用的电泳漆可产生乙二醇、乙酸、乙酸乙酯、乙酸丁酯等危害。

（5）辅助设施

① 调漆房

生产工艺：对油漆的颜色、固体份、黏度等进行调整。

职业病危害因素：来源于各种油漆和稀释剂等的挥发性成分，一般包括苯酚、甲醛、苯、甲苯、二甲苯、丙烯酸、乙二醇、乙酸、乙酸乙酯、乙酸丁酯等危害。

② 空压机房

生产工艺：通过电动空压机工作为生产提供空气动力。

职业病危害因素：空压机运转产生噪声。

③ 配电房

生产工艺：将国家电网电源变压后供生产和生活用电。

职业病危害因素：工频电场。

4．职业危害特点

（1）职业病危害因素分布

归纳上述生产工艺及其存在和产生的职业病危害因素，自动扶梯制造业职业病危害因素分布情况见表 4-44。

表 4-44　自动扶梯制造业职业病危害因素分布情况

序号	岗位或工种	职业病危害因素	
		化学因素	物理因素
一、构件加工			
1	冲压	—	噪声
2	切割、钻孔、抛丸处理	其他粉尘	噪声
3	焊接	电焊烟尘、锰及其无机化合物、铬及其氧化物、镍及其无机化合物、氮氧化物、臭氧、一氧化碳、二氧化碳	高温

序号	岗位或工种	职业病危害因素	
		化学因素	物理因素
4	喷漆	苯酚、甲醛、苯、甲苯、二甲苯、丙烯酸等	—
二、机械零件加工			
5	车床、铣床和钻床加工	其他粉尘	噪声
6	滚齿机加工	—	噪声、振动
三、钣金件加工			
7	剪床、数控冲床、弯折机和压力机操作	—	噪声
8	打磨	砂轮磨尘	噪声
9	焊接	二氧化碳、电焊烟尘、紫外线、臭氧、一氧化碳、铜烟、锰烟	高温
10	喷漆	苯酚、甲醛、苯、甲苯、二甲苯、丙烯酸等	—
四、梯级加工			
11	加工开料、冲压、切断、冲孔	—	噪声
12	焊接	二氧化碳、电焊烟尘、紫外线、臭氧、一氧化碳、铜烟、锰烟	高温
13	打磨	其他粉尘	噪声
14	电泳工序	乙二醇、乙酸、乙酸乙酯、乙酸丁酯等	—
五、辅助设施			
15	调漆房	苯酚、甲醛、苯、甲苯、二甲苯、丙烯酸、乙二醇、乙酸、乙酸乙酯、乙酸丁酯等	—
16	空压机房巡检	甲醛	噪声
17	配电房巡检	—	工频电场

（2）职业危害程度

自动扶梯制造行业存在的主要职业病危害因素为机加工过程焊接所产生的电焊烟尘、二氧化氮、一氧化碳和紫外辐射等，油漆喷涂所产生的挥发性有机物质（如苯、甲苯、二甲苯等）以及冲压、冲孔、切割等工位产生的噪声。顾凯风等对某机加工企业的调查研究显示，机加工过程噪声强度为 81～84.8 dB（A），虽未超标，但应加强个人听力防护；焊接工序电焊烟尘、锰及其无机化合物浓度以及打磨产生的砂轮磨尘均符合国家职业卫生标准。段平宁等对某机械制造厂的职业病危害进行的监测结果显示，电焊作业检测点中 3 个电焊烟尘浓度超标，超标率为 27.27%；1 个锰尘浓度超标，超标率为 6.6%；机加工和装配作业的噪声超标率分别为 33.33%和 18.18%；喷漆产生的挥发性有毒物质苯、甲苯、二甲苯、丁醇和乙酸丁酯浓度均在国家职业卫生标准范围内。

5．建设项目职业病危害风险分类

自动扶梯制造行业属于《国民经济行业分类》（GB/T 4754—2011）中的“通用设备制造业”，根据国家安全监管总局公布的《建设项目职业病危害风险分类管理目录（2012 年版）》，“通用设备制造业”属于职业病危害风险较重项目。

自动扶梯制造过程中焊接岗位普遍存在电焊烟尘、紫外辐射等危害，同时机械加工过程噪声强度较大，如冲压、冲孔、切割等工位的噪声强度常常超过国家职业卫生标准。

根据以上分析，自动扶梯制造行业所产生的职业病危害的风险程度，与《建设项目职业病危害风险分类管理目录（2012 年版）》中所列的“通用设备制造业”职业病危害的风险程度无明显区别，应定为职业病危害风险较重建设项目。

参考文献

[1] 顾凯风，张荣，卞增惠. 某机加工企业职业病危害控制效果的调查与分析. 江苏预防医学，2013，24（2）：60-61.

[2] 段平宁，江世强，黎海红，等. 某工程机械制造企业主要生产岗位的职业病危害因素评价. 广西医学，2007，29（9）：1399-1400.

（左弘、杨光涛、何家禧）

十七、专用设备制造

专用设备制造业包括采矿、冶金、建筑专用设备制造（如矿山机械、石油钻采专用设备、建筑工程用机械、海洋工程专用设备、建筑材料生产专用机械、冶金专用设备制造），化工、木材、非金属加工专用设备制造（如炼油、化工生产专用设备，橡胶加工专用设备，塑料加工专用设备，木材加工机械，模具等制造），食品、饮料、烟草及饲料生产专用设备制造（如食品、酒、饮料及茶生产专用设备，农副食品加工专用设备，烟草生产专用设备，饲料生产专用设备制造），印刷、制药、日化及日用品生产专用设备制造（如制浆和造纸专用设备，印刷专用设备，日用化工专用设备，制药专用设备，照明器具生产专用设备，玻璃、陶瓷和搪瓷制品生产专用设备，其他日用品生产专用设备等制造），纺织、服装和皮革加工专用设备制造（如纺织专用设备，皮革、毛皮及其制品加工专用设备，缝制机械，洗涤机械等制造），电子和电工机械专用设备制造，农、林、牧、渔专用机械制造（如拖拉机、机械化农业及园艺机具、营林及木竹采伐机械、畜牧机械、渔业机械、农林牧渔机械配件、棉花加工机械等制造），医疗仪器设备及器械制造（如医疗诊断、监护及治疗设备，口腔科用设备及器具，医疗实验室及医用消毒设备和器具，医疗、外科及兽医用器械，机械治疗及病房护理设备，假肢、人工器官及植介入器械等制造），环保、社会公共服务及其他专用设备制造（如环境保护专用设备，地质勘查专用设备，邮政专用机械及器材，商业、饮食、服务专用设备，社会公共安全设备及器材，水资源专用机械，其他专用设备等制造）。以下介绍几种常见的专用设备制造过程相关的职业危害风险情况。

（一）血糖仪制造

血糖仪制造属于小型医疗设备生产行业。

1. 项目组成

血糖仪制造的过程主要由表面贴装技术（SMT）、回流焊锡、在线电路测试、手焊、组装、功能测试、包装以及相关的辅助设施等项目组成。

2. 主要生产原辅材料与设备

(1) 主要生产原辅材料

生产原料主要是印刷线路板和电子元器件，辅料包括锡膏/锡线、清洗剂、热熔胶、油墨、胶水等。

(2) 主要生产设备

生产设备主要有 SMT 贴片机、回流炉、超声波焊接机、热压机、丝印机、X 射线检测仪等。

3. 生产工艺与职业病危害因素

血糖仪生产的工艺过程较为简单，其流程见图 4-87。

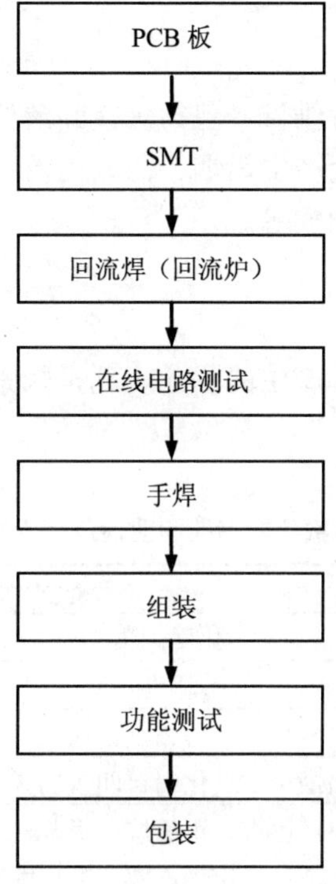

图 4-87 血糖仪生产的工艺流程

(1) SMT

生产工艺：将各种不同的微型元件通过自动置件机贴装在电路板表面，并进行锡膏丝印。

职业病危害因素：锡膏丝印工位如使用含铅锡膏，可能存在或产生铅烟。

(2) 回流焊锡

生产工艺：通过红外加热炉将微型元件焊接在电路板表面。

职业病危害因素：因使用的锡料可能含有铅，存在铅烟和二氧化锡危害。

(3) 手焊

生产工艺：将一些异性元件或大型元件等通过手工焊接在电路板上。

职业病危害因素：因使用的锡料可能含有铅，存在铅烟和二氧化锡危害。此外，部分岗位会使用清洗剂，清洗剂中常含有四氯乙烯。

（4）组装

生产工艺：将构成产品的液晶显示片、按键、底盖、面盖、电池、标签等通过手工组装在产品上。生产过程中使用红胶、热熔胶、酒精、清洗剂等化学物质。

职业病危害因素：沾胶工序职业病危害因素主要来源于所使用的各种胶水挥发产生的有机化学物，一般存在正己烷、环己烷、正庚烷、甲苯、二甲氧基甲烷、甲基环己烷、乙酸丁酯、甲基异丁基甲酮等危害；组装气枪工序因使用离子风枪而产生噪声；组装超声波焊接工序使用超声波焊接机而存在高频电磁场和噪声。

（5）功能测试

生产工艺：使用 X 射线测试机对组装好的产品进行功能测试。

职业病危害因素：X 射线。

（6）维修区

生产工艺：对不合格产品进行维修，包括焊接和清洁等工序。

职业病危害因素：手工焊接会产生铅烟、二氧化锡；清洁时职业病危害因素来源于清洁剂，常含有乙醇、四氯乙烯，丙酮等。

4．职业危害特点

（1）职业病危害因素分布

归纳上述生产工艺及其存在和产生的职业病危害因素，血糖仪制造业职业病危害因素分布情况见表 4-45。

表 4-45 血糖仪制造业职业病危害因素分布情况

序号	岗位或工种	职业病危害因素	
		化学因素	物理因素
1	SMT 丝印工序	铅烟	—
2	回流焊工序	铅烟、二氧化锡	—
3	手焊工序	铅烟、二氧化锡、四氯乙烯等	—
4	组装沾胶工序	正己烷、环己烷、正庚烷、甲苯、二甲氧基甲烷、甲基环己烷、乙酸丁酯、甲基异丁基甲酮等	—
5	组装气枪工序	—	噪声
6	组装超声波焊接工序	—	高频电磁场、噪声
7	功能测试	—	X 射线
8	维修	铅烟、二氧化锡、清洁剂等	—

（2）职业危害程度

血糖仪制造业存在的职业病危害因素主要为焊接、沾胶生产工艺过程中存在的化学毒物，如铅烟、二氧化锡、四氯乙烯、正己烷、环己烷、正庚烷、甲苯等。徐健英等在对某电子公司表面贴装建设项目进行职业病危害控制效果评价过程中，对其存在的职业病危害因素铅烟、二氧化锡、正己烷、甲苯、二甲苯、丙酮、异丙醇和噪声连续 3 d 的检测，结果显示 35 个检测点均符合国家职业卫生标准。

5. 建设项目职业病危害风险分类

血糖仪制造业属于《国民经济行业分类》（GB/T 4754—2011）中的“专用设备制造业”，根据国家安全监管总局公布的《建设项目职业病危害风险分类管理目录（2012 年版）》，“专用设备制造业”属于职业病危害风险较重项目。

根据以上分析，血糖仪制造行业所产生的职业病危害的风险程度，与《建设项目职业病危害风险分类管理目录（2012 年版）》中所列的“专用设备制造业”职业病危害的风险程度无明显区别，应定为职业病危害风险较重建设项目。

参考文献

[1] 徐健英，姚骏，刘仁平，等. 某电子科技公司表面贴装建设项目职业病危害控制效果评价. 职业与健康，2008，24（5）：481-482.

（左弘、杨光涛、何家禧）

（二）磁共振成像系统制造

磁共振成像系统是一种利用核磁共振原理的医学诊断工具，具有无放射损伤、无创伤、无痛苦、无危险的优点，是当前较为先进的非损伤性的影像学检查手段之一。

1. 项目组成

磁共振成像系统包括永磁型和超导型两种，主要由磁体绕线、灌胶、梯度线圈、磁钢装配、匀场室、模具线圈机加工、磁头连线、磁体组装、磁头喷涂、抽真空及检测、磁体预冷测试、系统集成测试和最终装配以及相关的辅助设施等项目组成。

2. 主要生产原辅材料与设备

（1）主要生产原辅材料

生产原料主要包括超导磁体、永磁磁体、铸钢 C 形框和电子部件，辅料包括石英粉、脱模剂、渗透剂、硝酸、氢氟酸、焊锡、锡膏、铟、液氮、清洗剂、胶水等。

（2）主要生产设备

生产设备主要包括充磁机、绕线机、灌胶机、匀场室、高压测试仪、电动船型转动机、顶出机、氩弧焊机等。

3. 生产工艺与职业病危害因素

磁共振成像系统制造的生产工艺流程如图 4-88 和图 4-89 所示。

（1）永磁线车间

① 充磁

生产工艺：使用充磁机给磁钢充磁，使磁钢具有磁性。

职业病危害因素：充磁过程中存在磁场。

② 做极板

生产工艺：极板组件按照特定的工艺装配做成极板。

职业病危害因素：做极板过程中存在磁场。

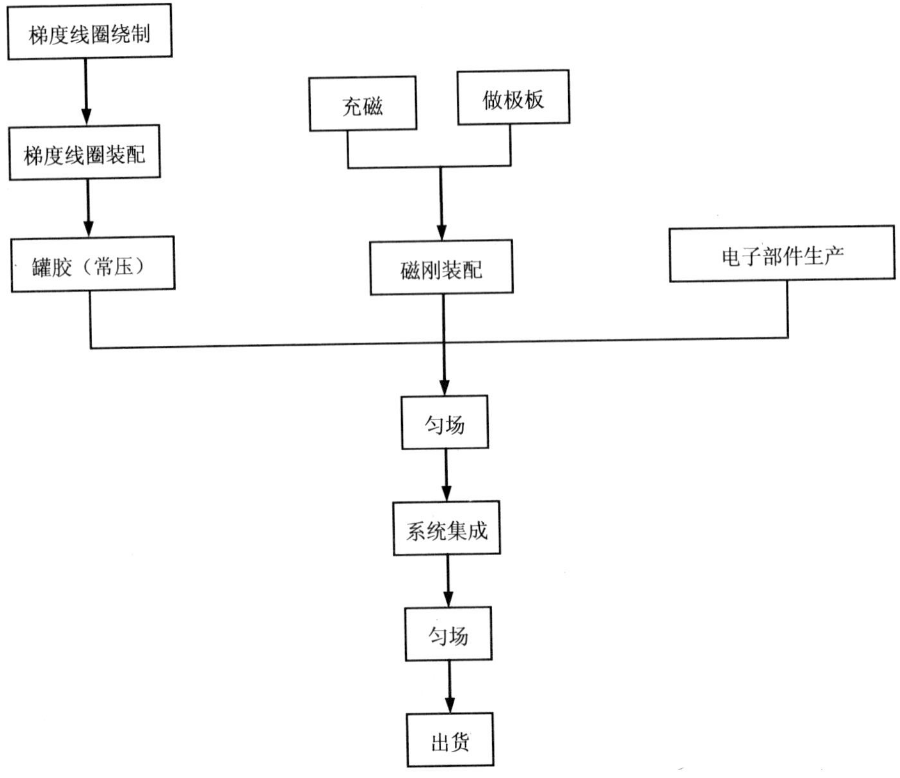

图 4-88 永磁型磁共振系统生产流程示意

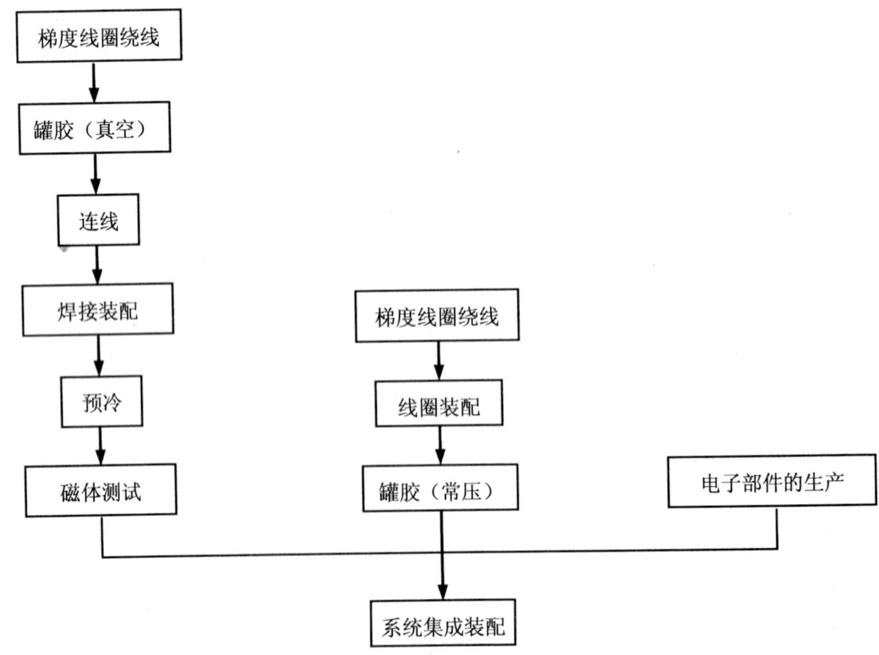

图 4-89 超导型磁共振系统生产流程示意

③ 磁钢装配

生产工艺：把带有磁性的磁钢装到极板上指定位置。

职业病危害因素：磁钢装配工序使用胶水、环氧树脂、螺纹胶和丙酮，生产过程中可能存在甲基丙烯酸甲酯、苯、甲苯、异丙苯、丙烯酸、丙酮等危害。

④ 匀场

生产工艺：使磁体的磁场变得稳定和均匀的过程。

职业病危害因素：匀场室使用的防锈剂、黏合剂和胶水可能存在环己烷、正庚烷、正己烷、乙酸乙酯和丙酮危害。

（2）磁体绕线

生产工艺：将超导线绕制在专用的模具上，完成线圈。

职业病危害因素：磁体绕线工位生产过程中使用脱膜剂和胶水，可能存在乙酸甲酯、乙酸乙酯、乙酸丁酯、甲醇、正戊烷和异戊烷等危害。

（3）梯度线圈区

生产工艺：将铜线绕制在专用的模具上，然后贴合环氧板，通过加热固化将铜线固定在环氧板上完成单片线圈，将单片线圈通过卷板机卷成所需形状的线圈，并进行装配。

职业病危害因素：绕线圈工位存在丙烯酸和丙酮危害；线圈装配工位使用胶水和环氧树脂，进行锡线焊接，存在或产生丙烯酸、丙酮、正己烷、环己烷、苯、正庚烷、甲苯、乙苯、二甲苯、乙醇、铅烟和二氧化锡等。

（4）罐胶

生产工艺：有真空灌胶和常压灌胶，将线圈放入灌胶腔，在真空环境或常压下进行灌胶并固化。

职业病危害因素：罐胶工位使用环氧树脂、石英粉、胶水、促进剂、丙酮，加样过程存在甲醇、甲基丙烯酸甲酯、丙酮和矽尘危害；机器运行过程中存在噪声。

（5）模具线圈机加工

生产工艺：对模具线圈进行打磨等机加工处理。

职业病危害因素：其他粉尘。

（6）磁头连线

生产工艺：组装线圈及电器元件。

职业病危害因素：铅铋合金工位进行焊接过程中，存在或产生铅烟和二氧化锡；组装过程使用甲酸而存在甲酸危害；镀铟机使用氢氟酸和硝酸，操作过程接触氢氟酸和硝酸；镀铟过程中存在或产生铟及其化合物危害；熔炉工位存在铅和二氧化锡。

（7）磁体组装

生产工艺：组装磁体，对磁体进行焊接和装配操作，并对磁体进行抽真空、压力测试，通过后进行液氮液氦预冷以及检验。

职业病危害因素：氩弧焊和装配工位存在或产生锰、铅烟、臭氧、氮氧化物、电焊烟尘和紫外辐射危害；检验工位使用显影剂和渗透剂，存在或产生甲基丙烯酸甲酯、乙苯、二甲苯、丙酮和异丙醇等危害。

（8）电子部件生产

生产工艺：零部件加工生产，设有波峰焊和回炉焊工位。

职业病危害因素：波峰焊和回炉焊工位存在铅烟和二氧化锡，清洁剂可能含有甲醇和异丙醇。

4. 职业危害特点

（1）职业病危害因素分布

归纳上述生产工艺及其存在和产生的职业病危害因素，磁共振成像系统制造业职业病危害因素分布情况见表4-46。

表4-46 磁共振成像系统制造业职业病危害因素分布情况

序号	岗位或工种	职业病危害因素	
		化学因素	物理因素
1	永磁线车间充磁、做极板工位	—	磁场
2	磁钢装配工位	甲基丙烯酸甲酯、苯、甲苯、异丙苯、丙烯酸、丙酮等	噪声
3	匀场	环己烷、正庚烷、正己烷、乙酸乙酯、丙酮	—
4	磁体绕线	乙酸甲酯、乙酸乙酯、乙酸丁酯、甲醇、正戊烷、异戊烷	—
5	梯度线圈区绕线圈工位	丙烯酸、丙酮	—
6	梯度线圈区线圈装配工位	丙烯酸、丙酮、正己烷、环己烷、苯、正庚烷、甲苯、乙苯、二甲苯、乙醇、铅烟、二氧化锡	—
7	灌胶	甲醇、甲基丙烯酸甲酯、丙酮、矽尘	噪声
8	模具线圈机加工	粉尘	噪声
9	磁头连线铅铋合金工位	铅烟、二氧化锡、甲酸	—
10	磁头连线镀铟机工位	氢氟酸、硝酸、铟及其化合物	—
11	磁头连线熔炉工位	铅烟、二氧化锡	—
12	磁体组装焊接和装配工位	锰、铅烟、臭氧、氮氧化物、电焊烟尘	紫外辐射
13	磁体组装检验工位	甲基丙烯酸甲酯、乙苯、二甲苯、丙酮、异丙醇	—
14	电子部件生产波峰焊和回流焊工位	铅烟、二氧化锡、甲醇、异丙醇	—

（2）职业危害程度

磁共振成像系统制造业存在的主要职业病危害因素为灌胶工位产生的矽尘和各工位使用的有机试剂挥发性毒物，如甲基丙烯酸甲酯、氟化氢、丁酮、异丙醇、乙酸丁酯等，以及焊接过程中产生的电焊烟尘等危害因素。矽尘的危害不容忽视，王金合对某企业使用石英砂的操作工位的矽尘浓度进行检测，结果表明4个使用石英砂的工位矽尘浓度均超标，危害严重。氩弧焊产生的职业病危害因素以电焊烟尘和锰及其化合物较为突出，袁伟民等对526名电焊工人职业暴露进行现况调查时发现电焊烟尘超标率为23.89%，锰及其化合物超标率为60%，电焊弧光超标率为9.09%，臭氧超标率为18.18%。

5. 建设项目职业病危害风险分类

磁共振成像系统制造行业属于《国民经济行业分类》（GB/T 4754—2011）中的“专用

设备制造业”，根据国家安全监管总局公布的《建设项目职业病危害风险分类管理目录（2012 年版）》，“专用设备制造业”属于职业病危害风险较重项目。

根据以上分析，磁共振成像系统制造行业所产生的职业病危害的风险程度，与《建设项目职业病危害风险分类管理目录（2012 年版）》中所列的“专用设备制造业”职业病危害的风险程度无明显区别，应定为职业病危害风险较重建设项目。

参考文献

[1] 王金合. 彩色显像管玻壳行业工作场所职业病危害调查. 工业卫生与职业病，2011，37（5）：299-300.

[2] 袁伟民，邹华，王洁，等. 526 名电焊工人职业暴露现况调查. 浙江预防医学，2010，22（10）：55-56.

（左弘、何家禧）

十八、汽车制造

汽车制造业包括汽车整车制造、改装汽车制造、低速载货汽车制造、电车制造、汽车车身或挂车制造、汽车零部件及配件制造。

（一）轿车制造

轿车一般分为微型轿车（排量 1L 以下）、普通级轿车（排量为 1.0～1.6 L）、中级轿车（排量为 1.6～2.5 L）、中高级轿车（排量为 2.5～4.0 L）、高级轿车（排量为 4 L 以上）等几种类型。在轿车制造业中，冲压、焊装、涂装、总装为四大核心技术。从结构上看，轿车属于无骨架车身，它的主要生产工艺流程包括钣金成型、焊装、涂装、总装、整车品质检验、整车入库等。

1. 项目组成

轿车制造生产工艺主要由钣金成型车间、焊装车间、涂装车间、总装车间、整车品质车间、合成树脂车间以及相关的辅助设施等项目组成。

（1）钣金成型车间主要包括开卷、落料、清洗、拉延、修边、翻边、冲孔、成品等项目。

（2）焊装车间主要包括地板总成生产线、左右侧围生产线、顶篷总成生产线、车身总装线、车身装调线、四门和二盖生产线等项目。

（3）涂装车间主要包括手工预处理、喷底漆、流平、腻子烘干、打磨、喷中漆、喷面漆、喷蜡等项目。

（4）总装车间主要包括电装、内装、底盘装配、外装等项目。

（5）整车品质车间主要包括整车品质检测等项目。

（6）合成树脂车间主要包括注塑、涂装、维修等项目。

（7）辅助设施主要包括生产冷却循环水系统、热水供应系统、供电系统、空压站、液化石油气站及产品车加油库、污水处理站、化学品仓库等项目。

2. 主要生产原辅材料与设备

（1）主要生产原辅材料

轿车制造生产工艺中，与职业卫生有关的主要生产原辅材料包括钢材、焊丝、各种涂料、密封胶、有机溶剂、脱脂剂、磷化剂、表调剂、添加剂等。

辅助设施生产工艺中，与职业卫生有关的主要生产原辅材料包括氢氧化钠、盐酸、次氯酸钠、汽油、液化石油气等。

（2）主要生产设备

生产装置的主要生产设备包括剪板机、冲型剪切机、板料折弯压力机、等离子剪切机、模具研配机、摇臂钻床、总装成型定位机、焊接机器人、搬送机器人、CO_2保护焊、手持砂轮机、轮胎拆装机、磨床、机床等。

辅助装置的主要生产设备包括热水锅炉、柴油发电机、空压机、汽油罐、柴油储罐、废水处理装置等。

3．生产工艺与职业病危害因素

（1）钣金成型车间

钣金成型车间的生产工艺流程见图 4-90。

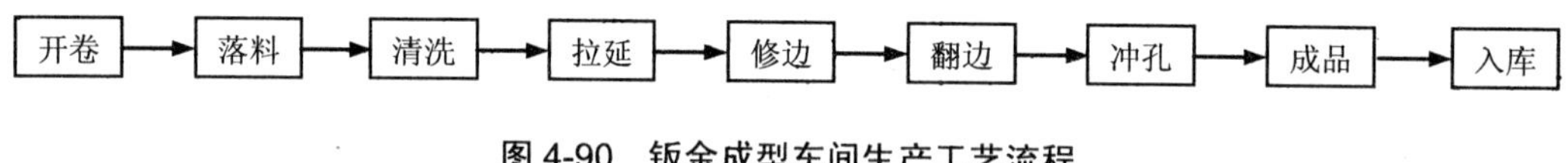

图 4-90 钣金成型车间生产工艺流程

生产工艺：生产工艺包括采用剪板机毛坯下料、冲型剪切机剪毛坯外形料，板料折弯压力机进行板料折弯，使用等离子剪切机进行修边、剪孔，摇臂钻床进行钻孔，在胎具工作地用简易胎具进行手工零件形成。其中部分简单零件采用手工结合模夹具和简易装备成型。

职业病危害因素：钣金成型产生金属粉尘、砂轮磨尘、噪声、振动。

（2）焊装车间

焊装车间的生产工艺流程见图 4-91。

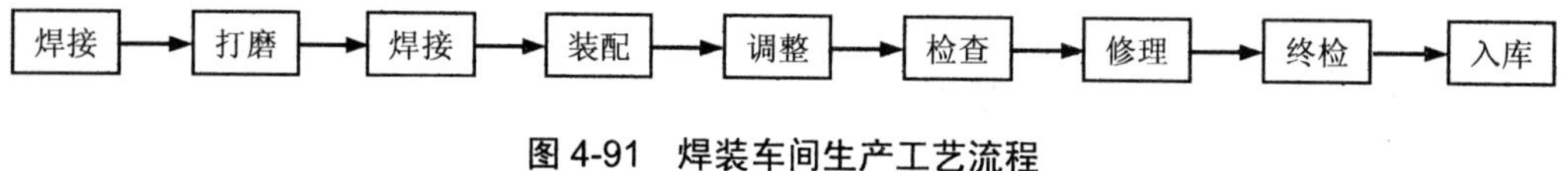

图 4-91 焊装车间生产工艺流程

① 焊接

生产工艺：部件焊接区采用 CO_2 焊机、固定点焊机、凸焊机、螺柱焊机等设备对车身地板总成、左右侧围、前后围、顶盖、车门、发动机盖进行焊接，焊接后成品送至整车焊接区组焊。

职业病危害因素：焊接产生噪声、高温、电焊烟尘、二氧化锰、铜烟、氧化锌、三氧化铬、镍及其无机化合物、紫外线、红外线、一氧化碳、氮氧化物、臭氧和工频电场。

② 钣金打磨

生产工艺：在焊接过程中使用手持砂轮机对部件进行打磨操作。

职业病危害因素：钣金打磨产生金属粉尘、砂轮磨尘、振动和噪声。

（3）涂装车间

涂装车间的生产工艺流程见图 4-92。

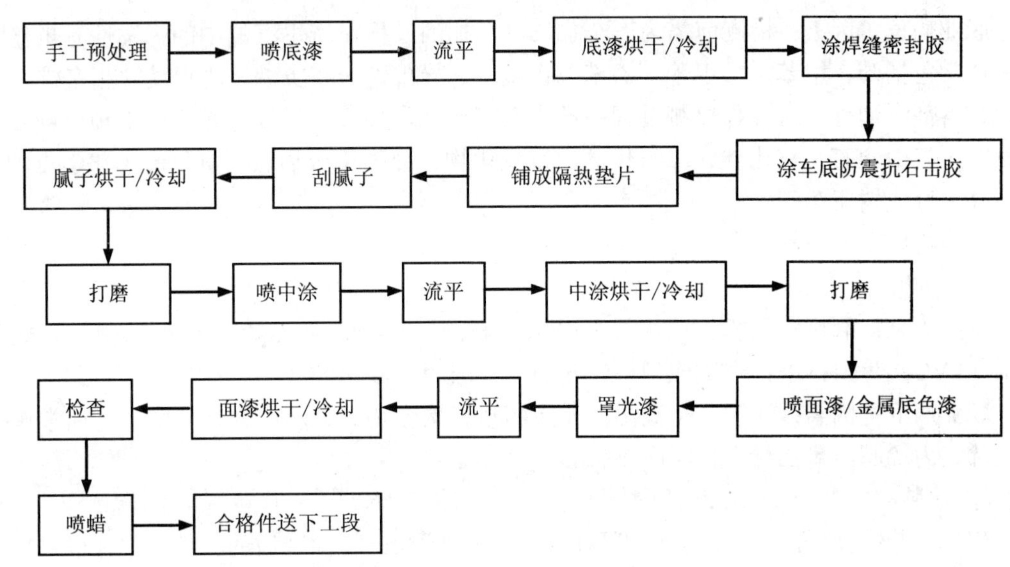

图 4-92 涂装车间生产工艺流程

生产工艺：涂装工艺主要包括手工预处理、喷底漆、喷中涂、喷面漆和烘烤、涂焊缝密封胶和车底防震抗石击胶、手工打磨等，烘烤温度一般为 60～80℃。

职业病危害因素：喷漆生产过程可接触油漆中的挥发性有机化学物，通常包括甲苯、二甲苯、乙酸丁酯、乙酸乙酯、乙苯、丙酮、丁酮和异丙醇等；手工打磨产生金属粉尘、砂轮磨尘、噪声和振动；烘烤产生高温。

（4）总装车间

总装车间的生产工艺流程见图 4-93。

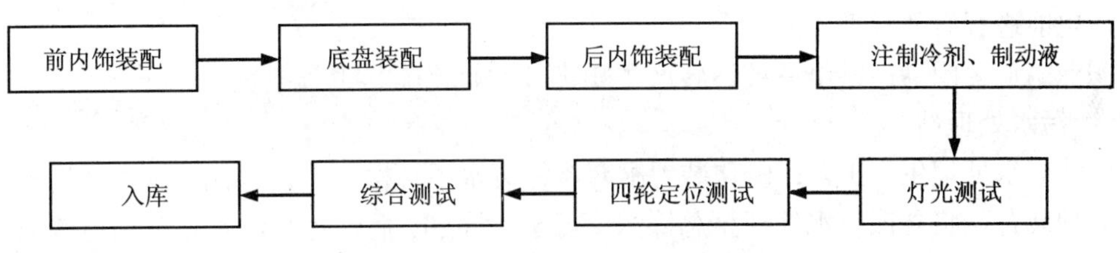

图 4-93 总装车间的生产工艺流程

生产工艺：整车装配区采用固定装配方式，采用整车举升机和动力总成举升小车，并配备专用工具完成样车的装配工作。其中底盘装配包括发动机、变速器、悬架系统装配，零部件装配区采用装配工作台，发动机装配设置翻转机构。装配后整车真空加注制冷剂、制动液。

职业病危害因素：各种装配工序产生噪声，在注入制冷剂和制动液过程中产生烃类化学物。

（5）整车品质车间

生产工艺：利用检测设备对整车进行质量检测，检测项目包括路试、高低温环境试验、排放试验、车身试验、底盘试验、振动试验、整车耐久试验、碰撞试验室、电子电器试验室等。

职业病危害因素：检测前需为汽车加油，在加油过程中产生汽油中的挥发性有机化学物，通常包括苯、甲苯、二甲苯、乙苯、正戊烷、异戊烷、正庚烷、正己烷、正辛烷、环己烷、溶剂汽油等。在各种检测过程中产生汽车尾气、高温、低温、噪声、工频电场，其中汽车尾气中含有一氧化碳、二氧化碳、氮氧化物、烃类化合物、二氧化硫等化学毒物。

（6）合成树脂车间

合成树脂车间包括注塑、涂装生产项目。

① 注塑

生产工艺：利用注塑机对聚丙烯（PP）、丙烯腈-丁二烯-苯乙烯共聚物（ABS）、聚氯乙烯（PVC）等塑料进行注塑成型，注塑温度一般为180～280℃。

职业病危害因素：注塑产生高温、噪声和塑料聚合物的分解产物，分解产物通常包括苯乙烯、丙烯腈、氯乙烯、1,3-丁二烯等。

② 涂装

生产工艺：使用涂料对注塑成型后的工件进行喷漆，将涂装后的工件存放在成品库，或按计划配送至总装车间。

职业病危害因素：喷漆过程可接触涂料中的挥发性有机化学物，通常包括甲苯、二甲苯、乙酸乙酯、丙酮、异丙醇等。此外，还会接触生产性噪声。

（7）辅助设施

① 空压站

生产工艺：通过喷油水冷螺杆式空压机工作为生产提供空气动力。

职业病危害因素：空压机运转产生噪声。

② 供电系统

生产工艺：设置降压站，采用微机控制管理装置对全厂变电站进行遥测、遥信，便于对全厂电能进行有效管理。

职业病危害因素：供电系统运转产生噪声、六氟化硫、工频电场。

③ 污水处理站

电泳废水处理生产工艺：磷化装置配套含镍废水中转槽，用泵送往污水处理站的含镍废水处理装置，将含镍废水处理至总镍浓度低于 1 mg/L 后，再与污水处理站内其他生产废水一起进一步处理。

其他生产废水处理生产工艺：包括涂装车间污染物浓度较高的脱脂清洗废水、电泳清洗废水、喷漆废水、合成树脂车间涂装工序产生的喷漆废水等，经预处理后和厂区生活污水一起进入污水处理站进行二级生化处理。

生活污水处理生产工艺：粪便污水经化粪池预处理，以及职工食堂含油污水经隔油隔渣池预处理后进入厂区污水处理站进行二级生化处理。

生产废水和生活污水经厂区污水处理站二级生化处理和深度处理，达到内部回用水标准后，送至回用水系统在生产工序和公共工程中进行使用。生产废水和生活污水均不外排。

职业病危害因素：污水处理过程中产生噪声、硫化氢、氯、氨、氢氧化钠、硫酸等。

④ 化学品库

生产工艺：对使用的各种油漆化学品进行仓储。

职业病危害因素：各种油漆化学品在仓储过程中，发生泄漏时可接触油漆中的挥发性有机化学毒物，通常包括甲苯、二甲苯、乙酸丁酯、乙酸乙酯、乙苯、丙酮、丁酮、异丙醇等。

4．职业危害特点

（1）职业病危害因素分布

归纳上述生产工艺及其存在和产生的职业病危害因素，轿车制造业职业病危害因素分布情况见表4-47。

表4-47　轿车制造业职业病危害因素分布情况

序号	岗位或工种	职业病危害因素	
		化学因素	物理因素
一、钣金成型车间			
1	钣金成型	金属粉尘、砂轮磨尘	噪声、振动
二、焊装车间			
2	焊接	电焊烟尘、二氧化锰、铜烟、氧化锌、三氧化铬、镍及其无机化合物、一氧化碳、氮氧化物、臭氧	噪声、高温、紫外线、红外线、工频电场
3	钣金打磨	金属粉尘、砂轮磨尘	噪声、振动
三、涂装车间			
4	喷漆	甲苯、二甲苯、乙酸丁酯、乙酸乙酯、乙苯、丙酮、丁酮、异丙醇	—
5	手工打磨	金属粉尘、砂轮磨尘	噪声、振动
6	烘烤	—	高温
四、总装车间			
7	装配	总烃	噪声
五、整车品质车间			
8	检测	苯、甲苯、二甲苯、乙苯、正戊烷、异戊烷、正庚烷、正己烷、正辛烷、环己烷、一氧化碳、二氧化碳、氮氧化物、二氧化硫、烃类化合物	高温、低温、噪声、工频电场
六、合成树脂车间			
9	注塑	苯乙烯、丙烯腈、氯乙烯、1,3-丁二烯	高温、噪声
10	喷漆	甲苯、二甲苯、乙酸乙酯、丙酮、异丙醇	噪声
七、辅助设施			
11	空压站巡查	—	噪声
12	配电房巡查	六氟化硫	噪声、工频电场
13	污水处理站巡查	硫化氢、氯、氨、氢氧化钠、硫酸	噪声
14	化学品库仓管员	甲苯、二甲苯、乙酸丁酯、乙酸乙酯、乙苯、丙酮、丁酮、异丙醇	—

（2）职业危害程度

汽车制造业存在的职业病危害因素主要为粉尘、噪声和化学毒物（苯、甲苯、二甲苯、二氧化锰、一氧化氮、二氧化氮、溶剂汽油、正己烷、乙醇、异丙醇等）。周俊生等对合肥某汽车制造集团下属的13个企业177个作业点进行职业卫生检测，并对1 895名一线员工和部分管理人员进行职业健康检查，结果显示作业现场环境噪声检测合格率仅为19.5%，劳动者听力损伤的总检出率高达16.7%；粉尘的检测合格率为84.4%，高千伏全胸片和肺功能检查的总阳性率分别为5.4%和8.8%；苯系物检测合格率为97.3%，苯作业工人血常规异常阳性检出率为8.9%；粉尘作业工人肺功能损伤发生率明显高于非粉尘作业工人的肺功能损伤发生率（0.9%），苯作业工人血常规异常检查率明显高于非苯作业工人的血常规异常检出率。周国伟等对某汽车制造企业职业卫生现况进行调查，职业病危害因素检测结果显示45个噪声检测点，合格数30个，合格率为66.7%；毒物检测264个，合格数261个，合格率为98.9%。对该企业接触职业病危害因素的1 530名员工进行职业健康检查，筛查发现接触噪声的580人中，有162人存在不同程度的高频听力损失和（或）语频听力损失，其中1人语频轻损（合并双耳高频重损）为可疑职业病，5人耳科检查异常和听力检查语频轻损，156人存在高频听力损失；在接触苯的559人中，有31人存在血液分析异常的情况，其中白细胞降低22人，红细胞降低5人，血红蛋白降低3人，血小板降低1人；接触粉尘的417人中，有8人肺功能异常，6人X线胸片异常。杜伟佳等对某汽车制造厂主要职业病危害因素及其对工人健康的影响进行了调查，作业场所噪声强度和空气中锰及其化合物浓度合格率分别为59.6%、87.5%，电焊烟尘、其他粉尘合格率分别为87.5%、88.9%，其余均符合国家职业卫生标准。工人慢性咽炎、心电图异常、脂肪肝和慢性鼻炎患病率分别为35.5%、24.2%、11.2%和10.4%，噪声接触工人较非接触工人听力明显下降，接触粉尘工人慢性鼻炎患病率显著高于非接触工人。

5. 建设项目职业病危害风险分类

轿车制造属于《国民经济行业分类》（GB/T 4754—2011）中的“汽车制造业”，根据国家安全监管总局公布的《建设项目职业病危害风险分类管理目录（2012年版）》，“汽车制造业”属于职业病危害风险较重项目。

综上所述，轿车制造业所产生的职业病危害的风险程度，与《建设项目职业病危害风险分类管理目录（2012年版）》中所列的“汽车制造业”职业病危害的风险程度一致，应定为职业病危害风险较重建设项目。

参考文献

[1] 周俊生，方四新，刘胜萍，等. 某汽车制造集团公司主要职业病害因素及员工职业健康检查结果. 职业与健康，2010，26（6）：611-613.

[2] 周国伟，胡在方，张志旭，等. 某汽车制造企业职业卫生现况调查. 首都公共卫生，2009，3（3）：124-126.

[3] 杜伟佳，黄敏之. 某汽车制造厂主要职业病危害因素及其对工人健康的影响. 职业与健康，2012，28（22）：2689-2693.

（丘海丽、杨光涛、何家禧）

（二）汽车灯具制造

汽车零部件作为汽车工业的基础，是支撑汽车工业持续健康发展的必要因素。汽车零部件包含的种类繁多，包括汽车灯具、发动机、变速器、离合器、油泵、防盗器等。其中汽车灯具包括前大灯和尾灯两大类产品，本书重点分析其职业危害风险情况。

1. 项目组成

汽车灯具生产主要由配光镜加工、光杯加工、灯组装以及相关的辅助设施等项目组成。

（1）配光镜加工生产包括模压成型、去静电、硬化漆喷涂、干燥、紫外（UV）硬化、防雾漆喷涂、烘烤干燥等项目。

（2）光杯加工生产包括注塑成型、去静电、除尘、底漆喷涂、干燥、UV 硬化、真空镀铝镜面、真空镀铝镜面等项目。

（3）灯组装生产包括压入灯座、在光杯上安装灯泡、安装光杯组件、安装光杯组件、涂布热熔胶、底漆喷涂、安装辅助光杯、安装配光镜、安装橡胶密封、性能检查等项目。

（4）辅助设施生产包括配电房、水泵房、净化空调的冷冻机组房、风机房、风淋间等项目。

2. 主要生产原辅材料与设备

（1）主要生产原辅材料

汽车灯具生产工艺中，与职业卫生有关的主要生产原辅材料包括团状模塑料（BMC）、聚碳酸酯塑料（PC）、聚对苯二甲酸乙二酯塑料（PET）、聚对苯二甲酸丁二酯塑料（PBT）、聚甲基丙烯酸甲酯塑料（PMMA）、苯乙烯和丙烯腈和亚克力橡胶共聚合塑料（ASA）、底漆主剂、底漆辅助剂、硬化漆、防雾主剂、防雾稀释剂、面漆主剂、面漆辅助剂、涂料、热熔胶、含硅化合物、铝片等。

（2）主要生产设备

生产装置的主要生产设备包括单色成形机、BMC 成形机、BMC 自动投料装置、取出机械手、退火炉、模温机、热流道控制器、针阀控制器、材料干燥机、材料箱、料斗、冰水机、镀膜机、自动涂装柜、隧道式干燥炉、集尘装置及作业台、前处理装置、纯水装置等。

3. 生产工艺与职业病危害因素

（1）配光镜加工生产

配光镜加工生产流程见图 4-94。

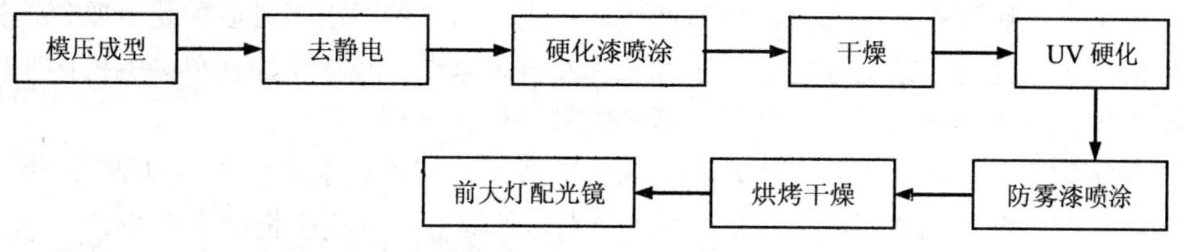

图 4-94　配光镜加工生产流程

① 模压成型

生产工艺：使用热塑性树脂，如 PC、PET、PBT、PMMA、ASA 等，经电加热后，从模具中挤出，模具温度 50～70℃，螺杆温度 220～300℃，熔融状态的树脂原料受注塑成型机的挤出作用，被挤入模具中冷却成型。

职业病危害因素：注塑成型产生噪声、高温和塑料聚合物的分解产物，分解产物通常包括苯乙烯、丙烯腈、氯乙烯、1,3-丁二烯等。

② 去静电、硬化漆喷涂、干燥、UV 硬化

生产工艺：硬化漆喷涂线为自动化生产线，首先使用气枪对准工件表面进行吹气，该气枪带出的离子气流可高效消除静电并吹除灰尘和其他杂质。硬化漆喷涂在单独的密闭车间内使用机械手自动控制喷涂操作，然后由紫外线进行硬化处理。

职业病危害因素：喷涂产生噪声和硬化漆中的挥发性有机化学物，通常包括苯、甲苯、二甲苯、乙酸乙酯、乙酸丁酯等；UV 硬化产生紫外辐射；气枪吹扫产生噪声。

③ 防雾漆喷涂、烘烤干燥

生产工艺：配光镜内表面需要喷漆防雾漆，涂装后由流水线送至烘烤干燥炉进行干燥。

职业病危害因素：防雾漆喷涂产生噪声和防雾漆中的挥发性有机化学物，通常包括苯、甲苯、二甲苯、乙酸乙酯、乙酸丁酯等；UV 硬化产生紫外辐射。

（2）光杯加工生产

光杯加工生产的生产流程见图 4-95。

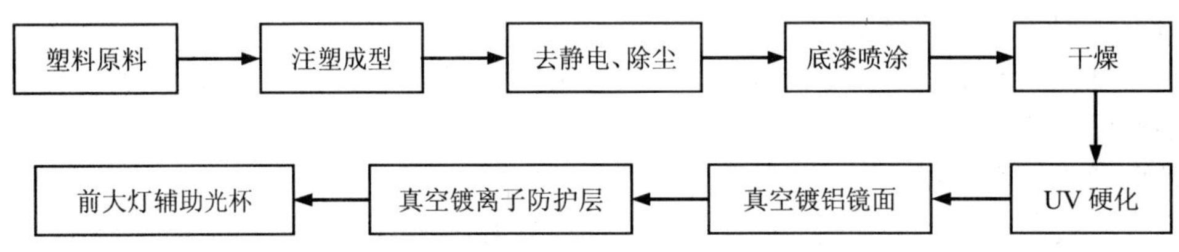

图 4-95 辅助光杯加工生产流程

① 注塑成型

生产工艺：使用热塑性树脂（如 PC、PET、PBT、PMMA、ASA 等），经电加热后，从模具中挤出，模具温度 50～70℃，螺杆温度 220～300℃，熔融状态的树脂原料受注塑成型机的挤出作用，被挤入模具中冷却成型。

职业病危害因素：注塑成型产生噪声、高温和塑料聚合物的分解产物，分解产物通常包括苯乙烯、丙烯腈、氯乙烯、1,3-丁二烯等。

② 去静电、底漆喷涂、干燥、UV 硬化

生产工艺：底漆喷涂线为自动化生产线，首先使用气枪对准工件表面进行吹气，该气枪带出的离子气流可高效消除静电并吹除灰尘和其他杂质。底漆喷涂在单独的密闭车间内使用机械手自动控制喷涂操作，然后由紫外线进行硬化处理。

职业病危害因素：喷涂产生噪声和底漆中的挥发性有机化学物，通常包括苯、甲苯、二甲苯、乙酸乙酯、乙酸丁酯等；UV 硬化产生紫外辐射；气枪吹扫产生噪声。

③ 真空镀铝镜面

生产工艺：在真空状态下，镀膜机将铝片加热，铝片经受热蒸发出来的铝离子打在工件上形成光滑镜面的原理，制作出灯具的反光面。

职业病危害因素：镀膜机产生噪声。

④ 真空镀离子防护层

生产工艺：在铝膜基础上，利用真空的环境，蒸发含硅的有机物六甲基二硅胺烷（HMDS），使其全部均匀地附着在产品表面形成保护膜，起到耐酸、耐碱、耐盐，保护产品镜面的作用。

职业病危害因素：真空镀离子产生噪声。

（3）灯组装生产

灯组装生产的工艺流程见图 4-96 所示。

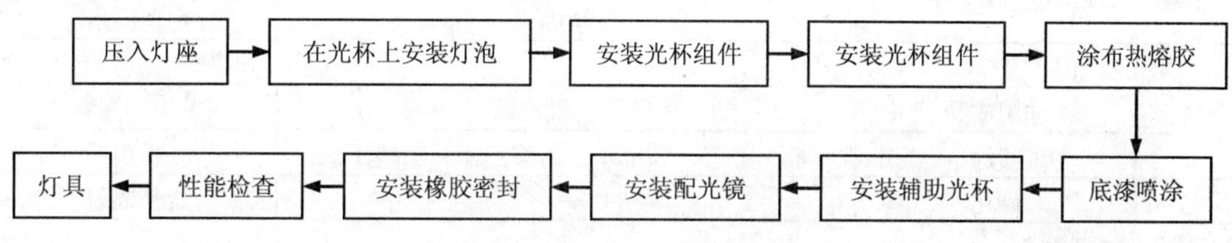

图 4-96　灯组装生产的工艺流程

① 涂布热熔胶

生产工艺：利用热熔胶机在配件上涂上热熔胶，热熔胶的加热温度 190℃左右，利用热熔胶加热后可熔化进而涂布以及冷却后快速凝固的特性，对组件和辅助光杯施行黏接。现工艺使用的热熔胶多为环保型材料，不含有机溶剂，不会挥发产生有机化学物。

职业病危害因素：热熔胶机运行产生高温。

② 底漆喷涂

生产工艺：底漆喷涂线为自动化生产线，首先使用气枪对准工件表面进行吹气，该气枪带出的离子气流可高效消除静电并吹除灰尘和其他杂质。底漆喷涂在单独的密闭车间内使用机械手自动控制喷涂操作，然后由紫外线进行硬化处理。

职业病危害因素：喷涂产生噪声和底漆中的挥发性有机化学物，通常包括苯、甲苯、二甲苯、乙酸乙酯、乙酸丁酯等；UV 硬化产生紫外辐射；气枪吹扫产生噪声。

（4）辅助设施

① 化学品库

生产工艺：对使用的各种油漆化学品进行仓储。

职业病危害因素：各种油漆化学品在仓储过程中如发生泄漏，可产生挥发性有机化学物，通常包括苯、甲苯、二甲苯、乙酸乙酯、乙酸丁酯等。

② 配电房

生产工艺：通过配电设备配送生产电源。

职业病危害因素：配电系统运转产生工频电场。

③ 水泵、风机房

生产工艺：通过水泵、风机设备提供动力。

职业病危害因素：水泵、风机设备运转产生噪声。

④ 冷冻机组房

生产工艺：通过冷冻设备提供制冷。

职业病危害因素：冷冻设备运转产生噪声。

4．职业危害特点

（1）职业病危害因素分布

归纳上述生产工艺及其存在和产生的职业病危害因素，汽车灯具制造业职业病危害因素分布情况见表 4-48。

表 4-48 汽车灯具制造业职业病危害因素分布情况

序号	岗位或工种	职业病危害因素	
		化学因素	物理因素
一、配光镜加工生产			
1	注塑成型	苯乙烯、丙烯腈、氯乙烯、1,3-丁二烯	噪声、高温
2	喷涂	苯、甲苯、二甲苯、乙酸乙酯、乙酸丁酯	噪声
3	硬化	—	紫外辐射
二、光杯加工生产			
4	注塑成型	苯乙烯、丙烯腈、氯乙烯、1,3-丁二烯	噪声、高温
5	喷涂	苯、甲苯、二甲苯、乙酸乙酯、乙酸丁酯	噪声
6	硬化	—	紫外辐射
7	镀膜、真空镀膜	—	噪声
三、灯组装生产			
8	涂布热熔胶	—	高温
9	喷涂	苯、甲苯、二甲苯、乙酸乙酯、乙酸丁酯	噪声
10	硬化	—	紫外辐射
11	组装	—	噪声
四、辅助设施			
12	化学品库巡检	苯、甲苯、二甲苯、乙酸乙酯、乙酸丁酯	—
13	配电房巡检	—	工频电场
14	水泵房巡检	—	噪声
15	冷冻机组房巡检	—	噪声
16	风机房巡检	—	噪声

（2）职业危害程度

汽车灯具制造业存在的职业病危害因素主要为油漆喷涂所产生的挥发性有机化学物（如：苯、甲苯、二甲苯等）以及噪声。薄亚莉等对某汽车灯具生产企业职业病危害控制效果进行评价，职业病危害因素检测结果显示手工喷雾室空气中苯的短时间接触浓度为 12.6 mg/m^3，超过国家职业卫生标准。王玫等对汽车零部件制造行业职业病危害及其防控措施进行研究，职业病危害因素检测结果显示汽车灯具总成的表面处理岗位接触的甲苯时间加权平均浓度为 100.2 mg/m^3，超过国家职业卫生标准。王峻涛等对某灯具生产企业职业病危害进行调查，职业病危害因素检测结果显示噪声强度超过国家职业卫生标准，超标率达 25.8%，噪声强度最大值为 94.2 dB（A）。

5．建设项目职业病危害风险分类

汽车灯具制造业属于《国民经济行业分类》（GB/T 4754—2011）中的“汽车制造业”，根据国家安全监管总局组织编制的《建设项目职业病危害风险分类管理目录（2012 年版）》，

“汽车制造业”属于职业病危害风险较重项目。

综上所述，汽车灯具制造业所产生的职业病危害的风险程度，与《建设项目职业病危害风险分类管理目录（2012 年版）》中所列的“汽车制造业”职业病危害的风险程度无明显的区别，应定为职业病危害风险较重建设项目。

参考文献

[1] 薄亚莉，黄德寅. 某汽车灯具生产企业职业病危害控制效果评价. 职业卫生与应急救援，2008，26（4）：203-204.

[2] 王玫，梁嘉斌，刘影玫，等. 汽车零部件制造行业职业病危害及其防控措施研究. 中国卫生工程学，2015，14（3）：196-205.

[3] 王峻涛，包玉屏. 宜兴市新庄镇灯具企业职业病危害调查. 江苏预防医学，2011，22（3）：56-58.

（丘海丽、杨光涛、何家禧）

（三）汽车发动机制造

汽车发动机作为汽车工业的基础，是支撑汽车工业持续健康发展的必要因素。现代汽车的发动机大都是将汽油或柴油与空气混合直接在汽缸内部燃烧，利用燃烧气体的膨胀压力来推动机器运转产生动力的，也称为内燃机。汽油发动机由 2 个机构和 5 个系统组成，机构包括是曲轴连杆机构和配气机构，系统包括燃料系、润滑系、冷却系、点火系和启动系。柴油发动机通常由 2 大机构和 4 个系统组成（无点火系）。

1. 项目组成

汽车发动机生产工艺主要由低压铸造生产、高压铸造生产、缸体机加工生产、缸盖机加工生产、发动机装配、传动轴生产以及相关的辅助设施等项目组成。

（1）低压铸造生产

低压铸造生产主要包括型芯砂、型芯造型、去毛刺、型芯、落涂模、涂模、清洁模具、浇铸、冷却坯料、移载坯料、落砂、热处理等项目。

（2）高压铸造生产

高压铸造生产主要包括熔炼、涂脱模剂、压铸、冷却坯料、冲边、热处理等项目。

（3）缸体机加工生产

缸体机加工生产主要包括铣削加工、基准定位孔的加工、缸孔裙部槽加工、钻孔、启动电机孔倒角、铣止推面、粗镗曲轴孔、中间清洗、曲轴室密封性测试、水套及主油道密封性测试、缸孔珩磨、缸体最终清洗等项目。

（4）缸盖机加工生产

缸盖机加工生产主要包括粗和精铣缸盖罩面、铣燃烧室面、铣进气面及排气面、钻、铰、粗镗、精镗进排、气导管阀座安装、清洗/吹干零件、压入进/排气阀座、排气导管、凸轮轴室/油孔密封检查、进/排气阀座检漏等项目。

（5）发动机装配

发动机装配主要包括缸体段、缸盖段、主机段、辅机段及分装区等项目。

（6）传动轴生产

传动轴生产主要包括外接头（outboard）和外花键内接头加工、内接头（inboard）加工、内花键内接头加工、星形套（inner）加工、传动轴装配等项目。

2. 主要生产原辅材料与设备

（1）主要生产原辅材料

汽车发动机制造生产工艺中，与职业卫生有关的主要生产原辅材料包括铝锭、液化石油气、脱模剂、含浸剂、除渣剂、冲头油、液压油、润滑油、型芯砂、切削液、清洗剂、衍磨液、导轨油、锭子油、发动机油、变速箱油、油脂、车削切削液、拉削油、轨道润滑油、淬火液等。

（2）主要生产设备

生产装置的主要生产设备包括快速铝熔化炉、压铸机、保温炉、式样切割机、式样镶嵌机、式样磨抛机、高压冲洗机、低压铸造机（LPDC）、造型机、熔化炉、落砂机、浇口切断机、热处理炉、卧式加工中心、多轴箱组合机床、平衡轴孔双轴镗床、阀座压床、湿式密封压力检漏机、活塞加热炉、密封剂供给装置、加工中心、数控车床、淬火车床等。

辅助装置的主要生产设备包括污水处理装置、配电房的变压器、配电柜、空压机等。

3. 生产工艺与职业病危害因素

（1）低压铸造生产

低压铸造生产的工艺流程见图4-97。

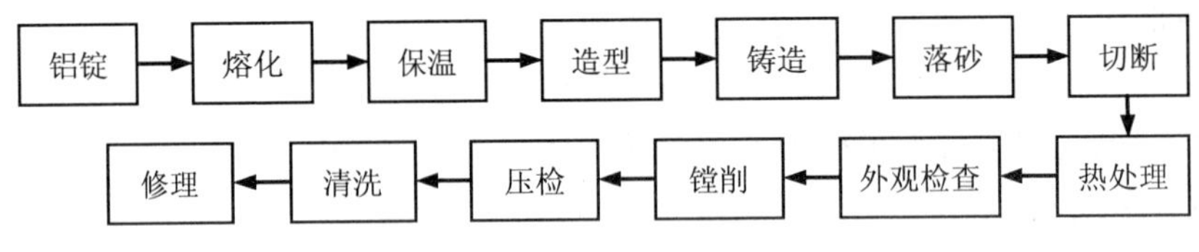

图4-97 低压铸造生产的工艺流程

① 熔铝炉

生产工艺：将铝锭放进熔铝炉进行熔化。

职业病危害因素：熔铝炉产生铝合金尘、铅烟、一氧化碳、噪声、高温。

② 保温

生产工艺：将熔化的铝锭进行保温。

职业病危害因素：保温产生铝合金尘、铅烟、一氧化碳、噪声、高温。

③ 造型机

生产工艺：将熔炼的铝液体浇注入造型机内，经冷却凝固获得所需形状和性能的零件。

职业病危害因素：造型机生产过程产生矽尘、苯酚、甲醛、氨、噪声。

④ 铸造

生产工艺：将熔炼的铝液体浇注入铸型内，经冷却凝固获得所需形状和性能的零件。

职业病危害因素：铸造产生铝合金尘、铅烟、苯酚、甲醛、氨、一氧化碳、噪声、高温。

⑤ 落砂

生产工艺：使铸型中的型砂和铸件分离。

职业病危害因素：落砂产生矽尘、噪声。

⑥ 切断机

生产工艺：将工件切断。

职业病危害因素：切断机产生铝合金尘、噪声。

⑦ 热处理机

生产工艺：对工件进行热处理。

职业病危害因素：热处理产生高温。

⑧ 外观检查

生产工艺：对工件进行外观检查。

职业病危害因素：外观检查产生噪声。

⑨ 镗床

生产工艺：对工件已有的预制孔进行镗削。

职业病危害因素：镗床产生噪声。

⑩压检、清洗机

生产工艺：对工件进行压检、清洗。

职业病危害因素：压检、清洗产生噪声。

⑪模具修理

生产工艺：使用打磨和焊接工具对模具进行维修处理。

职业病危害因素：打磨和焊接产生砂轮磨尘、噪声、高温、电焊烟尘、二氧化锰、氮氧化物、臭氧、电焊弧光。

（2）高压铸造生产

高压铸造生产的工艺流程见图 4-98。

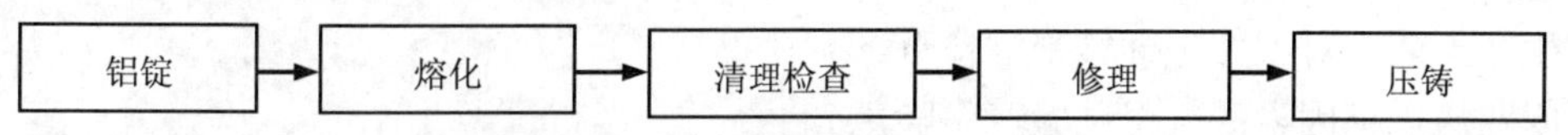

图 4-98　高压铸造生产的工艺流程

① 熔铝炉

生产工艺：将铝锭放进熔铝炉进行熔化。

职业病危害因素：熔铝炉产生铝合金尘、铅烟、一氧化碳、噪声、高温。

② 清理检查

生产工艺：对熔化后的铝锭进行清理检测。

职业病危害因素：清理检测产生铝合金尘、噪声、高温。

③ 模具修理

生产工艺：使用打磨和焊接工具对模具进行维修处理。

职业病危害因素：打磨和焊接产生砂轮磨尘、噪声、高温、电焊烟尘、二氧化锰、氮氧化物、臭氧、电焊弧光。

④ 压铸机

生产工艺：将熔融铝在高压高速下充填铸型，并在高压下结晶凝固形成铸件。

职业病危害因素：压铸产生铝合金尘、铅烟、噪声、高温。

（3）缸体机加工生产

缸体机加工生产的工艺流程见图 4-99。

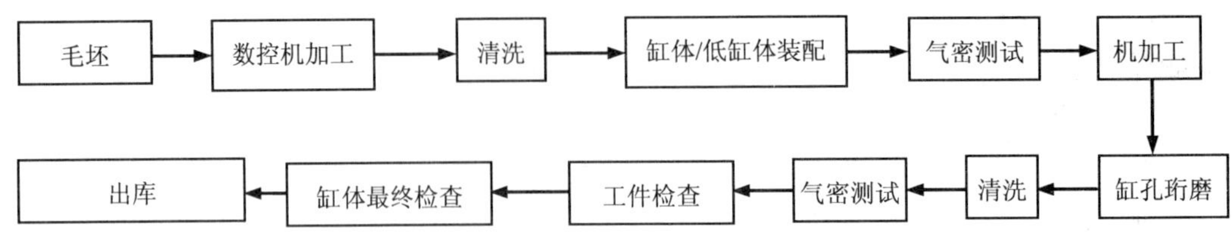

图 4-99 缸体机加工生产的工艺流程

① 数控机床

生产工艺：使用数控机床对工件进行加工。

职业病危害因素：数控机床产生金属粉尘、噪声。

② 清洗机

生产工艺：对工件进行清洗。

职业病危害因素：清洗机产生噪声。

③ 珩磨机

生产工艺：对工件进行珩磨。

职业病危害因素：珩磨机产生金属粉尘、噪声。

④ 吹件

生产工艺：对工件进行吹件。

职业病危害因素：吹件产生噪声。

⑤ 气密试验

生产工艺：对工件进行气密性检查。

职业病危害因素：气密试验产生噪声。

⑥ 工件检查

生产工艺：对工件进行检查。

职业病危害因素：工件检查产生噪声。

（4）缸盖机加工生产

缸盖机加工生产的工艺流程见图 4-100。

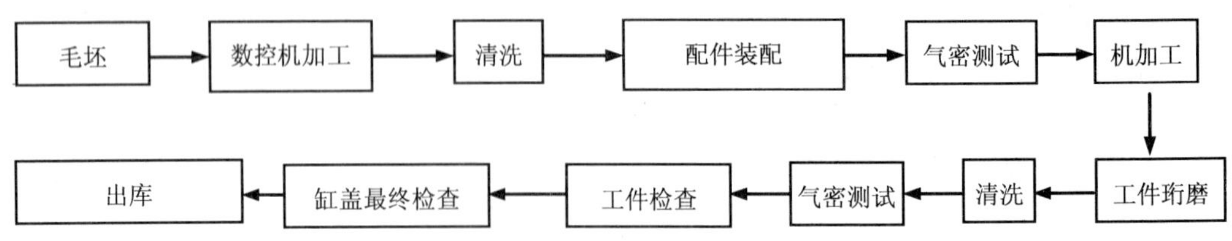

图 4-100 缸盖机加工生产的工艺流程

① 数控机床

生产工艺：使用数控机床对工件进行加工。

职业病危害因素：数控机床产生金属粉尘、噪声。

② 清洗机

生产工艺：对工件进行清洗。

职业病危害因素：清洗机产生噪声。

③ 珩磨机

生产工艺：对工件进行珩磨。

职业病危害因素：珩磨机产生金属粉尘、噪声。

④ 吹件

生产工艺：对工件进行吹件。

职业病危害因素：吹件产生噪声。

⑤ 气密试验

生产工艺：对工件进行气密性检查。

职业病危害因素：气密试验产生噪声。

⑥ 工件检查

生产工艺：对工件进行检查。

职业病危害因素：工件检查产生噪声。

（5）发动机装配

发动机装配的工艺流程见图 4-101。

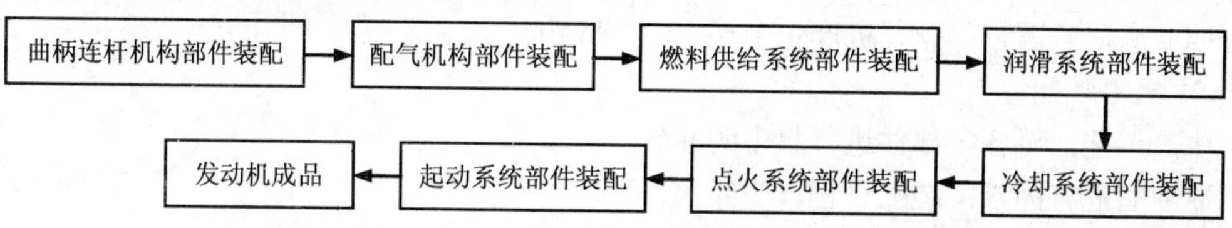

图 4-101　发动机装配的工艺流程

生产工艺：将曲柄连杆机构零部件、配气机构零部件、燃料供给系统零部件、润滑系统零部件、冷却系统零部件、点火系统零部件、启动系统零部件等进行装配。

职业病危害因素：装配产生噪声、二硫化钼。

（6）传动轴生产

传动轴生产的工艺流程见图 4-102、图 4-103、图 4-104。

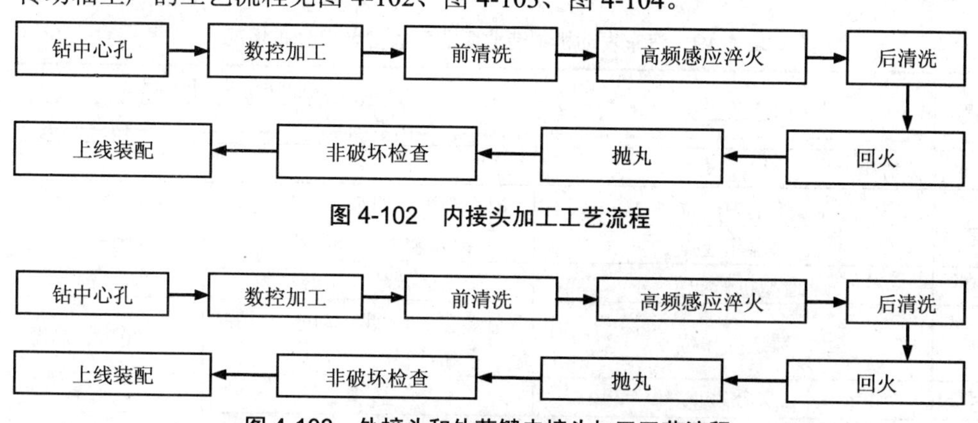

图 4-102　内接头加工工艺流程

图 4-103　外接头和外花键内接头加工工艺流程

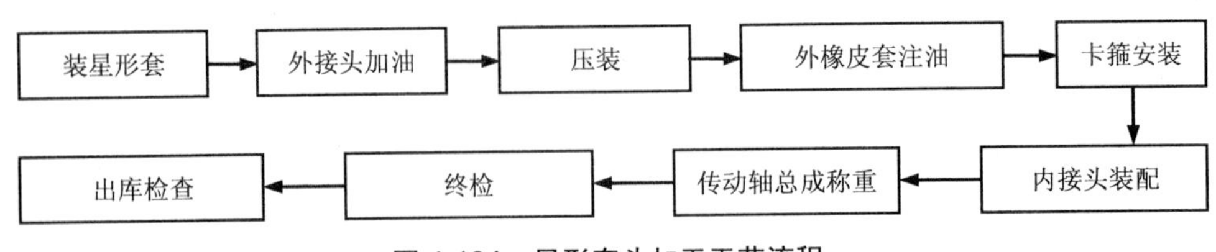

图 4-104　星形套头加工工艺流程

① 数控机床

生产工艺：使用数控机床对工件进行加工。

职业病危害因素：数控机床产生金属粉尘、噪声。

② 搓床

生产工艺：使用搓床对工件进行加工。

职业病危害因素：搓床产生金属粉尘、噪声。

③ 磨床

生产工艺：使用磨床对工件进行加工。

职业病危害因素：磨床产生金属粉尘、噪声。

④ 抛丸机

生产工艺：使用抛丸机对工件进行加工。

职业病危害因素：抛丸机产生金属粉尘、噪声。

⑤ 集中装配

生产工艺：对各零部件进行集中装配。

职业病危害因素：装配过程产生噪声。

⑥ 高频感应淬火

生产工艺：利用高频淬火机对工件进行感应加热，以进行表面淬火。

职业病危害因素：高频淬火机产生高频电磁场、噪声。

4．职业危害特点

（1）职业病危害因素分布

归纳上述生产工艺及其存在和产生的职业病危害因素，汽车发动机制造业职业病危害因素分布情况见表 4-49。

表 4-49　汽车发动机制造业职业病危害因素分布情况

序号	岗位或工种	职业病危害因素	
		化学因素	物理因素
一、低压铸造生产			
1	熔铝炉岗位	铝合金尘、铅烟、一氧化碳	噪声、高温
2	保温作业点	铝合金尘、金属粉尘	噪声、高温
3	造型机作业位	矽尘、苯酚、甲醛、氨	噪声
4	铸造操作位	铝合金尘、铅烟、苯酚、甲醛、氨、一氧化碳	噪声、高温
5	落砂作业	矽尘	噪声
6	切断机操作位	铝合金尘	噪声

序号	岗位或工种	职业病危害因素	
		化学因素	物理因素
7	热处理机工位	—	高温
8	外观检查位	—	噪声
9	镗床操作位	—	噪声
10	压检、清洗机操作位	—	噪声
11	模具修理区	砂轮磨尘、电焊烟尘、二氧化锰、氮氧化物、臭氧	电焊弧光、噪声、高温
二、高压铸造生产			
12	熔铝炉岗位	铝合金尘、铅烟、一氧化碳	噪声、高温
13	清理检查岗位	铝合金尘	噪声、高温
14	模具修理区	砂轮磨尘、电焊烟尘、二氧化锰、氮氧化物、臭氧	噪声、电焊弧光
15	压铸机操作	铝合金尘、铅烟	噪声、高温
三、缸体机加工生产			
16	数控机床、清洗机、珩磨机、吹件操作、气密试验、工件检查等作业岗位	金属粉尘	噪声
四、缸盖机加工生产			
17	数控机床、清洗机、珩磨机、吹件操作、气密试验、工件检查等作业岗位	金属粉尘	噪声
五、发动机装配			
18	发动机装配	二硫化钼	噪声
六、传动轴生产			
19	数控机床、搓床、磨床、抛丸机、集中装配区等作业岗位	金属粉尘	噪声
20	高频淬火机	—	高频电磁场、噪声

（2）职业危害程度

汽车发动机制造业存在的主要职业病危害因素包括粉尘、苯酚、甲醛、氨、一氧化碳和噪声等。张鸿等对某汽车发动机有限公司进行职业卫生现场调查与评价，职业病危害因素检测结果显示定点检测 18 个粉尘作业点，合格作业点 18 个，合格率 100%；对 13 个噪声作业点进行噪声测定，合格作业点 10 个，合格率 77%；对苯酚、甲醛、氨、一氧化碳等进行检测，结果均符合相关标准要求。吕琳对北方某汽车公司汽车发动机试验的职业病危害进行评价，噪声除发动机试车岗位噪声为 84.2 dB（A）外，其他操作岗位噪声为 91.4～101.4 dB（A），均超标；事故检查巡视岗位的空气一氧化碳浓度整改后为 140 mg/m^3，仍超标。刘泉水等对某汽车公司轿车及发动机项目职业病危害进行现状评价，结果显示 13 个噪声检测点中有 6 个噪声超标，超标率为 46.2%。

5．建设项目职业病危害风险分类

汽车发动机制造业属于《国民经济行业分类》（GB/T 4754—2011）中的“汽车制造业”，根据国家安全监管总局公布的《建设项目职业病危害风险分类管理目录（2012 年版）》，“汽车制造业”属于职业病危害风险较重项目。

综上所述，汽车发动机制造业所产生的职业病危害的风险程度，与《建设项目职业病危害风险分类管理目录（2012 年版）》中所列的“汽车制造业”职业病危害的风险程度无明显的区别，应定为职业病危害风险较重建设项目。

参考文献

[1] 张鸿，赵淑岚. 某汽车发动机有限公司职业卫生现场调查与评价. 职业与健康，2012，28（14）：1717-1719.

[2] 吕琳，张敏，杨璇，等. 北方某汽车公司汽车发动机试验的职业病危害评价及控制措施. 职业与健康，2008，24（10）：980-981.

[3] 刘泉水，宋伟，查河霞. 某汽车公司轿车及发动机项目职业病危害现状. 职业与健康，2012，28（17）：2059-2063.

（丘海丽、杨光涛、何家禧）

（四）汽车研发

汽车的研发和制造属于汽车生产过程中不同层次的两个阶段，研发阶段主要偏向于汽车的设计与定型，包括设计、试制和试验等过程。

1. 项目组成

汽车研发一般由研发中心、试制车间、试验室以及相关的辅助设施等项目组成。

2. 主要生产原辅材料与设备

（1）主要生产原辅材料

生产原料主要是汽车试制时使用的钢材等金属材料以及模型制作时使用的油泥，辅料包括汽油、液压油、制动液、制冷剂、玻璃胶、色漆、焊丝及助焊剂等。

（2）主要生产设备

生产设备主要包括各试验室的举升机、测试仪等测试设备和样车试制间的 CO_2 焊机、轮胎拆装机、磨床、机床等试制设备。

3. 生产工艺与职业病危害因素

生产工艺包括产品开发和造型、零部件和整车试验、样车试制和道路测试几个部分。

（1）汽车设计

生产工艺：利用设计软件完成整车、车身、底盘、零部件等方面的设计。

职业病危害因素：无。

（2）汽车造型

生产工艺：根据确定了的整车参数及效果图，制作不同比例的油泥模型。油泥模型的设计制作流程包括胎架的制作、成型及精修和色彩处理等过程。油泥模型制作流程见图 4-105。

职业病危害因素：模型设计制作时，做好的油泥模型表面要经过数次刮腻子、精细砂磨，并使用五轴加工设备对其表面进行铣削处理。由于油泥在铣削时处于潮湿的状态，极少扬起粉尘。油泥模型喷漆烘烤时作业人员会接触油漆中的挥发性化学毒物，通常包括苯、甲苯、二甲苯、乙酸丁酯、乙酸乙酯、乙苯、丙酮、丁酮和异丙醇等，同时会接触噪声和高温。

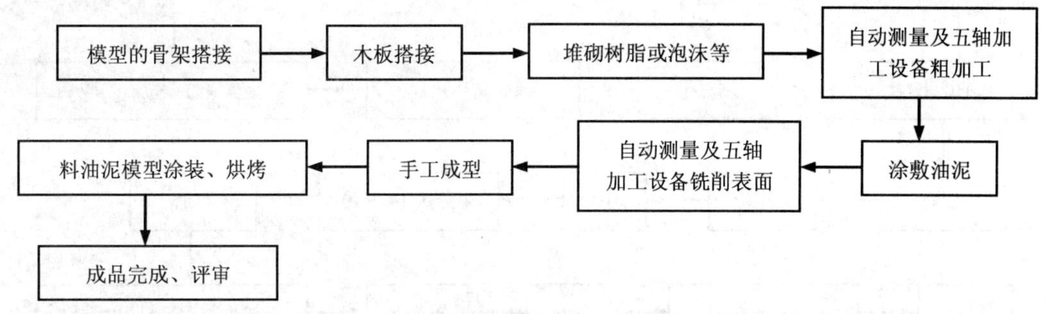

图 4-105 模型生产工艺流程

（3）样车试制

样车试制包括白车身的开发研制，车身冲压零件的钣金件制作、车身拼焊、表面喷漆、样车总成装配、调整、检测等以及部分特殊工装胎具加工制作，其工艺流程见图 4-106。

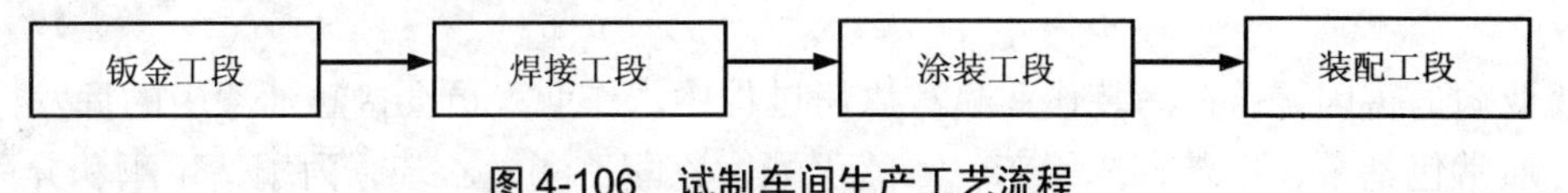

图 4-106 试制车间生产工艺流程

① 钣金成型

生产工艺：采用剪板机毛坯下料、冲型剪切机剪毛坯外形料，板料折弯压力机进行板料折弯，使用等离子剪切机进行修边、剪孔，摇臂钻床进行钻孔，在胎具工作地用简易胎具进行手工零件形成，其中部分简单零件采用手工结合模夹具和简易装备成型。

职业病危害因素：钣金成型工段作业人员可接触到金属粉尘、砂轮磨尘、噪声、振动。

② 焊接

生产工艺：分为整车焊接和部件焊接。整车焊接通常选择矩阵模块式焊接夹具，矩阵模块式焊接夹具可通过调整、组合而装焊多种车身总成，选择悬挂式点焊机进行总成焊接。部件焊接采用 CO_2 焊机、固定点焊机、凸焊机、螺柱焊机等设备对车身地板总成、左右侧围、前后围、顶盖、车门、发动机盖等进行焊接，焊接后成品送至整车焊接区组焊。

职业病危害因素：焊接工段主要为电阻焊，少量作业需进行 CO_2 保护焊，作业人员可接触氮氧化物、一氧化碳、二氧化碳、臭氧、电焊烟尘、铜烟、锰及其化合物、氧化锌、铬、镍、紫外辐射和噪声。

③ 涂装

生产工艺：包括进行多次喷漆和烘烤、涂焊缝密封胶和车底防震抗石击胶、手工打磨等，涂装主要工艺过程见图 4-107。

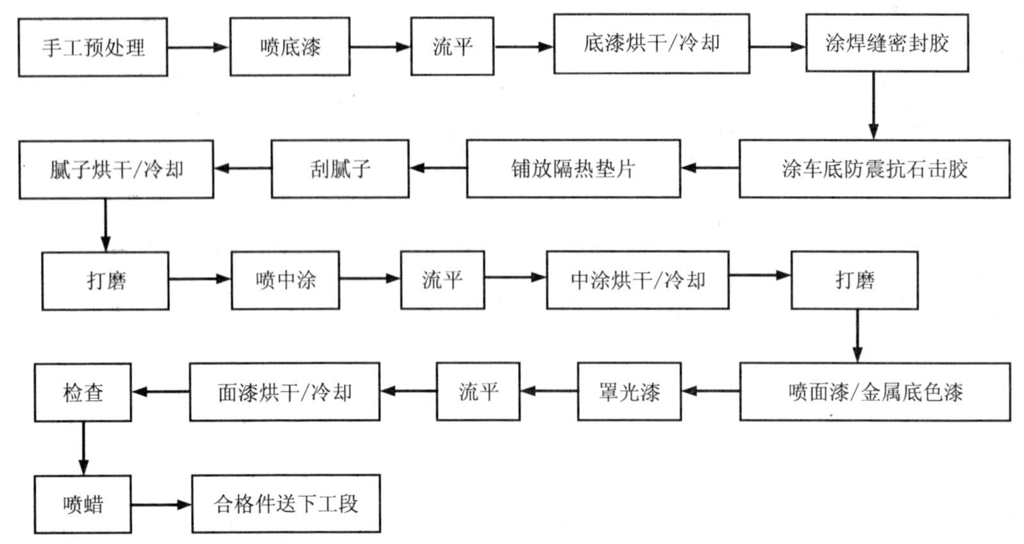

图 4-107 涂装生产工艺流程

职业病危害因素：在涂装作业喷漆烘烤过程中，作业人员会接触油漆中的挥发性化学毒物，通常包括苯、甲苯、二甲苯、乙酸丁酯、乙酸乙酯、乙苯、丙酮、丁酮和异丙醇；打磨过程产生金属粉尘和噪声；烘烤温度一般为 60～80℃，存在高温危害。

④ 装配

生产工艺：整车装配区采用固定装配方式，采用整车举升机和动力总成举升小车，并配备专用工具完成样车的装配工作；零部件装配区采用装配工作台，发动机装配设置翻转机构。装配后整车真空加注制冷剂、制动液。

职业病危害因素：装配工段主要为简单的部件拼接，期间会使用制冷剂和制动液，作业工人接触到的职业病危害因素为烃类化学物。

（4）动力总成试验室

生产工艺：主要进行发动机性能试验、可靠性试验及变速器可靠性试验。在试验准备区把待测试的发动机吊放在适用于各种发动机的固定支架上，然后将其用专门的运输工具（叉车）分别送到相对应的试验间内与测功机连接，再将其固定在试验台的铸铁底板上。试验完后，将固定支架与发动机一起用叉车运到存放地或拆检区内。采用计算机对整个试验过程，数据采集整理，数据及特性曲线显示，绘制打印试验报告，数据存储等进行自动控制管理。

职业病危害因素：试验在全封闭的环境下进行，试验员主要在试验室操作台观察操作，在发动机停止运行后才能进入试验舱。试验人员进入试验舱时会接触试验舱中残留的汽车尾气，包括氮氧化物、二氧化硫、一氧化碳和二氧化碳；试验完成后，需要用煤油清洗发动机部件，清洗人员可能接触甲苯、二甲苯、环己烷等挥发性有机化学物。

（5）整车试验室

生产工艺：包括整车试验、底盘试验、车身试验、振动试验和整车耐久试验。整车试验可进行汽车的动力性、燃油经济性、传动系统匹配试验及在常温和高低温（−40～60℃）下的排放试验；底盘试验承担底盘零部件总成的基础性试验任务；车身试验、振动试验主要采用设备模拟不同的运行环境，汽车不需要发动，试验员需定时在试验车辆附近监控；通过耐久试验可模拟汽车道路试验。

职业病危害因素：整车试验过程中，试验员主要在控制室进行监控，另有一名试验员根据试验需要，定时进入试验舱中观察车辆状态。在试验舱里的试验员可接触包括氮氧化物、二氧化硫、一氧化碳、二氧化碳、汽油、噪声等职业病危害因素；此外，在高低温试验中，存在高温和低温危害；车身试验、振动试验过程中汽车不需要发动，试验员定时在试验车辆附近监控时接触到噪声；整车耐久试验过程中需运行大功率风机向汽车吹风，试验过程中需要发动汽车，试验员进行巡检或不定时进入汽车中观察车辆数据时接触到的职业病危害因素包括氮氧化物、二氧化硫、一氧化碳、二氧化碳、汽油和噪声。

（6）噪声振动舒适性试验室（NVH 试验室）

生产工艺：主要进行整车噪声分析、发动机及动力总成、后驱动桥类总成及零部件的声功率测试及分析。

职业病危害因素：试验过程中需要发动汽车，试验人员需要在车辆附近进行监控，试验过程可接触到汽车尾气和噪声。

（7）电子电器试验室

生产工艺：主要承担整车及各个电器部件的设计及测试，并为新产品的开发、现生产产品的改进提供技术支持。

职业病危害因素：工频电场。

（8）碰撞试验室

生产工艺：采用钢线牵引汽车进行直线碰撞，试验过程中不需要发动汽车。

职业病危害因素：噪声。

（9）测试跑道

生产工艺：模拟不同路况对汽车进行多功能测试。

职业病危害因素：汽车尾气和噪声。

（10）辅助设施

① 加油站及油泵库

生产工艺：为汽车加油。

职业病危害因素：进出加油站及油泵库的作业工人可能接触到汽油，夏季室外加油时接触到高温。

② 化学品存放间

生产工艺：存放油漆等化学品。

职业病危害因素：化学品存放间的作业工人可能接触到油漆等化学品中含有的挥发性有机化学毒物，一般包括甲苯、二甲苯、乙苯、异丙醇、乙酸丁酯和乙酸乙酯等。

③ 固废站

生产工艺：存放废弃原辅料。

职业病危害因素：巡检人员可能接触到苯、二甲苯、正己烷和汽油。

④ 公用站房

生产工艺：包括配电房和空压机房等。

职业病危害因素：巡检人员可能接触工频电场和噪声。

4．职业危害特点

（1）职业病危害因素分布

归纳上述生产工艺及其存在和产生的职业病危害因素，汽车研发业职业病危害因素分布情况见表 4-50。

表 4-50 汽车研发业职业病危害因素分布情况

<table>
<tr><th rowspan="2">序号</th><th rowspan="2" colspan="2">岗位或工种</th><th colspan="2">职业病危害因素</th></tr>
<tr><th>化学因素</th><th>物理因素</th></tr>
<tr><td colspan="5">一、汽车设计</td></tr>
<tr><td>1</td><td colspan="2">研发设计</td><td>—</td><td>—</td></tr>
<tr><td colspan="5">二、汽车造型</td></tr>
<tr><td>2</td><td colspan="2">油漆</td><td>苯、甲苯、二甲苯、乙酸丁酯、乙酸乙酯、乙苯、丙酮、丁酮和异丙醇等</td><td>噪声</td></tr>
<tr><td>3</td><td colspan="2">烘烤</td><td>苯、甲苯、二甲苯、乙酸丁酯、乙酸乙酯、乙苯、丙酮、丁酮和异丙醇等</td><td>噪声、高温</td></tr>
<tr><td colspan="5">三、试制车间</td></tr>
<tr><td>4</td><td colspan="2">钣金成型</td><td>金属粉尘、砂轮磨尘</td><td>噪声、振动</td></tr>
<tr><td>5</td><td colspan="2">焊接</td><td>氮氧化物、一氧化碳、二氧化碳、臭氧、电焊烟尘、铜烟、锰及其化合物、氧化锌、铬、镍</td><td>紫外辐射、噪声</td></tr>
<tr><td rowspan="3">6</td><td rowspan="3">涂装</td><td>喷漆</td><td>苯、甲苯、二甲苯、乙酸丁酯、乙酸乙酯、乙苯、丙酮、丁酮和异丙醇等</td><td>噪声</td></tr>
<tr><td>烘烤</td><td>苯、甲苯、二甲苯、乙酸丁酯、乙酸乙酯、乙苯、丙酮、丁酮和异丙醇等</td><td>噪声、高温</td></tr>
<tr><td>打磨</td><td>金属粉尘</td><td>噪声</td></tr>
<tr><td>7</td><td colspan="2">装配</td><td>总烃</td><td>—</td></tr>
<tr><td colspan="5">四、动力总成试验室</td></tr>
<tr><td>8</td><td colspan="2">动力总成试验</td><td>氮氧化物、二氧化硫、一氧化碳、二氧化碳、汽油</td><td>—</td></tr>
<tr><td>9</td><td colspan="2">清洗岗位</td><td>甲苯、二甲苯、环己烷等</td><td>—</td></tr>
<tr><td colspan="5">五、整车试验室</td></tr>
<tr><td>10</td><td colspan="2">排放试验、整车耐久试验</td><td>氮氧化物、二氧化硫、一氧化碳、二氧化碳、汽油</td><td>噪声</td></tr>
<tr><td>11</td><td colspan="2">高低温试验</td><td>氮氧化物、二氧化硫、一氧化碳、二氧化碳、汽油</td><td>高温、低温</td></tr>
<tr><td>12</td><td colspan="2">车身试验、底盘试验、振动试验</td><td>—</td><td>噪声</td></tr>
<tr><td colspan="5">六、NVH 试验室</td></tr>
<tr><td>13</td><td colspan="2">NVH 试验</td><td>氮氧化物、二氧化硫、一氧化碳、二氧化碳、汽油</td><td>噪声</td></tr>
<tr><td colspan="5">七、电子电器试验室</td></tr>
<tr><td>14</td><td colspan="2">电子电器试验</td><td>—</td><td>工频电场</td></tr>
<tr><td colspan="5">八、碰撞试验室</td></tr>
<tr><td>15</td><td colspan="2">试验员</td><td>—</td><td>噪声</td></tr>
<tr><td colspan="5">九、测试跑道</td></tr>
<tr><td>16</td><td colspan="2">试车</td><td>氮氧化物、二氧化硫、一氧化碳、二氧化碳、汽油</td><td>噪声</td></tr>
</table>

序号	岗位或工种	职业病危害因素	
		化学因素	物理因素
十、辅助设施			
17	加油	苯、甲苯、二甲苯、三氯乙烯、异丙醇、丙酮、溶剂汽油、氯化氢、氰化物、丙烯腈、甲醛	—
18	化学品存放间	甲苯、二甲苯、乙苯、异丙醇、乙酸丁酯、乙酸乙酯	—
19	固废站	苯、二甲苯、正己烷、汽油	—
20	公用站房	—	工频电场、噪声

（2）职业危害程度

汽车研发存在的职业病危害因素主要存在于试制车间，包括涂装喷漆产生的挥发性化学毒物，如苯、甲苯、二甲苯、乙酸丁酯、乙酸乙酯等，焊接产生的电焊烟尘、氮氧化物、电焊弧光和噪声等。杨杰等对某大型汽车制造企业工作场所有害因素进行了检测，结果显示工作场所粉尘、氮氧化物、二氧化锰、氧化锌、CO、CO_2、紫外辐射、臭氧、铜、苯、甲苯、二甲苯、乙酸乙酯浓度均符合国家职业卫生标准，但乙酸丁酯和丙烯醛的超标率分别为25.00%和11.46%，噪声超标率为61.11%。徐健等对某汽车制造企业职业病危害控制效果进行评价时发现该企业粉尘和噪声超标情况较为严重。由于汽车研发中心的车辆制造属于试制阶段，数量少，所产生的职业病危害的风险程度相比汽车制造基地较小，但也不容忽视。

5．建设项目职业病危害风险分类

汽车研发属于《国民经济行业分类》（GB/T 4754—2011）中的“汽车制造业”，根据国家安全监管总局公布的《建设项目职业病危害风险分类管理目录（2012 年版）》，“汽车制造业”属于职业病危害风险较重项目。

根据以上分析，汽车研发所产生的职业病危害的风险程度，与《建设项目职业病危害风险分类管理目录（2012 年版）》中所列的“汽车制造业”职业病危害的风险程度无明显区别，应定为职业病危害风险较重建设项目。

参考文献

[1] 杨杰，张峰，张力. 某大型汽车制造企业职业病危害因素检测结果分析. 中外健康文摘，2013（8）：383-384.

[2] 徐健，白宏，李荫璐，等. 某汽车制造企业职业病危害控制效果评价. 职业卫生与应急救援，2012，30（1）：17-21.

（左弘、何家禧）

十九、船舶制造

船舶及相关装置制造包括如金属船舶、非金属船舶、娱乐船和运动船、船用配套设备、船舶改装与拆除、航标器材及其他相关装置等制造。

随着科学技术的发展，许多先进制造技术在造船领域得到应用，现代造船技术正朝着高度机械化、自动化、集成化、模块化、计算机化方向发展。造船工艺通常包括钢材预处理、放样和号料、船体零件加工、船体装配和焊接等，而船体装配是造船业的主要组成部分，船体装配和焊接的工作量占船体建造总工作量的75%以上。现以船体装配制造为例，介绍其生产过程职业危害风险情况。

1．项目组成

船体装配生产主要由船体工程和相关的辅助设施等项目组成。

（1）船体工程包括钢料堆场、钢材预处理工场、理料间、切割加工工场、部件装焊工场、部件堆场、分段装焊工场、分段堆场、船体生产等项目。

（2）辅助设施包括配变电所、空压站、液氧气化站、二氧化碳气化站、液氮气化站、天然气混配站、天然气计量调压站、污水处理站、油漆油料库等项目。

2．主要生产原辅材料与设备

（1）主要生产原辅材料

在船体装配生产工艺中，与职业卫生有关的主要生产原辅材料包括钢料、CO_2焊丝、不锈钢焊丝、氩弧焊丝、底漆、稀释剂等。

（2）主要生产设备

生产装置的主要生产设备包括电磁/吊钩桥式起重机台、电动平板车、平板拖车、钢材预处理线、单梁起重机、电磁桥式起重机、半门式起重机、门式起重机、数控等离子切割机、肋骨冷弯机、液压平板车、高精度门式切割机、多头切割机、油压机、三辊卷板机、焊机等。

辅助装置的主要生产设备包括配变电柜、空压机、污水处理装置等。

3．生产工艺与职业病危害因素

（1）船体工程

船体生产的工艺流程见图4-108。

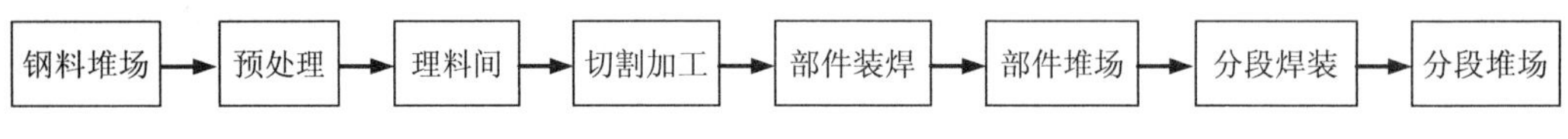

图4-108　船体生产的工艺流程

① 钢料堆场

生产工艺：钢材进厂后进行贮存、理料。

职业病危害因素：堆场产生噪声、高温。

② 钢材预处理工场

生产工艺：钢板、型材的预处理工作，在切割加工前进行抛丸除锈并喷涂底漆。

职业病危害因素：在抛丸除锈过程中产生金属粉尘、噪声、高温，喷涂底漆可接触油漆中的挥发性有机化学物，通常包括乙醇、异丙醇、正硅酸乙酯、苯、甲苯、二甲苯、乙酸乙酯、乙酸丁酯等。

③ 理料间

生产工艺：预处理后钢材的分理。

职业病危害因素：钢材分理过程产生噪声。

④ 切割加工工场

生产工艺：造船用钢板、型材的切割工作和部分零件的弯曲加工。

职业病危害因素：切割加工产生噪声、高温、金属粉尘、振动。

⑤ 部件装焊工场

生产工艺：部件装焊车间将切割加工后的零件装配成为部件，并承担部分零件的弯曲加工任务，主要工艺为焊接。

职业病危害因素：焊接产生锰及其化合物、一氧化氮、二氧化氮、一氧化碳、二氧化碳、臭氧、三氧化铬、镍及其无机化合物、电焊烟尘、噪声、高温、电焊弧光、工频电场、振动。

⑥ 分段装焊工场

生产工艺：承担艏、艉及机舱分段的建造，主要工艺为焊接。

职业病危害因素：焊接产生锰及其化合物、一氧化氮、二氧化氮、一氧化碳、二氧化碳、臭氧、三氧化铬、镍及其无机化合物、电焊烟尘、噪声、高温、电焊弧光、工频电场、振动。

⑦ 分段堆场

生产工艺：临时堆放建造完成的分段，也须进行一定的焊接工作。

职业病危害因素：焊接产生锰及其化合物、一氧化氮、二氧化氮、一氧化碳、二氧化碳、臭氧、三氧化铬、镍及其无机化合物、电焊烟尘、噪声、高温、电焊弧光、工频电场、振动。

（2）辅助设施

① 配变电房

生产工艺：将国家电网电源变压后供生产和生活用电。为应急停电，设有备用柴油发电机组。

职业病危害因素：配变电房存在工频电场。

② 空压站

生产工艺：通过电动空压机工作为生产提供空气动力。

职业病危害因素：空压机运转产生噪声。

③ 液氧气化站

生产工艺：液化氧气。

职业病危害因素：液化氧气产生噪声、低温。

④ 二氧化碳气化站

生产工艺：液化二氧化碳。

职业病危害因素：液化二氧化碳产生二氧化碳、噪声、低温。

⑤ 液氮气化站

生产工艺：液化氮气。

职业病危害因素：液化氮气产生噪声、低温。

⑥ 天然气混配站

生产工艺：混合天然气。

职业病危害因素：混合天然气产生噪声。

⑦ 天然气计量调压站

生产工艺：计量调压天然气。

职业病危害因素：计量调压天然气产生噪声。

⑧ 生活污水处理站

生产工艺：采用收集、加药、过滤、沉淀等工艺，经净化达标后排放。

职业病危害因素：密闭的污水处理设施产生氨、硫化氢等。

⑨ 油漆油料库

生产工艺：仓储油漆油料。

职业病危害因素：油漆油料在仓储过程中，如发生泄漏可产生挥发性有机化学物，通常包括乙醇、异丙醇、正硅酸乙酯、苯、甲苯、二甲苯、乙酸乙酯、乙酸丁酯等。

4．职业危害特点

（1）职业病危害因素分布

归纳上述生产工艺及其存在和产生的职业病危害因素，船体装配制造业职业病危害因素分布情况见表 4-51。

表 4-51　船体装配制造业职业病危害因素分布情况

序号	岗位或工种	职业病危害因素	
		化学因素	物理因素
一、船体工程			
1	钢料堆场操作工	—	噪声、高温
2	钢材预处理操作工	乙醇、异丙醇、正硅酸乙酯、苯、甲苯、二甲苯、乙酸乙酯、乙酸丁酯、金属粉尘	噪声、高温
3	理料间操作工	—	噪声
4	切割加工操作工	金属粉尘	噪声、高温、振动
5	部件装焊工场焊接工	锰及其化合物、一氧化氮、二氧化氮、一氧化碳、二氧化碳、臭氧、三氧化铬、镍及其无机化合物、电焊烟尘	噪声、高温、电焊弧光、工频电场、振动
6	分段装焊工场焊接工	锰及其化合物、一氧化氮、二氧化氮、一氧化碳、二氧化碳、臭氧、三氧化铬、镍及其无机化合物、电焊烟尘	噪声、高温、电焊弧光、工频电场、振动
7	分段堆场焊接工	锰及其化合物、一氧化氮、二氧化氮、一氧化碳、二氧化碳、臭氧、三氧化铬、镍及其无机化合物、电焊烟尘	噪声、高温、电焊弧光、工频电场、振动
二、辅助设施			
8	配变电所巡检工	—	工频电场
9	空压站巡检工	—	噪声
10	液氧气化站巡检工	—	噪声、低温
11	二氧化碳气化站巡检工	二氧化碳	噪声、低温
12	液氮气化站巡检工	—	噪声、低温
13	天然气混配站巡检工	—	噪声

序号	岗位或工种	职业病危害因素	
		化学因素	物理因素
14	天然气计量调压站巡检工	—	噪声
15	污水处理站巡检工	氨、硫化氢	—
16	油漆油料库巡检工	乙醇、异丙醇、正硅酸乙酯、苯、甲苯、二甲苯、乙酸乙酯、乙酸丁酯	—

（2）职业危害程度

船体装配制造业的主要职业病危害因素为电焊烟尘、锰及其无机化合物、苯、甲苯、二甲苯和噪声。李旭东对5家造船企业以及公开报道的船舶制造业职业病危害资料为研究对象，结果显示船舶制造业重点职业病危害因素中粉尘（C_{TWA}）超标率可达44.3%，锰及其无机化合物（C_{TWA}）超标率达65.0%，噪声超标率76.9%。案例分析表明，该行业发生尘肺368例，电光性眼炎2 000例、高温中暑200例、苯系物等中毒19例。吴建华等对某造船厂48年职业病防治工作进行回顾与评价，该企业1960年1月—2007年12月48年共发生94例尘肺、3例苯中毒、2例锰中毒、200例高温中暑、2 000例电光性眼炎。马雪松对某船厂船体车间电焊工尘肺发病情况进行调查，粉尘测定结果为舱内电焊作业环境平均粉尘浓度109 mg/m^3，超标26.3倍；陆地船台作业岗位平均粉尘浓度14.8 mg/m^3，超标2.7倍。所有接尘工人均拍摄高千伏X线胸片，经市尘肺诊断组确诊，共诊断Ⅰ期电焊工尘肺13例（其中陆地1例），Ⅱ期电焊工尘肺3例。

5．建设项目职业病危害风险分类

船体装配制造业属于《国民经济行业分类》（GB/T 4754—2011）中的“铁路、船舶、航空航天和其他运输设备制造业”，根据国家安全监管总局公布的《建设项目职业病危害风险分类管理目录（2012年版）》，“铁路、船舶、航空航天和其他运输设备制造业”属于职业病危害风险较重项目。

船体装配制造业的主要职业危害风险为工作场所粉尘浓度超过职业接触限值以及由此产生尘肺病，电光性眼炎、中暑、苯等有机溶剂中毒等也屡见报道。

综上所述，船体装配制造业所产生的职业病危害风险程度高于一般的船舶制造业，与《建设项目职业病危害风险分类管理目录（2012年版）》中所列的“铁路、船舶、航空航天和其他运输设备制造业”职业病危害的风险程度有明显的区别，应定为职业病危害风险严重建设项目。

参考文献

[1] 李旭东，苏世标，闫雪华，等. 船舶制造业职业病危害风险和防护措施分析. 中国安全生产科学技术，2013，9（3）：87-93.

[2] 吴建华，刘淮玉，徐文玺，等. 某造船厂48年职业病防治工作回顾与评估. 环境与职业医学，2010，27（5）：310-313.

[3] 马雪松，郭璐. 某船厂船体车间电焊工尘肺发病情况调查. 中国工业医学杂志，2004，17(2)：143-144.

（丘海丽、杨光涛、何家禧）

二十、电气机械和器材制造

电气机械和器材制造业包括电机制造，输配电及控制设备制造，电线、电缆、光缆及电工器材制造，电池制造（如锂离子电池、镍氢电池、其他电池制造），家用电力器具制造，非电力家用器具制造（如燃气、太阳能及类似能源家用器具，其他非电力家用器具制造），照明器具制造，其他电气机械及器材制造。

（一）铅蓄电池制造

铅蓄电池通常称为铅酸蓄电池，在各个行业中的应用极为广泛。按主要用途可分为启动型蓄电池、动力型蓄电池、固定型蓄电池和储能型蓄电池等几大类，其中车用启动型蓄电池、电动自行车用蓄电池和固定型蓄电池需求量合计约占总需求的90%。铅酸蓄电池依然是目前唯一能够在安全稳定的前提下满足大容量需求的蓄电池，同时能够做到完全的回收再生利用。

1. 项目组成

传统铅酸电池生产工艺主要由极板生产、电池组装以及相关的辅助设施等项目组成。

（1）极板生产包括铸合金铅锭、制粉、板栅铸造、和膏、涂板、固化、泡酸化成、分片、极耳打磨等。

（2）电池组装包括包板、装模、焊接、拆模、整理、装壳、点胶、注酸、充电、丝印、产品包装等。

（3）辅助设施包括污水处理系统、锅炉房、机修车间、配电房、空压机房等。

2. 主要生产原辅材料与设备

（1）主要生产原辅材料

铅酸电池生产工艺中，与职业卫生有关的主要生产原辅材料包括铅锭、铅端子、硫酸、胶水、密封胶、油墨稀释剂、丝印洗网水等。

（2）主要生产设备

生产装置的主要生产设备包括铸锭机、熔铅炉、铸粒机、铅粉机、铸片机、和膏搅拌机、涂板机、泡酸槽、分片机、锯板机、刷耳机、装模机、装壳机、加酸机等。

辅助装置的主要生产设备包括污水处理的中和池、沉淀池、压滤机，燃油锅炉，机修车间的电焊机、切割机，配电房的变压器、配电柜，空压机等。

3. 生产工艺与职业病危害因素

（1）极板生产

极板生产的工艺流程见图4-109。

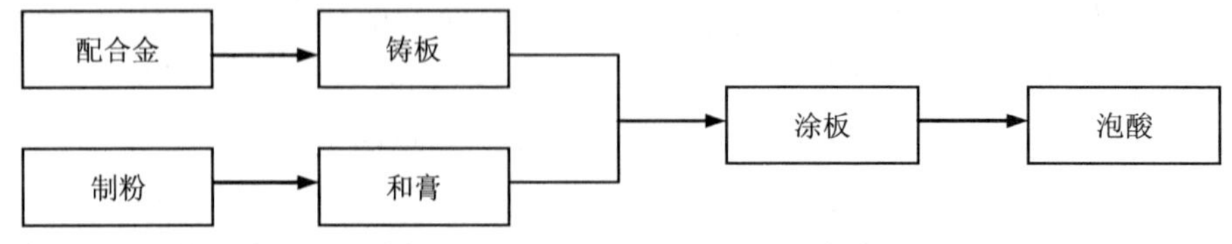

图4-109 极板生产的工艺流程

① 铸合金铅锭

生产工艺：将铅锭以及合金配料如钙、锑和锡等投入合金炉中，加温至 700℃使铅锭以及合金配料熔化，辅以压缩空气搅拌，然后将熔化后的铅液倒在铸锭机上，铸成合金铅锭。

职业病危害因素：铅锭熔化产生铅烟，合金配料熔化产生二氧化锡和氧化钙，合金炉存在高温。

② 制粉

生产工艺：将铅锭在熔铅炉中加热熔化后经管道送至铸粒机，通过铸粒机带孔的转盘铸粒；冷凝后成形的铅粒（球）进入铅粉机，通过滚筒的转动，使铅球之间发生撞击和摩擦产生铅粉；当铅粉粒径达到工艺指标要求时，通过负压的作用将悬浮于滚筒内的铅粉抽至脉冲袋式集粉器收集铅粉。

职业病危害因素：铅锭熔化产生铅烟，制粉过程存在铅尘，熔铅炉存在高温，滚筒装置存在噪声。

③ 板栅铸造

生产工艺：将配好的合金铅锭置于熔铅炉 450℃熔化，自动注入板栅模具冷却凝固成型。

职业病危害因素：铅锭熔化产生铅烟，熔铅炉存在高温。

④ 和膏

生产工艺：按配方将铅粉及相关配料加水混合，再缓慢加入浓度为 10%～30%的硫酸，在密封和膏搅拌机内混合搅成膏状，即铅膏。

职业病危害因素：铅粉逸出产生铅尘，加酸过程产生硫酸，搅拌装置存在噪声。

⑤ 涂板

生产工艺：将铅膏涂在板栅上，经输送带传送经干燥箱（80℃）干燥，收集干燥后涂有铅膏的板栅，即极板。

职业病危害因素：干燥后涂有铅膏的板栅铅粉脱落产生铅尘，铅膏中硫酸经干燥箱干燥产生硫酸雾，干燥箱存在高温。

⑥ 固化

生产工艺：在固化干燥室内通过固化干燥，去掉极板的水分。

职业病危害因素：极板铅粉脱落产生铅尘。

⑦ 泡酸化成

生产工艺：将极板放置于装有硫酸的泡酸槽内，以提高极板吸酸率及减少极板上铅尘脱落。

职业病危害因素：极板铅粉脱落产生铅尘，泡酸槽存在硫酸。

⑧ 分片

生产工艺：通过分片机或锯床、锯板机将极板裁割成各种规格的板材。

职业病危害因素：极板在裁割的过程产生铅尘，分片机或锯床、锯板机存在噪声。

⑨ 极耳打磨

生产工艺：通过刷耳机打磨极板耳部，使其易于焊接。

职业病危害因素：打磨极板时铅粉脱落产生铅尘，刷耳机存在噪声。

（2）电池组装

电池组装的工艺流程见图 4-110。

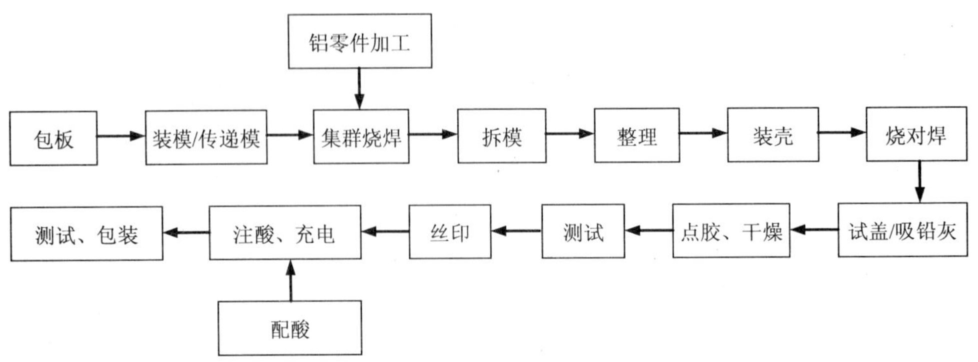

图 4-110　电池组装的工艺流程

① 包板

生产工艺：以隔棉将正、负极板分隔，并按要求依次叠好。

职业病危害因素：正、负极板铅粉脱落产生铅尘。

② 装模/传递模

生产工艺：将铅零件放置到梳板零件孔上，将极组装入焊框内。

职业病危害因素：极组铅粉脱落产生铅尘。

③ 焊接

生产工艺：以乙炔焊枪进行焊接，包括集群焊接、焊端子、对焊件等焊接作业。

职业病危害因素：焊接作业铅条熔化产生铅烟，乙炔焊枪存在高温并产生气流噪声。

④ 拆模

生产工艺：将梳板从极组上拆出。

职业病危害因素：极组铅粉脱落产生铅尘。

⑤ 整理

生产工艺：对极组进行整理使其平整不错位，并将整理好的极组按工艺要求装入电槽内。

职业病危害因素：极组铅粉脱落产生铅尘。

⑥ 装壳

生产工艺：将整理好的电池极组装入电池壳内。

职业病危害因素：电池极组铅粉脱落产生铅尘。

⑦ 点胶、干燥

生产工艺：向电池正、负极点注入带颜色的胶料，并通过干燥箱烘干。

职业病危害因素：胶料产生甲苯、环己酮、环己烷等有机溶剂，干燥箱存在高温。

⑧ 注酸、充电

生产工艺：将密封好后的蓄电池箱内注入稀硫酸，然后通过充电机进行充电。

职业病危害因素：注酸过程存在硫酸。

⑨ 丝印

生产工艺：在电池壳上印刷商标或标志。

职业病危害因素：丝印油墨稀释剂产生甲苯、丙酮等有机溶剂。

⑩产品包装

生产工艺：将铅酸蓄电池产品装进包装箱，用气枪封箱。

职业病危害因素：气枪产生气流噪声。

（3）辅助设施

① 污水处理

工业污水处理生产工艺：含铅工业污水来源于作业人员洗手、各种含铅器具和工具等清洗、车间地面清洗、铅烟和铅尘水雾除尘净化装置等产生的含铅废水。污水处理一般采取中和、沉淀、过滤三级处理。鉴于含铅废水中有少量稀硫酸，通常先在以中和池以氢氧化钠进行中和处理，然后经沉淀池进行固液分离，不定期清理沉淀池底部的含铅废渣送有资质的危险废物回收专业公司处理，最后通过压滤机将较大的颗粒过滤。

出于环保方面的考虑，许多企业将经过压滤处理之后的污水供水雾除尘设备使用。由于水雾除尘设备蒸发用水量大，除尘净化装置生产过程产生的污水较少，使工业废水可再循环使用，实现零排放。

生活污水、雨水处理生产工艺：一般采用收集、加药、过滤、沉淀等工艺，经净化达标后排放。常用的化学品包括氯化铝、聚丙酰胺等。

职业病危害因素：清理沉淀池底部的含铅废渣在干燥时产生铅尘，中和处理污水存在氢氧化钠，密闭的污水处理设施产生硫化氢等。

② 锅炉房

生产工艺：一般使用燃油锅炉，燃料为轻质 $0^{\#}$柴油。

职业病危害因素：柴油燃烧时产生一氧化碳、氮氧化物、高温，锅炉风机产生噪声。

③ 机修车间

生产工艺：机修作业常使用电焊、切割等加工工艺。

职业病危害因素：电焊作业产生电焊烟尘、锰及其无机化合物、一氧化碳、二氧化氮、臭氧、紫外线，切割作业产生其他粉尘和噪声。

④ 配电房

生产工艺：将国家电网电源变压后供生产和生活用电。为应急停电，建设单位有备用柴油发电机组。

职业病危害因素：配电房存在工频电场。

⑤ 空压机房

生产工艺：通过电动空压机工作为生产提供空气动力。

职业病危害因素：空压机运转产生噪声。

4．职业危害特点

（1）职业病危害因素分布

归纳上述生产工艺及其存在和产生的职业病危害因素，铅酸蓄电池制造业职业病危害因素分布情况见表 4-52。

表 4-52 铅酸蓄电池制造业职业病危害因素分布情况

序号	岗位或工种	职业病危害因素	
		化学因素	物理因素
一、极板生产			
1	铸合金铅锭	铅烟、二氧化锡、氧化钙	高温
2	制粉	铅烟、铅尘、	噪声、高温
3	铸板栅	铅烟	高温
4	和膏	铅尘、硫酸	噪声
5	涂板	铅尘、硫酸	高温
6	固化	铅尘	—
7	泡酸化成	铅尘、硫酸	—
8	分片	铅尘	噪声
9	极耳打磨	铅尘	噪声
二、电池组装			
10	包板	铅尘	—
11	装模	铅尘	—
12	焊接	铅烟	噪声
13	拆模	铅尘	—
14	整理	铅尘	—
15	装壳	铅尘	—
16	点胶	甲苯、环己酮、环己烷等	高温
17	注酸、充电	硫酸	—
18	丝印	甲苯、丙酮等	—
19	产品包装	—	噪声
三、辅助设施			
20	污水处理	铅尘、氢氧化钠、硫化氢	—
21	锅炉控制	一氧化碳、氮氧化物	高温、噪声
22	机修	电焊烟尘、锰及其无机化合物、一氧化碳、二氧化氮、臭氧、其他粉尘	紫外线、噪声
23	配电房巡检	—	工频电场
24	空压机房巡检	—	噪声

（2）职业危害程度

铅酸蓄电池制造业主要存在的职业危害风险是劳动者在工作场所接触铅烟、铅尘导致的职业性慢性铅中毒，工作场所使用的硫酸在意外泄漏时，可导致职业性急性呼吸系统损伤、职业性化学性眼灼伤、职业性化学性皮肤灼伤，其中职业性慢性铅中毒屡见报道。李琼报道了 2 家分别投产 8 年和 6 年的蓄电池厂作业场所空气中铅浓度检测结果和 268 名作业工人血铅含量检测结果。共采集工作场所铅尘样品 15 份，检出浓度范围为 0.025 ～ 3.200 mg/m^3，均值为 0.276 ±0.730 mg/m^3，7 份超标（0.360 ～3.200 mg/m^3），超标率为 46.67%；采集铅烟样品 14 份，检出浓度范围为 0.010 ～0.370 mg/m^3，均值为 0.082 ± 0.076 mg/m^3，4 份超标（0.108 ～0.370 mg/m^3），超标率为 28.58%。268 名铅作业工人接触工龄为 1.2±3.3 年（最短 1 个月，最长 8 年），血铅含量范围为 280～1 780 μg/L，超过正常范围的 148 例（55.22%）。张宏光报道了某年生产能力为 60×10^4kVAh 的铅酸电池组装厂调查情况，12 个铅尘监测点超标率为 75%，最高超标 8.9 倍，其中叠板岗位 3 个监测点 9 个样品铅尘均值为 0.284 mg/m^3，超标 4.7 倍；9 个铅烟监测点超标率为 100%，其中焊集群最高超标 29 倍。202 名接触人员血铅检查结果高于 1.9 μmol/L 的有 29 人，占受检人数的 14.4%；血铅高于 2.9 μmol/L 的有 10 人，其中疑似职业性慢性轻度铅中毒的 6 人，占受检人数的 3.0%。李远峰在某蓄电池企业建设项目控制效果评价中，对作业场所连续 3 d 采样检测。铅检测点共 16 个，时间加权平均浓度范围 0.018 ～0.566 mg/m^3，短时间接触浓度范围 0.020 ～1.167 mg/m^3，超标达 53.4%。金玫华等对我国大陆医学杂志 1980—2009 年发表的浙江、山东、福建、上海、广东等 55 个省市的铅酸蓄电池企业职业性铅暴露、铅危害和铅中毒相关文献进行分析，仅 2009 年我国大陆报告的职业性慢性铅及其化合物中毒就多达 1 082 例，占所有职业性慢性中毒例数的 56.59%，位列职业性慢性中毒之首位。

5．建设项目职业病危害风险分类

铅酸蓄电池制造业属于《国民经济行业分类》（GB/T 4754—2011）中的“电气机械和器材制造业”，根据国家安全监管总局公布的《建设项目职业病危害风险分类管理目录（2012 年版）》，“电气机械和器材制造业”属于职业病危害风险较重项目。

铅烟、铅尘为铅酸蓄电池制造业主要的职业病危害因素，一方面，该行业目前机械化和自动化生产工艺尚未普及，接触铅烟、铅尘人数较多，接触时间长，工作场所铅烟、铅尘浓度超标严重及发生职业性慢性铅中毒的案例屡见报道，显示其暴露频度、职业病危害发生的概率以及职业病危害后果较高于一般的电气机械和器材制造业。另一方面，该行业常储存浓硫酸而且储存数量多，如硫酸罐老化破损，可导致大量浓硫酸泄漏，短时间内发生严重事故。虽其暴露频度和职业病危害发生的概率较低，一旦发生则职业病危害后果严重，甚至威胁作业人员的生命健康。

综上分析，铅酸蓄电池制造业所产生的职业病危害的风险程度，与《建设项目职业病危害风险分类管理目录（2012 年版）》中所列的“电气机械和器材制造业”职业病危害的风险程度有明显区别，应定为职业病危害风险严重建设项目。

参考文献

[1] 李琼. 2007 年某区蓄电池企业铅职业病危害现状调查. 预防医学论坛，2009，15（7）：599-600.

[2] 张宏光. 某铅酸蓄电池组装厂铅职业病危害调查. 职业与健康，2012，28（6）：665-667.

[3] 李远峰. 某蓄电池企业建设项目控制效果评价职业危害因素检测结果分析. 中国卫生检验杂志，2012，22（2）：334-335.

[4] 金玫华，张鹏，刘弢. 铅酸蓄电池制造行业职业性铅危害文献分析. 环境与职业医学，2010，25（10）：641-644.

（何家禧、杨光涛、黄辉平）

（二）太阳能电池板制造

太阳能电池板是通过吸收太阳光，将太阳辐射能通过光电效应或者光化学效应直接或间接转换成电能的装置。太阳能电池板分为晶体硅太阳能电池板（多晶硅、单晶硅）、非晶硅太阳能电池板（薄膜、有机）、化学染料太阳能电池板（染料敏化），这里介绍的是非晶硅薄膜太阳能电池板。

1．项目组成

太阳能电池生产工艺主要由电池板生产及相关的辅助设施等项目组成。

（1）电池板生产工艺包括激光蚀刻、化学沉积、物理沉积、电池板组装等。

（2）辅助设施包括废水处理站、冷冻与空压站、变配电所、硅烷站与氢氮站等。其中变配电所包括电力供应的高压配电房、动力站变配电所，备用电源的柴油发电机房和不间断电源（UPS）机房。

2．主要生产原辅材料与设备

（1）主要生产原辅材料

太阳能电池板生产工艺中，与职业卫生有关的主要生产原辅材料包括清洗剂、1%磷化氢/氢气、0.5%乙硼烷/氢气、硅烷、氢气、甲烷、氩气、氮气、氧气、氧化锌（ZnO）/银（Ag）/钛（Ti）靶材、氦气、热熔胶等。

（2）主要生产设备

生产装置的主要生产设备包括初次清洗机、刻号机、透明导电氧化物镀膜（TCO）激光蚀刻机、绝缘电子测试器、TCO 清洗机、化学沉积、非晶硅（a-Si）激光蚀刻机、背电极溅射机、金属激光蚀刻机、绝缘激光蚀刻机、喷砂机、蚀刻后清洗机、终末清洗机、绝缘测试机、点焊机、锡条焊接机、功率检查机、真空压合机、烘箱、组装线等。

辅助装置的主要生产设备包括分析仪、纯水制备系统、板式水—水换热器+变频水泵、变压器、火灾报警系统、全新风空调系统空调风机、机械通风系统风机过滤机组（FFU）风机、废气排放系统离心式排风机、氩气供应系统、氧气供应系统、磷化氢供应系统、乙硼烷供应系统、甲烷供应系统、硅烷供应系统、氢气供应系统、氮气供应系统、废水预处理系统、变压器、10 kV 高压柜、柴油发电机组、UPS 系统、水冷螺杆式冷水机组、冷却塔+冷却水泵、无油润滑螺杆式水冷空压机组、带热回收的水冷离心式冷冻机组等。

3．生产工艺与职业病危害因素

（1）太阳能电池板生产

太阳能电池板生产的工艺流程见图 4-111。

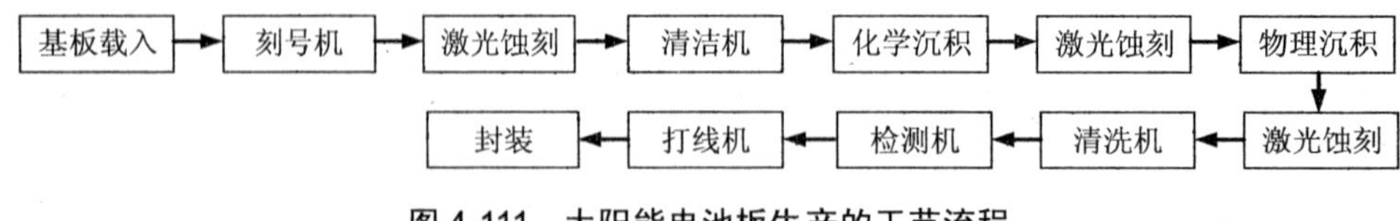

图 4-111 太阳能电池板生产的工艺流程

① 清洗

生产工艺：用 5%清洗液对基板进行清洗，再通过去离子水洗涤至中性后进入下一道工序。

职业病危害因素：清洗过程使用氢氧化钾、氢氧化钠、正己烷、二甲苯。

② 激光蚀刻

生产工艺：用激光蚀刻技术在覆盖 TCO 薄膜的玻璃基板上形成特定花纹。

职业病危害因素：玻璃基板的激光蚀刻产生矽尘、激光辐射。

③ 化学沉积

生产工艺：蚀刻清洗后，在 TCO 玻璃基板上用化学气相淀积的方法先淀积一层 P 形非晶硅，再淀积一层未掺杂的 i 层，然后再淀积一层 N 形非晶硅，制成三层 a-Si。该过程反应温度一般为 200℃。

职业病危害因素：化学沉积生产存在磷化氢、乙硼烷。

④ 物理沉积

生产工艺：采用 ZnO/Ag/Ti 片状靶材溅射的方法进行金属沉积，作为电池芯片的电极。

职业病危害因素：物理沉积生产过程产生射频辐射。

⑤ 导线接合

生产工艺：通过手工焊接，将导线固定在电池板上。

职业病危害因素：焊接过程产生铅烟、二氧化锡。

⑥ 电池板组装

生产工艺：组装背板与太阳能电池板，焊接连接导线。

职业病危害因素：焊接过程产生铅烟、二氧化锡。

（2）辅助设施

① 冷冻与空压站

生产工艺：为空调系统提供冷冻水和为生产提供压缩空气。

职业病危害因素：空调压缩机及空压机运行产生噪声。

② 变配电所

生产工艺：将国家电网电源变压后供生产和生活用电。为应急停电，建设单位有备用柴油发电机组。

职业病危害因素：配电房存在工频电场，柴油发电机房存在氮氧化合物、二氧化硫、噪声。

③ 废水处理站

生产工艺：处理清洗产生的污水。

职业病危害因素：清洗污水中含有氢氧化钾、氢氧化钠、正己烷、二甲苯。

④ 气体间

生产工艺：暂存和供应生产用气体。

职业病危害因素：生产原辅料中含有磷化氢、乙硼烷。

⑤ 仓库

生产工艺：存放清洗剂。

职业病危害因素：氢氧化钾、氢氧化钠、正己烷、二甲苯。

4．职业危害特点

（1）职业病危害因素分布

归纳上述生产工艺及其存在和产生的职业病危害因素，太阳能电池板制造业职业病危害因素分布情况见表 4-53。

表 4-53 太阳能电池板制造业职业病危害因素分布情况

序号	岗位或工种	职业病危害因素	
		化学因素	物理因素
一、电池板生产			
1	清洗	氢氧化钾、氢氧化钠、正己烷、二甲苯	—
2	激光蚀刻	激光、粉尘（矽尘）	—
3	化学沉积	磷化氢、乙硼烷	—
4	物理沉积	—	射频辐射（高频电磁场）
5	导线接合	铅烟、二氧化锡	—
6	电池板组装	铅烟、二氧化锡	—
二、辅助设施			
7	冷冻与空压站	—	噪声
8	变配电所	工频电场、氮氧化合物、二氧化硫	噪声
9	废水处理站	氢氧化钾、氢氧化钠、正己烷、二甲苯	—
10	气体间	磷化氢、乙硼烷	—
11	仓库	氢氧化钾、氢氧化钠、正己烷、二甲苯	—

（2）职业危害程度

目前太阳能电池板制造（非晶硅薄膜）目前已实现机械化、自动化和智能化生产，清洗、激光蚀刻、化学沉积、物理沉积生产过程均密闭化作业，并设置密闭罩和相关排风设施。如在运行过程发生化学品泄漏的情况，可对操作人员的身体健康造成影响。施健等在某新能源公司新建项目职业病危害控制效果评价中，对作业场所中职业病危害因素化学毒物和噪声进行了现场采样和检测，检测结果均符合国家卫生标准。对 203 人进行了职业健康检查，未检出职业病病人。杜洪凤等对某太阳能电池片生产企业职业病危害因素进行了检测与评价，采用定点和短时间采样，每天 2 次，连续采样 3 个工作日，取最大值进行评价。检测结果显示化学毒物中，制绒下料操作位 B 的氯化氢和化学品暂存间 A 的氟化氢超过职业接触限值，其他毒物检测结果和物理因素包括高温和噪声检测结果均符合国家职业卫生标准。

5. 建设项目职业病危害风险分类

太阳能电池板制造业属于《国民经济行业分类》（GB/T 4754—2011）中的“电气机械和器材制造业”，根据国家安全监管总局公布的《建设项目职业病危害风险分类管理目录（2012 年版）》，“电气机械和器材制造业”属于职业病危害风险较重项目。

综合分析，太阳能电池板制造业所产生的职业病危害的风险程度，与《建设项目职业病危害风险分类管理目录（2012 年版）》中所列的“电气机械和器材制造业”职业病危害的风险程度无明显区别，定为“职业病危害风险较重建设项目”。

参考文献

[1] 施健，童智敏，杜成，等. 某新能源公司新建项目职业病危害控制效果评价. 职业卫生与应急救援，2012，30（1）：48-50.

[2] 杜洪凤，黄勇，沈月华. 某太阳能电池片生产企业职业病危害因素检测与评价. 职业与健康，2013，

29（12）：1444-1447.

（黄辉平、翁少凡、何家禧）

二十一、计算机、通信和其他电子制造

计算机、通信和其他电子设备制造业包括计算机制造（如计算机整机、计算机零部件、计算机外围设备等制造）、通信设备制造（如通信系统设备、通信终端设备制造）、广播电视设备制造（如广播电视节目制作及发射设备、广播电视接收设备及器材、应用电视设备及其他广播电视设备制造）、雷达及配套设备制造、视听设备制造（如电视机、音响设备、影视录放设备制造）、电子器件制造（如电子真空器件、半导体分立器件、集成电路、光电子器件及其他电子器件制造）、电子元件制造（如电子元件及组件、印制电路板制造）、其他电子设备制造。

（一）电路板制造

电路板可称为印刷电路板（printed circuit board，PCB）板。电路板使电路迷你化、直观化，对于固定电路的批量生产和优化用电器布局起重要作用。

1．项目组成

电路板生产工艺主要由电路板生产以及相关的辅助设施组成。

（1）线路板生产工艺包括开板、磨边、线路制作、蚀刻、压合、锣外围、钻孔、镀通孔（plated through hole，PTH）、一次镀铜、外层线路、二次镀铜、镀锡/镍/金、退锡/金板洗板、绿油阻焊、表面处理（锡/金）、外形加工、表面处理等工序。

（2）辅助设施包括污水处理系统、配电房、空压机房等项目。

2．主要生产原辅材料与设备

（1）主要生产原辅材料

电路板生产工艺中与职业卫生有关的主要生产原辅材料包括覆铜板、干膜抗蚀剂、油漆、洗网水、硫酸、氯化氢、氯化镍、氨基磺酸镍、硼酸、开缸剂、补充剂、金盐、绿油、显影液、开油水等。

（2）主要生产设备

生产装置的主要生产设备包括开料机、自动磨边机、手动磨边机、自动辘板机、手动辘板机、曝光机、棕化生产线、锣外围、钻孔机、蚀刻生产线、喷锡处理机、纯锡喷锡机、刨床、车床、钻床、剪切机、冲床、丝印机、显影机、丝印机、洗铜板线、洗金板线等。

辅助装置的主要生产设备包括污水处理污泥压滤机、砂滤器、污泥泵、回调泵、综合污水泵、变压器、配电柜、空压机等。

3．生产工艺与职业病危害因素

（1）电路板生产

电路板生产的工艺流程见图 4-112。

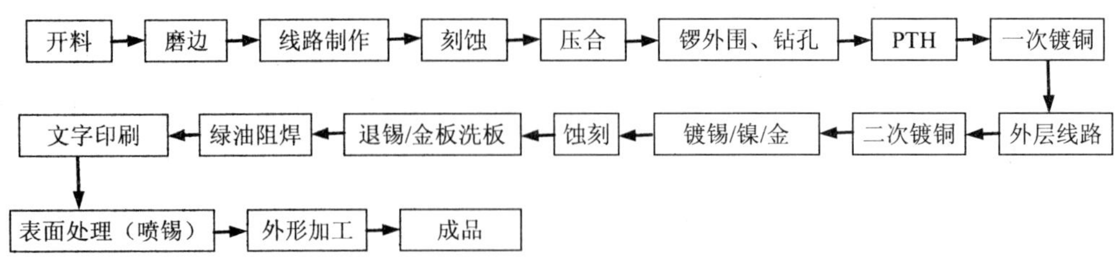

图 4-112 电路板生产的工艺流程

① 开料

生产工艺：用开料机将覆铜板按生产需求切割。

职业病危害因素：开料机切割产生噪声、铜尘、其他粉尘。

② 磨边

生产工艺：用自动或手动磨边机对切割好的覆铜板边缘进行打磨。

职业病危害因素：磨边机磨边产生噪声、铜尘、其他粉尘。

③ 线路制作

生产工艺：将设计好的线路图通过辘板机、曝光机将干膜抗蚀剂印刷在覆铜板上。

职业病危害因素：辘板机在印刷干膜抗蚀剂时产生甲苯、异丙醇、正己烷、丁酮、碳酸钠、丙烯酸、噪声。

④ 刻蚀

生产工艺：用调配好的药水（氯化铵、氨水、氢氧化钠），将未覆盖干膜抗蚀剂的覆铜板腐蚀，形成电路板。

职业病危害因素：刻蚀过程中产生氨、氢氧化钠。

⑤ 压合

生产工艺：将覆铜板、聚丙烯板、牛皮纸、环氧树脂通过 170℃压合成一定厚度线路板。

职业病危害因素：压合过程中产生高温。

⑥ 锣外围、钻孔

生产工艺：锣外围工序对电路板边进行切割，钻孔工序对电路板进行钻孔。

职业病危害因素：锣外围和钻孔工序产生噪声、铜尘和其他粉尘。

⑦ 化学铜（PTH）

生产工艺：使电路板的非金属孔通过氧化还原反应，在其孔壁上沉积一层均匀的导电层。

职业病危害因素：氢氧化钠、硫酸、过氧化氢、氰化物、氯化氢。

⑧ 一次镀铜

生产工艺：利用氧化还原反应将铜镀在电路板上。

职业病危害因素：电镀过程中产生氯化氢、氰化物、过氧化氢、硫酸、氢氧化钠、甲醛。

⑨ 外层线路

生产工艺：将干膜抗蚀剂印刷在不需要电镀的电路板的金属线路上。

职业病危害因素：辘板机在印刷干膜抗蚀剂时产生甲苯、异丙醇、正己烷、丁酮、丙烯酸噪声。

⑩二次镀铜

生产工艺：利用氧化还原反应将铜镀在电路板上。

职业病危害因素：电镀过程中产生氯化氢、氰化物、过氧化氢、硫酸、氢氧化钠、甲醛。

⑪镀锡/镍/金

生产工艺：根据电路板的加工要求，利用氧化还原反应将锡、镍或金镀于电路板上。

职业病危害因素：电镀过程中存在或产生氰化物、三氯乙烯、甲苯、镍及其化合物、氢氧化钠。

⑫蚀刻

生产工艺：用调配好的药水（氯化铵、氨水、氢氧化钠），将非导体部分的铜溶蚀掉。

职业病危害因素：刻蚀过程中产生氨、氢氧化钠。

⑬退锡/金板洗板

生产工艺：用碱液（氢氧化钠）清洗电路板。

职业病危害因素：氢氧化钠。

⑭绿油阻焊、文字印刷

生产工艺：用油墨在电路板上印刷参数及标志。

职业病危害因素：可溶性钡、丙烯酸、苯、甲苯、三氯乙烯。

⑮表面处理（喷锡）

生产工艺：将锡喷到线路板的元器件插孔上，防止裸露的铜面被氧化。

职业病危害因素：二氧化锡、噪声。

⑯外形加工

生产工艺：用机床将电路板切割成规定形状。

职业病危害因素：其他粉尘、噪声。

（2）辅助设施

① 污水处理

工业污水处理生产工艺：将线路制作、刻蚀、PTH、电一次铜等工序排出的污水采取中和、沉淀、过滤三级处理。

职业病危害因素：中和过程使用了硫酸和氢氧化钠，输液泵产生噪声。

② 变、配电房

生产工艺：将国家电网电源变压后供生产和生活用电。为应急停电，设有备用柴油发电机组。

职业病危害因素：配电房存在工频电场。

③ 空压机房

生产工艺：通过电动空压机工作为生产提供空气动力。

职业病危害因素：空压机运转产生噪声。

4．职业危害特点

（1）职业病危害因素分布

归纳上述生产工艺及其存在和产生的职业病危害因素，电路板制造业职业病危害因素分布情况见表 4-54。

表 4-54 电路板制造业职业病危害因素分布情况

序号	岗位或工种	职业病危害因素	
		化学因素	物理因素
一、电路板生产			
1	开料	铜尘、其他粉尘	噪声
2	磨边	铜尘、其他粉尘	噪声
3	线路制作	甲苯、异丙醇、正己烷、丁酮、碳酸钠、丙烯酸	噪声
4	刻蚀	氨、氢氧化钠	—
5	压合	—	高温
6	锣外围、钻孔	铜尘、其他粉尘	噪声
7	PTH	氢氧化钠、硫酸、过氧化氢、氯化氢、氰化物	—
8	一次镀铜	氯化氢、氰化物、过氧化氢、硫酸、氢氧化钠、甲醛	—
9	外层线路	甲苯、异丙醇、正己烷、丁酮、碳酸钠、丙烯酸	噪声
10	二次镀铜	氯化氢、氰化物、过氧化氢、硫酸、氢氧化钠、甲醛	—
11	镀锡/镍/金	氰化物、三氯乙烯、甲苯、镍及其化合物、氢氧化钠	—
12	蚀刻	氨、氢氧化钠	—
13	退锡/金板洗板	氢氧化钠	—
14	绿油阻焊、文字印刷	可溶性钡、丙烯酸、苯、甲苯、三氯乙烯	—
15	表面处理（喷锡）	二氧化锡	噪声
16	外形加工	其他粉尘	噪声
二、辅助设施			
17	污水处理	硫酸、氢氧化钠	噪声
18	变、配电房	—	工频电场
19	空压机房	—	噪声

（2）职业危害程度

电路板制造业存在的主要职业病危害因素为氰化物、氯化氢、硫酸、氢氧化钠等。在实际工作中，因各生产企业所采用的原材料、主要生产工艺和产品等复杂多样，产生的职业病危害的风险程度会有所不同。姚建华等对某电路板行业职业病危害状况进行了调查，职业病危害因素检测结果显示 14 个甲醛检测点超标 4 个，超标率为 28.6%；14 个磷酸检测点超标 7 个，超标率为 50%；14 个氰化物检测点超标 1 个，超标率为 7.1%；28 个氨检测点超标 10 个，超标率为 35.7%；14 个氮氧化物检测点超标 2 个，超标率为 14.3%；28 个硫酸检测点超标 1 个，超标率为 3.6%。刘川等对某大型电子线路板生产企业职业病危害现况调查结果显示，电镀生产线存在氯化氢超标；噪声检测点 793 个，强度范围在 45.6～111.7 dB（A），超标点有 267 个，超标率为 33.7%。职业健康检查结果显示放射工作人员眼晶体混浊 6 人，占 9.23%；白细胞低于 4.0×10^9/L 有 1 人，占 1.54%。化学品接触人员

白细胞低于 4.0×10^9/L 有 16 人，占 0.76%；肝功能异常（丙氨酸转氨酶）37 人，占 1.77%；总胆红素有 113 人结果异常，占 5.40%。粉尘作业 X 线胸片和肺通气功能无异常。视屏作业人员主要视力明显偏低。噪声作业人员听力异常 20 人，占 22.22%。

5. 建设项目职业病危害风险分类

电路板制造业属于《国民经济行业分类》（GB/T 4754—2011）中的“计算机、通信和其他电子设备制造业”，根据国家安全监管总局公布的《建设项目职业病危害风险分类管理目录（2012 年版）》，“计算机、通信和其他电子设备制造业”属于职业病危害风险较重项目。

氰化物、氯化氢、硫酸、氢氧化钠、甲醛为电路板制造业主要的职业病危害因素，该行业目前已实现自动化和机械化。根据文献报道，其暴露频度、职业病危害发生的概率以及职业病危害后果较一般的计算机、通信和其他电子设备制造业严重。另一方面，该行业常储存大量的浓硫酸，如硫酸罐老化破损，可导致大量浓硫酸泄漏，短时间内发生严重事故。虽其暴露频度和职业病危害发生的概率较低，一旦发生则职业病危害后果严重，甚至威胁作业人员的生命健康。

综上分析，电路板制造业所产生的职业病危害的风险程度，与《建设项目职业病危害风险分类管理目录（2012 年版）》中所列的“计算机、通信和其他电子设备制造业”职业病危害的风险程度有明显的区别，应定为职业病危害风险严重建设项目。

参考文献

[1] 姚建华，刘强. 柔性电路板行业职业病危害状况调查. 中国工业医学杂志，2010，23（3）：222-224.

[2] 刘川，周维新. 某大型电子线路板生产企业职业病危害现况. 职业与健康，2010，26（17）：1927-1930.

（黄辉平、杨光涛、何家禧）

（二）硬盘制造

硬盘（hard disk drive，HDD）是电脑主要的存储媒介之一，由一个或者多个铝制或者玻璃制的碟片组成，碟片外覆盖有铁磁性材料。绝大多数硬盘都是固定硬盘，被永久性地密封固定在硬盘驱动器中。硬盘有机械硬盘（HDD，传统硬盘）、固态硬盘（solid state disk，SSD，新式硬盘）、混合硬盘（hybrid hard disk，HHD，基于传统机械硬盘的新硬盘）。HDD 采用磁性碟片来存储，SSD 采用闪存颗粒来存储，HHD 是把磁性硬盘和闪存集成到一起的一种硬盘。本书介绍的是机械硬盘制造所涉及的职业危害风险问题。

1. 项目组成

硬盘生产工艺主要由磁碟生产、磁头生产、硬盘组装以及相关的辅助设施等项目组成。

（1）磁碟生产工艺包括纹理、清洗、真空镀膜、润滑、研磨、测试、外观检查、标签等。

（2）磁头生产工艺包括装配、测试、擦洗、清洗、维修等。

（3）硬盘组装包括清洗、部件装配、焊接、清洗、部件装配、总装等。

（4）辅助设施包括污水处理系统、锅炉房、配电房、空压机房等。

2. 主要生产原辅材料与设备

（1）主要生产原辅材料

硬盘生产工艺中，与职业卫生有关的主要生产原辅材料包括异丙醇、氨水、双氧水、胶水、无铅锡球，以及含镍（Ni）、钛（Ti）、钴（Co）、铬（Cr）的合金等。

（2）主要生产设备

生产装置的主要生产设备包括磁碟清洗机、磁碟盒清洗机、纹理机、镀膜机、润滑机、研磨机、性能测试机、显微镜、X射线衍射仪、去离子枪、硬盘组装线、磁头组装线、浮动块上工装工具、黏接机、弹性臂上工装工具、锡球焊接机、下工装工具、烘箱、自动擦洗工具、去离子水清洗机、动态测试机、浮动块表面检查机、磁头外观检查机等。

辅助装置的主要生产设备包括污水处理的中和池、沉淀池、压滤机，燃油锅炉，配电房的变压器、配电柜，空压机等。

3. 生产工艺与职业病危害因素

（1）磁碟生产

磁碟生产的工艺流程见图4-113。

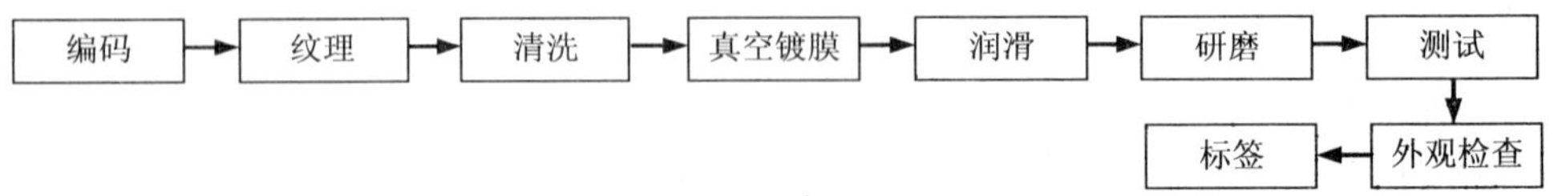

图4-113 磁碟生产的工艺流程

① 纹理

生产工艺：使用过氧化氢、柠檬酸、氨水、碳酸钾、碳酸氢钾、乙二胺四乙酸四钠盐、磷酸氢二钠、磷酸二氢钠等化学物对磁碟进行处理。

职业病危害因素：过氧化氢、氨。

② 清洗

生产工艺：使用清洗剂对磁碟进行清洗。

职业病危害因素：清洁剂中或含有异丙醇、戊烷、庚烷。

③ 真空镀膜

生产工艺：以含镍、铬、钴和钛的合金和采用等离子真空镀膜工艺，在多重密封和真空状态下进行镀膜。

职业病危害因素：镀膜生产过程中产生铝、镍、铬、钴、高频电磁场、氟化氢、噪声。

④ 润滑

生产工艺：使用保护层材料（成分为甲基乙醚）对磁碟进行处理。

职业病危害因素：无。

⑤ 研磨

生产工艺：对磁碟进行精密研磨。

职业病危害因素：无。

⑥ 测试

生产工艺：对产品进行性能测试。

职业病危害因素：激光辐射、电离辐射（X射线）。

（2）磁头生产

磁头生产的工艺流程见图 4-114。

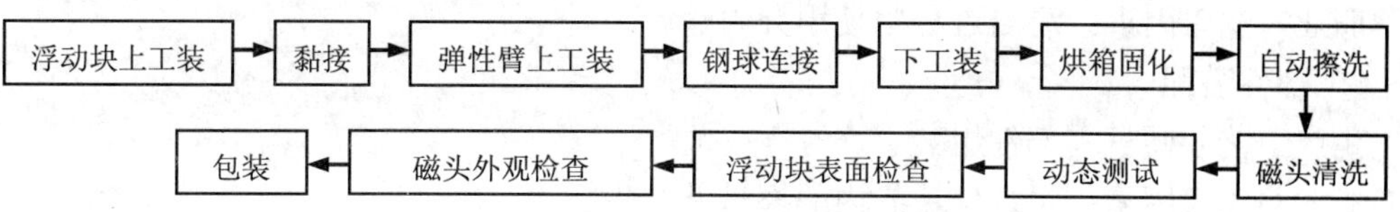

图 4-114　磁头生产的工艺流程

① 浮动块上工装

生产工艺：组装浮动块。

职业病危害因素：无。

② 黏接

生产工艺：黏接部件。

职业病危害因素：无。

③ 弹性臂上工装、下工装

生产工艺：组装弹性臂。

职业病危害因素：无。

④ 钢球连接

生产工艺：部件装配。

职业病危害因素：无。

⑤ 烘箱固化

生产工艺：烘烤。

职业病危害因素：无。

⑥ 自动擦洗

生产工艺：清洁。

职业病危害因素：异丙醇、紫外辐射。

⑦ 动态测试

生产工艺：测试磁头组件性能。

职业病危害因素：激光。

⑧ 检查

生产工艺：外观检查。

职业病危害因素：无。

（3）硬盘组装

硬盘组装的工艺流程见图 4-115。

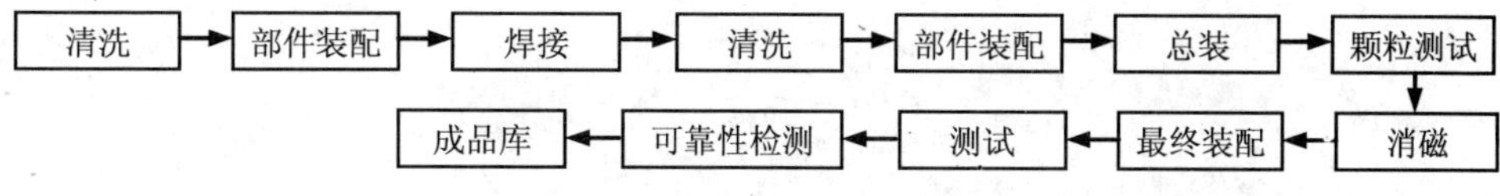

图 4-115　硬盘组装的工艺流程

① 清洗

生产工艺：用清洗剂对产品部件进行清洁。

职业病危害因素：清洁过程中使用异丙醇。

② 部件装配

生产工艺：硬盘零部件组装。

职业病危害因素：组装使用异丙醇擦拭并产生噪声。

③ 焊接

生产工艺：对硬盘零部件组装后焊接。

职业病危害因素：焊接产生铅烟和二氧化锡。

（4）辅助设施

① 污水处理

生产工艺：对生产废水采用二级处理，经过两次氧化反应沉淀后达到处理指标，经处理后废水排放至市政污水管网。

职业病危害因素：污水处理使用硫酸、氢氧化钠，输液泵运行产生噪声。

② 锅炉房

生产工艺：一般使用燃油锅炉，燃料为轻质 $0^{\#}$柴油。

职业病危害因素：柴油燃烧时产生一氧化碳、氮氧化物、高温，锅炉风机产生噪声。

③ 纯水制造

生产工艺：使用交换法制造纯水。

职业病危害因素：制造纯水使用氢氧化钠，机器运行产生噪声。

④ 配电房

生产工艺：将国家电网电源变压后供生产和生活用电。为应急停电，设有备用柴油发电机组。

职业病危害因素：配电房存在工频电场。

⑤ 空压机房

生产工艺：通过电动空压机工作为生产提供空气动力。

职业病危害因素：空压机运转产生噪声。

⑥ 冷冻机房

生产工艺：使用压缩机为空调生产冷媒。

职业病危害因素：压缩机运行产生噪声。

4．职业危害特点

（1）职业病危害因素分布

归纳上述生产工艺及其存在和产生的职业病危害因素，硬盘制造业职业病危害因素分布情况见表 4-55。

表 4-55　硬盘制造业职业病危害因素分布情况

序号	岗位或工种	职业病危害因素	
		化学因素	物理因素
一、磁碟生产			
1	纹理	过氧化氢、氨	—
2	清洗	异丙醇、戊烷、庚烷	—
3	真空镀膜	铝、镍、铬、钴、高频电磁场、氟化氢	噪声
4	测试	—	激光辐射、X 射线
二、磁头生产			
5	自动擦洗	异丙醇	紫外辐射
6	动态测试	—	激光辐射
三、硬盘组装			
7	清洗	异丙醇	—
8	部件组装	异丙醇	噪声
9	焊接	铅烟、二氧化锡	—
四、辅助设施			
10	污水处理	硫酸、氢氧化钠、硫化氢	—
11	锅炉控制	一氧化碳、氮氧化物	高温、噪声
12	纯水制造	氢氧化钠	噪声
13	配电房巡检	—	工频电场
14	空压机房	—	噪声
15	冷冻机房	—	噪声

（2）职业危害程度

硬盘制造业存在的主要职业病危害因素为清洗和组装过程中所使用的有机试剂，如异丙醇、过氧化氢等。在实际工作中，因各生产企业所采用的原材料、主要生产工艺和产品等复杂多样，产生的职业病危害的风险程度会有所不同。目前关于此行业发生的职业病危害事故未见报道。

5. 建设项目职业病危害风险分类

硬盘制造业属于《国民经济行业分类》（GB/T 4754—2011）中的“计算机、通信和其他电子设备制造业”，根据国家安全监管总局公布的《建设项目职业病危害风险分类管理目录（2012 年版）》，“计算机、通信和其他电子设备制造业”属于职业病危害风险较重项目。

对产品进行清洁使用的异丙醇和焊接产生的铅烟、二氧化锡是该行业主要的职业病危害因素。该行业对生产环境和产品精确度非常高，磁碟生产已实现机械化、自动化、智能化和密闭化，只有硬盘组装以手工为主。

综上分析，硬盘制造业所产生的职业病危害的风险程度，与《建设项目职业病危害风险分类管理目录（2012 年版）》中所列的“计算机、通信和其他电子设备制造业”职业病危害的风险程度一致，应定为职业病危害风险较重建设项目。

（黄辉平、何家禧）

（三）液晶显示器制造

液晶显示器（liquid crystal display，LCD）为平面超薄的显示设备，由于它的优质画面和绿色环保等优越性近年来广泛应用于电子行业。目前液晶显示器以薄膜晶体管液晶显示器（TFT-LCD）最为常见。

1．项目组成

TFT-LCD液晶显示器生产的生产工艺主要由阵列、彩膜、成盒以及相关的辅助设施等项目组成。

（1）阵列包括玻璃基板清洗、等离子化学气相沉积（PECVD）、溅镀、光刻、刻蚀、剥离等工序。

主要工艺过程是将玻璃基板充分清洗后，在其清洁干净的表面上通过化学气相沉积（CVD）的方法形成半导体膜或隔离膜。首先通过溅射镀膜的方法形成金属膜，然后对栅电极及引线、有源层孤岛、源漏电极及引线、接触通孔、像素电极等经光刻胶涂敷、光刻胶曝光、显影等光刻处理，并经湿法刻蚀、干法刻蚀后，剥离掉多余的光刻胶。最后经热处理，把半导体特性作均一化处理后即做成阵列玻璃基板。

（2）彩膜包括清洗、涂布、曝光、显影、溅射、剥离、激光修补、检测和老化等工序。

主要工艺过程是制作彩色滤光片。彩色滤光片（color filter，CF）是在玻璃基板上制作防反射的遮光层-黑色矩阵（black matrix，BM），洗净后再进行光阻的涂布。先涂布红色彩色光阻后，经曝光、显影、烘烤，形成红色滤光层，再依序制作形成具有透光性红、绿、蓝三原色的彩色滤光膜层，然后溅射镀上透明的铟锡氧化物（ITO）导电膜，最后进行涂层。

（3）成盒包括清洗、液晶注入、配向、框胶涂敷、黏合、固化、分割、贴片等工序。

主要工艺过程是将经阵列生产的基板和彩色滤光片，经清洗、表面涂敷取向膜、固化、摩擦配向等处理，在阵列基板涂布封胶框及液晶滴注后，两基板在真空中黏合、固化和成盒。

一般根据市场需求进行盒分割，并贴上偏光片，形成LCD显示面板，成为液晶盒成品。

（4）辅助设施包括综合动力站（包括纯水站、空压机房、供配电房）、特种气站、化学品仓库、危险废物仓库、污水处理系统等项目。

2．主要生产原辅材料与设备

（1）主要生产原辅材料

TFT-LCD液晶显示器生产工艺中，与职业卫生有关的主要生产原辅材料包括清洗液、光刻胶、刻蚀液、剥离液、显影液、三氟化氮、六氟化硫、氮气、硅烷、氨气、磷化氢、氯气、氦气、氩气、氧气、三氯化硼、三氟甲烷、黑矩阵光刻胶、光刻剂、光刻胶、稀释剂和异丙醇等。

（2）主要生产设备

① 主要生产装置

阵列：PECVD 设备、溅射设备、清洗设备、涂胶设备、显影设备、曝光设备、剥离设备、刻蚀设备、退火设备、阵列测试设备、检查设备；

彩膜：溅射设备、清洗设备、涂布设备、曝光设备、显影设备、剥离设备、检测及质量控制设备、老化设备；

成盒：涂布设备、摩擦设备、清洗设备、液晶滴注（one drop filling，ODF）设备、切割设备、磨角设备、盒测试设备、二次切割机、磨边倒角机、磨边后洗净机、偏贴前洗净装置、自动偏光板贴附装置、自动偏光板加压脱泡装置。

② 辅助装置

污水处理：中和池、沉淀池、压滤机；

纯水站：纯水制造系统；

配电房：变压器、配电柜等；

空压机房：空压机。

3．生产工艺与职业病危害因素

（1）阵列

阵列的工艺流程见图 4-116。

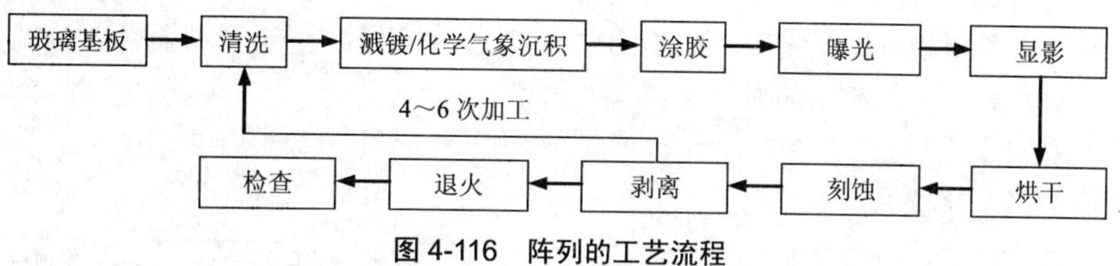

图 4-116　阵列的工艺流程

① 清洗

生产工艺：将玻璃基板用清洗液分别在物理成膜前清洗机、化学成膜前清洗机、干式清洗机、阵列卡匣清洗机中进行充分清洗。

职业病危害因素：主要是清洗液中所含有的有毒有害化学成分，常用的清洗液含有甲基吡咯烷酮、二乙二醇丁醚、氢氧化钾等。

② 化学气相沉积

生产工艺：在充分清洗后的玻璃基板清洁干净的表面上通过化学气相沉积（CVD）的方法形成半导体膜或隔离膜。

职业病危害因素：来源于化学气相沉积过程中使用的大量不同种类的气体，主要存在三氟化氮、磷化氢、氨、氢、紫外辐射和噪声。

③ 溅镀

生产工艺：通过溅射镀膜的方法在玻璃基板上形成金属膜。

职业病危害因素：金属溅镀所产生的职业病危害因素与所使用的金属有关，如栅栏（gate）金属溅镀存在氧化铝、铜烟；源（source）溅镀存在氧化钼；ITO 溅镀使用的 ITO 靶材因含有铟和二氧化锡，所以存在铟锡氧化物。此外，溅镀过程中还存在高频电磁场和噪声。

④ 光刻（涂胶、曝光、显影）

生产工艺：对栅电极及引线、有源层孤岛、源漏电极及引线、接触通孔、像素电极进行光刻胶涂敷、光刻胶曝光、显影等光刻工艺处理。

职业病危害因素：使用的光刻胶和稀释剂存在酚醛树脂、丙二醇醚酯、乙酸丁酯、丙二醇单甲醚乙酸酯、六甲基二硅烷胺；光刻过程中使用 X 射线和紫外辐射，此外还存在噪声。

⑤ 刻蚀

生产工艺：玻璃基板经光刻工艺后使用六氟化硫、磷化氢、氯气等气体进行干法刻蚀，并使用不同的刻蚀液进行湿法刻蚀，剥离掉多余的光刻胶，再经热处理把半导体特性作均一化处理后即做成阵列玻璃基板。

职业病危害因素：干法刻蚀存在六氟化硫、氯化氢、氨、氯、磷化氢、四氟化硅、四氯化硅、紫外辐射和噪声；湿法刻蚀因不同的刻蚀方法存在不同的职业病危害因素，Gate 刻蚀存在磷酸、乙酸、草酸、二氧化氮、过氧化氢、亚氨基二乙酸、5-氨基四氮唑、氟化氢和噪声，S/D（source/gate）刻蚀存在磷酸、乙酸、草酸、二氧化氮、过氧化氢、亚氨基二乙酸、5-氨基四氮唑、氟化氢和噪声，ITO 刻蚀存在磷酸、乙酸、草酸、二氧化氮和噪声。

⑥ 激光修补（检查）

生产工艺：对视屏检查发现有缺陷的玻璃基板，使用激光修补机进行激光修补。

职业病危害因素：激光辐射。

（2）彩膜

彩膜的工艺流程见图 4-117。

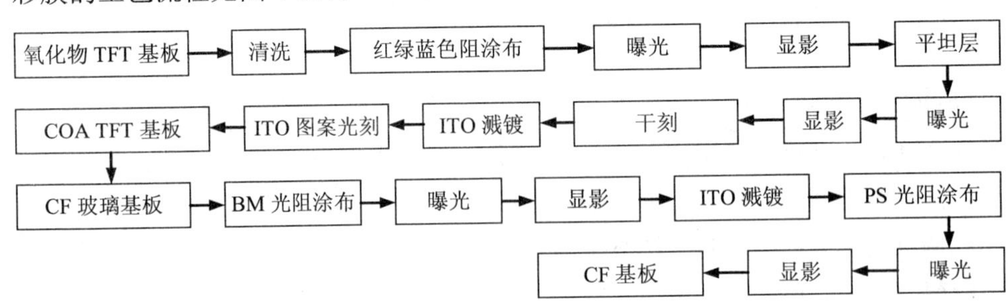

图 4-117　彩膜的工艺流程

① 清洗

生产工艺：将阵列玻璃基板和彩色滤光片玻璃基板在玻璃投料清洗机中进行抛光前处理和清洗。

职业病危害因素：主要来源于清洗剂中的化学成分，如氢氧化钾，同时清洗过程中产生噪声。

② 黑矩阵和三色涂布

生产工艺：在玻璃基板上制作防反射的遮光层-黑色矩阵（black matrix），洗净后再进行光阻的涂布，先涂布红色彩色光阻后，经曝光、显影、烘烤，形成红色滤光层，再依序制作形成具有透光性红、绿、蓝三原色的彩色滤光膜层。

职业病危害因素：主要来源于各种光刻胶和稀释剂、显影液中的化学成分，其中黑矩阵主要存在环己酮、3-乙氧基丙酸乙酯、丙二醇单甲醚乙酸酯、乙酸丁酯、乙二醇二甲醚、丙烯酸、噪声、紫外辐射、X 射线；红、绿、蓝三色涂布分别存在丙二醇单甲醚乙酸酯、

3-乙氧基丙酸乙酯、乙二醇二甲醚、丙烯酸、噪声、紫外辐射和X射线。

③ ITO溅镀

生产工艺：在玻璃基板的彩色滤光膜层上溅射镀上透明的ITO导电膜，最后进行涂层。

职业病危害因素：溅射过程中存在铟锡氧化物、高频电磁场和噪声。

④ 激光修补

生产工艺：对经彩膜工序处理后存在缺陷的玻璃基板，使用激光修补机进行激光修补。

职业病危害因素：激光辐射。

（3）成盒

成盒的工艺流程见图4-118。

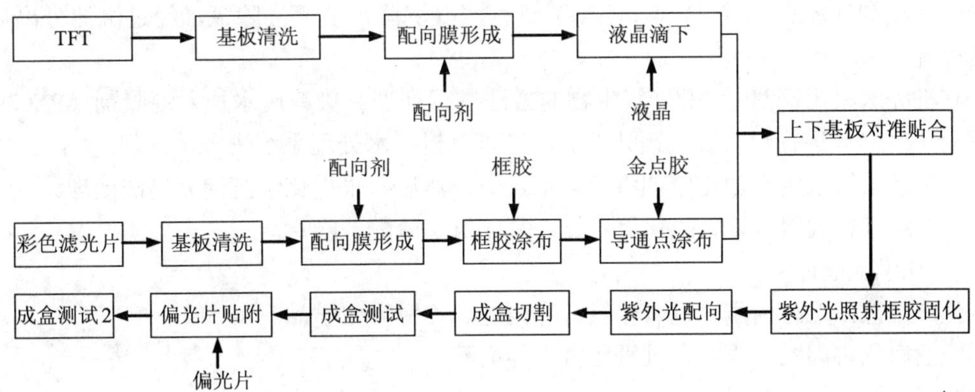

图4-118　成盒的工艺流程

① 清洗

生产工艺：将经彩膜处理后的玻璃基板放在清洗机中，分别用中性洗涤剂（甲基吡咯烷酮、*N*-甲基吡咯烷酮）和掩模版清洗剂（乙醇）进行清洗。

职业病危害因素：甲基吡咯烷酮。

② 配向

生产工艺：在玻璃基板表面涂敷取向膜，经固化、摩擦配向处理。

职业病危害因素：配向过程中存在聚酰亚胺、丙酮、过氧化氢和X射线。

③ 液晶滴下

生产工艺：通过液晶滴下机、液晶脱泡机将阵列玻璃基板进行液晶注入。

职业病危害因素：苯甲酸甲酯。

④ 框胶涂布

生产工艺：彩色滤光片玻璃基板经配向处理后，使用框胶、紫外固化胶和加热固化胶进行框胶涂布，两基板在真空中黏合、固化、成盒。

职业病危害因素：常规使用的框胶、紫外固化胶和加热固化胶不存在有机挥发物，但进行紫外线固化和配向处理时存在紫外辐射。

⑤ 成盒切割

生产工艺：根据市场需求使用玻璃基板切割机进行盒分割。

职业病危害因素：无。

⑥ 偏光片贴附

生产工艺：将切割后的基板贴上偏光片，形成 LCD 显示面板。

职业病危害因素：无。

（4）辅助设施

① 污水处理

工业污水处理生产工艺：酸碱废水采用化学中和法。首先在废水收集槽内进行混合，再经过一次中和池、二次中和池进行处理。在此期间，根据废水水质情况自动投入氢氧化钠、硫酸，在强力搅拌下进行混合、反应，废水经处理达到排放标准后排放。

含氟废水多采用常见的絮凝沉淀法，直接投加石灰或钙盐形成氟化钙（CaF）沉淀，并辅以混凝剂（PAC）、絮凝剂（PAM）进行混凝沉降，从而去除氟，经过沉淀分离后上清液放流。

有机废水采用厌氧/兼氧/好氧生物的方法进行处理。染料废水加入混凝剂（PAC）和絮凝剂（PAM）进行混凝脱色预处理后，进入有机污水处理系统进一步处理。

含铜及双氧水废水加还原剂将双氧水还原，然后再采用化学沉淀分离法处理。

职业病危害因素：氨、硫化氢、氯、氯化氢、硫酸、噪声。

② 化学品仓库

生产工艺：贮存丙酮、过氧化氢、异丙醇、乙醇等化学品。

职业病危害因素：丙酮、过氧化氢、异丙醇。

③ 化学品供应回收站

生产工艺：通过管道输送系统输送回收化学品。

职业病危害因素：二氧化氮、磷化氢、氯化氢、乙酸丁酯、磷酸、乙酸、草酸、过氧化氢、氟化氢、噪声。

④ 特种气站

生产工艺：通过管道送气系统输送氨气、氯气和硅烷等特种气体。

职业病危害因素：氨、氯。

⑤ 危险废物仓库

生产工艺：贮存危险废物。

职业病危害因素：来源于贮存的危险废物，主要包括乙酸丁酯、磷酸、乙酸、环己酮、丙烯酸、丙酮、二氧化氮、草酸、过氧化氢、氟化氢、氢氧化钾、异丙醇。

⑥ 空压机房

生产工艺：通过电动空压机工作为生产提供空气动力。

职业病危害因素：空压机运转产生噪声。

⑦ 发电机房

生产工艺：发电。

职业病危害因素：一氧化碳、工频辐射。

⑧ 配电房

生产工艺：配电。

职业病危害因素：工频辐射。

4．职业危害特点

（1）职业病危害因素分布

归纳上述生产工艺及其存在和产生的职业病危害因素，液晶显示器制造业职业病危害因素分布情况见表 4-56。

表 4-56　液晶显示器制造业职业病危害因素分布情况

序号	生产工艺	职业病危害因素	
		化学因素	物理因素
一、阵列			
1	清洗	甲基吡咯烷酮，二乙二醇丁醚、氢氧化钾	噪声
2	Gate 金属溅镀	氧化铝、铜烟	高频电磁场、噪声
3	Source 溅镀	氧化钼	高频电磁场、噪声
4	ITO 溅镀	铟锡氧化物	高频电磁场、噪声
5	化学气相沉积	三氟化氮、磷化氢、氨、氢	紫外辐射、噪声
6	光刻	酚醛树脂，丙二醇醚酯，乙酸丁酯、丙二醇单甲醚乙酸酯、六甲基二硅烷胺	X 射线、紫外辐射、噪声
7	干法刻蚀	六氟化硫、氯化氢、氨、氯、磷化氢、四氟化硅、四氯化硅	紫外辐射、噪声
8	湿法刻蚀（Gate 刻蚀、S/D 刻蚀）	磷酸、乙酸、草酸、二氧化氮、过氧化氢、亚氨基二乙酸、5-氨基四氮唑、氟化氢	噪声
9	湿法刻蚀（ITO 刻蚀）	磷酸、乙酸、草酸、二氧化氮	噪声
10	激光修补	—	激光辐射
二、彩膜			
11	抛光前处理	—	噪声
12	清洗	氢氧化钾	噪声
13	黑矩阵	环己酮、3-乙氧基丙酸乙酯、丙二醇单甲醚乙酸酯、乙酸丁酯、乙二醇二甲醚、丙烯酸	噪声、紫外辐射、X 射线
14	三色涂布	丙二醇单甲醚乙酸酯、3-乙氧基丙酸乙酯、乙二醇二甲醚、丙烯酸	噪声、紫外辐射、X 射线
15	ITO 溅镀	铟锡氧化物	高频电磁场、噪声
16	激光修补	—	激光辐射
三、成盒			
17	清洗	甲基吡咯烷酮	—
18	液晶注入	苯甲酸甲酯	—
19	配向	聚酰亚胺、丙酮、过氧化氢	X 射线
20	框胶	—	紫外辐射
四、辅助设施			
21	化学品仓库	丙酮、过氧化氢、异丙醇	—
22	化学品供应回收站	二氧化氮、磷化氢、氯化氢、乙酸丁酯、磷酸、乙酸、草酸、过氧化氢、氟化氢	噪声
23	特气站	氨、氯	—

序号	生产工艺	职业病危害因素	
		化学因素	物理因素
24	危险废物仓库	乙酸丁酯、磷酸、乙酸、环已酮、丙烯酸、丙酮、二氧化氮、草酸、过氧化氢、氟化氢、氢氧化钾、异丙醇	—
25	污水处理	氨、硫化氢、氯、氯化氢、硫酸	噪声
26	发电机房	一氧化碳	噪声
27	配电房	—	工频电场
28	空压机房	—	噪声

（2）职业危害程度

液晶显示器制造业生产过程中涉及的职业病危害因素种类较多，其中包括磷化氢、氨、二氧化氮等高毒类化学物质。其生产环境均为超净空间，工作环境在感观上较为洁净和安全，日常检测结果显示化学毒质浓度常低于职业卫生标准，容易造成管理人员忽略职业卫生管理工作。茆文革等对某薄膜晶体管液晶显示器面板生产企业职业病危害防护设施的效果进行了评价，化学毒物检测结果显示废水处理站中的盐酸计量桶盐酸浓度超过职业接触限值，其他各检测点的化学毒物浓度均符合国家职业卫生标准；噪声强度检测结果合格率为 86.8%，紫外线合格率 76.5%；工频电场、高频辐射、X 射线合格率均为 100%。李俊报道的某公司第 6 代薄膜晶体管液晶显示器件项目职业病危害预评价结果显示，类比企业 15 种化学毒物的检测结果均符合职业接触限值的要求；噪声、高频电磁场各有 2 个岗位超过职业接触限值，短波紫外线有 65 个岗位超过职业接触限值，其他检测点噪声、高频电磁场、紫外线、工频电场、X 射线物理因素均符合职业接触限值要求。沈新等在薄膜晶体管液晶显示器件生产的职业危害特点及管理策略探讨中指出，薄膜晶体管液晶显示器件生产涉及的危害因素主要包括异丙醇、X 射线、高频电磁场、磷化氢、三氟化氮、氨、氢气、酚醛树脂、乙酸丁酯、紫外线、氟化氢、氮氧化物、硫化物、硝酸、盐酸、磷酸、氯化钾、氢氧化钠、六氟化硫、氯化氢、氯气、氟化氢、异丙醇、氢氟酸、二氧化锡、铜烟、其他粉尘、丙酮，应针对行业的作业特点，采取科学有效的职业卫生管理策略。

5．建设项目职业病危害风险分类

液晶显示器制造业属于《国民经济行业分类》（GB/T 4754—2011）中的“计算机、通信和其他电子设备制造业”，根据国家安全监管总局公布的《建设项目职业病危害风险分类管理目录（2012 年版）》，“计算机、通信和其他电子设备制造业”属于职业病危害风险较重项目。

液晶显示器制造业存在《高毒物品目录》所列化学因素氯、氨、二氧化氮、磷化氢和氟化氢，以及铟锡氧化物和 X 射线等严重职业病危害的因素。该行业机械化、自动化和密闭化程度均较高，在正常生产过程中，职业病危害因素除噪声外均符合国家职业卫生标准，职业病危害发生的概率较低。但在设备停机维修/护时，检修人员进入容器、设备内部等工作环境清洗或检修，可接触其存在或产生的职业病危害因素，如因通风条件差、空间有限等原因，容易发生窒息和化学品中毒等严重的人员伤亡事故。虽其暴露频度和职业病危害发生的概率较低，但一旦发生则职业病危害后果严重，甚至威胁作业人员的生命健康。

综上分析，液晶显示器制造业所产生的职业病危害的风险程度，与《建设项目职业病危害风险分类管理目录（2012 年版）》中所列的“计算机、通信和其他电子设备制造业”职业病危害的风险程度无明显的区别，应定为职业病危害风险较重建设项目。

参考文献

[1] 茆文革，张峰，张力. 某薄膜晶体管液晶显示器面板生产企业职业病危害防护设施的效果. 职业与健康，2010，10（7）：1169-1170.

[2] 李俊. 某公司第 6 代薄膜晶体管液晶显示器件项目职业病危害预评价. 安徽预防医学杂志，2010，16（3）：186-189.

[3] 沈新，贾晖，高金平. 薄膜晶体管液晶显示器件生产的职业危害特点及管理策略探讨. 职业卫生与应急救援，2009，27（3）：143-145.

（黄辉平、杨光涛、何家禧）

（四）集成电路芯片制造

集成电路（integrated circuit，IC）是 20 世纪 50 年代后期到 60 年代发展起来的一种新型半导体器件。它是经过氧化、光刻、扩散、外延、蒸铝等半导体制造工艺，把构成具有一定功能的电路所需的半导体、电阻、电容等元件及它们之间的连接导线全部集成在一小块硅片上，然后焊接封装在一个管壳内的电子器件。其封装外壳有圆壳式、扁平式或双列直插式等多种形式。

1. 项目组成

集成电路芯片生产工艺主要由集成电路芯片制造及相关的辅助设施等组成。

（1）集成电路芯片制造包括清洗、氧化/扩散、化学气相沉积（CVD）、光刻、去胶、干法刻蚀、化学机械抛光（CMP）、湿法腐蚀、离子注入、溅射、检测等项目。

（2）辅助设施包括动力厂房、变电站、柴油发电机及锅炉房、化学品库、危险品库和废物库、柴油泵房、硅烷站、氨氮处理站和气体站等项目。

2. 主要生产原辅材料与设备

（1）主要生产原辅材料

集成电路芯片生产工艺中，与职业卫生有关的主要生产原辅材料包括硅晶圆、氟、甲烷、乙硼烷、磷化氢、一氧化碳、二氧化碳、光刻胶、异丙醇、二氧化氮、三氯化硼、双氧水、氢氟酸、硫酸、盐酸、硝酸、磷酸、砷化氢、三氟化硼、氨水、氨气、丙酮、氯气、溴化氢、四氟化碳、六氟化硫、三氟甲烷、三氟化氮、一氟化甲烷、二氟化甲烷、硅烷、三氧乙基硼、六氟化钨、三氟化氯、四氧乙基矽、八氟环戊烷、化学机械研磨液、金属金、金属镍、金属铝、金属钛、金属铜等。

（2）主要生产设备

① 生产装置

清洗：晶片清洗设备、水平式炉管清洗设备；

氧化/沉积：氧化物化学机械抛光设备、浅沟槽化学机械抛光设备、直接浅沟槽化学机械抛光设备、金属钨化学机械抛光设备、快速升温淬火设备、垂直式低压合金炉、垂直式烤炉系统、聚酰亚胺炉、垂直式硼磷硅玻璃扩散炉、垂直式退火炉系统、垂直式场氧化扩散炉、垂直式埋层氧化炉、垂直式氧化闸沉积炉、垂直式低压平坦多晶沉积炉、垂直式硅氧有机化合物沉积炉、垂直式氮化硅沉积炉、化学气相沉积设备、物理气相沉积设备；

离子注入：高速流离子注入设备、低能离子注入设备、高能离子注入设备、中速流离子注入设备；

金属化：铝（Al）金属溅镀机、钛（Ti）金属溅镀机；

涂胶、光刻、显影、去胶：光阻涂布机、串联式扫描对准机、溶剂光阻去除机、显影机、扫描式电子显微镜、电子显微镜、光学显微镜、深紫外光刻机、光刻机、涂胶机；

预烤：预烤机、紫外光硬化机；

湿蚀刻：氧化层化学机械式磨平机、湿蚀刻工作站、湿蚀刻工作站；

干蚀刻：金属层蚀刻设备、氧化层蚀刻设备、氮化层蚀刻设备、深紫外固胶机；

最终清洗区：干式光阻去除机、光阻去除机、溶剂光阻去除机。

② 辅助装置

主要生产设备包括有毒易燃气体供应间、腐蚀性气体供应间、酸配送间、碱配送间、氢氟酸（HF）配送间、溶剂配送间、抛光液配送间、动力厂房、变电站、柴油发电机及锅炉房、化学品库、危险品库和废物库、柴油泵房、硅烷站、氨氮处理站、气体站。

3. 生产工艺与职业病危害因素

（1）集成电路制造

集成电路制造的工艺流程见图 4-119。

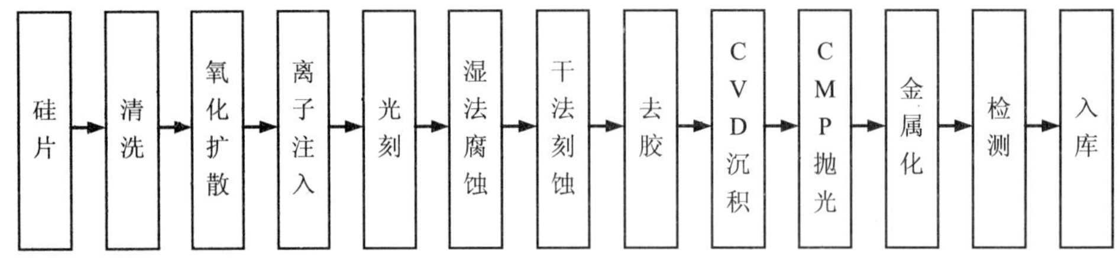

图 4-119 集成电路制造的工艺流程

① 清洗

生产工艺：集成电路生产的清洗包括硅片的清洗和工器具的清洗。由于半导体生产对产品的质量要求非常严格，清洗工艺需要消耗大量的高纯水，而通过特殊过滤和纯化的半导体级化学试剂、有机溶剂等被广泛使用。

硅片清洗是完全清除半导体硅片表面的尘埃颗粒、有机物残留薄膜和吸附在表面的金属离子。在硅片的加工工艺中，硅片先按各自的要求放入各种药液槽内进行表面化学处理，再送入清洗槽，将其表面黏附的药液清洗干净后进入下一道工序。最主要的清洗方式是将硅片沉浸在液体槽内或使用液体喷雾清洗，同时为有更好的清洗效果，通常使用超声波激励。由于使用有机溶剂清洗带来的溶剂残留，一般在有机溶剂清洗后立即采用无机酸将其氧化去除，最后用纯水冲洗。

职业病危害因素：清洗过程使用过氧化氢、硫酸、磷酸、硝酸、氢氟酸、盐酸、异丙醇、丙酮、氨原辅料，机器运行产生噪声。

② 氧化

生产工艺：氧化是在 800～1 250℃高温的氧气气氛和惰性携带气体氮气下使硅片表面的硅氧化生成二氧化硅膜的过程，产生的二氧化硅用以作为扩散、离子注入的阻挡层，或介质隔离层，典型的热氧化化学反应为：硅（Si）+氧气（O_2）→二氧化硅（SiO_2）。

职业病危害因素：氧化过程中使用二氯硅烷、三氟化氯、一氟甲烷、二氟甲烷、三氟甲烷、二氯硅烷、高锰酸钾化学品，机器运行过程中产生噪声。

③ 扩散

生产工艺：扩散是在硅表面掺入纯杂质原子的过程。通常是使用乙硼烷（B_2H_6）作为N-源和磷烷（PH_3）作为 P+源。工艺生产过程中通常分为沉积源和驱赶两步，典型的化学反应为：磷烷（$2PH_3$）→磷（2P）+氢气（3 H_2）；乙硼烷（B_2H_6）→硼（2B）+氢气（3 H_2）。

职业病危害因素：扩散生产过程中使用乙硼烷、一氧化氮、一氧化二氮、氯气、磷化氢、硅甲烷、二氯硅烷、甲烷辅料，激光用于生产加工，机器运行产生噪声。

④ 离子注入

生产工艺：离子注入也是一种给硅片掺杂的过程。其基本原理是把掺杂物质（原子）离子化后，在数千到数百万伏特电压的电场下得到加速，以较高的能量注入硅片表面或其他薄膜中。经高温退火后，注入离子活化，起施主或受主的作用。

职业病危害因素：生产过程中使用磷化氢、砷化氢、三氟化硼原辅料，高压电产生 X 射线辐射，机械运行产生噪声。

⑤ 光刻

生产工艺：光刻包括涂胶、曝光、显影。涂胶是在硅片表面通过硅片高速旋转均匀涂上光刻胶的过程；曝光是使用光刻机透过光掩膜板对涂胶的硅片进行光照，使部分光刻胶得到光照，另外部分光刻胶得不到光照，从而改变光刻胶性质；显影是对曝光后的光刻胶进行去除，由于光照后的光刻胶和未被光照的光刻胶将分别溶于显影液和不溶于显影液，这样就使光刻胶上形成了沟槽。

职业病危害因素：生产过程中使用环戊酮、异丙醇、丙酮、丙二醇、乙酸丁酯、酚醛树脂、四甲基氢氧化铵辅料，激光用于生产加工，机器运行产生噪声。

⑥ 湿法刻蚀和干法刻蚀

生产工艺：通过光刻显影后，光刻胶下面的材料要被选择性地去除，使用的方法就是湿法刻蚀或干法刻蚀。湿法刻蚀或干法刻蚀后，要去除上面的光刻胶。

湿法刻蚀是通过化学反应的方法对基材腐蚀的过程，对不同的去除物质使用不同的材料。对不同的对象，使用的腐蚀材料也不同，典型例子为：

腐蚀硅（Si）—使用氢氟酸加硝酸（$HF+HNO_3$）；

腐蚀二氧化硅（SiO_2）—使用氢氟酸（HF）；

腐蚀氮化硅（Si_3N_4）—使用热磷酸（热 H_3PO_4）。

干法刻蚀又称等离子刻蚀，是指利用低压放电产生的等离子体中的离子或游离基（处于激发态的分子、原子及各种原子基团等）与材料发生化学反应或通过轰击等物理作用选择性腐蚀基材的过程。刻蚀气通常含有 F 等离子体或碳等离子体，因此刻蚀气体通常使用 CF_4 这一类的气体。

在等离子体中，基本的气体被电离，产生离子、电子、激发原子、游离离子（游离基）

等，因而具有很强的化学活性。

职业病危害因素：湿法刻蚀存在或产生硫酸、氢氟酸、硝酸、磷酸、氨、过氧化氢、异丙醇、二氧化碳、三氯化硼、氟化铵、氟化氢铵、六羰基铬、噪声；干法刻蚀存在或产生六氟化硫、氯化氢、氯气、四氟化碳、四氟化硅、三氟甲烷、六氟乙烷、二氧化碳、三氯化硼、一氟甲烷、二氟甲烷、三氟甲烷、六氟化钨、八氟环丁烷、噪声、微波职业病危害因素。

⑦ CVD 沉积

生产工艺：CVD 用来在硅片上沉积氧化硅、氮化硅和多晶硅等半导体器件材料，是在300～900℃的温度下通过化学反应产生以上物质的过程。典型的化学反应为：

$$硅烷（SiH_4）+（氧气）O_2 \xrightarrow{400\sim450℃} 二氧化硅（SiO_2）+水（2\ H_2O）$$

生产过程中掺磷时加磷烷的反应为：

$$磷烷（4PH_3）+氧气（5O_2）\longrightarrow 五氧化二磷（2P_2O_5）+氢气（6H_2）$$

$$二氯二氢硅（SiH_2Cl_2）+一氧化二氮（2N_2O）\longrightarrow 二氧化硅（SiO_2）+氮气（2N_2）+氯化氢（2\ HCl）$$

化学气相沉积根据 CVD 反应的气氛和气压可分为低压 CVD（LPCVD）、常压 CVD（NPCVD）和等离子体增强 CVD（PECVD）等。

职业病危害因素：化学气相沉积使用的原辅料中含有氯化氢、氟化物、硅烷、磷化氢、砷化氢、乙硼烷、三氟化氯、氨、氯、二氧化氮、一氧化二氮、二氯硅烷、甲烷、三氟化氮、三氟化氯、六氟化钨、三乙基砷酸酯、四氧乙基矽、三氧乙基硼、六甲基二硅胺，使用激光进行生产加工。

⑧ CMP 抛光

生产工艺：CMP 是类似机械抛光的一种抛光方式，一般用于具有三层或更多层金属的集成电路制造生产。在已形成图案的芯片上进行化学机械抛光，使之形成整体平面，以减轻多层结构造成的严重不平的表面形态，满足光刻时对焦深的要求。

职业病危害因素：生产过程中使用氨、氢氟酸、过氧化氢、氢氧化钾辅料，机械运行产生噪声。

⑨ 金属化

生产工艺：金属化是在芯片表面上制成金属或合金的导体。在硅基片上沉积金属作为电路内引线的方法有蒸发、溅射、CVD、电镀铜等。

a．溅射

金属溅镀就是将金属薄膜沉积在晶圆表面的工艺过程。在此工艺中，薄膜主要以物理填充而不是化学反应。它是通过给金属靶材加上直流电，并利用磁场作用将靶材上的金属溅射出去并沉积到晶圆表面。铝是常用的金属沉积材料，其他的材料包括金、钛、钼、钨、钛钨合金、钯、铜等。

b．铜制程

在 12 英寸芯片制造工艺中，一项重要特征就是根据用户需要，对一部分晶片在后工序处理时改变一般的处理方法，即引入铜制程工艺。铜工艺中一项独特制程是电镀铜，其基本原理是将具有导电表面的硅片沉浸在硫酸铜溶液中，硅片连接到电源的阴极，固体铜块沉浸在溶液中并和电源阳极相连。电镀过程中，金属铜离子在电流的作用下游向硅片表面，并被还原成金属铜，形成铜导体。同时铜阳极发生氧化反应，铜原子变成铜离子，这个反应维持了溶液中的电中和。

职业病危害因素：生产过程中使用铜、氨、氢氟酸、硫酸、硝酸、氟化物、过氧化氢等辅料，微波用于生产加工，机械运行产生噪声。

（2）辅助装置

① 有毒易燃气体供应间

生产工艺：气体供应。

职业病危害因素：砷化氢、氯气、磷化氢、一氧化碳、三氟化氯、乙硼烷、二氧化氮、硅烷、磷化氢、砷化氢、二氯硅烷、三氟化氮。

② 腐蚀性气体供应间

生产工艺：气体供应。

职业病危害因素：三氟化硼、氯气、氟化氢、氯化氢、溴化氢、四氟化硅、六氟化钨。

③ 酸配送间

生产工艺：药水供应。

职业病危害因素：硫酸、磷酸、硝酸、盐酸。

④ 碱配送间

生产工艺：药水供应。

职业病危害因素：过氧化氢、氨、*N*-甲基四氢比咯酮。

⑤ HF 配送间

生产工艺：药水供应。

职业病危害因素：氢氟酸、氧化物腐蚀缓冲剂。

⑥ 溶剂配送间

生产工艺：药水供应。

职业病危害因素：异丙醇、四甲基氢氧化铵、剥离液。

⑦ 抛光液配送间

生产工艺：药水供应。

职业病危害因素：氧化物抛光剂、钨抛光剂。

⑧ 动力厂房

生产工艺：将生产产生的废水、废气经处理后排放。

职业病危害因素：盐酸、硫酸、氢氧化钠、氨、氟化物、氟化氢、氯、异丙醇、丙酮、噪声。

⑨ 变电站

生产工艺：将高压电转换成工业用电。

职业病危害因素：工频电场、噪声。

⑩柴油发电机及锅炉房

生产工艺：使用柴油发电和提供生产用蒸气。

职业病危害因素：一氧化碳、二氧化碳和甲烷、噪声。

⑪化学品库

生产工艺：存放化学品。

职业病危害因素：氟化氢、硫酸、氯化氢、磷酸、硝酸、氢氧化钠、异丙醇、丙酮、过氧化氢、磷化氢、砷化氢、溴化氢、三氯化硼、一氧化碳、一氧化氮、一氧化二氮、二氯硅烷、三氟化氮、三氟化氯、三氟化硼、四氟化碳、四氟化硅、六氟化硫、六氟化钨、氟化铵、氟化氢铵、一氟甲烷、二氟甲烷、三氟甲烷、六氟甲烷、八氟环丁烷、高锰酸钾、六羰基铬、三乙基砷酸酯、四氧乙基矽、三氧乙基硼、六甲基二硅胺。

⑫危险品库和废物库

生产工艺：存放化学品和生产产生的化学品废物。

职业病危害因素：酚醛树脂、乙酸丁酯、四甲基氢氧化铵、氟化氢、硫酸、氯化氢、磷酸、硝酸、氢氧化钠、异丙醇、丙酮、过氧化氢、磷化氢、砷化物、溴化氢、三氯化硼、一氧化碳、一氧化氮、一氧化二氮、二氯硅烷、三氟化氮、三氟化氯、三氟化硼、四氟化碳、四氟化硅、六氟化硫、六氟化钨、氟化铵、氟化氢铵、一氟甲烷、二氟甲烷、三氟甲烷、六氟甲烷、八氟环丁烷、高锰酸钾、六羰基铬、三乙基砷酸酯、四氧乙基矽、三氧乙基硼、六甲基二硅胺、汞。

⑬柴油泵房

生产工艺：使用柴油泵为柴油机发电房和锅炉房提供柴油。

职业病危害因素：噪声。

⑭硅烷站

生产工艺：储存和供应硅烷。

职业病危害因素：硅烷。

⑮氨氮处理站

生产工艺：为生产提供氨气和氮气。

职业病危害因素：氨。

⑯气体站

生产工艺：提供氧气和氦气。

职业病危害因素：噪声。

4．职业危害特点

（1）职业病危害因素分布

归纳上述生产工艺及其存在和产生的职业病危害因素，集成电路芯片制造业职业病危害因素分布情况见表 4-57。

表 4-57 集成电路芯片制造业职业病危害因素分布情况

序号	岗位或工种	职业病危害因素	
		化学因素	物理因素
一、极板生产			
1	清洗	过氧化氢、硫酸、磷酸、硝酸、氢氟酸、盐酸、异丙醇、丙酮、氨	噪声
2	氧化	二氯硅烷、三氟化氯、一氟甲烷、二氟甲烷、三氟甲烷、二氯硅烷、高锰酸钾	噪声

序号	岗位或工种	职业病危害因素	
		化学因素	物理因素
3	扩散	乙硼烷、一氧化氮、一氧化二氮、氯气、磷化氢、硅甲烷、二氯硅烷、甲烷	噪声、激光
4	离子注入	磷化氢、砷化氢、三氟化硼	噪声、X 射线
5	光刻	环戊酮、异丙醇、丙酮、丙二醇、乙酸丁酯、酚醛树脂、四甲基氢氧化铵	噪声、激光
6	湿法刻蚀	硫酸、氢氟酸、硝酸、磷酸、氨、过氧化氢、异丙醇、二氧化碳、三氯化硼、氟化铵、氟化氢铵、六羰基铬	噪声
7	干法刻蚀	六氟化硫、氯化氢、氯气、四氟化碳、四氟化硅、三氟甲烷、六氟乙烷、二氧化碳、三氯化硼、一氟甲烷、二氟甲烷、三氟甲烷、六氟化钨、八氟环丁烷	噪声、微波
8	化学气相沉积	氯化氢、氟化物、硅烷、磷化氢、砷化氢、乙硼烷、三氟化氯、氨、氯、二氧化氮、一氧化二氮、二氯硅烷、甲烷、三氟化氮、三氟化氯、六氟化钨、三乙基砷酸酯、四氧乙基矽、三氧乙基硼、六甲基二硅胺	噪声、激光
9	CMP 抛光	氨、氢氟酸、过氧化氢、氢氧化钾	噪声
10	金属化	铜、氨、氢氟酸、硫酸、硝酸、氟化物、过氧化氢	噪声、微波
二、电池组装			
11	有毒易燃气体供应间	砷化氢、氯气、磷化氢、一氧化碳、三氟化氯、乙硼烷、二氧化氮、硅烷、磷化氢、砷化氢、二氯硅烷、三氟化氮	—
12	腐蚀性气体供应间	三氟化硼、氯气、氟化氢、氯化氢、溴化氢、四氟化硅、六氟化钨	—
13	酸配送间	硫酸、磷酸、硝酸、盐酸	—
14	碱配送间	过氧化氢、氨、*N*-甲基四氢比咯酮	—
15	HF 配送间	氢氟酸	—
16	溶剂配送间	异丙醇、四甲基氢氧化铵、*N*-甲基吡咯烷酮	—
17	抛光液配送间	—	高温
18	动力厂房	盐酸、硫酸、氢氧化钠、氨、氟化物、氟化氢、氯、异丙醇、丙酮	噪声
19	变电站	—	工频电场、噪声
20	柴油发电机及锅炉房	一氧化碳、二氧化碳和甲烷	噪声
21	化学品库	氟化氢、硫酸、氯化氢、磷酸、硝酸、氢氧化钠、异丙醇、丙酮、过氧化氢、磷化氢、砷化氢、溴化氢、三氯化硼、一氧化碳、一氧化氮、一氧化二氮、二氯硅烷、三氟化氮、三氟化氯、三氟化硼、四氟化碳、四氟化硅、六氟化硫、六氟化钨、氟化铵、氟化氢铵、一氟甲烷、二氟甲烷、三氟甲烷、六氟甲烷、八氟环丁烷、高锰酸钾、六羰基铬、三乙基砷酸酯、四氧乙基矽、三氧乙基硼、六甲基二硅胺	—

序号	岗位或工种	职业病危害因素	
		化学因素	物理因素
22	危险品库和废物库	酚醛树脂、乙酸丁酯、四甲基氢氧化铵、氟化氢、硫酸、氯化氢、磷酸、硝酸、氢氧化钠、异丙醇、丙酮、过氧化氢、磷化氢、砷化物、溴化氢、三氯化硼、一氧化碳、一氧化氮、一氧化二氮、二氯硅烷、三氟化氮、三氟化氯、三氟化硼、四氟化碳、四氟化硅、六氟化硫、六氟化钨、氟化铵、氟化氢铵、一氟甲烷、二氟甲烷、三氟甲烷、六氟甲烷、八氟环丁烷、高锰酸钾、六羰基铬、三乙基砷酸酯、四氧乙基矽、三氧乙基硼、六甲基二硅胺、汞	—
23	柴油泵房	—	噪声
24	硅烷站	硅烷	—
25	氨氮处理站	氨	—
26	气体站	—	噪声

（2）职业危害程度

集成电路芯片制造业使用大量化学毒物氢氟酸、氯气、盐酸、氨、磷化氢等，如生产过程中机器中气体未完全排空开箱/盖或泄漏，可导致职业性急性呼吸系统损伤、职业性化学性眼灼伤、职业性化学性皮肤灼伤。毛国传等报道集成电路制造工伤 15 起，其中化学品烧伤或可能为化学品烧伤有 11 件，大部分烧伤是由氢氟酸引起的伤害，烧伤部位主要有眼部 5 件，手部 6 件。由于使用的化学物质繁多，至今已发生 20 余起脸和手的局部过敏反应，可能是防尘服与脸部摩擦和手套过敏造成；3 人出现全身过敏反应，可能与药物或有机溶剂有关。张金龙等在 11 个集成电路制造项目职业病危害评价的分析中指出，正常生产状况下，现场职业病危害因素除离子注入机工作场所个别检测点空气中砷化氢浓度超标外（0.03～0.12 mg/m^3，职业接触限值 C_{MC}：0.03 mg/m^3），其他化学因素均符合国家卫生标准。张金龙等在无锡市某集成电路制造企业 5 年职业健康监护资料分析中提到，通过对某企业 5 年的职业健康监护资料的分析，未发现疑似职业病患者，累积发现职业禁忌证 49 人次，检出比率为 0.36%。共涉及相关职业病危害因素有砷化氢、噪声 2 种，其中噪声相关最多达 48 人次，占 97.96%。职业禁忌证均为在岗期间职业健康监护中发现。

5．建设项目职业病危害风险分类

集成电路芯片制造业属于《国民经济行业分类》（GB/T 4754—2011）中的“计算机、通信和其他电子设备制造业”，根据国家安全监管总局组织编制的《建设项目职业病危害风险分类管理目录（2012 年版）》，“计算机、通信和其他电子设备制造业”属于职业病危害风险较重项目。

氢氟酸、氯气、盐酸、氨、磷化氢等为集成电路芯片制造业主要的职业病危害因素，该行业目前采用半机械化和半自动化生产工艺，接触职业病危害因素人数多，接触时间长，显示其暴露频度、职业病危害发生的概率以及职业病危害后果较高于一般的“计算机、通信和其他电子设备制造业”。另一方面，该行业常储存氢氟酸、氯气、盐酸、氨、磷化氢等化学品，储存数量及种类较多，如发生泄漏，短时间内发生严重事故。虽其暴露频度和职业病危害发生的概率较低，一旦发生则职业病危害后果严重，甚至威胁作业人员的生命健康。

综上分析，集成电路芯片制造业所产生的职业病危害的风险程度，与《建设项目职业病危害风险分类管理目录（2012 年版）》中所列的“计算机、通信和其他电子设备制造业”职业病危害的风险程度有明显区别，应定为职业病危害风险严重建设项目。

参考文献

[1] 毛国传，王群利，冷朋波. 某集成电路芯片制造项目职业病危害控制效果评价. 职业卫生与应急救援，2006，24（1）：36-37.

[2] 张金龙，秦宏. 11 个集成电路制造项目职业病危害评价的分析. 中国卫生工程学，2010，9（1）：36-40.

[3] 张金龙，屠娟，赵琳. 无锡市某集成电路制造企业 5 年职业健康监护资料分析. 职业与健康，2015，31（4）：537-539.

（黄辉平、何家禧）

二十二、其他制造（珠宝加工）

珠宝的定义有广义与狭义之分。狭义的珠宝单指玉石制品，广义的珠宝应包括金、银以及天然材料（矿物、岩石、生物等）制成的，具有一定价值的首饰、工艺品或其他珍藏统称为珠宝。珠宝加工大概可以分为两种，一种是宝石加工，另一种是珠宝成品的加工，即我们平时在珠宝店内看到的成品珠宝。

1. 项目组成

珠宝加工由宝石加工、珠宝成品加工和辅助设施等项目组成。

（1）宝石加工包括切割、打磨、抛光、围型、清洗等工序。

（2）珠宝成品加工包括银铜熔炼、注模、执模、镶石、抛光、清洗等内容。

（3）辅助设施主要为污水处理系统。

2. 主要生产原辅材料与设备

（1）主要生产原辅材料

主要生产原辅材料包括半宝石料、银粒、铜条、石膏、石蜡、除蜡水、抛光蜡等。

（2）主要生产设备

生产装置的主要生产设备包括宝石切割机、宝石打磨机、宝石抛光机、宝石围型机、银铜电热熔炉、银铜执模机、银铜抛光机、开粉机等。

辅助设施的主要生产设备包括污水处理的曝气机、鼓风机、加药装置等。

3. 生产工艺与职业病危害因素

（1）宝石加工

宝石加工主要是通过对半宝石进行切割、打磨、抛光等工序制成成品，过程中还涉及用清水清洗工序。宝石加工的工艺流程见图 4-120。

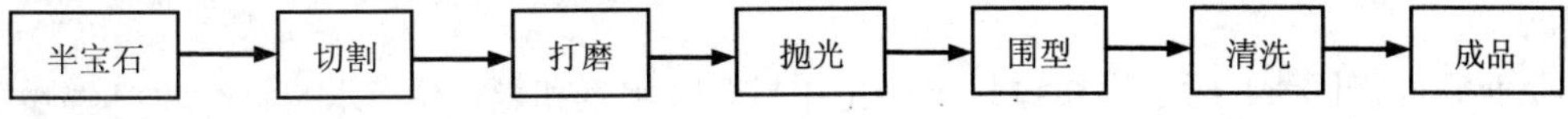

图 4-120　宝石加工工艺流程

职业病危害因素：该过程中产生的主要的职业病危害因素包括切割、打磨、抛光、围型过程中产生的噪声、局部振动、粉尘，清洗过程中可能接触的噪声等。

（2）珠宝成品加工

珠宝成品生产工艺大致可分为银铜熔炼、注模、执模、镶石、抛光、清洗、电镀等工序，具体流程见图 4-121。

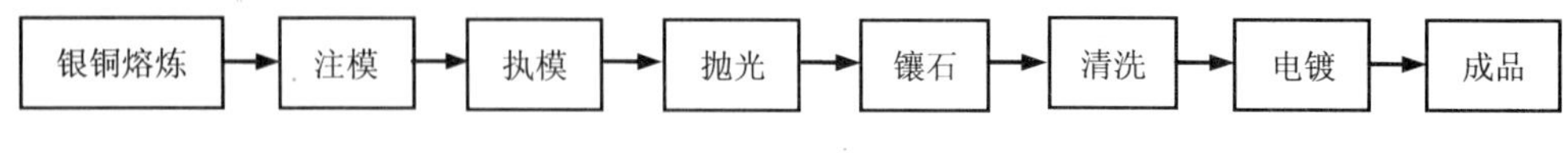

图 4-121 珠宝成品生产工艺流程

① 注模

生产工艺：将蜡模树放入专用的铁容器中，注入湿石膏，然后放进高温电炉进行焙烧，在高温下蜡会溶解析出，成为石膏模。然后将熔融的银水、铜水注入石膏模中，待冷却后将石膏打碎，即为银树、铜树。最后对银树、铜树进行裁切后，即完成注模过程。

职业病危害因素：注模过程产生高温、石膏粉尘、石蜡烟。

② 执模

生产工艺：对首饰铸件进行必要的修复、整形、打光。除此之外，还要对无法浇铸的首饰部件进行组合，使其完整。如手链所有活动接口的焊接，胸坠吊鼻的制造和焊接、耳钉、耳背的冲压制作，使浇铸零散的首饰部件组合成完整的首饰等工作。

职业病危害因素：执模过程产生噪声、局部振动、粉尘。

③ 抛光

生产工艺：用尼龙辘和麻布辘对首饰件进行抛光打磨。

职业病危害因素：抛光过程中产生噪声、局部振动、粉尘。

④ 镶石

生产工艺：将宝石镶嵌在已经抛光好的珠宝金属托上的过程。

职业病危害因素：部分工序接触噪声。

⑤ 清洗

生产工艺：用表面活性剂或天那水等对宝石镶嵌进行表面清洗。

职业病危害因素：清洗作业接触到表面活性剂中的十二烷基硫酸钠或者天那水中的苯、甲苯、二甲苯、正己烷等。

⑥ 电镀

生产工艺：把经过抛光处理的珠宝放进融有铂金或者铑等贵重金属的化学药水里，使珠宝表面镀上一层或者多层贵重金属，使珠宝表面长期保存光滑铿亮。

职业病危害因素：电镀过程中接触的硫酸、氢氧化钠、氰化物、噪声。

（3）污水处理

工业污水处理生产工艺：将电镀、清洗等工序排出的污水采取中和、沉淀、过滤三级处理。

职业病危害因素：污水沉积过程中产生甲烷、硫化氢和氨，泵房水泵运行时产生噪声。

4．职业危害特点

（1）职业病危害因素分布

归纳上述生产工艺及其存在和产生的职业病危害因素，珠宝加工业职业病危害因素分布情况见表 4-58。

表 4-58　珠宝加工业职业病危害因素分布情况

序号	生产工艺	职业病危害因素	
		化学因素	物理因素
一、宝石加工			
1	切割工序	矽尘	噪声、局部振动
2	打磨工序	矽尘	噪声、局部振动
3	抛光工序	矽尘	噪声、局部振动
4	围型工序	矽尘	噪声、局部振动
5	清洗工序	—	噪声
二、珠宝成品加工			
6	银铜熔炼工序	银、铜烟尘	高温
7	注模工序	石蜡烟、石膏粉尘	噪声、高温
8	执模工序	其他粉尘	噪声、局部振动
9	镶石工序	—	噪声
10	清洗工序	十二烷基硫酸钠或苯、甲苯、二甲苯、正己烷	噪声
11	电镀	硫酸、氢氧化钠、氰化物	噪声
三、辅助设施			
12	污水处理系统	硫化氢、氨、二氧化氯	噪声

（2）职业危害程度

珠宝加工业存在的职业危害风险主要包括粉尘、苯、噪声，其中粉尘和噪声的危害最为突出，尘肺发病率较高。张东辉等对广东省某宝石加工厂接触宝石粉尘工龄 3 个月以上者共 1 027 名工人进行横断面流行病学调查，诊断各期矽肺 47 例，患病率为 4.58%，发病年龄为（27.04±3.25）岁，接尘工龄为（4.67±1.17）年；生产环境粉尘浓度超标点有 21 个，超标率为 75%，最高超标 11 倍；粉尘中游离 SiO_2 含量平均 94.64%。郑倩玲等对广东省 5 个市 152 家天然宝石厂和 2 家人造宝石厂进行调查，选取接粉尘 3 个月以上的工人为研究对象，天然宝石厂与人造宝石厂工作场所粉尘平均浓度分别为 1.9 mg/m^3 和 3.8 mg/m^3，粉尘中游离 SiO_2 平均含量分别为 70.9%和 44.9%；4 591 名天然宝石厂与 2 980 名人造宝石厂作业工人中检出各期矽肺分别为 137 例和 111 例，检出率分别为 3.0%和 3.7%，平均发病年龄分别为（30.0±5.5）和（30.6±4.1）岁。李敏等对广东省某人造宝石厂磨钻、圆磨和熔炉车间 86 个点的噪声强度进行了检测，噪声平均强度为（89.2±2.8）dB（A），超标率为 95.35%，其中磨钻、圆磨车间超标率达 100%（76 个点）。王芳等对广西梧州市人工宝石加工作坊中切割整形、磨削、打孔三个岗位 91 个点噪声强度测定，其强度值范围在 62.4～101.8 dB（A），超标率为 35%。

5．建设项目职业病危害风险分类

珠宝加工行业属于《国民经济行业分类》（GB/T 4754—2011）中“文教、工美、体育和娱乐用品制造业”的“珠宝首饰及有关物品制造”类，国家安全监管总局公布的《建设项目职业病危害风险分类管理目录（2012 年版）》未对“珠宝首饰及有关物品制造”职业病危害风险进行分类。根据其生产工艺特点，可考虑归为“其他未列明制造业”，属于职业病危害风险较重项目。

鉴于珠宝加工行业所存在的矽尘危害问题突出，矽肺发病率高发且屡见报道，珠宝加工行业所产生的职业病危害的风险程度，与《建设项目职业病危害风险分类管理目录（2012年版）》中所列的“其他未列明制造业”职业病危害的风险程度有明显的区别，应定为职业病危害风险严重建设项目。

参考文献

[1] 张东辉，丘创逸，李焕英，等. 宝石加工工人矽肺的流行病学调查. 中华劳动卫生职业病杂志，2003，21（3）：166-168.

[2] 郑倩玲，丘创逸，张东辉，等. 两类宝石加工粉尘危害情况的比较. 中国热带医学，2006，6（7）：1145-1210.

[3] 李敏，陈朝东，李骏晖，等. 某人造宝石厂危害因素对工人健康影响的调查. 实用预防医学，2007，14（2）：434-436.

[4] 王芳，黄贵彪，廖凤玲，等. 人工宝石加工行业职业病危害因素调查. 职业与健康，2011，27（7）：733-736.

（杨光涛、何家禧）

二十三、金属制品、机械和设备修理

金属制品、机械和设备修理业包括金属制品修理，通用设备修理，专用设备修理，铁路、船舶、航空航天等运输设备修理，电气设备修理、仪器仪表修理、其他机械和设备修理业。现以海上平台设备的维修保养为例，分析其存在的职业危害情况。

海上平台是海洋资源的开发和利用重要设施。由于海洋环境条件的特殊性，海水成分复杂，海洋气候湿度大，海上平台的设备容易锈蚀，其维护保养就显得尤为重要。海上平台设备的维修保养具有难度大、周期长的特点。

1. 项目组成

海上平台设备维修保养主要由维修、测试以及相关的辅助设施等项目组成，包括切割、打孔、打磨、焊接、水下机器人测试等内容。

2. 主要生产原辅材料与设备

（1）主要生产原辅材料

与职业卫生有关的主要原辅材料包括钢材、焊材以及焊接用保护气体（二氧化碳）等。

（2）主要生产设备

主要生产设备包括等离子切割机、摇臂钻、起重机、带锯、手工电焊机、二氧化碳焊机、刨床、水下机器人等。

3. 生产工艺与职业病危害因素

海上平台设备维修测试的工艺流程见图 4-122。

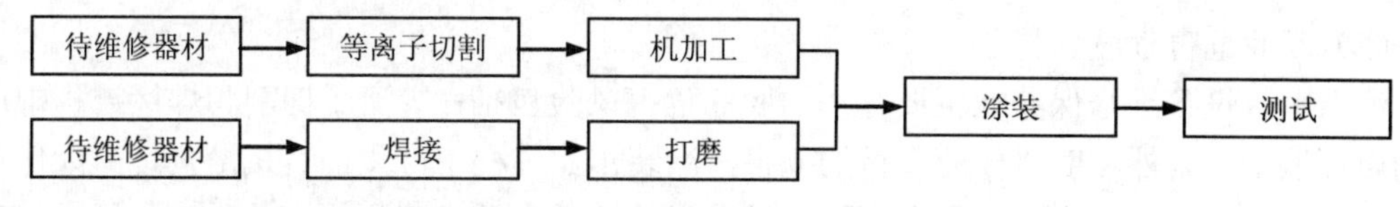

图 4-122 维修测试的工艺流程

（1）切割

生产工艺：对待维修器材进行切割。

职业病危害因素：等离子切割过程中产生电焊烟尘、紫外辐射、高温、二氧化氮、一氧化碳、臭氧、锰及其无机化合物、噪声等。

（2）机加工

生产工艺：通过带锯、摇臂钻等设备对待维修器材进行加工。

职业病危害因素：机加工过程中产生金属粉尘、噪声等。

（3）焊接

生产工艺：通过二氧化碳焊机和直流手工电弧焊机等对待维修器材进行焊接维修。

职业病危害因素：焊接过程中产生电焊烟尘、紫外辐射、高温、二氧化氮、一氧化碳、臭氧、锰及其无机化合物、噪声等。

（4）打磨

生产工艺：通过打磨机对待维修器材进行打磨维修。

职业病危害因素：打磨过程中产生金属粉尘、噪声等。

（5）涂装

生产工艺：对维修好的器材进行喷漆、包装。

职业病危害因素：喷漆过程中使用油墨、稀释剂等化学物质，存在苯、甲苯、二甲苯、丙酮、乙酸乙酯、乙酸丁酯、环己酮等。

4．职业危害特点

（1）职业病危害因素分布

归纳上述生产工艺及其存在和产生的职业病危害因素，海上平台设备维修保养业职业病危害因素分布情况见表 4-59。

表 4-59 海上平台设备维修保养业职业病危害因素分布情况

序号	岗位或工种	职业病危害因素	
		化学因素	物理因素
1	等离子切割	电焊烟尘、二氧化氮、一氧化碳、臭氧、锰及其无机化合物	紫外辐射、高温、噪声
2	机加工	其他粉尘	噪声
3	焊接	电焊烟尘、二氧化氮、一氧化碳、臭氧、锰及其无机化合物	紫外辐射、高温、噪声
4	打磨	其他粉尘	噪声
5	涂装	苯、甲苯、二甲苯、丙酮、乙酸乙酯、乙酸丁酯、环己酮	—

（2）职业危害程度

海上平台设备维修保养业主要存在的职业危害风险包括：等离子切割和焊接过程中产生的电焊烟尘、紫外辐射对作业人员的危害，涂装作业过程中产生的有机溶剂，露天作业所接触的高温，以及在维修过程中间接接触海上钻井平台及机房所生产的噪声。杨虎等对某海上油田职业危害控制效果进行评价，结果显示其外包维修工 3 个检测点的噪声范围为 77.4～99.3 dB（A），40 h 等效声级为 93.7 dB（A），超过国家职业卫生标准。周金鹏等对 303 名海上作业人员职业健康监护结果显示，接触人数最多的职业病危害因素依次为噪声、高温和汽油，其中检出职业禁忌证 6 人，疑似职业性轻度噪声聋 1 人。另有研究报道，由于职业的特殊性，海上作业人员要面临变化无常的海洋、远离陆地工作、生活相对封闭等情况，易造成心理疾病。

5. 建设项目职业病危害风险分类

海上平台设备维修保养业属于《国民经济行业分类》（GB/T 4754—2011）中的“金属制品、机械和设备修理业”，根据国家安全监管总局公布的《建设项目职业病危害风险分类管理目录（2012 年版）》，“金属制品、机械和设备修理业”属于职业病危害风险较重项目。

焊接过程中产生的电焊烟尘和涂装过程中产生的有机溶剂如苯、甲苯、二甲苯等化学毒物是海上平台设备维修保养业主要的职业病危害因素，该行业目前焊接和涂装作业大多为手工作业，接触电焊烟尘、苯人数较多，接触时间长，职业病危害不容忽视。

综上分析，海上平台设备维修保养业所产生的职业病危害的风险程度，与《建设项目职业病危害风险分类管理目录（2012 年版）》中所列的“金属制品、机械和设备修理业”职业病危害的风险程度无明显区别，应定为职业病危害风险较重建设项目。

参考文献

[1] 杨虎，王璇，李忠涛，等. 某海事油田职业病危害控制效果评价. 中国卫生工程学，2009，8（4）：211-216.

[2] 周金鹏，张方方，吴子俊. 303 名海上作业人员职业健康监护结果. 职业与健康，2014，30（22）：3282-3283.

[3] 卢士军，蒋与刚，庞伟，等. 海上采油平台人员心理健康状况及影响因素. 中国公共卫生，2011，27（1）：61-63.

（李天正、杨光涛、何家禧）

第三节 电力、热力、燃气及水生产和供应业

电力、热力、燃气及水生产和供应涉及电力、热力生产和供应业，燃气生产和供应业和水的生产和供应业三大行业。其中电力工业包括电力能源转换、传输、分配内容，通常由发电厂、输电线路、变配电设施和用电设施组成电力网，在这个过程中，发、供、用电同时进行。燃气生产和供应业中，生产包括经过汽化、净化等制造出燃气的过程，供应则包括煤气、液化石油气、天然气等的储存、输配、销售、维修和管理。水生产和供应包括

将天然水经过蓄积、净化达到生活饮用水或其他用水标准，并向居民家庭、企业和其他用户供应的活动。相关项目内容如下：

（1）电力、热力生产和供应业，包括电力生产（如火力、水力、核力、风力、太阳能和其他发电生产）、电力供应、热力生产和供应；

（2）燃气生产和供应业；

（3）水的生产和供应业，包括自来水生产和供应、污水处理及其再生利用、其他水的处理或利用与分配。

电力、热力、燃气及水生产和供应业主要涉及动力与能源行业，职业危害也存在多样化的问题。在《建设项目职业病危害风险分类管理目录（2012 年版）》中，把电力、燃气的生产行业确定为职业病危害风险严重的项目；相关的供应业均被确定为职业病危害风险一般的项目；水的生产和供应业通常被确定为职业病危害风险较重或一般的项目。常见电力、燃气及水生产和供应业职业危害风险分析举例如下。

一、电力生产

（一）燃煤发电

我国的电力来源主要来自火力发电厂，按其能量供应情况分为凝汽式发电厂和同时供应电能和热能的热电厂。按其燃料可分为燃煤发电厂、燃气发电厂、垃圾发电厂等几类，其中燃煤电厂发电量占全国总发电量比例达到 70%以上，是火力发电的主力军。燃煤热电厂是利用燃煤在锅炉燃烧，将燃煤化学能转化为蒸气的热能，蒸气在汽轮机中膨胀做功，推动汽轮机旋转，带动发电机转子旋转，将机械能转化为电能输送至电网。同时，利用汽轮机抽气送至供热管网对外供热。

1. 项目组成

燃煤热电厂包括控制系统、输煤系统、制粉系统、锅炉系统、汽机系统、电气系统、化学水处理系统、除灰渣系统、脱硫系统、脱硝系统、工业和含油废水处理系统、辅助系统等项目组成。

（1）控制系统包括集控室、辅助车间控制室。

（2）输煤系统包括圆形煤场、转运站、输送机、碎煤系统和取样装置。

（3）制粉系统包括给煤机、磨煤机、一次风机等。

（4）锅炉系统包括锅炉及其辅助设备。

（5）汽机系统包括汽机房，汽轮机、发电机及其辅助设备。

（6）电气系统包括 GIS 配电装置、主变压器、高压厂变、备用变。

（7）化学水处理系统包括锅炉补给水处理系统、凝结水精处理系统、化学加药系统、水汽取样系统、循环水处理系统。

（8）除灰渣系统包括除渣系统、除灰系统、石子煤输送系统。

（9）脱硫系统包括烟气系统、吸收剂制备系统、SO_2 吸收系统、石膏处理系统、脱硫废水处理系统。

（10）脱硝系统包括脱硝设施，包括氨的储存、处理系统及选择性催化还原（SCR）反应器、辅助系统。

（11）废水处理系统包括工业废水处理系统、含油废水处理系统、生活污水处理系统。

（12）辅助系统包括补充水供水系统、循环水供水系统、氢站、化验室、空压机房、油罐区、柴油发电机房、供热管网系统、燃料检修间、检修系统。

2．主要生产原辅材料与设备

（1）主要生产原辅材料

燃煤发电厂生产工艺中，与职业卫生有关的主要生产原辅材料包括煤料、石灰石、盐酸、氢氧化钠、亚硫酸氢钠、次氯酸钠、联氨、氨水、液氨、氢气、氯气、阻垢剂等。

（2）主要生产设备

控制系统中集控室的主要生产设备包括发电机-变压器组、厂用电系统、发电机氢油水系统、除氧给水系统等全部集中在单元集控室内监视和控制。辅助车间控制室的主要生产设备包括按水、灰渣、煤系统进行集中监控所设置的相关设备。

输煤系统的主要生产设备包括卸船机、输送机、移动式装船机、给煤机、取料机、推煤机、碎煤机、煤取样装置等。

制粉系统的主要生产设备包括磨煤机、给煤机、一次风机、密封风机等。

锅炉系统的主要生产设备包括锅炉、送风机、引风机等。

汽机系统的主要生产设备包括汽轮机、发电机、凝结水泵、汽动给水泵、闭式循环冷却水泵、机械真空泵、高压加热器、低压加热器、给水泵汽轮机等。

电气系统的主要生产设备包括主变压器、高压厂用变压器、启动/备用变压器、高压配电装置、高速混床等。

化学水处理系统的主要生产设备包括超滤装置、反渗透装置、一级除盐+混床、前置过滤器、高速混床、再循环泵、体外再生系统、自动加氨装置、自动加联氨装置、水汽取样装置等。

除灰渣系统的主要生产设备包括除尘器、气化风机、干式排渣机、空气压缩机、碎渣机、磨渣机等。

脱硫系统的主要生产设备包括吸收塔、湿式球磨机、石灰石浆液泵、石灰石浆液旋流器、真空脱水皮带机、增压风机、事故浆液罐等。

脱硝系统的主要生产设备包括卸料压缩机、液氨储槽、液氨蒸发槽、氨气缓冲槽、氨气稀释槽、SCR 反应器等。

废水处理系统的主要生产设备包括加酸碱装置、加混凝剂装置、油水分离装置等。

辅助系统的主要生产设备包括循环水泵、综合水泵、柴油发电机、自然通风冷却塔、空压机、油罐等。

3．生产工艺与职业病危害因素

（1）控制系统

集控室生产工艺：集控室与机组运行层在同一标高，采用炉机电单元集中控制方式，锅炉、汽机控制均由分散控制系统（DCS）完成，发电机-变压器组和厂用电系统的控制和数据采集也进 DCS。机组由值班员通过操作员站进行监控，配备助手共同完成机组的启停操作、正常运行的监控及事故处理。

辅助车间控制室生产工艺：按水、灰渣、煤生产工艺设置控制点，进行集中监控。各个辅助系统将普遍采用可编程控制器（PLC）进行控制，全厂各辅助车间将尽可能采用统一形式的监控系统，脱硝装置按机组 DCS 控制考虑。

职业病危害因素：工人在控制室从事视屏操作台作业，由于长时间采用坐姿工作，如果控制台、显示器及座椅的设计不符合人机工效学的原理，可使工人发生视力疲劳、下背、腕管综合征，颈肩腕综合征等工作相关的疾病。因此，控制系统工人可能存在的职业病危害因素为人机工效学问题。

（2）输煤系统

输煤系统的工艺流程如图 4-123 所示。

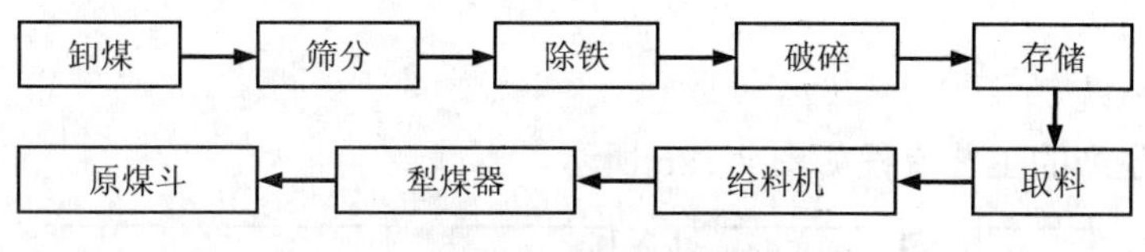

图 4-123　输煤工艺流程

生产工艺：码头轮船或铁路火车输送的原煤经卸煤机卸至输煤皮带机，然后输送至筛分机进行筛分。输送机上装有电磁除铁器（各级输送装置均设有除铁设施）。除铁后原煤进入碎煤机进行粉碎，粉碎后原煤进入煤场，圆形料场堆取料机从煤场取料后送入称重给料机，称重后的原煤经犁煤器输送至原煤仓。

职业病危害因素：卸煤、存储、筛分、破碎、供炉煤、取样、原煤中转等过程均可产生煤尘；输煤皮带机、圆形料场堆取料机、碎煤机、滚轴筛、取样装置等设备运行可产生噪声；推煤（扒）机、挖掘机、装载车等机械车辆使用柴油，可产生柴油燃烧产物一氧化碳、二氧化硫和氮氧化物；圆形煤场、煤仓间的燃煤可能自燃产生一氧化碳。

（3）制粉系统

制粉的工艺流程如图 4-124 所示。

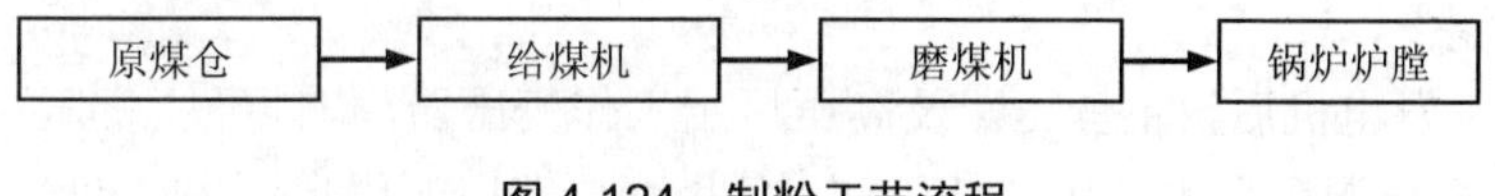

图 4-124　制粉工艺流程

生产工艺：原煤通过给煤机输送到中速磨煤机，进行干燥和碾磨后，由干燥剂（一次风）带入磨煤机出口分离器进行分离。细度合格的煤粉进入炉膛燃烧，不合格的煤粉将返回磨煤机继续进行碾磨，不易磨碎的外来杂物进入石子煤收集系统。

职业病危害因素：磨煤机、给煤机等设备运行可产生噪声，煤尘通过磨煤机、给煤机等关键设备的缝隙可泄漏到工作场所中。

（4）锅炉系统

锅炉的工艺流程如图 4-125 所示。

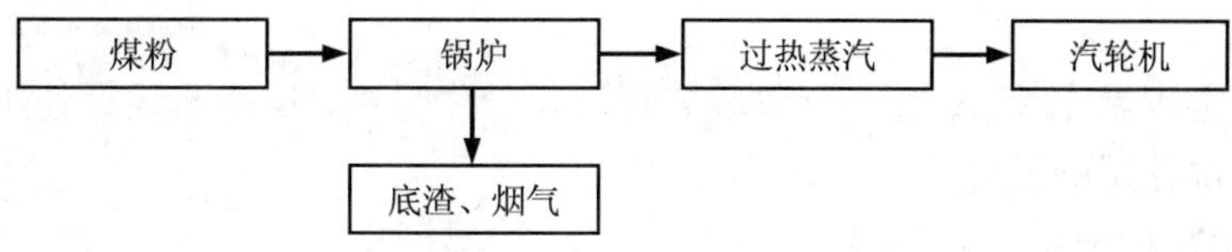

图 4-125　锅炉工艺流程

生产工艺：经制粉系统制备的煤粉送入锅炉燃烧，加热锅炉补给水产生额定压力和温度的过热蒸气，送至汽轮机做功。循环冷却水将做功后的蒸气冷却形成凝结水，再经凝结水精处理系统处理后送至锅炉循环使用。煤粉燃烧产生的烟气，经除尘、脱硫脱硝处理后由烟囱排出，省煤器、除尘器收集的尘灰和锅炉灰渣送至综合利用或灰场处理。

职业病危害因素：煤粉在锅炉中燃烧产生矽尘、一氧化碳、氮氧化物、二氧化硫、三氧化硫等，这些物质有可能通过锅炉各种孔、缝隙泄漏到工作场所中；各种辅助设备、风机、蒸气管道在运行时产生一定强度的噪声；锅炉和蒸气管道可对周围环境产生一定强度的热辐射。

（5）汽机系统

汽机系统生产的工艺流程如图 4-126 所示。

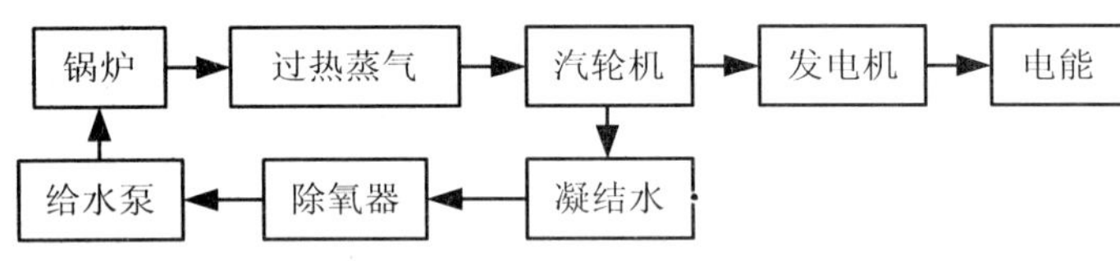

图 4-126　汽机系统生产工艺流程

生产工艺：来自锅炉的过热蒸气推动汽轮机旋转做功，带动发电机产生电能，经升压后输入电网。经汽轮机做功后的蒸气进入凝汽器，冷却为凝结水，经凝结水精处理系统处理后，再进入锅炉循环使用。

职业病危害因素：发电机、汽轮机以及辅助设备在运转时产生一定强度的机械动力性噪声，蒸气管道产生一定强度的气体动力性噪声；各种蒸气管道可对周围环境产生一定强度的热辐射；汽轮机使用抗燃油，该物质的主要成分是三甲苯磷酸酯，可挥发到周围空气中；发电机、励磁机产生一定强度的工频电场。

（6）电气系统

生产工艺：发电机后设主变压器及高压厂用工作变压器，电能经主变压器升压后上网。厂用高压变压器电源引自主变压器低压侧，备用变压器电源引自厂内 220kV 开关站，气体绝缘金属封闭开关（GIS）配电装置在变压器的上部。

职业病危害因素：GIS 配电设备的老化、泄漏可能使工作场所存在少量的六氟化硫，六氟化硫气体在电气设备中经电晕、火花及电弧放电作用，分解产生多种氟化物；密封阀控式铅酸蓄电池的老化、泄漏可能会产生少量硫酸；电气设备运行时还会产生噪声和工频电场。

（7）化学水处理系统

① 锅炉补给水处理系统

生产工艺：净水站来清水→超滤装置→反渗透装置→离子交换器→除盐水箱→主厂房。

职业病危害因素：超滤装置、反渗透装置运行产生噪声，反渗透运行使用亚硫酸氢钠，超滤反渗透清洗使用酸碱等。

② 凝结水精处理系统

生产工艺：通常直流锅炉设有前置除铁过滤器和高速混床，并设有再循环泵和体外再生系统。混床树脂再生采用盐酸和氢氧化钠，酸碱采用露天储罐储存，酸碱通过卸酸泵和卸碱泵输送到高位酸、碱贮存罐贮存，再生时靠重力分别自流至精处理系统的酸、碱计量箱。

职业病危害因素：混床、再循环泵、罗茨鼓风机、冲洗水泵、酸碱计量泵和卸酸（碱）泵等设备运行可产生噪声；酸碱卸车、树脂再生时加药过程可能发生泄漏或挥发。

③ 循环冷却水处理系统

生产工艺：循环冷却水系统采用自然通风冷却塔的二次循环冷却水系统，对循环冷却水系统进行加药处理（工业次氯酸钠或其他杀菌剂）。

职业病危害因素：杀菌剂卸车泵、加药泵运行产生噪声，杀菌剂贮存及加药过程中可能发生水解产生氯气。

④ 化学加药系统

生产工艺：

a. 给水、凝结水加氨系统

设置一套给水、凝结水自动加氨装置，以防止热力系统的酸性腐蚀。

b. 给水、凝结水加氧系统

给水加氧处理装置利用给水中溶解氧对金属的钝化作用，使金属表面形成一层致密的保护性氧化膜，减缓炉前系统及炉管的腐蚀和结垢速率，延长机组化学清洗周期和凝结水精处理混床的运行周期。

c. 给水、凝结水加联氨系统

给水、凝结水加联氨装置，以便在机组启动或水质波动时（不加氧工况），降低主凝结水管道和给水管道中溶解氧的腐蚀。

职业病危害因素：在加药系统和贮存容器如发生泄漏时，可接触到氨和联氨；加药泵运行时产生噪声。

（8）除灰渣系统

① 干除灰系统

干除灰系统生产的工艺流程如图 4-127 所示。

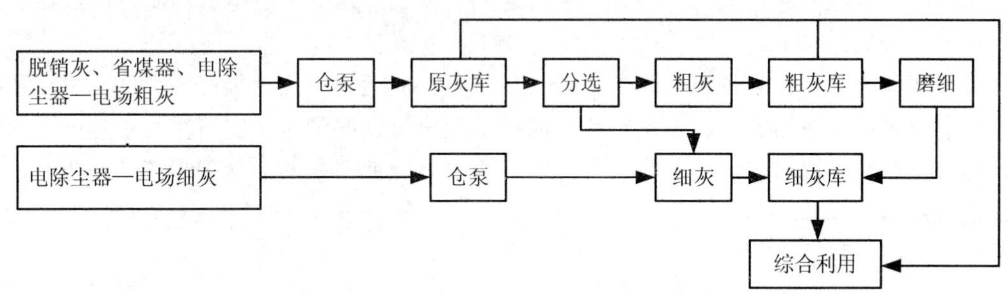

图 4-127　干除灰系统生产工艺流程

生产工艺：把脱硝、省煤器、电除尘器所产生的粗灰输送到原灰库，经分选设备进行分选后排至粗灰库，经磨细设备磨细至符合粒度要求的细灰，经发送器输送至细灰库。电除尘器等生产的其他电场细灰则不需送至原灰库，而直接输送至细灰库，供综合利用。

职业病危害因素：在飞灰输送、储存以及装卸过程中，矽尘有可能逸散到工作场所；仓泵、除尘风机、搅拌机、气化风机、空压机等风机和泵类设备运行可产生噪声。

② 除渣系统

除渣系统生产的工艺流程如图 4-128 所示。

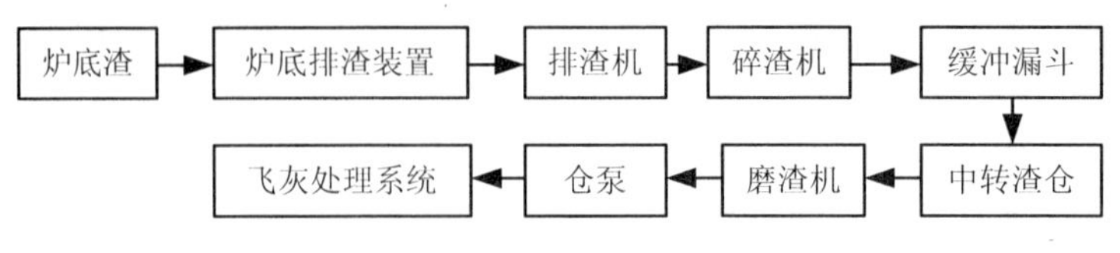

图 4-128 除渣工艺流程

生产工艺：炉底渣由锅炉渣斗落到炉底排渣装置上，大的渣块待充分燃烧后经预破碎后落到排渣机上。排渣机对 100 mm 以上的渣料进行拦截和预破碎，从排渣机排出的渣经碎渣机、缓冲渣斗处理后，由斗式提升机输送至中转渣仓贮存。中转渣仓排出的底灰经磨渣机磨细后，将符合粒度要求的细灰经仓泵气力输送至原灰库和细灰库，与电除尘器排出的飞灰一起进行综合利用。

职业病危害因素：排渣装置、排渣机、破渣机、斗式提升机、磨渣机等机械设备运行可产生噪声，渣块掉落也可产生噪声；燃烧后煤渣产生的粉尘为矽尘，在渣料排放、破碎、输送、储存以及装卸过程中，矽尘有可能逸散到工作场所。

③ 石子煤输送系统

生产工艺：磨煤机排出的石子煤运至移动石子煤斗贮存，当石子煤斗贮满料后，转送至斗仓，然后装车外运。

职业病危害因素：磨煤机的石子煤排放口可能有煤尘逸散，在石子煤运送过程可能有煤尘逸散。

（9）脱硫系统

生产工艺：采用石灰石粉制成浆液作为脱硫吸收剂，与进入吸收塔的烟气接触混合，烟气中的二氧化硫与浆液中的碳酸钙以及鼓入的强制氧化空气进行化学反应，最后生成石膏，从而达到脱除二氧化硫的目的。脱硫后的烟气依次经过除雾器除去雾滴，加热器加热后，经烟囱排放。

职业病危害因素：各种机电设备运转产生噪声；脱硫系统还可能存在 SO_2、SO_3 吸附不完全的情况；石灰石卸料、振动给料、储存、制粉等过程可能产生石灰石粉尘；石膏输送、储存及外运过程可能产生石膏粉尘；脱硫废水处理使用盐酸，盐酸卸车、加药过程可能挥发或泄漏。

（10）脱硝系统

脱硝的工艺流程如图 4-129 所示。

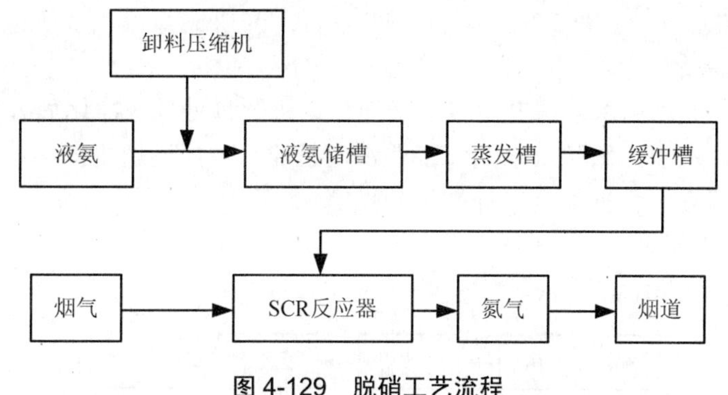

图 4-129　脱硝工艺流程

生产工艺：催化还原脱硝法（SCR）采用液氨作为脱硝吸收剂。通过以下还原反应来去除其中的氮氧化合物：

$$4NO+4NH_3+O_2 \longrightarrow 4N_2+6H_2O$$

$$6NO_2+8NH_3 \longrightarrow 7N_2+12H_2O$$

液氨从液氨槽车由卸料压缩机送入液氨储槽，再经过蒸发槽蒸发为氨气后通过氨缓冲槽和输送管道进入锅炉区，与空气均匀混合后进入 SCR 反应器内部反应，氨气在 SCR 反应器的上方，通过一种特殊的喷雾装置和烟气均匀分布混合，混合后烟气通过反应器内触媒层进行还原反应过程。

职业病危害因素：烟气中含有氮氧化物，烟气泄漏可能使一氧化氮、二氧化氮挥发到工作场所；氨在卸车、储存、蒸发、输送以及吸收反应过程中，发生泄漏时可增加接触机会；卸料压缩机和加药泵运行时产生噪声；脱硝催化剂定期更换，工人进行卸、装、填催化剂时，可能接触到催化剂粉尘。

（11）废水处理系统

① 含油污水处理系统

生产工艺：油罐区和主厂房主机、辅机、给水泵泄漏的含油污水经隔油池、油水分离装置处理，除去污水中的漂污油，经处理的油污水送至废水集中处理站处理后回收使用。

职业病危害因素：回油泵、排污泵等设备运行可产生噪声；调节池、油水分离器、再生油池等场所可挥发出柴油。

② 生活污水处理系统

生产工艺：生产区的卫生间排水和食堂污水经独立的生活污水排水管排至污水处理厂，经生物接触氧化处理后回收使用。

职业病危害因素：排污水动力设备运行可产生噪声。

③ 工业废水集中处理站

生产工艺：经分散处理后的含油污水、化学车间排出的酸碱废水、锅炉酸洗水、煤场废水等采用凝聚、澄清、沉淀过滤等工艺进行处理。

职业病危害因素：各种水泵和给药泵等设备运行可产生噪声；废水处理使用盐酸和氢氧化钠；沉淀池、浓缩池等主要场所的污水（泥）中微生物分解产生氨、硫化氢。

（12）辅助系统

① 补水供水系统

生产工艺：工业水由水泵房补给，送至净化站进行预处理，净化后分别送至循环水泵房前池、工业消防水池、化学水水池。工业水由工业水泵加压送出。

职业病危害因素：各类水泵运行产生的噪声。

② 循环水供水系统

生产工艺：如图 4-130 所示。

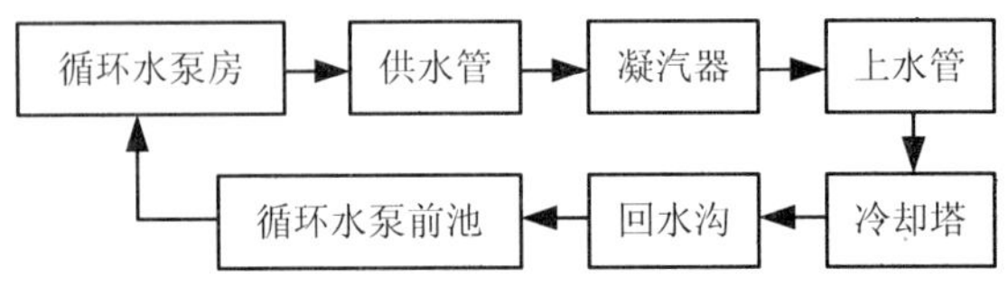

图 4-130 循环水供水系统工艺流程

职业病危害因素：循环水泵和冷却塔运行产生的噪声。

③ 氢站

生产工艺：少数电厂采用外购氢气供发电机冷却用，大多数电厂都设有氢站。主要包括制氢装置、干燥装置和贮存罐。

职业病危害因素：氢气和噪声。

④ 化学实验室

生产工艺：化学实验室主要对煤、油、水进行试验分析。其中煤的分析是对入炉原煤样分析、锅炉燃烧后的飞灰和炉渣进行分析；油的分析是对运行设备用油（包括绝缘油、抗燃油、透平油等）的品质进行分析；水的分析是对给水、炉水、凝结水、蒸气、内冷水的水质进行分析，水质分析过程可能用到酸碱等常用化学品。

职业病危害因素：粉尘、化学毒物（酸、碱和设备用油所含有毒挥发物质）。

⑤ 空压机房

生产工艺：空压机为厂用和仪用压缩空气系统提供气源动力。

职业病危害因素：空压机运行产生的噪声。

⑥ 油罐区

生产工艺：燃油→油罐车→储油罐→供油泵房→锅炉房。

职业病危害因素：供油泵运行产生噪声，燃油可能在卸车及输送时挥发或泄漏化学毒物。

⑦ 柴油发电机房

生产工艺：机组运行中发生厂用电中断事故时，为确保机组安全停用，需启用柴油发电机供电。柴油发电机组由柴油机、发电机、排气系统、电气系统、燃油系统、润滑油系统、冷却系统以及控制系统组成。

职业病危害因素：柴油燃烧产生二氧化硫、一氧化碳、氮氧化物，柴油发电机机运行产生噪声、工频电场。

⑧ 灰场

生产工艺：为减轻飞灰和灰水对环境的影响，设置灰场管理站，通过推土机铺平碾压，以洒水车对裸露灰面进行喷淋保湿。根据地表覆土情况铺设复合土工膜，防止灰水下渗污染地下水。

职业病危害因素：在堆灰过程可产生矽尘，工作人员在灰场露天环境作业可受夏季高温影响。

⑨ 供热管网系统

生产工艺：生产用汽通过供热管网输送到热用户，输送管网通常采用架空、地沟和埋地敷设方式布置。

职业病危害因素：输送泵运行时产生噪声，供热管道对周围环境产生热辐射。

⑩检修系统

生产工艺：电厂检修主要内容包括：电焊作业、锅炉管道X射线探伤或γ射线探伤、油漆作业、锅炉酸洗、保温层检修、污水处理站清淤、污水管道疏通作业等。

职业病危害因素：噪声、高温、粉尘（煤尘、矽尘、石灰石粉尘、电焊烟尘等）、电焊弧光、电离辐射、化学毒物（一氧化碳、氮氧化物、锰化合物、苯系物等）。

4．职业危害特点

（1）职业病危害因素分布

归纳上述生产工艺及其存在和产生的职业病危害因素，燃煤发电业职业病危害因素分布情况见表4-60。

表4-60 燃煤发电业职业病危害因素分布情况

序号	岗位或工种	职业病危害因素	
		化学因素	物理因素
一、机组运行			
1	集控人员巡检	煤尘、矽尘、一氧化碳、氮氧化物、二氧化硫、三甲苯磷酸酯、六氟化硫及其分解产物氟化物	噪声、高温、工频电场
2	除灰、除渣巡检	矽尘、煤尘	噪声、高温
3	脱硫巡检	二氧化硫、三氧化硫、石灰石粉尘、石膏粉尘	噪声
4	脱销巡检	一氧化氮、二氧化氮、氨、催化剂粉尘	噪声
5	化学运行巡检	氨、联氨、次氯酸钠、氯气、盐酸、氢氧化钠	噪声、高温
6	化验员	粉尘、化学毒物（酸、碱和设备用油所含有毒挥发物质）	—
二、机组维修			
7	热机点检	煤尘、矽尘、一氧化碳、氮氧化物、二氧化硫、三甲苯磷酸酯	噪声、高温
8	电气点检	六氟化硫及其分解产物氟化物	噪声、工频电场
9	热控点检	煤尘、矽尘、一氧化碳、氮氧化物、二氧化硫、三甲苯磷酸酯	噪声、高温
三、燃料系统			
10	运行巡检	煤尘、一氧化碳、氮氧化物、二氧化硫、柴油	噪声、高温
11	检修点检	煤尘、一氧化碳	噪声、高温
12	燃料管理	煤尘、一氧化碳	噪声、高温

序号	岗位或工种	职业病危害因素	
		化学因素	物理因素
四、检修系统			
13	检修	电焊烟尘、一氧化碳、氮氧化物、臭氧、锰化合物	噪声、高温、电焊弧光
14	大小修	粉尘（煤尘、矽尘、石灰石粉尘、石膏粉尘、电焊烟尘）、化学毒物（盐酸或乙二胺四乙酸、一氧化碳、氮氧化物、锰及其化合物、苯系物）	噪声、高温、电焊弧光、电离辐射、X 射线、γ射线

（2）职业危害程度

燃煤热电厂存在的主要职业病危害因素为煤尘及矽尘、噪声和高温，辅助生产项目还存在相关的化学毒物。冯鸿义对江阴市某燃煤发电厂职业病危害控制效果进行评价，职业病危害因素检测结果显示煤尘检测点 42 个，浓度范围为 0.6～9.0 mg/m^3，超标点数 6 个，超标率为 14.3%；锅炉尘（游离二氧化硅含量 16.53%）检测点 25 个，浓度范围为 0.8～5.4 mg/m^3，超标点数 2 个，超标率为 8.0%；噪声检测点 44 个，超标点数 10 个，超标率为 22.7%。职业健康检查结果显示，噪声作业 84 人中，5 人有不同程度的高频听力下降。闫雪华等对某燃煤电厂职业病危害控制效果进行评价，职业病危害因素检测结果显示噪声检测点 59 个，强度范围为 75.3～99.8 dB（A），超标点数 26 个，超标率为 44.07%；煤尘检测点 36 个，浓度范围为 0.7～8.0 mg/m^3，超标点数 4 个，超标率为 11.1%；锅炉尘（游离二氧化硅含量 12.53%～26.83%）检测点 21 个，浓度范围为 0.7～7.3 mg/m^3，超标点数 1 个，超标率为 4.8%。职业健康检查结果显示尘毒作业人员、高温作业人员未发现异常。噪声作业 229 人中，13 人有不同程度的听力损失，未达到职业损伤和噪声聋诊断标准。其中 1 人为鼓膜穿孔，1 人为中耳炎，为噪声作业禁忌证。秦三平等对某燃煤电厂职业病危害现状进行调查，职业病危害因素检测结果显示 128 个粉尘作业地点，合格作业点 83 个，合格率为 64.8%；检测的 330 个噪声作业点中，298 个测点的测定结果符合卫生限值的要求，合格率为 90.3%。朱凤云对某热电厂建设项目职业病危害控制效果进行评价，工作场所中 CO、NO、NO_2、SO_2、盐酸、氢氧化钠、氨、肼等毒物浓度均低于职业接触限值，粉尘超标率为 20.9%，噪声超标率为 29.4%，作业环境高温超标率为 15.4%。

5．建设项目职业病危害风险分类

燃煤发电厂属于《国民经济行业分类》（GB/T 4754—2011）中的“电力、热力生产和供应业”，根据国家安全监管总局公布的《建设项目职业病危害风险分类管理目录（2012 年版）》，“电力、热力生产和供应业”中的“火力发电（燃煤发电）”属于职业病危害风险严重项目。

燃煤发电厂生产过程中使用或产生多种高毒化学物质，包括脱硝系统使用液氨，化学水处理使用的联氨、氨，煤燃烧产生一氧化碳、二氧化氮，六氟化硫电气设备泄漏分解产生多种氟化物，污水处理站或污水管道产生硫化氢，淡水供水系统产生氯气，脱硝系统使用的催化剂中的五氧化二钒，检修电焊烟尘中的锰化合物等。虽然绝大多数高毒物品的岗位接触浓度符合职业卫生接触限值要求，但是氨、联氨的用量较大，如接驳、吹扫、配药和加药时防毒设计效果不佳或违反了安全操作规程，中毒的风险性仍然较大。在机组大、小修进行锅炉管道 X 射线探伤或 γ 射线探伤时可能接触电离辐射。煤燃烧产生矽尘，其游离二氧化硅大于10%，除灰渣人员和锅炉区域的巡检或点检人员均有机会接触矽尘，其接触人数较多，接触机会大，接触频率高。

综上分析，结合《建设项目职业病危害风险分类管理目录（2012年版）》中所列的“火力发电（燃煤发电）”职业病危害的风险程度，燃煤发电厂应属于职业病危害严重的建设项目。

参考文献

[1] 冯鸿义，朱锡生，周维新. 江阴市某燃煤发电厂职业病危害控制效果评价. 中国煤炭工业医学杂志，2010，13（9）：1361-1362.

[2] 闫雪华，陈建雄，黎丽春，等. 某燃煤电厂职业病危害控制效果评价. 中国卫生工程学，2006，5（3）：141-147.

[3] 秦三平，李志忠. 某燃煤电厂职业病危害现状调查与评价. 中国卫生工程学，2013，12（6）：459-461.

[4] 朱凤云. 某热电厂建设项目职业病危害控制效果评价. 环境与职业医学，2012，29（7）：452-455.

（高函、杨光涛、何家禧）

（二）燃气-蒸气联合循环发电

燃气电厂与燃煤电厂主要差别是锅炉结构以及燃料供应系统的特殊要求。虽然我国燃气电厂所占比例较小，但随着人们对环境问题的日益关注，天然气因其对大气的污染少而越来越受到人们的重视，并且随着天然气的开发、电网调峰的需要以及燃气轮机发电技术的不断进步，燃气发电厂将成为我国电力工业发展的一个重要方面。燃气发电工艺分为单循环发电、前置循环热电联产和双循环即联合循环发电。燃气-蒸气联合循环由于能较大幅度提高火力发电厂的热效率，并使污染问题获得解决，因而成为最有发展前途的发电技术。

1．项目组成

燃气-蒸气联合循环发电厂包括控制系统、燃料供应系统、发电系统、电气系统、化学水处理系统、辅助系统。

（1）控制系统包括集控室、辅助车间控制室。

（2）燃料供应系统包括天然气调压站、厂区天然气管道。

（3）发电系统包括余热锅炉、燃气轮机、蒸气轮机、发电机、辅助设备。

（4）电气系统包括气体绝缘金属封闭开关（GIS）配电装置、主变压器、高压厂变、备用变、柴油发电机。

（5）化学水处理系统包括锅炉补给水处理系统、循环水处理系统、炉内加药系统、化学监督系统。

（6）辅助系统包括空压机房、补给水供水系统、厂区供热管网、贮氢站、大小修系统、化验室、污水处理系统。

2．主要生产原辅材料与设备

（1）主要生产原辅材料

燃煤发电厂生产工艺中，与职业卫生有关的主要生产原辅材料包括天然气、水质稳定剂、盐酸、磷酸盐、氢氧化钠、次氯酸钠、联氨、氨等。

（2）主要生产设备

控制系统的主要生产设备包括集控室、辅助车间控制室。

燃料供应系统的主要生产设备包括粗过滤装置、流量计量单元、加热装置、调压器管路。

发电系统的主要生产设备包括燃气轮机、余热锅炉、蒸气轮机、燃气轮发电机、蒸气轮发电机、高压主蒸气系统、低温再热蒸气系统、高温再热蒸气系统、低压蒸气系统、电动给水泵、除氧器再循环水泵、真空泵、管式热交换器、循环水泵。

电气系统的主要生产设备包括燃气轮发电机主变压器、蒸气轮发电机主变压器、厂用变压器、配电装置。

化学水处理系统的主要生产设备包括自动加氨装置、自动联氨装置、炉水处理装置、取样装置、除盐水泵、盐酸罐、氢氧化钠罐、次氯酸钠罐。

辅助系统的主要生产设备包括循环水泵、冷却塔、补给水泵、空压机等。

3．生产工艺与职业病危害因素

（1）控制系统

燃气蒸气联合循环机组控制系统采用“两机一控”方式，集控室与辅助车间控制室的工人可能存在的职业病危害因素是人机工效学问题。

（2）燃料供应系统

生产工艺：天然气通过输气管线输送至天然气末站，然后接入电厂的燃料计量调压站，最后输送至相关燃气轮机燃料模块供燃机燃烧用（见图 4-131）。

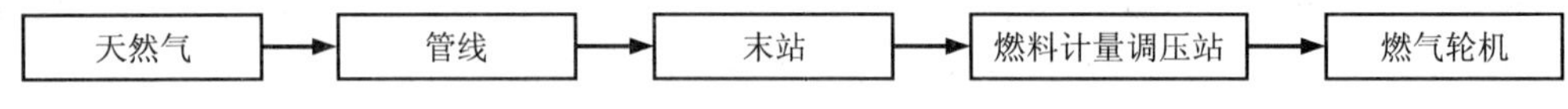

图 4-131 天然气供应生产工艺

职业病危害因素：天然气中含有的甲烷、乙烷等烃类化合物，天然气在输送、计量、调压、过滤等过程可能通过设备的法兰、阀门等部件少量挥发到空气中。

（3）发电系统

生产工艺：天然气经管道送入燃气轮机燃烧，带动燃气轮机做功。燃烧后的烟气通过余热锅炉使余热锅炉的水加热后成为一定温度和压力的过热蒸气，进入蒸气轮机做功，燃气轮机和蒸气轮机分别带动发电机发电（见图 4-132）。

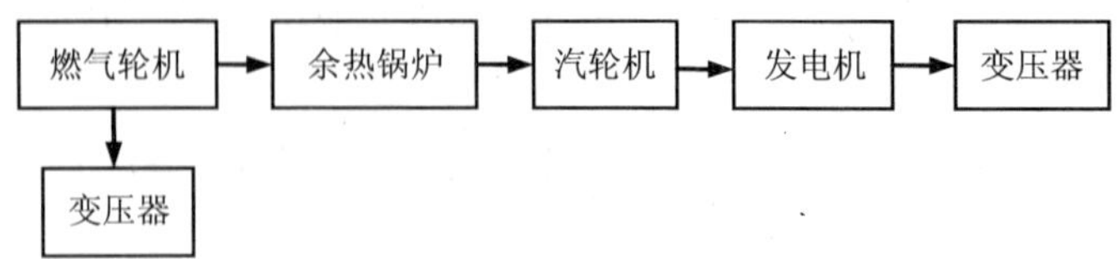

图 4-132 发电系统生产工艺

职业病危害因素：天然气燃烧可能产生氮氧化物、碳氧化物和没有燃烧完全产生的烃类化合物；燃气轮机使用电液系统控制油，该物质含有三甲苯磷酸酯，可挥发到周围空气中；燃气轮机、余热锅炉、蒸气轮机及其附属的蒸气管道系统运行时存在噪声，并对周围环境产生热辐射；燃机发电机、汽机发电机、励磁机运行可产生工频电场。

（4）电气系统

生产工艺：发电机后设置主变压器及高压厂用工作变压器，电能经主变压器升压后上网。厂用高压变压器电源引自主变压器低压侧，备用变压器电源引自厂内 220 kV 开关站，GIS 配电装置在变压器的上部。

职业病危害因素：GIS 配电设备的老化、泄漏可能使工作场所存在少量的六氟化硫，六氟化硫气体在电气设备中经电晕、火花及电弧放电作用，分解产生多种氟化物；密封阀控式铅酸蓄电池的老化、泄漏可能会产生少量硫酸；电气设备运行时还会产生噪声和工频电场。

（5）化学水处理系统

① 锅炉补给水处理系统

锅炉补给水处理系统生产工艺如图 4-133 所示。

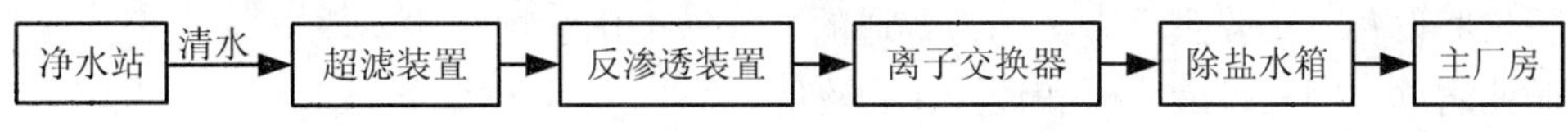

图 4-133 锅炉补给水处理系统生产工艺

职业病危害因素：超滤装置、反渗透装置运行产生噪声，反渗透运行使用亚硫酸氢钠，超滤反渗透清洗使用酸碱等。

② 循环冷却水处理系统

生产工艺：循环冷却水系统采用自然通风冷却塔的二次循环冷却水系统，对循环冷却水系统进行加药处理（工业次氯酸钠或其他杀菌剂）。

职业病危害因素：杀菌剂卸车泵、加药泵运行时可产生噪声，杀菌剂贮存及加药过程中可能发生水解产生氯气。

③ 炉内加药及汽水取样系统

生产工艺：为满足机组对水质要求，设置给水加氨、给水加联氨、炉内加药处理系统和汽水取样装置。

职业病危害因素：加药系统和贮存容器可能发生泄漏情况，可能接触到氨和联氨；加药泵运行时产生噪声。

（6）辅助系统

① 空压机房

生产工艺：空压机为厂用和仪用压缩空气系统提供气源动力。

职业病危害因素：空压机运行产生的噪声。

② 补给水供水系统

生产工艺：工业用水通过取水泵房补给，首先在净化站进行预处理，净化后分别送至循环水泵房前池、消防水池、化学水水池。工业用水由工业水泵加压送出。

职业病危害因素：各类水泵运行产生的噪声。

③ 厂区供热管网

生产工艺：生产用汽通过供热管网输送到热用户，管网输送通常采用架空、地沟和埋地敷设方式布置。

职业病危害因素：输送泵运行时产生的噪声，供热管道对周围环境产生热辐射。

④ 贮氢站

生产工艺：少数电厂采用外购氢气供发电机冷却用，大多数电厂都设有氢站。主要包括制氢装置、干燥装置和贮存罐。

职业病危害因素：氢气和噪声。

⑤ 大小修系统

生产工艺：大小修作业主要包括电焊作业、锅炉管道 X 射线探伤或 γ 射线探伤、油漆作业、锅炉酸洗、保温层检修、污水处理站清淤、污水管道疏通等。

职业病危害因素：噪声、高温、电焊烟尘、电焊弧光、电离辐射、化学毒物（一氧化碳、氮氧化物、锰及其化合物等）。

⑥ 化验室

生产工艺：化学实验室主要是对燃气、油、水进行试验分析，配置水、燃气、油和氢气分析仪器设备，实验室常用试剂为普通的酸和碱类化学物。

职业病危害因素：酸、碱和烃类化合物等。

⑦ 污水处理系统

a．生活污水排水系统

生产工艺：主厂房、集控楼、生产办公楼等辅助、附属建筑物卫生间的排水和厂区内食堂的生活污水经过厂区生活污水管道提升至生活污水处理站进行处理，处理达标后回收利用。

职业病危害因素：各种水泵类设备运行可产生噪声。消毒剂分解产生氯气。化粪池、污水调节池、沉淀池和曝气生物滤池中的微生物分解可产生氨、硫化氢。

b．工业废水排水系统

生产工艺：主厂房各个区域的排水汇集后通过废水提升泵加压，输送至工业废水处理站进行处理，处理达标后回收利用。

职业病危害因素：各种泵类设备运行可产生噪声。沉淀池、浓缩池等主要场所的污水（泥）中微生物厌氧分解产生氨、硫化氢和烃类化合物。

c．含油废水处理系统

生产工艺：厂区含油污水通过管道收集送至主厂房前的事故油池，经初步油水分离后，加压送至含油污水处理站，处理达标后排放或回收利用。

职业病危害因素：回油泵、排污泵等设备运行可产生噪声。调节池、油水分离器、再生油池等场所可能挥发出柴油（苯、甲苯、二甲苯、正丁烷、正己烷、环己烷、正戊烷和异戊烷）和烃类化合物。

4．职业危害特点

（1）职业病危害因素分布

归纳上述生产工艺及其存在和产生的职业病危害因素，燃气-蒸气联合循环发电业职业病危害因素分布情况见表 4-61。

表 4-61 燃气-蒸气联合循环发电业职业病危害因素分布情况

序号	岗位或工种	职业病危害因素	
		化学因素	物理因素
1	集控人员巡检	甲烷、丙烷、乙烷等烃类，二氧化碳、一氧化碳、氮氧化物	噪声、高温、工频电场
2	燃机监盘	甲烷、丙烷、乙烷等烃类，二氧化碳、一氧化碳、氮氧化物	噪声、高温、工频电场
3	余热锅炉监盘	甲烷、丙烷、乙烷等烃类，二氧化碳、一氧化碳、氮氧化物	噪声、高温
4	汽机监盘	甲烷、丙烷、乙烷等烃类，二氧化碳、一氧化碳、氮氧化物	噪声、高温、工频电场
5	电气监盘	六氟化硫、氟化物、硫酸	噪声、高温、工频电场
6	天然气供应	甲烷、丙烷、乙烷等烃类，二氧化碳、一氧化碳、氮氧化物	高温
7	化学运行	氨、联氨、氢氧化钠、盐酸、硫化氢、磷酸三钠、柴油（苯、甲苯、二甲苯、正丁烷、正己烷、环己烷、正戊烷和异戊烷）、烃类化合物	噪声
8	取水泵房巡检	—	噪声
9	热机维修	甲烷、丙烷、乙烷等烃类，二氧化碳、一氧化碳、氮氧化物、电焊烟尘、锰及其化合物、抗燃油（三甲苯磷酸酯）	噪声、高温、工频电场、电焊弧光、X 射线、γ 射线
10	电气维修	六氟化硫、氟化物、硫酸	噪声、工频电场
11	热控维修	—	噪声、工频电场
12	燃料系统检修	甲烷、丙烷、乙烷等烃类，二氧化碳、一氧化碳、氮氧化物	高温

（2）职业危害程度

燃气-蒸气联合循环发电厂生产过程中存在主要的职业病危害因素为天然气燃烧产生的一氧化碳、二氧化氮，化学水处理使用的联氨，污水处理工艺可能分解产生氯气，污水处理站进行清淤、污水管道疏通作业时可能产生硫化氢。机组大、小修进行电焊作业时产生的电焊烟尘含有锰及其化合物。机组大、小修进行锅炉管道 X 射线探伤或γ射线探伤时可能接触电离辐射。张晓玲等在某燃气火力发电厂职业病危害因素动态检测结果中显示，一氧化碳、硫化氢、硫酸、磷酸、环己胺、非甲烷总烃、二氧化硫检测点 11 个，有害毒物检测结果均符合职业危害接触限值，合格率为 100%；噪声检测点 30 个，强度范围为 63.5～124.0 dB（A），超标点数 9 个，超标率 30%。晏华等在某天然气电厂噪声危害现况调查分析的检测结果显示，工作场所噪声检测点 206 个，噪声强度为 61.9～106.4 dB（A），超标点数 122 个，超标率 59.22%；主要接触噪声的 27 个岗位 40 h/周等效声级为 66.4～91.4 dB（A），超标岗位 6 个，超标率为 22.22%；噪声危害关键控制场所集中在主厂房系统、化学水系统和辅助系统，噪声危害关键控制岗位是运行巡检和机务巡检工。宋东恒等在天然气蒸气联合循环热电工程职业病危害因素分析中检测结果显示，工作场所中一氧化碳、一氧化氮、二氧化氮、二氧化硫、硫化氢、联氨、盐酸、氢氧化钠测定结果均低于国家职业卫生限值标准；噪声检测点26个，超标点5个，超标率为19.23%；工频检测点14个，合格率100%。

5. 建设项目职业病危害风险分类

燃气-蒸气联合循环发电厂属于《国民经济行业分类》（GB/T 4754—2011）中的“电力、热力生产和供应业”，根据国家安全监管总局公布的《建设项目职业病危害风险分类管理目录（2012年版）》，“电力、热力生产和供应业”中的“其他电力生产”属于职业病危害风险较重项目。

综上分析，结合《建设项目职业病危害风险分类管理目录（2012年版）》中所列的“其他电力生产”职业病危害的风险程度，燃气-蒸气联合循环发电厂应属于职业病危害较重的建设项目。

参考文献

[1] 张晓玲，叶明宪. 某燃气火力发电厂职业病危害因素动态检测结果. 职业与健康，2008，24（11）：1021-1023.

[2] 晏华，林志雄，张丹英，等. 某天然气电厂噪声危害现况调查分析. 中国卫生工程学，2012，12（6）：447-448.

[3] 宋东恒，汪彤. 天然气蒸气联合循环热电工程职业病危害因素分析. 中国卫生工程学，2012，11（2）：126-128.

（高函、何家禧）

（三）垃圾发电

生活垃圾处理目前有填埋法和焚烧法。填埋法效果慢，占用土地，容易造成水、土壤和空气的二次污染；焚烧法对空气污染大，投资也大。垃圾发电技术是公认的垃圾处理最好的方式，可实现废物利用和资源再生。垃圾焚烧后体积可减量80%，便于无害化填埋处理，可有效减轻城市垃圾填埋场压力。

1. 项目组成

垃圾发电厂包括控制系统、垃圾接收及进料系统、燃烧系统、汽轮机发电系统、烟气处理系统、飞灰及炉渣处理系统、电气系统以及辅助生产系统。

（1）控制系统包括中央控制室和垃圾吊控制室。

（2）垃圾接收及进料系统包括汽车称重系统、卸料大厅、垃圾贮坑、渗滤液收集池。

（3）燃烧系统包括垃圾炉前给料系统、垃圾焚烧系统、点火及辅助燃烧系统、出炉渣系统、炉内喷渗滤液浓缩液系统、余热利用系统、取样加药系统。

（4）汽轮机发电系统包括主蒸气系统、凝结水系统、汽机抽汽系统、除氧给水系统、排污系统、疏放水系统、主蒸气旁路系统、油系统。

（5）烟气处理系统包括脱硝系统、半干法+干法烟气处理、活性炭吸附系统、布袋除尘器系统、烟气在线监测系统、引风排烟系统。

（6）飞灰及炉渣处理系统包括飞灰处理系统和灰渣处理系统。

（7）电气系统包括高低压配电装置、主变压器、厂用变、备用变。

（8）辅助生产系统包括供油系统、压缩空气系统、原水预处理系统、化学水处理系统、循环冷却水系统、渗滤液处理系统、污水及中水处理系统、除臭系统、给水加氨系统、化验室、机修间及备品备件间。

2．主要生产原辅材料与设备

（1）主要生产原辅材料

垃圾发电厂生产工艺中，与职业卫生有关的主要生产原辅材料包括工业及生活固体垃圾、石灰石、螯合剂、活性炭、柴油、次氯酸钠、还原剂、阻垢剂、助凝剂、絮凝剂、氨水等。

（2）主要生产设备

控制系统主要的生产设备包括中央控制室和垃圾吊控制室。

垃圾接收及进料系统主要的生产设备包括汽车地磅、垃圾吊机、垃圾抓斗。

燃烧系统主要的生产设备给料炉排、焚烧炉、余热锅炉、出渣机。

汽轮机发电系统主要的生产设备包括汽轮机、发电机、除氧器、给水泵、除氧器、蒸气旁路系统、炉内加药系统、排污扩容器、消防水系统。

烟气处理系统主要的生产设脱销系统、备石灰喷射系统、脱酸反应塔、石灰石输送系统活性炭输送系统、布袋除尘器、引风机、烟囱。

飞灰及炉渣处理系统主要的生产设备飞灰及反应物输送系统、灰渣输送系统。

电气系统主要的生产设备高低压配电、主变压器、厂用变、备用变。

辅助生产系统主要的生产设备供油系统、空压机、取水泵、冷却塔、循环水泵、反渗透装置、加药装置、格栅机、污水提升泵、过滤器、除臭装置、给水加氨装置等。

3．生产工艺与职业病危害因素

（1）控制系统

生产工艺：中央控制室为垃圾焚烧发电厂的中心枢纽，负责垃圾焚烧、发电系统和烟气净化系统的控制；垃圾焚烧发电机组采用分布式控制系统（DCS）控制方式，中央控制室的工人进行实时监控。垃圾吊控制室负责垃圾斗控制，生产过程为机械化、密闭化作业，控制垃圾吊车对卸入垃圾坑内的垃圾进行给料、移料、混料、堆料和破料，然后垃圾吊车将垃圾坑内的垃圾投入到焚烧炉的料斗内。

职业病危害因素：中央控制室的工人职业病危害因素是人机工效学问题和噪声；垃圾吊控制室的工人职业病危害因素是垃圾在运输过程产生的噪声以及发酵过程中会产生恶臭气体（主要含有硫化氢、氨、甲烷、甲硫醇、甲硫醚、酮类、胺类、吲哚类、醛类等）、垃圾粉尘、病原微生物。

（2）垃圾接收及进料系统

生产工艺：工业及生活固体垃圾由专用垃圾车经货流出入口运入垃圾发电厂，在地磅房经检视、汽车自动称重后，再通过栈桥进入主厂房卸料大厅（见图4-134）。

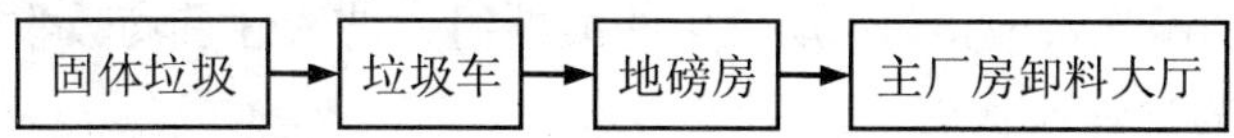

图4-134　垃圾接收及进料系统生产工艺

职业病危害因素：噪声、恶臭气体（主要含有硫化氢、氨、甲烷、甲硫醇、甲硫醚、酮类、胺类、吲哚类、醛类等）、垃圾粉尘、病原微生物。

（3）燃烧系统

生产工艺：垃圾通过给料炉排推入焚烧炉中燃烧，余热锅炉与焚烧炉设置成一体化结构，燃烧后的烟气通过余热锅炉使余热锅炉的水加热后成为一定温度和压力的过热蒸气，进入蒸气轮机做功。焚烧炉排出的底渣落入排渣机水槽中冷却后，排至灰渣贮坑中（见图4-135）。

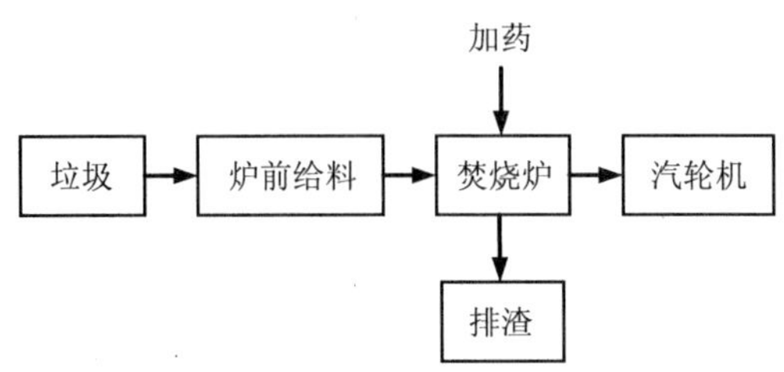

图 4-135　燃烧系统生产工艺

职业病危害因素：垃圾在焚烧过程中存在或产生高温和紫外辐射，各种风机和机泵运行时会产生噪声，燃烧会产生粉尘以及各种有毒有害物质[主要含有一氧化碳、一氧化氮、二氧化氮、二氧化硫、汞-金属汞（蒸气）、氯化氢及盐酸、氟化氢、铅烟、镉及其化合物、二噁英]。

（4）汽轮机发电系统

生产工艺：由余热锅炉供应的中压过热蒸气经汽轮机膨胀做功后，将热能转化为机械能，带动发电机产生电能。做功后的乏汽经凝汽器冷凝为凝结水，再经低压加热器加热，经除氧器除氧后供余热锅炉。另外从汽轮机中抽出低压蒸气，为除氧器除氧热源（见图4-136）。

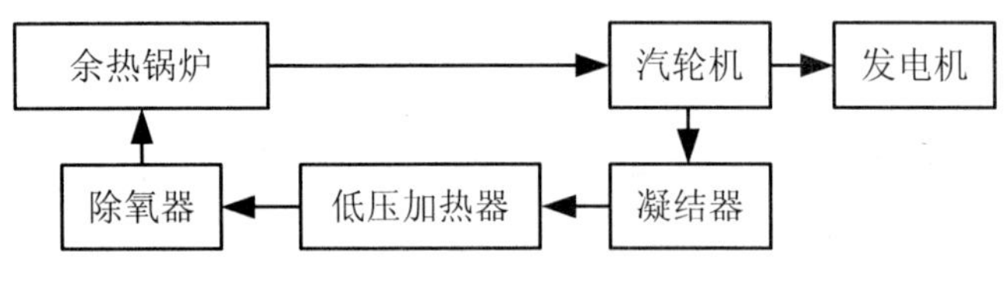

图 4-136　汽轮机发电系统生产工艺

职业病危害因素：汽轮机以及发电机在运转时会产生噪声，热力管线会产生高温。

（5）烟气处理系统

① 生产工艺

脱硝系统：以氨水为还原剂，将氨水溶液喷入焚烧炉燃烧后的烟气中，在最佳温度下与烟气中的氮氧化物反应，生成氮气和水。

② 半干法+干法烟气处理：未经处理的热烟气经烟气分布器调整后进入旋转喷雾吸收塔，立即与被雾化的碱性浆液接触，烟气中的酸性组分被碱性雾滴吸收，同时水分被蒸发，反应生成物干燥成为固体粒状物。

③ 活性炭吸附和布袋除尘：在布袋除尘器之前，喷入活性炭粉，以尽可能地吸附尚

未分解和已再合成的多氯代二噁英（PCDD）/多氯代苯并呋喃（PCDF）类有毒物质，通过具有极高除尘能力的布袋除尘器，除去二噁英类、呋喃、重金属类有害物质，再利用引风机将布袋除尘器出口烟气经过烟囱排入大气。

职业病危害因素：烟气处理系统各种泵和风机运行产生噪声，脱硝工艺采用的还原剂氨水在输送给喷射过程中有极少量通过管阀处逸散至空气中，燃烧后的烟气中含有一氧化碳、一氧化氮、二氧化氮、二氧化硫、氯化氢及盐酸、氟化氢、铅烟、汞-金属汞（蒸气）、镉及其化合物、二噁英等有毒有害物质，烟气净化过程中使用氢氧化钙、活性炭在进料、卸料、输送和喷射过程中产生粉尘，收集、输送烟气中含尘气体产生粉尘。

（6）飞灰及炉渣处理系统

① 飞灰处理

生产工艺：半干式反应塔和布袋除尘器后的飞灰利用刮板输送机送至集合刮板输送机，再经斗式提升机送至主厂房外的灰贮罐内，送入飞灰固化系统进行稳定化处理，最终送填埋场填埋处置。

职业病危害因素：输送设备和固化设备运转时所产生噪声，烟气净化所得飞灰在输送及飞灰固化产物卸料外运时扬尘产生粉尘（矽尘或飞灰粉尘），水泥卸料时及固化混合时产生水泥粉尘。

② 炉渣处理

生产工艺：焚烧炉排出的底渣落入排渣机水槽中冷却后，排入灰渣贮坑中，经灰渣吊车抓斗装入自卸汽车运送至炉渣制砖厂进行综合利用。

职业病危害因素：破碎设备和搅拌设备运行时产生噪声，炉渣制砖过程中产生粉尘（矽尘或灰渣粉尘）。

（7）电气系统

生产工艺：发电机后设主变压器及高压厂用工作变压器，电能经主变压器升压后上网。厂用高压变压器电源引自主变压器低压侧，备用变压器电源引自厂内 220 kV 开关站，气体绝缘金属封闭开关（GIS）配电装置在变压器的上部。

职业病危害因素：GIS 配电设备的老化、泄漏可能使工作场所存在少量的六氟化硫，六氟化硫气体在电气设备中经电晕、火花及电弧放电作用，分解产生多种氟化物；密封阀控式铅酸蓄电池的老化、泄漏可能会产生少量硫酸；电气设备运行时还会产生噪声和工频电场。

（8）辅助生产系统

① 供油系统

生产工艺：油系统主要向汽轮机-发电机组各轴承（包括发电机轴承）提供润滑油和向调节保安系统提供压力油，确保汽轮发电机组各轴承在机组正常运行、启停及升速等工况下正常工作（见图 4-137）。

柴油
槽车
卸油泵
储油罐
供油泵
焚烧炉点火及辅助燃烧

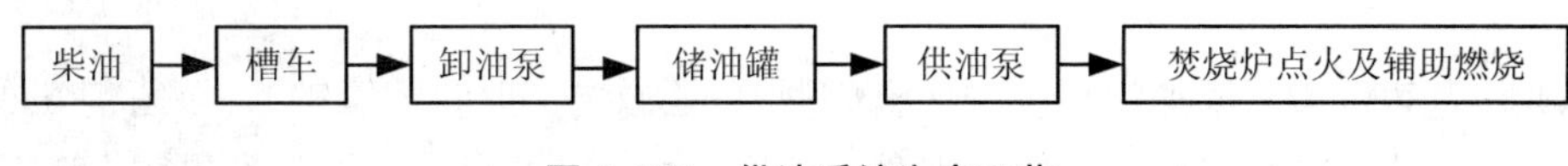

图 4-137　供油系统生产工艺

职业病危害因素：油罐中的柴油会有少量通过管道和泵阀处逸散至空气中，输油泵运行时会产生噪声。

② 原水预处理系统

生产工艺：来自取水泵房的原水通过压力输水管输送到厂区，经水表计量、投加絮凝剂后，通过混凝反应、沉淀、过滤等一体化全自动反冲净水器处理、消毒后，作为生产生活用水（见图 4-138）。

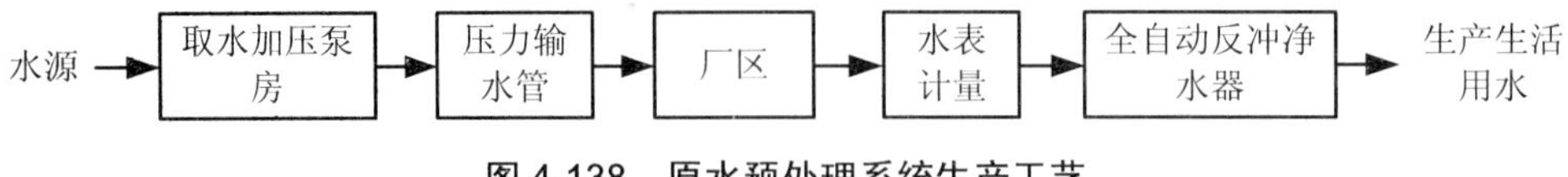

图 4-138 原水预处理系统生产工艺

职业病危害因素：原水预处理系统絮凝剂聚合氯化铝在配制时，加药工作人员会接触到聚合氯化铝粉尘；取水加压泵运行时产生噪声。

③ 循环水系统

生产工艺：循环冷却水由循环冷却水泵从冷却塔集水池吸水井吸水，提升加压至汽机、组发电机设备进行冷却，冷却出水经机械通风工业型组合逆流式方形冷却塔（见图 4-139）。

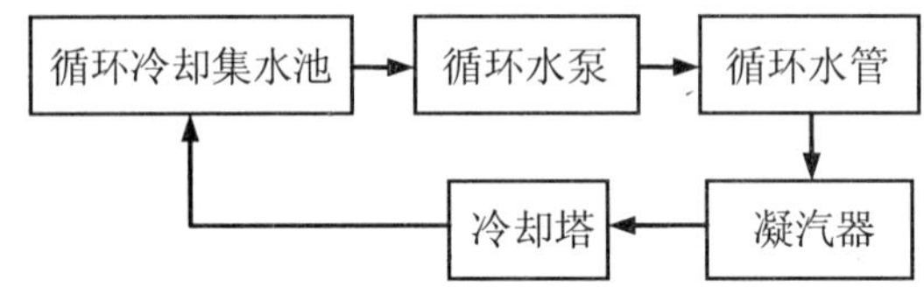

图 4-139 循环水系统生产工艺

职业病危害因素：添加缓蚀阻垢剂（磷酸型）和杀菌剂（次氯酸钠）时可产生磷酸、氯、次氯酸钠；循环冷却设备运行时可产生噪声。

④ 化水车间

生产工艺：原水经原水泵送至预处理系统过滤器，多介质过滤器和活性炭过滤器去除原水中的悬浮物、胶体、微生物以及重金属等妨碍后续反渗透运行的杂质。经预处理后的水经过二级反渗透装及电去离子装置和除盐水池，生成除盐水经除盐水泵送至除氧器或凝汽器（见图 4-140）。

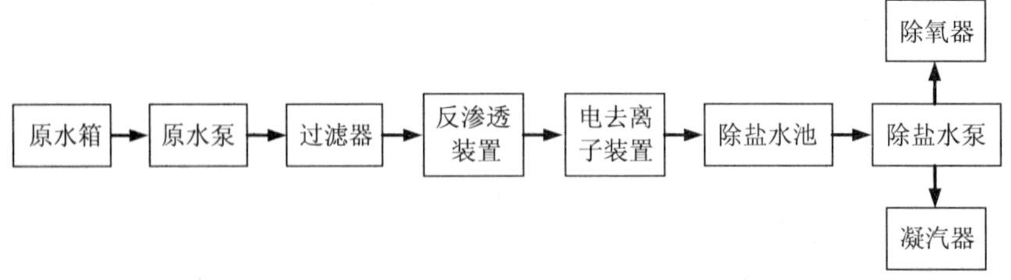

图 4-140 化水系统生产工艺

职业病危害因素：添加的阻垢剂（磷酸型）、还原剂（亚硫酸氢钠）、杀菌剂（次氯酸钠）以及在除盐水出水过程中添加氨水时，可产生氨、次氯酸钠、氯、亚硫酸氢钠、磷酸；除盐设备运行时可产生噪声。

⑤ 渗滤液处理系统

生产工艺：垃圾渗滤液通过细格栅过滤器后进入调节池均质均量，经提升泵进入混合反应沉淀池，混合反应池中投加絮凝剂和助凝剂，絮凝后的垃圾渗滤液自流进入竖流沉淀池进行沉淀。经预处理后的渗滤液加温进入厌氧罐，去除大部分有机污染物，厌氧出水后渗滤液进入缺氧-好氧（A/O）系统，经A/O处理后出水进入外置式管式超滤系统进一步去除具有化学需氧量（COD）的大分子物质、悬浮物等污染物，经超滤处理后出水进入纳滤、反渗透系统，去除悬浮物、溶解性固体、硬度、色度等污染指标，最终出水作为冷却塔（见图4-141）。

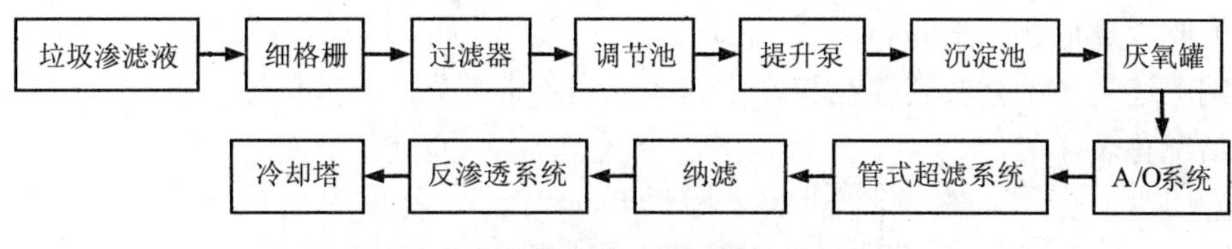

图4-141　渗滤液处理系统生产工艺

职业病危害因素：垃圾渗滤液和处理池散发出含有大量硫化氢、氨、甲烷等有害气体的臭气，处理过程中添加絮凝剂（聚合氯化铝）、助凝剂（聚丙烯酰胺）和磷酸型缓蚀阻垢剂可产生聚丙烯酰胺、聚合氯化铝、磷酸，聚合氯化铝溶液配制过程存在聚合氯化铝粉尘，渗滤处理设备运行时可产生噪声。

⑥ 污水及中水处理系统

生产工艺：厂区排放污水先经格栅机去除较大颗粒悬浮物和固体的杂物后，进入污水调节池进行水质和水量调节。调节池污水经提升泵提升进入反应池进行生化处理，去除有机污染物。经生化处理后的废水流入沉淀池进行固液分离，经沉淀后水自流至排放水池。出水水质优于一级排放标准后进入中水处理中间水池。中间水池水通过滤前加压泵加压和投加混凝剂，经过过滤器过滤处理后，再投加消毒剂消毒处理，最后进入中水回用储水池（见图4-142）。

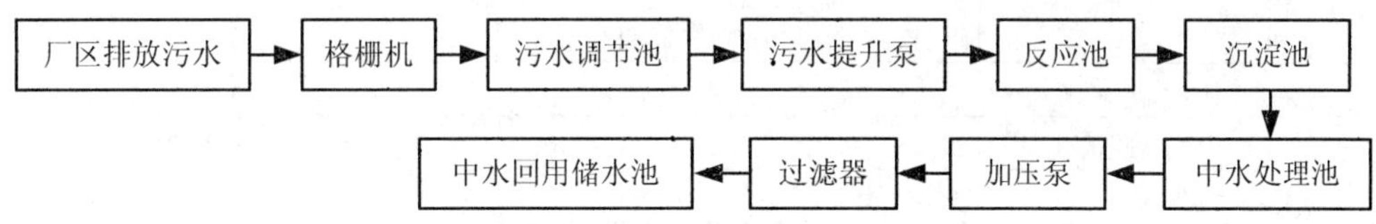

图4-142　污水及中水处理系统生产工艺

职业病危害因素：厂区污水水解酸化过程中，在厌氧菌和兼氧菌的作用下，有机物分解会产生硫化氢和氨；污泥在浓缩过程中会在厌氧条件下产生氨、硫化氢和甲烷；加药人员在配制絮凝剂时会接触到聚合氯化铝粉尘；各种泵和风机在运转时可产生噪声。

⑦ 化验室

生产工艺：化验室主要对气、水、油品质进行分析，分析过程中会使用到浓硫酸、重铬酸钾、硫酸银等化学试剂。

职业病危害因素：硫酸、重铬酸钾、硫酸银等化学毒物。

⑧ 空压站

生产工艺：空压机站主要为工艺用压缩空气系统和仪表用压缩空气系统提供压缩空气。

职业病危害因素：空压机、泵等运行产生的噪声。

⑨ 机修间

生产工艺：机修间主要进行管件和法兰的修理，制造少量应急件，以及协助全厂大中修。

职业病危害因素：噪声、电焊弧光、电焊烟尘、砂轮磨尘、锰及其无机化合物、臭氧、一氧化碳、一氧化氮、二氧化氮。

4．职业危害特点

（1）职业病危害因素分布

归纳上述生产工艺及其存在和产生的职业病危害因素，垃圾焚烧发电厂职业病危害因素分布情况见表 4-62。

表 4-62　垃圾焚烧发电厂职业病危害因素分布情况

序号	岗位或工种	职业病危害因素		
		化学因素	物理因素	生物因素
一、控制系统				
1	集控人员	—	噪声	—
2	垃圾吊工	硫化氢、氨、甲烷、甲硫醇、甲硫醚、酮类、胺类、吲哚类、醛类	噪声	病原微生物
二、垃圾接收及进料系统				
3	卸料工	硫化氢、氨、甲烷、甲硫醇、甲硫醚、酮类、胺类、吲哚类、醛类	噪声	病原微生物
三、燃烧系统				
4	锅炉巡检工	硫化氢、氨、甲烷甲硫醇、甲硫醚、酮类、胺类、吲哚类、醛类、一氧化碳、一氧化氮、二氧化氮、二氧化硫、汞-金属汞（蒸气）、氯化氢及盐酸、氟化氢、铅烟、镉及其化合物、二噁英、粉尘（矽尘、飞灰粉尘、灰渣粉尘）、磷酸三钠、柴油（二氧化碳、一氧化碳、碳氢化合物、氮氧化物）	噪声、高温、紫外辐射	—
四、汽轮机发电系统				
5	汽机巡检工	—	噪声、高温	—
五、烟气处理系统				
6	巡检工	氨、一氧化碳、一氧化氮、二氧化氮、二氧化硫、汞-金属汞（蒸气）、氯化氢及盐酸、氟化氢、铅烟、镉及其化合物、二噁英、粉尘（矽尘或飞灰粉尘）、活性炭粉尘、氢氧化钙	噪声、高温	—
六、飞灰及灰渣处理系统				
7	飞灰固化工	粉尘（矽尘或飞灰粉尘）、水泥粉尘	噪声	—
8	制砖工	粉尘（矽尘或飞灰粉尘）、水泥粉尘	噪声	—
9	灰渣处理工	粉尘（矽尘或灰渣粉尘）	噪声	—
七、电气系统				
10	电气系统巡检工	六氟化硫及其分解物	噪声、工频电场	—

序号	岗位或工种	职业病危害因素		
		化学因素	物理因素	生物因素
八、辅助生产系统				
11	循环水巡检工	—	噪声	
12	化水巡检工	氨、次氯酸钠、氯、亚硫酸氢钠、磷酸、聚合氯化铝、硫酸、重铬酸钾、硫酸银	噪声	—
13	污水巡检工	硫化氢、氨、甲烷、聚丙烯酰胺、聚合氯化铝、磷酸	噪声	—
14	维修工	电焊烟尘、锰及其无机化合物、臭氧、一氧化碳、一氧化氮、二氧化氮	噪声、电焊弧光	—

（2）职业危害程度

垃圾焚烧发电项目在设计上为完全封闭的系统，但在整个运行过程存在硫化氢、二氧化硫、氨、氯化氢等职业病危害因素泄漏的情况，可能对操作人员的身体健康造成影响。姚建华等在垃圾焚烧发电厂职业病危害控制效果评价中，对作业场所中职业病危害因素粉尘、氢氧化钠、氨、硫化氢、一氧化碳、二氧化碳、二氧化硫、二氧化氮、盐酸、热辐射、微生物指标进行了采样检测，除了焚烧炉和酸储存罐的盐酸浓度、垃圾仓和卸料平台的微生物指标超过国家卫生标准外，其他职业病危害因素浓度或强度均符合国家职业卫生标准。根据曹蕾等的徐州垃圾焚烧发电厂建设项目职业病危害控制效果评价显示，该项目二氧化硫、一氧化碳、二氧化碳、硫化氢、甲硫醇、硫化氢、二氧化硫、二氧化氮、铅尘（按铅计）、镉及其化合物（按镉计）、铬化合物（按铬计）毒物浓度测定结果、含游离二氧化硅 6.5%的粉尘浓度测定结果、噪声强度测定结果均符合国家职业卫生标准。王海军等在某生活垃圾焚烧发电项目职业病危害控制效果评价中的采样分析结果显示，生产性毒物合格率为 100%，游离二氧化硅含量都＞10%总粉尘检测合格率仅为 52.3%，空气中细菌菌落检测结果合格率仅为 64.1%。张晓东等在垃圾发电厂建设项目职业病危害因素分布及控制效果评价中的检测结果显示，噪声检测 144 点次，除发电系统汽轮机运行时噪声强度达到 92.9 dB（A），其他岗位噪声均符合国家标准的要求，粉尘检测 56 点次，粉尘浓度检测合格率为 100%，化学毒物检测合格率为 100%。

5．建设项目职业病危害风险分类

垃圾发电厂属于《国民经济行业分类》（GB/T 4754—2011）中的“电力、热力生产和供应业”，根据国家安全监管总局公布的《建设项目职业病危害风险分类管理目录（2012年版）》，“电力、热力生产和供应业”中的“其他电力生产”属于职业病危害风险较重项目。

垃圾发电生产过程中存在主要的职业病危害因素包括硫化氢、氨、一氧化碳、二氧化氮、氟化氢、铅烟、汞-金属汞（蒸气）、镉及其化合物。主要生产系统拟采用 DCS 控制技术，实现机械化、自动化和密闭化，工人以巡检作业方式为主。在正常生产过程中，职业病危害因素除噪声外均符合国家职业卫生标准，职业病危害发生的概率较低。但在设备停机维修/护时，检修人员进入容器、设备内部等工作环境清洗或检修，如因通风条件差、空间有限等原因，容易发生窒息和中毒等严重的人员伤亡事故。虽其暴露频度和职业病危害发生的概率较低，一旦发生则职业病危害后果严重，甚至威胁作业人员的生命健康。

综上分析，结合《建设项目职业病危害风险分类管理目录（2012年版）》中所列的“电力、热力生产和供应业”中的“其他电力生产”职业病危害的风险程度，垃圾发电厂应属于职业病危害较重的建设项目。

参考文献

[1] 姚建华，吴建兰. 垃圾焚烧发电厂职业病危害控制效果评价. 职业与健康，2008，24（22）：2461-2463.

[2] 曹蕾，薛诚，王永林，等. 徐州垃圾焚烧发电厂建设项目职业病危害控制效果评价. 中国卫生工程学，2010，9（6）：439-440.

[3] 王海军，陆叶，叶心慧，等. 某生活垃圾焚烧发电项目职业病危害控制效果评价. 中医学报，2014，12（29）：576-577.

[4] 张华东，李小平，唐涛. 垃圾发电厂建设项目职业病危害因素分布及控制效果评价. 中国卫生工程学，2008，7（2）：90-94.

（高函、黄辉平、何家禧）

二、污水处理

（一）城市污水处理

我国传统的污水处理厂80%以上采用活性污泥法，随着近年城市污水处理厂的建设与发展，污水处理的国际交流与合作发展迅速，引进了国外许多新技术、新工艺和新设备，如吸附-生物降解法（AB）、缺氧-好氧法（A-O）、厌氧-缺氧-好氧法（A-A-O）、序批（间歇）式活性污泥法（SBR）、氧化沟法等。其中A-A-O工艺开发主要目的是为了满足脱氮除磷的需要，是一种经济有效的生物脱氨除磷技术。我国南方不少污水厂就采用这一工艺。

1. 项目组成

污水处理生产工艺主要污水预处理、污水处理主生产、污泥处理及辅助工程项目组成。

（1）污水预处理包括提升和沉降项目。

（2）污水处理主生产包括反应、澄清、过滤、消毒等项目。

（3）污泥处理包括污泥浓缩、脱水、料仓、外运项目。

（4）辅助工程包括配电室、化验室、检修车间等项目。

2. 主要生产原辅材料与设备

（1）主要生产原辅材料

污水处理生产工艺中，与职业卫生有关的主要生产原辅材料包括污水及处理工艺中添加的化学物质（主要是絮凝剂、盐酸、氯酸钠等）。

（2）主要生产设备

污水预处理的主要生产设备包括污水提升泵、格栅除污机、皮带输送机、砂水分离器、砂泵、栅格机、螺旋输送器、吸砂机、螺旋砂水分离机、鼓风机、刮泥机、泥浆泵等。

污水处理主生产的主要生产设备包括潜水搅拌器、回流泵、曝气器、潜水泵、生物除臭装置、刮单管吸泥机、反冲洗泵、排泥泵、复合二氧化氯发生器、盐酸原料罐、氯酸钠原料罐、盐酸卸酸泵、碱吸收式酸雾吸收器、溶液搅拌机、投药计量泵、离心鼓风机等。

污泥处理的主要生产设备包括中心传动浓缩机、搅拌器、污泥切割机、注料泵、离心机、泥饼泵、输送器、絮凝剂制备系统、输送泵、生物除臭装置等。

3．生产工艺与职业病危害因素

（1）污水预处理

污水预处理的生产工艺如图 4-143 所示。

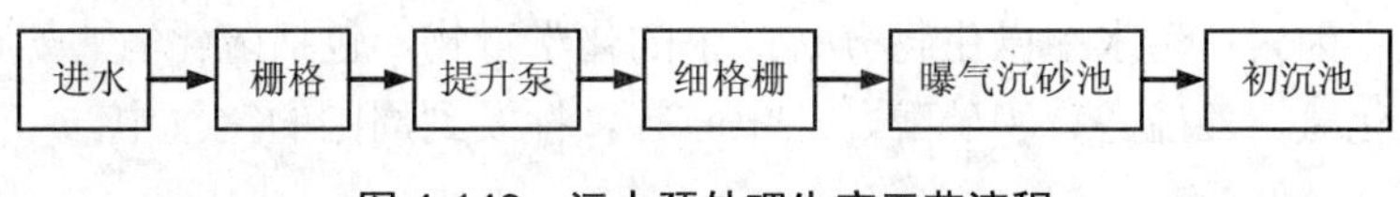

图 4-143　污水预处理生产工艺流程

① 提升

生产工艺：采用机械自动除渣格栅拦截污水中悬浮物和较大颗粒，通过污水提升泵将污水提升至细栅格。

职业病危害因素：污水中微生物分解产生化学毒物，包括硫化氢、氨、甲醛、氯化氢、氯、二氧化氮、乙硫醇、甲硫醇、三甲胺、甲烷等；污水提升泵运行时可产生噪声。

② 沉降

生产工艺：来自提升泵的污水进入细格栅，由细格栅进一步截除污水中的较小漂浮物和悬浮物，然后进入曝气沉砂池，靠压缩空气的作用把砂与表面的有机物分开，再把砂甩向砂斗，然后通过砂泵把砂吸出。沉砂池出来的污水进入初沉池，靠重力作用分离出颗粒较细的污泥。

职业病危害因素：污水中微生物分解产生多种化学毒物，包括硫化氢、氨、甲醛、氯化氢、氯、二氧化氮、乙硫醇、甲硫醇、三甲胺等，其中具有挥发性的化学毒物可从初沉池挥发到周围的空气中；鼓风机运行产生噪声。

（2）污水处理

污水处理的生产工艺如图 4-144 所示。

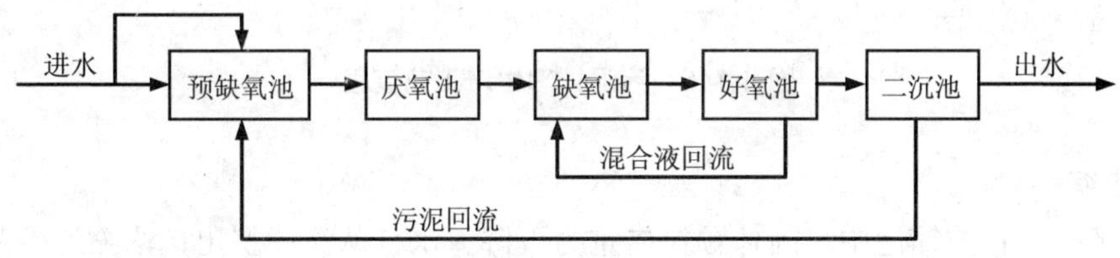

图 4-144　污水处理生产工艺流程

① 反应

生产工艺："分点进水改良 A-A-O 工艺"具有脱氮除磷功能，其工艺流程包括污水经预处理后，部分进入生物反应池的预缺氧区进行反硝化反应，去除其中的溶解氧及硝酸盐氮，部分进入生物反应池的厌氧区。污水经由预缺氧、厌氧、缺氧区再流入好氧区。回流活性污泥首先进入预缺氧区，然后再进入厌氧区。

职业病危害因素：污水中微生物分解产生的化学毒物，包括硫化氢、氨、甲醛、氯化氢、氯、二氧化氮、乙硫醇、甲硫醇、三甲胺等，通过加盖设施缝隙或采样口泄漏；混合液回流泵、潜水泵、鼓风机等设备运行产生噪声。

② 澄清

生产工艺：进水经圆形沉淀池周的进水渠道的底部孔口，均衡配水进入池体。水流经过孔口进入池子后，被设置在进水渠道下方的挡板折流。水流在挡水裙板下方以低速匀流的方式进入池里，然后流向二沉池中心，最后以平缓的环流方式返回到周边出水槽。固体在悬浮状态中均匀降落。

职业病危害因素：污水中微生物分解产生的化学毒物，包括硫化氢、氨、甲醛、氯化氢、氯、二氧化氮、乙硫醇、甲硫醇、三甲胺等，挥发到周围的空气中。

③ 过滤

生产工艺：污水从进水总管、进水支管，经过水渠流入污水渠，然后进入滤池，水经过滤料后变为清洁的过滤水，经底部配水支管汇集，再经配水干管、清水支管、清水总管流出。

职业病危害因素：污水中微生物分解产生化学毒物，包括硫化氢、氨、甲醛、氯化氢、氯、二氧化氮、乙硫醇、甲硫醇、三甲胺等，通过加盖设施缝隙或采样口泄漏。

④ 消毒

生产工艺：复合 ClO_2 发生器利用盐酸与氯酸钠的反应产生 ClO_2 后，投加到接触池内进行消毒。其反应式为 $NaClO_3+2HCl \longrightarrow ClO_2+1/2Cl_2+NaCl+H_2O$。

职业病危害因素：污水中微生物分解产生的化学毒物，包括硫化氢、氨、甲醛、氯化氢、氯、二氧化氮、乙硫醇、甲硫醇、三甲胺等，通过加盖设施缝隙或采样口泄漏；二氧化氯制备过程中有盐酸、氯气、二氧化氯。

（3）污泥处理

污泥处理的生产工艺如图 4-145 所示。

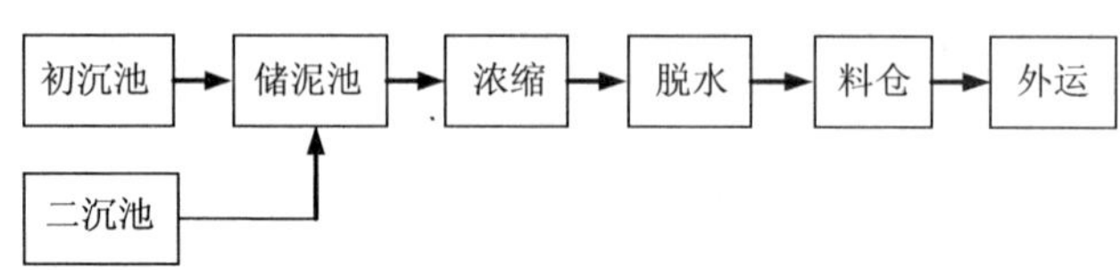

图 4-145　污泥处理生产工艺流程

① 浓缩

生产工艺：在浓缩池中，固体颗粒借重力下降，水分从泥中挤出，浓缩污泥从池底排出，污泥水从池面堰口外溢或从池侧出水口流出。

职业病危害因素：污水中微生物分解产生的化学毒物，包括硫化氢、氨、甲醛、氯化氢、氯、二氧化氮、乙硫醇、甲硫醇、三甲胺等。

② 脱水

生产工艺：将浓缩污泥脱除水分，转化为半固态或固态泥饼或泥块。

职业病危害因素：污水中微生物分解产生的化学毒物，包括硫化氢、氨、甲醛、氯化氢、氯、二氧化氮、乙硫醇、甲硫醇、三甲胺等，在污泥输送或装车过程中泄漏；脱水机或污泥装车产生噪声。

（4）辅助工程

① 配电室

生产工艺：将国家电网电源变压后供生产用电。

职业病危害因素：工频电场。

② 化验室

生产工艺：使用多种化学试剂测定污水、污泥特性指标，这些化学试剂包括汞盐、砷盐、酒精、硫酸、硝酸、叠氮化钠和盐酸等。

职业病危害因素：水质化学分析过程中可接触汞盐、砷盐、酒精、硫酸、硝酸、叠氮化钠和盐酸等。

③ 检修车间

生产工艺：日常设备维修。

职业病危害因素：电焊作业产生电焊烟尘、电焊弧光、锰化合物、臭氧、氮氧化物等，砂轮机可产生砂轮磨尘及噪声。

4．职业危害特点

（1）职业病危害因素分布

归纳上述生产工艺及其存在和产生的职业病危害因素，污水处理业职业病危害因素分布情况见表 4-63。

表 4-63　污水处理业职业病危害因素分布情况

序号	岗位或工种	职业病危害因素	
		化学因素	物理因素
1	污水处理（巡检）	污水中微生物分解产生的化学毒物包括硫化氢、氨、甲醛、氯化氢、氯、二氧化氮、乙硫醇、甲硫醇、三甲胺、甲烷等以及盐酸、氯气、二氧化氯	噪声、高温
2	污泥处理（巡检）	污水中微生物分解产生的化学毒物，包括硫化氢、氨、甲醛、氯化氢、氯、二氧化氮、乙硫醇、甲硫醇、三甲胺、甲烷等	噪声、高温
3	维修	电焊烟尘、锰化合物、臭氧、氮氧化物、砂轮磨尘等	噪声、高温、电焊弧光
4	采样	污水中微生物分解产生的化学毒物，包括硫化氢、氨、甲醛、氯化氢、氯、二氧化氮、乙硫醇、甲硫醇、三甲胺、甲烷等	高温
5	鼓风机巡检	—	噪声、高温
6	配电室巡检	—	工频电场

（2）职业危害程度

污水处理行业存在的主要职业病危害因素为污水、污泥中的有机物在分解、发酵过程散发的一些化学物质，包括硫化氢、氨、甲醛、氯化氢、氯、二氧化氮、乙硫醇、甲硫醇、三甲胺、臭粪素、硫甲酚等。舒丽萍等对杭州市某污水处理厂职业病危害控制效果进行评价，职业病危害因素检测结果显示，在正常生产情况下对 18 个工作场所硫化氢、氨、甲醛、氯化氢、氯、二氧化氮、三甲胺进行了检测，共采集样本 432 份，其中硫化氢、氨、氯、二氧化氮全部符合国家标准，甲醛、氯化氢有部分不符合标准，甲醛合格率为 92.59%，氯化氢合格率为 97.69%，三甲胺有 2 次检测结果为标准的临界值。韩钰等对北方某污水处理厂职业病危害因素检测结果分析发现，污泥脱水间 3 个检测点中，CO、氨符合卫生标准要求，硫化氢最高浓度为 13.7 mg/m^3，超过卫生标准的要求。周佳侠等对沈阳市某污水处理厂职业病危害控制效果进行评价，职业危害因素检测结果显示，在试生产条件下硫化氢检测点 11 个，其中 1 个检测点最低浓度为 4.8 mg/m^3，其他结果均低于检出限；氨检测点 11 个，浓度范围为 1.8～5.4 mg/m^3；硫酸检测点 1 个，结果为低于检出限；氢氧化钠检测点 1 个，浓度为 0.009 mg/m^3；其他化学毒物包括硫化氢、氨、硫酸、氢氧化钠均符合职业卫生标准，合格率为 100%；噪声检测点 9 个，噪声强度均符合标准。张茂东等对某污水处理厂职业病危害控制效果进行评价，职业危害因素检测结果显示各岗位硫化氢、二氧化硫、氨、一氧化碳等毒物浓度均低于职业接触限值，各岗位噪声强度均低于接触限值 85 dB（A）。

5．建设项目职业病危害风险分类

污水处理行业属于《国民经济行业分类》（GB/T 4754—2011）中的“水的生产和供应业”，根据国家安全监管总局公布的《建设项目职业病危害风险分类管理目录（2012 年版）》，“水的生产和供应业”中的“其他水的处理、利用和分配”属于职业病危害风险较重项目。

生活污水中污染物对人体健康影响较大的主要为硫化氢、氨、甲醛、氯化氢、氯、二氧化氮、甲硫醇、乙硫醇、三甲胺等，其中硫化氢是臭气中的主要成分，是强烈的神经毒物，接触高浓度（1 000 mg/m^3 以上）时可导致人员在数秒钟内突然昏迷，呼吸和心跳骤停，发生闪电型死亡。正常生产时化学毒物（主要是硫化氢）暴露水平处于安全线内，但是在定期污泥或污水管道清理、池底清淤、井下打捞杂物、设备检修等特殊作业时，作业人员接触的化学毒物浓度远远高于正常生产状态的浓度，可导致缺氧或急性有毒气体中毒事故，国内也有多起污水处理厂工人中毒事故的报道。一方面，其暴露频度、职业病危害发生的概率以及职业病危害后果较高于一般水的生产和供应业。另一方面，该行业作业人员进入相对密闭狭小的污泥或污水管道作业时，管道中硫化氢、氨气、甲醛等有毒气体的浓度可能超过职业接触限值。各类池底清淤时，搅动污泥会使硫化氢、氨气、甲醛等有毒气体瞬间大量散发，威胁到作业人员的生命健康。

综上分析，污水处理行业所产生的职业病危害的风险程度，与《建设项目职业病危害风险分类管理目录（2012 年版）》中所列的“其他水的处理、利用和分配”职业病危害的风险程度有明显区别，应定为职业病危害风险严重建设项目。

参考文献

[1] 舒丽萍，王强，张磊，等. 杭州市某污水处理厂职业病危害控制效果评价. 中国工业医学杂志，2007，20（5）：329-331.

[2] 韩钰，王晶. 北方某污水处理厂职业病危害因素检测结果分析. 职业与健康，2006，22（11）：822-823.

[3] 周佳侠，戴雪松，李焕焕，等. 沈阳市某污水处理厂职业病危害控制效果评价. 职业与健康，2013，29（22）：2955-2956.

[4] 张茂东，王晨，贾光，等. 某污水处理厂职业病危害控制效果评价. 职业卫生与应急救援，2011，29（6）：311-312.

（高函、杨光涛、何家禧）

（二）工业废水处理

工业废水是指工业生产过程中产生的废水、污水和废液，其中含有随水流失的工业生产用料、中间产物和产品以及生产过程中产生的污染物。工业废水种类繁多，包括酸性废水、碱性废水、含氰废水、含铬废水、含镉废水、含汞废水、含硫废水等。工业废水处理方法按其作用原理可分为四大类，即物理处理法、化学处理法、物理化学处理法和生物处理法。按环境保护的原则，在工业废水处理的过程中，对有利用价值的物质加以回收处理。

1．项目组成

工业废水处理的生产工艺主要由铜盐回收、氯化铵回收、重金属回收、含氰废液处理、废水处理以及相关的辅助设施等项目组成。

（1）铜盐回收分为硫酸铜回收、碱式氯化铜回收和含铜泥饼处理，包括预处理、抽滤、碱转、离心脱水、酸化、冷却结晶等过程。

（2）氯化铵回收是对硫酸铜和碱式氯化铜回收工艺的净化母液进行处理，通过蒸发结晶得到氯化铵成品，包括蒸发、冷却结晶、离心洗涤、干燥等过程。

（3）重金属回收主要是对退锡废水、电镀行业产生的含镍废液和镍泥进行处理。退锡废水的处理包括加入氨水使锡沉淀、压滤、溶解和加入氢氧化钠沉淀等过程；镍回收是对电镀行业产生的含镍废液和镍泥进行处理，包括酸溶、压滤、离子交换等过程。

（4）含氰废水处理分为铁氰废水处理和普通含氰废水处理，铁氰废水处理包括反应沉淀、破氰反应和压滤等过程，普通含氰废水处理包括破氰反应、破络和混凝反应。

（5）综合废水处理包括 3 个部分，分别是废水无害化处理、无机废水综合处理和有机废水综合处理。其中废水无害化处理包括预处理、中和等工序，无机废水综合处理包括酸碱反应、絮凝、过滤等工序，有机废水综合处理主要包括厌氧和好氧反应、絮凝沉淀等工序。

（6）辅助设施包括原料预处理区、桶清洗区、废液分拣区、锅炉房、配电房等项目。

2．主要生产原辅材料与设备

（1）主要生产原辅材料

生产原辅材料包括回收处理的废水和生产过程中添加的化学品，其中添加的化学品主要包括硫酸、氨水、盐酸、双氧水、聚丙烯酰胺、铜氨液、熟石灰、硫酸亚铁等。

（2）主要生产设备

工业废水处理行业的生产设备主要有储罐、空压机、离心机、压滤机、干燥系统、水泵和搅拌器等，此外还包括各种污水处理的中和池、沉淀池和储槽。

辅助装置的主要生产设备包括燃油锅炉、配电房的变压器、配电柜等。

3．生产工艺与职业病危害因素

（1）原料预处理

生产工艺：包括储罐区和预处理两个部分，储罐区有硫酸罐、盐酸罐等，预处理对酸性蚀刻液和碱性蚀刻液进行处理，通过混合，然后加入酸（碱）调节 pH 值，去除部分杂质。

职业病危害因素：储罐区生产过程中存在或产生硫酸、盐酸、噪声等危害，预处理过程存在或产生的主要职业病危害因素为硫酸、盐酸、过氧化氢、氢氧化钠、氨和噪声等。

（2）铜盐回收

生产工艺：铜盐回收工艺分 3 个部分，分别为硫酸铜回收工艺、碱式氯化铜回收工艺和铜泥回收工艺。

① 硫酸铜回收工艺：针对电镀线路板企业产生的酸性蚀刻液和碱性蚀刻液进行处理，并回收其中的硫酸铜。预处理工序加入双氧水将废液中的亚铜离子氧化为二价铜离子，然后加入絮凝剂，促使废液中杂质絮凝沉淀、压滤；抽滤工序对结晶的半成品进行抽滤洗涤，然后送入离心机进行脱水；碱转工序加入氢氧化钠进行碱转除氯，抽滤脱水后产生氯化铜母液含有大量氯化铵，由管道送入氯化铵回收工艺进行处理。生产工艺如图 4-146 所示。

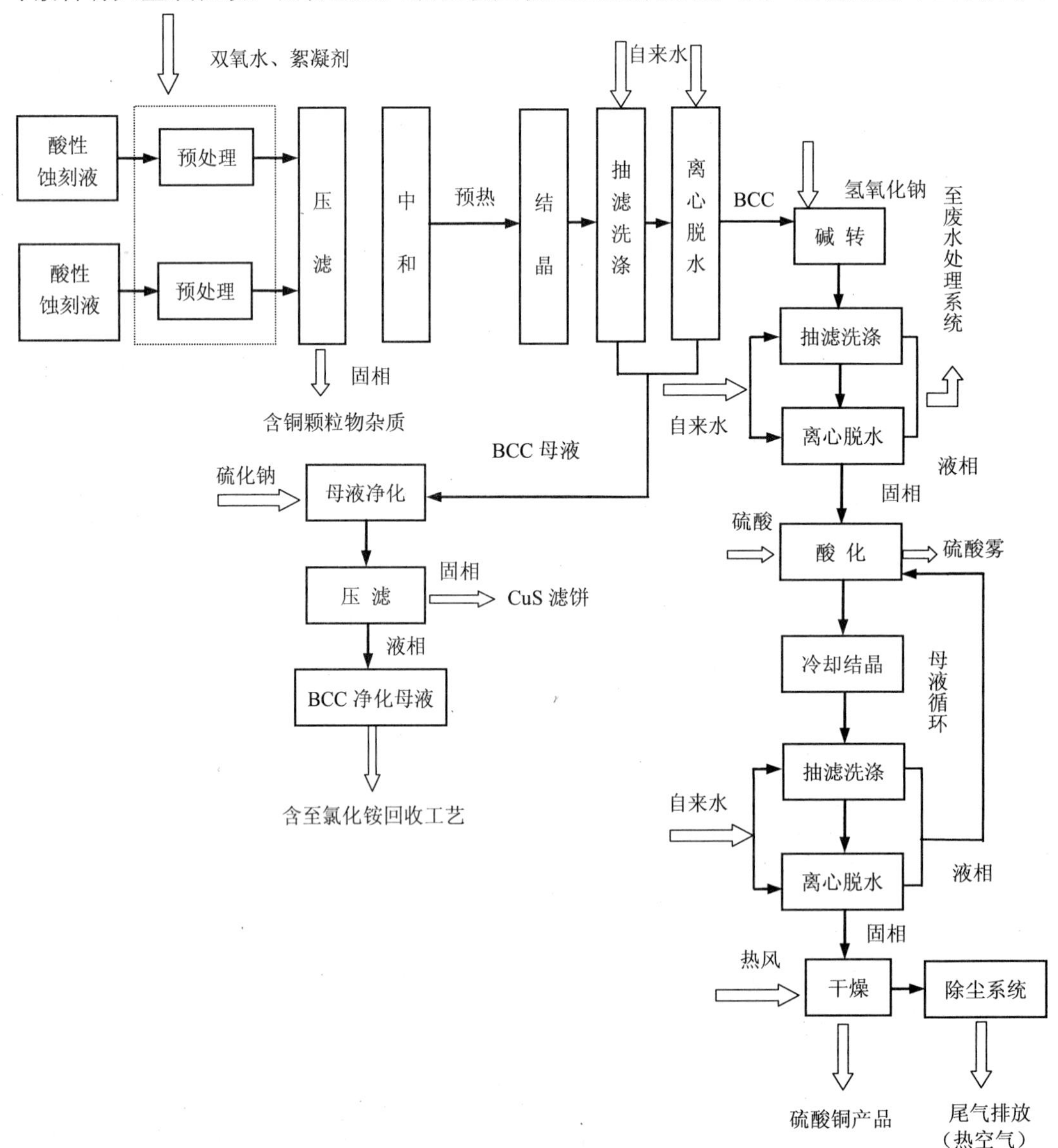

图 4-146 硫酸铜回收工艺流程

② 碱式氯化铜（TBCC 或 BCC）回收工艺：碱式氯化铜回收工艺（见图 4-147）与硫酸铜回收工艺类似，工艺过程基本相同。

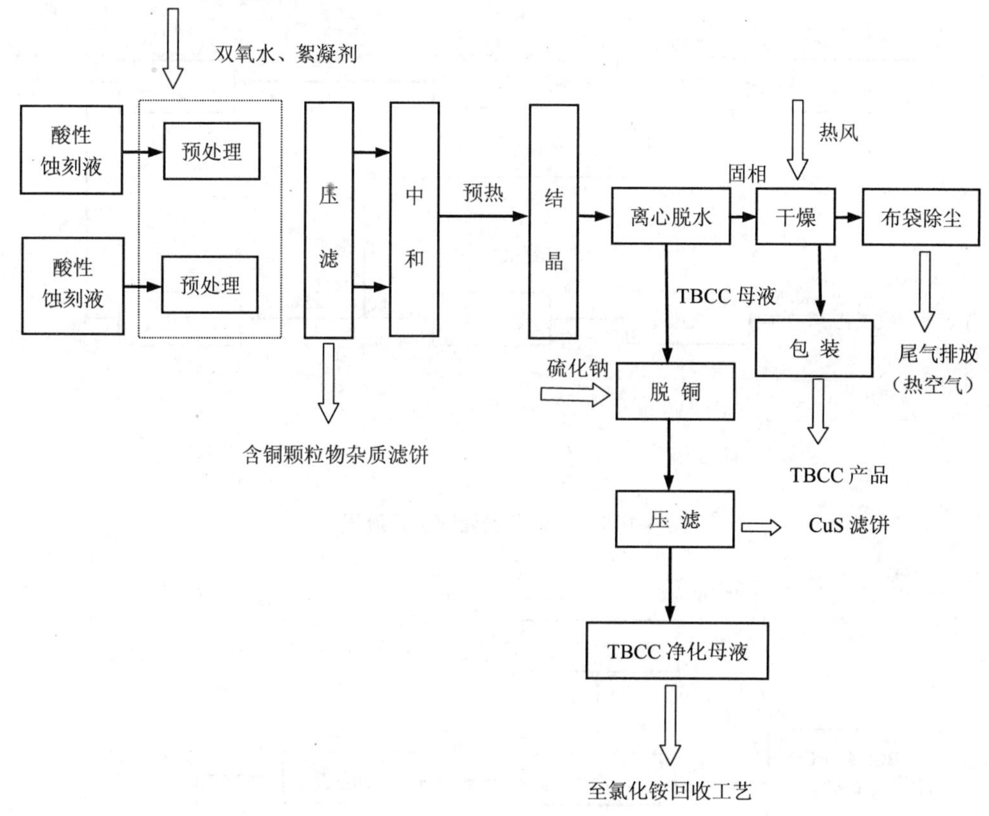

图 4-147　TBCC 回收工艺流程

③ 含铜泥饼处理工艺：针对电镀线路板企业废水处理过程中的沉淀物进行处理，主要成分为氢氧化铜。生产工艺如图 4-148 所示，铜泥通入反应槽，加氨水溶解形成铜氨液，加入废酸进行中和形成氢氧化铜泥饼。

职业病危害因素：各工序在生产过程中均产生噪声，碱转工序存在氢氧化钠，压滤工序和打浆工序存在氨的危害，包装工序会产生铜尘。

（3）氯化铵回收

生产工艺：针对硫酸铜和碱式氯化铜回收工艺的净化母液进行处理，通过蒸发结晶得到氯化铵成品，具体生产工艺流程见图 4-149。

职业病危害因素：回收时的加热蒸发和结晶以及包装过程均可能存在或产生氨的危害，此外机器的运转会产生噪声。

（4）重金属回收

生产工艺：重金属回收包括退锡废水、含镍废液和镍泥处理内容，其中锡回收工艺针对线路板生产行业产生的退锡废水进行处理，镍回收工艺对电镀行业产生的含镍废液和镍泥进行处理。

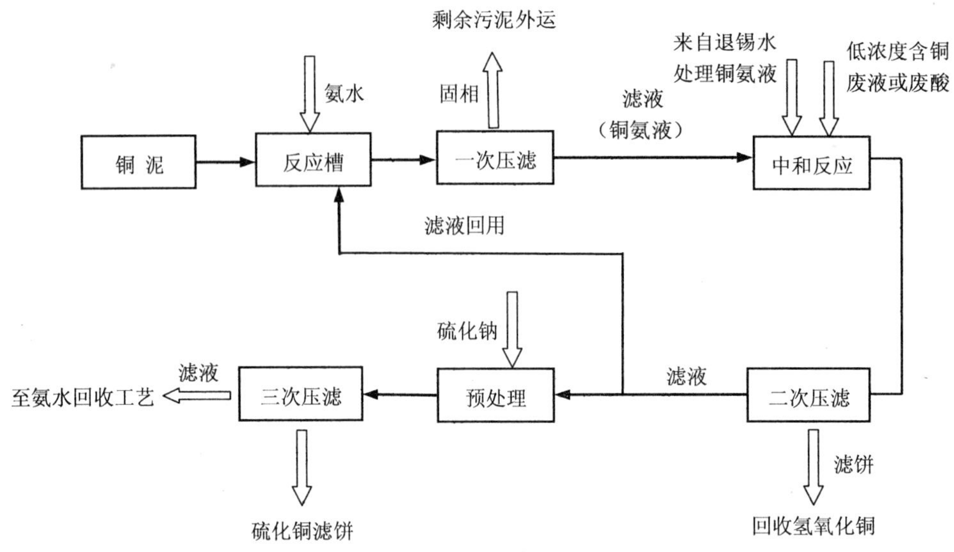

图 4-148　含铜污泥处理工艺流程

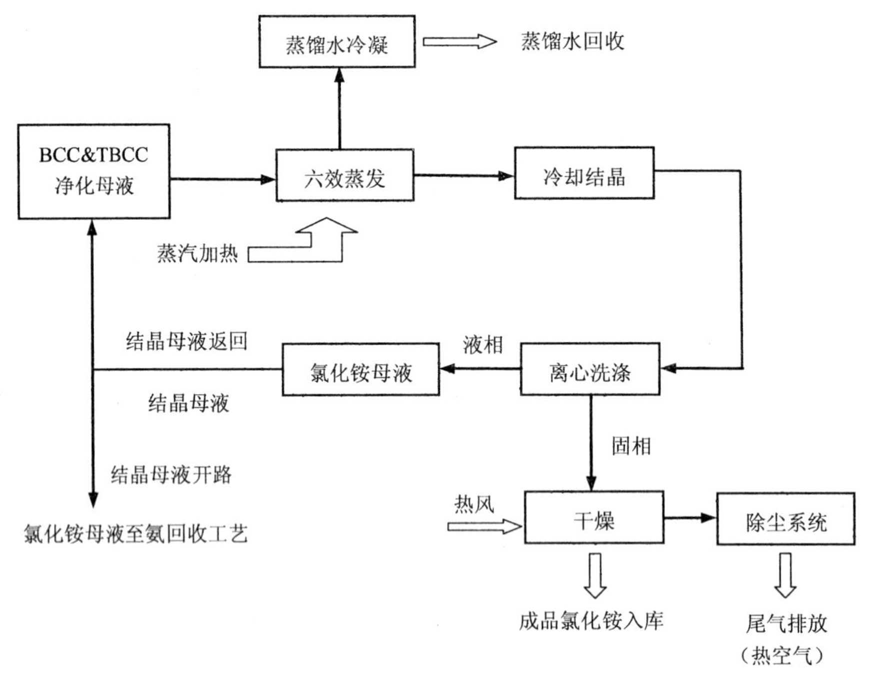

图 4-149　氯化铵回收工艺流程

① 锡回收工艺：退锡废水中加入氨水使锡沉淀下来，然后压滤，加入盐酸溶解，再加入氢氧化钠沉淀生成二氧化锡成品。生产工艺如图 4-150 所示。

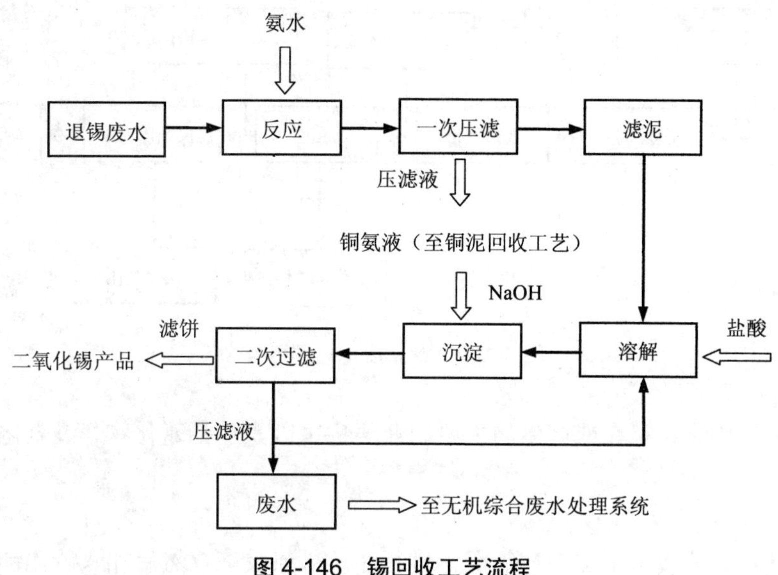

图 4-146　锡回收工艺流程

② 镍回收工艺：镍泥经过酸溶之后混合含镍废液经树脂吸附后得到 2%左右的硫酸镍溶液，如图 4-151 所示。

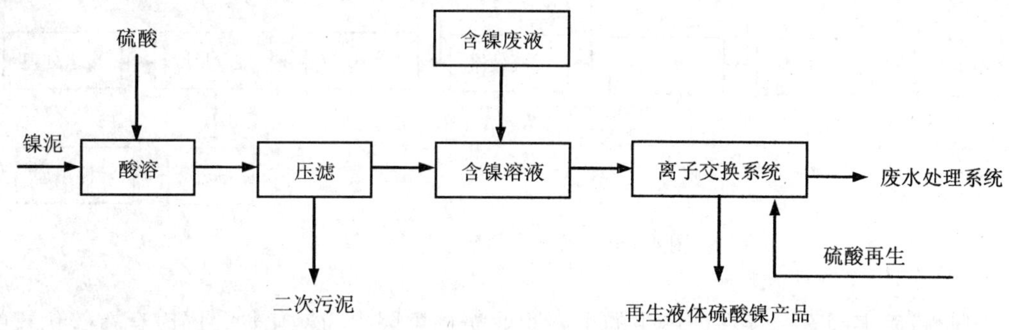

图 4-151　镍回收工艺流程

职业病危害因素：由于生产过程中添加氢氧化钠、硫酸、氨水，存在硫酸、氢氧化钠和氨的危害，同时在回收处理过程中会产生铜尘、二氧化锡、金属镍与难溶性镍化合物的危害，压滤机等生产设备会产生噪声。

（5）含氰废水处理

① 铁氰废水处理

生产工艺：在铁氰废水中加入过氧化氢进行破氰反应，以去除氰化合物，并加入混凝剂碱式氯化铝（PAC）和絮凝剂聚丙烯酰胺（PAM），经过压滤和除 Zn 反应，剩下的废水由综合废水处理系统进行处理，见图 4-152。

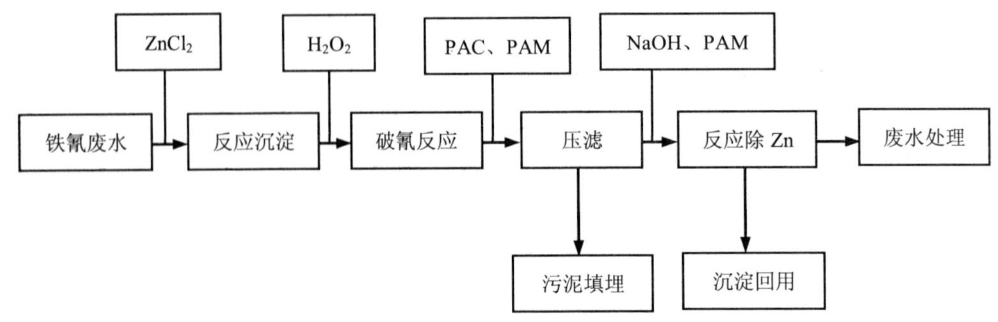

图 4-152 铁氰废水处理流程

职业病危害因素：存在或产生的主要职业病危害因素包括氰化物、过氧化氢和氢氧化钠等。

② 普通含氰废水处理

生产工艺：含氰废水中加入次氯酸钠进行 3 次破氰反应，然后加入硫化钠和硫酸铁进行破络和混凝反应，从而去除氰化合物，见图 4-153。

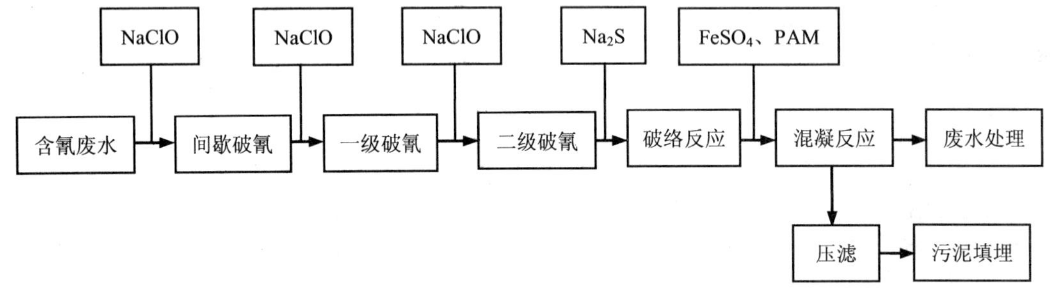

图 4-153 普通含氰废水处理流程

职业病危害因素：存在或产生的主要职业病危害因素为氰化物，同时存在硫化氢的危害。

（6）综合废水处理

综合废水处理工艺包括 3 个部分，分别是废水无害化处理工艺、无机废水综合处理工艺和有机废水综合处理工艺。

① 废水无害化处理

生产工艺：废水无害化处理是对废酸、废碱、油墨、喷漆废水、废乳化液进行处理，通过预处理、中和等工序处理后，把废水分别送入综合处理站或者有机废水综合处理站处理，废渣和污泥外送到有资质的危险废物单位处理（见图 4-154）。

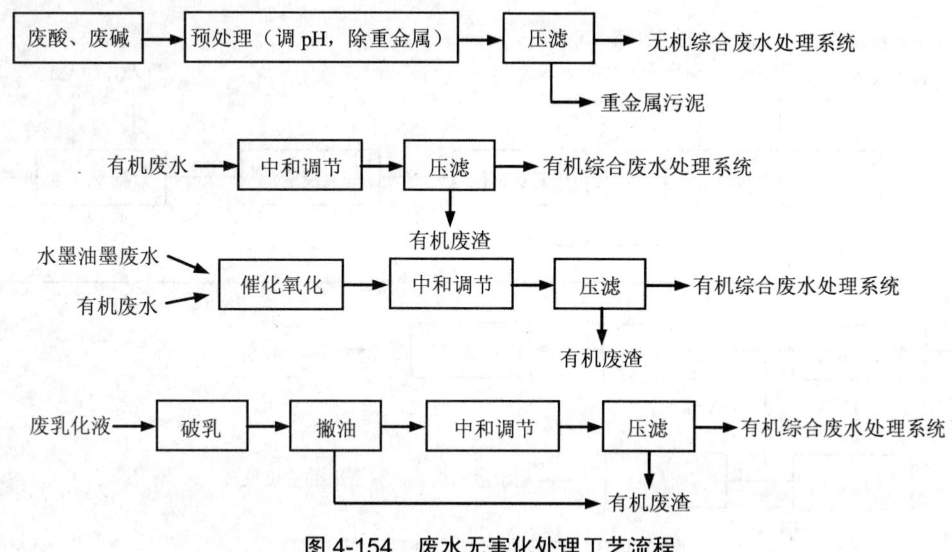

图 4-154 废水无害化处理工艺流程

② 无机废水综合处理

生产工艺：无机废水综合处理工艺是通过加入硫酸、盐酸、氢氧化钠进行反应后，加入硫酸亚铁和聚丙烯酰胺进行絮凝、过滤后通入无机废水综合处理站（见图 4-155）。

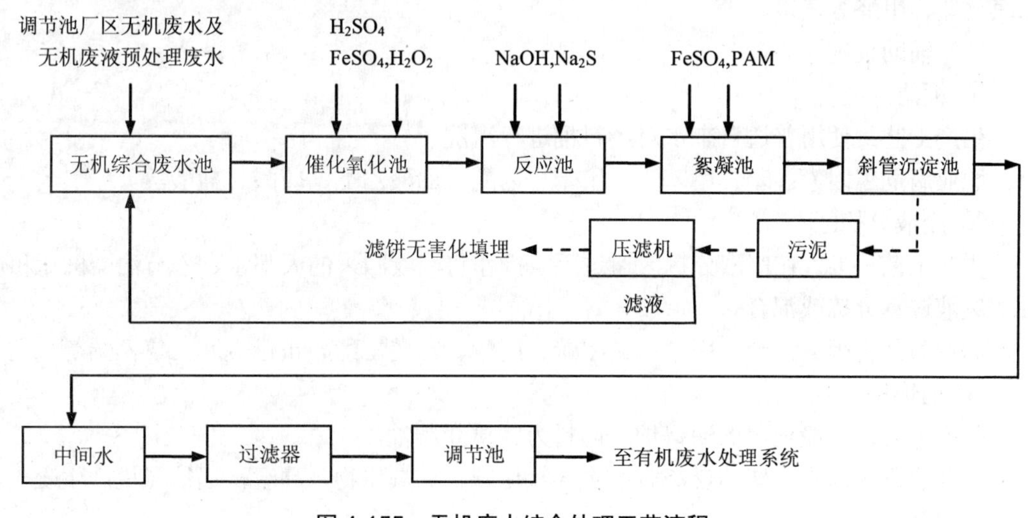

图 4-155 无机废水综合处理工艺流程

③ 有机废水综合处理

生产工艺：有机废水综合处理工艺主要是通过厌氧和好氧反应后，加入聚合氯化铝和聚丙烯酰胺进行絮凝沉淀后排放，其污泥送到有资质的单位进行处理（见图 4-156）。

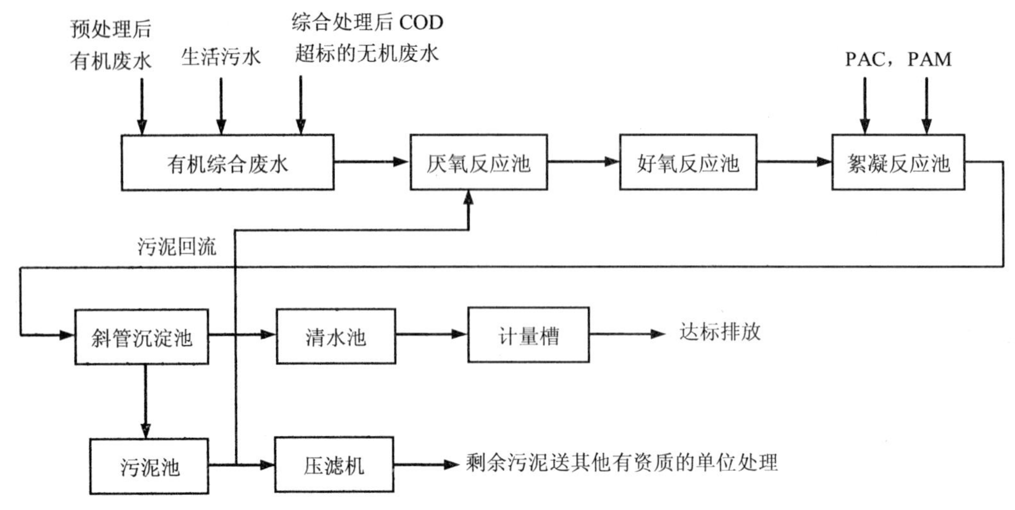

图 4-156　有机废水综合处理工艺流程

职业病危害因素：由于废水种类的不同，产生的职业病危害因素也有所不同。一般来说，预处理工序存在苯、甲苯、二甲苯、硫酸、盐酸、过氧化氢、丙酮、乙酸乙酯、噪声等危害，调节池存在氢氧化钠、硫化氢等危害，厌氧反应池存在硫化氢、二氧化氮、氨、二氧化硫、甲醛等危害。

（7）辅助设施

① 桶清洗区

生产工艺：使用普通自来水对废料桶进行清洗。

职业病危害因素：苯、甲苯、二甲苯、丙酮、乙酸乙酯、硫酸、盐酸等。

② 废液分拣区

生产工艺：工人在废液分拣区通过手工操作将回收回来的天那水、松节油、机油和煤油等废液进行分拣或混合。

职业病危害因素：苯、甲苯、二甲苯、丙酮、乙酸乙酯、正己烷和三氯乙烯等。

③ 锅炉房

生产工艺：一般使用燃油锅炉，燃料为轻质 $0^{\#}$柴油。

职业病危害因素：柴油燃烧时产生一氧化碳、氮氧化物、高温，锅炉风机产生噪声。

④ 配电房

生产工艺：将国家电网电源变压后供生产和生活用电。为应急停电，设有备用柴油发电机组。

职业病危害因素：配电房存在工频电场，柴油发电机产生一氧化碳、氮氧化物、高温、噪声等。

4．职业危害特点

（1）职业病危害因素分布

归纳上述生产工艺及其存在和产生的职业病危害因素，工业废水处理行业职业病危害因素分布情况见表 4-64。

表 4-64 工业废水处理业职业病危害因素分布情况

序号	岗位或工种	职业病危害因素	
		化学因素	物理因素
一、原料预处理区			
1	储罐	硫酸、氨、盐酸、过氧化氢、氢氧化钠	噪声
2	预处理	硫酸、氨、盐酸、过氧化氢、氢氧化钠	噪声
二、铜盐回收车间			
3	抽滤	—	噪声
4	离心	—	噪声
5	碱转	氢氧化钠	噪声
6	压滤	氨	噪声
7	打浆	氨	噪声
8	包装	铜尘	—
9	铜回收废水初处理	盐酸、氢氧化钠	—
三、氯化铵回收车间			
10	加热蒸发	氨	噪声
11	结晶	氨	噪声
12	包装	氨	—
四、重金属回收车间			
13	操作	铜尘、二氧化锡、金属镍与难溶性镍化合物、硫酸、氢氧化钠、氨	噪声
五、含氰废水处理间			
14	铁氰废水	氰化物、氢氧化钠、过氧化氢	—
15	普通含氰废水	氰化物、硫化氢	—
六、废水处理站			
16	预处理	苯、甲苯、二甲苯、硫酸、盐酸、过氧化氢、丙酮、乙酸乙酯	噪声
17	调节池	氢氧化钠、硫化氢	—
18	厌氧反应池	硫化氢、二氧化氮、氨、二氧化硫、甲醛	—
七、辅助设施			
19	桶清洗区	苯、甲苯、二甲苯、丙酮、乙酸乙酯、硫酸、盐酸	—
20	废液分拣区	苯、甲苯、二甲苯、丙酮、乙酸乙酯、正己烷和三氯乙烯	—
21	锅炉控制	一氧化碳、氮氧化物	—
22	配电房巡检	—	工频电场
23	柴油发电机	一氧化碳、氮氧化物	高温、噪声

（2）职业危害程度

工业废水处理行业存在的职业病危害因素除与处理时需添加的化学物品有关外，主要取决于废水所含有的危害成分，其职业病危害因素较为复杂。安刚等对某石化企业废水处理及回用项目进行类比调查时发现，污泥脱水间硫化氢浓度接近职业接触限制，为 9.3 mg/m^3，污水巡检岗位噪声为 87.4 dB（A），超过国家职业卫生标准。张茂东等对某炼化企业污水处理场职业病危害因素的检测结果显示，外操作业人员的个体检测结果化学毒物浓度均符合职业接触限值，但污油罐、自流含油污水池、油泥浮渣池的苯、甲苯、二甲苯、乙苯、戊烷、正庚烷、壬烷、辛烷、环己烷短时间接触浓度检测结果超过国家职业卫生标准，其产生的危害不容忽视。

5．建设项目职业病危害风险分类

工业废水处理行业属于《国民经济行业分类》（GB/T 4754—2011）“水的生产和供应业”中的“污水处理及其再生利用”，根据国家安全监管总局公布的《建设项目职业病危害风险分类管理目录（2012 年版）》，“污水处理及其再生利用”属于职业病危害风险较重项目。

工业废水处理行业存在的职业病危害因素较为复杂，但其生产工艺较先进，多为密闭化作业，除了桶清洗区和废液分拣区为手工操作外，均为自动化操作，同时在防毒设施方面均设有不同的废气处理系统，如酸性废气处理系统、碱性废气处理系统、硫酸铜水洗槽废气处理系统等，各废气处理系统均配备有净化塔、风机等设备，防护效果较好。

综上分析，工业废水处理行业所产生的职业病危害的风险程度，与《建设项目职业病危害风险分类管理目录（2012 年版）》中所列的“污水处理及其再生利用”职业病危害的风险程度无明显区别，应定为职业病危害风险较重建设项目。

参考文献

[1] 安刚，周建华. 某石化企业废水处理及回用项目职业病危害预评价. 中国卫生工程学，2008，7（2）：84-86.

[2] 张茂东，张岩，王晨，等. 某炼化企业污水处理场职业病危害控制效果评价. 职业健康，2010，10（12）：38-41.

（左弘、何家禧）

第四节 交通运输、仓储业

交通运输业指国民经济中专门从事运送货物和旅客的社会生产部门，包括铁路、公路、水运、航空等运输部门。仓储业是专为他人储藏、保管货物的商业营业活动，是现代化大生产和国际、国内商品货物的流转中一个不可或缺的环节，现代仓储业兼有有输送、保管、配送、理货等作用。相关项目内容如下：

（1）铁路运输业，包括铁路旅客运输、铁路货物运输、铁路运输辅助活动（如客运火车站、货运火车站等）；

（2）道路运输业，包括城市公共交通运输（如公共电汽车客运、城市轨道交通、出租车客运等）、公路旅客运输、道路货物运输、道路运输辅助活动（如客运汽车站、公路管理与养护等）；

（3）水上运输业，包括水上旅客运输（如海洋旅客、内河旅客、客运轮渡运输）、水上货物运输（如远洋货物、沿海货物、内河货物运输）、水上运输辅助活动（如客运港口、货运港口等）；

（4）航空运输业，包括航空客货运输（如航空旅客、航空货物运输）、通用航空服务、航空运输辅助活动（如机场、空中交通管理等）；

（5）管道运输业；

（6）装卸搬运和运输代理业，包括装卸搬运、运输代理业（如货物运输、旅客票务代理等）；

（7）仓储业，包括谷物或棉花等农产品仓储、其他农产品仓储。

鉴于交通运输、仓储业主要涉及社会生产和物流行业，职业危害问题并不严重。在《建设项目职业病危害风险分类管理目录（2012 年版）》中，除机场和管道运输业确定为职业病危害风险一般的项目外，其他大部分被确定为职业病危害风险较重的项目。常见交通运输、仓储业职业危害风险分析举例如下。

一、轨道运输

（一）地铁

地铁是应对城市交通阻塞的产物，作为城市轨道交通系统的主力，相比较传统的地面交通系统，地铁行业具有占用土地和空间最少、运输能量最大、运行速度快、环境污染小等特点。

1. 项目组成

地铁是由机车牵引的轨道交通系统，主要包括车站、控制中心、变电所、车辆段、线路设施等项目组成。

（1）车站是地铁载客停靠的地方，包括站厅和站台、车辆设备房、管理用房、污水处理站等。

（2）控制中心用于地铁的调度，包括中央控制室、信号设备室等。

（3）变电所用于车站配电，包括控制室、变压器室、蓄电池室等。

（4）车辆段指车辆维修中心和相关辅助车间，包括检修库、不落镟轮线、工程车库、工程车库驾驶室、调机车库、运用库、污水处理站、设备维修班、化学品仓库等。

（5）线路设施指列车运行的地基设施，包括轨道、路基和桥梁等。

2. 主要生产原辅材料与设备

（1）主要生产原辅材料

地铁行业在维护保养过程中会使用相关的化学原料，常用的有垫片清除剂、刹车盘清洗剂、工业脱脂清洗剂、机电设备清洗溶剂、电子仪表清洁剂、高效洗涤剂、润滑剂、防锈保护蜡、无铅汽油、保护剂、防锈漆、丙烯酸树脂漆、天那水等。

（2）主要生产设备

① 车站

主要设备包括通信系统、信号系统、通风空调系统、主控系统、低压配电及照明系统、环境与设备监控系统（BAS）、火灾自动报警系统（FAS）、自动售检票系统、屏蔽门、自动扶梯、电梯、楼梯升降梯系统等。

② 控制中心

主要设备包括信号设备、通信设备、主控系统设备、电力监控设备、防灾报警、车站设备监控设备、系统设备电源等。

③ 变电所

主要设备包括主变压器、牵引整流机组、配电变压器、电缆、组合式开关柜、电力监控系统等。.

④ 车辆段

主要设备包括不落轮镟床、整体式地下架车机组、电力蓄电池调机、牵引电机及逆变器负荷试验台、空调机组模拟试验台、洗车机、车辆称重设备、列车救援设备等。

⑤ 线路设施

主要设备包括钢轨、经纬仪、水平仪轨、距水平小车、可移动式气压焊设备、液压起道器、手提砂轮机、长轨拉伸机、角向砂轮打磨机、钢轨钻孔机、电气焊设备、砂轮锯轨机等。

3. 生产工艺与职业病危害因素

（1）地铁运行

地铁运行的基本流程是通过列车将乘客运送至目的地。其流程见图 4-157。

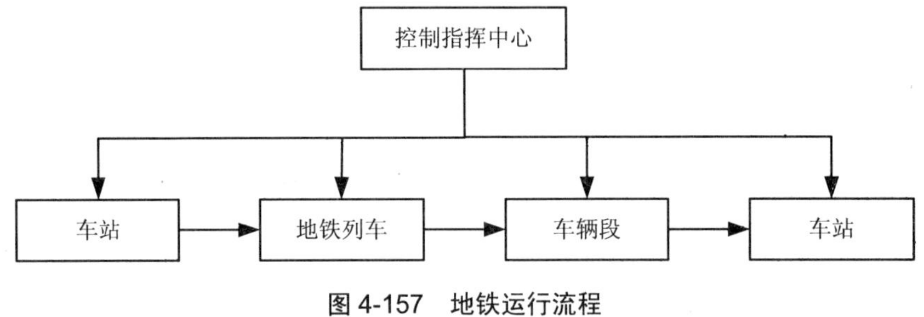

图 4-157 地铁运行流程

① 车站

生产工艺：车站为乘客乘车的地方，包括站厅和站台、车站设备房、污水处理站等。

职业病危害因素：站厅和站台存在的职业病危害因素包括列车运行产生的噪声，人群聚集呼出的二氧化碳，车站通讯设施产生的微波辐射，车站设备房变压器、通讯设备工作时产生的工频电场，污水处理站存在的职业病危害因素氢氧化钠、氯气、氨、硫化氢、噪声等。

② 地铁列车

生产工艺：地铁列车是载客的主体设备。

职业病危害因素：地铁列车在运行过程中会产生机械噪声，对驾驶员造成影响。

③ 控制指挥中心

生产工艺：控制指挥中心负责地铁的调度工作。

职业病危害因素：控制指挥中心存在的职业病危害因素为工频电场、微波辐射。

④ 线路设施

生产工艺：线路设施是地铁列车运行的承载物，包括轨道、路基和桥梁等。

职业病危害因素：线路设施的主要岗位有巡检和检修，检修岗位存在的职业病危害因素有电焊烟尘、一氧化碳、二氧化碳、一氧化氮、二氧化氮、臭氧、紫外辐射、噪声、铬及其化合物、镍化合物、锰及其化合物（焊接过程中产生）、其他粉尘（打磨过程中产生）、噪声、高温等。

（2）变电所

生产工艺：变电所用于车站、控制中心配电。

职业病危害因素：变电所存在的职业病危害因素为工频电场。

（3）列车检修

列车在运行过程中需要在车辆段定期进行检修，以保障车辆的安全运行。检修工作主要包括车辆的各系统状态检查、检测，各部件全面检查、清洁、润滑，部分部件如空调机组、受电弓或集电器的清洁、测试及修理，以及列车的全面调试。流程见图 4-158。

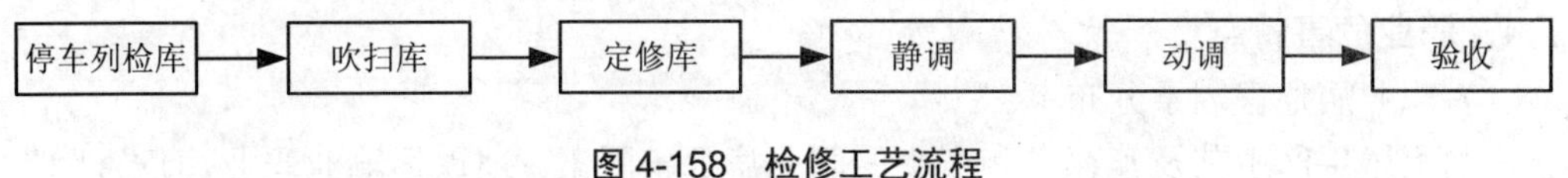

图 4-158　检修工艺流程

列车检修通常在车辆段进行。车辆段主要包括检修库、不落镟轮线、工程车库、工程车库驾驶室、调机车库、运用库、污水处理站、设备维修、化学品仓库等项目。

① 检修库

生产工艺：对地铁列车进行检修。

职业病危害因素：检修库检修岗位使用清洗剂、润滑油和油漆等化学物质，存在苯、甲苯、二甲苯、丙酮、丁酮、异丙醇、乙二醇、丙烯酸、溶剂汽油、二氯甲烷、正己烷、环己烷、正庚烷、三氯甲烷、三氯乙烯、乙酸甲酯、乙酸乙酯、乙酸丁酯等化学毒物，检修过程还存在其他粉尘、噪声、高温等。

② 不落镟轮线

不落镟轮线操作岗位存在的职业病危害因素有其他粉尘和噪声等。

③ 工程车库/工程车库驾驶室/调机车库

生产工艺：对工程车进行调试。

职业病危害因素：工程车库/工程车库驾驶室/调机车库操作岗位存在的职业病危害因素有一氧化碳、二氧化碳、一氧化氮、二氧化氮、二氧化硫、噪声、高温等。

④ 运用库

运用库操作岗位存在的职业病危害因素为噪声。

⑤ 污水处理站

工业废水处理工艺：污水经一级沉淀、气浮处理后，其中浮油及大颗粒杂质基本被去除，再通过过滤处理，去除剩余乳化油、有机污染物、需氧微生物、合成洗涤剂，并脱色、除臭，出水达到要求后排放。常用的化学品包括氢氧化钠、硫酸、氯化铝、聚丙酰胺等。

生活废水处理工艺：经调节池，再经生化处理一体化设备处理，去除悬浮物、有机污染物、需氧微生物、合成洗涤剂，并脱色、除臭，出水达到要求后排放。常用的化学品包括氯化铝、聚丙酰胺等。

职业病危害因素：加药和化学处理池存在氢氧化钠、硫酸等，生物处理池产生氨、硫化氢等，水体消毒时存在氯气。

⑥ 设备维修班

生产工艺：对设备进行维修，包括切割、焊接等岗位。

职业病危害因素：切割过程中存在其他粉尘、噪声等，焊接过程中存在电焊烟尘、一氧化碳、二氧化碳、一氧化氮、二氧化氮、臭氧、紫外辐射、噪声、铬及其化合物、镍化合物、锰及其化合物、高温等。

⑦ 化学品仓库

生产工艺：化学品仓库用于存储检修过程中使用的各种化学品。

职业病危害因素：存在苯、甲苯、二甲苯、丙酮、丁酮、异丙醇、乙二醇、丙烯酸、溶剂汽油、二氯甲烷、正己烷、环己烷、正庚烷、三氯甲烷、三氯乙烯、乙酸甲酯、乙酸乙酯、乙酸丁酯等。

4．职业危害特点

（1）职业病危害因素分布

归纳上述生产工艺及其存在和产生的职业病危害因素，地铁运输业职业病危害因素分布情况见表 4-65。

表 4-65 地铁行业职业病危害因素分布情况

序号	岗位或工种	职业病危害因素	
		化学因素	物理因素
一、车站			
1	站厅和站台工作人员	二氧化碳	噪声、微波辐射
2	设备房巡检	—	工频电场
3	污水处理站操作人员	氢氧化钠、氯气、氨、硫化氢	噪声
二、变电所			
4	操作人员	—	工频电场
三、控制中心			
5	操作人员	—	工频电场、微波辐射
四、地铁列车			
6	驾驶员	—	噪声
五、线路设施			
7	检修	电焊烟尘、一氧化碳、二氧化碳、一氧化氮、二氧化氮、臭氧、铬及其化合物、镍化合物、锰及其化合物、其他粉尘	紫外辐射、高温、噪声
六、车辆段			
8	检修库检修	苯、甲苯、二甲苯、丙酮、丁酮、异丙醇、乙二醇、丙烯酸、溶剂汽油、二氯甲烷、正己烷、环己烷、正庚烷、三氯甲烷、三氯乙烯、乙酸甲酯、乙酸乙酯、乙酸丁酯、其他粉尘	噪声、高温
9	不落镟轮线操作人员	其他粉尘	噪声
10	工程车库操作人员	一氧化碳、二氧化碳、一氧化氮、二氧化氮、二氧化硫	噪声、高温

序号	岗位或工种	职业病危害因素	
		化学因素	物理因素
11	工程车库驾驶员	一氧化碳、二氧化碳、一氧化氮、二氧化氮、二氧化硫	噪声、高温
12	调机车库操作人员	一氧化碳、二氧化碳、一氧化氮、二氧化氮、二氧化硫	噪声、高温
13	运用库操作人员	—	噪声
14	设备维修班维修	电焊烟尘、一氧化碳、二氧化碳、一氧化氮、二氧化氮、臭氧、铬及其化合物、镍化合物、锰及其化合物、其他粉尘	紫外辐射、高温、噪声
15	化学品仓库管理人员	苯、甲苯、二甲苯、丙酮、异丙醇、正己烷、环己烷、正庚烷、三氯甲烷、三氯乙烯、乙酸乙酯、乙酸丁酯	—

（2）职业危害程度

地铁行业主要存在的职业危害因素是噪声、电磁辐射、粉尘及检修工作中因接触苯、甲苯、二甲苯、正己烷而导致的职业危害。刘移民等对某轨道交通建设项目进行了类比检测，结果显示 59 个噪声检测点超标 6 个，超标率达 10%，主要分布在站厅票房岗位；5 个射频辐射检测点超数 2 个，超标率达 40%，超标主要为工作人员在使用对讲机通话时。朱峰等对地铁车站控制等四类勤务人员接触噪声的情况进行监测，每类人员选择 12 名，采用个体噪声检测，结果显示各岗位工作人员接触的噪声均低于 85 dB（A），其中车站控制和车站售票岗位接触的最大噪声分别为 70.5 dB（A）和 78.5 dB（A），不属于噪声作业，而车站厅巡和车站机房岗位接触的最大噪声均达到了 83.6 dB（A），属于噪声作业。孙雅楠对深圳地铁一期竣工的 18 个车站的空气质量进行了检测，结果显示各车站的甲醛、苯、甲苯、二甲苯、总挥发性有机物、氡浓度以及 C 辐射均符合相关卫生要求，只有部分车站的可吸入颗粒物超过国家标准，可能是由于他们的检测时间距车站竣工清场时间较短所致。

5．建设项目职业病危害风险分类

地铁行业属于《国民经济行业分类》（GB/T 4754—2011）中的“道路运输业”的“城市轨道交通”类，根据国家安全监管总局公布的《建设项目职业病危害风险分类管理目录（2012 年版）》，“城市轨道交通”类似于“货运火车站”行业，属于职业病危害风险较重项目。

综上分析，地铁行业所产生的职业病危害的风险程度，与《建设项目职业病危害风险分类管理目录（2012 年版）》中所列的“货运火车站”职业病危害的风险程度相当，应定为职业病危害风险较重建设项目。

参考文献

[1] 刘移民，陈永青，张维森，等. 城市轨道交通建设项目职业病危害预评价. 中国卫生工程学，2006，5（3）：138-140.

[2] 朱峰，左慧，杜伟佳，等. 地铁站勤务人员个体噪声暴露的监测与分析. 中华预防医学杂志，2007，41（4）：311-313.

[3] 孙雅楠. 地铁工作人员面临的职业危害. 城市建设理论研究（电子版），2014，4（18）.

（李天正、杨光涛、翁少凡、何家禧）

（二）集装箱铁路运输

铁路运输是以固定轨道作为运输道路，由轨道机械动力牵引车辆运送旅客和货物的运输方式。铁路运输与其他各种现代化运输方式相比较，具有运输能力大、速度快的特点。此外铁路运输成本较低，且受气候条件限制较小，一般可全天候运营并能做到安全正点。本书主要介绍集装箱铁路运输的职业危害特点。

1. 项目组成

集装箱铁路运输的生产工艺简单，主要包括铁路运输、装卸、堆场等项目组成。

（1）铁路运输是通过火车将集装箱运输至目的地。

（2）装卸是使用吊车、叉车等设备装卸集装箱。

（3）堆场用于存放集装箱。

2. 主要生产原辅材料与设备

（1）主要生产原辅材料

集装箱铁路运输过程主要对集装箱进行铁路运输、装卸、堆放，不涉及使用化学物品。但火车运输和机械装卸设备使用柴油燃料。

（2）主要生产设备

主要生产设备为火车、吊车、叉车、堆高机等。

3. 生产工艺与职业病危害因素

集装箱铁路运输业的基本流程是通过火车将集装箱输送至目的地。

（1）铁路运输

生产工艺：通过火车运送集装箱。

职业病危害因素：火车机头运转过程中产生机械噪声，对机车司机造成影响。

（2）装卸

生产工艺：通过吊车、叉车、堆高机、汽车等将集装箱装卸并运至堆场。

职业病危害因素：装卸作业过程中产生机械噪声和其他粉尘，调度过程中使用对讲机等设备产生微波辐射，夏季露天生产环境中存在高温，还可接触机车排出的二氧化氮、二氧化碳、二氧化硫等。

（3）堆场

生产工艺：储存集装箱。

职业病危害因素：主要包括调度过程中使用对讲机等设备产生微波辐射，夏季露天生产环境中存在高温。

4. 职业危害特点

（1）职业病危害因素分布

归纳上述生产工艺及其存在和产生的职业病危害因素，集装箱铁路运输业职业病危害因素分布情况见表4-66。

表 4-66　集装箱铁路运输职业病危害因素分布情况

序号	岗位或工种	职业病危害因素	
		化学因素	物理因素
1	驾驶机车	—	噪声
2	装卸	二氧化氮、二氧化碳、二氧化硫、其他粉尘	噪声、高温、微波辐射
3	堆场	—	高温、微波辐射

（2）职业危害程度

集装箱铁路运输业存在的职业危害风险主要是作业人员在工作场所接触高温而导致的中暑。该行业作业场所大多为露天作业，夏季作业时环境温度较高，伴有强太阳辐射，容易导致中暑。杨淼等对某集装箱运输港区职业卫生调查结果显示，工作场所存在的主要职业病危害因素一氧化碳、二氧化碳、工频电场、噪声和高温均符合国家职业卫生标准。张文红对临汾铁路辖区的职业危害状况分析结果显示，1999 年到 2003 年，临汾铁路辖区粉尘和毒物的平均合格率分别为 99.1%和 99.3%，而物理因素（主要是噪声、振动）的平均合格率只有 27.7%，说明噪声、振动是铁路工人面临的最重要的职业危害因素。张丽江等对乌鲁木齐市局属从事列车押（转）运工作人员作业环境中的粉尘进行了检测，结果显示 56 个检测点中有 17 个粉尘超标，其中 7 个邮袋装卸点的粉尘全部超标。与此同时，他们还对工人拍摄肺部高千伏 X 线胸片，检查肺部异常情况，结果显示接触粉尘的 305 名工人中检出 I 期矽肺 18 例，需要进一步观察的可疑矽肺 32 例，比例明显高于对照组，表明粉尘是列车押运员接触的重要的职业病危害因素。

5. 建设项目职业病危害风险分类

集装箱铁路运输业属于《国民经济行业分类》（GB/T 4754—2011）中的“铁路运输业”的“货运火车站”类，根据国家安全监管总局公布的《建设项目职业病危害风险分类管理目录（2012 年版）》，“货运火车站”属于职业病危害风险较重项目。

综上分析，集装箱铁路运输业所产生的职业病危害的风险程度，与《建设项目职业病危害风险分类管理目录（2012 年版）》中所列的“货运火车站”职业病危害的风险程度无明显的区别，应定为职业病危害风险较重建设项目。

参考文献：

[1] 杨淼，孙苑菡，杜文霞. 某集装箱运输港区职业卫生调查与评价. 中国卫生工程学，2013，12（4）：267-271.

[2] 张文红. 临汾铁路辖区职业危害状况分析. 铁道劳动安全卫生与环保，2014，31（6）：284-286.

[3] 张丽华，刘金宝，刘军，等. 列车押运员肺部异常情况与职业防护调查分析. 中华预防医学杂志，2015，49（2）：178-181.

（李天正、翁少凡、何家禧）

二、货运港口

（一）通用码头

通用码头是装卸运输除危险品以外的各种货物码头。

1．项目组成

通用码头一般包括货物装卸储存和运输作业以及相关辅助生产。

（1）货物装卸储存和运输作业包括码头作业、堆场区、仓库区、灌包区和水平运输。

（2）辅助生产包括机修车间、中控室、配电房和污水处理站。

2．主要生产原辅材料与设备

（1）主要生产原辅材料

通用码头装卸的各种货物通常包括矿石、煤炭、粮食、水泥、钢材、木材和化肥等。

辅助材料包括污水处理的絮凝剂与消毒剂、皮带维护使用的硫化胶浆等。

（2）主要生产设备

生产设备主要包括桥式抓斗卸船机、堆料机、堆取料机、皮带秤、电动葫芦、单斗装载机、提升导料槽、对讲机等。

辅助装置的主要生产设备包括污水处理系统、弧焊机等。

3．生产工艺与职业病危害因素

（1）货物装卸储存和运输作业

通用码头的生产工艺简单，基本流程为当货物靠岸停泊后卸船，将货物卸船装车后运到指定的暂时存放点（仓库、堆场或筒仓），然后将暂时存放的货物装车运送至港外。其工艺流程见图 4-159。

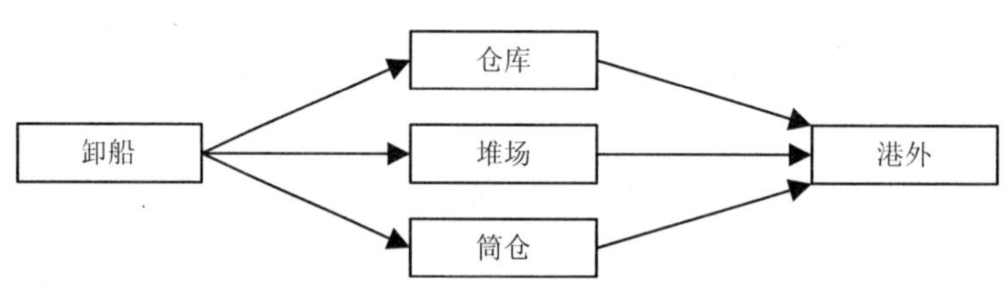

图 4-159 装卸货物工艺流程

① 码头作业

生产工艺：在卸船过程中，以卸船机抓斗抓取货物，卸船机司机通过与甲板上的指挥员配合，进行吊具移动，同时需要单斗装载机司机与挖掘机司机整理、堆垛船舱内货物；调度员主要与船方沟通，并负责卸船作业总调度；清仓时，清仓工需下舱配合挖掘机司机进行货物清理。

职业病危害因素：上述工作人员在作业过程中接触的职业病危害因素包括噪声和粉尘，同时夏季露天作业存在高温危害。粉尘的种类与所卸货物有关，如卸煤时接触煤尘，卸铁矿石接触其他粉尘（铁矿尘）等。

② 堆场作业

生产工艺：堆料机司机负责堆场货物的输入与输出，理货员负责堆场的货物堆存管理以及计量统计。

职业病危害因素：上述工作人员在作业过程中接触的职业病危害因素包括噪声、粉尘、高温。

③ 水平运输

生产工艺：水平运输采用带式皮带机，皮带机巡视工负责皮带运转过程中的监视并及时处理皮带淤堵、偏离问题；清理工负责清理码头前沿、皮带机廊道以及转接塔的落料。转接塔内设采样孔，采样工负责观察自动采样器工作状态。

职业病危害因素：皮带机巡视工、清理工和采样工在作业过程中接触的职业病危害因素包括噪声、粉尘。

（2）辅助生产系统

① 机修车间

生产工艺：机修车间主要承担机械设备的日常维修保养、应急修理以及简单工器具的制作。机修工的作业内容主要有电焊、保养，以及为机械的转动部位打油，更换皮带机清扫器、挡料板等。皮带老化发生断裂时需要对其进行硫化，一般 1～2 年 1 次，同时大型机械与外露的管道每 3 年重新进行一次防腐漆处理。

职业病危害因素：机修电焊时可产生电焊烟尘、电焊弧光、锰及其化合物、一氧化氮、二氧化氮、一氧化碳、臭氧和噪声等职业病危害因素；硫化作业使用硫化黏胶，硫化黏胶为热胶，热胶的胶浆主要成分为合成橡胶，溶剂为三氯乙烯与二甲苯，故硫化工接触的职业病危害因素为三氯乙烯与二甲苯；油漆工接触的职业病危害因素为二甲苯等。

② 中控室

生产工艺：对卸货整个过程进行计算机控制。

职业病危害因素：中控室人员因使用通信设施可接触微波辐射。

③ 污水处理站

生产工艺：对生产废水主要进行沉淀、加絮凝剂等常规处理。

职业病危害因素：加药与清淤作业时，工作人员可接触硫化氢与氨。

4．职业危害特点

（1）职业病危害因素分布

归纳上述生产工艺及其存在和产生的职业病危害因素，通用码头业职业病危害因素分布情况见表 4-67。

表 4-67 通用码头业职业病危害因素分布情况

序号	岗位或工种	职业病危害因素	
		化学因素	物理因素
一、货物装卸储存和运输作业			
1	卸船机司机、指挥员、调度员	粉尘	噪声、高温
2	单斗装载机司机、挖掘机司机、清仓工	粉尘	噪声、高温
3	堆场理货员、堆取料机司机	粉尘	噪声、高温
4	采样工、水平运输清理工、皮带机巡视工	粉尘	噪声、高温

序号	岗位或工种	职业病危害因素	
		化学因素	物理因素
二、辅助生产			
5	机修车间电焊工	电焊烟尘、一氧化碳、一氧化氮、二氧化氮、臭氧、锰及其化合物	噪声、电焊弧光
6	机修车间硫化工	二甲苯、三氯乙烯	噪声
7	机修车间油漆工	二甲苯等	—
8	中控室人员	—	微波辐射
9	污水处理工	硫化氢、氨	—

（2）职业危害程度

通用码头存在的主要职业病危害因素为粉尘、噪声、生产环境高温。梁咏梅等对某粮食码头项目进行目职业病危害识别与关键控制点分析时，其类比资料显示粉尘的短时间接触浓度为 0.7～45.0 mg/m^3，超标率为 23.3%；个体时间加权平均浓度为 2.2～8.7 mg/m^3，超标率为 66.7%；输送机械工接触噪声 8h 等效声级为 88.7～92.2 dB（A），超出职业接触限值的要求。黄慧隆对矿石码头的研究显示，矿石码头存在的主要职业病危害因素和防治重点为粉尘、噪声和高温。王德军等对某矿石码头检测结果显示粉尘合格率为 94.3%，噪声合格率为 94.1%。李旭东等对储运码头的职业病危害因素进行检测，结果显示散货码头 5 个作业岗位中，1#、2#进仓线和新筒仓仓顶输送机械工 3 个岗位工作场所空气中谷物粉尘时间加权平均浓度（C_{TWA}）均超过国家职业卫生标准，分别为 8.70 mg/m^3、5.00 mg/m^3、7.80 mg/m^3，超标率 60.0%；5 个噪声检测点的强度范围为 84.0～91.7 dB（A），超标率为 80.0%。

5. 建设项目职业病危害风险分类

通用码头属于《国民经济行业分类》（GB/T 4754—2011）中的“货运港口”，根据国家安全监管总局公布的《建设项目职业病危害风险分类管理目录（2012 年版）》，“货运港口”属于职业病危害风险较重项目。

根据以上分析，通用码头行业所产生的职业病危害的风险程度，与《建设项目职业病危害风险分类管理目录（2012 年版）》中所列的“货运港口”职业病危害的风险程度无明显区别，应定为职业病危害风险较重建设项目。

参考文献

[1] 梁咏梅，廖明亮，聂新，等. 江门某粮食码头项目进行目职业病危害识别与关键控制点分析. 中国卫生工程学，2015，14（2）：140-142.

[2] 黄慧隆，阮志刚，李谊，等. 矿石码头职业病危害因素识别、分析与防护. 铁路节能环保与安全卫生，2015，4（2）：87-89.

[3] 王德军，杨育林，孔凡玲，等. 某矿石码头工程职业病危害控制效果评价. 中国卫生工程学，2006，5（5）：266-268.

[4] 李旭东，邹剑明，苏世标，等. 储运码头职业病危害关键控制点及防控措施分析. 中国职业医学，2013，40（2）：131-134.

（左弘、杨光涛、何家禧）

（二）集装箱码头

集装箱码头是指包括港池、锚地、进港航道、泊位等水域以及货运站、堆场、码头前沿、办公生活区域等陆域范围的能够容纳完整的集装箱装卸操作过程的具有明确界线的场所。集装箱码头的特点为货物均装在规整的集装箱内，装卸比较方便。

1. 项目组成

集装箱码头主要由码头作业和相关的辅助设施等项目组成。

（1）码头作业包括码头装卸、堆场装卸、闸口作业和水平运输。

（2）辅助生产作业包括维修车间、中控室、配电房、污水处理站和加油站、加气站。

2. 主要生产原辅材料与设备

（1）主要生产原辅材料

装卸货种为集装箱。

辅助材料包括加油站、加气站的柴油、汽油和天然气，污水处理的絮凝剂与消毒剂，维修车间焊接用焊条、维修用油漆和皮带维护使用稀释剂等。

（2）主要生产设备

生产设备主要包括各种集装箱起重机（如岸吊、龙门吊等）和集装箱叉车等。

辅助装置的主要生产设备包括维修用砂轮机、电焊机、空压机等和污水处理系统、变电系统、加油机、加气机等。

3. 生产工艺与职业病危害因素

（1）码头作业

集装箱码头作业包括出口作业和进口作业，如图 4-160、图 4-161 所示。其装卸工艺主要由装卸船、水平运输和堆场装卸车、闸口作业四部分组成。

① 装卸船作业

生产工艺：包括集装箱吊运和装卸船作业。

职业病危害因素：在装卸船作业过程中存在噪声、高温危害。

② 水平运输

生产工艺：水平运输的机械车辆包括集装箱牵引车和集装箱半挂车，在港口堆场内进行集装箱运输。

职业病危害因素：在水平运输作业过程中存在噪声、高温危害。

③ 堆场作业

生产工艺：主要采用龙门吊、堆高机和正面吊进行堆场作业，将有货物集装箱或空箱分别层叠堆放。

职业病危害因素：存在粉尘、噪声、高温危害。

④ 闸口

生产工艺：闸口作业主要包括验箱和打单。部分集装箱需要进行 X 射线快速检测。

职业病危害因素：存在粉尘、噪声、高温危害，X 射线快速检测时存在电离辐射。

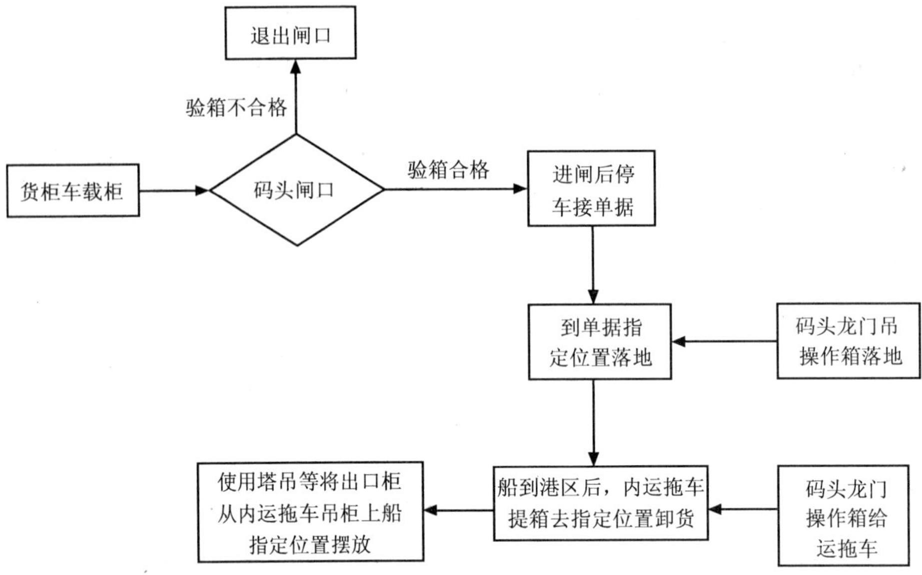

图 4-160 集装箱出口作业流程

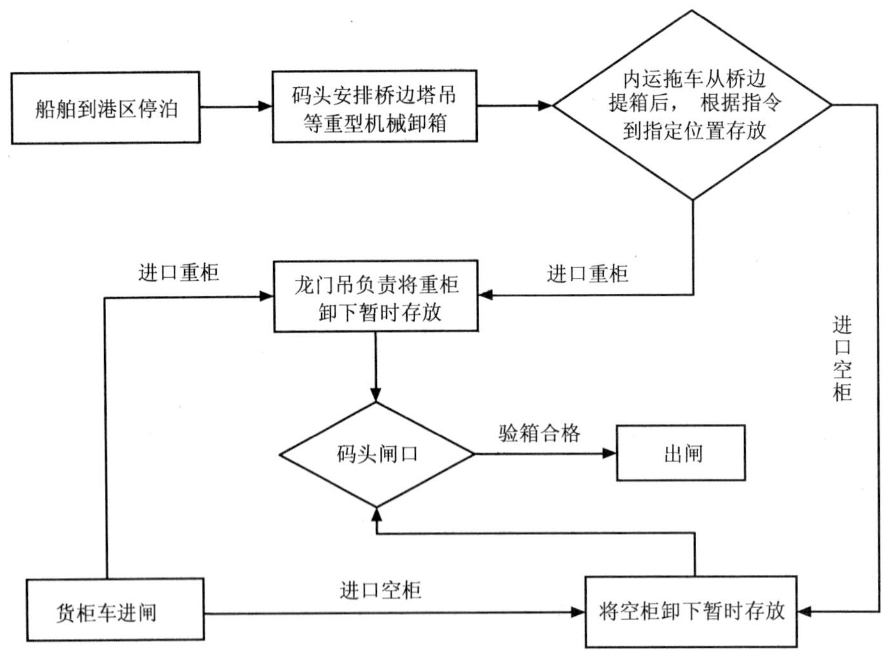

图 4-161 集装箱进口作业流程

（2）辅助生产系统

① 维修车间

生产工艺：维修车间主要承担机械设备的日常维修保养和应急修理，维修工的作业内容主要有电焊、保养以及喷漆等。

职业病危害因素：机修电焊时可产生电焊烟尘、电焊弧光、锰及其化合物、一氧化氮、二氧化氮、一氧化碳、臭氧等职业病危害因素；油漆工接触的职业病危害因素为各种油漆中挥发性有机物，如正丁醇、甲苯、乙酸丁酯、乙苯、壬烷、二甲苯、丙酮、甲基丙烯酸甲酯等危害。

② 加油站

生产工艺：机车加油。

职业病危害因素：汽油和柴油中可能存在甲苯、二甲苯等危害。

③ 加气站

生产工艺：加液化天然气。

职业病危害因素：操作人员可接触甲烷。

④ 中控室

生产工艺：对码头作业进行操控。

职业病危害因素：中控室人员使用的通讯工具可接触微波辐射。

⑤ 污水处理站

生产工艺：对含油废水进行处理，常使用聚合氯化铝、聚丙烯酰胺、氢氧化钠等。

职业病危害因素：加药与清淤作业时，工作人员可接触氢氧化钠、硫化氢与氨。

4．职业危害特点

（1）职业病危害因素分布

归纳上述生产工艺及其存在和产生的职业病危害因素，集装箱码头职业病危害因素分布情况见表 4-68。

表 4-68　集装箱码头职业病危害因素分布情况

序号	岗位或工种	职业病危害因素	
		化学因素	物理因素
一、货物装卸储存和运输作业			
1	起重机司机、指挥员、调度员	—	噪声、高温
2	堆场理货员、堆高机司机	粉尘	噪声、高温
3	集装箱运输人员	—	噪声、高温
4	闸口验箱员	—	噪声、X 射线、高温
二、辅助生产			
5	维修车间电焊工	电焊烟尘、一氧化碳、一氧化氮、二氧化氮、臭氧、锰及其化合物	噪声、电焊弧光
6	机修车间油漆工	正丁醇、乙苯、二甲苯、丙酮、乙酸乙酯、苯、甲苯、乙酸丁酯、环己酮等	—
7	加油站操作人员	甲苯、二甲苯	—
8	加气站操作人员	甲烷	低温
9	中控室人员	—	微波辐射
10	污水处理工	硫化氢、氨	—

（2）职业危害程度

集装箱码头主要存在的职业危害风险是作业人员在工作场所接触的噪声以及高温而

导致中暑。该行业工作时间长，作业场所大多为露天作业，夏季作业时环境温度高，容易导致中暑。李丽等对惠州市码头职业病危害进行调查，检测结果显示 11 个噪声检测点噪声强度范围为 72.6～90.0 dB（A），超标率为 27.30%；11 个高温检测点，温度范围为 29.6～37.4℃，超标率为 36.40%。杨淼等对某集装箱运输港区职业卫生调查与评价结果显示，存在的主要职业病危害因素一氧化碳、二氧化碳、工频电场、噪声和高温均符合国家职业卫生标准。目前关于此行业发生的职业病危害事故尚未见报道。

5．建设项目职业病危害风险分类

集装箱码头属于《国民经济行业分类》（GB/T 4754—2011）中的“货运港口”，根据国家安全监管总局公布的《建设项目职业病危害风险分类管理目录（2012 年版）》，“货运港口”属于职业病危害风险较重项目。

根据以上分析，集装箱码头行业所产生的职业病危害的风险程度，与《建设项目职业病危害风险分类管理目录（2012 年版）》中所列的“货运港口”职业病危害的风险程度无明显区别，应定为职业病危害风险较重建设项目。

参考文献

[1] 李丽，管辉岳，李宁，等. 惠州市码头职业病危害调查及防控策略分析. 河南预防医学杂志，2014，25（4）：341-348.

[2] 杨淼，孙苑菡，杜文霞. 某集装箱运输港区职业卫生调查与评价. 中国卫生工程学，2013，12（4）：267-271.

（左弘、杨光涛、何家禧）

（三）油料卸载码头

油料卸载码头是指以卸载运输包括航空煤油、柴油和汽油等油料的码头。

1．项目组成

油料卸载码头主要由码头作业、管线系统以及相关的辅助设施等项目组成。

（1）码头作业包括码头平台作业和输油系统。

（2）辅助生产作业包括中控室、污水收集池、氮气站和消防泵房。

2．主要生产原辅材料与设备

（1）主要生产原辅材料

装卸货种为航空煤油、柴油和汽油等油料。

辅助材料主要是在装卸完成管道清扫时需用使用氮气吹扫。

（2）主要生产设备

生产设备主要为输油臂和管道。

辅助装置包括油气回收装置、氮气发生装置、污水收集池以及消防设备如柴油机长轴消防泵、水/泡沫消防炮、定位连接浮筒等。

3. 生产工艺与职业病危害因素

（1）码头平台作业

生产工艺：卸载油料时由工人通过输油臂将管口对接，测试压力后开通阀门进行卸油，油料通过管道直接输送到油库进行库存，卸油过程全机械化、自动化。输油臂装卸作业结束后，需采用氮气从输油臂外臂接口端将油品吹扫至输油臂支管内，再利用泄空泵将油品管道内的油品抽空送至输油臂与主管线连接的支管内，最后送至陆域储罐内。具体工艺流程见图4-162。

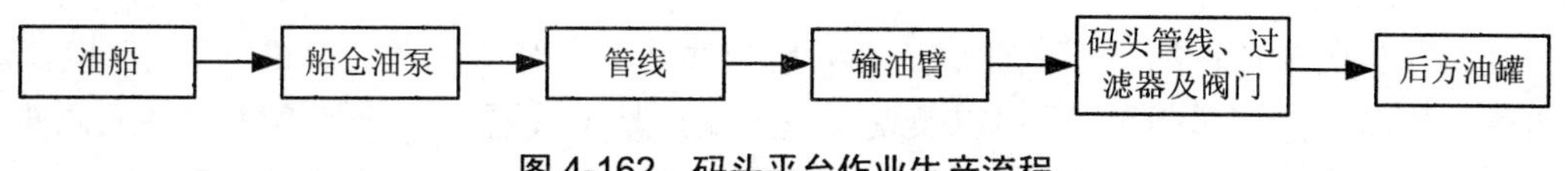

图4-162　码头平台作业生产流程

职业病危害因素：来源于所卸载油料的挥发性成分。一般来说，航空煤油主要含有正庚烷、甲苯、正辛烷、乙苯、正壬烷、二甲苯等；汽油93#主要含有丁二烯、异戊烷、正戊烷、正己烷、苯、正庚烷、甲苯、正辛烷、乙苯、丁烯、二甲苯等；汽油97#主要含有异戊烷、正戊烷、正己烷、苯、正庚烷、甲苯、乙苯、二甲苯等；柴油主要含有异戊烷、正辛烷、正壬烷等。此外，由于露天作业，巡检工作人员会接触高温危害。

（2）辅助生产系统

① 中控室

生产工艺：对码头作业进行操控。

职业病危害因素：中控室人员使用通信设施可接触微波辐射。

② 污水收集池

生产工艺：包括船舱含油污水、洗舱污水，汇入污水池，一般由专业公司进行处理。

职业病危害因素：硫化氢。

③ 消防泵房

生产工艺：存放消防设备。

职业病危害因素：噪声。

4. 职业危害特点

（1）职业病危害因素分布

归纳上述生产工艺及其存在和产生的职业病危害因素，油料卸载码头职业病危害因素分布情况见表4-69。

表4-69　油料卸载码头职业病危害因素分布情况

序号	岗位或工种	职业病危害因素	
		化学因素	物理因素
一、码头作业			
1	操作、巡检	航空煤油（正庚烷、甲苯、正辛烷、乙苯、正壬烷、二甲苯）； 汽油93#（丁二烯、异戊烷、正戊烷、正己烷、苯、正庚烷、甲苯、正辛烷、乙苯、丁烯、二甲苯）； 汽油97#（异戊烷、正戊烷、正己烷、苯、正庚烷、甲苯、乙苯、二甲苯）； 柴油（异戊烷、正辛烷、正壬烷）	高温

序号	岗位或工种	职业病危害因素	
		化学因素	物理因素
二、辅助生产			
2	中控室人员	—	微波辐射
3	污水收集池	硫化氢	—
4	消防泵房	—	噪声

（2）职业危害程度

油料卸载码头存在的主要职业病危害因素为油品所含有的挥发性有机物（正己烷、苯、正庚烷、甲苯、二甲苯等）、噪声以及夏季露天生产环境高温等。李旭东等对油品码头 5 个作业岗位工作场所空气中苯、甲苯、二甲苯、溶剂汽油 C_{TWA} 检测结果显示，仅维修班作业人员岗位苯 C_{TWA}（12.44 mg/m^3）超标，超标率 20.0%，主要来源为油品杂质。邹华等对某油品码头职业病危害工程防护措施进行分析，职业病危害因素检测结果显示噪声超标率 16.67%，超标岗位为燃料油泵棚；高温超标率 66.67%，超标岗位为码头和燃料油罐区。在正常情况条件下，该行业各岗位有毒化学物质的浓度一般都小于职业接触限值，但由于运输的油品易燃易爆，有潜在的危险因素存在，各种意外以及操作人员严重偏离安全操作规程，均会使工作场所的化学毒物浓度超过限值，引起中毒事件以及爆炸发生，必须高度重视。

5．建设项目职业病危害风险分类

油料卸载码头属于《国民经济行业分类》（GB/T 4754—2011）中的“货运港口”，根据国家安全监管总局公布的《建设项目职业病危害风险分类管理目录（2012 年版）》，“货运港口”属于职业病危害风险较重项目。

目前油料卸载码头的卸油过程均实现了全机械化、自动化，操作人员一般每隔约 2 h 对管道进行一次巡检，其余时间在办公室实施监控。油料中虽含有微量苯及多种有机化合物，但使用全密闭的管道进行运输，并设置有可燃气体探测器，且为露天操作，发生职业病危害事件的可能性较小。

根据以上分析，油料卸载码头所产生的职业病危害的风险程度，与《建设项目职业病危害风险分类管理目录（2012 年版）》中所列的“货运港口”职业病危害的风险程度有明显的区别，应定为职业病危害风险一般建设项目。

参考文献

[1] 李旭东，邹剑明，苏世标，等. 储运码头职业病危害关键控制点及防控措施分析. 中国职业医学，2013，40（2）：131-134.

[2] 邹华，栾俞清，周莉芳，等. 油品码头职业病危害工程防护措施分析及风险评估. 浙江预防医学，2014，26（9）：884-892.

（左弘、杨光涛、何家禧）

（四）卸煤码头

1. 项目组成

卸煤码头主要由码头卸煤泊位、输送设备、堆场以及相关的辅助设施等项目组成。

2. 主要生产原辅材料与设备

（1）主要生产原辅材料

原辅料为煤炭。

（2）主要生产设备

生产设备包括卸船机、推耙机、输送带和输送车辆。

3. 生产工艺与职业病危害因素

（1）卸煤码头

生产工艺：卸煤码头作业方式较为简单，即货船泊岸后，由卸船机卸煤，以斗轮机运至煤场并经输送带或汽车输送至用煤场所。最后，以推耙机对货船上的剩余煤渣进行清舱，部分场所以手工清煤。

职业病危害因素：首先是煤尘和噪声，接触岗位包括卸船机操作、推耙机清舱、手工清煤、卸船机皮带当值和巡检工序；其次是卸船机、推耙机操作人员在操作过程受到全身振动的危害。由于生产装置为露天布置，卸煤、巡检等露天作业员工在生产过程中容易受夏季高温的影响。此外，高温季节易发生煤的自燃，作业现场可能存在一氧化碳的危害。

（2）辅助设施

① 废水处理

生产工艺：产生的废水主要为冲洗场地的煤渣废水，一般被输送至沉煤池，通过沉降、石英砂过滤处理后可循环使用。

职业病危害因素：硫化氢。

② 维修

生产工艺：维修主要是卸煤设备的日常维护和检修，包括电焊、喷漆和输送机皮带维护，皮带维护的频率一般为5～6年1次。

职业病危害因素：焊接通常为氩弧焊，会产生电焊烟尘、二氧化氮、一氧化碳、臭氧、锰及其无机化合物、紫外辐射；喷漆时油漆中通常含有甲苯、二甲苯、乙苯等成分；输送机皮带维护时，在硫化胶接过程可产生二氧化硫和硫化氢。

4. 职业危害特点

（1）职业病危害因素分布

归纳上述生产工艺及其存在和产生的职业病危害因素，卸煤码头职业病危害因素分布情况见表4-70。

表 4-70 卸煤码头职业病危害因素分布情况

序号	岗位或工种	职业病危害因素	
		化学因素	物理因素
一、卸煤码头			
1	卸船机操作工序	煤尘	噪声、全身振动、高温
2	推耙机清舱工序	一氧化碳、煤尘	噪声、全身振动、高温
3	手工清煤工序	一氧化碳、煤尘	噪声、高温
4	巡检工序	一氧化碳、煤尘	噪声、高温
5	卸船机皮带值班室	煤尘	噪声、高温
二、辅助设施			
6	废水处理	硫化氢	—
7	维修：电焊	电焊烟尘、二氧化氮、一氧化碳、臭氧、锰及其无机化合物	紫外辐射
8	维修：喷漆	甲苯、二甲苯、乙苯	—
9	皮带维护胶接	二氧化硫、硫化氢	—

（2）职业危害程度

卸煤码头存在的主要职业病危害因素为煤尘、一氧化碳和噪声。李旭东等对储运码头职业病危害因素检测结果显示，煤码头 20 个作业岗位中，堆场皮带机皮带巡检工、卸船机指挥员 2 个岗位工作场所空气中煤尘 C_{TWA}（7.20、12. 44 mg/m^3）超标，超标率为 10.0%；11 个作业岗位一氧化碳 C_{TWA} 检测结果，仅清扫工岗位（86.20 mg/m^3）超标，超标率 9.1%；煤码头皮带巡检工和推耙机司机岗位噪声超标，分别为 86.5 dB（A）和 90.6 dB（A）。杨杰对某煤码头工程进行了类比检测，结果显示 12 个煤尘检测点的浓度范围为 0.2～45.00 mg/m^3，有 5 个点超标，超标率为 41.67%。

5. 建设项目职业病危害风险分类

卸煤码头属于《国民经济行业分类》（GB/T 4754—2011）中的“货运港口”，根据国家安全监管总局组织编制的《建设项目职业病危害风险分类管理目录（2012 年版）》，“货运港口”属于职业病危害风险较重项目。

根据以上分析，卸煤码头所产生的职业病危害的风险程度，与《建设项目职业病危害风险分类管理目录（2012 年版）》中所列的“货运港口”职业病危害的风险程度无明显区别，应定为职业病危害风险较重建设项目。

参考文献

[1] 李旭东，邹剑明，苏世标，等. 储运码头职业病危害关键控制点及防控措施分析. 中国职业医学，2013，40（2）：131-134.

[2] 杨杰. 某煤炭码头工程职业病危害预评价结果分析. 江苏卫生保健，2012，14（1）：26-27.

（左弘、杨光涛、何家禧）

（五）液化天然气接卸码头

液化天然气（LNG）接卸码头是接收、储存和输送液化天然气的码头。

1．项目组成

液化天然气接卸码头一般包括 LNG 接收储存、LNG 外输、输气干线以及辅助生产。

（1）LNG 接收储存作业包括 LNG 卸船和 LNG 储存。

（2）LNG 外输包括 LNG 气化外输、蒸发气（BOG）处理、火炬/放空系统、槽车系统等。

（3）输气干线。

（4）辅助生产包括变配电系统、污水处理系统、给排水系统、空气及氮气系统、维修车间、冷能利用等。

2．主要生产原辅材料与设备

（1）主要生产原辅材料

主要原料为液化天然气。

辅助材料包括海水（用于加热 LNG）、氮气等。

（2）主要生产设备

生产设备主要包括卸船工艺系统（液体卸船臂、气体返回臂、LNG 取样器、LNG 卸船管线、蒸发气回流管线、LNG 循环保冷管线）、LNG 储罐、气化外输系统（低压输送泵、高压输送泵、再冷凝器、高压气体计量系统、管道清管收发器）、蒸发气处理系统等。

辅助装置的主要生产设备包括变电装置、工艺海水系统、空气压缩机、热交换机、自动控制系统等。

3．生产工艺与职业病危害因素

液化天然气（LNG）接卸码头的工艺流程如图 4-163 所示。

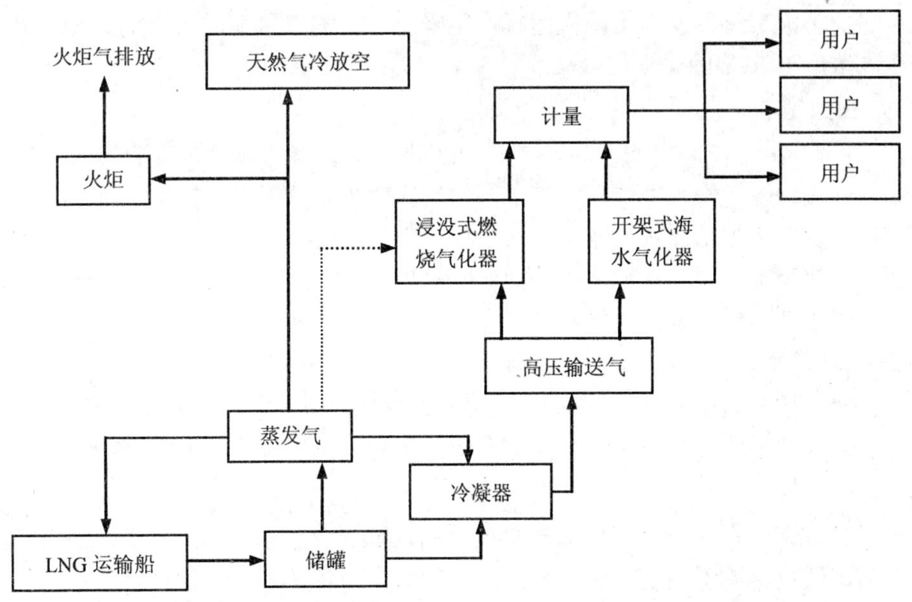

图 4-163 液化天然气（LNG）接卸码头的工艺流程

（1）LNG 接收储存作业

① LNG 卸船

生产工艺：LNG 运输船靠泊并与卸船臂对接后，LNG 通过运输船上的输送泵再经卸船臂分别通过支管汇集到总管，输送到 LNG 储罐中。卸船结束后，将码头上布置的氮气管线与卸船臂的氮气接口连接，利用氮气吹扫残留于卸船臂中的 LNG 至 LNG 运输船。

职业病危害因素：卸船时接驳吹扫和装卸泵产生噪声；由于 LNG 组分为甲烷、C2～C5 烷烃等烃类化合物，在脱硫不完全的情况下存有微量的硫化氢，LNG 在输送过程中，在接驳口、采样口、管道转弯连接处、泵、阀门区、法兰等处时泄漏和吹扫后部分返流可产生上述物质。

② LNG 储存

生产工艺：LNG 输送到 LNG 储罐中进行储存，LNG 储罐一般设有两级负压保护。

职业病危害因素：主要为泄漏的 LNG 组分，如甲烷、C2～C5 烷烃等烃类化合物和硫化氢。

（2）LNG 外输

① LNG 气化外输

生产工艺：LNG 输送一般采用两级泵输送系统。低压泵（一级潜液泵）把 LNG 从 LNG 储罐输送到再冷凝器后，再经过高压输送泵把 LNG 输送到气化器。LNG 在接收站气化后经管道首站输往各分输站和末站，在各分输站和末站内经过分离、计量、流量控制与调节及压力控制后供给各城市接收门站。

职业病危害因素：低压泵、高压泵等泵类和气化器运行过程中产生噪声；各种泵、气化口、再冷凝器可泄漏 LNG 组分。

② 蒸发气处理

生产工艺：采用直接输出法和再冷凝法等技术处理接收站的蒸发气体。

职业病危害因素：蒸发气压缩机运行产生噪声；压缩机压缩后浓缩的 LNG 组分泄漏时易产生高浓度 LNG 组分。

③ 火炬/放空

生产工艺：接收站内设有去火炬管线，当同时发生因接收站事故需将蒸发气排至火炬的情况和因外输管线检修需将残存的高压天然气排火炬的情况时，优先将蒸发气总管中的气体排火炬，防止接收站蒸发气超压事故发生。

职业病危害因素：控制阀和调压阀泄漏时产生 LNG 组分，火炬燃烧产生一氧化碳和二氧化碳；调压阀调压和事故放空时产生噪声。

④ 槽车运输

生产工艺：槽车装车站设有装车位，可通过液体装车臂进行 LNG 装车作业并运输。

职业病危害因素：装车臂的槽车入口如密闭不严，可挥发产生 LNG 组分。

（3）输气干线

生产工艺：LNG 在接收站气化后经管道首站输往各分输站和末站，在各分输站和末站内经过分离、计量、流量控制与调节及压力控制后供给各城市接收门站。

职业病危害因素：噪声主要来自天然气在管道中输送时的气流运动、气体调压撬调压以及天然气气体放空；管道、设备泄漏、过滤分离器和污水回收罐清污时泄漏、接收发送管道球时可能产生 LNG 组分。

（4）辅助生产

① 污水处理

生产工艺：对生产废水主要进行沉淀、加絮凝剂等常规处理。

职业病危害因素：加药与清淤作业时，工作人员可接触硫化氢与氨。

② 维修车间

生产工艺：承担机械设备的日常维修保养，平时应急修理，以及简单工器具的制作，维修工的作业内容主要有电焊、保养，以及为机械的转动部位打油等。

职业病危害因素：维修电焊时可产生电焊烟尘、电焊弧光、锰及其化合物、一氧化氮、二氧化氮、一氧化碳、臭氧和噪声等职业病危害因素。

③ 配电房

生产工艺：将国家电网电源变压后供生产和生活用电。为应急停电，建设单位有备用柴油发电机组。

职业病危害因素：配电房存在工频电场。

④ 氮气系统

生产工艺：制氮系统提供正常操作用氮气，液氮储存及气化用于卸船作业或设备吹扫时补充制氮系统的不足和备用。

职业病危害因素：噪声、低温。

⑤ 冷能利用

生产工艺：LNG 冷能的利用过程可分为直接利用、间接利用两种，直接利用包括空气液化分离、发电、轻烃分离、液态乙烯储存、冷库、制液化 CO_2 和干冰、海水淡化、空调、低温养殖等，间接利用包括低温破碎、冷冻食品、水和污染处理等。

职业病危害因素：LNG 组分、噪声、低温。

4．职业危害特点

（1）职业病危害因素分布

归纳上述生产工艺及其存在和产生的职业病危害因素，液化天然气接卸码头职业病危害因素分布情况见表 4-71。

表 4-71　液化天然气接卸码头职业病危害因素分布情况

序号	岗位或工种	职业病危害因素	
		化学因素	物理因素
一、LNG 接收储存作业			
1	LNG 卸船	LNG 组分（甲烷、C2～C5 烷烃等烃类化合物、硫化氢）	噪声
2	LNG 储存	LNG 组分（甲烷、C2～C5 烷烃等烃类化合物、硫化氢）	—
二、LNG 外输			
3	LNG 气化外输	LNG 组分（甲烷、C2～C5 烷烃等烃类化合物、硫化氢）	噪声
4	蒸发气处理	LNG 组分（甲烷、C2～C5 烷烃等烃类化合物、硫化氢）	噪声
5	火炬/放空	CO_2、CO、LNG 组分（甲烷、C2～C5 烷烃等烃类化合物、硫化氢）	噪声
6	槽车运输	LNG 组分（甲烷、C2～C5 烷烃等烃类化合物、硫化氢）	—

序号	岗位或工种	职业病危害因素	
		化学因素	物理因素
三、输气干线			
7	输气干线	LNG 组分（甲烷、C2～C5 烷烃等烃类化合物、硫化氢）	噪声
四、辅助设施			
8	污水处理	氨、硫化氢	—
9	维修车间	电焊烟尘、锰及其无机化合物、一氧化碳、二氧化氮、臭氧、其他粉尘	紫外线、噪声
10	配电房巡检	—	工频电场
11	氮气系统巡检	—	噪声、低温
12	冷能利用巡检	LNG 组分（甲烷、C2～C5 烷烃等烃类化合物、硫化氢）	噪声、低温

（2）职业危害程度

液化天然气接卸码头的职业病危害因素主要是天然气泄漏产生的 LNG 组分，包括甲烷等烷烃物质以及少量的硫化氢。张岩等对某压缩天然气加气站进行职业病危害因素调查时发现，正常情况下工作场所存在甲烷和硫化氢的可能性较小，但压缩机启动前进气缓冲气泄压时甲烷的浓度较高，同时噪声危害也不容忽视。王金明报道的某天然气管道输送配套工程加气母站职业病危害控制效果评价显示，工作场所各种职业病危害的浓度或强度均符合国家职业卫生标准。但在抢修、事故维护、设备腐蚀泄漏等非常态情况下，如果防护不当，可能存在或产生的甲烷、乙烷、丙烷、丁烷等职业危害因素。

5．建设项目职业病危害风险分类

液化天然气接卸码头属于《国民经济行业分类》（GB/T 4754—2011）中的“货运港口”，根据国家安全监管总局组织编制的《建设项目职业病危害风险分类管理目录（2012 年版）》，“货运港口”属于职业病危害风险较重项目。

综上分析，液化天然气接卸码头所产生的职业病危害的风险程度，与《建设项目职业病危害风险分类管理目录（2012 年版）》中所列的“货运港口”职业病危害的风险程度一致，应定为职业病危害风险较重建设项目。

参考文献

[1] 张岩，王晨，张茂东. 某 CNG 加气母站职业病危害因素及其防护措施. 职业与健康，2011，27（22）：2545-2547.

[2] 王金明. 某天然气管道输送配套工程加气母站职业病危害控制效果评价. 中国卫生工程学，2015，14（2）：114-117.

（左弘、何家禧）

三、机场（燃油供应）

机场航空燃油主要用于航空涡轮发动机的燃料，其成分主要由不同馏分的烃类化合物组成，具有热值高、燃烧性能好、低温流动性好、热安定性和抗氧化安定性好、洁净度高等特点。航空燃油供应业包括储存、管道输送、飞机加油三个部分。

1．项目组成

机场航空煤油供应业由油库、加油管线、航空加油站等项目组成。

（1）油库用于储存航空燃油，包括储罐、泵站、计量站等。

（2）加油管线一般埋设于地下，地上部分为加油栓。

（3）航空加油站用于存放和测试加油车。

2．主要生产原辅材料与设备

（1）主要生产原辅材料

航空燃油通过管线进行传输，不涉及化学反应，主要生产原材料为航空煤油。航空煤油挥发性有机组分中含有烷烃、环烷烃及芳香烃等，主要包括甲苯、二甲苯、乙苯、正庚烷、正辛烷、正壬烷等。

（2）主要生产设备

主要生产设备包括输油管道、计量器、泵、储罐、加油车等。

3．生产工艺与职业病危害因素

（1）油库

油库储存的基本流程是航空煤油通过管线输送至储罐，再由储罐通过管线输送至机场，其工艺流程见图4-164。

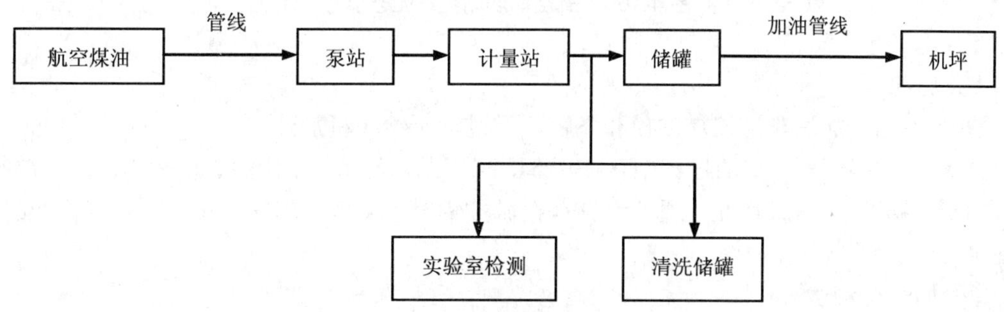

图4-164　油库储存的生产工艺流程

① 管线

生产工艺：通过管线输送航空煤油。

职业病危害因素：管线输送航空煤油为全密闭自动化作业，正常生产情况下，不存在职业病危害因素。

② 泵站

生产工艺：通过泵站将航空煤油输送至储罐。

职业病危害因素：泵站工作时会产生机械噪声，在运行或维修时可能泄漏航空煤油产生甲苯、二甲苯、乙苯、正庚烷、正辛烷、正壬烷等。

③ 计量站

生产工艺：对输送的航空煤油进行计量。

职业病危害因素：计量站在运行或维修时可能泄漏航空煤油产生甲苯、二甲苯、乙苯、正庚烷、正辛烷、正壬烷等。

④ 储罐

生产工艺：储存航空煤油。

职业病危害因素：储罐为露天设置，储罐检测、巡检岗位存在甲苯、二甲苯、乙苯、正庚烷、正辛烷、正壬烷、高温等。

⑤ 清洗储罐

生产工艺：对储罐内部进行清洗，属密闭空间作业。

职业病危害因素：清洗岗位存在甲苯、二甲苯、乙苯、正庚烷、正辛烷、正壬烷等。

（2）加油管线

加油管线埋设于地下，用于输送航空煤油。正常生产情况下，加油管线为全密闭状态，不存在职业病危害因素。

（3）航空加油站

航空加油站的主要功能是给飞机加油，其工艺流程见图 4-165。

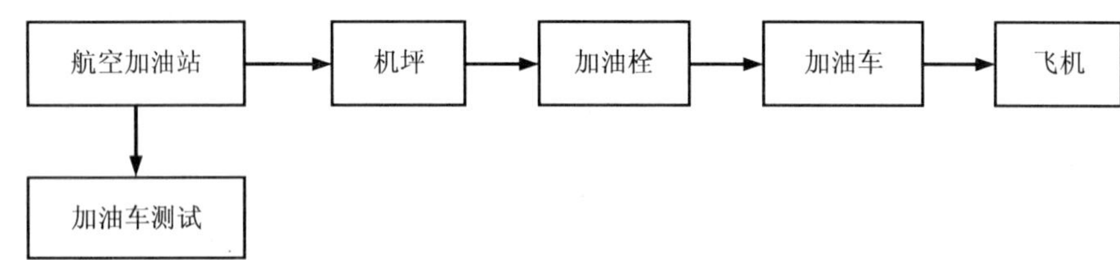

图 4-165 航空加油站生产工艺流程

① 加油车

生产工艺：加油车连接加油栓和飞机，通过油泵给飞机加油。

职业病危害因素：加油过程中存在甲苯、二甲苯、乙苯、正庚烷、正辛烷、正壬烷等；加油工序在机坪上露天作业，通信设施存在微波辐射，飞机起落产生噪声，夏季作业时存在高温。

② 加油车测试

加油车测试过程中存在甲苯、二甲苯、乙苯、正庚烷、正辛烷、正壬烷等；加油车测试工序为露天作业，夏季作业时存在高温。

4．职业危害特点

（1）职业病危害因素分布

归纳上述生产工艺及其存在和产生的职业病危害因素，机场航空燃油供应业职业病危害因素分布情况见表 4-72。

表 4-72 机场航空燃油供应业职业病危害因素分布情况

序号	岗位或工种	职业病危害因素	
		化学因素	物理因素
一、油库			
1	泵站巡检	甲苯、二甲苯、乙苯、正庚烷、正辛烷、正壬烷	噪声
2	计量站操作	甲苯、二甲苯、乙苯、正庚烷、正辛烷、正壬烷	—
3	储罐巡检	甲苯、二甲苯、乙苯、正庚烷、正辛烷、正壬烷	高温

序号	岗位或工种	职业病危害因素	
		化学因素	物理因素
4	清洗储罐	甲苯、二甲苯、乙苯、正庚烷、正辛烷、正壬烷	—
二、航空加油站			
5	加油	甲苯、二甲苯、乙苯、正庚烷、正辛烷、正壬烷	噪声、微波辐射、高温
6	加油车测试	甲苯、二甲苯、乙苯、正庚烷、正辛烷、正壬烷	高温

（2）职业危害程度

机场航空燃油供应业主要存在的职业危害风险有三方面，一是储罐或者管线发生意外泄漏导致接触甲苯、二甲苯等职业危害因素，二是清洗储罐时导致的缺氧或者接触甲苯、二甲苯等职业危害因素，三是夏季露天加油作业接触高温导致的中暑。

韩瑜等对某油库及加油站职业病危害进行分析，油库及加油站作业人员中发油工及加油工 2 个工种接触苯浓度超过国家职业接触限值，浓度范围在 1.7～11.8 mg/m^3；司泵工接触噪声超标，为 91.2 dB（A）。谭因锋等对某油品销售企业油库质检岗位职业病危害现状进行调查，虽然近 3 年各单位质检中心溶剂汽油、苯系物（苯、甲苯、二甲苯）、盐酸、二氯甲烷、环己烷、异丙醇等职业病危害因素日常监测结果均符合国家限值要求，但近 3 年职业健康检查资料显示：质检岗位筛查出白细胞降低和血红蛋白异常患者，经职业健康复查后确定 2 人为慢性轻度苯中毒。

5．建设项目职业病危害风险分类

机场航空燃油供应业属于《国民经济行业分类》（GB/T 4754—2011）中的“交通运输、仓储业”中的“机场”的项目内容，根据国家安全监管总局公布的《建设项目职业病危害风险分类管理目录（2012 年版）》，“机场”属于职业病危害风险一般的项目。

机场航空燃油供应业机械化和自动化成都较高，在正常生产情况下，接触化学毒物时间短、接触量低，职业病危害发生的概率较低。但该行业储存大量的航空煤油，如发生意外，可导致大量航空煤油泄漏，短时间内发生严重事故。

综上分析，机场航空燃油供应业所产生的职业病危害的风险程度，与《建设项目职业病危害风险分类管理目录（2012 年版）》中所列的“机场”职业病危害的风险程度有明显区别，应定为职业病危害风险较重建设项目。

参考文献

[1] 韩瑜，王丽霞，吴江峰，等. 某油库及加油站职业病危害分析. 职业卫生与应急救援，2012，30（2）：77-79.

[2] 刘荣成. 加油站的职业危害及对策. 管理学家，2013（23）：534.

[3] 谭因锋，张昌运. 某油品销售企业油库质检岗位职业病危害现状调查. 职业健康，2012，14（10）：19-21.

（李天正、左弘、翁少凡、何家禧）

四、管道运输

管道运输是用管道作为运输工具的一种长距离输送液体和气体物资的输方式，是一种专门由生产地向市场输送石油、煤和化学产品的运输方式。以下主要介绍天然气管道运输业存在的职业危害风险特点。

天然气作为重要的生产和生活能源，其输送方式主要有管道输送、液化输送和高压瓶装三种。由于天然气具有在常温常压下是气体、能量密度低和流动性好的特点，管道是大量运输天然气最常用的方式，而利用车船等运载工具时才采用液化输送和高压瓶装。

1．项目组成

天然气管道输送的生产工艺较为简单，主要包括管线、分输阀室、截断阀室、末站和辅助设施等项目组成。

（1）管线深埋于地下，一般会在管线中间设截断阀室；

（2）分输阀室是天然气输送的中转站；

（3）末站包括工艺区和站控室。

2．主要生产原辅材料与设备

（1）主要生产原辅材料

天然气直接从供气站通过管道外输，不涉及化学反应，除了天然气外不涉及其他原辅料。天然气组分通常包括甲烷、乙烷、丙烷、异丁烷、正丁烷等，部分气种含有氮。天然气在制作成液化天然气的过程中，经过除硫处理，正常情况下不含硫化氢。

（2）主要生产设备

天然气输送的主要生产设备有发球装置、气液联动紧急切断阀、收球装置、过滤分离器、计量撬、调压撬、燃料气撬、仪表风撬和放空系统等。

3．生产工艺与职业病危害因素

天然气管道输送的基本流程是天然气经管道首站输往各分输站和末站，在各分输站和末站内经过分离、计量、流量控制与调节及压力控制后供给用户。

（1）管线

生产工艺：天然气通过管道输送，管线深埋于地下，管线经过的地面上一般均有明显标记，同时安排有人员巡检。

职业病危害因素：正常生产情况下不存在化学危害因素，但夏季在露天巡检时存在高温。

（2）分输阀室

生产工艺：液化天然气在接收站气化后经管道首站输往各分输站，在此经分离、流量计量、流量控制和压力控制后输往用户。分输阀室设置有气液联动紧急切断阀，以便在紧急情况下切断气源。切断阀前后均设放空系统。站内设清管器发送装置，在输气管道生产过程中可进行清管作业，以保证管道畅通。一般清管作业可实现不停气半自动清管操作。

职业病危害因素：发生泄漏时，可接触到天然气中的甲烷、乙烷、丙烷、丁烷等烷烃化学物；如天然气中除硫不完全，还可能存在微量的硫化氢。

（3）末站

① 工艺区

生产工艺：末站接收上站来气，经分离、流量计量与流量控制、压力控制后输往用户。末站还设有清管器接收装置、紧急截断和安全放空等流程。

职业病危害因素：发生泄漏时，可接触到含有甲烷、乙烷、丙烷、丁烷等的天然气；如天然气中除硫不完全，还可能存在微量的硫化氢；夏季在露天巡检时存在高温。

② 站控室

生产工艺：管道全线采用以计算机为核心的监控和数据采集系统。

职业病危害因素：通信设施运行时产生微波辐射。

（4）非常态操作

在事故维修或抢修时，所使用的黏合剂中可能存在少量的苯系物（甲苯、二甲苯）和正己烷等；进行电焊作业时产生电焊烟尘、锰及其化合物、氮氧化物、一氧化碳、紫外辐射、噪声和高温；检查管道焊缝使用X射线或超声波探伤，产生电离辐射和超声波。

4. 职业危害特点

（1）职业病危害因素分布

归纳上述生产工艺及其存在和产生的职业病危害因素，天然气管道运输业职业病危害因素分布情况见表4-73。

表4-73 天然气管道运输业职业病危害因素分布情况

序号	生产工艺	职业病危害因素	
		化学因素	物理因素
一、天然气输送			
1	管线	—	高温
2	分输阀室	甲烷、乙烷、丙烷、丁烷等烷烃、硫化氢	—
3	末站工艺区	甲烷、乙烷、丙烷、丁烷等烷烃、硫化氢	高温
4	末站站控室	—	微波辐射
二、辅助设施			
5	配电房	—	工频辐射
6	维修	电焊烟尘、氮氧化物、锰及其化合物、氮氧化物、一氧化碳	—
三、非常态操作			
7	事故维修和抢修	甲苯、二甲苯、正己烷、电焊烟尘、锰及其化合物、氮氧化物、一氧化碳	紫外辐射、噪声、高温、X射线或超声波
8	清管取球	甲烷、乙烷、丙烷、丁烷等烷烃、硫化氢	—

（2）职业危害程度

天然气管道输送存在的主要职业病危害问题是泄漏的天然气。在对管线、场站进行检修或压力超高时因保护设备的需要，可有少量天然气放散。在正常生产条件下，发生职业病中毒的事件至今未见文献报道。王金明报道的某天然气管道输送配套工程加气母站职业病危害控制效果评价显示，工作场所各种职业病危害的浓度或强度均符合国家职业卫生标准。但在抢修、事故维护、设备腐蚀泄漏等非常态情况下，如果防护不当，可能存在或产生的甲烷、乙烷、丙烷、丁烷等职业危害因素。

5. 建设项目职业病危害风险分类

天然气管道输送属于《国民经济行业分类》(GB/T 4754—2011）中的“管道输送业”，根据国家安全监管总局公布的《建设项目职业病危害风险分类管理目录（2012 年版)》,“管道输送业”属于职业病危害风险一般的行业。

天然气管道输送存在或产生的主要职业病危害为微量泄漏的天然气，其组分包括甲烷、乙烷、丙烷、丁烷等烷烃化学物。该行业目前均采用先进、成熟、可靠的工艺技术和设备，实现了全过程密闭化输送。一般在气站、阀室和关键位置均设置天然气泄漏检测报警装置和紧急事故停车系统，在正常生产过程中，发生职业病危害事件的可能性较小。在正常生产条件下，工作场所发生职业性中毒的案例至今未见报道。

综上分析，天然气管道运输业所产生的职业病危害的风险程度，与《建设项目职业病危害风险分类管理目录（2012 年版)》中所列的“管道输送业”职业病危害的风险程度无明显区别，应定为职业病危害风险一般建设项目。

参考文献

王金明. 某天然气管道输送配套工程加气母站职业病危害控制效果评价. 中国卫生工程学，2015，14（2）：114-117.

（李天正、左弘、何家禧）

五、仓储

（一）谷物仓储

仓储业是指从事仓储活动的经营企业总称，是现代化大生产和商品货物流转中一个不可或缺的环节，其主要作用有输送、保管和配送货物。在国民经济行业分类中，仓储业分为谷物、棉花等农产品仓储和其他仓储业两大类，这里重点介绍谷物仓储业存在的主要职业危害情况。

1. 项目组成

谷物等农产品仓储系统一般包括进仓输送系统、出仓输送系统和清仓作业。

（1）进仓输送系统包括皮带机输送、清筛、磅秤、进仓斗提、仓顶输送等工序。

（2）出仓输送系统包括皮带机输送、出仓斗提、出仓埋刮板、磅秤等工序。

2. 主要生产原辅材料与设备

（1）主要生产原辅材料

原辅材料较为单一，主要为谷物等农产品。

（2）主要生产设备

主要生产设备有皮带机、埋刮板、斗提机、推耙机、计量秤、初清筛、除尘器、除铁器、接料斗、真空清扫除尘器、移动式离心风机等。

3. 生产工艺与职业病危害因素

（1）进仓输送系统

进仓输送系统生产工艺见图 4-166。

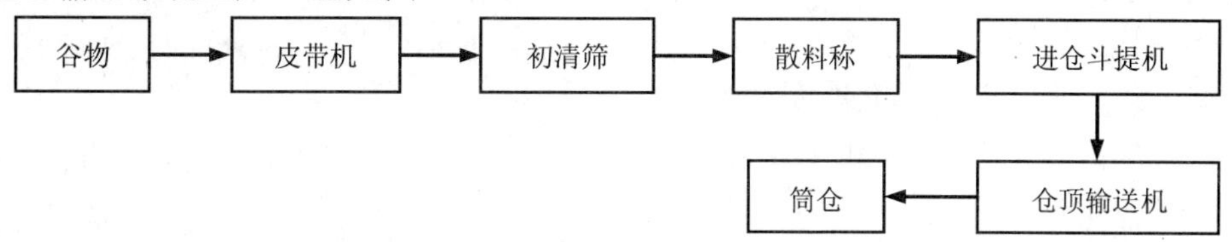

图 4-166　进仓输送系统生产工艺流程

① 皮带机

生产工艺：通过自动传送皮带机，将谷物传送至谷仓或其他设备上。

职业病危害因素：该工序一般位于露天或敞开式厂房中，皮带机工作时的振动会造成扬尘，存在的职业病危害因素为高温和谷物粉尘。

② 初清筛

生产工艺：通过清筛机，对谷物进行过滤。

职业病危害因素：该工序一般位于露天或敞开式厂房中，清筛过程中振动会造成扬尘，机器工作过程中会造成噪声，存在的职业病危害因素为高温、谷物粉尘和噪声。

③ 散料称

生产工艺：对谷物进行称重。

职业病危害因素：该工序一般位于露天或敞开式厂房中，称重过程中存在扬尘，存在的职业病危害因素为高温和谷物粉尘。

④ 进仓斗提机

生产工艺：通过斗提机将谷物提升至谷仓顶。

职业病危害因素：谷物提升过程中存在扬尘，存在的职业病危害因素为谷物粉尘。

⑤ 仓顶输送机

生产工艺：通过输送机将谷物运送至谷仓中。

职业病危害因素：谷物输送过程中存在扬尘，存在的职业病危害因素为谷物粉尘。

（2）出仓输送系统

出仓输送系统生产工艺见图 4-167。

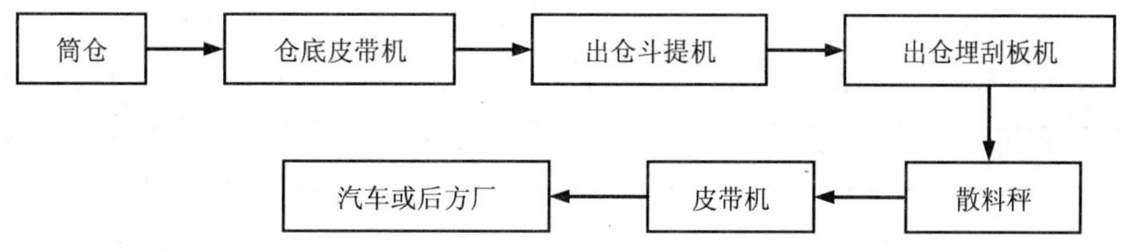

图 4-167　出仓输送系统生产工艺流程

① 皮带机

生产工艺：通过自动传送皮带机，将谷物传送至指定的位置或其他设备上。

职业病危害因素：皮带机工作时的振动会造成扬尘，存在的职业病危害因素为谷物粉尘。

② 出仓斗提机

生产工艺：通过斗提机将谷物提升至谷仓顶。

职业病危害因素：谷物提升过程中存在扬尘，存在的职业病危害因素为谷物粉尘。

③ 埋刮板机

生产工艺：通过埋刮板机收集谷物。

职业病危害因素：埋刮板机工作过程中存在扬尘，存在的职业病危害因素为谷物粉尘。

④ 散料秤

生产工艺：对谷物进行称重。

职业病危害因素：该工序一般位于露天或敞开式厂房中，称重过程中存在扬尘，存在的职业病危害因素为高温和谷物粉尘。

（3）清仓作业

生产工艺：对仓筒内散粮定期清扫作业。

职业病危害因素：清仓过程中存在扬尘，存在的职业病危害因素为谷物粉尘。

4．职业危害特点

（1）职业病危害因素分布

归纳上述生产工艺及其存在和产生的职业病危害因素，谷物仓储业职业病危害因素分布情况见表 4-74。

表 4-74 谷物仓储业职业病危害因素分布情况

序号	岗位或工种	职业病危害因素	
		化学因素	物理因素
一、进仓输送系统			
1	皮带机操作	谷物粉尘	高温
2	初清筛	谷物粉尘	高温、噪声
3	散料称	谷物粉尘	高温
4	进仓斗提机	谷物粉尘	—
5	仓顶输送机	谷物粉尘	—
二、出仓输送系统			
6	皮带机操作	谷物粉尘	—
7	出仓斗提机	谷物粉尘	—
8	埋刮板机	谷物粉尘	—
9	散料称	谷物粉尘	高温
三、清仓作业			
10	清仓工	谷物粉尘	—

（2）职业危害程度

谷物等农产品仓储业主要存在的职业危害风险是夏季环境高温、谷物粉尘和噪声。刘仲方等对某大型仓储车间的进料口、出料口、装卸口等工位的粉尘浓度进行了检测，结果显示 67 份检测样品中只有 16 份合格，合格率仅为 31.7%；与此同时，对 186 名作业人员拍摄了 X 线胸片，结果显示有 19 人的胸片有异常表现。彭言群等对粮食仓储职业危害调查的结果显示，54 个检测点的平均温度为 34.7℃，其中最高点达到 44.2℃。

5. 建设项目职业病危害风险分类

谷物仓储业属于《国民经济行业分类》（GB/T 4754—2011）中的“仓储业”，根据国家安全监管总局公布的《建设项目职业病危害风险分类管理目录（2012 年版）》，“仓储业”属于职业病危害风险较重项目。

随着仓储业机械化程度的提高，谷物等农产品仓储行业从业人员接触高温、谷物粉尘等职业危害的机会和时间已明显减少，由此大大降低了职业危害风险。

综上分析，谷物等农产品仓储业所产生的职业病危害的风险程度，与《建设项目职业病危害风险分类管理目录（2012 年版）》中所列的“仓储业”职业病危害的风险程度无明显区别，应定为职业病危害风险较重建设项目。

参考文献

[1] 刘仲方，蒋祥文. 谷物类粉尘对呼吸系统危害初探. 劳动医学，1998，15（3）：162-163.

[2] 彭言群，肖伟筹，谢跃贤，等. 粮食仓储人员职业危害调查. 职业医学，1996，23（6）：14-15.

（李天正、翁少凡、何家禧）

（二）石油储存

石油作为现代社会的主要能源之一，应用十分广泛，其产品也十分丰富，主要包括石油燃料、石油溶剂与化工原料、润滑剂、石蜡、石油沥青、石油焦等 6 大类。石油储备具有战略意义，同时也有应对短期石油供应冲击和平抑油价异常波动的功能。

1. 项目组成

石油储存业的生产工艺较为简单，主要由管线、泵站、计量站、储罐等项目组成。

（1）管线分为地上管线和地下管线两类，地上管线一般设有测试孔，用于测量压力和流量。

（2）泵站为油料输送提供动力。

（3）计量站主要测量通过的油料量。

（4）储罐用于储存油料，一般设有检测孔和报警装置，定期进行清洗。

2. 主要生产原辅材料与设备

（1）主要生产原辅材料

油料通过管线进行传输，不涉及化学反应，主要生产原材料为石油。部分原油含硫量约为 2%，属于含硫原油；原油挥发性有机组分中含有烷烃、环烷烃及芳香烃等，主要包括苯、甲苯、二甲苯、乙苯、丁烷、戊烷、正己烷、正庚烷、环己烷、壬烷、辛烷等。

（2）主要生产设备

生产装置的主要生产设备包括输油管道、计量器、泵、储罐等。

3. 生产工艺与职业病危害因素

石油储运的基本流程是油料通过管线输送至储罐，再由储罐通过管线或者罐车输送给其他分站或用户，其工艺流程见图 4-168。

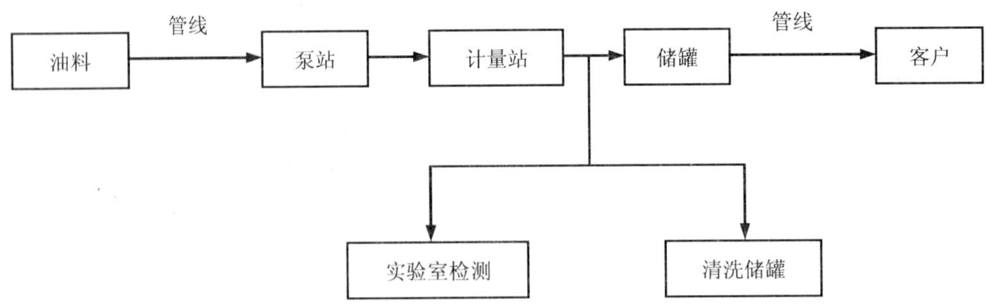

图 4-168 石油储运生产工艺流程

（1）管线

生产工艺：通过管线输送油料。

职业病危害因素：管线输送油料为全密闭自动化作业，正常生产情况下，不存在职业病危害因素。

（2）泵站

生产工艺：通过泵站将油料输送至储罐。

职业病危害因素：泵站工作时会产生机械噪声，在运行或维修时可能泄漏油料产生硫化氢、苯、甲苯、二甲苯、乙苯、丁烷、戊烷、正己烷、正庚烷、环己烷、壬烷、辛烷等。

（3）计量站

生产工艺：对输送的油料进行计量。

职业病危害因素：计量站在运行或维修时可能泄漏油料产生硫化氢、苯、甲苯、二甲苯、乙苯、丁烷、戊烷、正己烷、正庚烷、环己烷、壬烷、辛烷等。

（4）储罐

生产工艺：储存油料。

职业病危害因素：储罐检测、巡检岗位存在硫化氢、苯、甲苯、二甲苯、乙苯、丁烷、戊烷、正己烷、正庚烷、环己烷、壬烷、辛烷、高温等。

（5）清洗储罐

生产工艺：对储罐内部进行清洗，属密闭空间作业。

职业病危害因素：清洗岗位存在硫化氢、苯、甲苯、二甲苯、乙苯、丁烷、戊烷、正己烷、正庚烷、环己烷、壬烷、辛烷等。

4．职业病危害特点

（1）职业病危害因素分布

归纳上述生产工艺及其存在和产生的职业病危害因素，石油储存业职业病危害因素分布情况见表 4-75。

表 4-75　石油储存业职业病危害因素分布情况

序号	岗位或工种	职业病危害因素	
		化学因素	物理因素
1	泵站巡检	硫化氢、苯、甲苯、二甲苯、乙苯、丁烷、戊烷、正己烷、正庚烷、环己烷、壬烷、辛烷	噪声
2	计量站操作	硫化氢、苯、甲苯、二甲苯、乙苯、丁烷、戊烷、正己烷、正庚烷、环己烷、壬烷、辛烷	—
3	储罐巡检	硫化氢、苯、甲苯、二甲苯、乙苯、丁烷、戊烷、正己烷、正庚烷、环己烷、壬烷、辛烷	高温
4	清洗储罐	硫化氢、苯、甲苯、二甲苯、乙苯、丁烷、戊烷、正己烷、正庚烷、环己烷、壬烷、辛烷	—

（2）职业危害程度

正常生产条件下，石油储存业的职业危害因素以噪声为主。高美伶等对舟山市某新建油库职业病危害的识别与评价结果显示，原油泵棚、锅炉房水泵房、消防泵开启时产生的噪声超过了职业接触限值，最高值为 89.2 dB（A）。但如发生油品泄漏等意外情况时，原油中挥发的化学毒物的危害也不容忽视。石油储存业主要存在的职业危害风险有两方面，一是储罐或者管线发生意外泄漏导致接触硫化氢、苯、甲苯等职业危害事件，二是清洗储罐时导致的缺氧或者接触硫化氢、苯、甲苯等职业危害因素。黄春霞等对油轮船员与客轮船员进行了全面的健康检查，结果显示 196 名油轮船员中有 102 人检出神经衰弱症候群，检出率 52.1%；129 名客轮船员中有 19 人检出神经衰弱症候群，检出率 14.6%，明显低于油轮船员。与此同时，对油区作业人员与非油区作业人员的神经衰弱情况进行了比较，167 名油区作业人员中有 44 人检出神经衰弱症候群，检出率 23.53%，明显高于非油区作业人员的 2.60%。

5．建设项目职业病危害风险分类

石油储存业属于《国民经济行业分类》（GB/T 4754—2011）中的“交通运输、仓储业”中的“仓储业”，根据国家安全监管总局公布的《建设项目职业病危害风险分类管理目录（2012 年版）》，“仓储业”属于职业病危害风险较重项目。

石油储存业机械化和自动化程度较高，在正常生产情况下，接触化学毒物时间短、接触量低，职业病危害发生的概率较低。

综上分析，石油储运业所产生的职业病危害的风险程度，与《建设项目职业病危害风险分类管理目录（2012 年版）》中所列的“仓储业”职业病危害的风险程度无明显区别，应定为职业病危害风险较重建设项目。

参考文献：

[1] 高美伶，金永富．舟山市某新建油库职业病危害的识别与评价．浙江预防医学，2013，25（5）：55-57.

[2] 黄春霞，褚家成．石油装卸储运作业油气职业危害．水运科学研究所学报，1995，（4）：25-38.

[3] 张虹，张恒东．原油管道储运企业职业健康监护工作探讨．石油化工安全技术，2006，22（3）：11-19.

[4] 程玉河．石油、天然气长输管道危险有害因素辨识．安全技术，2009，9（9）：18-20.

（李天正、左弘、翁少凡、何家禧）

（三）加油站

加油站，通常指的是为汽车和其他机动车辆服务的、零售汽油和机油的补充站，一般为添加燃料油、润滑油等。由于加油站配有汽油、柴油储罐区，具有仓储业的特点。

1．项目组成

加油站行业包括储罐区、加油亭、站房（含办公室、营业厅）及辅助设施（辅房）等。

2．主要生产原辅材料与设备

（1）主要生产原辅材料

主要产品为92#、95#、98#车用汽油和0#车用柴油等。

（2）主要生产设备

主要生产设备包括加油机、油罐。

3．生产工艺与职业病危害因素

（1）卸油工艺

由专用的运油罐车到站后停在指定的卸油位置，将静电接地报警仪消除静电导线与运油罐车连接好，按照油品种类将输油软管与密封卸油快速接头连接好后开始卸油，油品经输油软管卸入指定的埋地油罐，油气通过回收管道回收到油罐车。油罐车接卸工艺流程见图4-169。

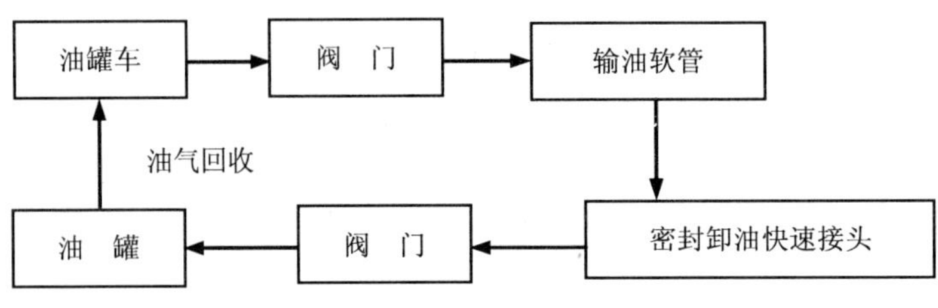

图4-169　油罐车接卸油工艺流程

（2）加油工艺

加油工艺采用机油机进行加油，油品经埋地工艺管道到防爆型税控加油机，通过自封式加油枪零售给过往的需要加油车辆，挥发的油气通过回收装置回收到油罐内。加油工艺（正压）流程见图4-170。

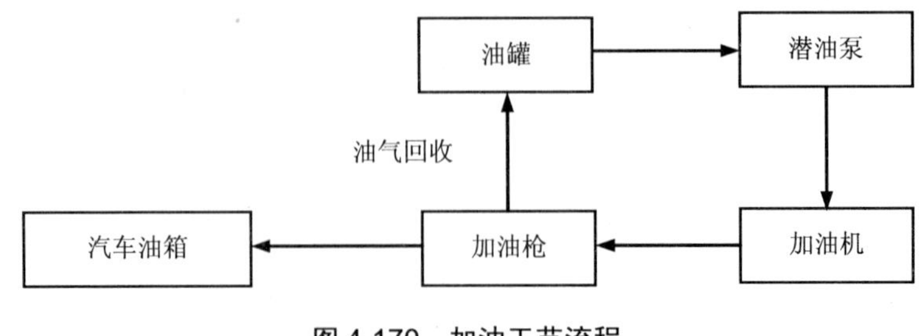

图4-170　加油工艺流程

（3）职业病危害因素

① 加油亭

操作工在加油亭内使用加油机为过往车辆加油过程中，可接触到油品中挥发的化学毒物，还可接触汽车尾气。操作工主要接触的化学危害因素包括苯、甲苯、二甲苯、乙苯、正己烷、环己烷、戊烷、辛烷、正庚烷、壬烷、丁烯等。

② 储罐区

在槽车卸油或巡检时，操作人员可接触苯、甲苯、二甲苯、乙苯、正己烷、环己烷、戊烷、辛烷、正庚烷、壬烷、丁烯等。

③ 站房

逸散出来的油品可能扩散至站房，工作人员可接触苯、甲苯、二甲苯、乙苯、正己烷、环己烷、戊烷、辛烷、正庚烷、壬烷、丁烯等。配电设备可产生工频电场，发电设备工作时可产生一氧化碳、二氧化碳、二氧化硫、氮氧化物和噪声，操作工在巡检或发电时可接触以上危害因素。

4．职业危害特点

（1）职业病危害因素分布

归纳上述生产工艺及其存在和产生的职业病危害因素，加油站职业病危害因素分布情况见表 4-76。

表 4-76　加油站职业病危害因素分布情况

序号	生产工艺	职业病危害因素	
		化学因素	物理因素
一、加油亭			
1	加油工	苯、甲苯、二甲苯、乙苯、正己烷、环己烷、戊烷、辛烷、正庚烷、壬烷、丁烯	—
二、储罐区			
2	操作工	苯、甲苯、二甲苯、乙苯、正己烷、环己烷、戊烷、辛烷、正庚烷、壬烷、丁烯	—
三、站房			
3	营业员	苯、甲苯、二甲苯、乙苯、正己烷、环己烷、戊烷、辛烷、正庚烷、壬烷、丁烯	—
4	发电配电室巡检工	CO、CO_2、SO_2、NO_x	噪声、工频电场

（2）职业危害程度

加油站行业存在的职业危害风险主要包括苯、甲苯、二甲苯、乙苯、正己烷、环己烷、戊烷、辛烷、正庚烷、壬烷、丁烯、高温、噪声等，其中苯系物的危害较为突出。由于加油站属于开敞式作业环境，一般自然通风良好，有利于毒物的扩散，有毒化学物超标现象较少。陆华等对泰安市加油站检测结果显示，114 家加油站的苯合格率为 100%。沈青等对上海市徐汇区 10 家加油站检测结果显示，空气样品中苯含量均低于职业接触限值，但油品的成分检测结果显示存在苯。苯是高毒物质，短期内吸入大剂量会引起以中枢神经抑制为主要表现的全身性疾病，慢性苯中毒则会引起以造血系统损害为主要表现的全身性疾病，因此仍应引起重视。

5．建设项目职业病危害风险分类

加油站行业属于《国民经济行业分类》（GB/T 4754—2011）“零售和批发”中的“机

动车燃料零售”，根据国家安全监管总局公布的《建设项目职业病危害风险分类管理目录（2012 年版）》，没有对“机动车燃料零售”作出职业病危害风险分类指引。鉴于加油站均设有汽油、柴油储罐区，其具有其他仓储业的特点。

综上分析，加油站行业所产生的职业病危害的风险程度，与《建设项目职业病危害风险分类管理目录（2012 年版）》中所列的“其他仓储业”职业病危害的风险程度有明显的区别。根据国家安全监管总局办公厅关于汽车加油站建设项目职业卫生“三同时”有关问题的复函（安监总厅安健函[2015]59 号）：“新建、改建和扩建汽车加油站，属于可能产生一般职业病危害的建设项目”的规定，应定为职业病危害风险一般建设项目。

参考文献

[1] 陆华，王德军，石长胜，等. 泰安市加油站职业病危害现状分析. 中国职业医学，2015，42（2）：236-237.

[2] 沈青，陈雪珠，魏澄敏，等. 上海市徐汇区 10 家加油站油品及空气中苯检测结果. 上海预防医学杂志，2007，19（7）：346-347.

（张敏红、何家禧）

第五节　科学研究业

科学研究业指运用有关自然、工程、人类、文化和社会的知识创造新的应用，所进行的系统的、创造性的活动，包括基础研究、应用研究和试验发展。研究和试验发展业，包括自然科学研究和试验发展、工程和技术研究和试验发展、农业科学研究和试验发展、医学研究和试验发展、社会人文科学研究。

根据《建设项目职业病危害风险分类管理目录（2012 年版）》的规定，科学研究业通常确定为职业病危害风险一般的项目。现以理化实验室为例，分析其职业危害风险情况。

1. 项目组成

理化实验室依据功能区可划分三个组成部分：化学分析室、仪器分析室、辅助实验室。

（1）化学分析室

化学分析室也称为前处理实验室，主要是进行容量分析、离子测定、氧化还原、酸碱滴定等实验，可同时作前处理实验室，包括有机前处理实验室和无机前处理实验室。

（2）仪器分析室

仪器分析实验室，主要设置各种大型精密分析仪器和小型分析仪等。

（3）辅助实验室

主要包括天平室、高温室、纯水室、气瓶室、贮藏室、溶液配制室和暗室等。

2. 主要实验原辅材料与设备

（1）主要实验原辅材料

理化实验室主要涉及的原辅材料包括空气收集器、实验用水、实验玻璃量器与移液器、实验高纯气体和化学试剂。

① 空气收集器

指用于采集作业场所空气中气态、蒸气态和气溶胶态有害物质的仪器，包括固体吸附管、滤料采样夹、各类气体吸收管、大注射器、采样袋等。

② 实验用水

分析化学实验室使用的纯水，一般根据制备方法可分为蒸馏水、亚沸水、电渗透（析）水、反渗透水、去离子水或离子交换水、超过滤水和超纯水。

③ 实验玻璃量器、移液器

主要包括各种规格的容量瓶、移液管、单标移液管、比色管、移液枪、枪头、微量注射器、量筒、具塞刻度试管、样品杯等。

④ 实验高纯气体

常用的高纯气体有氩气、氦气、氮气、氢气和乙炔等。

⑤ 化学试剂

包括无机试剂、有机试剂、指示剂、基准试剂和标准物质、生化试剂等。

（2）主要实验设备

理化实验室常见的检测设备包括紫外-可见分光光度计（UV-Vis）、原子吸收分光光度计（AAS）、原子荧光光谱仪（AFS）、电感耦合等离子体-原子发射光谱仪（ICP-AES）、电感耦合等离子体-质谱仪（ICP-MS）、气相色谱仪（GC）、气相色谱-质谱联用仪（GC-MS）、高效液相色谱仪（HPLC）、液相色谱-质谱联用仪（LC-MS）、离子色谱仪（IC）、离子选择电极仪、微分电位溶出仪和天平等。

3．实验过程与职业病危害因素

理化实验室主要分为前处理、化学分析、仪器分析和辅助设施等。

（1）前处理

根据样品的收集器类型不同，采用相应的前处理方法，其存在的职业病危害因素见表4-77。

表 4-77　前处理常见的职业病危害因素

收集器类型	种类	前处理方法	职业病危害因素
固体吸附剂管	活性炭管	（1）溶剂解吸型：用二硫化碳等洗脱溶剂解吸 （2）热解吸型：根据吸附物质的不同，在一定温度下热解吸	溶剂解吸型：二硫化碳 热解吸型：高温
	硅胶管	（1）溶剂解吸型：用水、乙醇等极性溶剂解吸 （2）热解吸型：通 350℃清洁空气或氮气可进行有效的热解吸	溶剂解吸型：乙醇 热解吸型：高温
	高分子多孔微球	相应的有机溶剂洗脱或解吸，高分子多孔微球使用前必须经过纯化处理	乙醚、甲醇、石油醚
滤料	微孔滤膜	（1）用浓酸加热消解或微波消解 （2）用水、酸或有机溶剂等溶液浸泡、振摇或超声波洗脱提取采集在它上面的毒物 （3）将滤膜放入瓷或铂坩埚中用高温灰化后，溶液溶解	浓酸、微波，丙酮、乙酸乙酯、甲基异丁基酮等有机溶剂，高温
	超细玻璃纤维素滤纸	用苯、丙酮等有机溶剂或其他适当的洗脱液浸泡提取洗脱毒物	苯、丙酮等有机溶剂，高温
	过氯乙烯滤膜	（1）用浓酸加热消解或微波消解 （2）用水、酸等溶液浸泡、振摇或超声波洗脱提取采集在它上面的毒物 （3）将滤膜放入瓷或铂坩埚中用高温灰化后，溶液溶解	高氯酸等浓酸，微波，高温

收集器类型	种类	前处理方法	职业病危害因素
滤料	慢速定量滤纸	用苯、丙酮等有机溶剂或其他适当的洗脱液浸泡提取洗脱毒物	苯、丙酮等有机溶剂，高温
	丙纶滤膜-测尘滤膜	（1）用浓酸加热消解或微波消解 （2）用水、酸等溶液浸泡、振摇或超声波洗脱提取采集在它上面的毒物 （3）将滤膜放入瓷或铂坩埚中用高温灰化后，溶液溶解	浓酸，微波，高温

（2）化学分析

化学分析人员在进行容量分析、离子测定、氧化还原、酸碱滴定等实验过程中会接触相关的化学试剂及其产生职业病危害因素，具体如下。

① 无机试剂

各种常用酸，如硝酸、盐酸、硫酸、磷酸、硼酸、高氯酸、冰乙酸、柠檬酸、酒石酸、氢溴酸等；

各种常用碱，如氢氧化钠（钾）、硼氢化钠（钾）、氨水等；

盐类，如氯化钠、高碘酸钾、高锰酸钾、硫氰酸钾、硝酸钾、重铬酸钾、碘化钾、硝酸铯、氯化铯、氯化钯、硝酸镧、甲酸钠、碳酸钠、盐酸羟胺、乙二胺四乙酸（EDTA）二钠、三氯化铁等。

② 有机试剂

主要用于处理采集到的空气样品，如解吸、洗脱和溶解等。它们按化学结构分为：

烃类：脂肪烃包括戊烷、己烷、辛烷等，芳香烃包括苯、甲苯、二甲苯等，脂环烃类包括环己烷、环己酮、甲苯环己酮等；

卤代烃：氯苯、二氯苯、二氯甲烷、三氯甲烷等；

醇类：甲醇、乙醇、异丙醇等；

酚类：苯酚、甲酚、邻甲酚、二甲酚等；

醚和缩醛：乙醚、环氧丙烷等；

酮：丙酮、甲基丁酮、甲基异丁酮等；

醛、酸和酸酐：正丁醛、糠醛、甲酸、乙酸、乙酸酐等；

酯类：醋酸甲酯、醋酸乙酯、醋酸丙酯等；

乙二醇及其衍生物：乙二醇单甲醚、乙二醇单乙醚、乙二醇单丁醚等；

含氮化合物和含硫化合物：硝基苯、硝基甲烷、乙腈、吡啶、二硫化碳、二甲亚砜等。

③ 指示剂

如刚果红、甲酚红、荧光红钠、溴甲酚绿、甲基红、甲基橙、溴酚蓝等。

④ 其他

各种基准试剂、标准物质、生化试剂等。

（3）仪器分析

仪器分析人员在使用原子吸收光谱仪中容易接触到含各类重金属离子的废液和石墨炉工作的废气逸散物，在使用气相色谱仪、气相色谱-质谱联用仪、原子荧光光谱仪、电感耦合等离子体-原子发射光谱仪、电感耦合等离子体-质谱仪、高效液相色谱仪、液相色谱-质谱联用仪等过程中容易接触到待测样品逸散各类有机溶剂蒸气和噪声等。

（4）辅助设施

高温炉和恒温箱存在高温危害，清洗室存在硫酸、硝酸等浓酸危害。

4．职业危害特点

归纳上述实验过程及其存在和产生的职业病危害因素，理化实验室在前处理、化学分析、仪器分析和辅助工序都有机会接触相关的职业病危害因素。

鉴于理化实验室一般在设计、运行、管理等方面都有较成熟的标准和规范，实验人员均接受系统的培训，正常实验过程发生职业中毒的事件尚未见文献报道。但由于实验室使用化学试剂和高纯气体种类繁杂，如实验人员未遵守操作规程，容易引发安全事故。

5．建设项目职业病危害风险分类

理化实验室属于《国民经济行业分类》（GB/T 4754—2011）中的“研究和试验发展”，根据国家安全监管总局公布的《建设项目职业病危害风险分类管理目录（2012 年版）》，“研究和试验发展”属于职业病危害风险一般项目。

目前，理化实验室通常配备了通风橱、移动式局部排风罩、废气和废液吸收装置等防护设施，理化分析人员在检验分析过程中广泛使用个体防护用品，但如发生意外，检验分析过程可能接触无机酸碱、有机试剂。根据理化分析作业人员的接触时间、暴露频度、发生职业病危害事件的可能性及其后果的严重程度，理化实验室所产生的职业病危害的风险程度高于一般的实验室，与《建设项目职业病危害风险分类管理目录（2012 年版）》中所列的“研究和试验发展”职业病危害的风险程度有明显的区别，属于职业病危害风险较重项目。

（周伟、何家禧）

第六节　环境管理业

环境管理业指自然保护区管理，野生动植物保护管理，城市市容管理、城市环境卫生管理，江河湖泊、水库、地表地下的水污染治理和对制造、维护、医疗等活动产生的危险废物的治理，其中环境治理业包括水污染、大气污染、固体废物、危险废物、放射性废物等治理。

根据《建设项目职业病危害风险分类管理目录（2012 年版）》的规定，危险废物治理和放射性废物治理被确定为职业病危害风险严重的项目，其他环境管理业均被确定为职业病危害风险较重的项目。下面以危险废物处理业为例，分析其职业危害风险。

危险废物种类繁多，包括生活垃圾、农业废弃物、工业废物等废旧物品，以及根据《国家危险废物名录》或者国家规定的鉴别标准和方法认定的具有危险特性的固体废物。我国危险废物共分为 49 大类共 700 多种。随着工业经济的快速发展，伴随着危险废物数量的增加，危险废物处理行受到了政府和社会各界的高度重视。

1．项目组成

危险废物的常用处理方式有焚烧、物/化、稳定化/固化和填埋。

（1）焚烧处理包含废物预处理系统、焚烧系统、烟气处理系统等几个部分，焚烧系统由工业废物贮存间、医疗废物卸箱、暂存和消毒区、废液、废油和柴油贮罐区、焚烧及烟气处理装置以及辅助设施几个部分组成。

（2）物/化处理的污染物主要是废乳化液、废酸、废碱及填埋场渗滤液，处理方法包括各种物理化学反应过程，项目由气乳一体化装置、贮槽、反应槽、酸性废气吸收塔和碱性废气吸收塔组成。

（3）稳定化/固化处理是将危险废物与稳定剂或固化剂混合，通过化学反应，使危险废物中的有害成分变成化学性质稳定的不溶性化合物或被包裹起来固定在固化体中，项目由料斗及其提升装置、搅拌器、固化剂及焚烧飞灰配料系统组成。

（4）废水处理是对物/化预处理后的废水、焚烧车间物流区废水和洗车废水以及生活污水进行的处理系统，其工艺包括缺氧水解、生物氧化、硝化-反硝化系统、氧化反应、加碱反应和沉渣污泥处理。

（5）综合废水处理包括 3 个部分，分别是废水无害化处理、无机废水综合处理和有机废水综合处理。其中废水无害化处理包括预处理、中和等工序，无机废水综合处理包括酸碱反应、絮凝、过滤等工序，有机废水综合处理主要包括厌氧和好氧反应、絮凝沉淀等工序。

（6）填埋作业包括汽车装运、多用途挖掘装载机转运摊平和压实机分层压实填埋这几个过程。

（7）辅助设施包括暂存库、桶清洗区、维修车间、检测中心、中控室、配电房和发电机房等项目。

2．主要生产原辅材料与设备

（1）主要生产原辅材料

生产原辅材料包括需处理的各种废物、废水和处理过程中添加的化学品，其中添加的化学品主要包括硫酸亚铁、氢氧化钙、盐酸、聚丙烯酰胺等。

（2）主要生产设备

危险废物处理行业的主要生产设备如下：

① 焚烧处理：上料提升机、焚烧及烟气处理装置；

② 稳定化/固化处理：料斗及其提升装置、搅拌器、固化剂及焚烧飞灰配料系统；

③ 物/化处理：各种储罐、反应槽、加药装置和离心泵；

④ 填埋处理：防渗系统、渗滤液集排系统、挖掘装载机和压碾机等。

辅助装置的主要生产设备包括检测设备（分光光度计、红外线气体分析仪、干燥箱等）、维修设备（切割机、弧焊机等）、配电房的变压器、配电柜等。

3．生产工艺与职业病危害因素

（1）焚烧处理

生产工艺：主要针对燃烧热值高的废物及危害性较大的废物进行焚烧处理，焚烧处置的工艺流程包括废物进料系统、焚烧系统及烟气处理系统等，其工艺流程见图 4-171。

职业病危害因素：一方面，需进行焚烧处理的废物主要是燃料/涂料废物、有机树脂类废物等，相关岗位接触由废物等产生的职业病危害因素，如在料坑、提升机工位、进料口控制工位存在的职业病危害因素主要有苯、甲苯、二甲苯、三氯乙烯、异丙醇、丙酮、溶剂汽油、丙烯腈、甲醛、粉尘、噪声等。另一方面，焚烧炉巡检工位主要存在的职业病危害因素有 CO、CO_2、氮氧化物、粉尘、噪声和高温。

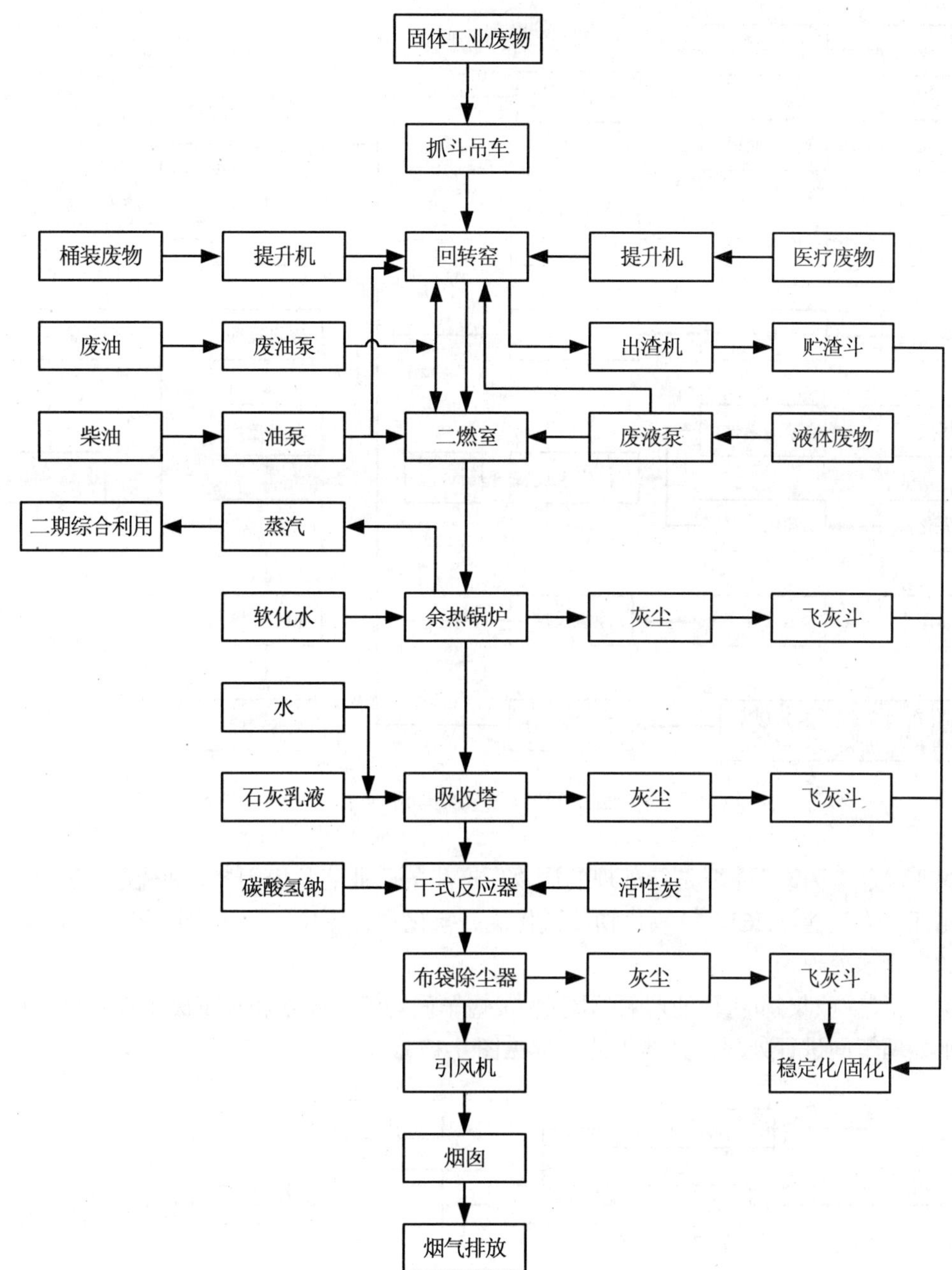

图 4-171　焚烧废物处置工艺流程

（2）物/化处理

生产工艺：物/化处理车间处理的污染物主要是废乳化液、废酸、废碱及填埋场渗滤液，针对不同的污染物分别采用不同的方法进行处理，具体工艺过程见图 4-172。

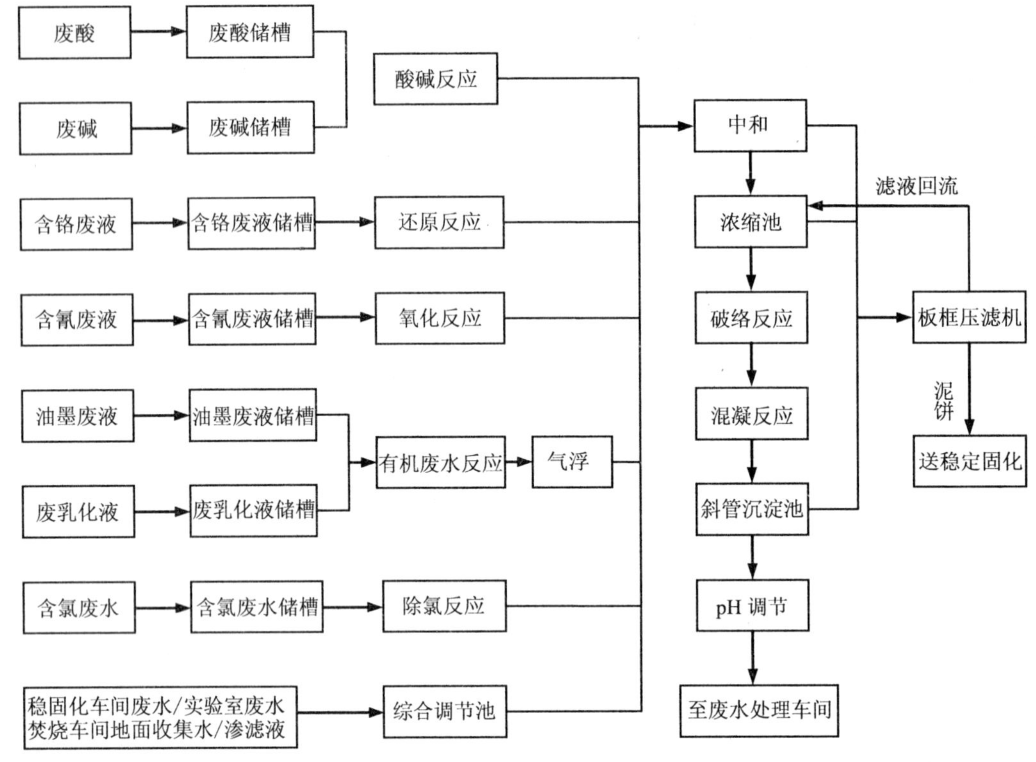

图 4-172 物化处理流程

职业病危害因素：主要是待处理的废物所产生的职业病危害因素，如硫酸、氢氧化钠、氢氧化钾、铬酸盐、HCl、氮氧化物、氰化氢、氰化物、硫化氢、苯、甲苯、二甲苯等。

（3）废水处理

生产工艺：收集物/化预处理后的废水、焚烧车间物流区废水和洗车废水以及生活废水，在废水处理车间进行处理，具体工艺过程见图 4-173。

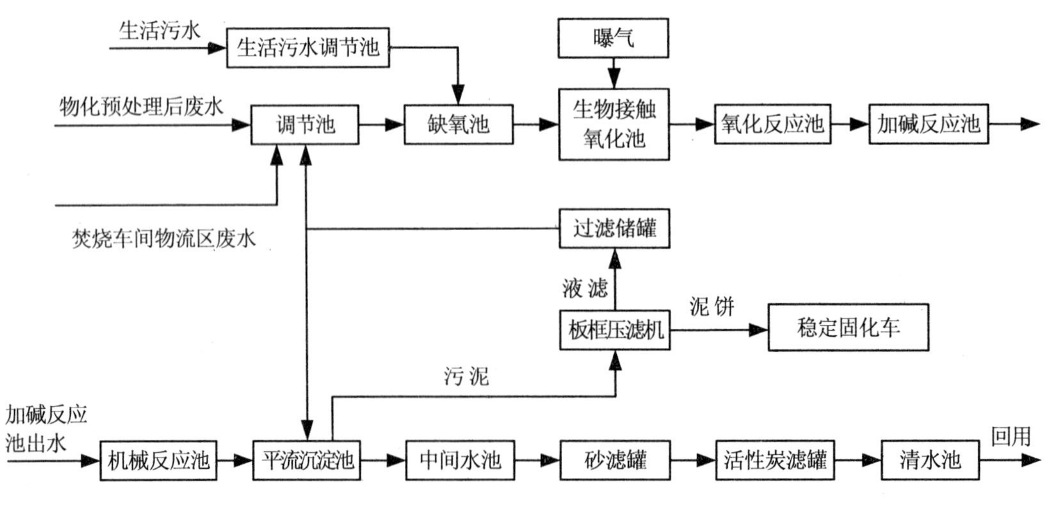

图 4-173 废水处理流程

职业病危害因素：氢氧化钠、HCl、硫化氢、氮氧化物、噪声等。

（4）稳定化/固化处理

生产工艺：稳定化/固化是将危险废物与稳定剂或固化剂混合，通过化学反应，使危险废物中的有害成分变成化学性质稳定的不溶性化合物或被包裹起来固定在固化体中。具体工艺流程为废物送入稳定化/固化车间后，分类存放在固体暂存区内，通过上料设备送进搅拌机，同时根据废物重量和成分加入适当比例的水泥或稳定剂进行充分搅拌混合，搅拌均匀后的混合体经搅拌机下部的卸料口卸入固化体运输车内的转运箱，并将其转运至稳定化/固化体暂存区进行浸出毒性监测。满足废物处理工艺指标要求的固化体运到安全填埋场进行填埋，不符合要求的返回重新进行稳定化/固化处理。

职业病危害因素：在上料、搅拌、卸料过程中会产生粉尘。

（5）填埋

生产工艺：安全填埋场需要填埋的废物大部分为经过稳定化/固化处理并达到入场控制标准的废物，不经过稳定化而直接进入填埋场进行填埋的废物包括石棉废物、化工废渣及盐泥等。具体工艺过程为经稳定化/固化处理并初步养护后的废物和直接填埋废物以自卸汽车装运，由填埋场固定进场道路进入卸车平台卸入填埋场，然后用多用途挖掘装载机将废物转运并摊平，再用压实机分层压实。

职业病危害因素：填埋过程中会产生粉尘，同时存在硫化氢危害。

（6）辅助设施

① 暂存库

生产工艺：暂存危险废物。

职业病危害因素：暂存库储存的废物种类不同，可产生不同职业病危害因素，一般要考虑苯、甲苯、二甲苯、三氯乙烯、异丙醇、丙酮、溶剂汽油、氯化氢、氰化物、丙烯腈、甲醛等。

② 桶清洗区

生产工艺：使用普通自来水对废料桶进行清洗。

职业病危害因素：清洗废料桶过程中，残留的有害化学物包括苯、甲苯、二甲苯、三氯乙烯、异丙醇、丙酮、溶剂汽油、氯化氢、氰化物、丙烯腈、甲醛等。

③ 维修车间

生产工艺：对设备进行维修，会经常使用氩弧焊。

职业病危害因素：主要来源于氩弧焊过程中产生的CO、氮氧化物、电焊烟尘、锰。

④ 检测中心

生产工艺：对危险废物进行抽检。

职业病危害因素：主要来源于检测过程中使用的化学品，包括盐酸、丙酮、异丙醇、硫酸、氢氧化钠、苯、三氯甲烷等。

⑤ 配电房

生产工艺：将国家电网电源变压后供生产和生活用电。

职业病危害因素：配电房存在工频电场。

⑥ 发电房

生产工艺：应急发电。

职业病危害因素：柴油发电机尾气存在二氧化硫、氮氧化物、CO、CO_2。

4．职业危害特点

（1）职业病危害因素分布

归纳上述生产工艺及其存在和产生的职业病危害因素，危险废物处理业职业病危害因素分布情况见表4-78。

表4-78 危险废物处理业职业病危害因素分布情况

序号	岗位或工种	职业病危害因素	
		化学因素	物理因素
一、焚烧车间			
1	料坑、提升机工位、进料口控制工位	苯、甲苯、二甲苯、三氯乙烯、异丙醇、丙酮、溶剂汽油、丙烯腈、甲醛、其他粉尘	噪声
2	焚烧炉巡检岗位	CO、CO_2、氮氧化物、其他粉尘	噪声、高温
二、物/化车间			
3	物/化处理岗位	硫酸、氢氧化钠、氢氧化钾、铬酸盐、HCl、氮氧化物、氰化氢、氰化物、硫化氢、苯、甲苯、二甲苯	—
三、废水处理车间			
4	废水处理加料/巡检岗位	氢氧化钠、HCl、硫化氢、氮氧化物	噪声
四、稳定/固化车间			
5	稳定固化操作岗位	其他粉尘	—
五、填埋场			
6	填埋岗位	其他粉尘、硫化氢	—
七、辅助设施			
7	暂存库巡检和废物存放	苯、甲苯、二甲苯、三氯乙烯、异丙醇、丙酮、溶剂汽油、氯化氢、氰化物、丙烯腈、甲醛	—
8	桶清洗区	苯、甲苯、二甲苯、、三氯乙烯、异丙醇、丙酮、溶剂汽油、氯化氢、氰化物、丙烯腈、甲醛等	—
9	维修	CO、氮氧化物、电焊烟尘、锰	—
10	检测中心	HCl、丙酮、异丙醇、硫酸、氢氧化钠、苯、三氯甲烷	—
11	配电房巡检	—	工频电场
12	发电房巡检	二氧化硫、氮氧化物、CO、CO_2	—

（2）职业危害程度

危险废物处理业存在的职业病危害因素除与废物处理时需添加的化学物品有关外，主要取决于危险废物所含有的危害成分，其职业病危害因素复杂。李振雪等对大连市某危险废物处置设施扩建项目进行职业病危害调查，该项目运行中存在的主要职业病危害因素包括铅、锌、铜、镍、镉、铬、砷、汞、硫酸、盐酸、氯、二氧化硫、一氧化碳、氮氧化合物、氟化合物、氰化合物、苯系混合溶剂、有机醇类、有机酮类、有机酯类、三氯乙烯、臭氧、二噁英、非甲烷总烃、氢氧化物等25种化学毒物，电焊烟尘、砂轮磨尘、活性炭粉尘、其他粉尘等4种粉尘，以及噪声、高温、局部振动、紫外辐射、工频电场等5种物理因素；检测结果显示3种毒物（焚烧车间垃圾储存坑的甲苯、二甲苯和乙烯）浓度超标、

1 个作业点（焚烧车间垃圾投放口）粉尘浓度超标以及维修车间切割作业的噪声强度和局部振动检测结果超标，工频电场、紫外辐射检测结果均合格；主要接触苯系物 10 名人员中，有 5 人体检发现白细胞偏低。左弘等对 3 家危险废物处理企业进行调查的结果显示，该行业职业病危害因素种类繁多，其中苯、氰化物、甲醛、CO、镉、铅烟、铅尘、硫化氢、金属汞和锰等属于高度危害的化学毒物，虽然工作场所防护措施较为完备的情况下，职业病危害因素的检测浓度符合职业卫生标准，但应对焚烧车间的料坑工位和提升机工位以及暂存库等关键控制点进行重点有效的防护，且相关工作人员作业时应佩戴个体危险物报警装置，同时对其存在的潜在职业病危害因素如放射性污染和生物方面的危害因素也应采取有效的预防措施。

5．建设项目职业病危害风险分类

危险废物处理行业属于《国民经济行业分类》（GB/T 4754—2011）中的“生态保护和环境治理业”中的“危险废物治理业”，根据国家安全监管总局公布的《建设项目职业病危害风险分类管理目录（2012 年版）》，“危险废物治理业”属于职业病危害风险严重项目。

危险废物处理行业存在的职业病危害因素主要取决于危险废物所含有的危害成分，虽然目前生产工艺均较先进，自动化密闭化程度较高，但焚烧车间的料坑工位和辅助设施的桶清洗区仍以手工操作为主，生产过程中普遍存在或产生苯、氰化物、甲醛、硫化氢等高度危害的化学毒物。同时，工业废物有可能混入废弃的放射源或放射性物质，如在废物收集过程中管理不善，有可能发生放射性危害事件。此外，如没有对所有的废物进行消毒处理，某些废物可能混有生物方面的危害因素，如发生包装容器破损或泄漏等原因可导致生物污染而危害作业人员的健康。

综上分析，危险废物处理行业所产生的职业病危害的风险程度，与《建设项目职业病危害风险分类管理目录（2012 年版）》中所列的“危险废物治理业”职业病危害的风险程度无明显区别，应定为职业病危害风险严重建设项目。

参考文献

[1] 李振雪，毕海侠，马雪松. 大连市某危险废物处置设施扩建项目职业病危害调查. 职业卫生与应急救援，2014，(3)：161-163.

[2] 左弘，何家禧，李天正，等. 危险废物综合处理行业职业病危害防护效果的调查. 职业与健康，2012，28（8）：906-908.

（左弘、何家禧）

第七节　居民服务、修理和其他服务业

居民服务业主要是指信息服务、金融保险、旅游、会展、房地产、咨询、广告、中介服务、文化、休闲、体育、卫生保健、社区服务、研发服务、计算机网络服务、法律服务等改革开放后发展起来的服务业。修理业指对部分丧失使用价值的实物产品进行加工，以恢复其使用价值的服务行业，它由许多专业修理行业构成，如修理汽车、船舶、电机、计算机，修缮房屋，修理自行车、家用电器和其他日用生活品等。其他服务业指代理业、旅店业、饮食业、旅游业、仓储业、租赁业、广告业以外的服务业。相关项目内容如下。

(1) 居民服务业，包括家庭、托儿所、洗染、理发及美容、洗浴、保健、婚姻、殡葬等服务业；

(2) 机动车、电子产品和日用产品修理业，包括计算机和办公设备维修（如计算机和辅助设备、通讯设备、其他办公设备维修）、家用电器修理、其他日用产品修理业（如自行车、鞋和皮革、家具和相关物品等修理）；

(3) 其他服务业，包括清洁服务（如建筑物清洁、其他清洁服务）、其他未列明服务业。

鉴于居民服务、修理和其他服务业主要的职业危害问题存在于修理业，《建设项目职业病危害风险分类管理目录（2012 年版）》规定修理业为职业病危害风险较重的项目。现以汽车维修业为例，分析其职业危害风险。

汽车维修指汽车修理厂及路边门店的专业修理服务，包括为汽车提供上油、充气、打蜡、抛光、喷漆、清洗、换零配件、出售零部件等服务，不包括汽车回厂拆卸、改装、大修的活动。

1. 项目组成

汽车修理由机电维修、钣金和喷漆等项目组成。

(1) 机电维修包括发动机清洗维护、电路维修、四轮定位等。

(2) 钣金包括钣金修复、焊接、砂轮打磨等。

(3) 喷漆包括中途、上原子灰、调漆、喷漆、上光油、烤漆、抛光等。

2. 主要生产原辅材料与设备

(1) 主要生产原辅材料

生产工艺中，与职业卫生有关的主要生产原辅材料包括底漆、面漆、清漆、固化剂、稀释剂、天那水、光油、清洁剂、除油剂、助焊剂、表板蜡、化油器清洗剂等。

(2) 主要生产设备

生产装置的主要生产设备包括喷漆房等。

辅助装置的主要生产设备包括抛光机、干磨机、喷枪、切割机、砂轮机等。

3. 生产工艺与职业病危害因素

(1) 机电维修

生产工艺：确定故障、分析成因、维修或更换元器件、排除故障。

职业病危害因素：溶剂汽油。

(2) 钣金修复和喷漆

钣金修复和喷漆生产工艺流程见图 4-174。

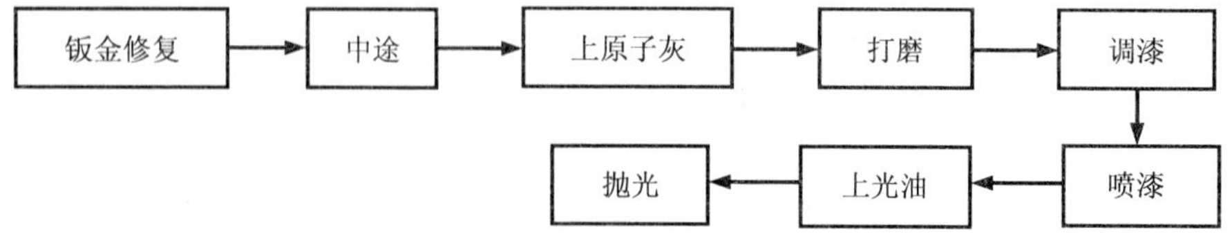

图 4-174 钣金修复和喷漆生产工艺流程

① 钣金修复

生产工艺：修复、焊接、砂轮打磨。

职业病危害因素：噪声、锰及其无机化合物、一氧化碳、一氧化氮、二氧化氮、臭氧、手传振动、电焊烟尘、电焊弧光、砂轮磨尘。

② 喷漆

生产工艺：中途、上原子灰、打磨、调漆、喷漆、上光油、烤漆、抛光、洗枪。

职业病危害因素：其他粉尘、苯系物、酯类、醇类、酮类、环已烷、正庚烷、丙烯酸、苯乙烯、二氯丙烷、正已烷、噪声、手传振动、高温。

4．职业危害特点

（1）职业病危害因素分布

归纳上述生产工艺及其存在和产生的职业病危害因素，汽车修理业职业病危害因素分布情况见表 4-79。

表 4-79 汽车修理业职业病危害因素分布情况

序号	岗位或工种	职业病危害因素	
		化学因素	物理因素
一、机电维修			
1	维修或更换元器件	溶剂汽油	—
二、喷漆			
2	中途	苯系物、酯类、醇类、酮类等	—
3	干磨	其他粉尘	手传振动、噪声
4	调漆	苯系物、酯类、醇类、酮类、环已烷、正已烷、正庚烷、丙烯酸、苯乙烯、二氯丙烷	—
5	喷漆	苯系物、酯类、醇类、酮类、环已烷、正已烷、正庚烷、丙烯酸、苯乙烯、二氯丙烷	高温
6	洗枪	苯系物、酯类、醇类、酮类、环已烷、正已烷、正庚烷、丙烯酸、苯乙烯、二氯丙烷	—
三、钣金修复			
7	修复	—	噪声
8	砂轮打磨	砂轮磨尘	噪声
9	焊接	电焊烟尘、二氧化碳、一氧化碳、二氧化氮、臭氧、锰及其无机化合物	电焊弧光

（2）职业危害程度

汽车维修存在的职业危害因素主要包括溶剂汽油、粉尘、苯系物、酯类、醇类、酮类、环已烷、正已烷、正庚烷、丙烯酸、苯乙烯、二氯丙烷、二氧化碳、一氧化碳、二氧化氮、臭氧、锰及其无机化合物、电焊弧光、手传振动、噪声、高温，其中以苯系物的危害风险最为突出。蒋立新等对深圳市福田区 44 家汽车维修企业进行职业卫生现况调查发现，在 99 个监测点中，有 3 个超标点。其中苯超标点为调漆室，最高浓度为 14.6 mg/m^3；二甲苯和乙酸丁酯超标点为烤漆房喷漆岗位，最高浓度分别为 225.2 mg/m^3 和 638.8 mg/m^3；丙酮超标点为调漆房调漆岗位，最高浓度为 748.9 mg/m^3。徐国等对上海市宝山区 20 家汽车 4S 店进行的职业卫生现况调查发现，在 140 个苯监测点中，有 2 个点超标，超标点均为油漆稀释岗位，最高浓度为 12.8 mg/m^3。李珏等对北京某地区 25 家汽车维修企业职业病危害状况的调查发现：6 个苯检测点中有 2 个点超标，最高浓度为 21.7 mg/m^3。李秋荣和李盛分别对苯系物接触工人的职业健康调查发现，接触苯及其同系物的汽修工人白细胞降低，并且随着接触苯系作业工龄的增加，该人群中发生白细胞降低的百分率也有所增加。

5．建设项目职业病危害风险分类

汽车维修业属于《国民经济行业分类》（GB/T 4754—2011）中的“汽车修理与维护”，根据国家安全监管总局公布的《建设项目职业病危害风险分类管理目录（2012 年版）》，“汽车、摩托车修理与维护”属于职业病危害风险较重项目。

综上分析，汽车维修业所产生的职业病危害的风险程度，与《建设项目职业病危害风险分类管理目录（2012 年版）》中所列的“汽车、摩托车修理与维护”职业病危害的风险程度无明显的区别，应定为职业病危害风险较重建设项目。

参考文献

[1] 蒋立新，郑晓均，李汉锋，等. 深圳市福田区汽车维修企业职业卫生现况调查. 海峡预防医学杂志，2009，15（3）：13-17，59.

[2] 徐国，林永昕，陆伟华，等. 上海市某区汽车 4S 店职业卫生现况调查. 环境与职业医学，2008，25（3）：285-287.

[3] 李珏，王会宁，王忠，等. 北京某地区汽车维修企业职业病危害状况的调查. 中华劳动卫生职业病杂志，2014，32（6）：429-431.

[4] 李秋荣，魏云芳，聂玲. 4S 店汽修车间职业卫生现状分析. 中国卫生监督杂志，2008，15（3）：207-210.

[5] 李盛，王金玉，韩振荆，等. 兰州市某汽车修理厂苯作业职工 10 年健康检查情况分析. 卫生职业教育，2005，23（16）：119-120.

[6] 刘存山. 现代汽车检测与维修的标准化流程. 机械工程与自动化，2012，3：169-170，172.

（田东超、何家禧）

第八节 农、林、牧、渔业

农业指对各种农作物的种植活动，包括谷物和其他作物的种植，蔬菜、园艺作物的种植，水果、坚果、饮料和香料作物的种植，中药材的种植。林业指林木的培育和种植，木材和竹材的采运，林产品的采集。畜牧业指为了获得各种畜禽产品而从事的动物饲养活动，包括牲畜的饲养，猪的饲养，家禽的饲养，狩猎和捕捉动物等。渔业指海洋和内陆渔业养殖、捕捞。相关项目内容如下：

（1）农业，包括谷物种植（如稻谷、小麦、玉米等种植），豆类、油料和薯类种植（如豆类、油料、薯类种植），棉、麻、糖、烟草种植，蔬菜、食用菌及园艺作物种植，水果种植（如仁果类和核果类水果、葡萄、柑橘类、香蕉等亚热带水果种植），坚果、含油果、香料和饮料作物种植，中药材种植，其他农业；

（2）林业，包括林木育种和育苗、造林和更新、森林经营和管护、木材和竹材采运、林产品采集；

（3）畜牧业，包括牲畜饲养（如牛、马、猪、羊、骆驼等的饲养）、家禽饲养（如鸡、鸭、鹅等的饲养）、狩猎和捕捉动物、其他畜牧业；

（4）渔业，包括水产养殖（如海水、内陆养殖）、水产捕捞（如海水、内陆捕捞）；

（5）农、林、牧、渔服务业，包括农业服务业（如农业机械、灌溉、农产品初加工等服务）、林业服务业（如林业有害生物防治、森林防火、林产品初级加工等服务）、畜牧服务业、渔业服务业。

《建设项目职业病危害风险分类管理目录（2012 年版）》规定畜牧业为职业病危害风险一般的项目。

一、鸡的饲养

1．项目组成

鸡的饲养主要由进鸡前准备、鸡的饲养以及相关的辅助设施等项目组成。

（1）进鸡前的准备包括鸡舍的清洗与消毒；鸡舍设备的安装与调试；药品、疫苗及饲料、饮水、垫料的准备；鸡舍升温；预热饮水；雏鸡接运到场后管理等项目。

（2）鸡的饲养包括饮水、喂料、控制密度、垫料管理、观察鸡群动态、鸡舍的清扫和消毒、鸡群的卫生防疫、光照管理、肉鸡出厂等项目。

（3）辅助设施包括电力系统、水源、污物处理等项目。

2．主要生产原辅材料与设备

（1）主要生产原辅材料

与职业卫生有关的原辅材料包括消毒液（主要为季铵盐类，二氧化氯，碘制剂等）、氢氧化钠、高锰酸钾、福尔马林等。

（2）主要生产设备

生产装置的主要生产设备包括鸡舍的清洗与消毒用的高压水枪，鸡舍设备的安装与调试用的保温设备（保温伞、火炕、烟道、电热丝、红外线灯泡）、护围、喂料设备（开食盘、平底塑料盘、料槽、吊桶）、饮水器械（水槽、真空式饮水器、乳头式饮水器、圆钟式自动饮水器）等。

辅助装置的主要生产设备包括电力设备、供水系统和污物处理系统等。

3．生产工艺与职业病危害因素

（1）进鸡前准备

进鸡前准备生产工艺见图 4-175。

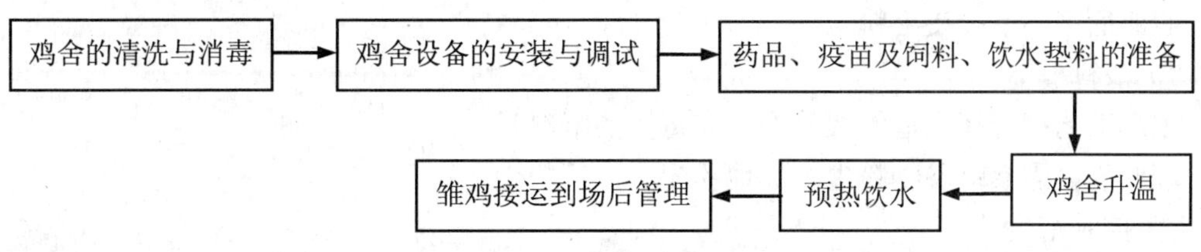

图 4-175　进鸡前准备生产工艺

① 鸡舍的清洗与消毒

生产工艺：鸡只出栏后搬出所有的料槽、料桶、饮水器具、火炉等设备，清除垫料、废弃物。清扫房顶、墙壁及地面后，将所有设备搬进鸡舍并用高压水枪冲洗或其他方法清理干净。鸡舍清理结束干燥一周后，用消毒液对鸡舍及设备进行喷洒或浸泡消毒，两天后用 2%的烧碱水对地面及墙壁喷洒消毒。将所有设备（包括垫料）放置妥当后，关闭门窗，升温至 25℃左右，在垫料上喷洒消毒液，将湿度升至 65%左右，用高锰酸钾和福尔马林熏蒸消毒，24 h 后开启门窗通风。

职业危害因素：二氧化氯、碘、氢氧化钠、甲醛、噪声。

② 鸡舍设备的安装与调试

生产工艺：消毒完毕的鸡舍，饲养者要检验火炉、烟道的密封性和升温能力，水电供应、风机工作是否正常等。在进雏鸡前 24 h，将所有育雏舍的温度提高到 35℃左右，湿度升至 65%～70%。

职业危害因素：高温。

③ 药品、疫苗及饲料、饮水、垫料的准备

生产工艺：对于采用地面平养的养殖户，应在进鸡前铺好垫料，另外贮存一部分垫料，以备更换和增添之用。进雏前，也应按免疫程序选购好所用疫苗并保存于冰箱内备用。

职业危害因素：谷物粉尘、其他粉尘、高温。

④ 鸡舍升温

生产工艺：可根据不同季节和不同的升温设备，在雏鸡到达前 1～2 d 前对鸡舍进行升温。

职业危害因素：高温。

⑤ 预热饮水

生产工艺：在雏鸡入舍前要保证饮水器内为温开水（适用于规模较小的鸡场）。

⑥ 雏鸡接运到场后管理

生产工艺：待雏鸡到达目的地后，先将雏鸡盒单层摆放到鸡舍，不要靠热源太近，打开盒盖，适应半小时后将其放出。

职业危害因素：皮毛粉尘。

（2）鸡的饲养

① 饮水

生产工艺：在雏鸡整个生长期间都应保证有充足的清洁饮水供应，昼夜不断。

职业危害因素：皮毛粉尘。

② 喂料

生产工艺：选择合适的喂养饲料和每天的喂料量。

职业危害因素：谷物粉尘、其他粉尘、皮毛粉尘。

③ 控制密度

生产工艺：鸡舍刚进雏时的饲养密度以 30 只/m^2 为宜，以后逐渐扩群，注意寒冷季节饲养密度可适当增加，而温暖季节饲养密度则尽量减小。

职业危害因素：皮毛粉尘。

④ 垫料管理

生产工艺：首先，将垫料铺平，厚度一致，防止露出地面。其次，饲养过程中经常抖动垫料，并及时更换或晾晒潮湿的垫料，防止鸡粪在垫料表面结块；注意鸡舍保温，尤其是严寒季节鸡舍的顶棚和北墙。防止冷凝水的形成。同时注意鸡舍通风，防止舍内湿度过大；管理好饮水器，控制水位，严防饮水外溢。刷洗设备的水不准倒在垫料上；饲养密度不可过大，日粮含盐量不可高于1%；饲养后期再往垫料上铺一居新鲜垫料。

职业危害因素：谷物粉尘、其他粉尘、皮毛粉尘。

⑤ 观察鸡群动态

生产工艺：早晨、晚上和喂料的时候，观察鸡群健康或病态表现，有无行为异常，并做好记录。

职业危害因素：皮毛粉尘。

⑥ 鸡舍的清扫和消毒

生产工艺：日常用具定期消毒，定期带鸡消毒。鸡舍门前设消毒池，并定期更换消毒水。

职业危害因素：氨、硫化氢、甲基硫醇、二甲硫、二甲基二硫醚、甲硫醚、二甲胺、三甲胺、硫醇、乙醛、二氧化氯、碘、氢氧化钠、甲醛、皮毛粉尘、谷物粉尘、其他粉尘。

⑦ 鸡群的卫生防疫

生产工艺：根据鸡龄的大小，在其饮用水和饲料中加入一定药物，以防止其得病。

职业危害因素：皮毛粉尘。

⑧ 光照管理

生产工艺：前期采用较强的、长时间的光照有助于刺激雏鸡饮水采食。后期光照不宜太强，以保持鸡群安静，能够看见采食和饮水为宜。

职业危害因素：皮毛粉尘。

⑨ 肉鸡出厂

生产工艺：出场前4～6 h使鸡吃光饲料，吊起或移出饲槽及一切用具，饮水器在抓鸡前撤除。尽量在弱光下抓鸡，然后入笼、装车、出厂。

职业危害因素：皮毛粉尘、噪声。

（3）辅助设施

辅助设施包括电力系统、水源、交通、废弃物处理等项目。

① 水源

生产工艺：水源一定要充足，水质清洁并符合饮用水要求。

② 电力

生产工艺：电力在肉鸡生产中非常重要，照明、饲料加工、通风、雏鸡舍供热都需要电，电力设备必须能满足生产需要，电力供应必须有保障。

职业危害因素：工频电场。

③ 污物处理

生产工艺：鸡场内的鸡粪采用堆肥法或坑沤法进行处理后再作为有机肥料。处理鸡场内的污水时，利用化粪池将污水排入化粪池中腐化沉淀，稀释后再施入田内。

职业危害因素：氨、硫化氢、甲基硫醇、二甲硫、二甲基二硫醚、甲硫醚、二甲胺、三甲胺、硫醇、乙醛、皮毛粉尘、谷物粉尘、其他粉尘。

4. 职业危害特点

（1）职业病危害因素分布

表 4-80 鸡的饲养职业病危害因素分布情况

序号	生产工艺	职业病危害因素	
		化学因素	物理因素
一、进鸡前准备			
1	鸡舍的清洗与消毒	二氧化氯、碘、氢氧化钠、甲醛	噪声
2	鸡舍设备的安装与调试	—	高温
3	药品、疫苗及饲料、饮水、垫料的准备	谷物粉尘、其他粉尘	高温
4	鸡舍升温	—	高温
5	预热饮水	—	—
6	雏鸡接运到场后管理	皮毛粉尘	—
二、鸡的饲养			
7	饮水	皮毛粉尘	—
8	喂料	谷物粉尘、皮毛粉尘、其他粉尘	—
9	控制密度	皮毛粉尘	—
10	垫料管理	谷物粉尘、皮毛粉尘、其他粉尘	—
11	观察鸡群动态	皮毛粉尘	—
12	鸡舍的清扫和消毒	氨、硫化氢、甲基硫醇、二甲硫、二甲基二硫醚、甲硫醚、二甲胺、三甲胺、硫醇、乙醛、二氧化氯、碘、氢氧化钠、甲醛、皮毛粉尘、谷物粉尘、其他粉尘	—
13	鸡群的卫生防疫	皮毛粉尘	—
14	光照管理	皮毛粉尘	—
15	肉鸡出厂	皮毛粉尘	—
三、辅助设施			
16	水源	—	—
17	电力	—	工频电场
18	污物处理	氨、硫化氢、甲基硫醇、二甲硫、二甲基二硫醚、甲硫醚、二甲胺、三甲胺、硫醇、乙醛、皮毛粉尘、谷物粉尘、其他粉尘	—

（2）职业危害程度

附着于动物皮毛上的炭疽杆菌、布氏杆菌可引发法定职业病炭疽、布氏杆菌病。炭疽是由炭疽杆菌引起的人畜共患的急性传染病，主要侵犯食草动物，人常因接触病畜及其产品而发病。本病主要见于牧民、饲养员、屠宰人员、剥食病畜或死畜者、皮毛加工人员、兽医、医务人员等。布氏杆菌病流行于世界许多国家和地区。在我国某些牧区和农区曾广泛流行，新中国成立后其发病率已有明显降低，但随着畜牧业的发展，布氏杆菌病仍是危害职业人群健康的职业病之一。其感染率高低主要取决于与病畜及其产品接触机会的多寡。主要见于家畜养殖人员，肉类、皮毛加工人员，兽医及检疫人员等。对于接触物理和化学因素的职业病危害鲜有报道。

5. 建设项目职业病危害风险分类

家禽饲养属于《国民经济行业分类》(GB/T 4754—2011) 中的“畜牧业”，根据国家安全监管总局公布的《建设项目职业病危害风险分类管理目录（2012 年版）》，“畜牧业”属于职业病危害风险一般的项目。

综上分析，家禽饲养所产生的职业病危害的风险程度，与《建设项目职业病危害风险分类管理目录（2012 年版）》中所列的“畜牧业”职业病危害的风险程度无明显区别，应定为职业病危害风险一般建设项目。

（王雪毓、何家禧）

二、牲畜屠宰

牲畜屠宰指对各种牲畜进行宰杀，以及鲜肉冷冻等保鲜活动，但不包括商业冷藏活动。以猪的屠宰为例说明相关职业危害情况。

1. 项目组成

牲畜屠宰主要由待宰圈、屠宰车间、加工车间、储运工程以及辅助公用工程系统等内容组成。

(1) 屠宰车间包括致晕、刺杀放血、浸烫、煺毛或剥皮、清除内脏与整理屠体等项目。

(2) 加工车间包括冷却分割加工等项目。

(3) 储运工程包括冷库、原料库和成品库等项目。

(4) 辅助公用工程系统包括废水处理、供水、供电、制冷系统、锅炉房等项目。

2. 主要生产原辅材料与设备

(1) 主要生产原辅材料

与职业卫生有关的原辅材料包括制冷剂（氨）、清洁用消毒液（常用氢氧化钠、甲醛、漂白粉）、锅炉用燃料（天然气）、化验室用化学试剂（主要有盐酸、氢氧化钠、乙酸乙酯、乙腈、甲醇、正己烷）等。

(2) 主要生产设备

屠宰设备主要有 CO_2 击晕装置、平板输送机、毛猪悬挂自动放血线、链板式猪床、洗猪机、液压自动打毛机、猪毛空气输送系统、修刮输送平台、提升输送机、机械加工输送机、预干燥机、抛光机、斜坡白肉提升机、胴体再修整轨道、蒸气烫毛机、红内脏/白内脏输送机等。加工设备主要有开割机、接受及分离器、肠胃加工设备机、蒸煮锅、剥皮机、去膜机、扳肋机、甩干机、真空包装机、封口机等。

辅助装置的主要生产设备包括动力设备（变压器、供水设备、燃气锅炉）和附属设备（检测设备、制冷工艺设备、给排水工程设备、电气工程设备、污水处理设备等。

3. 生产工艺与职业病危害因素

(1) 待宰圈

生产工艺：给生猪提供屠宰前静养和清洁的场所。

职业病危害因素：生猪的粪便产生氨、硫化氢、甲基硫醇、二甲硫、二甲基二硫醚、甲硫醚、二甲胺、三甲胺、硫醇、乙醛等毒物；猪叫声产生噪声；喂养生猪用的干粉饲料产生粉尘等。

（2）屠宰车间

屠宰工艺流程见图 4-176。

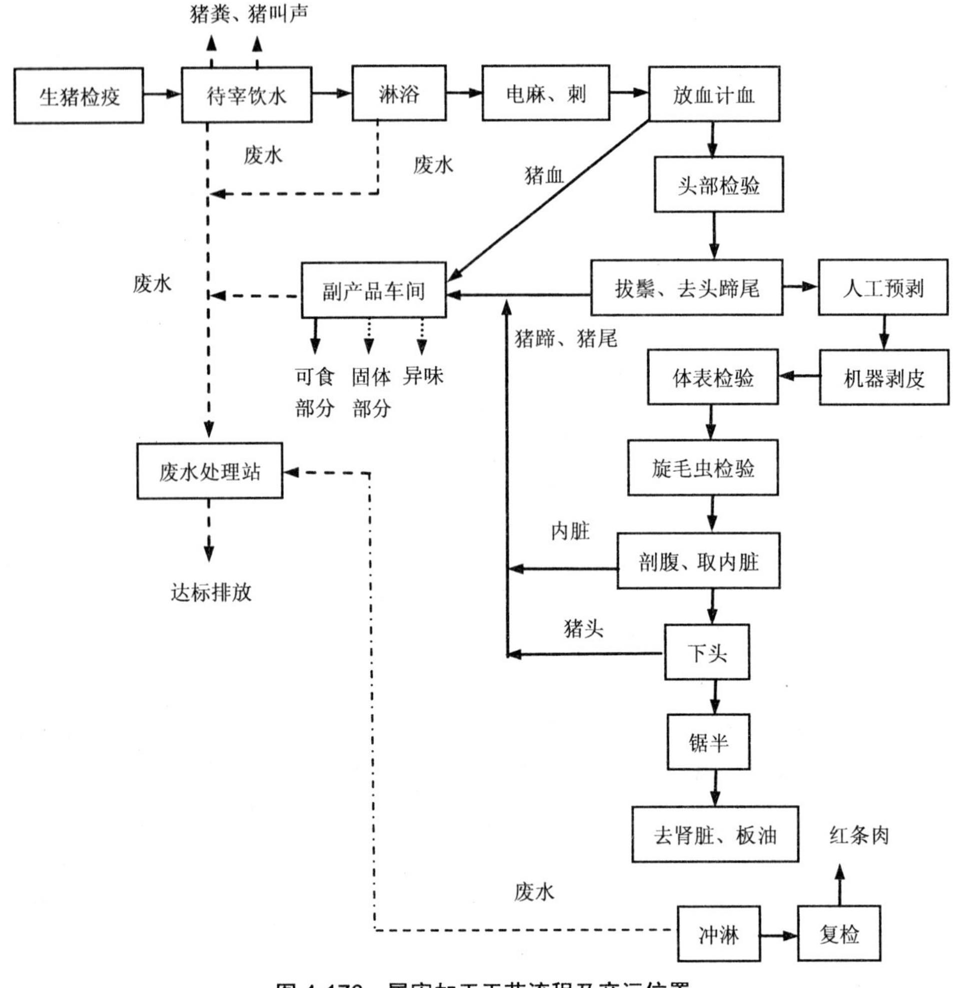

图 4-176　屠宰加工工艺流程及产污位置

① 致晕

生产工艺：常用的致晕方法有机械致昏法、电致昏法和二氧化碳致昏法等。

职业病危害因素：CO_2。

② 刺杀放血

生产工艺：将致晕后的猪落入水平宰杀放血输送机宰杀。

职业病危害因素：噪声。

③ 浸烫、煺毛或剥皮

生产工艺：宰杀后的猪用放血链吊挂由提升机入淋血、浸烫、打毛输送线经蒸气烫毛机烫毛、打毛机打毛后落入水平接收台。

职业病危害因素：皮毛粉尘、高温、噪声。

④ 清除内脏与整理屠体

生产工艺：烺毛剥皮后的猪再经提升机进入胴体加工输送线进行燎毛、抛光、开胸、去白内脏、去红内脏等工序。开膛取出内脏后，要将整个酮体劈成两半。合格的猪胴体经修整后计量入快速冷却间，冷却 1.5 h 后，入排酸间排酸。

职业病危害因素：噪声。

（3）加工车间

生产工艺：加工车间主要进行冷却分割和副产品加工等项目，以冷却分割为例说明职业危害情况（见图 4-177）。

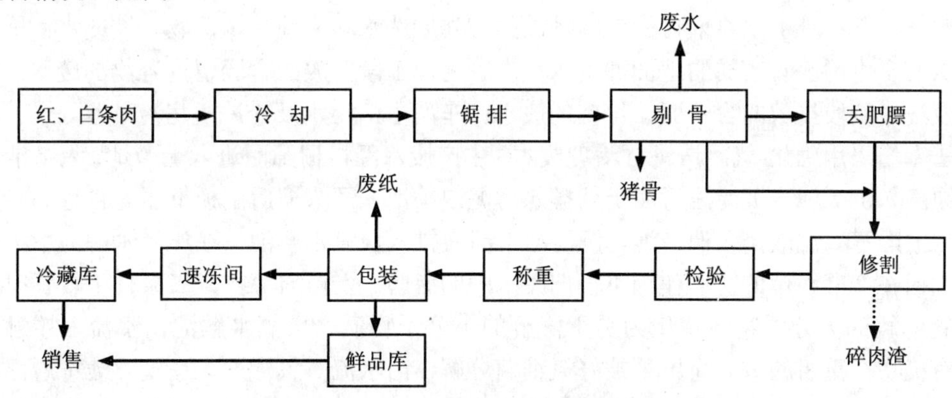

图 4-177 冷却分割工艺流程及产污位置

① 冷却

生产工艺：分部位猪肉冷却终温在 24 h 之内达到其肌肉深度中心温度不高于 7℃。冷冻肉冻结终温其肌肉深度中心温度不高于−15℃。

职业危害因素：低温。

② 锯排、剔骨、修割

生产工艺：根据生产需要，采用开割机、接受及分离器等加工设备对猪进行锯排、剔骨、修割等工序的加工。

职业危害因素：噪声。

③ 检验

生产工艺：主要对猪肉进行水分等一般理化指标、农药残留、瘦肉精含量的检验。

职业危害因素：盐酸、氢氧化钠、乙酸乙酯、乙腈、甲醇、正己烷。

④ 称重

生产工艺：将加工好的猪肉制品计量称重。

职业危害因素：无。

⑤ 包装

生产工艺：采用真空包装机对肉品进行包装。

职业危害因素：噪声。

⑥ 速冻

生产工艺：将包装好的猪肉送至速冻间，迅速冷冻至规定温度（−30～−18℃）。

职业危害因素：低温。

⑦ 冷藏

生产工艺：将速冻好的猪肉送至冷藏库储存。

职业危害因素：低温。

（4）储运工程

生产工艺：主要包括冷库、原料库和成品库。

职业危害因素：低温。

（5）辅助公用工程系统

① 废水处理

生产工艺：废水主要来自待宰圈排放的畜粪冲洗水和宰前冲洗污物、粪便水；屠宰工段排放的含血污水和畜粪的地面冲洗水；内脏处理工段排放的含肠胃内容物的废水；解体分割及洗净工段排放的含油脂、碎肉的废水；车间生活污水及冷冻机房冷却水。

屠宰场采用生化-气浮法进行治理废水。生产废水经格栅筛网进入调节池，调节池内废水由泵送入沉淀池，沉淀池污泥定期排入污泥浓缩池，经浓缩后由板框压滤机进一步脱水后可堆放贮存。滤液排入调节池，沉淀池上清液排入厌氧水解池，在厌氧水解池中大量的水解细菌在产酸细菌的协同作用下，把废水中的脂肪、蛋白质等在好氧条件下较长时间才能生物降解的大分子物质转化为易于降解的小分子物质。厌氧水解池出水流入接触氧化池。有机物在重组的供养作用下被好氧细菌分解，出水流入气浮池，在气浮池中悬浮物在微细气泡的作用下上浮与清水分离。悬浮物内含有大量降解有机物的活性污泥，回流到调节池中作处理废水用。气浮池的出水流入消毒池，通过加入氯酸钠，将病毒灭活后，出水经管道排出，亦可作为中水回用。

职业危害因素：硫化氢、二氧化硫、甲烷、氨、噪声。

② 锅炉房

生产工艺：提供生产所需能量。

职业病危害因素：烟尘、二氧化硫、氮氧化物、噪声。

③ 制冷系统

生产工艺：采用氨作为制冷剂提供生产中所需的低温环境。

职业病危害因素：氨、噪声。

④ 空压机

生产工艺：空压机房主要提供压缩空气，通过电动空压机工作为生产提供空气动力。

职业病危害因素：噪声。

⑤ 供电系统

生产工艺：将国家电网电源变压后供生产和生活用电。

职业病危害因素：电源线、配电柜、变压器等变电设备存在工频电场。

⑥ 给水泵房

生产工艺：提供生产用水，并将生产过程排出的废水经处理后再送回生产中。

职业病危害因素：噪声。

4．职业危害特点

（1）职业病危害因素分布

表 4-81　屠宰业职业病危害因素分布情况

序号	生产工艺	职业病危害因素	
		化学因素	物理因素
一、待宰圈			
1	待宰圈	氨、硫化氢、甲基硫醇、二甲硫、二甲基二硫醚、甲硫醚、二甲胺、三甲胺、硫醇、乙醛	噪声
二、屠宰车间			
2	致晕	二氧化碳	—
3	刺杀放血	—	噪声
4	浸烫、烺毛或剥皮	皮毛粉尘	高温、噪声
5	清除内脏与整理屠体	—	噪声
三、加工车间			
6	冷却	—	低温
7	锯排、剔骨、修割	—	噪声
8	检验	盐酸、氢氧化钠、乙酸乙酯、乙腈、甲醇、正己烷	—
9	称重	—	—
10	包装	—	噪声
11	速冻	—	低温
12	冷藏	—	低温
四、储运工程			
13	冷库、原料库、成品库	—	低温
五、辅助公用工程系统			
14	废水处理	硫化氢、二氧化硫、甲烷、氨	噪声
15	锅炉房	烟尘、二氧化硫、氮氧化物	噪声
16	制冷系统	氨	噪声
17	空压机	—	噪声
18	供电系统	—	工频电场
19	给水泵房	—	噪声

（2）职业危害程度

从事畜牧业、动物饲养、动物屠宰等动物相关行业的作业人员主要存在感染动物性传染病的风险。张唯哲等通过对哈尔滨市屠宰场从业人员和其他职业者血清旋毛虫抗体的检测与分析发现，旋毛虫抗体阳性率为 4.65%（4/86），而从事其他职业者为 0.50%（1/200）。对于接触物理和化学因素的职业病危害鲜有报道。

5. 建设项目职业病危害风险分类

牲畜屠宰属于《国民经济行业分类》（GB/T 4754—2011）中的“屠宰及肉类加工”，根据国家安全监管总局公布的《建设项目职业病危害风险分类管理目录（2012 年版）》，“屠宰及肉类加工”属于职业病危害风险较重项目。

综上分析，牲畜屠宰所产生的职业病危害的风险程度，与《建设项目职业病危害风险分类管理目录（2012 年版）》中所列的“屠宰及肉类加工”职业病危害的风险程度无明显区别，应定为职业病危害风险较重建设项目。

参考文献

张唯哲，刘爱芹，李懿宏，等. 哈尔滨市屠宰场从业人员旋毛虫感染的检测与分析. 中国寄生虫病防治杂志，2003，16（3）：191.

（王雪毓、何家禧）

第五章　职业危害管理控制

职业危害管理控制的内容包括对工作场所职业危害进行识别、评价和管理控制等，其中职业危害识别是判断工作场所潜在的危害的过程；职业危害评价则通过量化测评危害对健康造成伤害的可能程度，判断危害发生的可能性及其严重程度；管理控制就是依据风险水平，确定能够减少损害的相应管理控制措施，使其持续改进成为可能的一个管理过程。

第一节　职业危害识别

职业病危害因素的识别是指根据相关的职业卫生标准和规范要求，以科学的方法分辨、识别、分析、预测工作场所中存在或产生的职业病危害因素的种类、来源、分布及危害程度，予以准确描述，以定性、定量的概念清楚地表示及解释。工作场所职业危害识别是职业危害风险控制的重要前提，也是采取职业卫生防护措施的重要依据。

在职业卫生实践中，职业病危害因素识别是职业病危害评价和工作场所职业病危害因素检测与评价的重要内容之一，只有识别出工作场所中可能存在或产生的职业病危害因素，才能确定检测项目和拟定检测方案；在职业流行病学调查中，通过调查职业病危害因素及其对健康的影响在人群、时间及空间的分布，才能评价职业病危害因素的危险度，以此探索病因；同样道理，职业病危害因素识别是确定职业健康监护项目的前提。

一、职业病危害因素识别的要求

职业病危害因素识别是职业病危害评价和控制的重要环节之一，在识别过程中要做到全面分析、重点突出、定性与定量相结合和明确职业病危害分布等。

（一）全面分析

在识别过程中，首先要对整个项目进行全面的分析，然后对每一个评价单元在生产工艺过程、生产环境、劳动过程中可能存在的职业病危害因素的种类、来源、分布及其影响人员进行全面、客观、准确的识别。如从项目组成、生产工艺流程、原辅材料的使用、化学反应原理等方面作全面的调查和分析，不仅要识别正常生产和操作过程中可能存在或产生的职业病危害因素，还应分析在特殊生产和操作过程如停电、检修或意外事故以及外包作业等可能存在或产生的职业病危害因素，逐一识别，避免遗漏。

（二）重点突出

每一个项目都有可能存在或产生多种职业病危害因素，其中以化学物最为常见。各种职业病危害因素因其理化特性、毒性、浓度（强度）及接触机会等差异而对作业人员的危害程度不同。因此，在识别过程中应做到重点突出，识别出职业病危害因素：

（1）列入《职业病危害因素分类目录》的；

（2）国家（或国外）已颁布职业接触限值的；

（3）国家已颁布相关职业卫生检测标准方法的；

（4）其他可能危害劳动者身体健康的。

（三）定性与定量

除了对职业病危害因素进行定性识别外，通常还需对主要职业病危害因素进行定量识别。通过对工作场所相关岗位所接触的职业病危害因素进行现场检测，可判断其是否符合国家职业卫生标准，并以此确定其危害程度。

（四）确定危险度

在上述工作基础上，明确各种职业病危害因素的分布及人群接触情况，根据定性和定量分析结果，确定其危险度。

二、职业病危害因素识别方法

职业病危害因素识别常用的方法包括文献检索、职业卫生学调查、类比调查、经验法、工程分析、工作场所职业病危害因素监测和劳动者健康监护等。

（一）文献检索法

文献检索法就是通过查阅国内外预防医学、卫生学类等期刊有关工作场所、工种和生产工艺存在或产生职业病危害因素及其对作业人群健康影响的报道，从而对职业病危害因素进行识别的方法。同时，可查阅项目单位所使用原材料的相关安全数据表（MSDS），了解危害物品的主要有害成分、对健康影响及其控制的基本条件。也可查阅同类或类似项目工作场所职业危害评价或检测资料，以此进行类比分析、定性和定量识别。该方法具有简便和快捷的优点，但可靠性和准确性难以控制。

（二）职业卫生学调查

通过对项目单位各工作场所生产工艺（包括车间、工段、工种或生产装置、设备）、生产环境和劳动过程中所产生的职业病危害情况进行系统的调查，以确定职业病危害因素种类和来源。同时，也可采用流行病学的方法，调查研究职业病危害因素及其对健康的影响在人群、时间及空间的分布，通过对健康损害的病因以及职业接触浓度（强度）与职业性损害之间的剂量-反应关系的分析，对职业病危害因素进行识别。该法适用于对传统行业或传统工艺项目的职业病危害因素识别，但对一些新的生产工艺项目可能受到知识面或工作经验的限制。

工作场所巡检是职业卫生学调查的常见方法之一，这种简单方法可识别出多种危害并发现有关问题，其基本内容包括：

（1）生产工艺流程；

（2）使用或处理的原材料，涉及的相关产品、中间产物和废物；

（3）涉及工人数量；

（4）工作场所的生产状况和环境条件；

（5）现场可见的职业危害情况以及影响人体健康的途径；

（6）各个生产环节职业卫生管理；

（7）采取的职业卫生工程控制措施；

（8）个体防护用品的配置和使用；

（9）职业危害控制的相关信息。

（三）类比调查

通过对相同或相似项目进行职业卫生调查、工作场所职业病危害因素浓度（强度）检测以及接触人员职业健康检查，根据调查、检测及职业健康检查结果，类推拟识别和评价项目的职业病危害因素的种类和危害程度。

类比调查法是职业病危害评价工作中最常用的识别方法。其优点是通过对类比企业进行现场职业卫生调查、工作场所职业病危害因素浓度（强度）检测以及接触人员职业健康检查，从而对职业病危害因素及其对健康的影响进行直观定性和定量描述。采用此法时，应重点关注识别对象与类比对象之间的相似性，包括项目的一般特征、职业卫生防护设施、环境特征等的相似性。但在实际工作中，完全相同的类比项目是难以找到的，因此拟识别和评价项目与类比项目之间有可能因生产规模、工艺流程、生产设备等差别而导致职业病危害因素的种类和危害程度的差异，在操作中应根据实际情况作出综合判断。

（四）经验法

经验法是依据专业人员所掌握的专业知识和工作经验，以此判断工作场所可能存在或产生的职业病危害因素的一种识别方法。该方法主要适用于传统的行业，其优点是简便易行，缺点受专业人员知识面、经验和资料的限制，在职业危害识别过程中易出现遗漏和偏差。

（五）工程分析法

工程分析法是对识别对象的工程概况、项目规模、项目组成及主要工程内容、生产工艺流程、生产设备布局、化学反应原理、生产原辅料和产品等进行分析，推测可能存在或产生的职业病危害因素。在评价新技术、新工艺的项目时，如找不到类比对象与类比资料时，一般利用工程分析法来识别职业病危害因素。

（六）工作场所职业病危害因素检测

该法是通过对工作场所可能存在或产生的职业病危害因素进行分析和检测，包括定性和定量的检测，所得结果客观直接，可为职业危害识别和评价提供重要的依据。缺点是测定项目不全或检测结果出现偏差时易导致识别结论的错误或遗漏。

（七）健康监护

健康监护是指通过医学检查以及对职业健康检查档案资料进行分析，了解职业病危害因素对接触者健康的影响情况，研究职业病危害因素的接触-反应（效应）关系，其结果是判断与验证职业病危害因素识别结果的重要指标。

在职业健康调查活动中，通过对接触特定职业病危害因素作业人员健康影响进行系统的分析，识别大部分职业危害。常见的直接健康指标包括：

（1）急性中毒伤亡情况；

（2）工作中突发疾病；

（3）职业性相关疾病的征象；

（4）特定群体中某特殊症状的发生率升高；

（5）死亡证明书显示由某一特定因素导致的死亡率升高。

值得注意的是，由于多数职业病有较长的潜伏期，可影响上述直接健康指标的应用价值。

三、职业病危害因素分类

职业病危害是指对从事职业活动的劳动者可能导致职业病及其他健康影响的各种危害。职业病危害因素是指职业活动中影响劳动者健康的、存在于生产工艺过程以及劳动过程和生产环境中的各种危害因素的统称。

（一）职业病危害因素来源

职业病危害因素按其来源可分为三类，具体如下。

1．生产工艺过程中的有害因素

（1）化学因素

包括生产过程中的许多化学物质和生产性粉尘。如有机溶剂类（苯、甲苯、二甲苯）；有毒气体（一氧化碳、氰化物、氮氧化物、氯气、氨气、硫化氢气体、光气、二氧化硫、硫酸二甲酯等）；有机磷农药；矽尘、煤尘、石棉尘、水泥尘、电焊尘等。

（2）物理因素

包括异常气象条件、异常气压、噪声、振动、非电离辐射、电离辐射等。

（3）生物因素

如炭疽杆菌、布氏杆菌、森林脑炎病毒等传染性病原体。

2．劳动过程中的有害因素

劳动过程中的有害因素主要包括劳动组织和劳动过程不合理、劳动强度过大、过度精神或心理紧张、劳动时个别器官或系统过度紧张、长时间不良体位、劳动工具不合理等。

3．生产环境中的有害因素

生产环境中的有害因素主要包括自然环境因素、厂房建筑或布局不合理、来自其他生产过程散发的有害因素所造成的生产环境污染。

（二）职业病危害因素分类

根据《职业病危害因素分类目录》（国卫疾控发〔2015〕92 号）的规定，职业病危害因素分为粉尘、化学因素、物理因素、放射性因素、生物因素和其他因素等六大类，具体如下。

1．粉尘

（1）矽尘（游离 SiO_2 含量≥10%，CAS 号：14808-60-7）
（2）煤尘
（3）石墨粉尘（CAS 号：7782-42-5）
（4）炭黑粉尘（CAS 号：1333-86-4）
（5）石棉粉尘（CAS 号：1332-21-4）
（6）滑石粉尘（CAS 号：14807-96-6）
（7）水泥粉尘
（8）云母粉尘（CAS 号：12001-26-2）
（9）陶土粉尘
（10）铝尘（CAS 号：7429-90-5）
（11）电焊烟尘
（12）铸造粉尘
（13）白炭黑粉尘（CAS 号：112926-00-8）
（14）白云石粉尘
（15）玻璃钢粉尘
（16）玻璃棉粉尘（CAS 号：65997-17-3）
（17）茶尘
（18）大理石粉尘（CAS 号：1317-65-3）
（19）二氧化钛粉尘（CAS 号：13463-67-7）
（20）沸石粉尘
（21）谷物粉尘（游离 SiO_2 含量＜10%）
（22）硅灰石粉尘（CAS 号：13983-17-0）
（23）硅藻土粉尘（游离 SiO_2 含量＜10%，CAS 号：161790-53-2）
（24）活性炭粉尘（CAS 号：64365-11-3）
（25）聚丙烯粉尘（CAS 号：9003-07-0）
（26）聚丙烯腈纤维粉尘
（27）聚氯乙烯粉尘（CAS 号：9003-07-0）
（28）聚乙烯粉尘（CAS 号：9003-07-0）
（29）矿渣棉粉尘
（30）麻尘（亚麻、黄麻和苎麻，游离 SiO_2 含量＜10%）
（31）棉尘
（32）木粉尘
（33）膨润土粉尘（CAS 号：1302-78-9）
（34）皮毛粉尘
（35）桑蚕丝尘
（36）砂轮磨尘
（37）石膏粉尘（硫酸钙，CAS 号：10101-41-4）
（38）石灰石粉尘（CAS 号：1317-65-3）

（39）碳化硅粉尘（CAS 号：409-21-2）
（40）碳纤维粉尘
（41）稀土粉尘（游离 SiO_2 含量＜10%）
（42）烟草尘
（43）岩棉粉尘
（44）萤石混合性粉尘
（45）珍珠岩粉尘（CAS 号：93763-70-3）
（46）蛭石粉尘
（47）重晶石粉尘（硫酸钡，CAS 号：7727-43-7）
（48）锡及其化合物粉尘（锡 CAS 号：7440-31-5）
（49）铁及其化合物粉尘（铁 CAS 号：7439-89-6）
（50）锑及其化合物粉尘（锑 CAS 号：7440-36-0）
（51）硬质合金粉尘
（52）以上未提及的可导致职业病的其他粉尘

2．化学因素

（1）铅及其化合物（不包括四乙基铅，铅 CAS 号：7439-92-1）
（2）汞及其化合物（汞 CAS 号：7439-97-6）
（3）锰及其化合物（锰 CAS 号：7439-96-5）
（4）镉及其化合物（镉 CAS 号：7440-43-9）
（5）铍及其化合物（铍 CAS 号：7440-41-7）
（6）铊及其化合物（铊 CAS 号：7440-28-0）
（7）钡及其化合物（钡 CAS 号：7440-39-3）
（8）钒及其化合物（钒 CAS 号：7440-62-6）
（9）磷及其化合物（磷化氢、磷化锌、磷化铝、有机磷单列，磷 CAS 号：7723-14-0）
（10）砷及其化合物（砷化氢单列，砷 CAS 号：7440-38-2）
（11）铀及其化合物（铀 CAS 号：7440-61-1）
（12）砷化氢（CAS 号：7784-42-1）
（13）氯气（CAS 号：7782-50-5）
（14）二氧化硫（CAS 号：7446-9-5）
（15）光气（碳酰氯，CAS 号：75-44-5）
（16）氨（CAS 号：7664-41-7）
（17）偏二甲基肼（1,1-二甲基肼，CAS 号：57-14-7）
（18）氮氧化合物
（19）一氧化碳（CAS 号：630-08-0）
（20）二硫化碳（CAS 号：75-15-0）
（21）硫化氢（CAS 号：7783-6-4）
（22）磷化氢、磷化锌、磷化铝（CAS 号：7803-51-2、1314-84-7、20859-73-8）
（23）氟及其无机化合物（氟 CAS 号：7782-41-4）
（24）氰及其腈类化合物（氰 CAS 号：460-19-5）

（25）四乙基铅（CAS 号：78-00-2）
（26）有机锡
（27）羰基镍（CAS 号：13463-39-3）
（28）苯（CAS 号：71-43-2）
（29）甲苯（CAS 号：108-88-3）
（30）二甲苯（CAS 号：1330-20-7）
（31）正己烷（CAS 号：110-54-3）
（32）汽油
（33）一甲胺（CAS 号：74-89-5）
（34）有机氟聚合物单体及其热裂解物
（35）二氯乙烷（CAS 号：1300-21-6）
（36）四氯化碳（CAS 号：56-23-5）
（37）氯乙烯（CAS 号：1975-1-4）
（38）三氯乙烯（CAS 号：1979-1-6）
（39）氯丙烯（CAS 号：107-05-1）
（40）氯丁二烯（CAS 号：126-99-8）
（41）苯的氨基及硝基化合物（不含三硝基甲苯）
（42）三硝基甲苯（CAS 号：118-96-7）
（43）甲醇（CAS 号：67-56-1）
（44）酚（CAS 号：108-95-2）
（45）五氯酚及其钠盐（五氯酚 CAS 号：87-86-5）
（46）甲醛（CAS 号：50-00-0）
（47）硫酸二甲酯（CAS 号：77-78-1）
（48）丙烯酰胺（CAS 号：1979-6-1）
（49）二甲基甲酰胺（CAS 号：1968-12-2）
（50）有机磷
（51）氨基甲酸酯类
（52）杀虫脒（CAS 号：19750-95-9）
（53）溴甲烷（CAS 号：74-83-9）
（54）拟除虫菊酯
（55）铟及其化合物（铟 CAS 号：7440-74-6）
（56）溴丙烷（1-溴丙烷，CAS 号：106-94-5；2-溴丙烷，CAS 号：75-26-3）
（57）碘甲烷（CAS 号：74-88-4）
（58）氯乙酸（CAS 号：1979-11-8）
（59）环氧乙烷（CAS 号：75-21-8）
（60）氨基磺酸铵（CAS 号：7773-06-0）
（61）氯化铵烟（氯化铵 CAS 号：12125-02-9）
（62）氯磺酸（CAS 号：7790-94-5）
（63）氢氧化铵（CAS 号：1336-21-6）

（64）碳酸铵（CAS 号：506-87-6）
（65）α-氯乙酰苯（CAS 号：532-27-4）
（66）对特丁基甲苯（CAS 号：98-51-1）
（67）二乙烯基苯（CAS 号：1321-74-0）
（68）过氧化苯甲酰（CAS 号：94-36-0）
（69）乙苯（CAS 号：100-41-4）
（70）碲化铋（CAS 号：1304-82-1）
（71）铂化物
（72）1,3-丁二烯（CAS 号：106-99-0）
（73）苯乙烯（CAS 号：100-42-5）
（74）丁烯（CAS 号：25167-67-3）
（75）二聚环戊二烯（CAS 号：77-73-6）
（76）邻氯苯乙烯（氯乙烯苯，CAS 号：2039-87-4）
（77）乙炔（CAS 号：74-86-2）
（78）1,1-二甲基-4,4 -联吡啶鎓盐二氯化物（百草枯，CAS 号：1910-42-5）
（79）2-*N*-二丁氨基乙醇（CAS 号：102-81-8）
（80）2-二乙氨基乙醇（CAS 号：100-37-8）
（81）乙醇胺（氨基乙醇）（CAS 号：141-43-5）
（82）异丙醇胺（1-氨基-2-二丙醇，CAS 号：78-96-6）
（83）1,3-二氯-2-丙醇（CAS 号：96-23-1）
（84）苯乙醇（CAS 号：60-12-18）
（85）丙醇（CAS 号：71-23-8）
（86）丙烯醇（CAS 号：107-18-6）
（87）丁醇（CAS 号：71-36-3）
（88）环己醇（CAS 号：108-93-0）
（89）己二醇（CAS 号：107-41-5）
（90）糠醇（CAS 号：98-00-0）
（91）氯乙醇（CAS 号：107-07-3）
（92）乙二醇（CAS 号：107-21-1）
（93）异丙醇（CAS 号：67-63-0）
（94）正戊醇（CAS 号：71-41-0）
（95）重氮甲烷（CAS 号：334-88-3）
（96）多氯萘（CAS 号：70776-03-3）
（97）蒽（CAS 号：120-12-7）
（98）六氯萘（CAS 号：1335-87-1）
（99）氯萘（CAS 号：90-13-1）
（100）萘（CAS 号：91-20-3）
（101）萘烷（CAS 号：91-17-8）
（102）硝基萘（CAS 号：86-57-7）

（103）蒽醌及其染料（蒽醌 CAS 号：84-65-1）
（104）二苯胍（CAS 号：102-06-7）
（105）对苯二胺（CAS 号：106-50-3）
（106）对溴苯胺（CAS 号：106-40-1）
（107）卤化水杨酰苯胺（*N*-水杨酰苯胺）
（108）硝基萘胺（CAS 号：776-34-1）
（109）对苯二甲酸二甲酯（CAS 号：120-61-6）
（110）邻苯二甲酸二丁酯（CAS 号：84-74-2）
（111）邻苯二甲酸二甲酯（CAS 号：131-11-3）
（112）磷酸二丁基苯酯（CAS 号：2528-36-1）
（113）磷酸三邻甲苯酯（CAS 号：78-30-8）
（114）三甲苯磷酸酯（CAS 号：1330-78-5）
（115）1,2,3-苯三酚（焦棓酚，CAS 号：87-66-1）
（116）4,6-二硝基邻苯甲酚（CAS 号：534-52-1）
（117）*N,N*-二甲基-3-氨基苯酚（CAS 号：99-07-0）
（118）对氨基酚（CAS 号：123-30-8）
（119）多氯酚
（120）二甲苯酚（CAS 号：108-68-9）
（121）二氯酚（CAS 号：120-83-2）
（122）二硝基苯酚（CAS 号：51-28-5）
（123）甲酚（CAS 号：1319-77-3）
（124）甲基氨基酚（CAS 号：55-55-0）
（125）间苯二酚（CAS 号：108-46-3）
（126）邻仲丁基苯酚（CAS 号：89-72-5）
（127）萘酚（CAS 号：1321-67-1）
（128）氢醌（对苯二酚，CAS 号：123-31-9）
（129）三硝基酚（苦味酸，CAS 号：88-89-1）
（130）氰氨化钙（CAS 号：156-62-7）
（131）碳酸钙（CAS 号：471-34-1）
（132）氧化钙（CAS 号：1305-78-8）
（133）锆及其化合物（锆 CAS 号：7440-67-7）
（134）铬及其化合物（铬 CAS 号：7440-47-3）
（135）钴及其氧化物（CAS 号：7440-48-4）
（136）二甲基二氯硅烷（CAS 号：75-78-5）
（137）三氯氢硅（CAS 号：10025-78-2）
（138）四氯化硅（CAS 号：10026-04-7）
（139）环氧丙烷（CAS 号：75-56-9）
（140）环氧氯丙烷（CAS 号：106-89-8）
（141）柴油

（142）焦炉逸散物
（143）煤焦油（CAS 号：8007-45-2）
（144）煤焦油沥青（CAS 号：65996-93-2）
（145）木馏油（焦油，CAS 号：8001-58-9）
（146）石蜡烟
（147）石油沥青（CAS 号：8052-42-4）
（148）苯肼（CAS 号：100-63-0）
（149）甲基肼（CAS 号：60-34-4）
（150）肼（CAS 号：302-01-2）
（151）聚氯乙烯热解物（CAS 号：7647-01-0）
（152）锂及其化合物（锂 CAS 号：7439-93-2）
（153）联苯胺（4,4 -二氨基联苯，CAS 号：92-87-5）
（154）3,3-二甲基联苯胺（CAS 号：119-93-7）
（155）多氯联苯（CAS 号：1336-36-3）
（156）多溴联苯（CAS 号：59536-65-1）
（157）联苯（CAS 号：92-52-4）
（158）氯联苯（54%氯，CAS 号：11097-69-1）
（159）甲硫醇（CAS 号：74-93-1）
（160）乙硫醇（CAS 号：75-08-1）
（161）正丁基硫醇（CAS 号：109-79-5）
（162）二甲基亚砜（CAS 号：67-68-5）
（163）二氯化砜（磺酰氯，CAS 号：7791-25-5）
（164）过硫酸盐（过硫酸钾、过硫酸钠、过硫酸铵等）
（165）硫酸及三氧化硫（CAS 号：7664-93-9）
（166）六氟化硫（CAS 号：2551-62-4）
（167）亚硫酸钠（CAS 号：7757-83-7）
（168）2-溴乙氧基苯（CAS 号：589-10-6）
（169）苄基氯（CAS 号：100-44-7）
（170）苄基溴（溴甲苯，CAS 号：100-39-0）
（171）多氯苯
（172）二氯苯（CAS 号：106-46-7）
（173）氯苯（CAS 号：108-90-7）
（174）溴苯（CAS 号：108-86-1）
（175）1,1-二氯乙烯（CAS 号：75-35-4）
（176）1,2-二氯乙烯（顺式，CAS 号：540-59-0）
（177）1,3-二氯丙烯（CAS 号：542-75-6）
（178）二氯乙炔（CAS 号：7572-29-4）
（179）六氯丁二烯（CAS 号：87-68-3）
（180）六氯环戊二烯（CAS 号：77-47-4）

（181）四氯乙烯（CAS 号：127-18-4）
（182）1,1,1-三氯乙烷（CAS 号：71-55-6）
（183）1,2,3-三氯丙烷（CAS 号：96-18-4）
（184）1,2-二氯丙烷（CAS 号：78-87-5）
（185）1,3-二氯丙烷（CAS 号：142-28-9）
（186）二氯二氟甲烷（CAS 号：75-71-8）
（187）二氯甲烷（CAS 号：75-09-2）
（188）二溴氯丙烷（CAS 号：35407）
（189）六氯乙烷（CAS 号：67-72-1）
（190）氯仿（三氯甲烷，CAS 号：67-66-3）
（191）氯甲烷（CAS 号：74-87-3）
（192）氯乙烷（CAS 号：75-00-3）
（193）氯乙酰氯（CAS 号：79-40-9）
（194）三氯一氟甲烷（CAS 号：75-69-4）
（195）四氯乙烷（CAS 号：79-34-5）
（196）四溴化碳（CAS 号：558-13-4）
（197）五氟氯乙烷（CAS 号：76-15-3）
（198）溴乙烷（CAS 号：74-96-4）
（199）铝酸钠（CAS 号：1302-42-7）
（200）二氧化氯（CAS 号：10049-04-4）
（201）氯化氢及盐酸（CAS 号：7647-01-0）
（202）氯酸钾（CAS 号：3811-04-9）
（203）氯酸钠（CAS 号：7775-09-9）
（204）三氟化氯（CAS 号：7790-91-2）
（205）氯甲醚（CAS 号：107-30-2）
（206）苯基醚（二苯醚，CAS 号：101-84-8）
（207）二丙二醇甲醚（CAS 号：34590-94-8）
（208）二氯乙醚（CAS 号：111-44-4）
（209）二缩水甘油醚
（210）邻茴香胺（CAS 号：90-04-0）
（211）双氯甲醚（CAS 号：542-88-1）
（212）乙醚（CAS 号：60-29-7）
（213）正丁基缩水甘油醚（CAS 号：2426-08-6）
（214）钼酸（CAS 号：13462-95-8）
（215）钼酸铵（CAS 号：13106-76-8）
（216）钼酸钠（CAS 号：7631-95-0）
（217）三氧化钼（CAS 号：1313-27-5）
（218）氢氧化钠（CAS 号：1310-73-2）
（219）碳酸钠（纯碱，CAS 号：3313-92-6）

（220）镍及其化合物（羰基镍单列）
（221）癸硼烷（CAS 号：17702-41-9）
（222）硼烷
（223）三氟化硼（CAS 号：7637-07-2）
（224）三氯化硼（CAS 号：10294-34-5）
（225）乙硼烷（CAS 号：19287-45-7）
（226）2-氯苯基羟胺（CAS 号：10468-16-3）
（227）3-氯苯基羟胺（CAS 号：10468-17-4）
（228）4-氯苯基羟胺（CAS 号：823-86-9）
（229）苯基羟胺（苯胲，CAS 号：100-65-2）
（230）巴豆醛（丁烯醛，CAS 号：4170-30-3）
（231）丙酮醛（甲基乙二醛，CAS 号：78-98-8）
（232）丙烯醛（CAS 号：107-02-8）
（233）丁醛（CAS 号：123-72-8）
（234）糠醛（CAS 号：98-01-1）
（235）氯乙醛（CAS 号：107-20-0）
（236）羟基香茅醛（CAS 号：107-75-5）
（237）三氯乙醛（CAS 号：75-87-6）
（238）乙醛（CAS 号：75-07-0）
（239）氢氧化铯（CAS 号：21351-79-1）
（240）氯化苄烷胺（洁尔灭，CAS 号：8001-54-5）
（241）双-（二甲基硫代氨基甲酰基）二硫化物（秋兰姆、福美双，CAS 号：137-26-8）
（242）α-萘硫脲（安妥，CAS 号：86-88-4）
（243）3-（1-丙酮基苄基）-4-羟基香豆素（杀鼠灵，CAS 号：81-81-2）
（244）酚醛树脂（CAS 号：9003-35-4）
（245）环氧树脂（CAS 号：38891-59-7）
（246）脲醛树脂（CAS 号：25104-55-6）
（247）三聚氰胺甲醛树脂（CAS 号：9003-08-1）
（248）1,2,4-苯三酸酐（CAS 号：552-30-7）
（249）邻苯二甲酸酐（CAS 号：85-44-9）
（250）马来酸酐（CAS 号：108-31-6）
（251）乙酸酐（CAS 号：108-24-7）
（252）丙酸（CAS 号：79-09-4）
（253）对苯二甲酸（CAS 号：100-21-0）
（254）氟乙酸钠（CAS 号：62-74-8）
（255）甲基丙烯酸（CAS 号：79-41-4）
（256）甲酸（CAS 号：64-18-6）
（257）羟基乙酸（CAS 号：79-14-1）
（258）巯基乙酸（CAS 号：68-11-1）

（259）三甲基己二酸（CAS 号：3937-59-5）
（260）三氯乙酸（CAS 号：76-03-9）
（261）乙酸（CAS 号：64-19-7）
（262）正香草酸（高香草酸，CAS 号：306-08-1）
（263）四氯化钛（CAS 号：7550-45-0）
（264）钽及其化合物（钽 CAS 号：7440-25-7）
（265）锑及其化合物（锑 CAS 号：7440-36-0）
（266）五羰基铁（CAS 号：13463-40-6）
（267）2-己酮（CAS 号：591-78-6）
（268）3,5,5-三甲基-2-环己烯-1-酮（异佛尔酮，CAS 号：78-59-1）
（269）丙酮（CAS 号：67-64-1）
（270）丁酮（CAS 号：78-93-3）
（271）二乙基甲酮（CAS 号：96-22-0）
（272）二异丁基甲酮（CAS 号：108-83-8）
（273）环己酮（CAS 号：108-94-1）
（274）环戊酮（CAS 号：120-92-3）
（275）六氟丙酮（CAS 号：684-16-2）
（276）氯丙酮（CAS 号：78-95-5）
（277）双丙酮醇（CAS 号：123-42-2）
（278）乙基另戊基甲酮（5-甲基-3-庚酮，CAS 号：541-85-5）
（279）乙基戊基甲酮（CAS 号：106-68-3）
（280）乙烯酮（CAS 号：463-51-4）
（281）异亚丙基丙酮（CAS 号：141-79-7）
（282）铜及其化合物
（283）丙烷（CAS 号：74-98-6）
（284）环己烷（CAS 号：110-82-7）
（285）甲烷（CAS 号：74-82-8）
（286）壬烷（CAS 号：111-84-2）
（287）辛烷（CAS 号：111-65-9）
（288）正庚烷（CAS 号：142-82-5）
（289）正戊烷（CAS 号：109-66-0）
（290）2-乙氧基乙醇（CAS 号：110-80-5）
（291）甲氧基乙醇（CAS 号：109-86-4）
（292）围涎树碱
（293）二硫化硒（CAS 号：56093-45-9）
（294）硒化氢（CAS 号：7783-07-5）
（295）钨及其不溶性化合物（钨 CAS 号：7740-33-7）
（296）硒及其化合物（六氟化硒、硒化氢单列，硒 CAS 号：7782-49-2）
（297）二氧化锡（CAS 号：1332-29-2）

（298）*N,N*-二甲基乙酰胺（CAS 号：127-19-5）
（299）*N*-3,4 二氯苯基丙酰胺（敌稗，CAS 号：709-98-8）
（300）氟乙酰胺（CAS 号：640-19-7）
（301）己内酰胺（CAS 号：105-60-2）
（302）环四次甲基四硝胺（奥克托今，CAS 号：2691-41-0）
（303）环三次甲基三硝铵（黑索今，CAS 号：121-82-4）
（304）硝化甘油（CAS 号：55-63-0）
（305）氯化锌烟（氯化锌 CAS 号：7646-85-7）
（306）氧化锌（CAS 号：1314-13-2）
（307）氢溴酸（溴化氢，CAS 号：10035-10-6）
（308）臭氧（CAS 号：10028-15-6）
（309）过氧化氢（CAS 号：7722-84-1）
（310）钾盐镁矾
（311）丙烯基芥子油
（312）多次甲基多苯基异氰酸酯（CAS 号：57029-46-6）
（313）二苯基甲烷二异氰酸酯（CAS 号：101-68-8）
（314）甲苯-2,4-二异氰酸酯（TDI）（CAS 号：584-84-9）
（315）六亚甲基二异氰酸酯（HDI）（1,6-己二异氰酸酯，CAS 号：822-06-0）
（316）萘二异氰酸酯（CAS 号：3173-72-6）
（317）异佛尔酮二异氰酸酯（CAS 号：4098-71-9）
（318）异氰酸甲酯（CAS 号：624-83-9）
（319）氧化银（CAS 号：20667-12-3）
（320）甲氧氯（CAS 号：72-43-5）
（321）2-氨基吡啶（CAS 号：504-29-0）
（322）*N*-乙基吗啉（CAS 号：100-74-3）
（323）吖啶（CAS 号：260-94-6）
（324）苯绕蒽酮（CAS 号：82-05-3）
（325）吡啶（CAS 号：110-86-1）
（326）二噁烷（CAS 号：123-91-1）
（327）呋喃（CAS 号：110-00-9）
（328）吗啉（CAS 号：110-91-8）
（329）四氢呋喃（CAS 号：109-99-9）
（330）茚（CAS 号：95-13-6）
（331）四氢化锗（CAS 号：7782-65-2）
（332）二乙烯二胺（哌嗪，CAS 号：110-85-0）
（333）1,6-己二胺（CAS 号：124-09-4）
（334）二甲胺（CAS 号：124-40-3）
（335）二乙烯三胺（CAS 号：111-40-0）
（336）二异丙胺基氯乙烷（CAS 号：96-79-7）

（337）环己胺（CAS 号：108-91-8）
（338）氯乙基胺（CAS 号：689-98-5）
（339）三乙烯四胺（CAS 号：112-24-3）
（340）烯丙胺（CAS 号：107-11-9）
（341）乙胺（CAS 号：75-04-7）
（342）乙二胺（CAS 号：107-15-3）
（343）异丙胺（CAS 号：75-31-0）
（344）正丁胺（CAS 号：109-73-9）
（345）1,1-二氯-1-硝基乙烷（CAS 号：594-72-9）
（346）硝基丙烷（CAS 号：25322-01-4）
（347）三氯硝基甲烷（氯化苦，CAS 号：76-06-2）
（348）硝基甲烷（CAS 号：75-52-5）
（349）硝基乙烷（CAS 号：79-24-3）
（350）1,3-二甲基丁基乙酸酯（乙酸仲己酯，CAS 号：108-84-9）
（351）2-甲氧基乙基乙酸酯（CAS 号：110-49-6）
（352）2-乙氧基乙基乙酸酯（CAS 号：111-15-9）
（353）乳酸正丁酯（CAS 号：138-22-7）
（354）丙烯酸甲酯（CAS 号：96-33-3）
（355）丙烯酸正丁酯（CAS 号：141-32-2）
（356）甲基丙烯酸甲酯（异丁烯酸甲酯，CAS 号：80-62-6）
（357）甲基丙烯酸缩水甘油酯（CAS 号：106-91-2）
（358）甲酸丁酯（CAS 号：592-84-7）
（359）甲酸甲酯（CAS 号：107-31-3）
（360）甲酸乙酯（CAS 号：109-94-4）
（361）氯甲酸甲酯（CAS 号：79-22-1）
（362）氯甲酸三氯甲酯（双光气，CAS 号：503-38-8）
（363）三氟甲基次氟酸酯
（364）亚硝酸乙酯（CAS 号：109-95-5）
（365）乙二醇二硝酸酯（CAS 号：628-96-6）
（366）乙基硫代磺酸乙酯（CAS 号：682-91-7）
（367）乙酸苄酯（CAS 号：140-11-4）
（368）乙酸丙酯（CAS 号：109-60-4）
（369）乙酸丁酯（CAS 号：123-86-4）
（370）乙酸甲酯（CAS 号：79-20-9）
（371）乙酸戊酯（CAS 号：628-63-7）
（372）乙酸乙烯酯（CAS 号：108-05-4）
（373）乙酸乙酯（CAS 号：141-78-6）
（374）乙酸异丙酯（CAS 号：108-21-4）
（375）以上未提及的可导致职业病的其他化学因素

3．物理因素

（1）噪声

（2）高温

（3）低气压

（4）高气压

（5）高原低氧

（6）振动

（7）激光

（8）低温

（9）微波

（10）紫外线

（11）红外线

（12）工频电磁场

（13）高频电磁场

（14）超高频电磁场

（15）以上未提及的可导致职业病的其他物理因素

4．放射性因素

（1）密封放射源产生的电离辐射（注：主要产生γ、中子等射线）

（2）非密封放射性物质（注：可产生α、β、γ射线或中子）

（3）X 射线装置（含 CT 机）产生的电离辐射（注：X 射线）

（4）加速器产生的电离辐射（注：可产生电子射线、X 射线、质子、重离子、中子以及感生放射性等）

（5）中子发生器产生的电离辐射（注：主要是中子、γ射线等）

（6）氡及其短寿命子体（注：限于矿工高氡暴露）

（7）铀及其化合物

（8）以上未提及的可导致职业病的其他放射性因素

5．生物因素

（1）艾滋病病毒（注：限于医疗卫生人员及人民警察）

（2）布鲁氏菌

（3）伯氏疏螺旋体

（4）森林脑炎病毒

（5）炭疽芽孢杆菌

（6）以上未提及的可导致职业病的其他生物因素

6．其他因素

（1）金属烟

（2）井下不良作业条件（注：限于井下工人）

（3）刮研作业（注：限于手工刮研作业人员）

注：CAS 登录号是美国化学文摘服务社（Chemical Abstracts Service，CAS）为化学物质制订的登记号，该号是检索有多个名称的化学物质信息的重要工具，是化合物、高分子材料、生物序列、混合物或

合金的唯一的数字识别号码。美国化学会的下设组织 CAS 负责为每一种出现在文献中的物质分配一个 CAS 号，其目的是为了避免化学物质有多种名称的麻烦，使数据库的检索更为方便。

四、职业病分类

根据《职业病分类和目录》（国卫疾控发〔2013〕48 号）的规定，接触职业病危害因素所导致的职业病分为十大类，具体如下。

（一）粉尘类

（1）矽尘（游离二氧化硅含量超过 10%的无机性粉尘），可能导致的职业病：矽肺；
（2）煤尘（煤矽尘），可能导致的职业病：煤工尘肺；
（3）石墨尘，可能导致的职业病：石墨尘肺；
（4）炭黑尘，可能导致的职业病：炭黑尘肺；
（5）石棉尘，可能导致的职业病：石棉肺；
（6）滑石尘，可能导致的职业病：滑石尘肺；
（7）水泥尘，可能导致的职业病：水泥尘肺；
（8）云母尘，可能导致的职业病：云母尘肺；
（9）陶瓷尘，可能导致的职业病：陶工尘肺；
（10）铝尘（铝、铝合金、氧化铝粉尘），可能导致的职业病：铝尘肺；
（11）电焊烟尘，可能导致的职业病：电焊工尘肺；
（12）铸造粉尘，可能导致的职业病：铸工尘肺；
（13）其他粉尘，可能导致的职业病：根据《尘肺病诊断标准》和《尘肺病理诊断标准》可以诊断的其他尘肺病。

（二）放射性物质类（电离辐射）

电离辐射（X 射线、γ 射线）等，可能导致的职业病包括：
（1）外照射急性放射病
（2）外照射亚急性放射病
（3）外照射慢性放射病
（4）内照射放射病
（5）放射性皮肤疾病
（6）放射性肿瘤（含矿工高氡暴露所致肺癌）
（7）放射性骨损伤
（8）放射性甲状腺疾病
（9）放射性性腺疾病
（10）放射复合伤
（11）根据《职业性放射性疾病诊断标准（总则）》可以诊断的其他放射性损伤

（三）化学物质类

（1）铅及其化合物（铅尘、铅烟、铅化合物，不包括四乙基铅），可能导致的职业病：

铅及其化合物中毒；

（2）汞及其化合物（汞、氯化高汞、汞化合物），可能导致的职业病：汞及其化合物中毒；

（3）锰及其化合物（锰烟、锰尘、锰化合物），可能导致的职业病：锰及其化合物中毒；

（4）镉及其化合物，可能导致的职业病：镉及其化合物中毒；

（5）铍及其化合物，可能导致的职业病：铍病；

（6）铊及其化合物，可能导致的职业病：铊及其化合物中毒；

（7）钡及其化合物，可能导致的职业病：钡及其化合物中毒；

（8）钒及其化合物，可能导致的职业病：钒及其化合物中毒；

（9）磷及其化合物（不包括磷化氢、磷化锌、磷化铝），可能导致的职业病：磷及其化合物中毒；

（10）砷及其化合物（不包括砷化氢），可能导致的职业病：砷及其化合物中毒；

（11）铀，可能导致的职业病：铀中毒；

（12）砷化氢，可能导致的职业病：砷化氢中毒；

（13）氯气，可能导致的职业病：氯气中毒；

（14）二氧化硫，可能导致的职业病：二氧化硫中毒；

（15）光气，可能导致的职业病：光气中毒；

（16）氨，可能导致的职业病：氨中毒；

（17）偏二甲基肼，可能导致的职业病：偏二甲基肼中毒；

（18）氮氧化物，可能导致的职业病：氮氧化物中毒；

（19）一氧化碳，可能导致的职业病：一氧化碳中毒；

（20）二氧化碳，可能导致的职业病：二氧化碳中毒；

（21）硫化氢，可能导致的职业病：硫化氢中毒；

（22）磷化氢、磷化锌、磷化铝，可能导致的职业病：磷化氢、磷化锌、磷化铝中毒；

（23）氟及其无机化合物，可能导致的职业病：氟及其无机化合物中毒；

（24）氰及腈类化合物，可能导致的职业病：氰及腈类化合物中毒；

（25）四乙基铅，可能导致的职业病：四乙基铅中毒；

（26）有机锡，可能导致的职业病：有机锡中毒；

（27）羰基镍，可能导致的职业病：羰基镍中毒；

（28）苯，可能导致的职业病：苯中毒；

（29）甲苯，可能导致的职业病：甲苯中毒；

（30）二甲苯，可能导致的职业病：二甲苯中毒；

（31）正己烷，可能导致的职业病：正己烷中毒；

（32）汽油，可能导致的职业病：汽油中毒；

（33）一甲胺，可能导致的职业病：一甲胺中毒；

（34）有机氟聚合物单体及其热裂解物，可能导致的职业病：有机氟聚合物单体及其热裂解物中毒；

（35）二氯乙烷，可能导致的职业病：二氯乙烷中毒；

（36）四氯化碳，可能导致的职业病：四氯化碳中毒；

（37）氯乙烯，可能导致的职业病：氯乙烯中毒；

（38）三氯乙烯，可能导致的职业病：三氯乙烯中毒和药疹样皮肤损害；

（39）氯丙烯，可能导致的职业病：氯丙烯中毒；

（40）氯丁二烯，可能导致的职业病：氯丁二烯中毒；

（41）苯胺、甲苯胺、二甲苯胺、*N,N*-二甲基苯胺、二苯胺、硝基苯、硝基甲苯、对硝基苯胺、二硝基苯、二硝基甲苯，可能导致的职业病：苯的氨基及硝基化合物（不包括三硝基甲苯）中毒；

（42）三硝基甲苯，可能导致的职业病：三硝基甲苯中毒；

（43）甲醇，可能导致的职业病：甲醇中毒；

（44）酚，可能导致的职业病：酚中毒；

（45）五氯酚（钠），可能导致的职业病：五氯酚（钠）中毒；

（46）甲醛，可能导致的职业病：甲醛中毒；

（47）硫酸二甲酯，可能导致的职业病：硫酸二甲酯中毒；

（48）丙烯酰胺，可能导致的职业病：丙烯酰胺中毒；

（49）二甲基甲酰胺，可能导致的职业病：二甲基甲酰胺中毒；

（50）有机磷，可能导致的职业病：有机磷中毒；

（51）氨基甲酸酯，可能导致的职业病：氨基甲酸酯类中毒；

（52）杀虫脒，可能导致的职业病：杀虫脒中毒；

（53）溴甲烷，可能导致的职业病：溴甲烷中毒；

（54）拟除虫菊酯类，可能导致的职业病：拟除虫菊酯类中毒；

（55）铟及其化合物，可能导致的职业病：铟及其化合物中毒；

（56）溴丙烷，可能导致的职业病：溴丙烷中毒；

（57）碘甲烷，可能导致的职业病：碘甲烷中毒；

（58）氯乙酸，可能导致的职业病：氯乙酸中毒；

（59）环氧乙烷，可能导致的职业病：环氧乙烷中毒；

（60）其他化学物质，可能导致的职业病：上述条目未提及的与职业有害因素接触之间存在直接因果联系的其他化学中毒。

（四）物理因素

（1）高温，可能导致的职业病：中暑；

（2）高压环境，可能导致的职业病：减压病；

（3）高原低氧，可能导致的职业病：高原病；

（4）航空气压变化，可能导致的职业病：航空病；

（5）局部振动，可能导致的职业病：手臂振动病；

（6）激光，可能导致的职业病：激光所致眼（角膜、晶状体、视网膜）损伤；

（7）低温，可能导致的职业病：冻伤。

（五）生物因素

（1）炭疽杆菌，可能导致的职业病：炭疽；
（2）森林脑炎病毒，可能导致的职业病：森林脑炎；
（3）布鲁氏菌，可能导致的职业病：布鲁氏菌病；
（4）艾滋病毒，可能导致的职业病：艾滋病（限于医疗卫生人员及人民警察）；
（5）伯氏疏螺旋体，可能导致的职业病：莱姆病。

（六）导致职业性皮肤病的危害因素

（1）导致接触性皮炎的危害因素：硫酸、硝酸、盐酸、氢氧化钠、三氯乙烯、重铬酸盐、三氯甲烷、β-萘胺、铬酸盐、乙醇、醚、甲醛、环氧树脂、尿醛树脂、酚醛树脂、松节油、苯胺、润滑油、对苯二酚等，可能导致的职业病：接触性皮炎；

（2）导致光敏性皮炎的危害因素：焦油、沥青、醌、蒽醌、蒽油、木酚油、荧光素、六氯苯、氯酚等，可能导致的职业病：光接触性皮炎；

（3）导致电光性皮炎的危害因素：紫外线，可能导致的职业病：电光性皮炎；

（4）导致黑变病的危害因素：焦油、沥青、蒽油、汽油、润滑油、油彩等，可能导致的职业病：黑变病；

（5）导致痤疮的危害因素：沥青、润滑油、柴油、煤油、多氯苯、多氯联苯、氯化萘、多氯萘、多氯酚、聚氯乙烯，可能导致的职业病：痤疮；

（6）导致溃疡的危害因素：铬及其化合物、铬酸盐、铍及其化合物、砷化合物、氯化钠，可能导致的职业病：溃疡；

（7）导致化学性皮肤灼伤的危害因素：硫酸、硝酸、盐酸、氢氧化钠，可能导致的职业病：化学性皮肤灼伤；

（8）导致白斑的危害因素：苯基酚、烷基酚类、氢醌衍生物、对叔丁酚、儿茶酚、对苯二酚和丁基酚等，可能导致的职业病：白斑；

（9）导致其他职业性皮肤病的危害因素，可能导致的职业病：根据《职业性皮肤病的诊断总则》可以诊断的其他职业性皮肤病。

（七）导致职业性眼病的危害因素

（1）导致化学性眼部灼伤的危害因素：硫酸、硝酸、盐酸、氮氧化物、甲醛、酚、硫化氢，可能导致的职业病：化学性眼部灼伤；

（2）导致电光性眼炎的危害因素：紫外线，可能导致的职业病：电光性眼炎；

（3）导致职业性白内障的危害因素：放射性物质、三硝基甲苯、高温、激光，可能导致的职业病：职业性白内障（含放射性白内障、三硝基甲苯白内障）。

（八）导致职业性耳鼻喉口腔疾病的危害因素

（1）导致噪声聋的危害因素：噪声，可能导致的职业病：噪声聋；
（2）导致铬鼻病的危害因素：铬及其化合物、铬酸盐，可能导致的职业病：铬鼻病；
（3）导致牙酸蚀病的危害因素：氟化氰、硫酸酸雾、硝酸酸雾、盐酸酸雾，可能导致的职业病：牙酸蚀病；

（4）导致爆震聋的危害因素：爆炸产生的冲击波、爆震脉冲噪声和震荡，可能导致的职业病：爆震聋。

（九）职业性肿瘤的职业病危害因素

（1）石棉，可能导致的职业病：石棉所致肺癌、间皮瘤；

（2）联苯胺，可能导致的职业病：联苯胺所致膀胱癌；

（3）苯，可能导致的职业病：苯所致白血病；

（4）氯甲醚、双氯甲醚，可能导致的职业病：氯甲醚、双氯甲醚所致肺癌；

（5）砷及其化合物，可能导致的职业病：砷及其化合物所致肺癌、皮肤癌；

（6）氯乙烯，可能导致的职业病：氯乙烯所致肝血管肉瘤；

（7）焦炉逸散物，可能导致的职业病：焦炉逸散物所致肺癌；

（8）六价铬化合物，可能导致的职业病：六价铬化合物所致肺癌；

（9）毛沸石，可能导致的职业病：毛沸石所致肺癌、胸膜间皮瘤；

（10）煤焦油、煤焦油沥青、石油沥青，可能导致的职业病：煤焦油、煤焦油沥青、石油沥青所致皮肤癌；

（11）β-萘胺，可能导致的职业病：β-萘胺所致膀胱癌。

（十）其他职业病危害因素

（1）金属氧化物，可能导致的职业病：金属烟热；

（2）井下不良作业条件（压迫及摩擦），可能导致的职业病：滑囊炎（限于井下工人）；

（3）刮研不良作业方式，可能导致的职业病：股静脉血栓综合征、股动脉闭塞症或淋巴管闭塞症（限于刮研作业人员）；

（4）嗜热性放线菌，可能导致的职业病：过敏性肺炎；

（5）棉尘，可能导致的职业病：棉尘病；

（6）二异氰酸甲苯酯，可能导致的职业病：职业性哮喘；

（7）锡、铁、锑、钡及其化合物等，可能导致的职业病：金属及其化合物粉尘肺沉着病；

（8）氯气、二氧化硫、氮氧化合物、氨气、甲醛、光气、一甲胺、五氧化二磷等刺激性化学物，可能导致的职业病：所致慢性阻塞性肺疾病；

（9）钨、钛、钴等硬金属，可能导致的职业病：硬金属肺病。

五、高毒物品

根据《中华人民共和国职业病防治法》和《使用有毒物品作业场所劳动保护条例》的规定，卫生部制定了《高毒物品目录》（卫法监发〔2003〕142 号）。

（一）高毒物品的确定原则

考虑到实施特殊管理的难度和我国职业病发病情况，规定有下列情况之一的纳入物品高毒目录：

（1）在《工作场所有害因素职业接触限值》（GBZ 2—2002）中 MAC＜1 mg/m^3 或 PC-TWA＜1 mg/m^3，并且在职业病危害因素分类目录中；

（2）被 IARC 认定的人类致癌物，并且在《职业病危害因素分类目录》中；

（3）根据 1990—2001 年职业病统计年报，急性中毒前十名的毒物，并且包含在《职业病危害因素分类目录》中；

（4）根据 1990—2001 年职业病统计年报，慢性中毒前十名的毒物，并且在职业病危害因素分类中。

（二）高毒物品目录的组成

列入高毒物品目录的 54 种化学物质来自《职业病危害因素分类目录》对应的 133 种化学性因素、《工作场所有害因素职业接触限值》中的 330 种化学因素和《职业性接触毒物危害程度分级》中的 56 种化学物质，包括：

（1）在《工作场所有害因素职业接触限值》（GBZ 2—2002）中 MAC＜1 mg/m^3 的有毒物质 22 种、PC-TWA＜1 mg/m^3 的有毒物质 67 种、被 IARC 认定的人类致癌物有 8 种，以上物质在职业病分类因素目录中共有 36 种；

（2）MAC＞1 mg/m^3 或 PC-TWA＞1 mg/m^3 但是满足发病前十名有毒物质共 18 种；

（3）以上两项合并，共包含高毒物品 54 种。

（三）高毒物品目录名单

高毒物品目录名单包括 *N*-甲基苯胺、*N*-异丙基苯胺、氨、苯、苯胺、丙烯酰胺、丙烯腈、对硝基苯胺、对硝基氯苯/二硝基氯苯、二苯胺、二甲基苯胺、二硫化碳、二氯代乙炔、二硝基苯（全部异构体）、二硝基（甲）苯、二氧化（一）氮、甲苯-2，4-二异氰酸酯（TDI）、氟化氢、氟及其化合物（不含氟化氢）、镉及其化合物、铬及其化合物、汞、碳酰氯、黄磷、甲（基）肼、甲醛、焦炉逸散物、肼（联氨）、可溶性镍化物、磷化氢（膦）、硫化氢、硫酸二甲酯、氯化汞、氯化萘、氯甲基醚、氯（氯气）、氯乙烯（乙烯基氯）、锰化合物（锰尘、锰烟）、镍与难溶性镍化物、铍及其化合物、偏二甲基肼、铅：尘 / 烟、氰化氢（按 CN 计）、氰化物（按 CN 计）、三硝基甲苯、砷化（三）氢（胂）、砷及其无机化合物、石棉总尘/纤维、铊及其可溶化合物、（四）羰基镍、锑及其化合物、五氧化二钒烟尘、硝基苯、一氧化碳（非高原）。

第二节　职业危害评价

职业危害评价是评价职业危害风险的过程。职业危害评价需评估的内容包括劳动者所接触的职业病危害因素是否符合法定职业卫生要求，如何针对存在的职业危害采取相应的卫生控制措施，控制措施达到的控制水平，针对生产工艺提出最有效的控制机制。评价过程重点检查导致职业危害的生产工艺流程，确定职业危害产生或扩散方式，分析职业危害影响机体的途径及其健康效应，并通过检测作业人员的接触水平，判断是否存在健康危害风险，提出需要控制的范围以及持续改进的措施。

一、职业危害评价的内容和要求

根据我国的相关法律法规的要求，职业危害评价包括职业病危害预评价、职业病危害控制效果评价、职业病危害现状评价和职业病危害因素检测与评价。

（一）职业病危害预评价

职业病危害预评价指对可能产生职业病危害的建设项目，在其可行性论证阶段，对建设项目可能产生的职业病危害因素及其有害性与接触水平、职业病防护设施及应急救援设施等进行的预测性卫生学分析与评价。其目的是明确建设项目在职业病防治方面的可行性，并为建设项目的职业病危害分类管理以及职业病防护设施的初步设计提供科学依据。

1．评价时机与方法

职业病危害预评价的评价时机为建设项目的可行性论证阶段，评价方法包括类比法、检查表分析法、辐射防护屏蔽计算法、职业病危害作业分级等方法。

2．评价内容与要求

（1）职业病危害因素识别与评价

通过分析拟建项目工程概况、生产工艺与设备布局、辐射源项概况、生产过程中的物料与产品等的名称和用（产）量、总平面布置及竖向布置、生产工艺流程和设备布局、建筑卫生学、建设施工工艺等内容的基本情况，结合类比调查结果，识别拟建项目生产工艺过程、生产环境、劳动过程中以及建设施工过程可能存在的主要职业病危害因素及其来源、理化性质与分布，并分析其职业病危害作业的工种（岗位）、工作地点及其作业方法、接触时间与频度，以及可能引起的职业病及其他健康影响等，根据类比检测结果并对照国家职业卫生标准等，评价各个职业病危害作业工种（岗位）及其相关工作地点的职业病危害因素的预期接触水平。

（2）职业病防护设施分析与评价

通过分析建设项目的运行与建设施工过程可能存在的职业病危害因素发生（散）源或生产过程以及可行性研究报告中提出的相应职业病防护设施的设置状况，结合生产过程存在或产生的职业病危害因素的理化性质、类比检测的接触水平等，对照国家职业卫生标准及规范的要求，评价拟设置职业病防护设施的合理性与符合性。

（3）个人使用的职业病防护用品分析与评价

通过分析建设项目的运行与建设施工过程可能存在的职业病危害作业工种（岗位）以及可行性研究报告中提出的相应防护用品的配备状况，结合各工种（岗位）及其相关工作地点的作业环境状况、职业病危害因素的理化性质、类比检测的接触水平，对照国家职业卫生标准及规范的要求，评价拟配备个人使用职业病防护用品的合理性与符合性。

（4）应急救援设施分析与评价

通过分析建设项目的运行与建设施工过程可能存在的发生急性职业损伤的工作场所以及可行性研究报告中提出的相应应急救援设施的设置状况，结合工作场所可能导致急性职业损伤职业病危害因素的理化性质和危害特点、可能发生泄漏（逸出）或聚积的状况等，对照相关职业卫生法规标准的要求，评价拟设置应急救援设施的合理性与符合性。

（5）总体布局分析与评价

通过分析可行性研究报告中提出的总体布局情况，结合职业病危害因素识别与评价的结果，对照相关职业卫生法规标准的要求，评价总体布局的符合性。

（6）生产工艺及设备布局分析与评价

通过分析可行性研究报告中提出的生产工艺及设备布局情况，依据生产工艺及设备布局分析以及职业病危害因素识别与评价的结果，并对照相关职业卫生法规标准要求，评价生产工艺及设备布局的符合性。

（7）建筑卫生学要求评价

依据工程分析以及职业病危害因素识别与评价的结果，分析可行性研究报告中提出的建筑卫生学状况，并对照 GB/T 12801 及 GBZ 1 等相关职业卫生法规标准要求，评价建筑卫生学要求的符合性。

（8）辅助用室分析与评价

根据不同车间的车间卫生特征等级，分析可行性研究报告中提出的辅助用室建设状况，并对照相关职业卫生法规标准要求，评价工作场所办公室、卫生用室（浴室、存衣室、盥洗室、洗衣房）、生活用室（休息室、食堂、厕所）、妇女卫生室、应急救援站等辅助用室设置的符合性。

（9）职业卫生管理分析与评价

通过分析职业卫生管理机构与人员的配置、职业卫生管理制度和操作规程、职业卫生培训、职业病危害因素检测、健康监护、警示标识设置等，根据相关职业卫生法规标准要求，评价拟采取职业卫生管理措施的符合性。

（10）职业卫生专项投资分析与评价

通过分析拟建项目可行性研究报告提出的职业卫生专项投资概算，评价其满足职业卫生“三同时”、职业病防护设施设计与建设等预算需求的符合性。

（二）职业病危害控制效果评价

职业病危害控制效果评价指建设项目完工后、竣工验收前，对工作场所职业病危害因素及其接触水平、职业病防护设施与措施及其效果等做出的综合评价。其目的是明确建设项目的职业病危害程度以及职业病防护设施的效果等，并为政府监管部门对建设项目职业病防护设施竣工验收以及建设单位职业病防治的日常管理提供科学依据。

1. 评价时机与方法

职业病危害控制效果评价的时机为建设项目完工后、竣工验收前，评价方法包括采取职业卫生现场调查、职业卫生检测、辐射防护屏蔽计算、检查表分析法等方法，对试运行期间职业病危害作业人员的职业病危害因素的接触水平、职业病危害防护设施效果以及职业卫生管理措施等进行评价。

2. 评价内容与要求

通过对项目概况与试运行、总体布局和设备布局、职业病危害因素、职业病防护设施与应急救援设施、个人使用的职业病防护用品、建筑卫生学、辅助用室、职业卫生管理、职业健康监护等职业卫生调查，结合职业病危害因素、职业病防护设施、建筑卫生学等职业卫生检测结果，对职业病危害进行评价。

（1）职业病危害因素评价

针对各作业工种（岗位）及其相关工作地点存在的职业病危害因素及其检测结果，对照国家职业卫生标准等，评价职业病危害因素接触水平的符合性。

（2）职业病防护设施与应急救援设施评价

根据各作业工种（岗位）及其相关工作地点设置的职业病防护设施与应急救援设施调查结果、作业现场职业病危害因素检测结果、职业病危害防护设施检测结果以及职业健康监护调查结果等，对照相关标准要求，评价职业病防护设施与应急救援设施设置的合理性与有效性。

（3）个人使用的职业病防护用品评价

根据存在职业病危害作业工种（岗位）个人使用的职业病防护用品调查结果、职业病危害因素调查与检测结果以及职业健康监护调查结果，并对照相关标准要求，评价所配备个人使用职业病防护用品的符合性与有效性。

（4）总体布局与设备布局评价

根据总体布局和设备布局的调查结果，对照相关职业卫生法规标准要求，评价总体布局及设备布局的符合性。

（5）建筑卫生学评价

根据建筑卫生学的调查与检测结果，对照相关标准要求，评价建设项目的建筑结构、采暖、通风、空气调节、采光照明、微小气候等建筑卫生学的符合性。

（6）辅助用室评价

根据不同车间的车间卫生特征等级，结合辅助用室调查结果，对照相关职业卫生法规标准要求，评价建设项目的工作场所办公室、生产卫生室（浴室、存衣室、盥洗室、洗衣房）、生活室（休息室、食堂、厕所）、妇女卫生室、医务室等辅助用室的符合性。

（7）职业卫生管理评价

根据职业卫生管理（含应急救援措施）情况的调查结果，对照相关职业卫生法规标准要求，评价建设项目及其建设施工阶段各项职业卫生管理内容的符合性。

（8）职业健康监护评价

根据职业健康监护调查结果和职业病危害因素调查结果等，对照相关职业卫生法规标准要求，评价职业健康检查的实施、职业健康监护档案的管理以及检查结果的处置等的符合性。

（三）职业病危害现状评价

职业病危害现状评价指对用人单位工作场所职业病危害因素及其接触水平、职业病防护设施及其他职业病防护措施与效果、职业病危害因素对劳动者的健康影响情况等进行的综合评价。其目的是明确用人单位生产经营活动过程中的职业病危害程度以及职业病防护设施和职业卫生管理措施的效果等，并为政府监管部门职业卫生行政许可以及用人单位职业病防治的日常管理提供科学依据。

1. 评价时机与方法

职业病危害现状评价的时机为用人单位正常生产期间，评价方法包括采取职业卫生现场调查、职业卫生检测、辐射防护屏蔽计算、检查表分析法等方法，对正常生产期间职业病危害作业人员的职业病危害因素的接触水平、职业病危害防护设施效果以及职业卫生管理措施等进行评价。

2. 评价内容与要求

通过对总体布局、生产工艺和设备布局、建筑卫生学和辅助用室、职业病危害因素及其危害程度、职业病防护设施、个人使用的职业病防护用品、职业健康监护、应急救援措施、职业卫生管理等职业卫生调查，结合职业病危害因素、职业病防护设施、建筑卫生学等职业卫生检测结果，对职业病危害进行评价。

（1）总体布局评价

根据总体布局的调查结果，对照相关职业卫生法规标准要求，评价总体布局的符合性。

（2）生产工艺和设备布局评价

根据生产工艺和设备布局的调查结果，对照相关职业卫生法规标准要求，评价生产工艺和设备布局的符合性。

（3）建筑卫生学和辅助用室评价

根据建筑卫生学的调查与检测结果，结合不同车间的卫生特征等级和辅助用室调查结果，对照相关职业卫生法规标准要求，重点评价通风、空气调节、存衣室、盥洗室等方面的符合性。

（4）职业病危害因素及其危害程度评价

根据职业病危害因素调查结果，结合职业病危害因素检测结果和职业健康监护调查结果，对照国家职业卫生标准等，评价职业病危害程度。

（5）职业病防护设施与应急救援设施评价

根据职业病防护设施与应急救援设施调查结果，结合职业病危害因素检测结果、职业病危害防护设施检测结果以及职业健康监护调查结果等，对照相关标准要求，评价职业病防护设施与应急救援设施设置的合理性与有效性。

（6）个人使用的职业病防护用品评价

根据个人使用的职业病防护用品调查结果，结合职业病危害因素调查与检测结果，并对照相关标准要求，评价所配备个人使用职业病防护用品的符合性与有效性。

（7）职业健康监护及其处置措施评价

根据职业健康监护调查结果和职业病危害因素调查结果等，对照相关职业卫生法规标准要求，评价职业健康检查的实施、职业健康监护档案的管理以及检查结果的处置等的符合性。

（8）职业卫生管理评价

根据职业卫生管理（含应急救援措施）情况的调查结果，对照相关职业卫生法规标准要求，评价职业卫生管理内容的符合性。

（四）职业病危害因素检测与评价

职业病危害因素检测与评价指在职业病危害因素识别与分析的基础上，通过对工作场所职业病危害因素的浓度或强度进行的日常的定期检测，结合生产情况、气象条件、劳动者作业情况、职业卫生防护、个人防护、主要生产设备、主要产品及原辅材料等现场职业卫生学调查结果，对工作场所职业病危害因素及其接触水平进行综合评价。其目的是明确用人单位生产经营活动过程中的职业病危害程度及其防控效果等，为政府部门职业卫生监管以及用人单位职业病防治的日常管理提供科学依据。

1．评价时机与方法

职业病危害因素检测与评价的时机为用人单位正常生产期间，评价方法包括采取职业卫生现场调查、职业卫生检测等方法，对正常生产期间职业病危害作业人员的职业病危害因素的接触水平、职业病危害防控效果等进行评价。

2．评价内容与要求

（1）职业病危害因素检测结果评价

根据职业病危害因素检测结果，对照国家职业卫生标准等，评价各种有害因素检测点合格率情况。

（2）职业病防控效果评价

根据职业病防护设施与个人使用的职业病防护用品调查结果，结合职业病危害因素检测结果、职业病危害防护设施检测结果，对照相关标准要求，综合评价职业病防控效果。

二、职业病危害预评价报告编制

职业病危害预评价报告分为报告正文与报告资料性附件两部分，而且要分别独立装订成册。预评价报告正文主要为结论性评价内容归纳，预评价报告资料性附件主要为支持正文评价结论的分析与评价内容，包括评价依据、评价方法、职业卫生调查分析、工程分析、辐射源项分析、职业病危害因素的有害性分析、职业病危害因素、防护设施与建筑卫生学等类比检测（含类比调查）、职业病危害评价的分析、检测、检查、计算等技术性过程内容、项目立项文件、地理（区域）位置图、总平面布置图等。

（一）预评价报告正文编制要素

封页：包括报告名称、报告编号、评价机构名称及报告时间。其中报告编号应包含评价机构的报告年份及流水号，报告装订出版时需在评价机构名称处加盖公章。

封二：评价机构资质证书影印件。

封三：为声明和相关人员签字页，包括法定代表人签署的客观、真实、公正性声明以及项目负责人、报告编写人、报告审核人、报告签发人的技术职务、资质证书号、专业背景、承担工作及签名。

封四：目录。

1．建设项目概况

（1）建设项目基本情况

主要内容包括项目名称、项目性质、项目规模、建设地点、建设单位。项目名称应与委托单位提供的建设项目立项文件所用名称一致。项目性质按新建、改建、扩建、技术引进和技术改造项目划分。项目规模应描述该项目主要产品及年生产量情况。建设地点应按行政区划说明地理位置。建设单位应说明该项目的出资建设单位。

（2）项目组成及主要工程内容

项目组成及主要工程内容应用表格列出拟建项目组成部分的名称和主要工程内容，必要时还应列出与职业病防护关系密切的主要设备一览表。该处还应说明该项目是否具有辐射源项。

（3）岗位设置及人员数

内容包括项目拟定的劳动定员，包括生产工人、辅助岗位、管理人员数。

（4）现有企业职业卫生管理情况

对于改建、扩建、技术引进和技术改造的项目，需分析现有企业职业卫生管理情况：

① 是否设有职业卫生管理机构和配备职业卫生管理人员；

② 是否制定了职业病防治规划及实施方案，并建立了职业卫生管理制度和操作规程；

③ 是否定期对工作场所职业病危害因素进行定期检测，并对接触职业病危害的劳动者进行职业健康检查，建立职业卫生档案和劳动者健康监护档案；

④ 是否履行职业病危害告知义务；

⑤ 是否建立了职业卫生培训制度；

⑥ 是否对存在职业病危害的工作场所设置了警示标识及中文警示说明。

（5）工程利旧情况

对于改建、扩建、技术引进和技术改造的项目，如存在利用现有企业某生产工艺或设备等情况，需描述项目利旧的内容，分析其对现有企业生产负荷或职业病防护能力的影响情况。

2．职业病危害因素及其防护措施评价

（1）评价范围及评价单元划分

按生产运行过程和施工过程两部分确定评价范围，分别划分评价单元。

① 生产运行过程

生产运行过程评价范围包括项目主体工程及辅助工程，评价单元的划分过程中需标明各个单元是否存在辐射源项或利旧项目。

② 施工过程

施工过程评价范围包括土建工程、建筑设备工程和生产设备安装工程，评价单元的划分过程中需标明各个单元是否存在辐射源项。

（2）主要职业病危害因素及其分布

根据工程分析、类比调查和类比检测结果，分别确定生产运行过程和施工过程存在或产生的主要职业病危害因素及其分布情况。

① 生产运行过程

按评价单元分别列表表达生产运行过程存在或产生的主要职业病危害因素，内容包括岗位或工种、职业病危害因素、来源或产生途径、接触人数、接触时间（h/d）、对人影响及职业病等要素。

② 施工过程

施工过程可能存在的主要职业病危害因素需根据项目建设的实际情况，确定在土建工程、建筑设备工程和生产设备安装工程中存在或产生的主要职业病危害因素。

（3）拟设置的职业病防护设施及评价结论

对生产运行过程拟设置的职业病防护设施进行分析及评价，对施工过程职业病防护提出建议。

① 生产运行过程

针对生产运行过程存在或产生的不同职业病危害因素，按评价单元分别列出拟采取防尘、防毒、防噪声、振动、防暑降温、防寒、防潮、防非电离辐射（高频、微波、红外线、紫外线、激光）、防电离辐射、防生物危害和人机工效学的卫生工程防护设施，对照《工业企业设计卫生标准》有关工作场所防尘防毒、防噪减振、防暑降温、防非电离辐射、防工频超高压电场等方面的卫生要求，评价该项目在职业病危害防护设施方面是否符合职业卫生要求。

② 施工过程

对施工过程职业病防护设施提出建议，阐明施工过程应设置的职业病防护设施，包括防化学毒物设施、防尘设施、降噪声设施、防高温设施、防振动设施。

（4）拟配备个人使用职业病防护用品及评价结论

对生产运行过程拟配备个人使用的职业病防护用品进行分析及评价，对施工过程个人防护用品配置提出建议。

① 生产运行过程

针对生产运行过程存在或产生的职业病危害因素以及应配备个人使用的职业病防护用品的岗位，按评价单元分别列出拟配备个人使用的职业病防护用品（防尘、防毒、防噪、防振、防暑、防寒、防潮、防辐射危害和防生物危害等用品），分析其能否达到防护效果，评价其是否符合有关职业病防护用品使用方面的规定。

② 施工过程

根据施工过程中可能接触的职业病危害因素，对施工过程配备的个人防护用品提出建议。

（5）拟设置应急救援设施及评价结论

对生产运行过程拟设置的应急救援设施进行分析及评价，对施工过程应急救援设施提出建议。

① 生产运行过程

首先确定拟建项目是否属于在生产中有可能突然逸出大量有害物质或易造成急性中毒或易燃易爆的化学物质的作业场所，是否属于有可能泄漏液态剧毒物质的高风险度作业场所。

如存在上述作业场所，按评价单元分别分析可造成急性职业损伤的危害因素、理化性质和危害特点，列出为应对突发职业病危害事件，拟采取的应急救援措施（主要包括报警装置、现场急救用品、急救场所、冲洗设备、应急撤离通道和必要的泄险区、事故通风设施、救援装备、防护装备和警示标识等），对照《工业企业设计卫生标准》有关工作场所应急救援方面的要求，评价其是否符合职业卫生要求。

② 施工过程

根据施工过程中存在的职业病危害因素情况，建议是否需要采取相应的应急救援措施。

（6）主要职业病危害因素预期接触水平及评价结论

对生产运行过程主要职业病危害因素的预期接触水平进行分析及评价结论，对施工过程主要职业病危害因素进行分析。

① 生产运行过程

根据工程分析、类比调查和类比检测结果，按评价单元分别明确生产运行过程相关岗位主要职业病危害因素预期接触水平，并对预期超标原因进行分析，最后得出评价结论。

② 施工过程

按化学毒物、粉尘、噪声、高温、振动、电离辐射分别分析施工过程中存在的主要职业病危害因素。

3. 综合性评价

按总体布局、生产工艺及设备布局、辐射防护措施、建筑卫生学、辅助用室、职业卫生管理、职业卫生专项投资等内容给出综合性评价结论，包括：

（1）是否符合《工业企业设计卫生标准》（GBZ 1—2010）等有关总体布局方面的要求；

（2）是否符合《工业企业设计卫生标准》（GBZ 1—2010）等有关生产工艺及设备布局方面的要求；

（3）辐射防护设施是否符合相关要求；

（4）厂房设计、通风和空调、采光与照明是否符合相关标准要求；

（5）是否符合《工业企业设计卫生标准》（GBZ 1—2010）有关辅助用室方面的要求；

（6）是否符合职业卫生管理相关要求；

（7）职业卫生专项投资是否可为职业病危害防护设施和职业卫生管理措施的落实提供保证。

4. 职业病防护措施及建议

（1）控制职业病危害补充措施

针对可行性报告和项目单位未考虑到的问题，提出控制职业病危害的具体补充措施，尽可能明确职业病防护设施设置的地点、种类、技术要求等。

（2）生产过程职业卫生管理的建议

根据项目的实际情况，生产过程职业卫生管理给出切实可行的建议，包括职业卫生管理机构设置、职业卫生管理人员配置、有关职业卫生制度建设等方面建议。

（3）施工过程职业卫生管理的建议

就建设工程的发包、施工组织设计、职业病防控、施工过程职业卫生管理、施工监理等方面提出建议。

5. 评价结论

评价结论包括主要职业病危害因素、预期接触水平、职业病危害风险分类和评价结论4个要素内容。

（1）拟建项目存在的主要职业病危害因素

按化学毒物、粉尘、物理因素等分别阐述该项目存在的主要职业病危害因素。

（2）职业病危害因素预期接触水平

明确该项目在正常生产运行过程中，各作业岗位可能产生的主要职业病危害因素预期浓度（强度）是否符合国家职业卫生标准。

（3）拟建项目的职业病危害风险分类

根据《建设项目职业病危害风险分类管理目录（2012年版）》对行业风险分类的原则，结合工作场所职业病危害因素的毒理学特征、浓度（强度）、潜在危险性、接触人数、频度、时间、职业病危害防护设施和措施，分析该项目职业病危害风险程度与其在《目录》对应行业职业病危害的风险程度是否有明显区别，确定属于何种职业病危害风险类别。

（4）评价结论

说明该项目在采取了评价报告所提防护措施后，能否满足国家和地方对职业病防治方面法律、法规、标准的要求。

（二）预评价报告资料性附件编制要素

封页：包括预评价报告资料性附件名称、评价机构名称及报告时间。报告装订出版时需在评价机构名称处加盖公章。

封二：目录。

1. 评价依据

根据实际情况，列出评价所引用的主要依据，包括职业病防治法律和法规、部门规章、规范性文件、标准和规范、基础依据（可行性研究的有关资料、预评价技术服务合同等）以及其他依据（有关支持性文件等）。

2. 评价方法

根据建设项目及其职业病危害的特点，列出所选用的评价方法，如类比法、检查表分析法、辐射防护屏蔽计算法、职业病危害作业分级等。

3. 工程分析

（1）项目概况

主要内容包括项目名称、项目性质、自然环境概况、建设地点、生产规模、项目组成及主要工程内容、主要技术经济指标。

项目名称应与委托单位提供的建设项目立项文件所用名称一致。项目性质按新建、改建、扩建、技术引进和技术改造项目划分。自然环境概况应描述拟建项目所在地区的地形、地貌、水文、地质、气象条件（风向、风速、气温、相对湿度、降水)、气候特征（气候分区、特殊气候带、局地环流）以及是否位于自然疫源地和地方病区等。建设地点应按行政区划说明地理位置。生产规模应描述该项目主要产品及年生产量情况。项目组成及主要工程内容应从全工程范围用表格列出拟建项目组成部分的名称和主要工程内容，必要时还应列出与职业病防护关系密切的主要设备，并包括生产装置、辅助装置、公用工程、总图运输四个方面的要素。主要技术经济指标应包括工程总投资、工程用地面积、建筑面积、职业病防护设施投资概算等内容。

（2）生产过程拟使用的原辅料

按评价单元划分描述原辅料的名称、主要成分、用量、物态及使用场所。

（3）岗位设置及人数

内容包括项目拟定的劳动定员，包括生产工人、辅助岗位、管理人员数。拟实行的轮班制，全年生产作业时间，作业天数。生产作业岗位名称、生产作业人数及工作内容。

（4）总平面布置及竖向布置

描述总平面布置情况及竖向布置情况。总平面布置情况包括项目主体工程、辅助工程、公用工程、办公楼及生活设施布置情况。

（5）生产工艺流程和设备布局

生产工艺流程包括工艺技术及其来源、生产装置的生产过程概述、辅助装置的生产过程概述、生产装置的化学原理及主要化学反应，生产设备的先进性（机械化，密闭化、自动化及智能化程度）等。应对主体生产设施按工艺流程作出完整、清晰、无遗漏的叙述，并用工艺流程框图表示。

生产设备及布局需用表列出主要生产设备的名称、产地、型号、出厂时间、单位和数量等，并说明布局。

（6）建筑卫生学

主要包括建筑物的结构、建筑特征（名称、编号、造型、层数、层高、面积）、采光与照明（照明方式和照明装置的配置情况）、采暖与通风（车间全面通风的形式和组成、窗孔和门洞设置、空调系统的形式和组成，以及空调车间新风量、换气次数、空气过滤、环境控制等调查资料）及主要建筑物（单元）的内部装修（车间内墙面、顶板等是否采用不吸收、不吸附毒物的材料，车间地面是否平整防滑和易于清扫等）、各车间或工作间划分和布局等。

（7）建设施工工艺和设备安装调试

主要内容包括建设施工与安装、防护设施设计、工程监理。

（8）工程利旧情况

对于改建、扩建、技术引进和技术改造的项目，如存在利用现有企业某生产工艺或设备等情况，应描述工程利旧的内容。

4．类比调查

（1）类比企业职业卫生调查

包括类比企业的选择、存在的职业病危害因素、职业病防护设施设置及运行、个人防护用品的配备与使用、应急救援设施设置。

类比企业的选择应阐述类比企业与拟评价建设项目的可比性，包括自然环境状况、生产工艺、生产设备、职业病防护措施和管理水平等方面的相似性。存在的职业病危害因素应阐述类比企业在生产工艺过程中、劳动过程中、生产环境中存在或产生的职业病危害因素。职业病防护设施设置及运行应阐述类比企业职业病危害防护设施设置情况、设计参数及运行情况。个人防护用品的配备与使用应阐述类比企业建立的个人职业病危害防护用品使用和管理制度，个人使用的职业病防护用品配置情况。应急救援设施设置应阐述类比企业应急救援设施的设置情况。

（2）类比企业职业病危害因素检测

对类比企业存在的主要职业病危害因素进行现场检测，并尽可能收集类比企业近年主要职业病危害因素的检测资料。分化学毒物、粉尘、物理因素三部分阐述类比检测结果，并进行小结。

5．职业病危害因素识别与评价

（1）生产运行过程主要职业病危害因素识别与评价

包括生产运行过程职业病危害因素识别、主要职业病危害因素及接触情况、职业病危害因素对人体健康的影响、职业病危害因素分析等内容。

生产运行过程职业病危害因素识别应根据委托方提供的有关技术资料，结合类比调查结果，确定该项目可能存在或产生的职业病危害因素。按评价单元分别对生产工艺过程、劳动过程、生产环境存在或产生的职业病危害因素进行阐述。如有必要还应包括非常态情况下的职业病危害因素、潜在的职业病危害风险、密闭空间作业职业病危害、外包作业职业病危害等内容。

主要职业病危害因素及接触情况应根据《职业病危害因素分类目录》以及有关职业病危害因素的危害程度，结合工程分析、类比企业职业病危害因素检测及职业病危害风险分析结果，确定本评价项目的主要职业病危害因素及接触情况。

职业病危害因素对人体健康的影响应用文字或表格的方式，概述职业病危害因素的特性、职业卫生标准、对人体健康的影响（包括吸收途径、毒理作用和临床表现等）以及可引起的职业病等。如为化学毒物还应标明是否属于《高毒物品目录》所列出的化学因素。

职业病危害因素分析应在工程分析、类比调查、职业病危害因素识别的基础上，应用选定的评价方法，对职业病危害因素（包括粉尘，化学毒物，物理因素如噪声、射频辐射、高温等）的危害程度、职业病危害暴露及接触水平进行分析。具体内容包括职业病危害因素存在环节，对劳动者健康的影响，工程分析、类比调查、职业病危害因素识别所显示职业病危害因素的理化特性和毒理学资料、危害程度分级、接触时间、生产方式和工作场所拟采取的职业卫生防护措施，参考国内外预防医学、卫生学类期刊有关对作业人群健康影响的报道的查询结果，预测在正常生产状况下工作场所相关职业病危害因素导致职业病危害的可能性。同时，指出在生产过程中，如防护或操作不当，劳动者有可能因接触职业病危害因素而导致相关的职业性损伤。

（2）施工过程主要职业病危害因素识别与分析

内容应包括施工过程职业病危害因素识别、施工过程岗位设置情况、施工过程职业病危害因素分析。

6. 职业病危害评价

（1）职业病危害防护设施分析与评价

分为生产运行过程职业病防护设施分析与评价、施工过程职业病防护设施建议两部分内容。

生产运行过程职业病防护设施的描述需针对不同职业病危害因素，按评价单元分别列出拟采取防尘、防毒、防噪声、振动、防暑降温、防寒、防潮、防非电离辐射（高频、微波、红外线、紫外线、激光）、防电离辐射、防生物危害和人机工效学的卫生工程防护设施，内容包括密闭、局部排风、净化、防噪减振和防暑降温等设施的设计参数。对照《工业企业设计卫生标准》有关工作场所防尘防毒、防噪减振、防暑降温、防非电离辐射、防工频超高压电场等方面的卫生要求，应用检查表法评价该项目在职业病危害防护设施方面是否符合卫生要求。

施工过程职业病防护设施建议应阐明施工过程应设置的职业病防护设施，包括防化学毒物设施、防尘设施、降噪声设施、防高温设施、防振动设施。

（2）个人防护用品分析与评价

分为生产运行过程配备的个人防护用品分析与评价、施工过程配备的个人防护用品建议两部分内容。

生产运行过程配备的个人防护用品部分应按评价单元分别列出拟建项目个人使用的

职业病防护用品（防尘、防毒、防噪、防振、防暑、防寒、防潮、防辐射危害和防生物危害等用品）以及防护用品的型号和技术参数，防护用品使用管理制度，根据个人防护用品是否使用合理、管理清晰、责任明确等情况，从管理、质量、配备、培训和使用情况等五个方面评价其是否符合《中华人民共和国职业病防治法》有关职业病防护用品使用方面的规定。

施工过程配备的个人防护用品建议应根据施工过程中可能接触的职业病危害因素情况，提出需配备的个人防护用品建议。

（3）应急救援设施分析与评价

分为生产运行过程应急救援设施分析与评价、施工过程应急救援措施建议两部分内容。

生产运行过程应急救援设施部分应先确定拟建项目是否属于在生产中有可能突然逸出大量有害物质或易造成急性中毒或易燃易爆化学物质的作业场所，是否属于有可能泄漏液态剧毒物质的高风险度作业场所。

如存在以上两种作业场所，应列出为应对突发职业病危害事件，拟采取的应急救援措施（主要包括报警装置、现场急救用品、急救场所、冲洗设备、应急撤离通道和必要的泄险区、事故通风设施、救援装备、防护装备和警示标识等），对照《工业企业设计卫生标准》有关工作场所应急救援方面的卫生要求，应用检查表法评价其是否符合卫生要求。

施工过程应急救援措施建议应根据施工过程中存在的职业病危害因素情况，建议是否需要采取应急救援措施。

（4）总体布局分析与评价

列出拟建主体工程、辅助工程、公用工程、办公楼和生活设施等的平面位置、朝向、相互关系和与周围地形、地物的关系等，交通运输及人流、物流线路等，以及平面布局技术指标，对照《工业企业设计卫生标准》有关平面布置方面的卫生要求，结合厂区所处地理特点，应用检查表法评价该项目在平面布置方面是否符合卫生要求。

（5）生产工艺及设备布局分析与评价

列出拟建项目工艺技术及其来源、生产装置的生产过程概述、辅助装置的生产过程概述、生产装置的化学原理及主要化学反应，主要生产设备的名称、产地、型号、出厂时间、单位、数量和布局，对照《工业企业设计卫生标准》有关生产工艺及设备布局方面的卫生要求，应用检查表法评价该项目在生产工艺及设备布局方面是否符合卫生要求。

（6）建筑卫生学分析与评价

分为厂房设计、通风与空调、采光与照明三部分内容。

厂房设计部分需列出拟建建筑结构、建筑特征（名称、编号、造型、层数、层高、面积）、主要建筑物（单元）的内部装修（车间内墙面、顶板等是否采用不吸收、不吸附毒物的材料，车间地面是否平整防滑和易于清扫等）、车间或工作间的划分和布局等，对照《工业企业设计卫生标准》以及墙体、墙面和地面设计标准中的有关卫生要求，应用检查表法评价该项目在墙体、墙面和地面设计方面是否符合卫生要求。

通风与空调部分需列出拟建建筑各车间全面通风的形式和组成、窗孔和门洞设置、空调系统的形式和组成，以及空调车间的新风量、换气次数、空气过滤和环境控制等，对照《工业企业设计卫生标准》以及车间通风、空调设计标准中的有关卫生要求，应用检查表法评价其是否符合卫生要求。

采光与照明部分需列出拟建建筑各车间采光与照明（照明方式和照明装置的配置）情况，对照《工业企业设计卫生标准》和《建筑采光设计标准》有关采光照明方面的卫生要求，应用检查表法评价其是否符合卫生要求。

（7）辅助用室分析与评价

根据各车间的生产性质、职业病危害接触和卫生防护情况，确定卫生特征分级。根据卫生特征分级和操作人数（人/班）情况，分别列出生产卫生室（包括浴室、存衣室、盥洗室、洗衣房）的设置情况（包括名称、位置、数量、面积以及配套的设施）、生活室（休息室、食堂、厕所、妇女卫生室）的设置情况（包括名称、位置、数量、面积以及配套的设施），以及其采光和通风情况等，对照《工业企业设计卫生标准》有关辅助用室方面的卫生要求，评价其是否符合卫生要求。

（8）职业卫生管理

列出拟建项目单位采取的职业开展卫生管理措施，包括设置职业卫生管理组织机构，配备专职或者兼职的职业卫生专业人员，开展职业卫生培训，制定职业病防治规划及实施方案，建立职业卫生管理制度和操作规程，建立职业卫生档案和劳动者健康监护档案，建立工作场所职业病危害因素检测及评价制度，建立职业病危害事故应急救援预案，建立职业病防护设施、应急救援设施和个人使用的职业病防护用品的使用及维护、检修、定期检测制度，设置警示标识及说明等，对照《中华人民共和国职业病防治法》有关用人单位应当采取职业病防治管理措施方面的规定，评价其是否符合卫生要求。

（9）职业卫生专项投资

列出拟投入的职业病防治专项经费总额，包括职业病防护设施、职业病危害因素检测、应急救援设施、个人使用的职业病防护用品、上岗前职业健康检查、上岗前职业卫生培训等，以及职业病防治专项经费总额占项目总投资的比例等，对照《中华人民共和国职业病防治法》职业卫生专项经费方面的规定，评价其是否可为职业病危害防护设施和职业卫生管理措施的落实提供保证。

7．其他

内容包括该项目立项文件、地理（区域）位置图、总平面布置图等资料。

三、职业病危害控制效果评价报告编制

职业病危害控制效果评价报告分为评价报告正文与评价报告资料性附件，两个文件分别独立装订。控制效果评价报告正文主要内容为结论性评价。控制效果评价报告资料性附件主要为支持正文结论性评价的分析内容，包括评价依据、评价方法、职业卫生调查分析、工程分析、辐射源项分析、职业病危害因素的有害性分析、职业病危害因素、防护设施与建筑卫生学等检测、职业病危害评价的分析、检测、检查、计算等技术性过程内容、项目立项文件、地理（区域）位置图、总平面布置图等。

（一）控制效果评价报告正文要素

封页：包括报告名称、报告编号、评价机构名称及报告时间。报告的编号包含评价机构的报告年份及流水号，报告装订出版时需在评价机构名称处加盖公章。

封二：评价机构资质证书影印件。

封三：为声明和相关人员签字页，包括法定代表人签署的客观、真实、公正性声明以及项目负责人、报告编写人、报告审核人、报告签发人的技术职务、资质证书号、专业背景、承担工作及签名。

封四：目录。

1．建设项目概况

（1）建设项目基本情况

主要内容包括项目名称、项目性质、项目规模、建设地点、建设单位。项目名称应与委托单位提供的建设项目立项文件所用名称一致。项目性质按新建、改建、扩建、技术引进和技术改造项目划分。项目规模应描述该项目主要产品及年生产量情况。建设地点应按行政区划说明地理位置。建设单位应说明该项目的出资建设单位。

（2）主要工程内容

主要工程内容应用表格列出建设项目组成部分的名称和主要工程内容，必要时还应列出与职业病防护关系密切的主要设备一览表。此处还应说明是否具有辐射源项。

（3）试运行情况

试运行情况包括投入试运行时间，主体工程、辅助工程和公用工程试运行是否正常，发生职业病危害事件或事故情况，目前年生产能力以及达到设计最大生产能力的比例，主体工程、辅助工程和公用工程原设计及实际投入试运行（生产）情况。

（4）职业病防护设施设计执行情况

阐述是否编制了职业病防护设施设计专篇，是否针对存在或产生的职业病危害因素，落实了设计的总平面布置、生产工艺、建筑卫生学、职业病防护设施及相关防控措施，其设计参数是否符合相关标准的要求。辅助用室及卫生设施、职业病防护设施投资预算、职业病危害事故的预防及应急措施是否落实了设计的要求。

（5）职业病防护设施建设施工和设备安装调试过程情况

阐述该项目施工的工期。明确施工单位是否按照职业病防护设施设计和有关施工技术标准、规范进行施工，并向建设单位提交《职业病防护设施施工及施工过程中职业病防治总结报告》。在设备的安装调试过程中，安装单位是否按照职业病防护设施设计和有关技术标准、规范进行设备安装调试。

（6）评价范围及评价单元划分

确定该项目的评价范围，根据项目单位提供的职业卫生相关资料和现场调查资料，结合项目的特点，按工作场所、生产工序或职业病危害因素种类划分评价单元。

2．职业病危害评价

（1）职业病防护设施及其评价

针对职业病危害因素的来源和特点，按照评价单元分别列出采取的防毒、防尘、防噪声、振动、防暑降温、防寒、防潮、防非电离辐射（高频、微波、红外线、紫外线、激光）、防电离辐射、防生物危害和人机工效学的职业病防护设施，对照《工业企业设计卫生标准》有关工作场所防尘防毒、防噪减振、防暑降温、防非电离辐射、防工频超高压电场等方面的卫生要求，评价该职业病危害防护设施的合理性及有效性。对职业病危害防护设施存在的问题进行分析。

（2）个体防护用品及其评价

个人防护用品及其评价部分按评价单元分别列出建设项目个人使用的职业病防护用品（防尘、防毒、防噪、防振、防暑、防寒、防潮、防辐射危害和防生物危害等用品），分析是否能达到防护效果，评价其是否符合《中华人民共和国职业病防治法》有关职业病防护用品使用方面的规定。

（3）主要职业病危害因素的接触水平及其评价

确定该项目主要职业病危害因素，按评价单元分别列表说明职业病危害因素接触情况（包括接触岗位或工种、名称、人数、时间和频度），将检测结果与卫生标准对照，评价各岗位职业病危害因素是否符合国家职业卫生标准，并对超标原因进行分析。

（4）应急救援设施及其评价

说明项目是否存在生产中有可能突然逸出大量有害物质或易造成急性中毒或易燃易爆的化学物质的作业场所，是否存在有可能泄漏液态剧毒物质的高风险度作业场所。如存在以上两种作业场所，阐明可导致急性职业损伤的职业病危害因素及其理化性质和危害特点。按评价单元分别列表说明设置应急救援设施（报警装置、现场急救用品、急救场所、冲洗设备、应急撤离通道和必要的泄险区、事故通风设施、救援装备、防护装备和警示标识等），对照《工业企业设计卫生标准》有关工作场所应急救援方面的职业卫生要求，对应急救援设施进行合理性和符合性评价。

（5）总体布局及其评价

根据项目总平面布局的分析，对照《工业企业设计卫生标准》有关总平面布局的卫生要求，结合项目所处地理特点，评价该项目在平面布局方面是否符合卫生要求。

（6）生产工艺及设备布局及其评价

对该项目生产工艺的先进性，机械化、密闭化、自动化及智能化程度进行评价。

根据项目设备布局和功能分区情况，对照《工业企业设计卫生标准》有关设备布局的卫生要求，评价该项目在生产设备布局方面是否符合卫生要求。

（7）建筑卫生学及其评价

分建筑结构、通风与空调、采光照明、微小气候等方面评价是否符合《工业企业设计卫生标准》有关卫生要求。

（8）辅助用室及其评价

从生产卫生室、生活用室两方面，对照《工业企业设计卫生标准》有关辅助用室方面的卫生要求，评价其是否符合卫生要求。

（9）应急救援措施及其评价

说明项目是否存在生产中有可能突然逸出大量有害物质或易造成急性中毒或易燃易爆的化学物质的作业场所，是否存在有可能泄漏液态剧毒物质的高风险度作业场所。如存在以上两种作业场所，分析该项目是否制定了《职业病危害事故应急救援预案》，是否组织了职业病危害事故应急救援演练，是否建立了《应急救援设施维护管理制度》，并配备有专业的维护管理人员等。

对照《工业企业设计卫生标准》有关工作场所应急救援方面的职业卫生要求，对应急救援措施进行分析与评价，评价其是否符合职业卫生要求。

（10）职业卫生管理及其评价

按投入生产阶段职业卫生管理、职业病危害因素在线监测及分析、建设施工过程职业卫生管理三个方面的内容进行评价。

生产阶段职业卫生管理评价要素包括职业卫生管理组织机构及人员设置情况、职业病防治规划、实施方案及执行情况、职业卫生管理制度和操作规程及执行情况、职业病危害因素定期检测制度与管理、职业病危害告知情况、职业卫生培训情况、职业健康监护制度与管理、职业病危害事故应急救援预案及其演练情况、职业病危害警示标识及中文警示说明的设置状况、职业病危害申报情况、职业卫生档案管理、职业病危害防治经费等。

职业病危害因素在线监测及分析需明确项目单位是否设置职业病危害因素在线监测设施，是否制订了职业病危害因素日常监测制度，是否能满足职业病防治的要求。

施工过程职业卫生管理应阐明负责职业病防护设施建设的施工单位、安装调试单位、监理单位是否具有建设主管部门颁发的资质，施工过程职业病防护设施、应急救援、职业卫生管理等是否符合要求。

（11）职业健康监护及其评价

内容包括项目单位是否建立了职业健康监护管理制度，是否建立了职业健康监护档案，承担健康检查工作的机构资质是否符合要求。

项目单位是否根据不同工作岗位的劳动者所接触的职业病危害因素确定职业健康检查项目、受检率情况，分析健康检查结果以及与所接触的职业病危害因素之间的联系，确定是否发现职业禁忌证、疑似职业病或职业病病人。

项目单位对职业禁忌证、疑似职业病和职业病病人的处置情况，包括有职业禁忌证劳动者调岗、疑似职业病或职业病报告、疑似职业病或职业病病人诊治等情况。

经综合分析，评价其是否符合《中华人民共和国职业病防治法》和《职业健康监护管理办法》的要求。

（12）正常生产后职业病防治效果预期分析与评价

根据各种工程控制、职业病防护设施及措施、管理制度设置及运行情况，结合职业病危害因素检测和职业病防护设施检测结果等，对正常生产后职业病防治效果预期分析与评价，并分析项目存在的主要问题及原因。

3. 职业病防护补充措施及建议

通过对建设项目全面分析和评价，针对试生产阶段存在的职业病防护措施的不足，从职业病防护设施、个人防护、应急救援、职业卫生管理、职业健康监护等方面，综合提出职业病危害防护的补充措施及建议。

4. 评价结论

（1）职业病危害因素及其接触水平

明确该项目存在的主要职业病危害因素及其接触水平。

（2）建设项目职业病危害风险分类

根据《建设项目职业病危害风险分类管理目录（2012 年版）》有关行业风险分类的要求，结合工作场所职业病危害因素的毒理学特征、浓度（强度）、潜在危险性、接触人数、频度、时间、职业病危害防护设施和措施，分析该项目职业病危害风险程度与其在《目录》中所列行业职业病危害风险程度是否有明显区别，确定属于何种职业病危害风险类别。

（3）职业病危害关键控制点

根据该项目各评价单元职业病危害因素分布情况、职业病危害因素检测和职业健康检查等结果，列出该项目职业病危害关键控制点。

（4）评价结论

通过对该项目现场职业卫生调查、职业病危害因素检测结果和职业健康检查结果进行综合分析，在全面总结评价工作的基础上，归纳建设项目在职业病防护设施、职业病危害因素及危害程度、个人使用的职业病防护用品、建筑卫生学及辅助用室、职业卫生管理等方面的评价结果，指出存在的主要问题，提出整改建议。

经过综合分析，对建设项目职业病危害控制效果作出总体评价，明确该项目采取了控制效果评价报告所提对策措施和建议的情况下，能否满足当前国家和地方对职业病防治方面法律、法规、标准的要求。

（二）控制效果评价报告资料性附件编制要素

封页：包括控制效果评价报告资料性附件名称、评价机构名称及报告时间。报告装订出版时需在评价机构名称处加盖公章。

封二：目录。

1．评价依据

根据实际情况，列出评价所引用的主要依据，包括职业病防治法律和法规、部门规章、规范性文件、标准和规范、基础依据（如建设项目试运行报告、控制效果评价技术服务合同等）以及其他依据（有关支持性文件等）。

2．职业卫生调查与分析

（1）项目概况与试运行情况调查

主要内容包括工程性质、规模、地点、主要工程内容、主要自然气候条件、“三同时”执行情况、工程试运行情况。其中按新建、改建、扩建、技术引进和技术改造项目划分项目性质。项目规模包括总投资金额、用地面积、建筑占地面积、总建筑面积、产品、年生产量和员工人数等。其建设地点按行政区划的具体地理位置描述。主要工程内容包括生产装置（主体工程）车间及辅助装置的生产装置名称和生产规模等。主要自然气象条件描述建设地点相对于北回归线的位置和所属气候特征，建设地点气温、气压、相对湿度、风向（含常年主导风向、夏季主导风向、年平均风速、台风最大风速）、降水量和降水日（含年降水日数和连续最长降水日数）。“三同时”执行情况描述有关部门对预评价报告审核意见和对防护设施设计审查意见，项目单位执行有关部门审核和审查意见情况，卫生防护设施设计、建设和施工、投入使用情况及职业病危害控制效果评价执行情况。

工程试运行情况包括投入试运行时间，主体工程、辅助工程和公用工程试运行是否正常，发生职业病危害事件或事故情况，目前年生产能力以及达到设计最大生产能力的比例，主体工程、辅助工程和公用工程原设计及实际投入试运行（生产）情况。

（2）生产工艺与原辅料调查与分析

列出各评价单元的生产车间或生产工序的生产工艺流程图，描述各生产工艺的自动化和机械化程度及生产工艺的先进性。

列出各评价单元的生产车间或生产工序在生产过程中使用的主要原料和辅料情况（包

括原料和辅料的名称、状态、包装、存储、单位和数量等)。

对该项目生产工艺与原辅料进行分析与评价。

(3)总体布局调查与分析

描述主体工程、辅助工程、公用工程、办公楼、生活设施等的平面位置、朝向、相互关系和与周围地形、地物的关系等。主要平面布局技术经济指标包括总用地面积、建构筑物占地面积、总建筑面积、建筑密度、道路和广场面积、绿化面积和绿化率等(含名称、单位和数量)。

根据项目总平面布置的分析,对照《工业企业设计卫生标准》有关总平面布置的卫生要求,结合项目所处地理特点,评价该项目在总体布局方面是否符合卫生要求。

(4)设备布局调查与分析

描述各车间主要生产线及其生产设备的布局情况,以一览表列出主要生产设备的名称、产地、型号、出厂时间、单位和数量等。

根据项目设备布局和功能分区情况,对照《工业企业设计卫生标准》有关设备布局的卫生要求,按评价单元分别评价该项目在生产设备布局方面是否符合卫生要求。

(5)职业病危害因素调查与分析

列出生产工艺过程中各评价单元的生产车间或生产工序、工艺和设备、工种或岗位等环节所存在或产生的职业病危害因素种类(化学毒物、粉尘、物理因素)。阐述该项目劳动过程、生产环境中可能存在的职业病危害因素。针对项目具体情况描述是否有非常态情况下的职业病危害因素、潜在的职业病危害风险、密闭空间作业职业病危害、外包作业职业病危害。

通过对各评价单元进行现场调查,进行各岗位或工种工作日写实,并列表说明。

列表说明该项目主要职业病危害因素接触水平及评价,并对超标岗位或工种进行汇总及原因分析。

(6)职业病防护设施调查与分析

分别描述各工作场所存在或产生职业病危害及其发生特点,按评价单元分别列出防毒、防尘、防噪声与振动、防暑、防非电离辐射、防电离辐射等防护设施的有关设计参数,对照设计参数进行调查,对照技术规范和规程作出合理性及有效性两方面的评价,并对职业病防护设施存在的问题进行分析。

(7)个体防护用品调查与分析

按评价单元分别表述不同岗位及接触不同职业病危害因素操作人员所配备的个人防护用品,各种防护用品型号和技术参数。描述项目单位是否制定防护用品的配置、发放标准和管理规定,包括领用登记、更换和检查制度等。现场调查操作人员佩戴情况。根据个人防护用品使用是否合理、管理是否清晰、责任是否明确等情况,从管理、质量、配备、培训和使用情况等五个方面进行合理性和有效性评价,并针对存在的问题进行分析。

(8)应急救援设施与措施调查与分析

分析项目是否存在生产中有可能突然逸出大量有害物质或易造成急性中毒或易燃易爆的化学物质的作业场所,是否存在有可能泄漏液态剧毒物质的高风险度作业场所。如存在以上两种作业场所,需明确可导致急性职业损伤的职业病危害因素及其理化性质和危害特点。对该项目应急救援设施及措施进行调查,设置的应急救援设施主要包括报警装置、现场急救用品、急救场所、冲洗设备、应急撤离通道和必要的泄险区、事故通风设施、救援装备、防护装备和警示标志等，具体的应急救援措施包括是否制定了《职业病危害事故应急救援预案》，是否组织了职业病危害事故应急救援演练，是否建立了《应急救援设施维护管理制度》，并配备有专业的维护管理人员等。

对照《工业企业设计卫生标准》有关工作场所应急救援方面的职业卫生要求，对应急救援设施与措施进行分析与评价，评价其是否符合职业卫生要求。

（9）建筑卫生学调查与分析

按评价单元分别从建筑结构、通风与空调、采光照明、微小气候等方面对项目进行建筑卫生学的调查与分析。

建筑结构部分需列出建筑结构、建筑特征（名称、编号、造型、层数、层高、面积）、主要建筑物（单元）的内部装修（车间内墙面、顶板等是否采用不吸收、不吸附毒物的材料，车间地面是否平整防滑和易于清扫等）、车间或工作间的划分和布局等，对照《工业企业设计卫生标准》以及墙体、墙面和地面设计标准中的有关卫生要求，评价该项目在墙体、墙面和地面设计方面是否符合卫生要求。

通风与空调部分需列出各车间全面通风的形式和组成、窗孔和门洞设置、空调系统的形式和组成，以及空调车间的新风量、换气次数、空气过滤和环境控制等，对照《工业企业设计卫生标准》以及车间通风、空调设计标准中的有关卫生要求，评价其是否符合卫生要求。

采光与照明部分需列出各车间采光与照明（照明方式和照明装置的配置）情况，对照《工业企业设计卫生标准》和《建筑照明设计标准》有关采光照明方面的卫生要求，评价其是否符合卫生要求。

对空气调节车间的微小气候进行检测，根据检测结果，评价工作室的微小气候是否符合《工业企业设计卫生标准》的要求。

（10）辅助用室调查与分析

列出生产卫生室（包括浴室、存衣室、盥洗室、洗衣房）的设置情况（包括名称、位置、数量、面积以及配套的设施）。列出生活室（休息室、食堂、厕所、妇女卫生室）的设置情况（包括名称、位置、数量、面积以及配套的设施），以及其采光和通风情况等，对照《工业企业设计卫生标准》有关辅助用室方面的卫生要求，评价其是否符合卫生要求。

（11）职业卫生管理调查与分析

从职业卫生管理组织机构及人员设置情况、职业病防治规划、实施方案及执行情况、职业卫生管理制度和操作规程及执行情况、职业病危害因素定期检测制度与管理、职业病危害告知情况、职业卫生培训情况、职业健康监护制度与管理、职业病危害事故应急救援预案及其演练情况、职业病危害警示标识及中文警示说明的设置状况、职业病危害申报情况、职业卫生档案管理、职业病危害防治经费等方面阐述该项目职业卫生管理情况并进行分析。

（12）职业健康监护调查与分析

调查项目单位的职业健康监护管理制度及其执行情况、建立职业健康监护档案情况以及承担健康检查工作的机构资质情况等，评价其是否符合《中华人民共和国职业病防治法》和《职业健康监护管理办法》的要求。

调查项目单位是否根据不同工作岗位的劳动者所接触的职业病危害因素确定职业健康检查项目，统计受检率，分析健康检查结果以及与所接触的职业病危害因素之间的联系，确定是否发现职业禁忌证、疑似职业病或职业病病人。

调查项目单位对职业禁忌证、疑似职业病和职业病病人的处置情况，包括有职业禁忌证劳动者调岗、疑似职业病或职业病报告、疑似职业病或职业病病人诊治等情况，评价其是否符合《中华人民共和国职业病防治法》和《职业健康监护管理办法》的要求。

（13）职业病危害因素日常监测调查与分析

确定该项目是否设置有职业病危害因素在线监测设施，是否制订了职业病危害因素日常监测制度，并对职业病危害因素日常监测结果进行分析与评价。

（14）职业病防护设施建设施工过程调查与分析

说明该项目职业病防护设施建设的施工单位，施工工期；职业病防护设施的安装调试单位，设备安装调试工期。列明施工过程职业病危害接触情况及施工过程职业病防护设置情况、应急救援情况、职业卫生管理情况等。调查施工单位是否向建设单位提供《职业病防护设施施工及施工过程中职业病防治总结报告》。对职业病防护设施建设施工过程进行分析与评价。

3．职业病危害因素检测

分别列出职业病危害因素的采样和检测地点、采样和检测时间与频次、检测方法和仪器设备、样品数以及检测条件。

检测结果经整理分析后，用简洁的文字、图表等进行合理表述。内容包括检测项目、检测地点、浓度或强度、接触时间、样品数量、合格样品数量和合格率、卫生标准。其中化学因素应分别列出短时间接触浓度、最高容许浓度和时间加权平均浓度，粉尘应分别列出短时间接触浓度、时间加权平均浓度。对超标原因进行分析，对超标作业点整改措施及其有效性进行分析与评价。根据工作场所职业病危害因素检测结果，评价在正常生产情况下，工作场所各种职业病危害因素的浓度或强度是否低于职业接触限值，评价对劳动者健康的影响大小。

4．职业病防护设施检测

根据《排风罩的分类及技术条件》（GB/T 16758—2008）、《工作场所物理因素测量》（GBZ/T 189—2007）等规定，对该项目主要职业病防护设施进行检测，列表表达检测结果。主要检测项目包括排风罩吸入点控制风速、隔声罩隔声效果（噪声强度）、辐射源屏蔽效果（电离辐射强度）、新风管风速、排风管（口）风速。根据检测结果，对职业病防护设施进行有效性评价。

5．建筑卫生学检测

根据《照明测量方法》（GB/T 5700—2008）、《高温作业环境气象条件测定方法》（GB/T 934—2008）等规定，对该项目主要建筑卫生学进行检测。主要检测项目包括工作场所照度、作业环境气象条件（微小气候）。评价该项目建筑卫生学是否符合职业卫生要求。

6．职业病危害因素的有害性分析

职业病危害因素的有害性分析应将该项目存在的各化学毒物、粉尘、物理因素对人体健康的影响应用文字或表格的方式，概述职业病危害因素的特性、职业卫生标准、是否属于《高毒物品目录》所列出的化学因素、对人体健康的影响（包括吸收途径、毒理作用和临床表现等）以及可引起的职业病等。

7．其他

内容包括立项文件、项目所在地的区域位置图、总平面布置图等资料。

四、职业病危害现状评价报告编制

用人单位职业病危害现状评价报告分成报告正文和资料性附件两个单列本。现状评价报告正文主要内容为调查分析内容和结论性评价，主要包括评价依据、评价范围、评价内容、评价方法、用人单位概况、总体布局、生产工艺和设备布局、建筑卫生学、职业病危害因素、职业病防护设施与应急救援设施、职业健康监护、个人防护用品、职业卫生管理、结论和建议等。现状评价报告资料性附件主要为支持正文内容的附图，包括用人单位地理（区域）位置图、总平面布局示意图、设备布局示意图、职业病危害因素分布示意图、职业病危害因素现场检测点布置示意图、职业病危害因素检测报告等。

（一）现状评价报告正文要素

封页：包括报告名称、报告编号、评价机构名称及报告时间。报告的编号具有唯一性，包含评价机构的报告年份及流水号，报告装订出版时需在评价机构名称处加盖公章、侧面加盖骑缝章。

封二：评价机构资质证书影印件。

封三：为声明和相关人员签字页，包括法定代表人签署的客观、真实、公正性声明以及项目负责人、报告编写人、报告审核人、报告签发人的技术职务、资质证书号、专业背景、承担工作及签名。

封四：目录。

1．总论

（1）评价目的

表述评价目的。

（2）评价依据

根据该项目的实际情况，列出评价所引用的主要职业病防治法律、法规和规章，标准和规范、基础依据以及其他依据。其中基础依据包括用人单位从事生产经营活动过程中的职业卫生有关资料、近三年职业病危害因素日常监测和职业健康监护资料以及最近一次职业卫生评价报告、职业卫生调查、职业卫生检测等资料，其他依据为对评价报告具有有关支持性的文件。

（3）评价范围

评价范围的界定以用人单位生产经营活动所涉及的内容、场所以及过程等为准，用人单位外包（委）工程，以及辅助生产岗位均应纳入评价范围。

（4）评价内容

主要包括总体布局、设备布局、建筑卫生学、职业病危害因素、职业病防护设施与应急救援设施、职业健康监护、个人防护用品、辅助用室和职业卫生管理等。

（5）评价单元

根据用人单位提供的职业卫生相关资料和现场调查资料，结合项目的特点，将生产工艺、设备布置或工作场所划分成若干相对独立的部分或区域。

（6）评价方法

职业病危害现状评价方法按照《用人单位职业病危害现状评价技术导则》（AQT 4270—2015）执行。主要根据用人单位职业病危害特点，采用职业卫生调查、职业卫生检测、辐射防护屏蔽计算、职业健康检查、检查表分析、职业病危害作业分级等方法，对用人单位正常生产期间存在职业病危害暴露的劳动者的职业病危害因素接触水平、职业病防护设施效果以及职业卫生管理措施进行综合分析、定性和定量评价。

（7）评价程序

评价程序分为准备阶段、实施阶段、报告编制阶段三个阶段。

a）准备阶段主要工作为收集资料与初步现场调查，编制评价工作方案；

b）实施阶段主要工作为职业卫生调查，职业卫生检测，职业病危害评价，给出评价结论，提出措施建议和编制现状评价汇总表；

c）报告编制阶段主要工作为将综合分析、整理实施阶段调查所得的资料和检测数据，按照要求编制用人单位职业病危害现状评价报告书与资料性附件。

（8）质量控制

质量控制可采用文字结合框图的方式，简述评价机构对评价活动全过程质量控制的措施，内容包括评价人员、评价过程、评价依据、检测方法、评价结论以及评价报告书方面的质控要求。

2．用人单位概况

（1）基本情况

用人单位的基本情况包括用人单位的具体名称、成立时间、地址、投产运行时间、生产运行状况等基本情况，以及是否发生危险品泄漏事件或职业病危害事故等。

（2）地理位置及主要自然环境概况

应主要描述用人单位建设地点相对于北回归线的位置和所属气候特征，建设地点的全年和夏季的主导风向（含常年主导风向、夏季主导风向、年平均风速、台风最大风速）及风向玫瑰图。

（3）原辅材料及产品

以表格的形式，按评价单元分别描述生产过程中使用的主要原料和辅料，并针对每种原料、辅料，详细列出其年用量、物态、包装、运输方式、储存方式、储存地点及送料方式等。

（4）岗位定员及工作制度

岗位定员及工作制度是指生产工人、辅助岗位、管理人员数，女工人数和实行的轮班制度，按各评价单元各岗位或工种进行工作日写实，主要描述岗位或工种、工作内容、作业方式、职业病危害因素、接触时间等。

3．总体布局

（1）总体布局调查

总体布局主要描述项目主体工程、辅助工程、公用工程、办公楼及生活设施的平面位置、朝向、与相邻建筑的距离、楼高、层数，以及各层的布置情况。用人单位投产以来，尤其是自最近一次职业卫生评价以来总体布局是否发生变化。

（2）总体布局分析与评价

对照《工业企业设计卫生标准》（GBZ 1—2010）等有关总平面布置的卫生要求，结合厂区所处地理特点，应用检查表法对项目的主体工程、辅助工程、公用工程、办公楼、生活设施等的位置、有害工作场所和无害工作场所的位置、产生和（或）存在高毒物质的工作场所位置等进行分析和评价。

4．生产工艺和设备布局

（1）生产工艺调查

列出各评价单元的生产车间或生产工序的生产工艺流程及概述，其内容主要为生产装置和辅助装置的生产过程概述、生产过程中使用的主要原料和辅料情况（包括原料和辅料的名称、主要成分等）、生产装置的化学原理、主要化学反应和工艺流程框图（如原料→半成品→成品）。并调查自投产以来，尤其是最近一次职业卫生评价以来是否发生变化。

（2）设备布局调查

设备布局调查主要包括各车间或工序的生产设备及布局（包括主要生产线名称、生产线的布局、设备名称、产地、数量、型号、基本性能参数、使用状态及分布等），可以一览表形式列出。

（3）生产工艺和设备布局分析与评价

根据项目设备布局、功能分区和使用或产生高毒物质的生产设备与其他工作场所或设备布置等情况，对照《工业企业设计卫生标准》（GBZ 1—2010）等有关设备布局的卫生要求，结合工艺技术的来源、生产设备的机械化、密闭化、自动化及智能化程度，对用人单位设备布局进行分析与评价。

5．建筑卫生学

（1）建筑卫生学调查

建筑卫生学调查主要包括建筑结构、采暖、通风、空气调节、采光照明、微小气候等建筑卫生学情况，可以一览表形式分别列出。

① 建筑结构

主要包括建筑物名称、编号、朝向、层数、楼高、与最近建筑物间距、建筑面积等。

② 通风

主要包括各评价单元全面通风的形式及组成、门窗面积、机械通风装置（名称、型号、风量、数量）等。

③ 空气调节

主要包括各评价单元空调车间的分布，空调系统的形式和组成，空调车间的面积、新风量、换气次数、空气循环等情况。

④ 采光照明

主要包括各评价单元的有关工序采光照明设施（照明方式和照明装置的配置）情况。

⑤ 微小气候

主要包括各评价单元温度、风速及相对湿度冬季和夏季的微小气候情况。

（2）建筑卫生学检测

依据现状评价工作方案，对用人单位工作场所照度、作业环境气象条件、通风等建筑卫生学进行检测，并对检测结果进行整理和分析。

（3）建筑卫生学分析与评价

根据建筑卫生学的调查与检测结果，对照《工业企业设计卫生标准》（GBZ 1—2010）、《建筑照明设计标准》（GB 50034—2013）和《建筑采光设计标准》（GB 50033—2013）等相关标准要求，评价用人单位的建筑结构、采暖、通风、空气调节、采光照明、微小气候等建筑卫生学的符合性。

6．职业病危害因素

（1）职业病危害因素调查

按各评价单元分别列出生产工艺过程中各生产工序使用的主要原辅材料（名称、主要成分、成分的来源）和生产设备存在或产生的职业病危害因素，以及劳动者的接触情况。并阐述该项目劳动过程、生产环境中可能存在的职业病危害因素。针对项目具体情况，描述是否有非常态情况下的职业病危害因素、潜在的职业病危害风险、密闭空间作业职业病危害、外包作业职业病危害等。

（2）职业病危害因素分析

通过对各评价单元职业病危害因素的现场调查，可列表说明用人单位各职业病危害因素理化特性、侵入途径、健康危害、接触人数、接触时间、作业方式及可能导致的职业病等。

（3）职业病危害因素检测

根据《职业病危害因素分类目录》和《工作场所有害因素职业接触限值》（GBZ 2—2007）的规定，确定该项目主要的职业病危害因素。并根据《工作场所空气中有害物质监测的采样规范》（GBZ 159—2004）等规定，在生产状况稳定的条件下对工作场所职业病危害因素进行连续三天的检测，对监测结果进行整理分析，用简洁的文字、图表等进行合理表述。内容包括检测项目确定原则、检测项目、检测地点、检测频次、检测时间和条件、职业病危害因素检测浓度或强度、接触时间、样品数量、卫生标准以及检测结果判断，其中化学因素应分别列出短时间接触浓度、最高容许浓度和时间加权平均浓度，并对超标作业点超标原因、整改措施、整改后检测结果及其效果进行分析。

（4）职业病危害因素评价

根据《工作场所有害因素职业接触限值　第1部分：化学有害因素》（GBZ 2.1—2007）和《工作场所有害因素职业接触限值　第2部分：物理因素》（GBZ 2.2—2007）标准，结合评价单元和工序，对用人单位主要职业病危害因素接触水平进行评价，并对超标原因进行分析。同时结合既往（重点为近三年）职业病危害因素监测或检测结果的变化趋势的分析结果，对劳动者职业病危害接触水平进行综合评价。

7．职业病防护设施与应急救援设施

（1）职业病防护设施调查

针对职业病危害因素的来源和发生特点，按照评价单元分别列出采取的防毒、防尘、防噪声、减振、防暑降温、防寒、防潮、防非电离辐射（高频、超高频、微波、红外线、紫外线、激光）、防电离辐射、防生物危害、人机工效学和事故通风等职业病防护设施情况，分析其运行情况是否正常，以及职业病防护设施的维护情况。

（2）应急救援设施调查

针对项目生产中可能存在的有突然逸出大量有害物质或易造成急性中毒或易燃易爆

的化学物质的作业场所，或存在可能泄漏液态剧毒物质的高风险度的作业场所，阐明可导致急性职业损伤的职业病危害因素及其理化性质和危害特点。按评价单元分别列表说明设置应急救援设施（报警装置、现场急救用品、急救场所、冲洗设备、应急撤离通道和必要的泄险区、事故通风设施、救援装备、防护装备和警示标识等）情况，分析其运行情况是否正常，以及其维护情况。

（3）职业病防护设施检测

根据《排风罩的分类及技术条件》（GB/T 16758—2008）、《工作场所物理因素测量》（GBZ/T 189—2007）等规定，依据现状评价工作方案，按照职业病防护设施的种类及其性能参数，对现场职业病防护设施进行检测，如排风罩吸入点控制风速、隔声罩隔声效果（噪声强度）、辐射源屏蔽效果（电离辐射强度）、新风管风速、排风管（口）风速等，并按照检测内容整理和分析检测结果。

（4）职业病防护设施和应急救援设施评价

按照《工业企业设计卫生标准》（GBZ 1—2010）、《工作场所防止职业中毒卫生工程防护措施规范》（GBZ/T 194—2007）、《工作场所有毒气体检测报警装置设置规范》（GBZ/T 223）等的要求，针对工作场所防毒、防尘、防噪声、减振、防暑降温、防寒、防潮、防非电离辐射（高频、超高频、微波、红外线、紫外线、激光）、防电离辐射、防生物危害、人机工效学和事故通风等职业病防护设施的设置、维护、检修的符合性进行评价，分析用人单位设置的应急救援设施及措施是否具备针对性、可行性，是否满足要求。

8. 职业健康监护

（1）职业健康监护情况调查

职业健康监护情况调查主要的调查内容是近三年的职业健康监护资料，主要包括：

① 职业健康监护管理情况

用人单位是否建立职业健康监护管理制度，并按制度组织劳动者进行上岗前、在岗期间、离岗时和应急的职业健康检查的情况；承担健康检查工作的机构资质是否符合要求；是否建立劳动者职业健康监护档案，以及档案管理是否规范等情况。

② 职业健康检查情况

用人单位是否根据不同工作岗位的劳动者所接触的职业病危害因素确定职业健康检查项目；调查用人单位上岗前、在岗期间和离岗时的职业健康检查结果和处理情况，有无职业病病例发生；调查用人单位是否存在职业禁忌证、疑似职业病患者、职业病病人；分析其对存在职业禁忌证的劳动者、疑似职业病患者和职业病病人，用人单位的处置情况。

（2）职业健康监护评价

按照《用人单位职业健康监护监督管理办法》（国家安全监管总局令第 49 号）、《职业健康监护技术规范》（GBZ 188—2014）和《放射工作人员职业健康监护技术规范》（GBZ 235—2011）等规定，对用人单位职业健康检查项目、职业健康检查受检率、职业健康检查结果告知，以及对于职业健康检查结果异常人员的处置情况等进行分析和评价；对于职业健康检查结果异常的情况，应结合劳动者作业岗位及其接触的职业病危害因素，分析结果异常原因及与作业活动的关联度；对职业禁忌证、疑似职业病和职业病病人的处置情况，包括有职业禁忌证劳动者调岗、疑似职业病或职业病报告、疑似职业病或职业病病人诊治等进行分析和评价。

9．个人防护用品

（1）个人防护用品调查

个人防护用品的调查需结合各评价单元，表述不同岗位及接触不同职业病危害因素操作人员所配备的个人防护用品的种类（如防尘、防毒、防噪、减振、防暑、防寒、防潮、防辐射危害和防生物危害等用品）、数量、性能参数、更换周期、适用条件以及防护用品使用管理制度及执行情况等。

（2）个人防护用品评价

根据劳动者职业病危害因素接触水平以及个人防护用品的现场调查情况，综合评价用人单位个人防护用品的选用、配备数量、维护与管理是否符合《个体防护装备选用规范》（GB/T 11651—2008）和《个体防护装备配备基本要求》（GB/T 29510—2013）、《呼吸防护用品的选择、使用与维护》（GB/T 18664—2002）、《护听器的选择指南》（GB/T 23466—2009）等标准的要求，是否能达到相应的防护效果。

10．辅助用室

（1）辅助用室调查

主要描述工作场所办公室、生产卫生室（浴室、更/存衣室、盥洗设施）、生活用室（休息室、食堂、厕所）、妇女卫生室、医务室等辅助用室的设置情况，主要包括名称、位置、数量、面积以及配套的设施等，重点描述自投产以来，尤其是最近一次职业卫生评价以来是否发生变更。

（2）辅助用室评价

根据不同车间的车间卫生特征等级，对照《工业企业设计卫生标准》（GBZ 1—2010）等相关职业卫生法规标准要求，结合用人单位人员变化情况，评价用人单位工作场所办公室、生产卫生室（浴室、更/存衣室、盥洗设施）、生活室（休息室、食堂、厕所）、妇女卫生室、医务室等辅助用室是否符合要求。

11．职业卫生管理

（1）职业卫生管理情况调查

职业卫生管理情况主要调查内容如下。

① 职业卫生管理组织机构及人员设置情况

是否成立职业卫生管理组织机构；配备的专职/兼职职业卫生管理人员情况；主要开展的职业卫生管理工作的内容。

② 职业病防治计划、实施方案及执行情况

用人单位是否制定职业病防治相关规划和方案；是否有专门负责督促执行的机构。

③ 职业卫生管理制度与操作规程及执行情况

对照《工作场所职业卫生监督管理规定》（国家安全生产监督管理总局令第 47 号）的要求，用人单位是否建立职业病危害防治责任制度、职业病危害警示与告知制度、职业病危害项目申报制度、职业病防治宣传教育培训制度、职业病防护设施维护检修制度、职业病防护用品管理制度、职业病危害监测及评价管理制度、建设项目职业卫生“三同时”管理制度、劳动者职业健康监护及其档案管理制度、职业病危害事故处置与报告制度、职业病危害应急救援与管理制度、岗位职业卫生操作规程等相关职业卫生管理制度，并描述相应的职业卫生管理制度的文件号及具体名称。

④ 职业病危害因素定期检测制度制定及执行情况

用人单位是否制定职业病危害监测相关制度，并按制度开展职业病危害因素进行定期检测；承担定期检测工作的机构资质是否符合要求；是否将检测与评价结果存入档案。

⑤ 职业病危害告知情况

用人单位是否与从事职业病危害作业的劳动者签订职业病防护方面的劳动合同；是否通过公告栏告知职业病危害。

⑥ 职业卫生培训情况

用人单位是否制定职业卫生培训相关制度；是否有专门机构或人员负责新员工、在职人员、调职人员及特殊作业人员的职业卫生培训。

⑦ 职业健康监护制度与管理

用人单位是否建立职业健康监护管理制度；承担健康检查工作的机构资质是否符合要求；是否建立劳动者职业健康监护档案。

⑧ 职业病危害事故应急救援预案及演练情况

用人单位是否制定职业病危害事故应急救援预案；对于在生产中有可能突然逸出大量有害物质或而造成急性中毒的作业场所，或有可能泄漏液态剧毒物质的高风险度作业场所，组织开展的职业病危害事故应急救援演练的具体内容。

⑨ 职业病危害警示标识及中文警示说明的设置状况

描述对产生职业危害的设备或工作场所，用人单位设置的警示标识、危害告知牌的具体场所、位置和数量等。

⑩ 职业病危害项目申报情况

用人单位是否开展职业病危害的申报以及具体的申报日期。

⑪ 职业卫生档案管理情况

按照《国家安全监管总局办公厅关于印发职业卫生档案管理规范的通知》（安监总厅安健〔2013〕171 号）的相关要求，调查用人单位是否建立职业卫生档案。

⑫ 职业病危害防治经费落实情况

用人单位投入职业病危害防治经费的总额，以及职业病防护设施、个体防护用品、职业病危害因素检测与评价、上岗前/在岗期间/离岗职业健康检查、上岗前/在岗期间职业卫生培训等各项内容具体经费支出。

（3）职业卫生管理评价

职业卫生管理主要分析评价内容如下。

① 职业卫生管理组织机构及人员设置情况

根据用人单位的规模、职业病危害状况、接触人数等调查结果，评价用人单位职业卫生管理机构及人员配置是否合理。

② 职业病防治计划、实施方案及执行情况

核实用人单位职业病防治计划、实施方案的制定及执行情况，评价其内容的完整性和合理性，以及执行程度。

③ 职业卫生管理制度与操作规程及执行情况

核实用人单位落实现有职业卫生管理制度和操作规程的各记录资料，对其内容的全面性及其执行情况进行评价。

④ 职业病危害因素定期检测制度制定及执行情况

对该制度内容的完整性和规范性及其执行情况进行评价。

⑤ 职业病危害告知

对用人单位职业病危害告知栏设置和合同告知情况进行描述，综合评价用人单位在职业病危害告知方面是否符合《中华人民共和国职业病防治法》及相关规章制度的要求。

⑥ 职业卫生培训情况

对用人单位职业卫生培训制度的制定，近三年的落实情况，包括培训内容、形式、对象、人数等进行分析评价。

⑦ 职业病危害警示标识及中文警示说明的设置情况

按照《工作场所职业病危害警示标识》（GBZ 158）、《高毒物品作业岗位职业病危害告知规范》（GBZ/T 203）及相关规章制度的要求，对用人单位职业病危害警示标识和中文警示说明的设置及日常更新、维护情况进行评价。

⑧ 职业病危害项目申报情况

说明用人单位是否及时、如实申报职业病危害项目，结合现场调查情况，核实申报资料的正确性。

⑨ 职业卫生档案管理建立及管理情况

评价用人单位职业卫生档案的完整性及完善程度是否符合职业卫生有关法律法规的规定。

⑩ 职业病危害防治经费

描述用人单位每年职业病危害防治经费的投入明细，评价其合理性。

（4）既往职业卫生评价建议落实情况

对最近一次职业卫生评价建议的落实情况进行评价。

12. 结论

（1）分项结论

对用人单位职业病危害现状及职业病危害防治现状按照总体布局、设备布局、建筑卫生学、职业病危害因素、职业病防护设施、应急救援设施、职业健康监护、个人防护用品、辅助用室、职业卫生管理组织机构、职业卫生管理制度、职业病危害告知、职业卫生培训、职业病危害项目申报、既往职业卫生评价建议落实情况等进行逐项评价。分项结论以列表的方式分为符合、基本符合和不符合，对于不符合和基本符合项，应对存在的问题作出简要说明。

（2）职业病危害风险分类

根据《建设项目职业病危害风险分类管理目录（2012 年版）》（安监总安健〔2012〕73 号）规定，结合用人单位工作场所职业病危害因素的毒理学特征、浓度（强度）、潜在危险性、接触人数、频度、时间、职业病危害防护措施等，对用人单位职业病危害风险做出“一般、较重、严重”的分类结论。

13. 建议

针对用人单位生产过程存在的职业病防护措施的不足，从职业病防护设施、个人防护、应急救援、职业卫生管理、职业健康监护等方面，有针对性地提出用人单位职业病防治日常管理工作的整改性、持续改进性和预防性等合理的、可行的对策措施，并对用人单位下一阶段应开展的评价或检测工作提出建议。

14．职业危害编制现状评价汇总

根据用人单位劳动者职业病危害暴露情况和接触水平，以及采取的职业病防护措施情况，将职业危害现状评价结果进行列表归纳，内容包括评价单元、岗位/工种、工作地点、工作方式、接触职业病危害因素、检测结果、接触职业病危害人数（总数/男、女人数）、日接触时间、是否进行职业健康检查（人数）、职业病防护设施（具体名称）、个人防护用品（具体名称）。

（二）用人单位职业病危害现状评价报告资料性附件

封页：包括报告资料性附件名称、报告编号、评价机构名称及报告时间。报告的编号具有唯一性，包含评价机构的报告年份及流水号，报告装订出版时需在评价机构名称处加盖公章、侧面加盖骑缝章。

封二：目录。

（1）用人单位地理（区域）位置图；

（2）总平面布局示意图；

（3）设备布局示意图；

（4）职业病危害因素分布示意图；

（5）职业病危害因素现场检测点布置示意图；

（6）职业病危害因素检测报告。

五、职业病危害因素定期检测报告编制

检测与评价报告是整个职业病危害因素检测与评价工作的最终产出，既是整个检测工作的总结，也是对工作场所职业病危害因素浓度或强度及分布的归纳总结和评价结论。检测与评价报告内容应清晰、整洁，便于查看。报告一般分为检测报告和检测与评价报告两部分。

（一）检测报告编制

检测机构应准确、清晰、明确和客观地报告每一项检测结果或一系列的检测结果，检测结果通常应以书面报告的形式出具，并符合检测方法中规定的要求。检测报告同时应包括客户要求的、说明检测结果所必需的和所用检测方法要求的全部信息。在与客户有书面协议的情况下，可用简化的方式报告结果。对于未向客户报告的信息，应能方便地从检测机构中获得。

1．编制依据

检测报告的编制依据主要来源于实验室资质认证评审准则、检测和校准实验室能力认可准则（ISO /IEC17025：2005）和我国职业卫生检测技术标准。

2．基本要求

除非有充分的理由，否则每份检测报告应至少包括下列信息：

（1）标题（例如“检测报告”）。

（2）被检测机构的名称和地址，进行检测的地点（如果与被检测机构的地址不同或检

测结果与检测地点有关时)。

(3)检测报告应有唯一性标识(如系列号)和每一页上的标识,以确保能够识别该页是属于检测报告的一部分,以及表明检测报告结束的清晰标识(检测报告应有页码和总页数)。

(4)所用标准或方法的标识。

(5)检测类别。

(6)检测样品的描述、状态和唯一性标识。

(7)采样日期、样品接收日期和检测日期。

(8)检测使用的主要仪器设备的名称及设备的唯一性标识。

(9)检测的结果应采用法定计量单位。

(10)检测人员、复/校核人员、授权签字人的签名或等效的标识。

(11)必要时,结果仅与被检测样品有关的声明。

(12)未经检测机构书面批准,不得复制(全文复制除外)检测报告的声明。

3. 注解

当需对检测结果作出解释时,检测报告中还应包括下列内容:

(1)对检测方法的偏离、增添或删节,以及特殊检测条件的信息,如环境条件。

(2)需要时,符合(或不符合)要求和(或)规范的声明。

(3)适用时,评定测量不确定度的声明。当不确定度与检测结果的有效性或应用有关,或客户的指令中有要求,或当不确定度影响到对规范限度的符合性时,检测报告中还需要包括不确定度的信息。

(4)适用时,提出意见和解释。

(5)特定方法、客户或客户群体要求的附加信息。

当需对检测报告中样品信息作出解释时,除上述所列要求之外,对含采样结果在内的检测报告中还应包括下列内容:

(1)采样日期、采样人、校核人、陪同人。

(2)采集样品的清晰标识(唯一性标识)。

(3)采样位置,包括任何简图、草图或照片。

(4)所用的采样方案。

(5)采样过程中可能影响检测结果解释的环境条件的详细信息。

(6)与采样方法或程序有关的标准或规范,以及对这些规范的偏离、增添或删节。

4. 关于分包

当检测报告包含了由分包方所出具的检测结果时,这些结果应予以清晰标明。检测机构应要求分包方提供书面或电子报告。

5. 检测报告的格式

检测报告的格式应设计为适用于各种检测类型,并尽量减小产生误解或误用的可能性;检测报告编排应合理,尤其是检测数据的表达方式,应易于理解;标题应当尽量标准化。

（二）检测与评价报告的编制

职业卫生技术服务机构受用人单位委托，应当客观、真实地开展职业病危害因素检测、评价工作，评价的方法和要求应当符合有关标准和规范规定，并出具职业病危害因素检测与评价报告书。除检测报告应包括的内容外，检测与评价报告内容包括检测与评价依据、现场采样时受检单位的生产情况描述、防护设施情况、个体防护用品使用情况、劳动者作业情况、职业病危害因素识别与分析、检测结果汇总、评价结果与判定和结论建议等。

一个完整的职业病危害因素检测与评价报告应包括但不限于以下内容：

1. 封面

主要包括标题（如“检测与评价报告”）、报告编号、技术服务机构名称（盖章）、委托单位和受检单位名称、检测类别性质或任务来源、报告签发日期等内容。

2. 报告说明

职业病危害因素检测与评价报告书可在内封页中做出有关说明，如工作依据、检验印章要求、有效性解析、结果与样品有关声明、版权所有、复议处理、报告份数等。

3. 签字页

包括项目负责人、报告编写人、报告审核人和报告签发人的姓名、技术职务、资质证书号、专业背景、承担工作和签名。

4. 检测与评价范围

列出检测与评价范围，内容包括受检单位名称、地址、联系方式等信息，并按照现场职业卫生学调查结果划分检测与评价单元。

5. 检测与评价依据

根据该项目的实际情况，列出检测与评价所引用的主要职业病防治法律、法规、规章、标准和规范以及其他依据。

6. 受检单位现场情况

简要描述采样与现场检测当天该企业生产情况（产品及产量等）、气象条件（所在地区的风向、频率、气候特征等）、劳动者作业情况（工作制度、总人数、班数、工作时间、自动化程度、工人操作方式等）、防护设施情况（设置、数目、运转情况）、个体防护用品使用情况（配置、更换周期、参数）、主要生产设备布局情况（设备的名称及数量）、主要产品及原辅材料（列出生产过程中与职业危害因素有关的主要原料和辅料情况及其用量）等。

7. 职业病危害因素识别与分析

列出各检测与评价单元的生产车间或生产工序、工种或岗位所存在或产生的职业病危害因素名称以及其相对应的接触人数和接触时间。

8. 检测结果汇总

根据现场和实验室检测结果，结合工人接触情况对检测结果进行分析，计算出各岗位接触职业病危害因素的时间加权平均浓度、短时间浓度等结果，并按照工作岗位或危害因素类别等对结果进行汇总分析，用简洁的文字、结果与限制列表比较，并对结果进行判定。

必要时，还需要列出实际检测原始资料等相关信息。

9．评价结论

针对工作场所的职业病危害因素浓（强）度情况，计算检测点合格率。通过评价职业卫生防护（职业病危害控制、个人防护）情况，给出是否符合国家职业卫生限制标准要求的结论。对因生产工艺或设备技术水平等条件限制，致使职业病危害因素超过国家职业卫生标准的检测点，应对其所采取的职业卫生防护补救措施（职业卫生管理措施或个人防护措施）的有效性进行评价。

10．建议

针对不符合项目、不合格的检测点以及已采取职业卫生防护补救措施仍然未能达到国家职业卫生标准要求的工作地点、岗位，分析其原因，提出具体的有针对性的和合理的改进措施。

11．职业病危害风险分类

根据企业所属行业类别及《建设项目职业病危害风险分类管理目录（2012 年版）》（安监总安健〔2012〕73 号）的规定，对企业所属的职业病危害风险进行分类，并建议企业做好相应的年度检测或现状评价工作。

12．附件

如将采样检测布点示意图和检测报告均作为附件添加至正文后。

第三节　职业卫生基础建设与管理

我国于 2010 年颁布了《用人单位职业病防治指南》（GBZ/T 225—2010），该标准规定了用人单位职业病防治通用要求、分级分类管理方法、职业卫生档案的管理以及职业卫生评估要求等技术要求。为配合《国家职业病防治规划（2009—2015 年）》的要求，2013 年国家安全监管总局发布了《关于开展用人单位职业卫生基础建设活动的通知》（安监总安健〔2013〕38 号）文件，就用人单位在责任体系、规章制度、管理机构、前期预防、工作场所管理、防护设施、个人防护、教育培训、健康监护、应急管理等十个方面的职业卫生基础建设提出了具体的要求，以推动落实职业病防治主体责任，实现保护劳动者健康权益的目的。

一、责任体系基础建设

责任体系基础建设的主要内容是要求用人单位建立职业病防治责任制度，制定职业病防治计划和实施方案，将职业病防治工作纳入目标管理责任制。责任制度应具体包括主要负责人、分管负责人、管理人员以及劳动者等各类人员的职业病防治职责和义务，还应包括职业卫生领导机构、职业卫生管理部门以及用人单位其他相关管理部门在职业卫生管理方面的职责和要求。其中年度计划应包括目的、目标、措施、考核指标、保障条件等内容；实施方案应包括时间、进度、实施步骤、技术要求，考核内容、验收方法等内容。

二、规章制度基础建设

规章制度基础建设的主要内容是要求用人单位按《工作场所职业卫生监督管理规定》（国家安全监管总局令第 47 号）的要求，建立健全职业卫生管理制度和操作规程。其中职业卫生管理制度应包括管理部门、职责、目标，内容、保障措施、评估方法等要素；岗位操作规程应经科学论证，并与岗位职责相对应，其内容还应包括职业卫生防护的内容。具体如下：

（1）职业病危害防治责任制度；

（2）职业病危害警示与告知制度；

（3）职业病危害项目申报制度；

（4）职业病防治宣传教育培训制度；

（5）职业病防护设施维护检修制度；

（6）职业病防护用品管理制度；

（7）职业病危害监测及评价管理制度；

（8）建设项目职业卫生“三同时”管理制度；

（9）劳动者职业健康监护及其档案管理制度；

（10）职业病危害事故处置与报告制度；

（11）职业病危害应急救援与管理制度；

（12）岗位职业卫生操作规程；

（13）法律、法规、规章规定的其他职业病防治制度。

三、管理机构基础建设

（一）设置或指定职业卫生管理机构

1. 职业病防治领导机构

法定代表人是用人单位职业卫生管理体系的最高责任人，全面负责用人单位的职业病防治工作。领导机构由法定代表人、管理者代表、相关职能部门以及工会代表组成，其主要职责是审议职业病防治计划和实施方案，布置、督查和推动职业病防治工作。

2. 职业卫生管理机构

职业病危害严重的用人单位或劳动者超过100人的其他存在职业病危害的用人单位应当设置或者指定职业卫生管理机构或者组织，负责本单位职业卫生管理体系的建立和运行。其主要责任是：

（1）组织执行职业卫生管理体系的方针政策；

（2）制定职业卫生管理工作计划，确定明确的目标及量化指标，并组织实施；

（3）组织对劳动者的职业卫生培训以及劳动者之间（包括劳动者及其代表）的合作与交流，以全面实施其职业卫生管理体系要素；

（4）负责确定职业危害识别、评价及其控制人员的职责、义务和权利，并告知劳动者；

（5）制定有效的职业病防治方案，以识别、控制和消除职业病危害及工作有关疾病；

（6）监督管理和评估本单位的职业病防治工作；

（7）负责工作场所职业卫生监测和职工职业健康监护。

此外，用人单位还应明确工会、人事及劳动工资、企业管理、财务、生产调度、工程技术、职业卫生管理等相关部门在职业卫生管理方面的职责和要求。

（二）配备专职或兼职职业卫生管理人员

职业病危害严重的用人单位或劳动者超过100人的其他存在职业病危害的用人单位应当配备专职职业卫生管理人员；其他存在职业病危害的用人单位，劳动者在100人以下的，应当配备专职或者兼职的职业卫生管理人员，负责本单位的职业病防治工作。

（三）建立健全职业卫生档案

用人单位应当按《工作场所职业卫生监督管理规定》（国家安全监管总局令第47号）和《国家安全监管总局办公厅关于印发职业卫生档案管理规范的通知》（安监总厅安健〔2013〕171号）的要求，建立健全下列职业卫生档案资料。

1．职业病防治责任制文件

（1）职业病防治法律、行政法规、规章、标准、文件；

（2）职业病防治领导机构及职业卫生管理机构成立文件；

（3）专（兼）职职业卫生人员档案，包括书面聘用（任命）文件；

（4）职业病防治年度计划及实施方案；

（5）职业卫生年度评估报告；

（6）职业病防治管理经费投入（包括人员配备、机构设置、职业病危害预防和治理、建设项目职业病危害预评价和控制效果评价、职业病防护设施配置与维护、个人职业病防护用品配置与维护、职业病危害因素检测与评价、职业健康监护、职业卫生培训、职业病病人诊断、治疗、赔偿与康复，工伤保险等方面）。

2．职业卫生管理规章制度、操作规程

（1）职业病危害防治责任制度；

（2）职业病危害警示与告知制度；

（3）职业病危害项目申报制度；

（4）职业病防治宣传教育培训制度；

（5）职业病防护设施维护检修制度；

（6）职业病防护用品管理制度；

（7）职业病危害监测及评价管理制度；

（8）建设项目职业卫生“三同时”管理制度；

（9）劳动者职业健康监护及其档案管理制度；

（10）职业病危害事故处置与报告制度；

（11）职业病危害应急救援与管理制度；

（12）岗位职业卫生操作规程；

（13）法律、法规、规章规定的其他职业病防治制度。

3．职业病危害因素种类、岗位分布及接触情况等资料

（1）职业卫生基本情况一览表；

（2）生产工艺流程图；

（3）技术、工艺清单；

（4）原辅材料名称及用量、中文物质安全数据清单（MSDS）清单；

（5）作业岗位清单；

（6）劳动者名册；

（7）作业人员职业病危害接触一览表；

（8）职业病危害因素分布图。

4．职业病防护设施、应急救援设施基本信息

（1）职业病防护设施基本信息包括：

① 职业病危害防护设施台账；

② 设备中文说明书；

③ 职业病危害防护设施日常运转记录；

④ 职业病危害防护设施定期检查记录；

⑤ 职业病危害防护设施维修记录。

（2）应急救援设施基本信息包括：

① 应急救援设施配备台账；

② 应急救援设施定期检查记录；

③ 应急救援设施维修记录。

（3）报警装置基本信息包括：

① 可能发生急性损伤的有毒、有害场所报警装置配备台账；

② 班前检查记录、定期检查记录、维修记录。

5．工作场所职业病危害因素检测与评价报告与记录

（1）生产工艺流程；

（2）职业病危害因素检测点分布示意图；

（3）可能产生职业病危害设备、材料和化学品一览表（附：化学品安全中文说明书、标签、标识及产品检验报告等）；

（4）接触职业病危害因素汇总表；

（5）职业病危害因素日常监测季报汇总表；

（6）职业卫生技术服务机构资质证书；

（7）职业病危害因素检测评价合同书；

（8）职业病危害检测与评价报告书；

（9）职业病危害因素检测与评价结果报告。

6．职业病防护用品配备、发放、维护与更换等记录

（1）个人防护用品采购计划；

（2）个人防护用品发放登记记录（包括发放周期、使用方法、维修方法、保养方法等）；

（3）个人职业病防护用品督促使用检查记录；

（4）个人职业病防护用品发放标准、适用性评价报告。

7．职业卫生培训资料

（1）用人单位职业卫生培训计划；

（2）用人单位负责人、职业卫生管理人员职业卫生培训证明；

（3）劳动者年度职业卫生宣传培训一览表（附：培训通知、培训教材、培训记录、考试试卷、宣传图片等纸质和摄录像资料）；

（4）年度职业卫生培训工作总结。

8. 职业病危害事故报告与应急处置记录

（1）职业病病人诊断病例档案；

（2）职业病病人治疗、复查、康复疗养记录；

（3）职业病诊断、诊断鉴定证明书；

（4）职业病病人调离通知书；

（5）职业病病人调离记录；

（6）职业病病人劳动能力鉴定结果；

（7）职业病病人安置记录。

9. 职业健康检查结果汇总资料

（1）职业健康检查机构资质证书（附：职业健康监护结果评价报告）；

（2）职业健康检查结果汇总表；

（3）职业健康检查异常结果登记；

（4）职业病患者、疑似职业病患者一览表（附：职业病诊断证明书、职业病诊断鉴定书等）；

（5）职业病和疑似职业病人的报告（注：在接到体检结果、诊断结果 5 日内报告）；

（6）职业病危害事故报告和处理记录；

（7）职业健康监护档案汇总表。

其中劳动者个人职业健康监护档案包括如下内容：

① 劳动者个人信息卡；

② 工作场所职业病危害因素检测结果；

③ 历次职业健康检查结果及处理情况；

④ 历次职业健康体检报告、职业病诊疗等资料；

⑤ 其他职业健康监护资料。

10. 建设项目职业卫生“三同时”资料

（1）建设项目批准文件；

（2）职业病危害预评价委托书与预评价报告；

（3）建设项目职业病防护设施设计专篇；

（4）职业病危害控制效果评价委托书与控制效果评价报告；

（5）建设单位对职业病危害预评价报告、职业病防护设施设计专篇、职业病防护设施控制效果评价报告的评审意见；

（6）安全监管部门审核、审查、验收批文；

（7）建设项目职业病危害防治法律责任承诺书；

（8）全套竣工图纸、验收报告、竣工总结；

（9）工程改建、扩建及维修、使用中变更的图纸及有关材料。

11. 职业卫生安全许可证申领、职业病危害项目申报等有关回执或者批复文件

（1）职业卫生安全许可证申领资料；

（2）职业病危害项目申报表（留档）；

（3）职业病危害项目申报回执。

四、前期预防管理

前期预防管理主要内容是要求用人单位应当依照法律、法规要求，严格遵守国家职业卫生标准，落实职业病预防措施，从源头上控制和消除新建、扩建、改建建设项目和技术改造、技术引进项目（以下统称建设项目）可能产生的职业病危害，确保其工作场所还应当符合下列职业卫生要求：

（1）职业病危害因素的强度或者浓度符合国家职业卫生标准；

（2）有与职业病危害防护相适应的设施；

（3）生产布局合理，符合有害与无害作业分开的原则；

（4）有配套的更衣间、洗浴间、孕妇休息间等卫生设施；

（5）设备、工具、用具等设施符合保护劳动者生理、心理健康的要求；

（6）法律、行政法规和国务院卫生行政部门、安全生产监督管理部门关于保护劳动者健康的其他要求。

（一）职业病危害项目申报

国家建立职业病危害项目申报制度。用人单位工作场所存在职业病目录所列职业病的危害因素的，应当及时、如实向所在地安全生产监督管理部门申报危害项目，接受监督。

（二）建设项目预评价报告经安监部门审核通过

建设项目可能产生职业病危害的，建设单位在可行性论证阶段应当向安全生产监督管理部门提交职业病危害预评价报告。未提交预评价报告或者预评价报告未经安全生产监督管理部门审核同意的，有关部门不得批准该建设项目。

（三）职业病危害严重的建设项目，其防护设施设计经过安监部门审查

职业病危害严重的建设项目的防护设施设计，应当经安全生产监督管理部门审查，符合国家职业卫生标准和卫生要求的，方可施工。

（四）建设项目竣工时，其职业病防护设施经安监部门验收合格

建设项目在竣工验收前，建设单位应当进行职业病危害控制效果评价，并报经安监部门审核通过。建设项目竣工验收时，其职业病防护设施经安全生产监督管理部门验收合格后，方可投入正式生产和使用。

（五）优先采用有利于职业病防治和保护劳动者健康的新技术、新工艺和新材料

按《促进产业结构调整暂行规定》和《产业结构调整指导目录（2011 年本）》的规定，选择有利于职业病防治和保护劳动者健康的新技术、新工艺和新材料，包括选择清洁无害的原材料，生产工艺密闭化、自动化，劳动者远距离操作、机械操作，体力劳动强度和紧张度较小，在整个生产工艺过程中产生的职业危害较小而且容易通过工程技术加以控制。

（六）不生产、经营、进口和使用国家明令禁止的可能产生职业病危害的设备和材料

用人单位应查阅最新国家产业政策文件（国家发改委公布的《产业结构调整指导目录》和工信部相关行业准入条件），了解国家明令禁止产生职业病危害的设备和材料，并不生产、经营、进口和使用这些设备和材料。

（七）不隐瞒所采用的技术、工艺和材料的危害

用人单位在选择主要原辅材料供应商时，应要求其遵守《职业病防治法》，建立相关的职业卫生管理制度，为用人单位提供符合《职业病防治法》的有关原辅材料的完整、真实、可靠的中文物质安全数据清单（MSDS），明确原辅材料的有毒、有害成分。

用人单位应在醒目位置，用中文公示有职业危害的技术、工艺和材料，并采取各种措施告知劳动者，包括以职业卫生培训的方式告知。

（八）可能产生职业病危害设备应有中文说明书

设备在使用过程中，用人单位购进或售出可能产生化学毒物、粉尘、物理、生物和放射性等职业危害因素的设备时，应索取或提供中文说明书。

用人单位应使相关的劳动者了解中文说明书的相关内容。

（九）在可能产生职业病危害的设备的醒目位置设置警示标识和中文警示说明

用人单位购进或售出可能产生职业病危害的设备时，应在设备醒目位置设置警示标识和中文警示说明，包括警示标识、中文警示说明和告知卡等，载明设备性能、可能产生的职业病危害、安全操作和维修注意事项、职业病防护以及应急救援措施等内容，具体要求按《工作场所职业病危害警示标识》（GBZ 158）和《高毒物品作业岗位职业病危害告知规范》（GBZ/T 203）执行。

（十）使用、生产、经营产生职业病危害的化学品，有中文说明书

用人单位购进或出售有职业病危害的化学品时，应索取或提供中文说明书。中文说明书应载明产品特性、存在的有害因素、可能产生危害的后果、安全使用注意事项、职业病防护以及应急救治措施等内容。

根据《工作场所职业病危害警示标识》（GBZ 158）和《高毒物品作业岗位职业病危害告知规范》（GBZ/T 203）的要求，使用、生产、经营可能产生职业病危害的化学品，应在工作地点醒目位置设置职业病危害警示标识。

（十一）使用放射性同位素和含有放射性物质材料的，有中文说明书

用人单位购进或售出放射性同位素和含有放射性物质的材料时，应索取或提供中文说明书。中文说明书应载明产品特性、存在的有害因素、可能产生危害的后果、安全使用注意事项、职业病防护以及应急救治措施等内容。

用人单位还应建立相应的制度，责任到人，做好放射性同位素和含有放射性物质材料的管理工作。

注：《电离辐射防护与辐射源安全基本标准》（GB 18871）豁免的放射性同位素除外。

（十二）不得转嫁职业病危害的作业给不具备职业病防护条件的单位和个人

一方面，用人单位若将具有职业病危害的作业外包时，应告知接收者将要外包的作业所存在的职业病危害以及相关的防护要求，并要求接收者采取措施达到这些防护条件，如配置通风、除尘、消声、防暑、隔离等防护设施，或配备个人职业病防护用品。如接收者没有条件或不愿采取措施达到上述防护条件，用人单位不能将具有职业病危害的作业外包。另一方面，用人单位承包具有职业病危害的作业时，也应要求发包商书面告知工作场所存在的职业病危害以及相关的防护要求，并采取措施达到防护条件。若达不到相应条件，用人单位不能承包该作业。

劳务派遣用工单位也应做好职业卫生管理，落实职业病危害劳动合同告知、职业健康监护与个体防护用品发放等工作。

五、工作场所管理

（一）工作场所职业病危害因素的强度或者浓度符合国家职业卫生标准

用人单位应采取有效的措施，使工作场所职业病危害因素（特别是矽尘、石棉粉尘、高毒物品和放射性物质）的强度或者浓度应符合《工作场所有害因素职业接触限值　第 1 部分：化学有害因素》（GBZ 2.1）和《工作场所有害因素职业接触限值　第 2 部分：物理因素》（GBZ 2.2）的要求。

（二）有害和无害作业分开

生产布局应按照《工业企业设计卫生标准》（GBZ 1）的规定，尽量考虑机械化、自动化和远距离操作，加强密闭，避免直接操作，并应结合生产工艺采取相应的防护措施。

（1）平面布置厂房或车间时，应重点考虑在满足主体工程需要的前提下，将污染危害严重的设施远离非污染设施；噪声声级高的车间与低的车间分开；热加工车间与冷加工车间分开；产生粉尘的车间与产生毒物的车间分开，并在产生职业病危害的车间与其他车间及生活区之间设置一定的卫生防护绿化带。

（2）厂房为多层建筑物竖向布置时，放散热和有害气体的生产作业应布置在建筑物的高层；噪声与和振动较强的设备应放置在底层；含有挥发性气体、蒸气的废水排放管道不能通过仪表控制室和休息室等生活用室的地面下。

（3）车间内生产工艺设备布局应重点考虑达到防尘、防毒、防暑、防寒、防噪声与振动、防电离辐射、防非电离辐射等的要求。

产生粉尘、毒物的工作场所，其发生源的布置，应符合下列要求：

（1）逸散不同有毒物质的生产过程布置在同一建筑物内时，毒性大的作业与毒性小的作业应隔开，无毒的作业和有毒的作业应隔开。

（2）粉尘、毒物的发生源应布置在工作地点的自然通风的下风侧；如布置在多层建筑物内时，逸散有害气体的生产过程应布置在建筑物的上层。如必须布置在下层时，应采取有效措施防止污染上层的空气。

（3）无毒和有毒作业的分开方式可以采取有毒作业密闭化、管道化，或者将有毒作业局限在某个独立的操作间，并采取通风净化的方式将有毒气体排出。

（三）工作场所与生活场所分开，工作场所不得住人

对产生职业病危害的用人单位，应根据《工作场所职业卫生监督管理规定》（国家安全监管总局令第 47 号）的要求，做到工作场所与生活场所分开，工作场所不得住人。

（四）可能发生急性职业病危害事故的有毒、有害工作场所，设置报警装置

可能发生毒物、强腐蚀物质、刺激性物质等泄漏导致对劳动者生命健康造成急性职业损伤的有毒、有害工作场所，应按照《工作场所有毒气体检测报警装置设置规范》（GBZ/T 233）的要求设置报警装置。

（五）可能发生急性职业病危害事故的有毒、有害工作场所，配置现场急救用品

可能发生急性职业损伤的工作场所，应参考《工业企业设计卫生标准》（GBZ 1）附录 A.4 的要求配置现场急救用品，包括发生事故时急救人员所用的个人职业病防护用品，如携气式呼吸器、全封闭式化学防护服、防护手套、防护鞋靴等；对被救者施救所需的急救用品，如做人工呼吸所需单向阀防护口罩、现场止血用品、防暑降温用品、给氧器，有特殊需求的可配备急救车、防护小药箱等。急救箱配置药品应与现场易致中毒物质相匹配。

急救用品应存放在车间内或临近车间的地方，一旦发生事故，应保证在 10 秒内能够获取。急救用品存放地的醒目位置应有警示标识，确保劳动者知晓。应使劳动者掌握如何使用急救用品的方法。

（六）可能发生急性职业损伤的有毒、有害工作场所，配置冲洗设备

在可能发生皮肤黏膜或眼睛烧灼感、有腐蚀性、刺激性等化学物质的工作场所，应配置冲洗设备，包括洗眼器、流动水龙头以及冲淋设备。特别强调冲洗设备应用取方便，且不妨碍工作，保证在发生事故时．劳动者能在 10 秒内得到冲洗。冲洗用水应安全并保证是流动水。设置冲洗设备的地方应有明显的标识，醒目易找。

（七）放射工作场所配置安全连锁与报警装置

核设施、辐照装蓝、放射治疗、工业探伤等使用强辐射源的工作场所应设置安全连锁和超剂量报警装置。所设的安全连锁和超剂量报警装置应保证有效。

（八）一般有毒作业场所设置黄色区域警示线、高毒作业场所设置红色区域警示线

有毒、有害工作场所警示标识的设置按照《工作场所职业病危害警示标识使用指南》（GBZ 158）和《高毒物品作业岗位职业病危害告知规范》（GBZ/T 203—2007）设定。

（1）生产、储藏和使用一般有毒物品的工作场所应用黄色区域警示线将其与其他区域分隔开；

（2）高毒工作场所和事故现场都设定红色警示线；

（3）存在放射线的工作场所应设置射线警示标识，警示标识包括图形标识（禁止、警告、指令和提示标识）、警示线（红、黄、绿）、警示语句和放射工作场所和放射源储存场

所职业病危害告知卡。

（九）专人负责职业病危害因素日常监测

用人单位应配备专职人员负责职业病危害因素日常监测，并确保监测系统处于正常运转状态。

（十）按规定每年至少一次对工作场所职业病危害因素检测

用人单位应定期对工作场所职业病危害因素进行识别、检测、评价。

（1）定期对工作场所职业病危害因素进行检测、评价，监测点的布置、监测项目、监测方法、监测频率、监测结果的处理等应按《工作场所空气中有害物质监测的采样规范》（GBZ 159）等国家规定的有关标准执行；

（2）检测、评价结果存入用人单位职业卫生档案；

（3）检测、评价结果定期向所在地安全生产管理部门报告。

（十一）职业病危害严重用人单位每三年至少进行一次职业病危害现状评价

职业病危害严重的用人单位，应按《工作场所职业卫生监督管理规定》（国家安全监管总局令第 47 号）等规定，每三年至少进行一次职业病危害现状评价，现状评价报告向所在地安全生产管理部门报告。

（十二）在醒目位置公布有关职业病防治的规章制度和操作规程

用人单位应建立、健全职业病防治的规章制度和操作规程，并在厂区的醒目位置以书面形式公布。规章制度和操作规程应简明易懂、条款清楚、用词规范，还应保证劳动者理解掌握。

（十三）劳动合同告知职业病危害

1．劳动合同应载明可能产生的职业危害及其后果

用人单位应与所有形式的用工者签订劳动合同时，用人单位应将工作过程中可能产生的职业病危害的种类、危害程度及其后果告知劳动者，将职业病危害告知作为劳动合同的必备条款。劳动合同签订后，用人单位变更劳动者工作岗位或工作内容，使劳动者接触原订立的劳动合同中没有告知的职业病危害因素时，应如实向劳动者告知并作说明。

2．劳动合同应载明职业病防护措施和待遇

在用人单位和劳动者签订的劳动合同中，应载明职业病防护措施和待遇。劳动合同签订后，用人单位变更劳动者工作岗位或工作内容，使劳动者接触原订立的劳动合同中没有告知的职业病危害因素时，应如实向劳动者告知新增的职业病防护措施和待遇，并作说明。

（十四）在醒目位置公布职业病危害事故应急救援措施

用人单位应建立、健全岗位职业病危害事故应急救援措施，对可能产生急性中毒的工作场所，应在醒目位置公告职业病危害事故应急救援措施。应急救援措施公告应简明易懂，条款清楚，用词规范，还应保证劳动者理解掌握。应急救援措施应针对作业岗位的特点，

包括事故发生后的报告程序和时限，自救、他救方法和临时应急处理原则等。

（十五）作业场所职业病危害因素监测、评价结果告知

用人单位应通过公告栏、合同、书面通知或其他有效方式告知劳动者工作场所职业病危害因素监测及评价结果。

（十六）告知劳动者职业健康检查结果

对从事接触职业病危害作业的劳动者，用人单位应按照规定组织上岗前、在岗期间、离岗前和应急时的职业健康检查，并将检查结果如实告知劳动者。

（十七）对于患职业病或职业禁忌证的劳动者企业应告知本人

用人单位对职业健康检查中发现的职业病或职业禁忌证，应以适当方式及时告知劳动者本人。

六、防护设施管理

（一）职业病防护设施台账齐全

用人单位应建立职业病防护设施台账，包括设备名称、型号、生产厂家名称、主要技术参数、安装部位、安装日期、使用目的、防护效果评价、使用和维修记录、使用人、保管责任人等内容。

（二）职业病防护设施配备齐全

应根据工艺特点、生产条件和工作场所存在的职业病危害因素性质，选择相应的职业病防护设施。

（三）职业病防护设施有效

产生职业病危害的用人单位，应按《工作场所职业卫生监督管理规定》（国家安全监管总局令第 47 号）的要求，配备与职业病防治工作相适应的有效防护设施，并有效运行。

（四）及时维护、定期检测职业病防护设施

用人单位应对职业病防护设施进行经常性的维护、检修，定期检测其性能和效果，确保其处于正常状态，不得擅自拆除或者停止使用。

七、个人防护管理

（一）有个人职业病防护用品采购计划，并组织实施

用人单位应建立个人职业病防护用品管理制度，并制订个人职业病防护用品配备计划，明确经费来源、防护用品的技术指标、更换周期等，并组织实施。

（二）按标准配备符合防治职业病要求的个人防护用品

用人单位应根据工作场所的职业病危害因素的种类、对人体的影响途径以及现场生产条件、职业病危害因素的水平以及个人的生理和健康状况等特点，按《个体防护装备选用规范》（GB/T 11651）的要求，为劳动者配备适宜的个人职业病防护用品，包括防护帽、防护服、防护手套、防护眼镜、防护口（面）罩、防护耳罩（塞）、呼吸防护器和皮肤防护用品等。

个人职业病防护用品应保证安全有效，具有生产许可证、产品合格证和特种劳动防护用品安全标志以及产品说明书，符合个人职业病防护用品的标准。

（三）有个人职业病防护用品发放登记记录，并及时更换个人职业病防护用品

用人单位应建立个人职业病防护用品发放登记制度，在发放个人职业病防护用品时应做相应的记录，包括发放时间，工种，个人职业病防护用品名称、数量，领用人或代领人签字等内容。此外，应对个人职业病防护用品进行经常性的维护、检修，定期检测其性能和效果，确保其安全有效，不得擅自让劳动者停止使用。在发生事故使用个人职业病防护用品后，也应及时维修，如果发生损坏时，应及时更换。个人职业病防护用品的回收处理按有关要求执行。

（四）劳动者正确佩戴、使用个人防护用品

用人单位制定个人职业病防护用品培训计划，完善个人防护用品使用方法、维修方法、保养方法等告知内容，确保劳动者正确佩戴、使用个人防护用品。

八、教育培训管理

（一）用人单位的主要负责人和职业卫生管理人员接受职业卫生培训

用人单位的法定代表人、管理者代表、管理人员及职业卫生管理人员应自觉遵守职业病防治法律、法规，并接受职业卫生培训，同时还应按规定组织本单位的职业卫生培训工作。

（二）对上岗前的劳动者进行职业卫生教育培训

用人单位应组织上岗前或变更工作岗位或工作内容的劳动者进行职业卫生培训，并做好记录及存档工作。未经上岗前职业卫生知识培训的劳动者一律不得安排上岗。

培训的内容应包括职业卫生法律、法规、规章、操作规程、所在岗位的职业病危害及其防护设施、个人职业病防护用品的使用和维护、劳动者所享有的职业卫生权利等内容。

（三）定期对在岗期间的劳动者进行职业卫生教育培训

用人单位应根据本单位实际情况，制订培训计划，定期组织在岗期间的劳动者进行职业卫生培训，并做好记录及存档工作。

培训的内容应包括职业卫生法律、法规、规章、操作规程、所在岗位的职业病危害及其防护设施、个人职业病防护用品的使用和维护、应急救援知识、劳动者所享有的职业卫

生权利等内容。

九、健康监护管理

（一）按规定组织上岗前的职业健康检查

对新录用、变更工作岗位或工作内容的劳动者，在上岗前用人单位应根据劳动者拟从事的工种和工作岗位存在的职业病危害因素，按照国家的有关规定及《职业健康监护技术规范》（GBZ 188）的要求，确定特定的健康检查项目，安排劳动者到有职业健康检查资格的医疗卫生机构进行职业健康检查，体检费用由用人单位承担。

（二）按规定组织在岗期间的职业健康检查

用人单位应根据劳动者所从事的工种和工作岗位存在的职业病危害因素及其对人体健康的影响规律，对劳动者进行动态健康观察，按《职业健康监护技术规范》（GBZ 188）确定的健康检查项目，安排劳动者到有职业健康检查资格的医疗卫生机构进行在岗期间的职业健康检查，并将检查结果存入职业健康监护档案。

（三）按规定组织离岗时的职业健康检查

用人单位应根据国家有关规定及《职业健康监护技术规范》（GBZ 188）的规定，安排离岗时的劳动者到有职业健康检查资格的医疗卫生机构进行职业健康检查，并将检查结果存入职业健康监护档案。

（四）职业禁忌证和健康损害处理

1．职业禁忌证处理

根据职业健康监护结果，用人单位应妥善处理患有职业禁忌证的劳动者。如果是在上岗前体检发现的，不能安排患有职业禁忌证的劳动者从事其所禁忌的作业；如果是在岗期间发现的，应将劳动者调离所禁忌的作业岗位。

2．妥善安置有职业健康损害的劳动者

在定期体检中，一旦发现劳动者出现与从事的职业相关的健康损害，应将其调离原岗位，同时还应进行妥善安置，包括调换工种和岗位、做好再就业的技术培训、医学观察、诊断、治疗和疗养等一系列措施。

（五）未进行离岗前职业健康检查，不得解除或者终止劳动合同

劳动者在离岗前，用人单位应无偿为劳动者进行离岗前职业健康检查，没有进行检查的不得解除或者终止劳动合同。

（六）如实、无偿为劳动者提供职业健康监护档案复印件

用人单位应为劳动者建立职业健康监护档案，同时应建立相应的管理制度，保护劳动者的隐私权。在劳动者离岗时，有义务提供职业健康监护档案复印件，并在所提供的复印件上签章。不得弄虚作假，不得向劳动者收取任何费用。

（七）对遭受急性职业病危害的劳动者进行健康检查和医学观察

如发生急性职业病危害事故，用人单位应对可能遭受急性职业病危害的劳动者进行健康检查和医学观察，包括在发生急性职业病危害事故现场工作的、直接或间接接触了职业病危害因素的劳动者，或者是参与急性职业病危害事故应急救援而接触了职业病危害因素但未出现危害后果或危害后果不明显的劳动者。所需费用由用人单位承担。

应急检查的结果应存入职业健康监护档案。

（八）禁止安排未成年人从事接触职业病危害的作业

未成年人的身体、组织、器官尚未完全成熟，对职业病危害因素更为敏感，后果更严重。因此，用人单位不得安排满十六周岁、未满十八周岁的未成年人从事接触职业病危害的作业。

（九）不安排孕期、哺乳期的女职工从事对本人和胎儿、婴儿有危害的作业

孕期和哺乳期女职工接触职业病危害因素，不仅可能对劳动者本人产生职业病危害，也可能通过胎盘或哺乳影响胎儿或婴儿的健康。因此，用人单位不得安排孕期、哺乳期的女职工从事对其本人和胎儿、婴儿有危害的作业。应制定相应的规定，建立女职工档案，包括育龄女职工、孕期女职工或者哺乳期女职工。

1．孕期女职工不得从事的劳动范围

孕期女职工不得从事的劳动范围包括：工作场所空气中铅及其化合物、汞及其化合物、苯、镉、铍、砷、氰化物、氮氧化物、一氧化碳、二硫化碳、氯、己内酰胺、氯丁二烯、氯乙烯、环氧乙烷、苯胺、甲醛有毒物质浓度超过国家卫生标准的行业；制药行业中从事抗癌药物及乙烯雌酚的作业；工作场所放射性物质超过《电离辐射防护与辐射源安全基本标准》（GB 18871）中规定剂量的作业；人力进行的土方和石方作业；《工作场所有害因素职业接触限值 第2部分：物理因素》（GBZ 2.2）中第Ⅲ级体力劳动强度的作业；伴有全身强烈振动的作业，如风钻、捣固机、锻造等作业，以及拖拉机驾驶等；工作中需要频繁弯腰、攀高、下蹲的作业，如焊接作业；《高处作业分级》（GB/T 3608）所规定的高处作业。

2．哺乳期女职工不得从事的劳动范围

哺乳期女职工不得从事的劳动范围包括：工作场所空气中铅及其化合物、汞及其化合物、苯、镉、铍、砷、氰化物、氨氧化物、一氧化碳、二硫化碳、氮、己内酰胺、氯丁二烯、氯乙烯、环氧乙烷、苯胺、甲醛有毒物质浓度超过国家卫生标准的行业；《工作场所有害因素职业接触限值 第1部分：化学有害因素》（GBZ 2.1）所规定的体力劳动强度分级第Ⅲ级体力劳动强度的作业；工作场所空气中锰、氟、溴，甲醇、有机磷化合物、有机氯化合物的浓度超过国家卫生标准的作业。

（十）对从事接触职业病危害的作业劳动者，给予适当岗位补贴

用人单位应依据国家相关规定，结合各工种或岗位职业病危害接触实际情况，对从事接触职业病危害的作业劳动者，给予适当岗位补贴。

十、应急管理

（一）建立健全急性职业病危害事故应急救援预案

用人单位应针对存在急性中毒风险，建立、健全职业病危害事故应急救援预案，并形成书面文件予以公布。职业病危害事故应急救援预案应明确责任人、组织机构、事故发生后的疏通线路、紧急集合点、技术方案、救援设施的维护和启动、医疗救护方案等内容。

注：包括准备特殊应急救援药品；没有救援条件的单位可与最近有救援条件的医疗单位签订救援协议。

（二）定期维护应急救援设施，并保证其完好

应急救援设施应存放在存在急性中毒风险车间内或临近车间处，一旦发生事故，应保证在 10 秒内能够获取。应急救援设施存放处应有醒目的警示标识，确保劳动者知晓。应使劳动者掌握急救用品的使用方法。

用人单位应对应急救援设施进行经常性的维护、检修，定期检测其性能和效果，以及在发生事故使用应急救援设施后，也应及时维修，并检测其性能和效果，确保其处于正常状态。

（三）定期演练职业病危害事故应急救援预案

用人单位应对职业病危害事故应急救援预案的演练做出相关规定，对演练的周期、内容、项目、时间、地点、目标、效果评价、组织实施以及负责人等予以明确。应急救援演练的周期应按照相关标准和作业场所职业病危害的严重程度分别管理，制定最低演练周期、演练要求及监督部门的监督职责。应如实存档职业病危害事故应急救援预案、演练计划、演练记录、演练评估报告或总结等资料。

（四）发生急性职业病危害事故应及时向所在地安监部门等有关部门报告

发现疑似职业病病人时，用人单位应按照规定的时限和程序向卫生行政部门、安全生产监督管理部门报告；当发现有职业病病人时，用人单位应按照规定的时限和程序向卫生行政部门、安全生产监督管理部门和劳动保障行政部门报告。

参考文献

[1] 杨乐华. 建设项目职业病危害因素识别. 北京：化学工业出版社，2006.

[2] 邢娟娟. 职业危害评价与控制. 北京：航空工业出版社，2005.

[3] 何凤生. 中华职业医学. 北京：人民卫生出版社，1999.

[4] GBZ/T 225—2010. 用人单位职业病防治指南.

[5] 国家安全监管总局，关于开展用人单位职业卫生基础建设活动的通知（安监总安键〔2013〕38 号）.

[6] 国家安全监管总局，工作场所职业卫生监督管理规定（国家安全监管总局令第 47 号）.

[7] 国家安全监管总局，国家安全监管总局办公厅关于印发职业卫生档案管理规范的通知（安监总厅安健〔2013〕171 号）.

[8] 国家安全监管总局，建设项目职业病危害预评价报告编制要求（ZW-JB—2014-004）.

[9] 国家安全监管总局，建设项目职业病危害控制效果评价报告编制要求（ZW-JB—2014-003）.
[10] AQ/T 4 270—2015. 用人单位职业病危害现状评价技术导则.
[11] GBZ/T 196—2007. 建设项目职业病危害预评价技术导则.
[12] GBZ/T 197—2007. 建设项目职业病危害控制效果评价技术导则.
[13] AQ/T 8 008—2013. 职业病危害评价通则.
[14] 国家卫生计生委等，职业病危害因素分类目录（国卫疾控发〔2015〕92 号）.
[15] 卫生部，职业病分类和目录（国卫疾控发〔2013〕48 号）.
[16] 卫生部，高毒物品目录（卫法监发〔2003〕第 142 号）.
[17] 国务院，促进产业结构调整暂行规定（国发〔2005〕40 号）.
[18] 国家发展和改革委员会，产业结构调整指导目录（2011 年本）（发展改革委令 2011 第 9 号）.
[19] ISO/IEC 17025：2005. 检测和校准实验室能力认可准则.
[20] 国家质量监督检验检疫总局，检验检测机构资质认定管理办法（质检总局令第 163 号）.

（何家禧、朱晓玲、邓敏、王雪毓）

第六章　职业危害工程控制

职业危害工程控制指通过消除、替代、隔离、密闭、通风等工程控制措施，减少或消除工作场所存在或产生职业病危害因素，将暴露控制在阈值以下，降低其对接触人员健康影响的风险水平，使其持续改进成为可能的一个风险管理过程。其中消除是指废除产生职业危害的工艺或停用有毒的原料，实现从源头上控制职业危害的目的，是降低风险确切有效的途径；替代包括原料替代或生产过程替代，以此降低有害原料或生产过程的职业危害风险；隔离包括物理隔离或间距隔离，把劳动者完全与危害发生源隔离，消除危害风险；密闭是通过工程控制措施，把有害因素最大限度地密闭起来，避免其从发生源逸散；通风是通过稀释或局部排风实现对污染物的工程控制，是一种控制空气传播化学危害的主要方法。

第一节　工程控制措施

职业危害控制是确保劳动者健康的核心内容。在选择工程控制措施时，消除危害措施优于采用其他减少危害的措施，多方法控制危害措施优于单方法控制措施。职业危害控制的关键在于技术革新和工艺改革，这不仅可以提高劳动生产率，也是改善劳动条件的根本措施。原则上应以无毒物质代替有毒物质，或以低毒代替高毒；改进操作技术和生产设备，防止跑、冒、滴、漏；使手工操作机械化、自动化，采取遥控或隔离的方法，以减少人体接触职业危害因素。

实际工作时，首先要了解产生职业危害的原因及生产工艺、接触有害因素的作业及其扩散方式、劳动者接触和吸收的途径以及发生职业损害的可能性、控制措施的任务与目标等，然后考虑运用不同干预手段控制接触和降低产生健康损害的可能性、各种控制措施的实用性及其功效、控制措施不当或失败可能导致的后果、控制措施的相关成本、企业及劳动者的可接受性。

一、消除和替代

以无毒、低毒的物料或工艺代替有毒、高毒的物料或工艺，是从根本上解决防毒问题的最好办法，也是在防尘防毒方面一个重要的科研方向。通过多年的实践，已有许多行之有效的方法，通过废除产生职业危害的工艺或停用有毒的原料，从源头上控制职业危害，消除危害风险，如许多工作场所中的铅、汞和六价铬盐正被逐步淘汰。由于当前科技发展水平和生产条件的限制，要消除有毒有害作业往往难以实现，这时可采取替代控制，包括原料替代或生产过程替代。

（一）原料替代

尽管某些工作场所存在的危害根本不可能被替代，如采矿业和金属冶炼业，但在许多生产行业已经广泛采用了以低危害取代高危害的控制措施，例如：

（1）手表和钟盘的夜光涂料已经使用发磷光的硫化锌代替了镭涂料；

（2）生产火柴的白磷和黄磷原料已经被毒性较低的红磷所替代，火柴盒划火处使用了更安全的三硫化四磷；

（3）建筑材料中以泡沫玻璃、岩棉和玻璃棉代替致癌的石棉；

（4）鉴于苯可导致白血病，目前使用毒性较低的二甲苯等芳香族溶剂代替苯，用于工业用溶剂；

（5）用石英含量低的喷砂磨料（钛铁矿、锆石、铜矿渣）替代石英含量高的海砂和河砂；

（6）皮毛加工业中以较低毒的过氧化有机酸混合物替代用于皮毛防腐的汞化合物；

（7）干洗业使用的石脑油相继被四氯化碳、全氯乙烯、碳氟化合物所替代；

（8）黄金萃取干馏生产环节用氰化物代替汞，纸浆过滤时用碳取代汞；

（9）印刷中使用其他更为低毒的脂肪族烃溶剂替代正己烷；

（10）使用无汞仪表及以硅整流器代替汞整流器；

（11）喷漆作业中使用各种无苯溶剂，油脂生产用石油醚代替苯进行萃取，橡胶制品制造用汽油代替苯配制胶浆；

（12）某些电镀改用无氰电镀液；

（13）防锈漆中以铁红代替铅丹等。

（二）生产过程替代

在某些工业生产过程中，如果不能采取原料替代控制措施，可通过改变生产过程来降低有害原料的职业危害风险。例如：

（1）将粉状原料或产品制成球形母粒，替代粉末状的原料或产品；

（2）使用胶状有机溶剂（例如胶状苯乙烯、胶状脱漆剂），以降低其蒸气挥发的速度；

（3）选择不产生有毒的副产品生产过程；

（4）选择不需要储存大量剧毒中间体的生产工艺；

（5）将干式作业改为湿式作业以控制粉尘（如湿化锯末），或使用真空吸尘器替代粉尘清扫作业；

（6）降低温度以减少挥发性原料的蒸发；

（7）采用刷漆、浸渍工艺代替喷涂工艺，可以控制大量有机蒸气的挥发；

（8）减少作业人员接触有害原料作业的频次，如把生产线中的铅作业隔离于多个独立单元；

（9）最大程度减少产生有害因素的作业，特别是污染空气的有害因素，如控制粉末状粉尘从仓库到储存槽、储存柜、储存袋等扩散环节；

（10）用配有屏蔽装置的高压水枪冲洗设备，可以降低污染物的扩散；

（11）改变工艺以便降低难以控制的粉尘或蒸气有害物，如使用冷酸洗工艺会比热酸洗更能减少危害物质的逸散，在酸浸槽液面铺上浮动的乒乓球可减少空气中的雾滴，铸造过程采用化学反应的液态催化作用优于气态催化作用。

二、隔离

在生产过程中，如果不可避免使用有害物质或因生产设备等条件的限制导致有害物质的浓度或强度无法降低到国家卫生标准时，可采取隔离工程控制方法控制其扩散，即把劳动者操作地点与危害物质或生产设备隔离开来，消除危害风险。隔离控制分为物理隔离或距离隔离，其中距离控制既是管理措施，同样也是隔离措施。例如：

（1）将炸药、燃料等有毒危险物储存库设置在偏僻处；

（2）将互相意外接触可能产生危害的物质分开存放，例如氧化剂与燃料；

（3）使用带联锁装置的门或屏障，防止人员进入存在有害物质的区域；

（4）把生产设备设在隔离室内，通过排风装置使隔离室保持在负压状态；也可把工人操作地点设在隔离室内，通过送风使隔离室处于正压状态；

（5）采用仪表控制生产而使工人操作地点离开生产设备，即距离控制。

值得注意的是，采用仪表控制时，容易忽视生产设备产生的职业危害，劳动者在进入车间检修设备或处理事故时要特别注意采取临时的防尘防毒措施。同时，为预防仪表失灵发生意外，还要实行巡回检查的操作制度。

三、密闭

在生产过程中，一旦粉尘、烟、蒸气、噪声等有害因素从发生源逸散出去，就会污染工作场所而产生危害。较好的策略是使用密闭的生产设备，或者把敞开设备改为密闭，或通过工程控制措施最大限度地对有害因素发生源加以密闭，这是防止粉尘或有毒气体外逸的有效措施。例如：

（1）将整个生产过程完全密闭，外加抽排系统；

（2）在噪声工作场所设置隔音室，或将产生强噪声的机器安装在隔音建筑物中；

（3）在手套式操作箱或生物安全柜中处理传染源；

（4）利用远程控制实验室处理放射性同位素；

（5）在气密系统中从事化学生产，或消毒、熏蒸的作业；

（6）在化工生产中，把敞口缸、盆、罐等化学反应设备改变为密闭的反应釜；

（7）为了配合密闭的生产设备，常把敞口的人工投料、出料改变为使用高位槽、管道和机械操作，实行管道化和机械化作业；

（8）为提高密闭化的效果，在生产条件允许时尽可能使密闭装置内保持负压状态，最大限度地消除跑、冒、滴、漏现象。

对某种危害因素采取完全围闭的措施，一般仅限于该危害物质在逸散时可能会导致严重的健康损害后果或可能有即时的生命威胁等极端的情况。通常，应用通风系统作为整个密闭系统的补充措施，以确保其完全密封。值得注意的是，遇到设备故障或进行设备检修时，工作人员如需要进入密闭罩内作业，此时必须格外谨慎。完全“围闭”的危害作业地点设置应急装置非常重要，应避免万一围闭装置失效时导致作业人员或其周围的人员遭受危害。在隔离系统失灵时，确保联锁装置能防止作业人员从事生产操作。此外，还应该设置报警装置和警示标识，防止其他人员误入危险场所。

四、净化回收

净化回收就是把排出来的粉尘或有毒气体予以净化处理或回收利用，使空气中的有害物质变有害为有用或无害，把消极措施变为回收利用的积极措施。净化回收方法可根据车间空气中有害物质存在的状态不同而定。一类是气溶胶状态，即雾、烟、尘等以微小颗粒分散于空气中，称为非均相分散系，其分离的方法及原理也只能基于这种微小颗粒物质的理化特性以及非均相分散系的特性，常见的净化方法如除尘净化法。另一类是气体、蒸气状态，也即有毒气体、蒸气与空气均匀混合的状态，这种混合是分子混合的水平，属于均相分散物系，其分离或净化只能基于不同组分所具有的不同蒸气压、溶解度、选择性吸着作用及某些化学作用等特性，选择燃烧、冷凝、吸收、吸附等方法。

第二节　粉尘和毒物控制

粉尘是指以气溶胶或烟雾状态存在的，能较长时间飘浮于空气中的固体微粒。生产性粉尘是指在生产活动中存在或产生的各类粉尘，主要经呼吸道吸入机体。粉尘作为一种异物，进入呼吸道后首先引起呼吸道一系列刺激作用、非特异性或特异性炎症反应，过量的粉尘则可沉积在肺内引起病理性反应，产生致纤维化作用、致癌作用和粉尘沉着症，某些有机粉尘可引起致敏作用，化学性粉尘可引起全身中毒。

生产性毒物可以固体、液体、气体或气溶胶的形态存在，在生产条件下生产性毒物主要经呼吸道、皮肤进入人体。由工业上使用的化学毒物引起的中毒，称为职业化学中毒，可引起神经系统、呼吸系统、血液系统、消化系统、肾损害等中毒表现。

采取防尘防毒技术措施就是要控制工作场所存在或产生的粉尘和有毒物质，避免其对操作人员造成危害。重点是控制有毒的气体、蒸气和气溶胶（雾、烟、尘）。

一、通风的种类

当密闭的生产设备仍有粉尘或有毒气体逸出时，或因生产条件限制而设备无法完全密闭时，就要采取通风措施。通风排毒的方法有局部排风、局部送风和全面通风三种，其中以局部排风的效果最好。几种通风排毒方式的特点如下。

1. 局部排风

局部排风就是要把粉尘或有毒气体罩起来、排出去，也就是把粉尘或有毒气体直接从它的发生源抽走，具有耗用风量小、排毒效果好、便于粉尘或有毒气体净化和回收等特点。

2. 局部送风

局部送风则是把新鲜空气直接送到工人操作地点，这主要用于车间防暑降温，很少用于防尘防毒。

3. 全面通风

全面通风换气又称稀释通风，是用大量新鲜空气将整个车间空气中粉尘或有毒气体稀释到国家卫生标准规定的接触限值以下。

二、全面通风

全面通风是对整个工作场所进行通风换气，即以清洁空气稀释室内空气中有害物浓度，同时不断把污染空气排出室外，使工作场所有害物浓度不超过国家职业卫生标准。对存在或产生有害气体的工作场所，如由于生产条件限制或有害物发生源不固定等原因而不能采用局部排风，或采用局部排风后仍达不到卫生要求时，可采用全面通风。全面通风可分为稀释式通风和置换式通风。

（一）稀释式通风

稀释式通风是依靠室外风力造成的风压或通风机造成的压力使空气流动，从而对整个工作场所进行通风换气，以新鲜空气稀释室内有害物的浓度，使其符合国家职业卫生标准。其特点是所需的通风量大，控制效果差。

稀释式通风适用于下列情况：

（1）化学物质的毒性低；

（2）有复合污染源；

（3）污染物的释放是连续的；

（4）浓度接近或低于职业接触限值；

（5）通风所需的空气量易于控制；

（6）在人体吸入污染物之前就能够将其有效稀释；

（7）不存在其他的污染物，需要解决的主要问题是舒适度或场所的气味；

（8）污染物溢出后，工作场所需要较长时间的通风。

在很多实例中，用于清除气态污染物的稀释式通风方式，一方面，由于设计不当，只能稀释污染物，对于残留在局部区域工作场所中的污染物，清除速度缓慢。另一方面，用自然气流稀释污染物时，风向、风速和气温对稀释效果很可能产生很大的影响。

稀释式通风根据气流组织的方式，可分为单向流通风、均匀流通风。

1. 单向流通风

通过有组织的气流运动，控制有害物的扩散和转移（见图6-1），其特点是所需的通风量小，控制效果好。

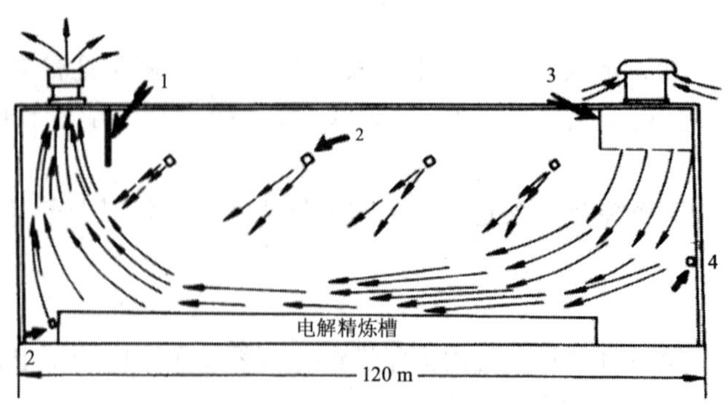

1-排气；2-局部加压射流；3-送风；4-基本射流

图6-1 单向流通风示意

2．均匀流通风

利用送风气流构成速度和方向完全一致的均匀气流，把室内污染空气全部压出和置换（见图 6-2），气流速度一般控制在 0.2～0.5 m/s。其特点是能有效排出室内污染空气，多应用于汽车喷漆房等对气流、温度、湿度控制要求较高的工作场所。

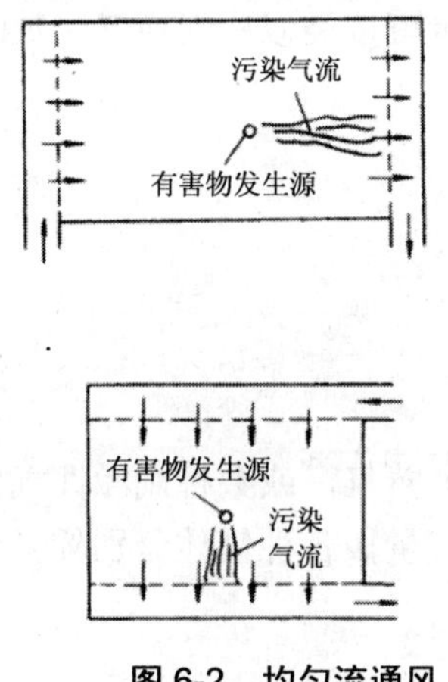

图 6-2　均匀流通风

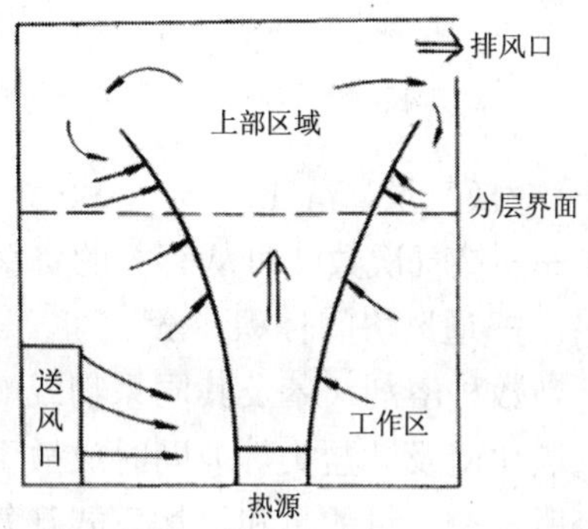

图 6-3　热置换通风

（二）置换式通风

对存在热源的工作场所，室内存在随高度而变化的温度梯差。一方面，当以较低的风速（0.2～0.5 m/s）将温差较小（$\Delta t = 2 \sim 4$℃）的新风送至工作地点时，由于室内热源产生的热气流上升时的卷吸作用、送入新风的推动作用和排风口的抽吸作用，形成类似上升的均匀流，使工作地点的污浊空气不断被新风所置换（见图 6-3）。另一方面，来自人体和工艺过程的热空气比周围环境的空气温度高，形成的羽流浮力也可将污染空气从作业区清除掉。置换式通风的特点是节能、通风效率高。

其适用于下列情况：

（1）污染物的温度高于环境温度；

（2）送入室内的空气温度略低于环境空气温度；

（3）车间的高度相对较高（＞3 m）；

（4）车间内的生产活动流动性不大。

（三）全面通风量计算

1．消除有害物的全面通风量

当室内有害物散发量保持一定，在一定的时间内，室内有害物浓度处于稳定状态时，消除有害物所需的全面通风量按如下计算。

（1）全面通风换气时，有毒、有害物质各自所需换气量按下式计算：

$$L = \frac{M}{S_a}$$

式中：L——有毒有害物质各自所需的换气量，m^3/h；

M——有毒有害物质各自的散放量，mg/h；

S_a——有毒有害物质各自的职业接触限值，mg/m³；

S_b——空气中含有该有害物质的浓度，mg/m³，当抽入空气中含有该物质的浓度为 S_b 时，则 S_a 的值应取 S_a–S_b。

当室内的有害物散发量无法具体计算时，全面通风量可按类似房间换气次数的经验数值进行计算：

$$L = nV_f$$

式中：L——换气量，m³/h；

n——换气次数（可从有关的资料中查得，1/h）；

V_f——通风房间体积，m³。

（2）当数种溶剂（苯及其同系物或醇类、醋酸酯类）蒸气，或数种刺激性气体（三氧化硫及二氧化硫及其盐类等）同时放散于空气中时，换气量按各种气体分别稀释至规定的接触限制所需空气量的总和，按下式计算：

$$L_T = L_1 + L_2 + \Lambda + L_n$$

式中：L_T——换气量总和，m³/h；

L_1，L_2，Λ，L_n——有毒、有害物质各自所需的换气量，m³/h。

（3）除上述有毒有害物质的气体及蒸气外，其他有毒、有害物质同时放散于空气中时，通风量仅按需要空气量最大的有毒、有害物质计算。

实际上，室内有害物的分布及通风气流不可能非常均匀，其混合过程也不可能在瞬时完成。即使室内平均有害物浓度符合卫生标准，在有害物源附近空气中的有害物浓度仍会高于室内平均值。为保证工作地点空气有害物浓度符合国家职业卫生标准，计算实际所需的全面通风量时，应该将所需通风量乘以一安全系数（可根据经验在 3～10 范围内选用）。

2．消除余热和余湿的全面通风量

在计算消除有害物的全面通风量时，如果室内同时产生热量或水蒸气，消除余热和余湿所需的全面通风量按如下计算。

（1）消除余热所需的全面通风量计算：

$$L = \frac{Q}{(t_p - t_j)c}$$

式中：L——消除余热全面通风量，kg/h；

Q——余热量，kJ/h；

T_p——排出空气温度（可按室内空气温度计算，℃）；

T_j——送入空气温度，℃；

c——空气比热容，c=1.01 kJ/（kg·℃）。

（2）消除余湿所需的全面通风量计算：

$$L = \frac{W}{(d_p - d_j)}$$

式中：L——消除余湿全面通风量，kg/h；

W——余湿量，g/h；

d_p——排出空气中的含湿量（可按室内空气含湿量计算，g/kg）；

d_j——送入空气中的含湿量，g/kg。

（四）全面通风设计要点

全面通风宜尽可能采用自然风，以节约能源和投资。当自然通风达不到卫生要求时，应采用机械通风，或自然通风与机械通风相结合。进行全面通风设计时，应遵循下述原则：

（1）当室内设置集中采暖且有排风时，其风量平衡计算，应考虑自然补风（包括利用相邻房间的清洁空气）的可能性。如建筑物的冷风渗透量能满足排风要求，可不设机械送风装置。当自然补风不能满足室内卫生、生产要求时，宜设置机械送风系统。

（2）对于换气次数小于 2 次/h 的全面排风系统，或每班运行不足 2 h 的局部排风系统，经风量和热量平衡计算，对室内没有很大影响时，可不设机械送风系统。

（3）当相邻房间未设有组织进风装置时，可取其冷风渗透量的 50%作为自然补风。

（4）从热平衡观点看，由于在采暖设计计算中已考虑了渗透风量所需的耗热量，因此用渗透风量直接补偿局部排风量时，在热平衡中可不予考虑。

（5）进行热平衡计算时，对于局部排风及稀释有害气体的全面通风应采用冬季采暖室外计算温度。对于消除余热、余湿及稀释低毒性有害物质的全面通风，采用冬季通风室外计算温度。

（6）当机械通风系统采用部分循环空气时，送入工作空气有害物质的浓度不应超过职业接触限值的 30%。

（五）全面通风气流组织

全面通风效果不仅取决于通风量的大小，还与通风气流组织有关。如合理布置送、排风口和分配风量，选用适当的风口形式，就可以最小的通风量获得最佳的通风效果，如图 6-4（a）和图 6-4（b）所示。在进行气流组织设计时，对通风气流是否发生短路，要按实际情况进行分析，不能只看表面现象，作出错误的判断[见图 6-4（c）]。

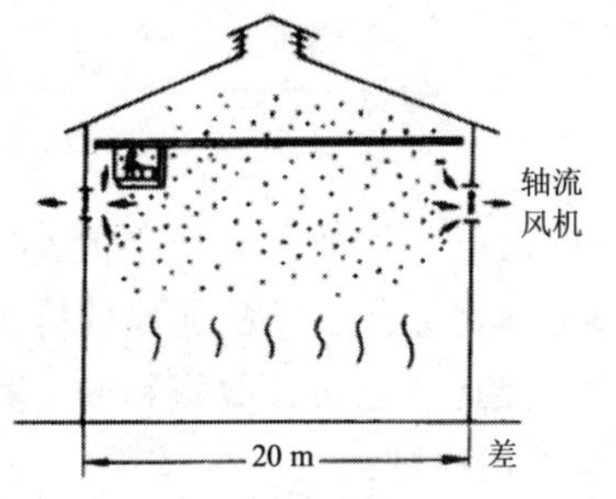

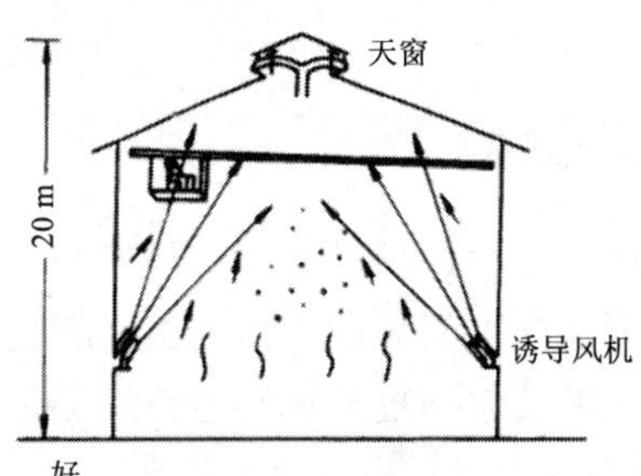

（a）

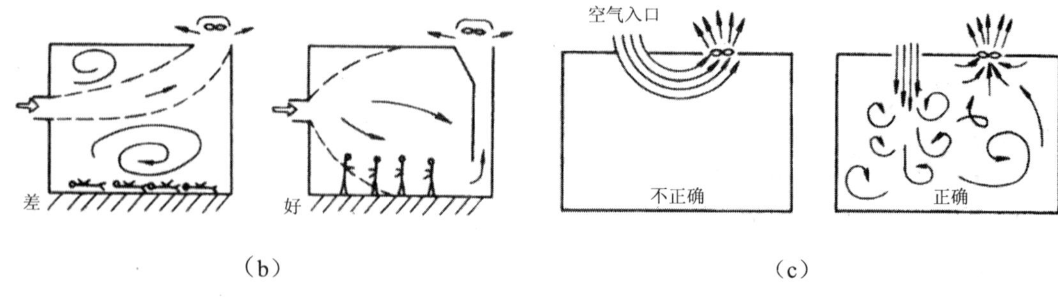

图 6-4 关于气流短路的误解

全面通风气流组织设计要点如下：

（1）排风口应尽量靠近有害物源，或有害物浓度较高的区域，以便有害物能迅速排出。

（2）送风口应尽量靠近工作地点，送入室内的清洁空气应先经工作地点，再经污染区域排至室外。

（3）在整个通风室内，应尽量使送风气流均匀分布，减少涡流，避免局部有害物的积聚。

（4）对设置机械通风的厂房，当对其室内清洁度要求较高，而其周围环境较差时，送风量应大于排风量，使室内保持正压。对于室内产生有害物可能污染周围相邻房间时，送风量应小于排风量（一般送风量为排风量的 80%～90%），使室内保持负压。

（5）采用机械送风系统时，对散发热或同时散发热、湿和有害气体的生产厂房，当采用上部或上下部同时全面排风时，宜向作业点送风；对散发粉尘或密度比空气大的有害气体或蒸气（不同时散发热）的工作场所，当从厂房下部排风时，宜向上部送风；当固定的工作地点靠近有害物散发源，且不可能安装有效的局部排风装置时，应直接向工作地点送风。

（6）同时散发热、蒸气和有害气体，或仅散发密度比空气小的有害气体的工作场所，除设置局部排风外，宜在厂房上部进行自然或机械的全面排风，其排风量不宜小于每小时一次换气。当室内高度大于 6 m 时，排风量可按每平方米地面面积 6 m^3/h 计算。

（7）当采用全面通风消除余热、余湿或其他有害物质时，应分别从室内温度最高、含湿量或有害物质浓度最大的区域排风。当有害气体和蒸气密度比空气小，或会形成稳定的上升气流时，宜从室内上部排出所需风量的 2/3，从下部排出 1/3；当有害气体和蒸气密度比空气大，且不会形成稳定的上升气流时，宜从室内上部排出所需风量的 1/3，从下部排出 2/3。

（六）事故通风

事故通风属于全面通风的特殊形式。在生产中可能突然散发大量有害气体或易造成急性中毒或易燃易爆性气体的工作场所，应设置事故排风系统。事故通风的排风量应根据工艺设计所提供的资料通过计算确定。当工艺设计不能提供有关计算资料时，其通风换气次数不小于 12 次/h。进行事故通风设计时，应遵循下述原则：

（1）事故排风所需的排风量应由经常使用的排风系统和事故通风的排风系统共同保证，事故排风的通风机开关应分别设置在室内、外便于操作的地点。

（2）事故排风的吸风口，应设在有害气体或易燃易爆危险物质散发量可能最大的地点。当发生事故可能向室内散发密度比空气大的气体和蒸气时，吸风口应设在地面以上 0.3～1.0 m 处；散发密度比空气小的气体和蒸气时，吸风口应设在厂房的上部；对于可燃气体和蒸气，吸风口应尽量紧贴顶棚布置，其上缘距顶棚不得大于 0.4 m。

（3）事故排风的排风口，不应布置在人员经常停留或通行的地点。事故排风的排风口，应高于 20 m 范围内最高建筑物的屋面 3 m 以上；当其与机械送风系统进风口的水平距离小于 20 m 时，尚应高于进风口 6 m 以上。当排放的空气中含有可燃性气体和蒸气时，事故通风系统的排风口距火源不应小于 30 m。

（4）设计事故排风时，在符合上述要求的条件下，可在外墙或外窗设置轴流式通风机向室外排风，但应注意防止气流短路。

（七）风量平衡计算

在通风房间中，单位时间进入室内的空气量应与同一时间内排出的空气量保持相等，以达到风量平衡。通风房间的风量平衡按下式计算：

$$G_{zj} + G_{jj} = G_{zp} + G_{jp}$$

式中：G_{zj}——自然进风量，kg/s；

G_{jj}——机械进风量，kg/s；

G_{zp}——自然排风量，kg/s；

G_{jp}——机械排风量，kg/s。

在未设有组织自然通风的房间中，当机械进、排风量相等时，室内压力等于室外大气压，室内外压差为零。当机械进风量大于机械排风量时，室内压力升高，处于正压状态；反之，当室内压力降低，处于负压状态。在工程设计中，把清洁度要求高的房间保持正压，产生有害物的房间保持负压。进行风量平衡设计时，应遵循下述原则：

（1）在集中采暖地区，对设有局部排风的车间，因风量平衡需要送风时，应首先考虑自然补风（包括利用相邻房间的清洁空气）的可能性。如果该建筑的冷风渗透量能满足排风要求，则可不设机械进风装置。由于在采暖设计计算中已考虑了渗透风量所需的耗热量，所以用渗透风量补偿局部排风量不会影响室内温度。但当局部排风系统风量大于计算渗透风量而导致渗透风量增加时，要考虑其对室内温度影响。

（2）当相邻房间未设有组织进风装置时，可取其冷风渗透量的 50%作为自然补风。

（3）在严寒地区，设计局部排风系统时，在保证效果的前提下，应尽量减小局部排风量，以减少车间的进风量和排风热损失。

（4）机械进风系统在冬季应采用较高的送风温度。直接吹向工作地点的空气温度，不应低于人体表面温度（34℃左右）。

（5）经净化设备处理后的空气，如有害物质浓度不超过职业接触限值的 30%，空气可再循环使用。

（6）把室外空气直接送到局部排风罩或排风罩的排风口附近，补充局部排风系统排出的风量，以减少车间排风热损失。

（7）在有可能的条件下应设置热回收装置。

（八）有害气体散发量计算

1．燃烧时散发的有害气体量

（1）固体或液体燃料燃烧

一氧化碳：$G=0.233q_bC_g$　g/kg

二氧化硫：$G=20S_g$　g/kg

（2）天然气燃烧

一氧化碳：$G = 0.125q_b(V_{CH_4} + 2V_{C_2H_6} + 3V_{C_3H_8} + 4V_{C_4H_{10}} + 5V_{C_5H_{12}})$　g/m^3

（3）人造气体燃料燃烧

一氧化碳：$G = 0.125q_b(V_{CO} + V_{CH_4} + 2V_{C_2H_4} + 6V_{C_6H_6})$　g/m^3

二氧化硫的计算，可根据燃料的成分，将二氧化硫也换算成V_{H_2S}来考虑。

式中：q_b——燃料的化学成分不完全燃烧的百分比，见表 6-1；

C_g——燃料中含碳的百分比；

S_g——燃料中含硫的百分比；

V_{CO}、$V_{C_nH_n}$、V_{CH_4}、V_{H_2S}——气体燃料中所含一氧化碳等该种气体的容积百分比。

表 6-1　燃料的化学成分不完全燃烧的百分比

燃料种类	q_b /%	燃料种类	q_b /%
木　料	4	木　炭	3
泥　煤	4	焦　炭	3
褐　煤	4	重　油	3
烟　煤	3	人造煤气	2
无烟煤	3	天然气	2

2．炉子缝隙漏出的烟气量

可按燃烧过程产生的有害物总数的 3%～8%考虑。

3．设备或管道不严密处漏出的有害气体量

$$G = cV\left(\frac{M}{273+t}\right)^{\frac{1}{2}} (\text{kg/h})$$

式中：c——系数，见表 6-2；

V——设备或管道内部容积，m^3；

M——气体分子量，见表 6-3；

t——气体温度，℃。

表 6-2 系数 c 值

工作压/kPa	＜100	100	600	1 600	4 000
c	0.121	0.166	0.182	0.189	0.252

表 6-3 常见气体分子量 M

名称	O_2	N_2	H_2	CO	NH_3	NO_2	H_2S	SO_2
M	32	28	2	28	17	46	34	64

4．有害液体（除水以外）的蒸发量

$$G = 7.5M(0.352 + 0.786v)PF \quad (\text{g/h})$$

式中：v——蒸发液面上空气流速，m/s；

M——有害气体的分子量；

F——蒸发液面的表面积，m^2；

P——相当于液体温度下饱和空气的蒸发分压力，kPa。

三、局部排风

局部排风系统是利用局部气流在产生有害物的地点直接把有害物捕集，目的是在空气污染物被人体吸入之前，将其从车间内排除。局部排风系统主要由排风罩、风管、净化设备和风机组成，与全面通风方法相比，具有排风量小、控制效果好等优点。

局部排风系统是最好的粉尘或有毒气体控制措施，设计时选择合适的排风罩，计算排风罩发挥作用时所需的排风量，保证通风管的大小与气流量成正比并保持稳定的气流速度，污染物在排放到大气之前应经过空气净化设备处理，最后选择合适的通风机类型与功率，保证排气罩所需的气流量，克服系统内的压力损失。净化设备通常设置在通风机之前，以便保护风机。排放高度应该考虑到建筑物高度以及风向，确保排出的气体不会进入其他有人居住的建筑物。对于一些流水作业线，集中作业地点是实现通风排毒的必要条件。

（一）局部排风罩

根据工作原理的不同，局部排风罩分为密闭罩、柜式排风罩（通风柜）、外部吸气罩、接受式排风罩和吹吸式排风罩。

1．密闭罩

密闭罩是把有害物源全部密闭在罩内，从罩外吸入空气，罩内污染空气由上部排风口排出，使罩内保持负压（见图 6-5），它只需要较小的排风量就能有效地控制有害物的扩散。

（1）密闭罩形式

按照密闭罩和工艺设备的配置关系，密闭罩可分为三类：

① 局部密闭罩。它只对局部产生粉尘或毒物的工艺或设备进行密闭（见图 6-6），所需的排风量小，经济性好。适用于含有害物气流速度低、瞬时增压不大的尘毒作业点。

② 整体密闭罩。它对产生粉尘或毒物设备大部分或全部密闭，只有传动设备留在罩外（见图 6-7）。适用于有害物气流速度高的设备。

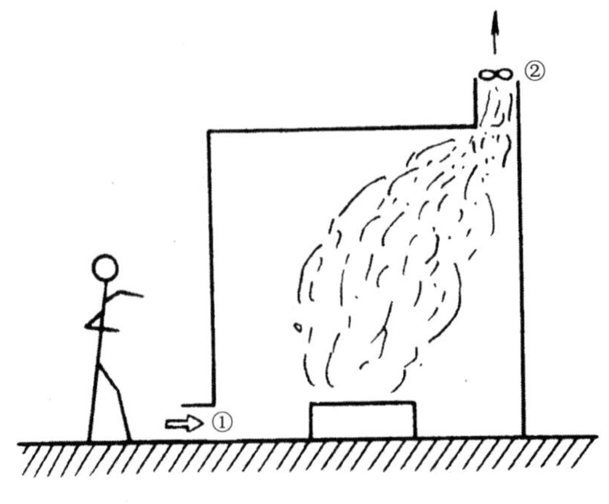

①—进气口；②—出气口

图 6-5 密闭罩

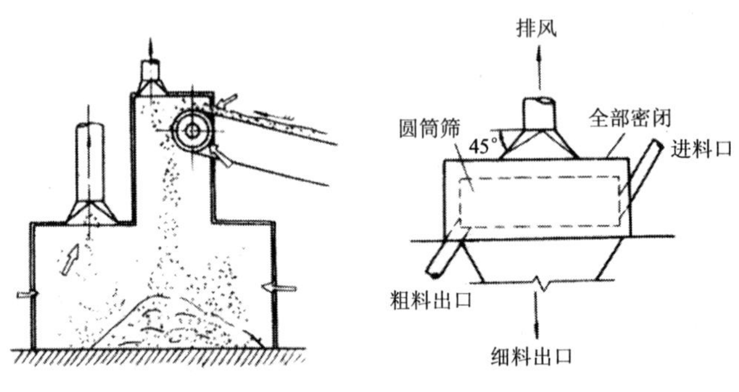

图 6-6 局部密闭罩　　图 6-7 整体密闭罩

③ 大容积密闭罩（密闭小室）。它把产生粉尘或毒物设备全部密闭在小室内，工人可直接进入室内检修（见图 6-8）。适用于扬尘点多、瞬时产生粉尘量大、含尘气流速度高的设备或地点。

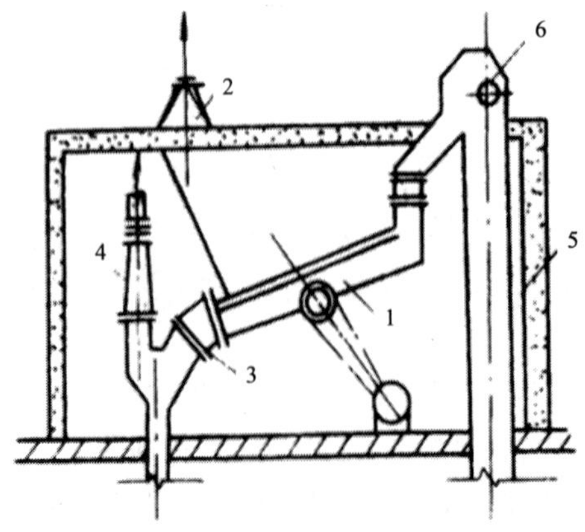

1—振动筛；2—小室排风口；3—卸料口；4—排风口；5—密闭小屋；6—提升机

图 6-8 大容积密闭罩

（2）密闭罩排风量计算

$$L = L_1 + L_2 + L_3 + L_4$$

式中：L——密闭罩排风总量，m^3/h；

L_1——物料下落时带入罩内的诱导空气量，m^3/h；

L_2——从孔口或不严密缝隙吸入的空气量，m^3/h；

L_3——因工艺需要鼓入罩内的空气量，m^3/h；

L_4——在生产过程中因受热使空气膨胀，或水分蒸发所增加的空气量，m^3/h。

在设计计算时，对少数自带鼓风机的设备才需考虑 L_3；对发热量大、物料含水率高的工艺才需考虑 L_4。

（3）密闭罩设计要点

① 对于不同的工艺设备，由于其操作方式、罩的结构形式、尘毒气流的运动规律各不相同，因此难以用统一的公式进行风量的计算，目前大多采用经验数据或经验公式确定。为减少密闭罩所需排风量，应尽可能减小工作孔或缝隙面积，并限制诱导空气随物料一起进入罩内。

② 排风口的位置应设在罩内压力较高的部位，以利于消除罩内正压。

③ 为避免过多的物料吸入净化系统，增加净化装置的负担，排风口不应设在含尘毒气流速度高的部位或飞溅区内。排风口风速不宜过高，通常采用下列数值：

筛落的极细微粒：0.4～0.6 m/s；

粉碎或磨碎的微粒：＜2 m/s；

粗颗粒物料：＜3 m/s。

2．柜式排风罩（通风柜）

柜式排风罩的结构与密闭罩相似，它把有害物发生源完全密闭在柜内，在柜上开有工作孔或观察孔。其中通风柜是实验室用的一类特殊的密闭罩。

（1）柜式排风罩形式

图 6-9（a）是小型通风柜，适用于化学实验室、小零件喷漆等；图 6-9（b）是大型的室式通风柜，操作人员可直接进入柜内工作，适用于喷漆、粉状物料装袋等。

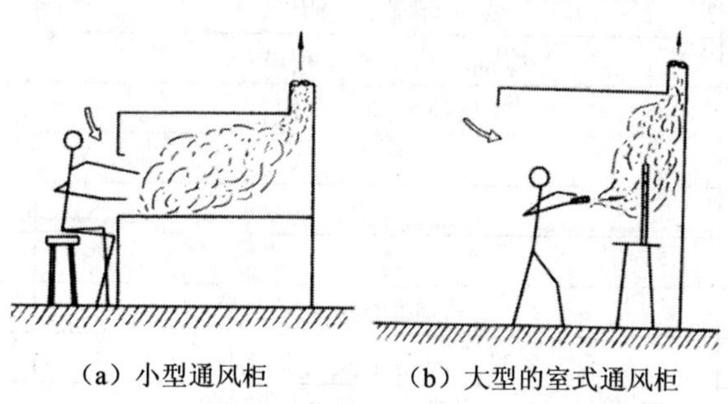

（a）小型通风柜　（b）大型的室式通风柜

图 6-9 通风柜

（2）柜式排风罩排风量计算

为防止罩内有害物逸出罩外，需在工作孔上造成一定的吸入速度（或称控制风速）。

柜式排风罩的排风量按下式计算：

$$L = 3\,600 \cdot \beta \cdot \overline{V} \cdot \sum f + L_0$$

式中：L——风量，m^3/h；

$\sum f$——密闭罩开启孔口及缝隙总面积，m^2；

β——一些考虑不到的缝隙面积而增加的安全系数，一般取 1.05～1.1；

$\overline{V}$——通过缝隙或孔口的风速，一般 1～4 m/s；

L_0——密闭罩内产生的气体或从外部引入大量气体量，m^3/h。

对于化学实验室用的通风柜，推荐迎空气风面流速为 0.5/s，工作孔上的吸入速度可按表 6-4 确定。对某些特定的工艺过程，工作孔上的吸入速度可参照表 6-5 确定。

表 6-4　通风柜的吸入速度　　单位：m/s

有害物性质	吸入速度
无毒有害物	0.25～0.375
有害或有危险的有害物	0.4～0.5
剧毒或有少量放射性	0.5～0.6

表 6-5　用于特定工艺时通风柜的吸入速度　　单位：m/s

生产工艺名称	散发的有害物	吸入速度
油槽淬火、回火	油蒸气、油分解产物	0.3
熔铅	铅	1.5
镀镉	氢氰酸	1.0～1.5
氰化镀锌、铜	氢氰酸	1.0～1.5
脱脂	汽油、烃类化合物	0.5～0.7
酸洗	硝酸	0.7～1.0
	盐酸	0.5～0.7
镀铬	铬酸雾	1.0～1.5
涂胶或刷漆	苯、甲苯、二甲苯	0.7～1.0
	煤油、白节油、松节油	0.5
喷漆	漆悬浮物和有机溶剂	1.0～1.5
粉状物装袋	粉尘	0.7～1.0
筛分	粉尘	1.0～1.5
称量和分装	粉尘	0.7～1.0
小件喷砂清理	硅酸盐	1.0～1.5
小零件金属喷镀	各种金属粉尘及其氧化物	1.0～1.5
焊锡	铅及含铅化合物	0.5～0.7
	其他不含铅的合金	0.3～0.5
注汞	汞	0.7～1.25
电焊	金属氧化物	0.5～0.7
使用放射性物质作业	含放射性物质的各种气体和粉尘	2.0～3.0

（3）柜式排风罩设计要点

① 为保证通风柜工作孔口风速均匀分布，防止有害气体外逸，当柜内无热源时，排风口应设在工作口的对面（见图 6-10）；当柜内有热源时，可在柜内上、下均设排风口（见图 6-11）。

② 多数情况下，由于柜内热源不稳定，一般在柜内顶部和下部同时设置排风口，并在顶部排风口处装调节阀，以便调节上、下排风量的比例。

③ 当通风柜设置于采暖或对温、湿度有控制要求的房间时，为节约采暖、空调能耗，可采用送风式通风柜（见图 6-12）。即从工作孔上部送入取自室外（或相邻房间）的补给风，送风量约为排风量的 70%～75%。

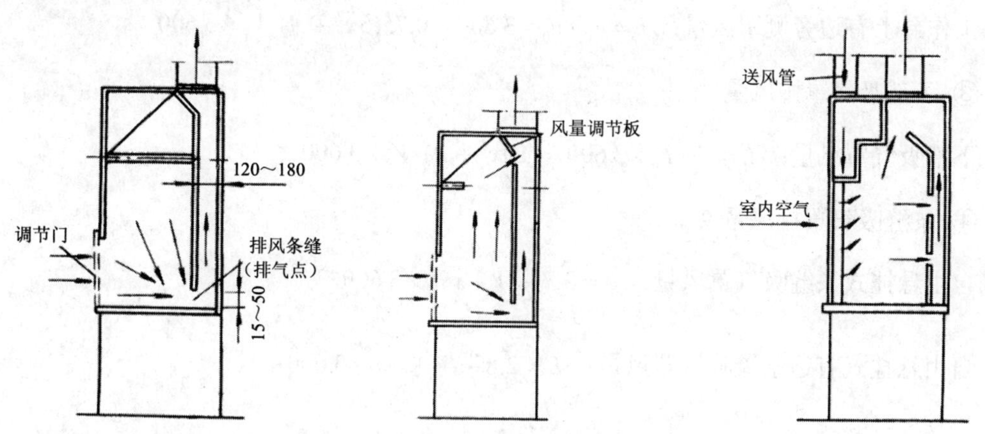

图 6-10　无热源时排风口设计　　图 6-11　有热源时排风口设计　　图 6-12　送风式通风柜

3．外部吸气罩

由于工艺条件限制，生产设备不能密闭时，可采用外部吸气罩。它是利用排风气流的作用，在有害物散发地点造成一定的吸入速度，使有害物吸入罩内，这类排风罩统称外部吸气罩。

（1）外部吸气罩形式

按照吸气气流运动方向的不同，分为上吸式、侧吸式和下吸式吸气罩（见图 6-13）。

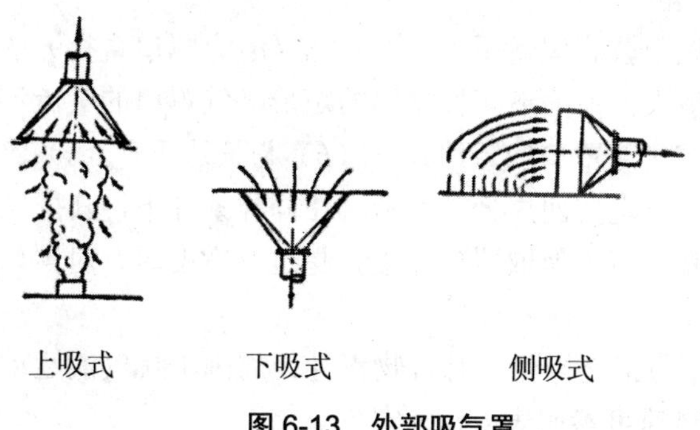

图 6-13　外部吸气罩

（2）外部吸气罩排风量计算

① 上吸式吸气罩排风量

自由悬挂式风量：$L=V_0\cdot F_0\times 3\,600=3\,600(10x^2+A)\cdot V_x$

自由悬挂有边伞形罩风量：$L=V_0\cdot F_0\times 3\,600=0.75(10x^2+A)\cdot V_x\times 3\,600$

② 旁侧吸气罩排风量

工作台上旁侧罩风量：$L=V_0\cdot F_0\times 3\,600=3\,600(5x^2+A)\cdot V_x$

工作台上有边旁侧罩风量：$L=V_0\cdot F_0\times 3\,600=0.75(5x^2+A)\cdot V_x\times 3\,600$

③ 下部吸气罩排风量

下部吸气罩风量：$L=V_0\cdot F_0\times 3\,600=(10x^2+A)\cdot V_x\times 3\,600$

④ 条缝吸气罩排风量

自由悬挂式条缝吸气罩风量：$L=3.7\dfrac{x}{b}\cdot V_x\cdot s\cdot b\times 3\,600$

自由悬挂式有边条缝吸气罩风量：$L=2.8\dfrac{x}{b}\cdot V_x\cdot s\cdot b\times 3\,600$

工作台上有边条缝吸气罩风量：$L=2.0\dfrac{x}{\mathrm{b}}\cdot V_x\cdot s\times 3\,600$

式中：L——风量，m^3/h；

V_0——罩口平均风速，m/s；

V_x——毒物控制风速，m/s；

A——罩口面积，m^2；

x——毒源至罩口的距离，m；

F_0——当 x 为零时的罩口面积，m^2；

s——条缝口长度，m；

b——条缝宽度，m。

对于圆形吸气罩，以上公式仅适用于 $x\leqslant 1.5\,d$（d 为罩口直径）的情况。当 $x>1.5\,d$ 时，实际衰减要比计算值大；根据不同长宽比的矩形吸气罩口的气流流谱分析结果，对于矩形吸气罩，其速度衰减是随罩口的短边尺寸（b）与长边尺寸（s）比值的增大而增大。

在罩口设置法兰边，可阻挡四周无效气流，在同样条件下，其排风量可减少 25%。根据研究资料，法兰边总宽度可近似取罩口宽度，超过该宽度时，对罩口的速度场分布没有明显的影响。

吸气罩控制风速 V_x 与工艺操作、有害物毒性、周围干扰气流运动状况等多种因素有关，吸气罩控制点吸入风速可参照表 6-6 确定。

表 6-6　控制点吸入风速　　单位：m/s

有害物散发情况	控制风速	举例
以轻微的速度散发到相当平静的空气中	0.25～0.5	槽内液体的蒸发；气体或烟从敞口容器中外逸
以较低的初速散发到尚属平静的空气中	0.5～1.0	喷漆室内喷漆；断续的倾倒有尘屑的干物料到容器中；焊接
以相当大的速度散发，或散发到空气运动迅速的区域	1.0～2.5	在小喷漆室内用高压力喷漆；快速装袋或装桶；往运输器上给料
以高速散发，或是散发到空气运动很迅速的区域	2.5～10	磨削；重破碎；滚筒清理

（3）外部吸气罩设计要点

① 在不妨碍工艺操作的前提下，吸气罩口应尽可能靠近有害物发生源。

② 在吸气罩口四周增设法兰边，可使排风量减少 25%左右（一般情况下可取 150～200 mm）。

③ 对上吸式吸气罩，工艺条件允许时可在罩口四周设固定或活动挡板。

④ 吸气罩的扩张角应小于（或等于）60°。当罩口尺寸较大时，可把一个大吸气罩分隔成若干个小吸气罩，或在罩内设挡板、气流分布板等（见图 6-14），以保证罩口气流均匀分布。

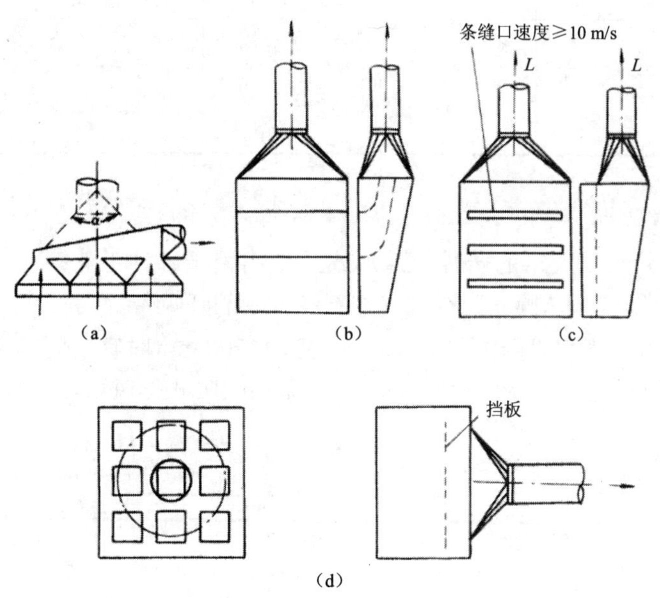

图 6-14　保证罩口气流均匀分布的图例

⑤ 各种吸气罩的局部阻力系数在表 6-7 列出。

表 6-7 各种排风口的局部阻力系数

排风罩形状图例	名称	局部阻力系数ζ
	直管	0.93
	有边直管	0.49
	带直管的柜橱	0.49
	喇叭口直管	0.04
	带小孔直管 （取小孔= P_d）	1.78
	小孔结合有边直管	≤2.3 或 1.78（小孔 P_d）+0.49（直管 P_d）
R=D/2	柜橱结合喇叭口直管	0.06～0.10
	收集箱或沉降室	1.5
	双层罩 （内层圆锥形）	1.0

4．槽边排风罩

槽边排风罩是外部吸气罩的一种特殊形式，专门用于各种工业槽（电镀槽、酸洗槽等）。它的特点是不影响工艺操作，有害气体不经过人的呼吸带。

槽边排风罩分为单侧和双侧（见图 6-15）。槽宽 B＜700 mm 时宜采用单侧排风，B=700～1 200 mm 时宜采用双侧排风，B＞1 200 mm 时可采用吹吸式排风罩。

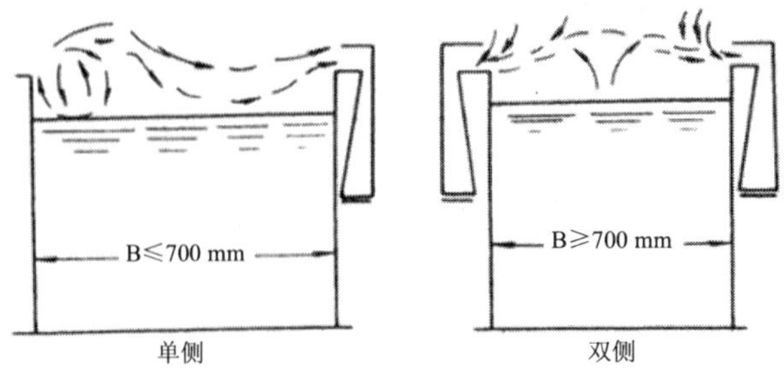

图 6-15 槽边排风罩

（1）槽边排风罩形式

① 平口式

平口式槽边排风罩如图 6-15 所示，它主要用于手工操作的生产线。因其吸气口上不设法兰边，吸气范围大，所需的排风量也较大。但当槽靠墙布置时，如同设置了法兰边，吸气范围由 3/2π 减少为 1/2π，减少了吸气范围，排风量也相应减少（见图 6-16）。

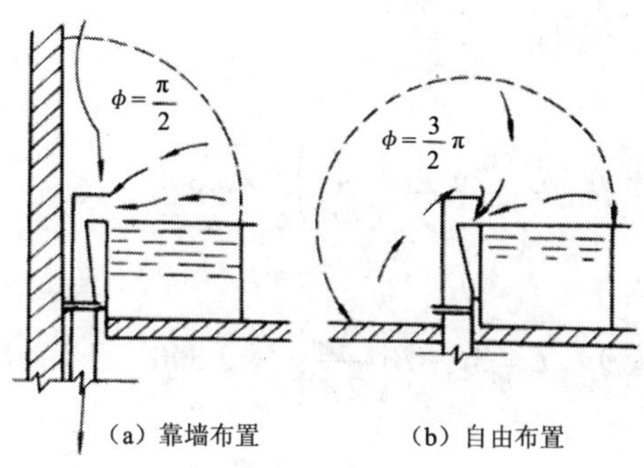

图 6-16　槽边排风罩吸气范围

② 条缝式

条缝式槽边排风罩的结构如图 6-17 所示。其特点是截面高度 E 较大，$E \geqslant 250$ mm 的称为高截面，$E \leqslant 250$ mm 的称为低截面。对于 D=500～1 000 mm 的圆形槽，可以采用图 6-18 所示的周边型排风罩。截面高度 E 增大后，如同在排风口上设置了挡板，减少了吸气范围，但是 E 的增大也给工人操作带来不便。因此，条缝式槽边排风罩主要用于机械化的生产线。

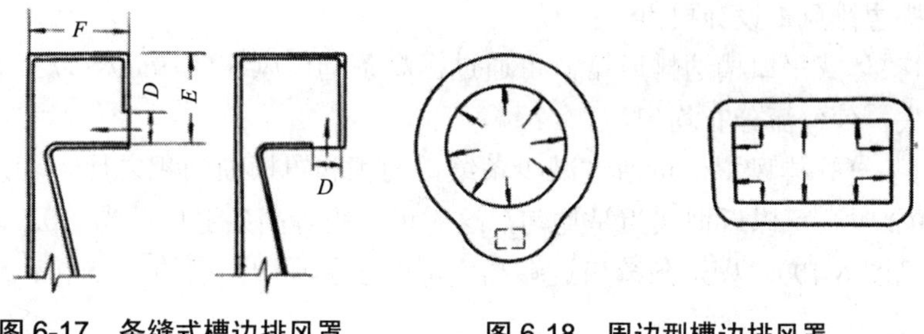

图 6-17　条缝式槽边排风罩　　图 6-18　周边型槽边排风罩

（2）槽边排风罩排风量计算

平口式槽边排风罩参照外部吸气罩排风量计算方法设计。这里只介绍条缝式槽边排风罩。

① 条缝口高度计算

$$h=\frac{3\,600 \cdot L}{l v_0}$$

式中：h——条缝口高度，m；

L——条缝口排风量，m^3/h；

l——条缝口长度，m；

v_0——条缝口风速，一般取 7～10 m/s。

② 排风量计算

高截面单侧排风：$L = 2v_x AB\left(\frac{B}{A}\right)^{0.2} \times 3\,600$

截面单侧排风：$L = 3v_x AB\left(\frac{B}{A}\right)^{0.2} \times 3\,600$

高截面双侧排风（总风量）：$L = 2v_x AB\left(\frac{B}{2A}\right)^{0.2} \times 3\,600$

低截面双侧排风（总风量）：$L = 3v_x AB\left(\frac{B}{2A}\right)^{0.2} \times 3\,600$

高截面周边型排风：$L = 1.57v_x D^2 \times 3\,600$

低截面周边型排风：$L = 2.36v_x D^2 \times 3\,600$

式中：L——排风量，m^3/h；

A——槽长，m；

B——槽宽，m；

D——圆槽直径，m；

v_x——边缘控制点的控制风速，镀槽液面控制风速一般可取 0.25～0.5 m/s。

（3）槽边排风罩设计要点

① 对整体式平口槽边排风罩，可通过提高条缝口风速（10 m/s 以上）以增大条缝口的压力损失，使气流分布均匀。

② 对条缝式排风罩，可通过减少条缝口面积和罩横断面积之比，使速度分布均匀。当比值≤0.3 时，可以近似认为是均匀，这时可采用等高条缝口；当>0.3 时，应采用楔形条缝口（见图 6-19）。楔形条缝口近端高度可近似取平均高度的 1.35 倍；远端高度为近端高度 0.65 倍。

③ 当槽长 l>1 500 mm 时，可沿槽长度方向分设 2～3 个排风罩（见图 6-20）。

④ 需设置排风罩的工作槽应尽量靠墙布置，以减小吸气范围。

⑤ 尽量降低排风罩口至液面高度，一般小于 150 mm。

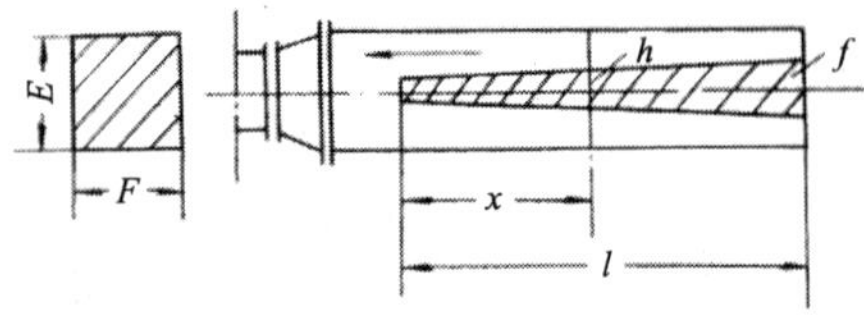
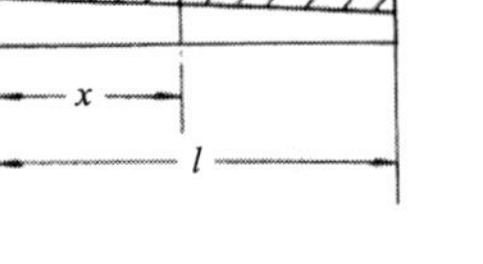

图 6-19 楔形条缝口

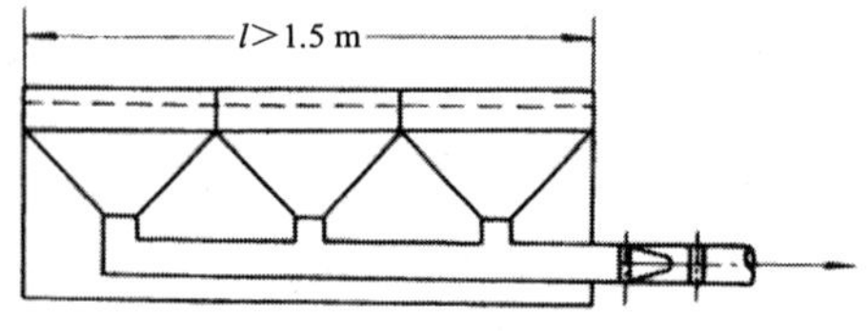

图 6-20 多风口排风罩

5. 接受式排风罩

在生产过程中，某些生产设备本身会产生或诱导一定的气流运动，对这类情况，只需把排风罩设在污染气流前（上）方，有害物就会随气流直接进入罩内，这类排风罩称为接受罩。

（1）接受式排风罩形式

接受式排风罩可分为对高温热源上部的对流气流所设的排风罩或砂轮磨削时抛出的磨屑等所诱导的气流所设的排风罩（见图 6-21）。

热源上部接受罩在外形上和上吸式外部吸气罩完全相同，但作用原理不同（见图 6-22）。对接受罩而言，罩口外的气流运动是生产过程本身造成的，接受罩只起接受作用。它的排风量取决于接受的空气量大小，接受罩的断面尺寸应大于罩口处接受气流的尺寸。

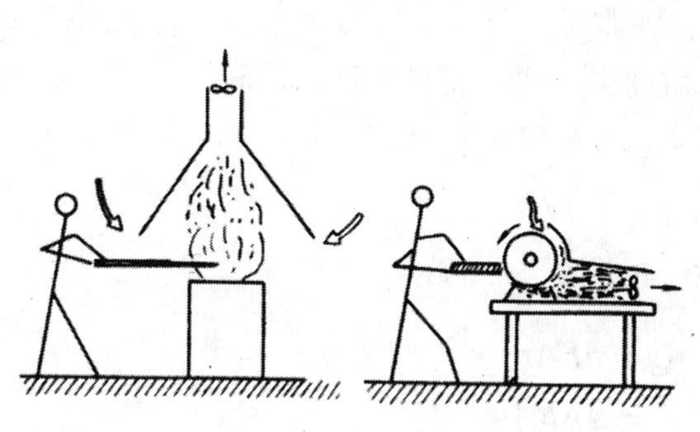

图 6-21 接受罩

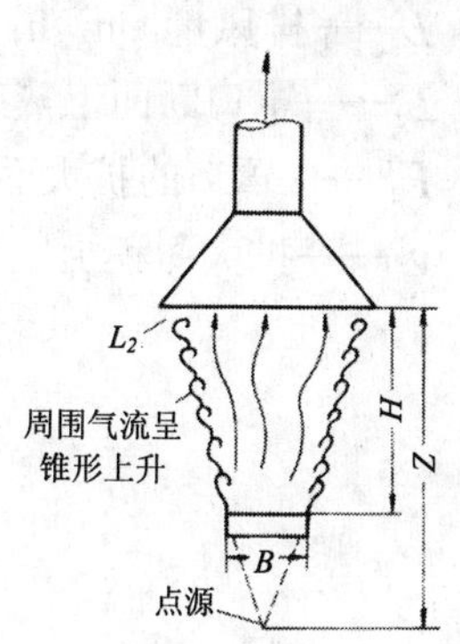

图 6-22 热作用原理

（2）热源上部接受罩排风量计算

热射流收缩断面至热源的距离近似值：

$$H_0 \leqslant 1.5\,A_p^{\frac{1}{2}}\quad (A_p\text{为热源的水平投影面积})$$

根据接受罩安装高度 H 的不同，当 $H<H_0$ 时，称为低悬罩；当 $H>H_0$ 的称为高悬罩。

① 低悬罩口尺寸

由于低悬罩位于热射流收缩断面附近，罩口断面上的热射流横断面积一般是小于（或等于）热源的平面尺寸。在横向气流影响较少的情况下，排风罩口尺寸应比热源尺寸扩大 150～200 mm；当横向气流影响较大时，按下式确定：

圆形：$D_1 = d + 0.5H$

矩形：$A_1 = a + 0.5H$，$B_1 = b + 0.5H$

式中：D_1——罩口直径，m；

A_1、B_1——罩口尺寸，m；

d——热源直径，m；

a、b——热源水平投影尺寸，m。

② 高悬罩的罩口尺寸

$$D = D_z + 0.8H$$

式中：D——罩口直径，m；

D_z——某一高度上热射流的断面直径，m。

其中：

$$D_z = 0.36H + B$$（B 为热源水平投影的直径或长边尺寸）

③ 接受罩的排风量

$$L = L_z + v'F' \times 3\,600$$

式中：L——排风量，m^3/h；

L_z——罩口断面上热射流流量，m^3/h；

F'——罩口的扩大面积，即罩口面积减去热射流的断面积，m^2；

v'——扩大面积上空气的吸入速度，一般取 0.5～0.75 m/s。

其中：

$$L_z = 0.04Q^{1/3}Z^{3/2} \times 3\,600$$

$$Q = aF\Delta t$$

$$a = A\Delta t^{1/3}$$

$$Z = H + 1.26B$$

式中：Q——热源的对流散热量，kJ/h；

F——热源的对流放热面积，m^2；

Δt——热源表面与周围空气温度差，℃；

a——对流放热系数，J/（m^2·s·℃）；

A——系数，水平散热面 A=1.7，垂直散热面 A=1.13；

H——热源至计算断面距离，m；

B——热源水平投影的直径或长边尺寸，m。

对于低悬罩，L_z 为收缩断面上的热射流流量 L_0（m^3/h）：

$$L_o = 0.04Q^{\frac{1}{3}}\left[\left(1.33 + 1.26\right)B\right]^{\frac{3}{2}} = 0.167Q^{\frac{1}{3}}B^{\frac{3}{2}} \times 3\,600$$

（3）热源上部接受罩设计要点

① 为避免横向气流的影响，减少接受罩的排风量，应尽量减少罩口至热源的距离。

② 高悬罩易受横向气流的影响，工作不稳定，在工艺条件允许时，可在接受罩上设活动卷帘（见图 6-23）。

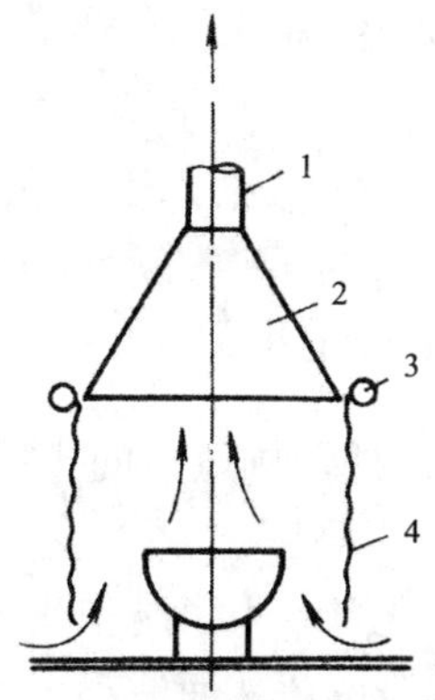

1-风管；2-伞形罩；3-卷绕装置；4-卷帘

图 6-23 带卷帘的接受罩

6. 吹吸式排风罩

吹吸式通风结合传统的排风罩和喷射式空气把污染物从较远的地方吹进排风罩，使污染物能够被排风罩的吸力所控制。

（1）吹吸式排风罩形式

吹吸式排风罩是利用射流能量密集、速度衰减慢，而吸气气流速度衰减快的特点，把两者结合起来，使有害物得到有效控制的一种方法。如图 6-24 所示，它具有风量小、控制效果好、抗干扰能力强、不影响工艺操作等特点。

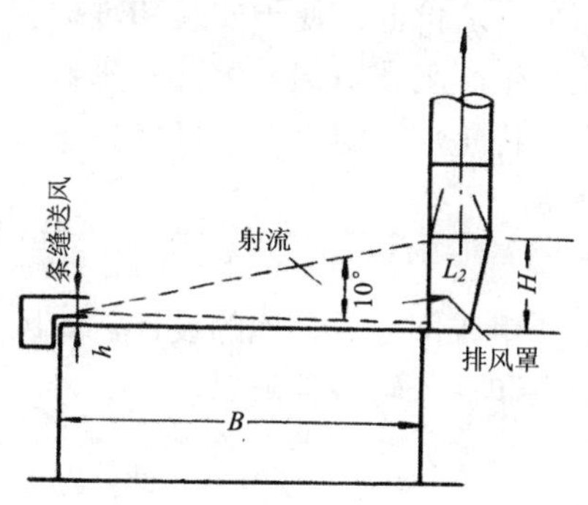

图 6-24 吹吸式排风罩

（2）吹吸式排风罩风量计算及设计要点

由于吹、吸气流运动的复杂性，目前尚缺乏精确的计算方法。根据研究报道，常用的计算方法有巴杜林计算法、美国政府工业卫生师协会（ACGIH）推荐的速度控制法、流量比法等。下面介绍巴杜林法在工业槽吹吸排风量计算上的应用，其设计要点如下。

① 对于有一定温度的工业槽，吸风口前必须的射流平均速度 v_1' 按下列经验数值确定：

槽温 $t = 70 \sim 95$ ℃ $v_1' = B$（B 为吹、吸风口间距离 m）m/s

$$t = 60\ ℃ \qquad v_1' = 0.85B\ \text{m/s}$$

$$t = 40\ ℃ \qquad v_1' = 0.75B\ \text{m/s}$$

$$t = 20\ ℃ \qquad v_1' = 0.5B\ \text{m/s}$$

② 为了避免吹出气流溢出排风口外，排风口的排风量应大于排风口前射流的流量，一般为射流末端流量的1.1～1.25倍。

③ 吹风口高度h一般为(0.01～0.15)B，为了防止吹风口发生堵塞，h_0应大于5～7 mm。吹风口出口流速不宜超过10～12 m/s，以免液面波动。

④ 要求排风口上的气流速度$v_1 \leqslant$（2～3）v_1'，v_1过大，排风口高度H过小，污染气流容易散入室内。但是H也不能过大，以免影响操作。

7. 局部排风罩的设计原则

设计局部排风罩时，除根据不同排风罩的各自设计要点外，还应遵循以下原则：

（1）局部排风罩应尽可能包围或靠近有害物源，使有害物源局限于较小的局部空间。应尽可能减少吸气范围，便于捕集和控制有害物。

（2）排风罩的吸气气流方向应尽可能与有害气流运动方向一致，要求每个点的“捕捉速度”都大于微粒运动的速度。

（3）设计时要充分考虑操作人员的位置和活动范围，避免经排风罩吸入的有害气流通过人的呼吸带。

（4）排风罩应力求结构简单、造价低，便于安装和维护。

（5）局部排风罩的配置应与生产工艺协调一致，不影响工艺操作。

（6）要尽可能避免和减弱干扰气流、穿堂风和送风气流等对吸气气流的影响。

（二）通风管道

通风管道是通风系统的重要组成部分。合理的设计，如风管结构、布置和尺寸等，可直接影响到通风系统的使用效果和技术经济性能。

1. 管道材料与形式

（1）常用材料

① 金属薄板

金属薄板是制作风管及部件的主要材料。常用的有普通薄钢板、镀锌钢板、不锈钢板、铝板和塑料复合钢板。其优点是易于工业化加工制作、安装方便、能承受较高温度。通风工程常用的钢板厚度是0.5～4 mm。

② 非金属材料

常见的管材有硬聚氯乙烯塑料板和玻璃钢，前者适用于有酸性腐蚀作用的通风系统，后者具有质轻、高强、不燃、耐腐蚀、耐高温、抗冷融等特性。

（2）风管形式

通风管道的断面形状有圆形和矩形两种。在同样断面积下，圆形风管周长最短，最为经济。由于矩形风管四角存在局部涡流，在同样风量下，矩形风管的压力损失要比圆形风管大。因此，在一般情况下（特别是除尘风管）都采用圆形风管，只是有时为了便于和建筑配合才采用矩形断面。

为便于工程的设计和施工，市场上有通用统一规格的通风管道，以便最大限度地利用板材，实现风管制作、安装机械化。

2. 风管内的压力损失

空气在风管内流动时的压力损失有两种形式。一种是由于空气和管壁间的摩擦所造成的摩擦压力损失，另一种是空气经过风管中某些部件和设备发生了方向或流速的变化以及产生涡流等原因而造成的局部压力损失。在一般通风系统中，局部压力损失在全部压力损失中所占的比例较大，有时可达 80%。

（1）摩擦压力损失

空气在管道内流动时，单位长度管道的摩擦压力损失按下式计算：

$$R_m = \frac{\lambda}{4R_s}\frac{v^2}{2}\rho$$

式中：R_m——摩擦压力损失，Pa/m；

v——风管内空气的平均流速，m/s；

ρ——空气的密度，kg/m^3；

λ——摩擦阻力系数，与空气的流动状态和管壁的粗糙度有关，在通风管道内空气的流动状态大多处于水力过渡区，只有直径很小的风管和砖、混凝土的风管才属粗糙管区。

R_s——风管的水力半径，m。

其中圆形风管：$R_s = \frac{D}{4}$

矩形风管：$R_s = \frac{ab}{2(a+b)}$

式中：D——风管直径，m；

a、b——矩形风管的边长，m。

（2）局部压力损失

任何风管部件（如三通、弯头等）的局部压力损失，可按下式计算：

$$Z = \zeta\frac{v^2}{2}\rho$$

式中：Z——局部压力损失，Pa；

ζ——局部阻力系数，常通过试验求得，选用时要注意试验用的管件形状和试验条件，特别要注意其对应的动压值，计算时一般不考虑管壁粗糙度变化对局部阻力系数的影响；

v——空气流速，m/s；

ρ——空气密度，kg/m^3。

3. 通风管道系统的设计计算

通风管道系统的计算是在各送（排）风点的位置、送（排）风量、管道系统和净化设备已确定的基础上进行的。设计计算的目的是确定各管段的管径（或断面尺寸）和压力损失，保证系统内达到要求的风量分配，并为风机的选择和绘制施工图提供依据。

（1）计算方法

进行通风管道系统水力计算的方法有很多，如等压损法、假定流速法和静压复得法等。

① 等压损法是以单位长度风管的压力损失相等为前提，在已知总作用压力的情况下，将总压力按风管长度平均分配给风管各部分，再根据各部分的风量和分配到的作用压力确定风管尺寸。该法适用于风机压头已定，以及进行分支管路压损平衡计算等情况。

② 静压复得法是利用风管分支处复得的静压来克服该管段阻力，根据这一原则确定风管的尺寸。此法适用于高速空调系统的计算。

③ 假定流速法是以风管内空气流速作为控制指标，据此计算出风管的断面尺寸和压力损失，再对各环路的压力损失进行调整，达到平衡。这是目前最常用的计算方法。

（2）通风管道系统的设计计算步骤

① 确定风管的形式，合理布置风管，并绘制通风系统轴测图（见图 6-25）。

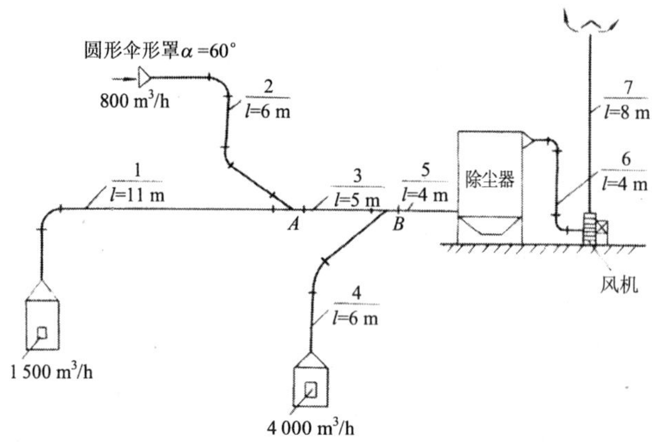

图 6-25 通风系统轴测

② 根据通风系统轴测图，对各管段进行编号，标注各管段的长度和风量。以风量和风速不变的风管为一管段，一般从距风机最远的一段开始，由远而近顺序编号。管段长度按两个管件中心线的长度计算，不扣除管件（如弯头、三通）本身的长度。

③ 选择合理的空气流速，使系统造价和运行费用的总和最具经济性。流速大，风管断面小，材料消耗少，建造费用低；但其系统压力损失增大，动力消耗增加，运行费用增加，有时还可能加速管道的磨损。流速低，压力损失小，动力消耗少；但是，风管断面大，材料和建造费用增加。对除尘系统而言，流速过低会造成粉尘沉积，堵塞管道。因此，有必要进行全面的技术经济比较，确定适当的经济流速。根据美国政府工业卫生师协会（American Conference of Governmental Industrial Hygienists，ACGIH）推荐的数据，通风管最小设计流速见表 6-8。

表 6-8 管道气流速度

污染物类型	举例	设计速度/（m/s）
蒸气、气体、烟	所有的蒸气、气体和烟	5～10
烟尘	焊烟尘	10～12
非常微细的粉尘	棉绒、木质粉末	12～15
干粉尘、粉末	细微橡胶尘、木质削屑	15～20
工业粉尘	碾磨、抛光、砖石建筑、采石场粉尘	17～20
重粉尘	湿锯屑、重金属尘	20～22
重或湿粉尘	有黏性的粉尘、带碎屑的湿粉尘	＞22

④ 根据各管段的风量和选定的流速确定各管段的管径（或断面尺寸），计算各管段的摩擦和局部压力损失。

确定管径时，应尽可能采用统一规格的通风管道，以利于工业化加工制作。管径（或断面尺寸）确定后，应按管内实际流速计算压力损失。压力损失计算应从最不利的环路（一般指最远或局部阻力最大的环路）开始。

对于袋式除尘器和电除尘器后的风管，应把除尘器的漏风量及反吹风量计入。除尘器的漏风率一般为 5%左右。

⑤ 对于并联管路进行压力平衡计算。一般的通风系统要求两支管的压损差不超过 15%，除尘系统要求两支管的压损差不超过 10%，以保证各支管的风量达到设计要求。

当并联支管的压力损失差超过上述规定时，可通过调整支管管径、增大排风量或增加支管压力损失使其压力平衡。

a．调整支管管径法

通过改变管径而改变支管的压力损失，达到压力平衡。调整后的管径计算：

$$D' = D(\Delta P / \Delta P')^{0.225} \quad (\mathrm{m})$$

式中：D——原设计的管径，m；

ΔP——原设计的支管压力损失，Pa；

$\Delta P'$——为了压力平衡，要求达到的支管压力损失，Pa。

b．增大排风量法

当两支管的压力损失相差不大时（例如在 20%以内），可以不改变管径，将压力损失小的那段支管的流量适当增大，以达到压力平衡。增大后的排风量计算：

$$L' = L(\Delta P' / \Delta P)^{0.5} \quad (\mathrm{m^3/s})$$

式中：L——原设计的排风量，m^3/s；

ΔP——原设计的支管压力损失，Pa；

$\Delta P'$——为了压力平衡，要求达到的支管压力损失，Pa。

c．增加支管压力损失法

阀门调节是最常用的一种增加局部压力损失的方法，它是通过改变阀门的开度来调节管道压力损失。这是一种简单易行的方法，不需严格计算，但改变某一支管上的阀门的开度，会影响整个系统的压力分布。因此，要经过反复调节，才能使各支管的风量分配达到设计要求。

⑥ 计算系统总压力损失。

⑦ 根据系统总压力损失和总风量选择风机。

4．通风管道设计要点

（1）系统划分

当工作场所内不同地点有不同的送、排风要求，或工作场所面积较大，送、排风点较多时，为便于运行管理，常分设多个送、排风系统。通常一台风机与相联系的管道及设备构成一个系统。系统划分的原则是：

① 空气处理要求相同、室内参数要求相同的，可划为同一系统。

② 同一生产流程、运行班次和运行时间相同的，可划为同一系统。

③ 对下列情况应单独设置排风系统：

a．两种或两种以上的有害物质混合后能引起燃烧或爆炸；

b．两种有害物质混合后毒性的联合作用呈相加或加强；

c．两种有害物质混合后易使蒸气凝结并积聚粉尘；

d．散发剧毒物质的房间和设备。

（2）风管布置

① 应最大限度地满足工艺需要，且不妨碍生产操作。

② 除尘系统的排风点不宜过多，以利各支管间阻力平衡。如排风点多，可用大断面集合管连接各支管。集合管内流速不宜超过 3 m/s，集合管下部设集尘箱及卸灰装置。

③ 除尘风管应尽可能垂直或倾斜敷设，倾斜敷设时与水平夹角最好大于 45°。如必需水平敷设或倾角小于 30° 时，应加大流速，设清扫口等。

④ 输送含有蒸气、雾滴的气体时，应有不小于 0.005 的坡度，并在风管的最低点和风机低部装设水封泄液管。

⑤ 含有剧毒物质的正压风管，不应穿过其他房间。

⑥ 风管上应设置必要的调节和测量装置或预留安装测量装置的接口。

（3）风管断面形状和管材

① 圆形和矩形风管相比，在相同断面积时圆形风管具有阻力小、省材、强度大的特点。当风管中的空气流速较高，风管直径较小时，宜选用圆形风管，如除尘系统和高速空调系统。当风管断面尺寸大，为了充分利用建筑空间，通常采用矩形风管。

② 风管的断面尺寸应选用通用的统一规格。

③ 风管材料应根据使用要求和就地取材的原则选用。

（4）进、排风口

① 进风口

a．应设在室外空气较清洁的地点。进风口处室外空气中有害物质浓度不应大于室内工作地点职业接触限值的 30%；

b．应尽量设在排风口的上风侧，且低于排风口；

c．进风口的底部距室外地坪不宜低于 2 m，当布置在绿化地带时不宜低于 1 m；

d．降温用的进风口宜设在建筑物的背阴处。

② 排风口

a．一般情况下通风排气立管出口至少应高出屋面 0.5 m；

b．通风排气中的有害物质需经大气扩散稀释时，排风口应位于建筑物空气动力阴影区和正压区以上，排放高度不少于建筑物的 1.3 倍；

c．要求在大气中扩散稀释的通风排气，其排风口上不应设风帽。

（5）防爆及防火

通风系统发生爆炸是空气中的可燃物含量达到了爆炸浓度极限，同时遇到电火花、金属碰撞引起的火花或其他火源而造成的。设计有爆炸危险的通风系统时，应注意以下几点。

① 校核通风系统中可燃物的浓度。如果可燃物浓度在爆炸浓度的范围内，则应按下式加大风量：

$$L \quad \frac{x}{0.5y}$$

式中：x——在局部排风罩内每秒排出的可燃物量或每秒产生的可燃物量，g/s；

y——可燃物浓度爆炸下限，g/m^3。

② 防止可燃物在通风系统的局部（死角）积聚。

③ 选用防爆风机，并采用直联或联轴器转动方式。

④ 有爆炸危险的通风系统，应设防爆门。

（三）净化设备

在工业生产中，常存在或产生粉尘和有害气体。为防止粉尘和有害气体在工作场所的扩散，最有效的方法是在存在或生产尘、毒的地点直接将其捕集，经过相应的净化设备加以处理，再排至室外。此外，在可能的条件下，亦可通过回收利用，变害为宝。

1．除尘器

用于粉尘净化的设备统称为除尘器。根据主要除尘机理的不同，目前常用的除尘器可分为以下几类：

（1）重力除尘如重力沉降室；

（2）惯性除尘如惯性除尘器；

（3）离心力除尘如旋风除尘器；

（4）过滤除尘如袋式除尘器；

（5）洗涤除尘如水膜除尘器；

（6）静电除尘如电除尘器。

2．有害气体净化设备

有害气体净化处理方法及相应设备主要有如下几类：

（1）燃烧法如焚烧炉；

（2）冷凝法如冷凝器；

（3）吸收法如喷淋塔；

（4）吸附法如活性炭吸附床；

（5）电子束照射法如电子束发生器；

（6）生物法如活性污泥法。

（四）通风机

通风机是局部排风系统空气运行的动力装置。

1．通风机分类

（1）按通风机作用原理分类

① 离心式通风机

离心式通风机由旋转的叶轮、蜗壳式机壳、机轴、吸气口、排气口、轴承和底座所组成（见图 6-26）。在电机的带动下，叶轮随机轴一起高速旋转，叶片间的气体在离心力作用下由径向甩出，同时在叶轮的吸气口形成真空而吸入机外空气，由叶轮甩出的气体进入机壳后被压向风道排出。

根据离心式通风机产生压力的不同，分为高、中、低压三类：

高压离心式通风机：$P>3\ 000$ Pa；

中压离心式通风机：$3\ 000\ \text{Pa}\geqslant P>1\ 000$ Pa；

低压离心式通风机：$P\leqslant 1\ 000$ Pa。

② 轴流式通风机

轴流式通风机的叶片安装于旋转轴的轮毂上（见图 6-27），当具有斜面形状的叶片旋转时，将气流吸入并向前方送出。根据其产生压力的不同，分为高、低压两类。

高压轴流式通风机：$P\geqslant 500$ Pa；

低压轴流式通风机：$P<500$ Pa。

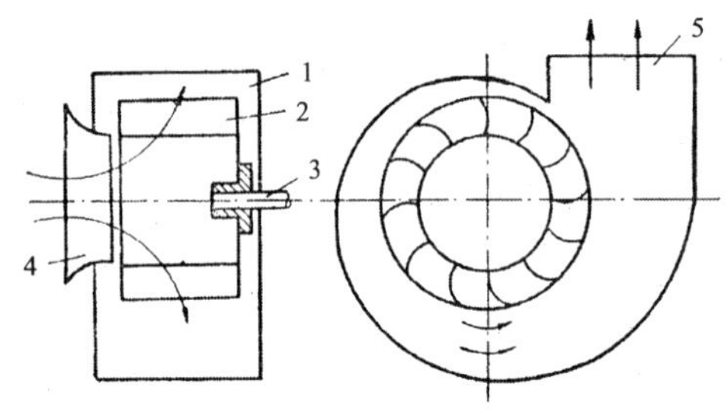

1-机壳；2-叶轮；3-机轴；4-吸气口；5-排气口

图 6-26 离心式通风机构造示意

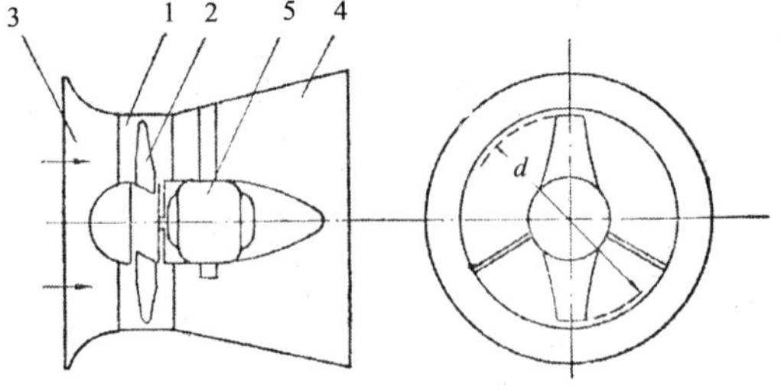

1-机壳；2-叶轮；3-吸气口；4-扩压器；5-电动机

图 6-27 轴流式通风机构造示意

（2）按通风机的用途分类

根据通风机的用途，可分为一般用途通风机、排尘通风机、高温通风机、防爆通风机、防腐通风机、消防用排烟通风机、屋顶通风机和射流通风机。

（3）按通风机的转速分类

根据通风机的转速，可分为单速通风机和双速通风机。交换通风机的转速可改变通风机的性能。双速通风机是利用双速电动机，通过接触器转换变极得到两档的转速。

2．通风机的性能参数

（1）风量 L

通风机在单位时间内所输送的气体体积称为风量或流量（m^3/h 或 m^3/s）。在通风机样本和产品铭牌上标出的风量通常是指标准状态下的数值。

（2）风压 P

通风机出口气流全压与进口气流全压之差，称为通风机的风压（Pa 或 kg/m^2），也就是空气进入风机后所升高的压力。通风机全压等于动压和静压之和。

（3）功率 N

通风机单位时间内传递给空气的能量称为通风机的有效功率 N_y，可按下式计算：

$$N_y = LP \quad (W)$$

式中：L——通风机的风量，m^3/s；

P——通风机的风压，Pa。

（4）效率 η

由于通风机在运行过程中有能量损失，包括轴承内部摩擦损失，以及空气在风机中的涡流、撞击和流动损失等，故轴功率 N 要大于有效功率 N_y。通风机的效率是有效功率和轴功率之比，即：

$$\eta = \frac{N_y}{N}\%$$

（5）转速（数）n

转速（数）是指通风机叶轮每分钟的旋转圈数（r/min），其值可用转速表直接测得。风机与电动机的转速之比，同风机与电动机的皮带轮直径成反比，即

$$\frac{n_f}{n_d} = \frac{D_d}{D_f}$$

式中：n_f、n_d——风机和电动机的转速，r/min；

D_f、D_d——风机和电动机皮带轮直径，mm。

电动机的转速通常是一定的（变速电动机除外），只有通过改变皮带轮的直径可达到调节风机转速的目的。

3. 通风机的选择

选择通风机时应注意以下几个问题：

（1）根据不同用途确定通风机的类型。如输送清洁空气时，可选择一般通风换气用通风机；输送有腐蚀性的气体时，应选用防腐通风机；输送易燃易爆气体时，应选用防爆通风机；输送含尘空气时，应选用排尘通风机等。

（2）根据所需风量、风压及选定的通风机类型，确定通风机的机号，并考虑到风量、风压的安全系数。

① 风量安全系数

一般送、排风系统：1.1；

除尘系统：1.1～1.15；

气力输送系统：1.15。

② 风压安全系数

一般送、排风系统：1.1～1.15；

除尘系统：1.15～1.2；

气力输送系统：1.2。

（3）通风机样本上的性能参数是在标准状态（大气压力 101.325 kPa，温度 20℃，相对湿度 50%，ρ=1.2 kg/m^3 的空气）下测出的，当实际使用情况不同时，应对参数进行换算。

（4）为便于通风机与系统管道的连接和安装，应选取合适的通风机出口方向和传动方式。

（5）应尽量选用噪声较低的通风机。

（6）风机联合工作时会使效率降低，最好采用两台特性曲线相同的风机。风机串联的目的在于提高风压，而并联可加大风量。

四、粉尘净化

用于粉尘净化的设备统称为除尘器。

（一）除尘器的种类

除尘器的种类很多，根据除尘器机理可分为重力、惯性、离心、过滤、洗涤和静电除尘等六大类；根据净化程度分为粗净化、中净化、细净化和超净化除尘等四类；根据除尘器的除尘效率和阻力可分为高效、中效、粗效和高阻、中阻、低阻等几类。使用最广的除尘器的分类见表 6-9。

表 6-9　除尘器的分类

类型	除尘装置分类	原理	分离粒径/μm	捕集效率/%	压力损失/Pa	设备费	运转费	适用条件
重力	重力沉降室、多段沉降室	重力沉降	＞50	40～60	50～150	小	小	预处理
惯性	撞击式、转向式	惯性、撞击	＞20	50～70	200～500	小	小	预处理
离心	旋风除尘器 多管式旋风	离心作用	＞50（大型） ＞5 ＞2.5	40～75 80～95 95	1 000～2 000	中	中	不适用于黏附性强的粉尘
湿式	贮水式、加压式、回转式	扩散、撞击	＞0.1	85～95	500～10 000	中	大	
过滤	袋式除尘器 填料过滤器	扩散、惯性、筛滤、静电	＞1 ＞5	90～95.5 90	1 000～2000 300～1 000	中～大	中～大	不适用于黏附性、含湿性的粉尘
静电			＞0.1	90～99.9	50～250	大	小～中	比电阻有要求

（二）除尘器的主要性能指标

除尘器的技术性能指标主要包括除尘效率、压力损失、处理气体量与负荷适应性等几个方面。

1．除尘效率

在除尘工程设计中一般采用全效率和分级效率两种表达方式。

（1）全效率

全效率为除尘器捕集的粉尘量与进入除尘器的粉尘量之百分比，按下式表示：

$$\eta = \frac{G_2}{G_1} \times 100\%$$

式中：G_1——进入除尘器的粉尘量，g/s；

G_2——除尘器捕集的粉尘量，g/s。

由于现场难以直接测出进入除尘器的粉尘量，一般测定除尘器进出口气流中的含尘浓度和相应的风量，再按下式进行计算：

$$\eta = \frac{L_1 y_1 - L_2 y_2}{L_1 y_1} \times 100\%$$

式中：L_1——除尘器入口风量，m^3/s；

y_1——除尘器入口浓度，mg/m^3；

L_2——除尘器出口风量，m^3/s；

y_2——除尘器出口浓度，mg/m^3。

（2）分级效率

分级效率为除尘器对某一粒径 d 或粒径范围 Δd 内粉尘的除尘效率，按下式表示：

$$\eta_c = \frac{\Delta S_2}{\Delta S_1} \times 100\%$$

式中：ΔS_2——在 Δd 的粒径范围内，除尘器捕集的粉尘量，g/s；

ΔS_1——在 Δd 的粒径范围内，进入除尘器的粉尘量，g/s。

2．压力损失

除尘器的压力损失为除尘器进、出口处气流的全压绝对值之差，表示流体流经除尘器所耗的机械能。当知道除尘器的局部阻力系数 ζ 值后，可按以下公式计算：

$$\Delta P = \zeta \frac{\rho v^2}{2} \quad \text{Pa}$$

式中：ρ——处理气体的密度，kg/m^3；

v——除尘器入口处的气流速度，m/s。

3．处理气体量

表示除尘器处理气体能力的大小，一般用体积流量（m^3/h 或 m^3/s）表示，也有用质量流量（kg/h 或 kg/s）表示。

4．负荷适应性

负荷适应性是除尘器性能可靠性的技术指标。负荷适应性良好的除尘器，当处理气体量或污染物浓度在较大范围内波动时，仍能保持稳定的除尘效率。

（三）选择除尘器的注意事项

除尘器的选择要综合考虑处理粉尘的性质、除尘效率、处理能力、动力消耗与经济性等多方面因素。影响除尘器的因素很多，主要考虑如下几点：

（1）含尘气体的种类，包括气体的成分、温度、湿度、黏度、露点、毒性、腐蚀性、爆炸性、气体量和波动范围等物理、化学性质。

（2）粉尘的种类，包括粉尘成分、密度、浓度、粒径分布、比电阻、腐蚀性、润湿性、吸水性、黏附性、纤维性和爆炸性等物理、化学性质。

（3）除尘器的性能，包括除尘效率、压力损失，还有耐温性、耐蚀性、耗钢量、耗水量等。

（4）除尘器的投资、运行费用，维护管理情况，安装位置、收集粉尘的处理与利用等。

（四）重力除尘

重力除尘是利用粉尘颗粒的重力沉降作用而使粉尘与气体分离的除尘技术。重力沉降除尘装置称为沉降室，其主要优点是结构简单，维护容易；阻力低，一般为 50～150 Pa，主要是气体入口和出口的压力损失；维护费用低，经久耐用。它的缺点是，除尘效率低，一般只有 40%～50%，适用于捕集大于 50 μm 的粉尘，对 30 μm 以下的粉尘几乎没有捕集能力；设备较庞大，适合处理中等气量的常温或高温气体，多作为多级除尘的预除尘使用。

1. 沉降室构造

沉降室的构造主要是由室体、进气口、出气口和集灰斗组成。按沉降室的结构分为重力沉降室和多段沉降室（见图 6-28），按气体流动方向可以分为水平流沉降室和垂直气流沉降室两种。

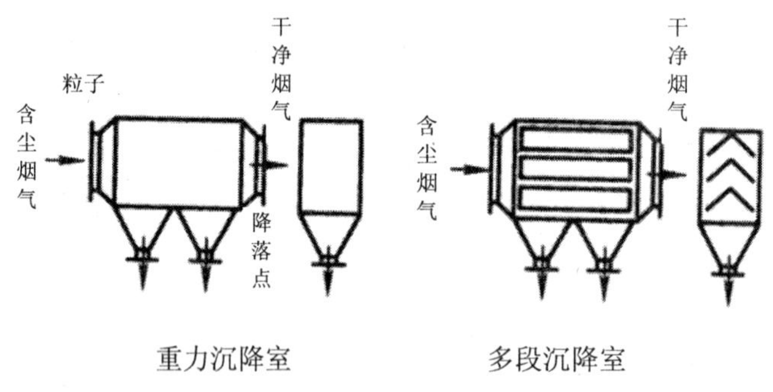

图 6-28 沉降室

2. 沉降室工作原理

当含尘气体由进风管进入沉降室时，由于气体流动通道断面积突然增大，气体流速迅速下降，在层流状态下运动。粉尘便借本身重力作用，逐渐沉落，最后落入下面的集灰斗中被除掉。

为了提高沉降室的除尘效率，可在室内加装一些垂直挡板（见图 6-29），一方面是为了改变气流的运动方向，使粉尘颗粒因惯性作用而撞到挡板上并失去继续飞扬的动能，沉降到下面的集灰斗中；另一方面延长了粉尘的通行路程，使它在重力作用下逐渐沉降下来。

亦有将垂直挡板改为“人”字形挡板（见图 6-30），使气体产生一些小股涡旋，尘粒受到离心力作用，与气体分开，并碰到室壁上和挡板上，使之沉降下来。

多段沉降室设有多个室段，其原理是相对地降低了尘粒的沉降高度，从而提高除尘效率。

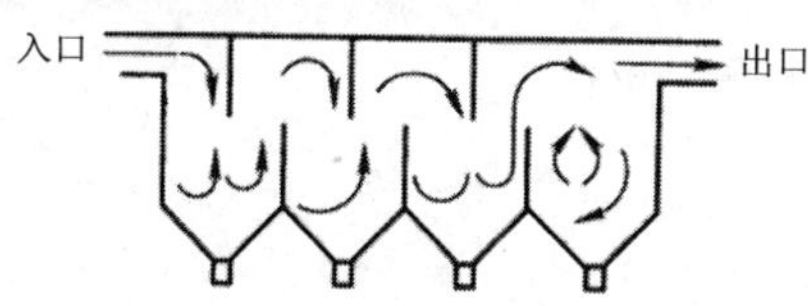

图 6-29　装有挡板的沉降室

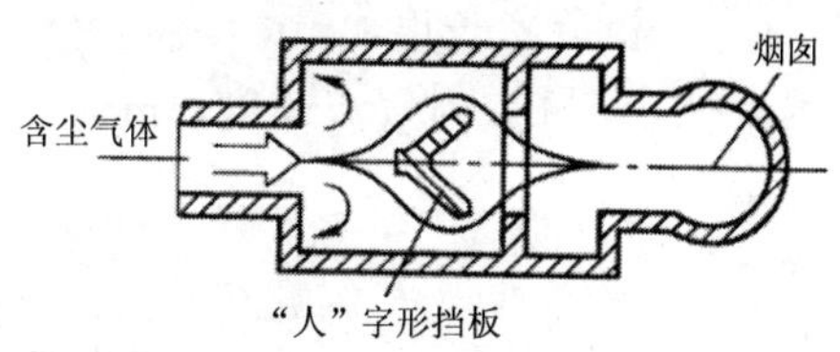

图 6-30　装有“人”字形挡板的沉降室

3．沉降室设计

（1）沉降室的计算

沉降室的具体计算步骤如下：

① 沉降室的截面积

$$S=\frac{L}{v_0}\quad (\text{m}^2)$$

式中：L——处理气体量，m^3/s；

v_0——沉降室内气流速度，m/s，一般要求小于 0.5 m/s。

② 沉降室的容积

$$V=Lt\quad (\text{m}^3)$$

式中：t——气体在沉降室的停留时间，s，一般取 30～60 s。

③ 沉降室的高度

$$h=v_g t\quad (\text{m})$$

式中：v_g——尘粒沉降速度，m/s，对于粒径为 40 μm 的尘粒，可取 0.2 m/s。

④ 沉降室宽度

$$w=\frac{S}{h}\quad (\text{m})$$

⑤ 沉降室长度

$$l=\frac{V}{S}\quad (\text{m})$$

（2）沉降室设计要点

① 尽可能使沉降室内气流呈层流状态，避免紊流所致的粉尘二次飞扬。沉降室的进风管应通过平滑的渐扩管与之相连，如受位置限制，应装设导流板，以保证气流均匀分布。如条件允许，把进风管装在沉降室上部，效果更好。

② 保证尘粒有足够的沉降时间，尘粒在室内停留时间计算：

$$t=\frac{h}{v_g}\quad\frac{l}{v_0}$$

式中：t——沉降时间，s，一般取 30～60 s；

h——尘粒沉降高度，m；

v_g——尘粒沉降速度，m/s，粒径为 40 μm 的尘粒可取 0.2 m/s；

l——沉降室长度，m；

v_0——沉降室内气流速度，m/s，一般要求小于 0.5 m/s。

其中：

$$v_g = \frac{d^2 \rho_p}{18\mu} \text{（m/s）}$$

式中：μ——空气黏度，Pa·s；

d——尘粒的直径，m；

ρ_P——尘粒的容重，kg/m^3。

注：尘粒所受的阻力与重力相等（合力为零），尘粒做等速沉降运动。

③ 沉降室内被处理气体速度（基本流速）越低，越有利于捕集细小的尘粒，但装置相对庞大。

④ 基本流速一定时，沉降室的纵深越长，则除尘效率也就越高，但不能延长至 10 m 以上。

⑤ 在气体入口处装设整流板，并在沉降室内装设挡板，可使沉降室内气流均匀化，增加惯性碰撞效应，有利于除尘效率的提高。

（五）惯性除尘

惯性除尘是利用气流中尘粒的惯性力将其分离的除尘技术。利用惯性除尘技术设计的除尘器称作惯性除尘器或惰性除尘器，其特点是除尘效率略高于沉降室，主要用于捕集 20 μm 以上的尘粒，占地面积也小，阻力在 100～400 Pa，多作为多级除尘的预除尘器。

1. 惯性除尘器构造

根据惯性除尘器的构造和工作原理，分为碰撞式（见图 6-31）和回流式（见图 6-32）两种形式。其中百叶式除尘器是最典型的回流式惯性除尘器，百叶挡板的长度一般为 20 mm 左右，挡板与挡板之间的距离为 3～6 mm，安装的斜角（与垂线间夹角）在 30°左右，使气流回转角有 150°左右。

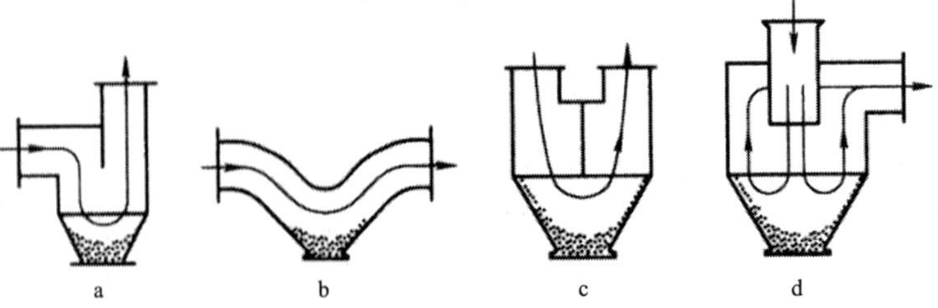

a-挡板结构；b-反转结构；c-挡板反转结构；d-冲击反转结构

图 6-31 碰撞式除尘器构造示意

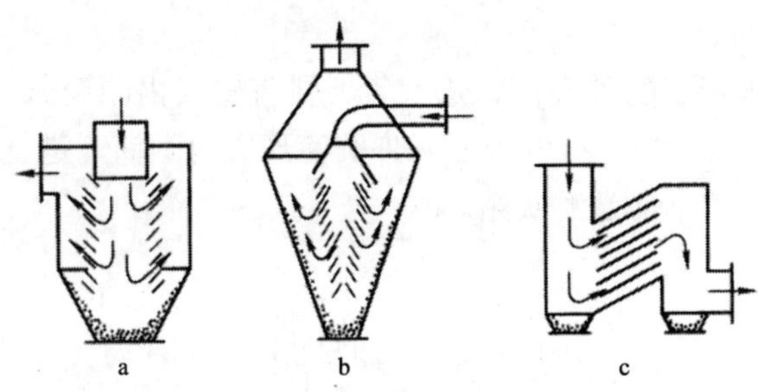

a-上行百叶式；b-下行百叶式；c-平行百叶式

图 6-32　回流式除尘器构造示意

2. 惯性除尘器工作原理

惯性除尘器主要是使含尘气流急速转向，或冲击在挡板上再急速转向，其中尘粒由于惯性效应，运动轨迹就与气流轨迹不一样，从而便两者获得分离。气流速度高，这种惯性效应就大。

碰撞式除尘器特点是用一个或几个挡板阻挡气流的前进，使气流中的尘粒分离出来。这类形式的除尘器阻力较低，效率不高。

回流式除尘器的是把进气流用挡板分割为小股气流。以百叶挡板为例，它能提高气流急剧转折前的速度，可以有效地提高尘粒的分离效率。

3. 惯性除尘器设计

惯性除尘器是在沉降室的基础上，在其中设置各种形式的挡板，利用尘粒的惯性效应而提高除尘效率的除尘装置。因此，有关计算可参考沉降室的计算方法。在设计上，应注意如下几点：

（1）惯性除尘器与沉降室不同，惯性分离要求较高的气流速度，在设计中可高达 18～20 m/s，基本都处于紊流状态下工作。

（2）除尘效率与回转角度、粉尘颗粒密度、直径、回转速度、回转半径、气体黏度等有着复杂的关系。

（3）碰撞式除尘器的进气管一般制成渐扩式，以降低进气管出口的气流速度，减少气流冲击而引起的二次扬尘。除尘器的入口气流速度一般大于 12 m/s。

（4）提高冲向百叶挡板的气流速度，可以提高除尘效率。开始时效率提高较快，但当气流速度达 10 m/s 以后，效率增加较慢。因此在百叶式除尘器中流速不宜太高，一般都选用 12～15 m/s。

（5）百叶式除尘器不适用于纤维性粉尘，这种粉尘易堵塞百叶挡板间隙。

（六）离心除尘

离心除尘是使含尘气流做旋转运动，借助作用于尘粒上的离心力，把尘粒从气流中分离出来的除尘技术。利用离心力进行除尘的设备称为旋风除尘器，亦称旋风分离器。

旋风除尘器的应用已有 100 多年的历史。其具有结构简单、体积小、造价和运行费较低、对于大于 10 μm 的粉尘有较高的分离效率等到优点。对要求不高的工作场所，旋风除尘器除尘应用较广泛；对要求较高的场所，常把它作为多级除尘的第一级。

1．旋风除尘器构造

旋风除尘器由带锥形底的外圆筒、进气管、排气管（内圆筒）、圆锥筒和贮灰箱排灰阀等五部分组成（见图 6-33）。排气管插入外圆筒形成内圆筒，进气管与外圆相切，外圆筒下部是圆锥筒，圆锥筒下部是贮灰箱。

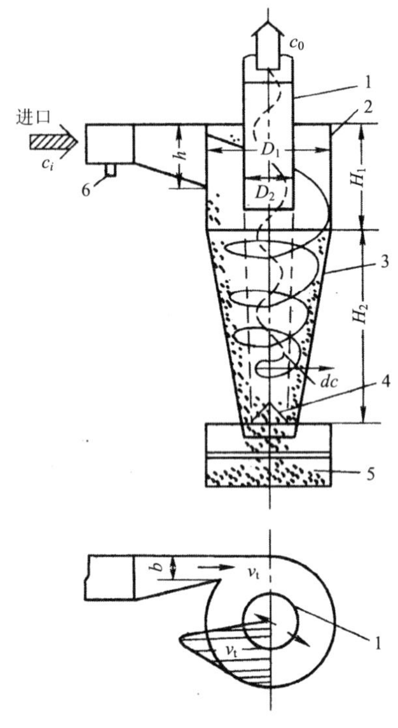

1-内圆筒；2-外圆筒；3-圆锥筒；4-排灰阀；5-贮灰箱；6-测压孔

图 6-33 旋风除尘器结构与工作原理

旋风除尘器型式繁多，可分为单管、多管、组合式三种，按分离效率分为一般旋风除尘器和高效旋风除尘器。

2．旋风除尘器工作原理

当含尘气流以 14～24 m/s 的高速度从进气口沿切线方向进入除尘器后，由于受到外圆筒上盖及内圆筒壁的限流，气流自上而下做旋转运动，这股向下旋转的气流称为外涡旋。气流在旋转过程中形成很大的离心力，尘粒在离心力的作用下，逐渐被甩向外壁，并在重力的作用下沿外壁面旋转下落，直至贮灰箱。外涡旋下降到一定程度（到达圆锥筒底）时，开始返回上升，这股向上旋转的气流称为内涡旋。内旋流不含大颗粒粉尘，可以经内筒排向大气。

3．旋风除尘器设计

（1）旋风除尘器的计算

旋风除尘器的基本计算是确定主要尺寸。实际应用除尘器时，多是现成的设备，只要恰当地选型就可以了。

① 压力损失计算

旋风除尘器的流体阻力，用气体进口到出口的压力损失表示，当忽略进口和出口管中的流体动压差时，可按下式计算：

$$\Delta P = \zeta \frac{v^2 \rho}{2} \quad \text{(Pa)}$$

式中：ζ——阻力系数；

v——除尘器进口气流速度，m/s；

ρ——含尘气体密度，kg/m^3。

阻力系数值可以由试验测定而得，也可以按下面经验公式求出：

$$\zeta = \frac{30AD_1^{\frac{1}{2}}}{D_2^2 (H_1 + H_2)^{\frac{1}{2}}}$$

式中：A——除尘器入口断面积，m^2；

D_1——除尘器外圆筒的内径，m；

D_2——除尘器内圆筒的内径，m；

H_1——除尘器圆筒部分高，m；

H_2——除尘器圆锥部分高，m。

② 除尘效率计算

旋风除尘器的除尘效率按下式计算：

$$\eta = 1 - \text{esp}\left[-\frac{\rho_p L d^2 \varphi_1}{18\mu r_2 W (r_2 - r_1) \ln r_2 / r_1}\right] \times 100\%$$

式中：ρ_p——尘粒的密度，kg/m^3；

L——处理风量，m^3/h；

d——粒子的直径，m；

φ_1——旋转角度，rad；

μ——空气黏度，Pa·s；

W——流体旋转螺距，m；

r_1——流体内侧半径，m；

r_2——流体外侧半径，m。

由上式可见，粉尘颗粒大小、密度及流动的状况对除尘效率的影响非常之大。

（2）旋风除尘器设计要点

① 除尘器构造

旋风除尘器各部分构造的比例设计要合理，若旋风除尘器的外筒直径为 D_1，则其他各部分的尺寸见表 6-10。

表 6-10　常用的旋风除尘器各部分的比例

构造部分	比例
外筒高	$H_1 = (1.5 \sim 2)D_1$
锥体高	$H_2 = (2 \sim 2.5)D_1$
出口直径	$D_c = (0.3 \sim 0.5)D_1$

构造部分	比例
入口高	$h=(0.4\sim0.5)D_1$
入口宽	$b=(0.2\sim0.25)D_1$
灰尘出口直径	$D_d\doteq(0.15\sim0.4)D_1$
内筒高	$H_3=(0.3\sim0.75)D_1$
内筒直径	$D_2=(0.3\sim0.5)D_1$

除尘器的外筒直径及高度对性能的影响较大，外筒体直径越小，气流运动给予尘粒的离心力越大。因此，外形细长的旋风除尘器比短粗的除尘器效率高，且能够捕集较细的尘粒，但流体阻力较大。一般认为，性能较好的旋风除尘器外筒部分的高度为其直径的 1～2 倍，锥体部分的高度为直径的 1～3 倍，锥体底角为 25°～40°。

除尘器入口断面的宽高之比也很重要。宽高比越小，进口气流在径向方向越薄，越有利于粉尘在圆筒内分离和沉降，除尘效率就越高。因此，进口断面多采用矩形，高宽之比值为 2 左右。

除尘器排气筒的插入深度（内筒高度）与除尘效率也有直接关系。插入加深，效率提高，阻力加大；插入变浅，效率降低，阻力减小。这是因为短浅的排气筒容易形成短路现象，造成一部分尘粒来不及分离便从排气筒排走。一般旋风除尘器排气筒下端与进气管的下缘平齐或稍低。

② 除尘器的密封性

在旋风除尘器内，气流径向速度方向与尘粒的径向速度方向相反，即粉尘粒子由内向外运动，气体则由外向轴心流动。由于气流旋转的原因，旋风除尘器内压强越接近轴心处越低，即在下部排尘口处存在较大的负压。因此，卸灰装置兼有卸灰和密封两种功能，是影响除尘器性能的关键部位之一。假如卸灰装置处有漏气现象，不但影响除尘器的正常排灰，而且严重影响除尘效率。如果漏风量占总风量的 1%时，则除尘效率降低 5%；漏风量占 5%时，除尘效率降低约 50%；漏风量占 15%时，除尘效率几乎为 0。

③ 性能匹配性

a．净化气体量

旋风除尘器净化气体量应与实际需要处理的含尘气体量一致。选择除尘器直径时应尽量小些。如果要求通过的风量较大，可采用若干个小直径的旋风除尘器并联为宜。

b．入口风速

除尘器入口风速要保持 18～23 m/s。低于 18 m/s 时，其除尘效率下降；高于 23 m/s 时，能增加尘粒在运动中的离心力，但紊流的影响就比分离作用增加得更快，除尘效率反而降低。

c．压力损失

要根据工况考虑压力损失，尽可能使其动力消耗减少，且便于制造维护。除尘器的压力损失一般控制在 500～1 500 Pa。过大的压力损失虽然能换取较高的除尘效率，但运行费用高。常规旋风除尘器内各部分的压力损失占总压力损失的比例为：入口损失占 7%，出口损失占 20%，本体内动压损失占 30%，灰斗损失占 33%，边壁摩擦损失占 10%。

d．粉尘粒度

除尘器能捕集到最小的尘粒应等于或稍小于被处理气体的粉尘粒度。

④ 控制入口处的含尘浓度

气体的含尘浓度对旋风除尘器的除尘效率和压力损失都有影响。试验结果表明，压力损失随含尘负荷增加而减少。虽然较高的含尘浓度有利于粉尘的凝聚与团聚性，因而净化效率有明显提高，但提高的速度比含尘浓度增加的速度要慢得多。一般情况下，当旋风除尘器单独使用时，进口粉尘浓度不宜大于 1.5 g/m^3；当它作为多级除尘系统的第一级使用时，进口含尘浓度不宜大于 30 g/m^3。

⑤ 对易燃易爆粉尘的处理，应设防爆装置。

（七）过滤除尘

过滤除尘是使含尘空气通过多孔过滤材料，将粉尘分离捕集的技术。按过滤材料和工作对象的不同，可分为袋式除尘器、颗粒层除尘器、空气过滤器三种，其中袋式除尘器较为常见。袋式除尘技术通常是指利用滤袋进行过滤除尘的技术。其突出的优点是除尘效率高、运行稳定、适应性强，它对 5 μm 以下的细小粉尘颗粒也有较高的除尘效率，其应用数量占各类除尘器总量的 60%～70%。

1．袋式除尘器构造与分类

袋式除尘器由外壳、滤袋、集尘箱、清灰装置、支架和卸料阀组成（见图 6-34）。袋式除尘器一般依据其结构特点，如滤袋形状、过滤方向、进风口位置以及清灰方式进行分类。在命名方面主要以清灰方式进行分类，如机械振动类、分室反吹类、喷嘴反吹类、振动反吹并用类、脉冲喷吹类袋式除尘器等。滤料是袋式除尘器的关键组成部分，与除尘器的除尘效率、压力损失、清灰方式以及滤袋的使用寿命等有关，其造价占设备费用的 10%～15%。常见的滤料包括织造滤料、针刺滤料、覆膜滤料、玻璃纤维滤料等。

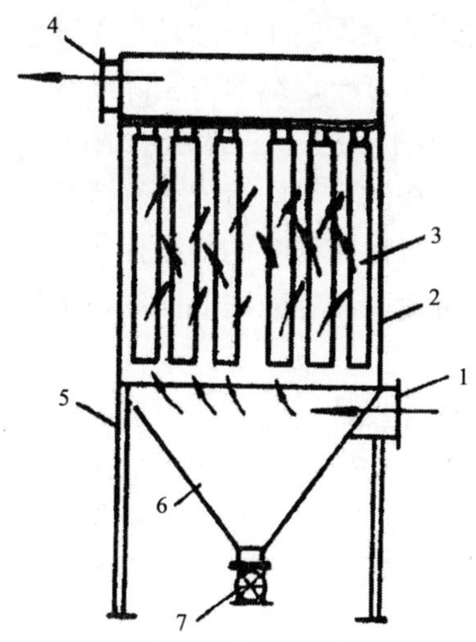

1-入口；2-外壳；3-滤袋；4-出口；5-支架；6-集尘箱；7-卸料阀

图 6-34　袋式除尘器构造

2．袋式除尘器工作原理

袋式除尘器是利用多孔的袋状滤料从含尘气体中捕集粉尘的一种除尘设备。主要由过滤装置和清灰装置两部分组成。前者的作用是捕集粉尘，后者则用以不断清除滤袋上的积尘，保持除尘器的处理能力。

当含尘气体通过滤料时，主要依靠纤维的筛滤、拦截、碰撞、扩散和静电吸引五种效应，将粉尘阻留在滤料上。滤料本身的网孔较大，一般为 20～50 μm，表面起绒的滤料为 5～10 μm。因此，新滤袋的除尘效率不高，通常只有 50%～80%。随着含尘气体深入滤料内部，使滤料纤维间隙逐渐减小，最终形成附在滤料表面的粉尘层（一次粉尘层），见图 6-35。与滤料相比，多孔的一次粉尘层具有更高的除尘效率，因而对尘粒的捕集起着更为重要的作用。

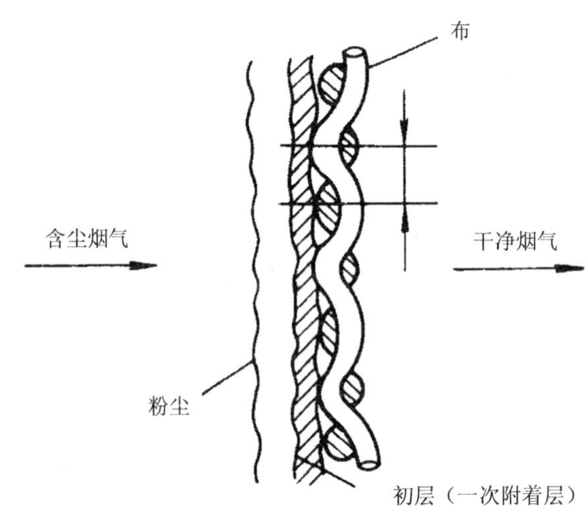

图 6-35　滤料的过滤作用

针刺毡滤料的出现，使袋式除尘器的工作原理出现了变化，被称为“三维滤料”的针刺毡，具有更细小、分布均匀而且有一定纵深的空隙结构，能使尘粒深入滤料内部，具有深层过滤的作用。在不依靠粉尘层作为主要过滤层的情况下，同样能获得很好的捕集效果。

随着表面过滤技术的发展，在滤料表面造成具有微细孔隙的薄层，其孔径之小足以使所有的粉尘被阻留在滤料表面，直接靠滤料的作用捕集粉尘。既不依靠粉尘层的作用，又不让尘粒进入滤料深层。在获得更高除尘效率的同时，也使清灰变得容易，从而保持较低的压力损失。

当滤袋表面积附的粉尘层的厚度达到一定程度时，通过清灰装置清除滤袋上的积尘，以保证滤袋持续工作所需的透气性。袋式除尘器正是在这种不断滤尘而又不断清灰的交替过程中进行工作的。

3. 袋式除尘器设计

（1）袋式除尘器的计算

袋式除尘器的计算是选择设备类型的重要环节之一。一般根据含尘气体的流量、性质、浓度以及粉尘的分散度、浸润性、黏度等参数对过滤风速、过滤面积、滤料及设备阻力等进行计算。

① 处理气体量

$$Q = Q_s - \frac{(273 + t_c) \times 101.324}{273 p_a}(1 + K)\ \ (\text{m}^3/\text{h})$$

式中：Q_s——生产过程产生的气体量（按生产工艺产生的气体量加上排风罩混进的空气量计算，混进的空气量约为工艺产生的气体量的20%～40%），m^3/h；

t_c——除尘器内气体的温度，℃；

p_a——大气压，kPa；

K——除尘器前漏风系数。

如果生产过程产生的气体量是工作状态下的气体量，进行选型比较时需换算为标准状态下的气体量。

② 过滤风速

过滤风速是指气体通过滤料的平均速度，用公式表示为：

$$v_F = \frac{Q}{60S} \quad (\text{m/min})$$

式中：Q——通过滤料的风量，m^3/h；

S——滤料的面积，m^2。

过滤风速的大小，取决于含尘气体的性状、织物的类别以及粉尘的性质，一般按除尘器的清灰方式及粉尘的特性确定。袋式除尘器常用的过滤风速见表6-11。

表6-11 袋式除尘器常用的过滤风速

粉尘种类	常用过滤风速/（m/s）		
	振打式	脉冲式	反吹式
氧化剂	0.8～0.9	1.4～2.5	0.5～1.0
石　棉	0.9～1.1	2.0～2.7	0.6～1.0
铝土矿	0.8～1.0	1.4～2.0	0.7～1.1
炭　黑	0.5～0.6	1.5～1.8	0.3～0.8
煤	0.8～0.9	1.4～2.0	0.6～1.0
可可粉、巧克力	0.9～1.0	1.7～2.6	0.4～0.7
黏　土	0.8～1.0	1.7～2.0	0.5～0.7
水　泥	0.6～0.9	1.4～2.0	0.4～0.8
化妆品	0.5～0.6	1.0～2.7	0.3～0.7
搪瓷玻璃料	0.8～0.9	1.7～2.0	0.5～1.0
饲料、谷物	1.1～1.5	2.3～3.6	0.8～1.2
长　石	0.7～0.9	1.7～2.0	0.5～1.0
肥　料	0.9～1.1	1.4～2.7	0.5～1.0
面　粉	0.9～1.1	2.7～3.6	0.5～1.0
石　墨	0.6～0.8	1.5～1.8	0.5～1.0
石　膏	0.6～0.8	2.0～2.7	0.5～1.0
铁矿石	0.9～1.1	1.4～2.7	0.6～1.0
氧化铁	0.8～0.9	1.1～2.4	0.6～1.0
硫酸铁	0.6～0.8	1.8～2.4	0.5～0.8
氧化铅	0.6～0.8	1.8～2.4	0.5～0.8
皮革粉尘	1.1～1.2	1.7～2.6	0.4～0.6
石　灰	0.8～0.9	2.0～2.7	0.4～0.7
石灰石	0.8～1.0	1.4～2.0	0.4～0.8

粉尘种类	常用过滤风速/（m/s）		
	振打式	脉冲式	反吹式
云　母	0.8～1.0	1.7～2.4	0.5～0.8
颜　料	0.8～0.9	1.1～2.4	0.6～0.7
纸	1.1～1.2	2.0～2.7	0.4～0.6
塑料制品	0.8～0.9	1.1～1.7	0.6～1.0
石　英	0.9～1.0	1.7～2.4	0.8～1.2
岩石粉	0.9～1.1	1.7～2.0	0.8～1.0
砂	0.8～0.9	2.0～2.7	0.6～0.8
锯　末	1.1～1.2	1.7～2.6	0.5～0.8
硅　石	0.7～0.9	1.1～1.7	0.4～0.8
板　岩	1.1～1.2	1.7～2.3	0.6～1.0
肥皂、洗涤剂	0.6～0.8	1.5～1.8	0.4～0.8
香　料	0.8～1.0	2.0～2.7	0.3～0.7
淀　粉	0.9～1.1	1.4～1.7	0.6～1.2
糖	0.6～0.8	1.1～2.0	0.6～1.0
滑石粉	0.8～0.9	2.0～2.7	0.6～1.1
烟　草	1.1～1.2	2.0～2.6	0.4～0.8
氧化锌	0.6～0.8	1.5～1.8	0.4～0.8

注：表中所列数据是各物质的一般粒径、形状特性和低、中等含量为基准。

③ 过滤面积

a．总过滤面积

根据通过除尘器的总气量和选定的过滤速度，按下式计算总过滤面积：

$$S = S_1 + S_2 = \frac{Q}{60v} + S_2 \ (\mathrm{m}^2)$$

式中：S_1——滤袋工作部分的过滤面积，m^2；

S_2——滤袋清灰部分的过滤面积，m^2；

Q——通过除尘器的总气体量，m^3/h；

v——过滤风速，m/min。

求出总过滤面积后，就可以确定袋式除尘器总体规模和尺寸。

b．单条滤袋面积

单条圆形滤袋的面积，通常用下式计算：

$$S_d = D\pi L \ (\mathrm{m}^2)$$

式中：S_d——单条圆形滤袋的公称面积，m^2；

D——滤袋直径，m；

L——滤袋长度，m。

通常，滤袋无过滤作用的过滤面积占滤袋面积的 5%～10%，设计时应注明净过滤面积大小。

c．滤袋数量

求出总过滤面积和单条滤袋的面积后，就可以算出滤袋条数。如果每个滤袋室的滤袋条数是确定的，还可以由此计算出整个除尘器的室数。

④ 阻力计算

袋式除尘器的阻力由设备本体、滤袋、滤袋表面粉尘层3部分的阻力组成。如果把滤袋及其表面附着的粉尘层的阻力叫做过滤阻力，那么过滤阻力可按下式计算：

$$\Delta p_g = (A + B)vm \quad (\text{Pa})$$

式中：A——附着粉尘的过滤系数；

B——滤袋的阻力系数；

v——过滤风速，m/min；

m——滤料性能系数。

上述系数可由表6-12查得。

表6-12 过滤阻力有关系数

滤料名称	粉尘负荷/（g/m²）	B	m	滤料厚度/mm	单位面积质量/（g/m²）	A
细结构棉毛织物	305～1 139	0.24～0.90	1.01	3.75	463	5.03×10^{-2}
半羊毛织斜纹布	117～367	0.23～0.73	1.11	1.6	300	5.34×10^{-2}
粗平纹布	201～361	0.18～0.33	1.17	0.6	171	3.24×10^{-2}
毛织厚绒布	145～603	0.17～0.72	1.10	1.56	255	4.97×10^{-2}
棉织厚绒布	183～330	0.45～0.82	1.14	1.07	362	7.56×10^{-2}

除尘器本体的阻力与过滤风速成正比，不同大小和类别的袋式除尘器阻力均不相同。一般的过滤风速为0.5～3 m/min时，本体阻力大体在50～500 Pa。

（2）袋式除尘器设计要点

① 一次粉尘层

一方面，在袋式除尘器开始运转时，新的滤袋上没有粉尘。运行数分钟后，在滤袋表面可形成很薄的尘膜，粉尘在扩散等效应的作用下，在滤袋纤维间（间距多为1～30 μm）逐渐出现架桥现象，形成0.3～0.5 mm的粉尘层，称为一次粉尘层。在一次粉尘层上面再次堆积的粉尘称为二次粉尘层。以平纹织物滤布为例，其本身的除尘效率为85%～90%，效率比较低。但是在滤布表面粉尘附着堆积时，可得到99.5%以上的高除尘效率。由此可见，清洁滤料的除尘效率最低，积尘后滤料的除尘效率最高，清灰后滤料的除尘效率又有所降低。袋式除尘器起主要过滤作用的是滤料表面的粉尘层，滤料仅起形成粉尘初层和支撑骨架的作用。

另一方面，粉尘层的形成与过滤速度有关，过滤速度较高时粉尘层形成较快；过滤速度很低时，粉尘形成较慢。如果单纯考虑粉尘层的过滤效果，过滤速度低未见得是有利的。粉尘层继续加厚时，必须及时用清灰的方法去除，否则会形成阻力过高，或者粉尘层的自动剥落，从而导致粉尘层间的“漏气”现象，降低捕集粉尘的效果。因此应合理设计清灰装置和清灰周期，确保除尘器在清灰时，仅清除二次粉尘层，保留一次粉尘层，避免引起除尘效率的下降。

此外，可采用非织布型针刺毡作为滤布，一般可采用1.5～2.5 mm厚度，这一层相当于一次粉尘层，它存在于滤布的内层。当烟气与粉尘从滤布表面渗透穿过时，在滤布的内层（毛毡型）形成了厚度为 0.5～0.7 mm、由灰尘和滤布纤维交缠而成的内层过滤层（相当于一次粉尘层），以后的烟尘在滤布表面再次堆积而成为二次粉尘层。在清灰时仅仅清除二次粉尘层，使内过滤层得以完全保留，因而除尘效率就不会下降。粉尘层的存在，使过滤过程中的筛分作用大大加强，过滤效率也随之提高。

② 压力损失

袋式除尘器的压力损失比除尘效率具有更重要的技术、经济意义，它不但决定着能量消耗，而且决定着除尘效率及清灰周期等。袋式除尘器的阻力由设备本体、滤袋、滤袋表面粉尘层 3 部分的阻力组成，它与除尘器的结构、滤袋种类、粉尘性质及粉尘层特性、清灰方式以及气体的温度、湿度、黏度等因素有关系。

滤料与压力损失有密切关系，阻力小意味着孔隙大，粉尘易穿透，除尘效率也低，因此一般都选用具有一定初阻力的滤料。一般长纤维滤料阻力高于短纤维滤料，不起绒滤料阻力高于起绒滤料；纺织滤料阻力高于毡类滤料；布重较重的滤料阻力高于较轻的滤料。

过滤风速也与压力损失有关，随着过滤风速的增大，阻力呈上升趋势，一般的过滤风速为 0.5～3 m/min 时，本体阻力大体在 50～500 Pa。当阻力达到预定值时，就需要对其进行清灰处理。清灰后其阻力只能降到清灰前的 20%～80%。

③ 过滤风速

过滤风速是袋式除尘器处理气体能力的重要技术和经济指标，一般根据粉尘性质、滤料种类、清灰方式及除尘效率等因素而定，一般选用范围为 0.2～6 m/min。过滤风速大，则设备紧凑、费用低，但阻力高、效率低；过滤风速小，则阻力低、效率高，但设备庞大、费用高、占地面积大。

从粉尘粒径来看，小的粉尘可选择较小的过滤风速；而粗粒径的粉尘可选择较大的过滤风速。

从滤料种类来看，素布滤料允许的过滤风速较小，不宜超过 0.6 m/min。因此过滤风速的增大可使阻力增加，粉尘层因受压孔隙率减小，气流就从薄弱的地方突破，即发生“穿孔”现象。过滤风速越大，“穿孔”就越严重。但对绒布或呢料来说，由于容尘量大、透气性好，发生“穿孔”时的过滤风速较高，所以过滤风速可选择大些。袋式除尘器常用的过滤风速可参考表 6-11。

④ 滤料选择

滤料是袋式除尘器的关键组成部分，滤袋无过滤作用的过滤面积占滤袋面积的 5%～10%。在除尘工程中，一般根据含尘气体的性质、粉尘的特性及除尘器的清灰方式选择滤料。滤料性能应满足生产条件和除尘工艺的一般情况和特殊要求，选择滤料时应对各种滤料的排序综合比较，并抓住主要影响因素选择滤料。

a．根据含尘气体性质选择

对小于 130℃的含尘气体，可选择常温滤料；高于 130℃的气体则选用高温滤料。对高湿气体（相对湿度在 80%以上），应首选具有耐湿和易清灰性能的塑烧板和覆膜材料；当高温和高湿同时存在时，会影响滤料的耐温性，应尽可能避免选用水解稳定性差的锦纶、涤纶、亚酰胺等材质。此外，还要考虑含尘气体的化学成分，经综合分析后进行选料。

b．根据粉尘特性选择

对于湿润性和黏着性强的粉尘，锦纶、玻璃纤维优于其他品种。对于可燃性和易荷电的粉尘，宜选择阻燃型滤料和导电滤料。对于高磨损性粉尘，宜选用耐磨性好的滤料，其中化学纤维优于玻璃纤维，膨化玻璃纤维优于一般玻璃纤维，细、短、卷曲型纤维优于粗、长、光滑性纤维。

c．按除尘器的清灰方式选择

机械振动类袋式除尘器要求滤料薄而光滑、有利于传递振动波，宜选用化纤缎纹或斜纹织物，厚度 0.3～0.7 mm，单位面积质量 300～350 g/m^2，过滤速度 0.6～1.0 m/min。分室反吹类袋式除尘器应选用质地轻软、容易变形而尺寸稳定的薄型滤料，过滤速度与机械振动类除尘器相当。振动反吹并用类袋式除尘器滤料选用原则大体上与分室反吹类除尘器相同。喷嘴反吹类袋式除尘器要求选用比较柔软、结构稳定、耐磨性好的滤料，如中等厚度针刺毡滤料，单位面积质量为 350～500 g/m^2。脉冲喷吹类袋式除尘器优先选用化纤针刺毡或压缩毡滤料，单位面积质量为 500～650 g/m^2。

（八）静电除尘

电除尘器是利用静电作用的原理将气体中粉尘分离的除尘设备。与其他除尘器相比，具有除尘效率高（99%以上）、设备阻力小（一般只有 200～300 Pa）、总的能耗低、运行费用较低、性能稳定（可捕集小于 0.1 μm 的尘粒，亦适用于 300～400℃的高温烟气）、处理风量大（单台可达 200 万 m^3/h）等优点，但其结构复杂、一次性投资较大。

1．静电除尘器构造

电除尘器主要由两部分组成，即除尘器本体和高压供电设备部分。本体部分包括除尘室（或称电场）、清灰装置、外壳和灰斗。高压供电设备包括整流设备和变压设备。

电除尘器的种类很多，结构也各不相同。按电极的型式分为管式和板式两类。按含尘气流的运动方向，又分为卧式和立式两种。卧式电除尘器的电场又有单电场和多电场等。

以板式电除尘器电场部分为例（见图 6-36），它是由平行的薄金属板（也称沉淀板、集尘板或阳极板）和位于板间的金属线（电晕线）所组成。金属线接直流电源的负极，金属板接地（为正极），从而构成了一个高压电场。在高压电场的作用下，电晕线周围的空气被电离，带正电的离子向负极移动，带负电的离子向正极移动。当含尘空气通过其中时，由于碰撞和静电感应等作用，使尘粒带电。带正电的尘粒向电晕线移动，而带负电的尘粒向阳极板移动，最后沉积在电极上。净化的空气则由电除尘器的另一端排出。沉积在电极上的粉尘，经清灰落入灰斗。

2．静电除尘器工作原理

高压静电除尘工作原理见图 6-37，主要由气体电离、尘粒荷电、尘粒沉集和清灰等过程组成。

（1）气体电离

物质是由分子和原子所组成，原子由带正电的原子核和带负电的电了组成。当电子数与原子核中的正电荷数相等时，原子呈中性和不带电。在常态下，气体中自由电子是很少的，所以不能导电。当气体的分子、原子在高压电场的作用下获得一定的能量时，就可使气体原子中的电子脱离，失去电子的原子带正电，叫正离子。获得额外电子的原子带负电，叫负离子。当正负离子在气体中发生移动时，气体就能导电，其过程称为气体电离。

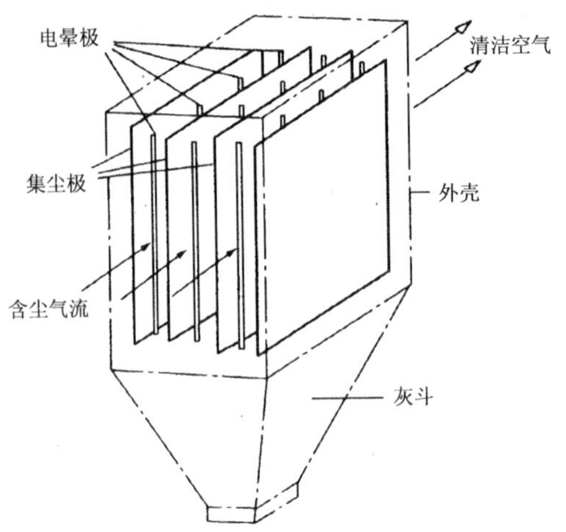

图 6-36 板式电除尘器结构示意

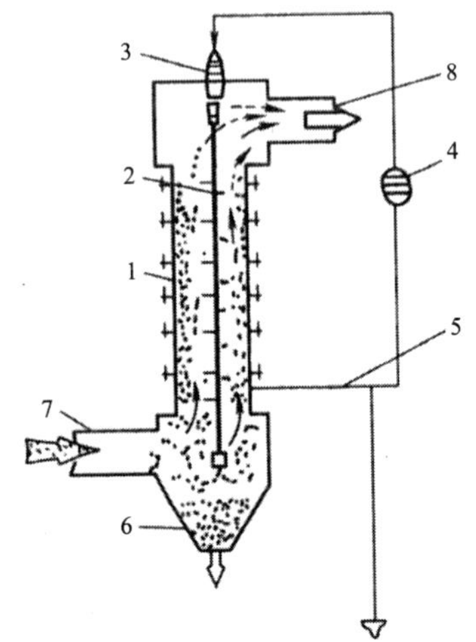

管式电除尘器工作原理

1-沉淀极；2-电晕极；3-绝缘子；

4-高压直流电源；5-接地线；

6-集灰斗；7-气体进口；8-气体出口

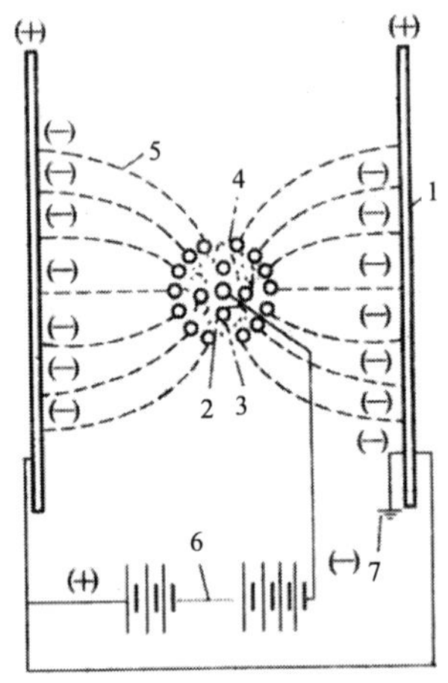

板式电除尘器工作原理

1-沉淀极；2-电晕极；3-荷电粉尘；

4-电晕区；5-粉尘轨道；

6-高压直流电源；7-接地线

图 6-37 静电除尘工作原理

电除尘器高压电场的作用就是在电晕极周围小范围内（半径仅为数毫米的电晕内区）使气体电离，产生大量自由电子及正离子。在离电晕极较远的区域（电晕外区），电子附着于气体分子上形成大量负离子（负离子数目可达 10^7～10^8 个/cm^3）。正、负离子及电子各向其异极性方向运动形成了电流，该现象称为“电晕放电”。当电晕极上施加负高压时称负电晕放电，施加正高压时称正电晕放电。

在电除尘器工作过程中，一般必须把高压直流电源的电压控制在 20～70 kV，避免电极间气体发生电击穿现象，形成短路。电除尘器不采用均匀电场，而是一极采用管形或板形，另一极采用金属丝，组成不均匀电场，以便既维持电晕放电现象，又不产生击穿现象。

（2）尘粒荷电

当含尘气体通过存在大量离子及电子的空间时，离子及电子会附着在粉尘上，附着负离子和电子的粉尘荷负电，附着正离子的粉尘荷正电。

（3）尘粒沉集

当含尘空气通过电除尘器时，在电场力作用下，荷电粉尘向其极性的反方向运动，即带正电的尘粒向电晕极移动，带负电的尘粒向阳极板移动。由于电晕区的范围很小，因此只有少量的尘粒会带正电沉积在电晕线上。大部分含尘气流是在电晕外区通过的，因此大多数尘粒都是带负电的，最后沉积在阳极板上。

当电除尘器的两极接入高压直流电源，阳极上收集的粉尘多于阴极上收集的粉尘。这是因为电场中电子与阴离子运动速度大于阳离子运动速度，且易于附着在尘粒上较快到达阳极的缘故。所以电除尘器多采用负电晕电场，板极多为正极。

（4）清灰

粉尘按其荷电极性分别附着在极板（大量）和极线（少量）上，通过清灰使其落入灰斗，排出除尘器。

3．静电除尘器设计

（1）静电除尘器的计算

① 临界电压

电除尘器开始产生电晕放电的电压称为起晕电压，达到火花击穿的电压称为击穿电压。对于管式电除尘器，可按圆柱形电容器电场强度计算方程式，结合有关临界电场强度经验计算公式，推导出临界电压计算式。

$$V_0 = E_0 R_1 \ln \frac{R_2}{R_1} \quad (\text{kV})$$

式中：E_0——临界电场强度，kV/cm；

R_1——电晕极导线半径，cm；

R_2——圆筒形沉淀极内半径，cm；

其中

$$E_0 = 31\delta\left(1 + 0.308 \cdot (SR_1)^{-\frac{1}{2}}\right) \quad (\text{kV/cm})$$

式中：δ——空气相对密度，$\delta = (T_0 p)/(T p_0)$，$T_0 = 298\text{K}$，$p_0 = 0.1\text{MPa}$，T、p 为运行状况下空气的温度和压力；

S——系数，当负电晕周围空气介质接近大气压时，$S = \dfrac{3.92p}{273 + t}$（$p$ 为空气介质压力，kPa；t 为空气温度，℃）。

求出板极式电除尘器的临界电压后，再乘以系数 1.5～2，即可作为电除尘器的实际工作电压。

② 驱进速度

尘粒随气流在电除尘器中运动，受到电场作用力、流体阻力、空气动压力及重力的综合作用，尘粒由气体驱向于电极称为沉降。当静电力等于空气阻力时，作用于尘粒上的外力之和等于零，尘粒在横向做等速运动，这时尘粒的沉降（运动）速度常称作驱进速度。驱进速度由下式计算：

$$\omega=\frac{ne_0E_x}{3\pi\mu d}\quad (\text{m/s})$$

式中：ne_0——尘粒上的最大荷电量，静电单位（1 静电单位=2.08×10^9 电子电荷）；

E_x——集尘极周围的电场强度，kV/cm；

d——尘粒直径，cm。

其中 E_x 可近似认为 $$E_x=V/b=E_f=E_p\quad (\text{kV/cm})$$

式中：V——电除尘器的工作电压，kV；

b——电晕极与集尘极的间距，cm

E_f——电晕极周围的电场强度，kV/cm；

E_p——电除尘器的平均电场强度，kV/cm。

③ 除尘效率

电除尘器的除尘效率计算为进入除尘器烟气中含尘量与除尘器捕集的粉尘量的比率。为更好地说明影响除尘效率的因素，除尘效率由下式表达：

管式电除尘器 $$\eta=L-\mathrm{e}^{-\frac{4\omega LK}{v_pD}}$$

板式电除尘器 $$\eta=L-\mathrm{e}^{-\frac{\omega LK}{v_pD}}$$

式中：ω——粉尘驱进速度，cm/s；

v_p——含尘气体的平均流速，cm/s；

L——在气流方向集尘极的总长度，cm；

b——电晕极与集尘极的间距，cm；

D——圆筒形沉淀极内半径，cm；

K——由电极的几何形状，粉尘凝聚和二次飞扬所决定的系数。

由此可见，电除尘器的除尘效率与其容积关系较大。假如除尘效率为 90%时，除尘器的容积为 1，则除尘效率为 99%时，除尘器的容积将增大为 2。

（2）静电除尘器设计要点

① 内部构造

a．沉淀极

沉淀极的结构形式是影响电除尘器的除尘效率的因素之一，在设计上要求：

有利于粉尘在板面上沉积，又能顺利落入灰斗，减少二次扬尘；

有利于极板的振打清灰；

形状简单，制造容易，便于安装；

刚度好，不易变形；

电性能好，板面的电场强度和电流密度分布均匀。

b．电晕极

电晕线的设计要求：

起晕电压低，放电强度高，电晕电流大；

机械强度高，能维持准确的极距；

易清灰；

耐腐蚀。

② 清灰装置

及时清除沉淀极和电晕极上的积灰，是保证电除尘器高效运行的重要环节之一，设计上要求如下：

a．湿式清灰：关键在于选择性能良好的喷嘴和合理地布置喷嘴。

b．机械振打清灰：确定合适的振打强度和振打频率，并在运行中根据实际情况现场调节。

c．声波清灰：正确布置声波发生器的位置，保证供气压力（0.6～0.7 MPa）和流量（1～4 m^3/min），注意防噪（设隔声罩）。

③ 气流分布装置

气流分布装置包括导流板及气流分布板。导流板对急剧扩散、转向的气流分隔和导向，使气流均匀流动和减少动压损失。由于含尘气体在电除尘器进口处，流速为 10～18 m/s，而在电除尘器内部只有 0.5～2 m/s，因此气流分布板通过增加气流压力损失，分配全流通面积上的气流，使断面气流均匀。

电除尘器中气流分布的均匀性对除尘效率影响很大。当气流分布不均匀时，在流速低处所增加的除尘效率远不足以弥补流速高处效率的降低，因而总效率降低。气流分布板的层数可根据气体进口管大端截面积与小端截面积比值选取。当比值≤6 时，取 1 层；≤20 时，取 2 层；＜50 时，取 3 层。

为保证气体速度分布均匀，常使用多孔板调整阻力系数。开孔率因气体速度而异，对于 1 m/s 的速度，开孔率取 50%较为合理。靠近工作室的第二层分布板的开孔率应比第一层小，即第二层分布板的阻力系数比第一层大，这就能使气体分布均匀。多孔板上的孔多为 30～80 mm 的圆孔。

④ 除尘器外壳

除尘器外壳必须保证严密。在设计上应注意外壳及其与进出口的连接处、振打机构穿过外壳处、石英套管及入孔门处等位置的严密性，使除尘器的漏风率不超过净化烟气量的 5%。为防止冷凝导致清灰困难或钢板腐蚀，需对外壳保温，以确保除尘器内温度高于烟气露点 20 以上。

⑤ 高压供电设备

电除尘器供电设备是组成电除尘器的关键设备之一，其电源要求是直流、高压（40～70 kV）、小电流（50～300 mA）。高压供电设备的要求是将工频 380 V 交流电升压到 60 kV 或更高的电压，在电除尘器出现击穿时，其绝缘性能要能够经受经常出现的超负荷运行，同时保持电极电压的稳定性。

⑥ 烟尘性质的控制

粉尘的比电阻：电除尘器适用于处理比电阻为 10^4～10^{11}Ω·cm 的粉尘。

a．烟气湿度

烟气中所含水分越大，其比电阻越小，粉尘层的导电性增大，击穿电压上升，这就允许在更高的电场电压下运行。电场强度的增高会使除尘效果显著改善。

b．气温度

电除尘器一般适宜在较低温度的条件下运行，但对于含湿量较高的烟气，其温度一定要保持在露点温度 20 以上，以避免冷凝结露，发生糊板，腐蚀和破坏绝缘。

c．烟气压力

电压高，其除尘效率也高。

d．粉尘浓度

电除尘器对所净化的气体的含尘浓度有一定的适应范围，当含尘浓度达到某一极限值时，通过电场的电流趋近于零，发生电晕闭塞，除尘效率显著下降。通常设置预级除尘器降低烟气的含尘浓度，使之符合要求后再送入电除尘器。电除尘器入口粉尘浓度通常不应超过 30 g/m^3。

e．粉尘粒径分布

根据尘粒的荷电机制，可分为离子碰撞荷电（电场荷电）和扩散荷电。大于 0.5 μm 的尘粒以电场荷电为主，小于 0.2 μm 的尘粒以扩散荷电为主。在电除尘器中，电场荷电起主要作用。粒径越大，除尘效率越高，对粒径为 20～40 μm 粉尘，可能出现效率最大值。尘粒直径为 0.1～1 μm 的粉尘是电除尘器最难捕集的，捕集效率最低的是 0.2～0.4 μm 的粉尘。

f．粉尘密度

堆积密度小的粉尘，由于单位体积内的孔隙率高，易形成二次扬尘，从而降低除尘效率。

g．黏附力

附着力大的粉尘不易振打清除，而附着力小的粉尘又容易产生二次扬尘。

⑦ 气流速度（电场风速）

气流速度的大小决定电除尘器的尺寸。为了节省投资，除尘器一般设计较紧凑，尺寸小。这样，气流速度必然大，粉尘颗粒在除尘器电场内的逗留时间就短。气流速度增大，导致气体紊流速度增大，二次扬尘和粉尘外携的几率也增大。粉尘在电除尘器中停留时间延长，可获得较高的除尘效率。但流速过低，粉尘被收集的概率并不能成比例提高。

一般情况下，尘粒在电场有效作用区间逗留 8～12 s，相应气流速度为 1.0～1.5 m/s。电除尘器的气流速度可参考表 6-13 确定。

表 6-13　电除尘器的电场风速

主要工业炉的电除尘器		电场风速/（m/s）
电厂锅炉飞灰		0.7～1.4
纸浆和造纸工业锅炉黑液回收		0.9～1.8
钢铁工业	烧结机	1.2～1.5
	高炉煤气	0.8～3.3
	碱性氧气顶吹转炉	1.0～1.5
	焦炉	0.6～1.2
水泥工业	湿法窑	0.9～1.2
	立波尔窑	0.8～1.0
	干法窑（增湿）	0.8～1.0
	干法窑（不增湿）	0.4～0.7
	烘干机	0.8～1.2
	磨机	0.7～0.9

主要工业炉的电除尘器	电场风速/（m/s）
硫酸雾	0.9～1.5
城市垃圾焚烧炉	1.1～1.4
有色金属炉	0.6

⑧ 极板间距（通道宽度）

极板、极线间距的 2 倍也称为极板间距，或称为通道宽度。对管式电除尘器而言即是管径。常规电除尘器通道宽度为 250～350 mm，对管式电除尘器而言，一般管径为Φ250～300 mm。极距增大，平均场强提高，极电流密度并不增加，对收集高比电阻粉尘有利。

⑨ 电场数

板卧式电除尘器中一般可将电场沿气流方向分为几段，每个电场不宜过长，一般取 2.5～5.4m。

4．技术措施

为保证电除尘器的除尘效率，实际工程应用中常采取如下技术措施：

（1）增宽极间距

电除尘器在结构不变的情况下，增大极间距（300～600 m），可以提高电除尘器的电场强度。增加电离程度可使电晕区扩大，电场电流变大，有利于粉尘的捕集。

（2）冷电极应用

对高比电阻尘粒的处理，常使用冷电极电除尘器。一般将电极做成管状，通入冷却水，使电极表面温度在 100℃以下，尘粒比电阻下降，便于电除尘。在电极变冷后尘粒和沉淀极之间结合力强，一般不易振落，清灰时用特制的刷子把粉尘从电极上刷下来。

（3）除尘器壳体保温

壳体保温可避免壳体壁局部冷却结露而产生的锈蚀、粉尘黏附、壳体变形等问题。

（4）气体冷却降温

可用锅炉预热器或表面冷却器，也可用喷水或混入空气的办法使气体冷却降温。

（5）保持电场气流速度的稳定性

密切注意各部件连接的密封性，避免周围空气吸入而扩大处理风量。

（6）降低气体含尘量

对于含尘量过高的气体，可采取增高电极电压、降低气体流速、采用多个电场除尘器等措施。而最根本的措施是设预级除尘装置，以降低含尘浓度。

（7）粉尘预凝

对于粒径很细的粉尘，可采用声波、湿法净化装置，使细粒尘预先凝集成团，使粒径增大后再引入电除尘器进行除尘。

（九）湿式除尘

湿式除尘是利用水（或其他液体）与含尘气体相互接触，在惯性碰撞、扩散、黏附和凝集等除尘机理的共同作用下，使尘粒与气体分离的一种除尘技术。湿式除尘与干式除尘相比，其优点是设备投资少、构造比较简单、净化效率较高，能够除掉 0.1 μm 以上的尘粒。其中最突出的优点是在除尘过程中还有降温冷却、增加湿度和净化有害有毒气体等作用，适合于高温、高湿烟气及非纤维性粉尘的处理，还可净化易燃、易爆及有害气体。但不足之处是要消耗一定量的水（或液体）量（一般运行条件下液气比为 0.4～0.8 L/m^3），粉尘的回收和泥浆处理困难，设备易受酸性或碱性气体腐蚀，除尘过程可造成水的二次污染。

利用湿式除尘技术设计制造的除尘装置称作湿式除尘器，也叫洗涤式除尘器或洗涤器，适用于与水不发生化学反应、不发生黏结现象的各类粉尘。根据湿式除尘器的工作原理，可分为重力喷雾、旋风式、自激式、填料式、泡沫式、文丘里和机械诱导式湿式除尘器。各类湿式除尘器的性能和操作范围见表 6-14。

表 6-14 湿式除尘器的形式、性能和操作范围

序号	除尘器形式	对 5 μm 尘粒的近似分级效率/%	压力损失/Pa	耗水量（液气比）/（L/m^3）
1	空心喷淋	80	125～500	0.67～2.68
2	旋风水膜	87	250～4 000	0.27～2.0
3	自激喷雾	93	500～4 000	0.067～0.134
4	泡沫板式	97	250～2 000	0.4～0.67
5	填料塔	99	50～250	1.07～2.67
6	文丘里	>99	1 250～9 000	0.27～1.34
7	机械诱导喷雾	>99	400～1 000	0.53～0.67

1. 泡沫除尘器

泡沫除尘器是一种使含尘气体通过泡沫而将粉尘洗涤并分离的湿式除尘器，其构造如图 6-38 所示。含尘气体由筒体下部进风口进入后，由于惯性力的作用，气流在改变方向时首先使较粗的尘粒沉降在筒体下部锥体中，并被排泄的水冲走。当含尘气体继续向上通过筛板上的圆孔时，在穿过筛板上部水层形成沸腾状的泡沫层，加大了气体和水的接触面积，因而增强了除尘效果。筛板孔径为 5～10 mm，筛孔中心距为 10～15 mm，按菱形排列。筛板上部水层厚度由溢流管控制。除尘器下部需安装水封排浆阀，如果除尘器直接放在沉淀池上，可以不设排浆阀。

泡沫除尘器适用于无腐蚀性的含尘气体和亲水性差的粉尘，如石灰石、煤粉等。

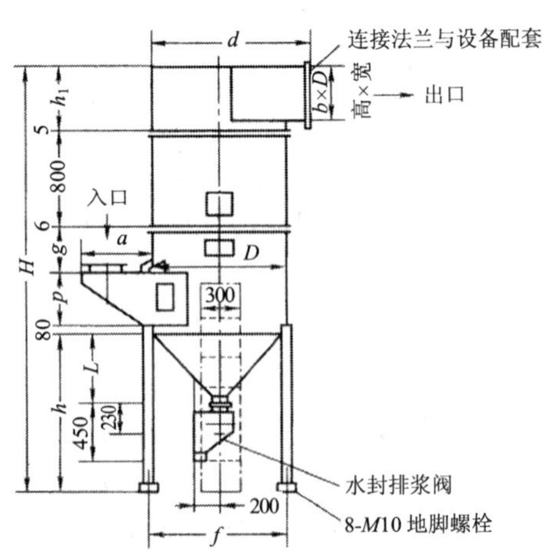

图 6-38 泡沫除尘器

2．水浴除尘器

水浴除尘器是一种构造简单、造价和运转费用较低的除尘器，且便于现场加工制造，其构造如图 6-39 所示。含尘气体经过风管进入除尘器后，在喷头处以高速喷出，冲击水面，形成泡沫和水雾，尘粒随气流冲入水中，细小的颗粒还可以在水雾中继续得到净化。水浴除尘器设计参数如下：

喷头出口风速：8～12 m/s；

水槽内气流速度：2～3 m/s；

进口管埋水深度：20～30 mm；

除尘器的流体阻力：980～1 750Pa。

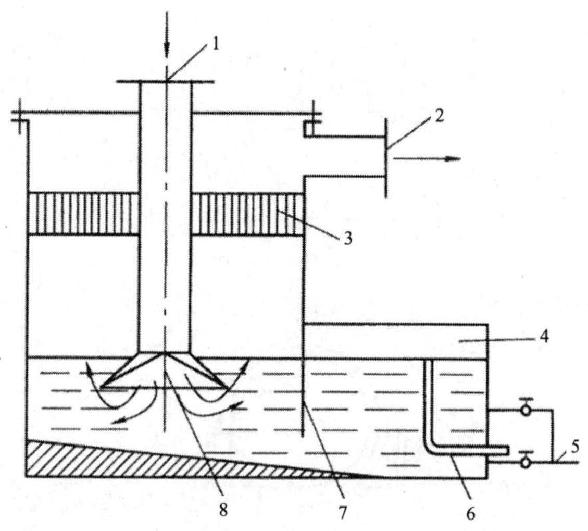

1-含尘气体入口；2-净化气体出口；3-挡水板；4-进水管；
5-排水管；6-溢流管；7-隔板；8-喷头

图 6-39　水浴除尘器构造示意

3．水膜除尘器

水膜除尘器是一种标准除尘器，其构造如图 6-40 所示。含尘气体沿切线方向进入除尘器筒体后，粉尘因离心力作用而初步分离，接着被除尘器壁从上部淋下的水膜所吸附，随水流至筒体底部经排浆口排出。该除尘器分为吸入式与压入式两种。前者安装在排风机前，后者安装在排放机后。

水膜除尘器适用于净化与水不发生反应的粉尘，除尘效率可达 95%。

4．自激式除尘器

自激式除尘器由洗涤除尘室及清灰、水位控制装置等组成，其构造如图 6-41 所示。这类除尘器结构简单紧凑，占地面积小，设计灵活，施工安装方便，易于维护管理。该除尘器增设了 S 形通道，使气流冲击水面激起的泡沫、水花充满整个 S 形通道，使气体和液体得以更充分混合，增加尘粒与液滴接触碰撞的机会，有利于提高除尘效率。

自激式除尘器配有水位自动控制装置，保持水位在±5 mm 范围内波动。设备内还配有排泥装置，可定期或连续将沉降在除尘器底部的沉泥排出。除尘器入口风速一般取 15～20 m/s，进气室的下降流速 3～4 m/s，S 形通道的气流速度维持在 18～35 m/s 为宜。设备阻力 1 000～1 600 Pa。除尘效率可达 95%。

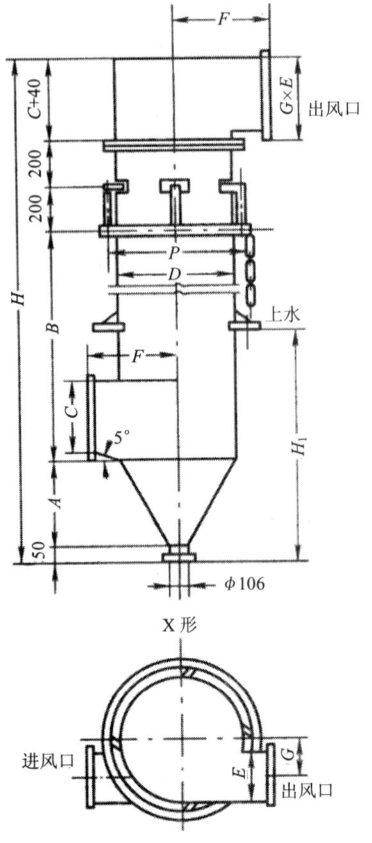

图 6-40　水膜除尘器构造

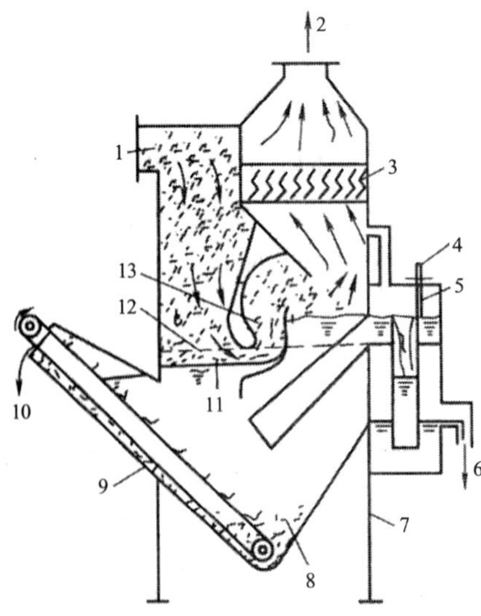

1-烟气入口；2-净化气出口；3-挡水板；4-水位控制；5-溢流箱；6-溢流水出口；
7-支架；8-污泥；9-排泥装置；10-污泥出口；11-运行时水位；12-静止时水位；13-S 形通道

图 6-41　自激式除尘器构造

5．文丘里除尘器

研究表明，减少雾化液滴的直径，提高液滴与尘粒间的相对速度，可进一步提高对微小尘粒的捕集效果。文丘里除尘器就是根据这一原理设计的一种高效除尘器。文丘里除尘器主要由文氏管本体，供水装置和气水分离器（也称脱水器）组成，其构造如图 6-42 所示。

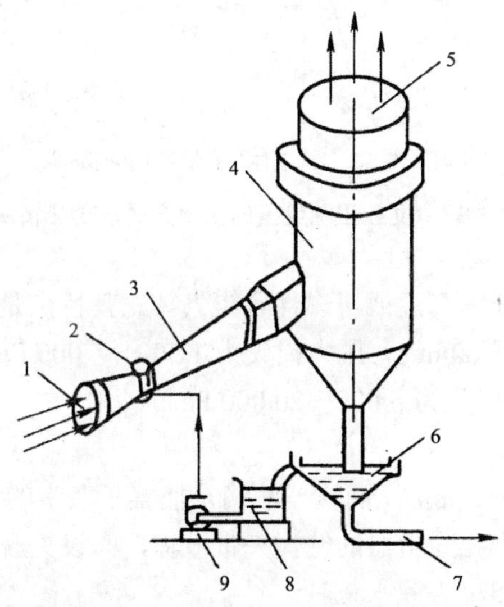

1-烟气入口；2-文氏管喉口；3-文氏管渐扩段；4-脱水器除雾器；5-净化气出口；

6-沉淀池；7-污泥排出口；8-循环池；9-循环水泵

图 6-42　文丘里除尘器构造示意

文氏管本体的工作包括雾化、凝聚和脱水三个阶段。含尘烟气进入收缩管后，由于断面积逐渐缩小，管内静压也逐渐转化为动能，使管内流速增加；气流进入喉管后，由于喉管断面积不变，管内静压下降到最低值，并维持不变，此时气流流速达到最高值；气流进入渐扩管，由于断面积逐渐扩大，管内静压逐渐得到恢复，气流流速也逐渐下降。如果在收缩管末或喉管处通过喷嘴引入洗涤液（文丘里除尘器的供水方式有 3 种，见图 6-43），该处的气流速度就很高，由喷嘴喷出的洗涤液在高速气流的冲击下，进一步雾化成更细小的雾滴，而且气、液、固（尘粒）三相的相对速度都很大，使它们得以更充分混合，从而增加了尘粒与液滴碰撞的机会。另一方面，由于洗涤液雾化充分，使气体达到饱和程度，从而破坏了尘粒表面的气膜，使尘粒完全被水气润湿。当气流进入扩散管后，这些被水湿润的尘粒与雾滴之间，以及不同粒径的尘粒或雾滴之间，在不同惯性力作用下，在相互碰撞接触中凝聚成粒径较大的含尘液滴。这些较粗的含尘液滴随气流进入脱水器后，在重力、惯性力、离心力的作用下从气流中分离出来，从而达到除尘目的。净化后的烟气经除雾器后排放。

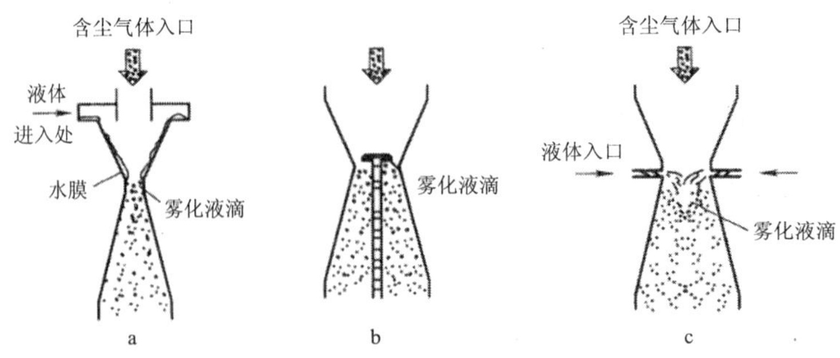

1-溢入式；2-盘式液体分布器；3-喉部进入

图 6-43 文丘里除尘器的供水方式及雾化情况

文丘里除尘器适用于处理高温或可燃性含尘气体。其特点是能量损失很大，低阻的文丘里除尘器（喉管流速 40～60 m/s）压力损失为 1 500～5 000 Pa，高阻文丘里除尘器（喉管流速 60～120 m/s）压力损失为 5 000～20 000 Pa。

6．脱水装置

气体在除尘过程中会带有液滴，而这些液滴是捕集了灰尘的，如果将其带出除尘器外，就要降低除尘效果。为了不让除尘器的气体夹带液体，需设置脱水装置。常见的脱水方法分为重力脱水、挡板脱水和离心脱水三种。

（1）重力脱水法

重力脱水法是通过降低空气流速，使液滴依靠重力沉降下来（见图 6-44）。其特点是脱水器构造简单，但需要的空间比较大。在重力脱水装置中，设于进气管出口的圆盘是为了避免进气管的气体冲击已被捕集的液体形成溅沫，气体中所携带的液滴在冲击圆盘后，大部分向侧面移动而到达器壁，然后流向底部。为避免气流把捕集到的液滴再次被带出，气流上升速度一般小于 0.3 m/s。

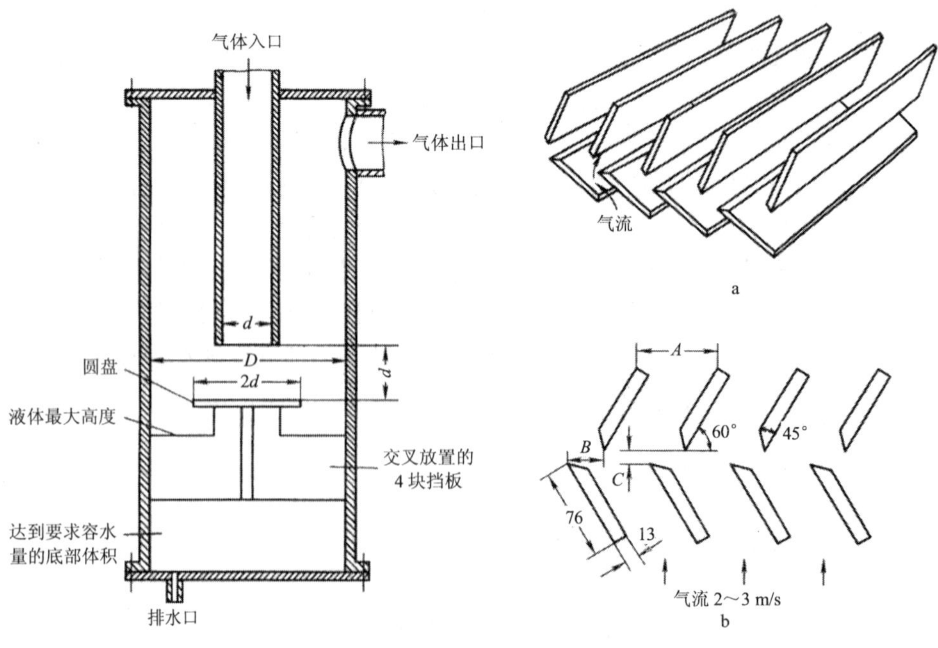

图 6-44 重力脱水器　　**图 6-45 挡板脱水器**

（2）挡板脱水器

挡板脱水器是利用曲折的挡水板捕集液滴的装置（见图 6-45）。挡板脱水器的特点是阻力低，一般在 100 Pa 左右，但较易为泥浆堵塞。

挡水板脱水器的挡板数量和角度是影响脱除雾滴效果的两个关键环节。通常挡板数量为 2～5 层，挡板角度与气流呈 40°～50°。如果只用一层挡板，其倾斜安装的角度（亦即气流与之碰撞的角度）和脱水效果很有关系；用两层以上挡板时，相邻两块板之间的距离会影响阻力和效果，因此挡板间的距离以 20～50 mm 为宜。因为挡水板捕集效率随着气流速度的增加而提高，所以通常可考虑 0.8 m/s 为最小速度。当空塔气流速度在 2.5 m/s 以下时，6 层 90°挡水板可获得良好的脱水效果。

（3）离心脱水器

离心式脱水器有多种形式，如普通的旋风除尘器也是其中一种，在工程中可参照旋风除尘器的性能进行设计和选用。作为旋风脱水器的改进型有叶轮脱水器和弯头脱水器两种。

五、有害气体净化

有害气体净化处理方法及相应设备主要包括燃烧法如焚烧炉、冷凝法如冷凝器、吸收法如喷淋塔、吸附法如活性炭吸附床、电子束照射法如电子束发生器、生物法如活性污泥法等。

（一）燃烧净化法

用燃烧方法来销毁有害气体、蒸气或烟尘，使之变成无害物质，称为燃烧法净化处理。燃烧净化仅能销毁那些可燃的或在高温条件下能分解的有害气体与烟尘，其化学作用主要是燃烧氧化，个别情况下是热分解。因此，燃烧法不能收回空气中含有的原来物质，只是把有害物质烧掉，但根据条件可回收燃烧氧化过程中产生的热量。

燃烧法广泛应用于有机溶剂蒸气及碳氢化合物的净化处理，也可以用于消除烟和臭味。

在考虑是否适用燃烧法时，需要先了解废气的温度、体积、化学组成、露点、起始浓度和最高容许排放浓度。根据燃烧条件的不同，分为直接燃烧、热力燃烧和催化燃烧三种。

1. 直接燃烧

直接燃烧（也称直接火焰燃烧）是将可燃的有害废气直接当作燃料来燃烧的方法。

（1）燃烧条件

直接火焰燃烧通常在 1 100℃以上进行，燃烧完全的产物应是 CO_2、N_2 和水气。直接燃烧适用于与空气混合后浓度接近于燃烧下限或者不加空气即可燃烧的废气。也就是说，只适用于有害废气中含可燃组分浓度较高，或燃烧氧化后放出的热量（即热值）比较高，能维持持续燃烧的气体。废气中可燃物含量在爆炸范围内的气体直接燃烧，需考虑安全问题。部分可燃物质在空气中可燃浓度范围见表 6-15。

（2）燃烧设备

直接燃烧的设备，可以使用一般的炉、窑，把可燃废气当燃料使用，也可在专用的燃烧器或焚烧炉内进行。对于敞开式的，特别是垂直位置的直接燃烧器，称为“火炬”。

表 6-15　部分可燃物质与空气混合的燃烧极限范围

可燃物质	可燃（体积百分比）范围下限	可燃（体积百分比）范围上限	可燃物质	可燃（体积百分比）范围下限	可燃（体积百分比）范围上限
氨	0.15	0.28	煤油	0.007	0.05
联氨	0.047	1.00	煤气	0.053	0.32
氢	0.04	0.75	焦炉煤气	0.044	0.34
氰化氢	0.06	0.41	高炉煤气	0.35	0.74
硫化氢	0.043	0.45	发生炉煤气	0.17	0.70
一氧化碳	0.125	0.74	油煤气	0.047	0.33
氰	0.06	0.32	甲醇	0.073	0.36
甲烷	0.053	0.14	乙醇	0.043	0.19
乙烷	0.030	0.125	正丙醇	0.021	0.135
丙烷	0.022	0.095	正丁醇	0.014	0.112
丁烷	0.019	0.085	甲醚	0.034	0.18
己烷	0.012	0.075	乙醚	0.019	0.48
庚烷	0.012	0.067	己醛	0.041	0.55
异辛烷	0.011	0.060	丙酮	0.03	0.11
乙烯	0.031	0.32	丁酮	0.018	0.1
乙炔	0.025	0.81	环己酮	0.011	0.207
苯	0.014	0.071	甲胺	0.049	0.140
甲苯	0.014	0.067	乙胺	0.035	0.174
萘	0.009	0.059	甲基氯	0.107	0.145
环丙烷	0.024	0.104	甲基溴	0.135	0.220
环己烷	0.013	0.080	氯乙烯	0.040	0.128
水煤气	0.070	0.72	二氯乙烯	0.097	0.197
加碳水煤气	0.055	0.36	二甲基硫	0.022	0.180
天然气	0.038 ～0.065	0.13～0.17	乙基硫醇	0.028	
汽油	0.014	0.076			
石脑油	0.008	0.05			

2. 热力燃烧

热力燃烧是把可燃的有害气体的温度提高到反应温度，使其进行氧化分解的净化方法，多用于处理可燃组分含量较低的废气。

（1）燃烧条件

在热力燃烧中，要净化的废气不是作为维持燃烧所用的燃料，而是燃烧的对象。大部分物质在温度 760～820℃和驻留时间 0.1～0.3 秒内即可变化完全，大多数碳氢化合物在温度 590～650℃就很快地被氧化，但 $CO \rightarrow CO_2$ 的氧化过程却需要较高的温度和较长的驻留时间。一般热力燃烧的反应温度为 760～820℃，这就需要用辅助燃料燃烧供热，以达到这个反应温度。一般燃烧炉设计的总驻留时间为 0.5 秒。

热力燃烧的条件是废气与氧气在反应温度下有充分的接触时间，这就是热力燃烧的三个要素，即反应温度（Temperature）、驻留时间（Time）、湍流混合（Turbulence）。热力燃烧法的另一个要点，是不能把所需燃料与全部废气相混合，而是用一部分废气来助燃，然后把另一部分废气（旁通废气）与高温燃气混合，以达到反应温度。因为使废气升温至

760℃所需的燃料，不能维持全部废气处于燃烧状态，维持稳定燃烧的温度不能低于1 150～1 320℃，否则就会熄火。热力燃烧的“3T”条件中的湍流混合，就是希望旁通废气与高温燃气处于较强的湍流状态，很快地达到分子混合水平，使废气中有害组分的分子能得到升温和氧化。部分废气燃烧净化所需的温度和时间见表6-16。

（2）燃烧设备

热力燃烧炉的主体结构分为燃烧器和燃烧室两部分。燃烧器的作用是通过燃烧辅助燃料以产生高温燃气，而燃烧室是使高温燃气与冷废气（旁通废气）湍流混合达到反应温度，并保持所需的驻留时间。

表6-16　部分废气燃烧净化所需的温度和时间

燃烧净化范围	燃烧驻留时间/s	反应温度/℃
碳氢化合物（HC）销毁90%以上	0.3～0.5	590～680
碳氢化合物＋CO销毁90%以上	0.3～0.5	680～820
臭味　销毁50%～90%	0.3～0.5	540～650
销毁90%～99%	0.3～0.5	590～700
销毁99%以上	0.3～0.5	650～820
烟和缕烟、白烟（雾滴）缕烟消除	0.3～0.5	430～540
（HC＋CO）销毁90%以上	0.3～0.5	680～820
黑烟（碳粒和可燃粒）	0.7～1.0	760～1 100

3．催化燃烧

催化燃烧是用催化剂使废气中可燃物质在较低温度下氧化分解的净化方法。

（1）燃烧条件

催化燃烧与热力燃烧法一样，将待处理的废气先混合均匀并预热到催化剂所需的起燃温度，通过催化剂层使废气中可燃物质发生氧化放热反应。催化燃烧仅适用于含有可燃气体、蒸气的废气净化，对含有大量尘粒雾滴的废气不宜采用此法净化。因为尘粒雾滴很易堵塞催化剂床层，而且能使催化剂本身污塞覆盖很快造成活性衰退。催化燃烧反应器工作原理见图6-46。

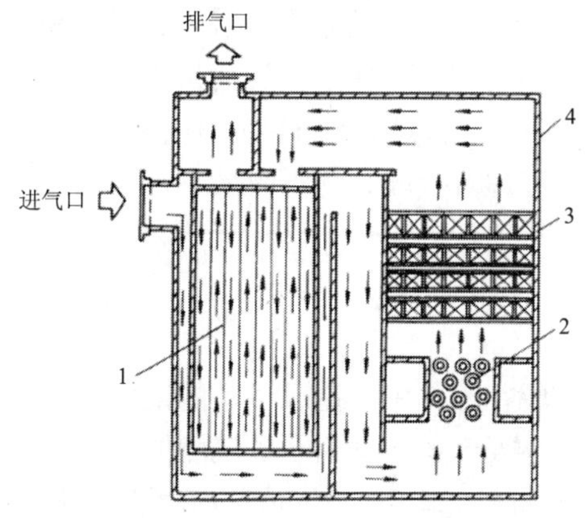

1-换热器；2-电热引燃器；3-催化床；4-外壳

图6-46　催化燃烧反应器工作原理

由于元素周期表中过渡族元素和Ⅷ族元素中的贵金属具有催化氧化的性能，它们及其氧化物常被用作催化燃烧催化剂的活性成分。贵金属催化剂主要有铂、钯，在较低温度时活性高，对各种成分选择性小，寿命较长，但价格高昂；过渡金属如铜、锰、钴、镍等的氧化物经过活化后制成的催化剂，活性较低，耐磨和耐热性差，但价格便宜。目前，用于催化燃烧炉中的催化剂层，是以金属筛网状、陶瓷蜂窝状的屉，或金属丝绕成的许多小球为载体，将催化剂活性组分电镀或涂布在上面。

催化燃烧还要考虑催化剂的更换、处理及催化剂的毒性问题。

（2）燃烧设备

催化燃烧反应器（炉）包括废气的预热段、燃烧室、催化反应器、余热回收及炉体外壳等部分。在预热段中，用燃烧器把经过预热回收换热器预热的待处理废气加热至起燃温度。催化剂段设有催化剂床层，床层深取决于达到一定的净化效果所需的平均停留时间（0.14～0.24 s），对整体载体催化剂来说，一般为 175～300 mm。催化燃烧的反应温度因需净化的气态污染物的不同而异，但必须不低于其着火点。大部分碳氢化合物和 CO 在 300～450℃的温度下通过催化剂层很快可氧化完全，最难被氧化分解的是甲烷，其反应温度需在 590～650℃。废气温度愈高，可燃组分愈高，催化剂起燃温度愈低则预热所需的热量愈少。催化燃烧的热回收程度关系到其方法能否应用的关键问题，设置热回收装置，可大幅度降低燃料费用，但同时也增加了热回收装置投资。炉体外壳结构材料要求没有热力燃烧那样严，一般采用钢结构，里面衬耐火材料，炉壳的长度从预热器到催化剂床层一般需 1.5～3 m。催化燃烧器的压力损失一般为 135～500 Pa。

（二）液体吸收净化法

液体吸收法是以液体为吸收剂，通过洗涤吸收装置使废气中的有害成分为液体所吸收，从而达到净化目的的一种处理方法。很多工业废气可用吸收净化法处理，如含 SO_2、H_2S、HF、卤代烃等废气以及含恶臭物的气体。要完成气体的吸收过程，必须使气液两相直接接触，既要有足够大的气液接触面积，又要保证有良好的接触条件。

液体吸收法可分为物理吸收和化学吸收两类。物理吸收是在吸收时并不伴有明显的化学反应的情况下，使有害成分溶解于吸收剂的一种吸收过程，其极限取决于吸收条件下的气液平衡关系，即只能进行到气相中的组分分压略高于组分在溶液面的平衡压力为止。化学吸收则是有害成分与吸收剂之间发生化学反应而生成另一种新物质，吸收的极限同样为气液相平衡和化学反应所限制。由于需净化的废气往往气态污染物含量低、气量大、净化要求高，这就要求吸收净化过程具有较高的吸收效率，而物理吸收一般难以满足要求，故化学吸收常常成为首选的处理方法。

1. 吸收原理

（1）平衡关系

气液两相接触，气体溶解在液体中，造成一定的溶解度。溶解于液体中的气体作为溶质，具有一定的分压，其大小表示该溶质返回到气相的能力。当溶质产生的分压与气相中该组分的分压相等时，气液传质达到平衡，气体溶解过程终止，溶解度达到了一个极限值，即平衡溶解度。当达到气液平衡时，溶质气体的分压称为该液体浓度下的其组分的平衡分压，可以理解为饱和蒸气压。显然，溶质气体的平衡分压愈小，则愈容易溶解，即其溶解度愈大；反之，溶质气体的平衡分压愈大，则其溶解度愈小。气体在液体中的溶解度，一般随压强的增加而增大，随温度的升高而减少。因此加压、冷却可使气体在液体中的溶解度增加，有利于吸收过程的进行。

（2）扩散和吸收

吸收的过程也就是有害气体从气相转移到液相吸收剂中的传质过程，传质过程的基础是物质的扩散，其速率取决于扩散物质和介质的扩散特性。一般有害气体在气相介质中的扩散系数大致在 0.03～0.1 m^2/h，且随温度的上升和压力的下降而增大。事实上，有害气体在液相介质中的扩散系数则小得多，只有气相中的 10^4～10^5 分之一。

液体吸收法的机理基于“双膜理论”。在吸收设备中，气液两相常呈湍流，有害气体不仅由于分子运动造成的分子扩散，主要还是依靠流体湍流造成对流扩散，由气相高浓度处转向液相低浓度处。

（3）气、液膜控制

吸收过程的总阻力为气膜阻力与液膜阻力之和。当气体的溶解度很大，吸收速率主要受气相一侧的阻力所控制，因而这过程称之为气膜控制过程。当气体的溶解度很小，吸收速率主要受液相一侧的阻力所控制，因而这过程称之为液膜控制过程。当气体的溶解度适中，气、液两膜的吸收阻力均较显著，都不能省略，这过程称之为气、液膜控制。

根据物理吸收过程判别气、液膜控制模式，可通过下列经验公式，以无因次比值来判别：

$$\left(\frac{\rho_A}{M_A}\right)\frac{1}{HP}$$

式中：ρ_A——被吸收组分 A 在气体的实际温度和压强下的密度，kg/m^3；

M_A——被吸收组分 A 的分子量；

H——溶解度系数，kg·mol/（m^3·Pa）；

P——总压强，Pa。

① 当 $\left(\frac{\rho_A}{M_A}\right)\frac{1}{HP}<5\times10^{-4}$ 时，则吸收过程需气膜控制；

② 当 $\left(\frac{\rho_A}{M_A}\right)\frac{1}{HP}>0.2$ 时，则吸收过程属液膜控制；

③ 当 $\left(\frac{\rho_A}{M_A}\right)\frac{1}{HP}$ 值处于上述两者之间，则气膜阻力和液膜阻力都有相当的影响。

分清是气膜控制或液膜控制，为选定吸收工艺条件提供了依据。例如对于气膜控制过程，就应采取减少气膜阻力的措施，如增大气速或者增大气液比以增加气相湍流程度、减薄气膜厚度，使其有利于提高吸收速率。如为液膜控制，则应增大流体流量，如加大喷淋密度以增大液相湍动程度。

部分吸收过程中膜控制情况列于表 6-17。

表 6-17　部分吸收过程中膜控制情况

气膜控制	液膜控制	气、液膜控制
水或氨水吸收氨 浓硫酸吸收三氧化硫 水或稀盐酸吸收氯化氢 酸吸收 5%氨 碱液或氨水吸收二氧化硫 氢氧化钠溶液吸收硫化氢 液体的蒸发或冷凝	水或弱碱液吸收二氧化碳 水吸收氧 水吸收氢 水吸收氯	水吸收二氧化硫 水吸收丙酮 浓硫酸吸收二氧化氮 碱液吸收硫化氢

2. 吸收剂

（1）吸收剂种类

根据吸收剂的用途，可分为水吸收剂、碱性吸收剂、酸性吸收剂、有机吸收剂和氧化剂吸收剂。水吸收剂通常吸收易溶于水的气体，其吸收效率与温度有关，一般随着温度的增高吸收效率下降；当气体中有害组分含量很低时，水吸收效率很低。碱性吸收剂通常用于吸收能和碱起化学反应的有害组分。酸性吸收剂通常可以增加有害组分在稀酸中的溶解度或是发生化学反应。有机吸收剂主要用于吸收有机气体。氧化剂吸收剂可以氧化分解更有效地吸收某些有机气体。吸收剂和待处理有害组分的搭配见表 6-18，对某些恶臭物质的有效吸收剂见表 6-19。

表 6-18　吸收剂和待处理有害组分的搭配

吸收剂种类	吸收剂主要成分	反应	待处理有害组分
水	水	物理吸收	氨、苯酚、氯化氢、二氧化硫等
有机吸收剂	洗油、煤油、柴油、机油、邻苯二甲酸二丁酯等 聚乙醇醚、冷甲醇、二乙醇胺	物理吸收	苯、甲苯、二甲苯等 部分有害酸性气体，如硫化氢、二氧化碳等
活性炭悬浊液	活性炭粉末	物理吸收	硫化氢、甲醇、有机酸、二氧化硫、硫化甲基等
碱性吸收剂	氢氧化钠、碳酸钠、氢氧化钙、氨水等	化学吸收	硫化氢、甲醇、有机酸、二氧化硫、氮氧化物、氯化氢、氯气等
酸性吸收剂	盐酸、醋酸、硫酸、硝酸等	化学吸收	氨类、胺类、氮氧化物、铅烟等
氧化剂吸收剂	次氯酸钠、臭氧、高锰酸钾、过氧化氢、重铬酸钾、亚硫酸钠、次溴酸钠等	化学吸收	甲醛、乙醛、硫化氢、甲醇等

表 6-19　某些恶臭物质的有效吸收剂

恶臭物质		有效吸收剂	
分类	名称	名称	原理
硫化物	硫化氢 H_2S	苛性钠（NaOH）	与 NaOH 中和反应 $H_2S+2NaOH \rightarrow Na_2S+2H_2O$ $H_2S+Na_2S \rightarrow 2NaHS$

恶臭物质		有效吸收剂	
分类	名称	名称	原理
硫化物	甲硫醇 RSH（CH_3SH）	苛性钠（NaOH） 次氯酸钠 （NaClO）	R 为 CH_3、C_2H_5、C_3H_7…… $CH_3SH+NaOH \rightarrow CH_3SNa+H_2O$ 存在氧化剂时，由二硫化甲基氧化成为磺酸 $RSH \rightarrow RSSR \rightarrow RSO_2Cl$（水解）$\rightarrow RSO_3H$
	二硫化甲基 $R_2S_2[(CH_3)_2S_2]$	次氯酸钠 （NaClO）	不溶于水，在氧化剂中被氧化成为磺酸、反应极慢 $RSSR \rightarrow RSO_2Cl \rightarrow RSO_3H$
	硫化甲基 $R_2S[(CH_3)_2S]$	次氯酸钠 （NaClO）	不溶于水，用氧化剂可被氧化吸收，反应慢
氮氧化物	氨 NH_3	硫酸（H_2SO_4） 乙二醛 （CHO·CHO）	易溶于水，仅在水中利用气液平衡吸收有一定限度，与硫酸中和反应，即可几乎被完全去除 与作为消臭剂的乙二醛起化学反应成为无臭物质
	胺（三甲胺） RNH_2、R_2NH、R_3N、$(CH_3)_3N$	硫酸（H_2SO_4）	与酸反应成为可溶于水的物质
	氮环化合物 吡啶 C_6H_5N 吲哚 C_8H_7N	硫酸（H_2SO_4）	与酸反应成为盐而被吸收
醛	甲醛 HCHO 丙烯醛 CH_2CHCHO	次氯酸钠+苛性钠 （NaClO+NaOH） 亚硫酸钠 （Na_2SO_3） 次氯酸钠+苛性钠 （NaClO+NaOH）	稍溶于水，在氧化剂中被分解，与碱中和吸收 与亚硫酸钠反应成为可溶性物质，吸收效果好，但在空气中被氧化成为芒硝，实用性较差 几乎不溶于水，在氧化剂中成为丙烯酸，在碱液中被中和吸收
有机酸	乙酸 CH_3COOH	苛性钠（NaOH）	一般易溶于水，与碱中和以增加吸收速率
酚	苯酚 C_6H_5OH 乙二醇 $CH_3 \cdot C_6H_4OH$	苛性钠（NaOH）	稍溶于水，与碱反应以增加吸收速率

（2）吸收剂的选用原则

① 对被吸收组分的溶解度要高和吸收速率要快，以提高吸收速度、增大对有害组分的吸收率和减少吸收剂用量及设备尺寸。

② 为了减少吸收剂的耗损，其蒸气压应尽量低。

③ 无腐蚀性，以减少设备防腐蚀费用。

④ 无臭、无毒、难燃，化学稳定性好，冰点要低。

⑤ 黏度低，比热小，不起泡。

⑥ 有利于被吸收组分的回收利用。

⑦ 来源充足，价格低，易再生和重复使用。

3．吸收装置分类与选择

在选用吸收装置时，要求吸收装置的处理能力要大、压力损失要小、结构力求简单、吸收效率高、操作弹性大等。对气膜控制的吸收过程，一般应采用可使气相湍动、液相分散的液相分散型装置，如填料塔类。对液膜控制的吸收过程，则宜采用可使液相湍动、气相分散的吸收装置，如各类板式塔。也就是说，在满足了必需的液气比前提下，如果吸收是由气膜控制时，则应选择气相传质系数大的装置；如果吸收是由液膜控制时，则应选择液相传质系数大的装置。对于一般化学吸收过程，则宜按气膜控制来考虑。

根据物质性质的特点，对吸收过程中产生大量热，需要移去的过程，或需有其他辅助物料加入或引出的过程，宜用板式塔。对于易起泡、黏度大、腐蚀性严重、热敏性物料宜用填料塔；对有悬浮固体颗粒或有淤渣的宜用筛板等板式塔。

常见的各种吸收装置结构示意见图 6-47，有关性能参数见表 6-20。

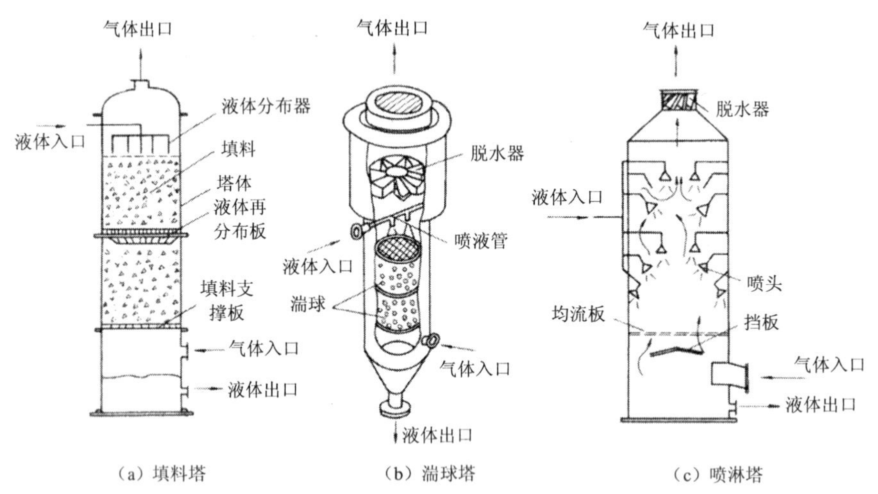

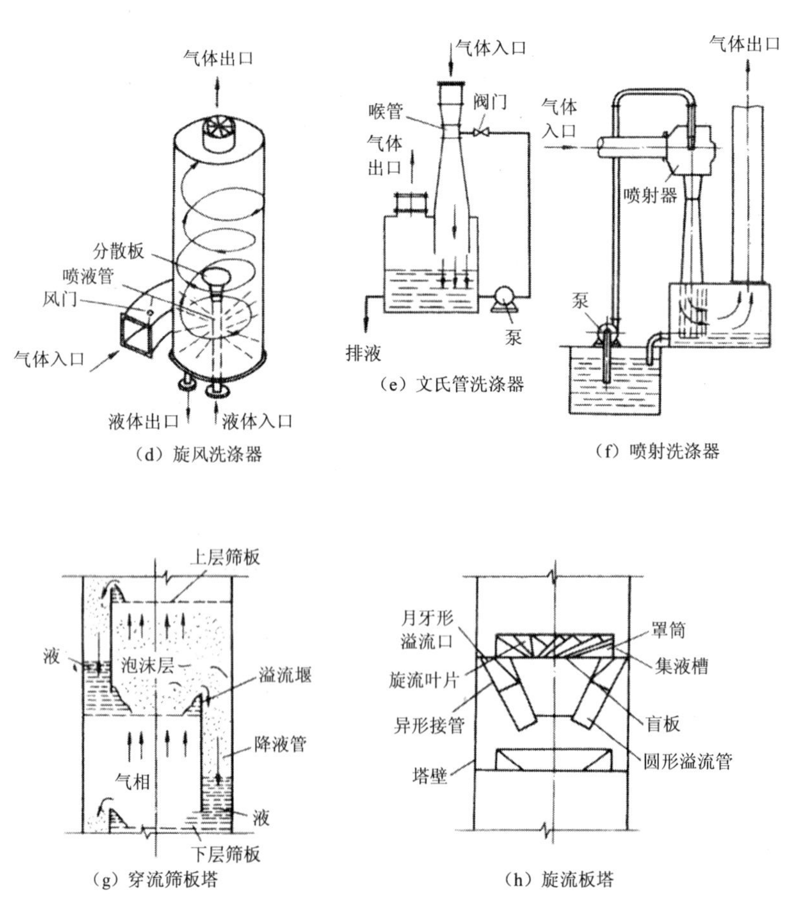

图 6-47　各种吸收装置结构示意

表 6-20　各种吸收装置有关性能参数比较

装置名称	液气比/（L/m^3）	空塔速度/（m/s）	压力损失/Pa	图形 6-47
填料塔	1.0～10	0.3～1.0	1～4 m，500～2 000	（a）
湍球塔	2.7～3.8	0.5～6．0	每段 400～1 200	（b）
喷淋塔	0.1～1.0	0.2～1.0	200～900	（c）
旋风洗涤器	0.5～5．0	1.0～3.0	500～3 000	（d）
文氏管洗涤塔	0.3～1.2	喉口 30～100	3 000～9 000	（e）
喷射洗涤器	10～100	喉口 20～50	0～200	（f）
穿流筛板塔	3～5	＞3.0	每层 20～600	（g）
旋流板塔	5	3.0～4.0	每块板 200	（h）

4．常见的吸收装置特点

（1）填料塔

气液在塔内通常呈逆流流动，塔内设置的填料使气液两相有较大的接触表面，达到良好的传质效果。填料塔具有结构简单，阻力小，便于用非金属耐腐蚀材料制造，适于小直径塔等优点。但用于大直径塔时则往往效率低、所需填料随塔径增大而迅速增大，因而有重量大、造价高，对液相喷淋要求高等缺点。填料塔的清理、检修较麻烦。目前以小直径塔（如 1.5 m 以下）应用较多。

填料塔内的传质主要发生在填料表面的液膜内。填料可分为实体填料和网体填料两大类，实体填料如拉西环、鲍尔环、鞍形填料、波纹填料等；网体填料则是由丝网制成的各种填料，如鞍形网、θ 网环填料等。液体喷淋装置有多种，可分为管式、莲蓬式、盘式等。

一般来说，填料塔不适用于气、液相中含有较多固体悬浮物的场合，如锅炉燃烧后尾气中含有大量粉尘、煤焦油等，很易堵塞通道，造成压降过大。

湍球塔是一种特殊的填料塔，塔内分层装有若干很轻的湍球。气体以极高的速度通过液层，使湍流处于流化状态，湍球表面的液膜是气液转质的主要场合，且处于不断更新的状态，因而塔内传质、传热效率高，与普通填料塔相比，塔径可缩小。它的优点是气、液分布均匀，不易堵塞，适用于快速反应化学吸收过程，如用水吸收氨、碱吸收含 HCl 废气、NaOH 溶液吸收含 SO_2 废气等，以及除尘过程。它的缺点是有一定程度的返混，传质单元数受到一定的影响。此外，湍球材质的选择以及防球的老化、破损等是长期操作要考虑的问题。

（2）板式塔

在板式塔内有多块板式分离部件，吸收液从塔上部向塔下逐级流下，气体从塔下部向上逐级穿过塔板，气液两相在塔板上充分接触，进行传质、传热和（或）化学反应。与填料塔相比，板式塔空塔速度较高，因而生产能力较大，但压降也较大。大直径的板式塔相对较轻、造价较低、检修清理容易。

板式塔的塔板可分为有降液管及无降液管（穿流板）两类，依在塔板上气液两相的流动关系，可分为错流型（如一般的单流型及双流型）、逆流型（如穿流板）及并流型（如气体提升管型的卧式塔）。依气液两相在塔板上的接触状态，可分为鼓泡状态及喷射状态或可渡状态 3 类。塔板的结构形式可有很多种，如筛板、导向筛板、螺旋形斜孔筛板、浮动筛板、垂直筛板、旋流板、泡罩板、浮阀板、舌形板、浮动喷射板等多种。

（3）喷淋塔

在喷淋塔内，液体呈分散相，气体呈连续相，适用于极快或快速反应的化学吸收过程。喷淋塔的特点是结构简单、压降低（通常低于 250～500 Pa，不包括除雾分离器及气体分布板）、不易堵塞、气体处理能力较大（气体在塔内的速度为 1.5～6 m/s，停留时间通常在 20～30 s）、投资费用低。缺点是效率较低、占地面积大，气速大时，雾沫夹带较板式塔严重。

为保证吸收效率，使气液分布均匀、充分接触，喷淋塔通常采用多层喷淋。喷淋塔的关键部件是喷嘴，可分为机械离心式喷嘴和冲击式喷嘴等几种。喷淋塔常用于规模较大的锅炉烟气湿法脱硫以及作预冷却器。

（4）鼓泡塔

鼓泡塔的结构如图 6-48 所示。鼓泡塔是圆柱形塔内存有一定量液体，气体从塔下部多孔花板下方通入，穿过花板时被分散成很细的气泡，在花板之上形成一鼓泡层，使得气液间具有大的接触面。该塔型适宜于进行中速或慢速化学反应吸收。鼓泡塔中液体可以流动，也可以不流动，液流与气流可以逆流，也可以并流。塔内气体流量通常较小，且气体压降较大，不适宜于处理大量气体。

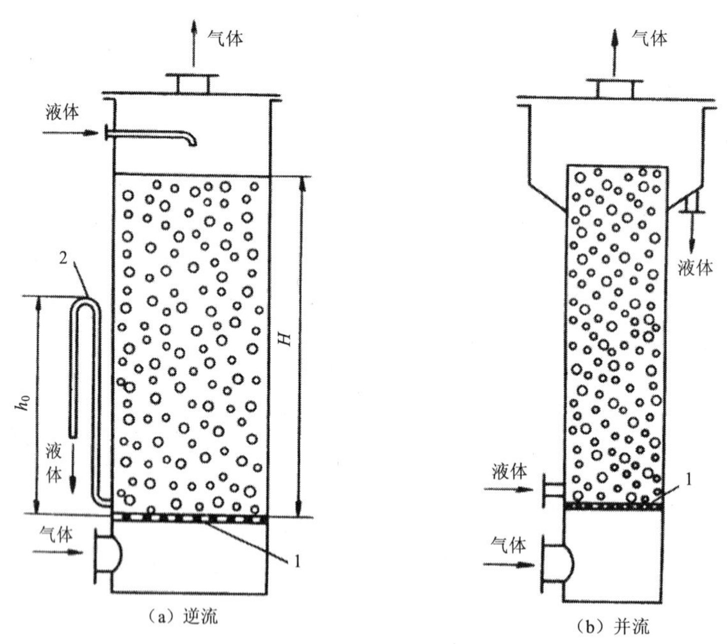

1-支承板；2-Π 形管

图 6-48　鼓泡塔结构

（5）降膜吸收器

降膜吸收器的结构如图 6-49 所示。降膜吸收器是使沿竖直管（或板）壁呈膜状流动的液体与管中心（或板附近）流动的气体接触的吸收设备，又称为湿壁塔。降膜吸收器的传质场所在管内壁表面的液膜，其吸收效率与液体分布的均匀性较大关系。与其他塔型相比，湿壁塔的气液传质面积有限，效率不高。它的优点是压降小，气体负荷大，气相与液相的返混小。为增加气液接触面，可做成列管式或板状填料式，且液膜可用于间壁冷却，带走反应热或吸收热，因而适宜于热效应高的吸收过程。

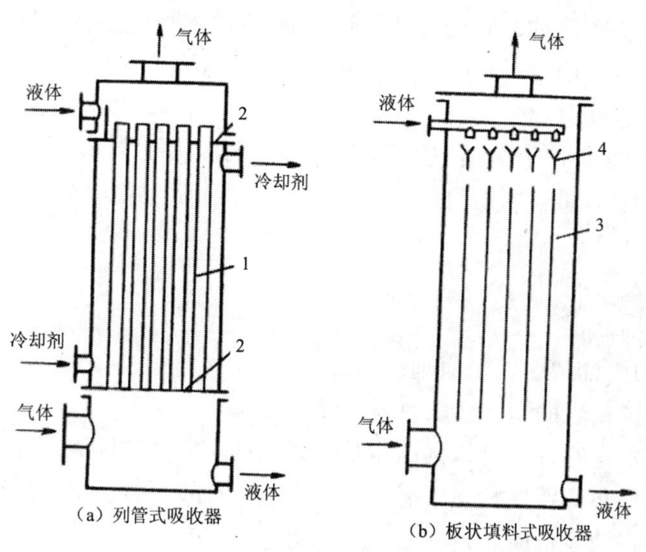

（a）列管式吸收器　（b）板状填料式吸收器

1-列管；2-管板；3-薄板；4-分布器

图 6-49　降膜吸收器

（三）固体吸附净化法

吸附作用是一种或数种物质的原子、分子或离子附着在另一种物质表面上的过程。吸附净化法就是利用多孔固体（吸收剂）将流体（气体或液体）混合物中一种或多种组分积聚或凝缩在表面，达到分离目的的方法。吸收过程作为一种分离过程，且吸附剂往往能有效地捕集浓度很低的气态污染物，因而在有机化工、石油化工等行业有害气体的治理方面广泛应用。

吸附过程的不足之处是吸附剂容量往往有限，需要频繁再生，间歇吸附过程的再生操作麻烦且设备利用率不高。因而吸附净化法一般适合于对那些污染物含量较低的废气的治理，可减少再生次数。

1. 吸附原理

就物质内层分子从它周围分子方面所受到的引力来说，其平均值在各个方向上都是相同的。而在物质表面层的分子，受内层分子的引力却与受外界的引力不同。一般情况下，内层分子的引力比从外界如空气分子方向所受到的引力大。由于表面层分子具有一种向内的引力差，所以表面上的分子总是比内层分子有较高的能量（表面能）。表面越大，表面上的分子数越多，表面能也就越大。

一切固体常具有或多或少的能把周围介质内的原子、分子或离子吸附到自己表面上来的能力。处于固体表面的表面能，具有吸附某种物质而降低表面能的倾向。这种降低能量的倾向导致了吸附过程是一个自动进行的过程。换句话说，就是吸附剂的表面吸附那些能够降低它的表面张力的物质。具有吸附作用的物质称为吸附剂，被吸附的物质称为吸附质。

对吸附剂而言，它所具备的表面能越大，能吸附的物质也就越多。1 g 吸附剂所具有的总表面积称为比表面积（单位是 m^2/g），它是吸附剂的理化指标之一。

根据吸附剂表面与吸附质之间作用力的不同，分为物理吸附和化学吸附两类。物理吸附是由于分子间引力引起的，它的特征是吸附剂与吸附质不发生化学作用，吸附强度小，热效应不大。在物理吸附过程中，被吸附的气体可以很容易（特别是温度升高时）从吸附剂表面驱出，并不改变其原来的性状，是个可逆过程。化学吸附是由于固体表面与被吸附物之间的化学键力起作用的结果，该吸附需要一定的活化能，故又称活性吸附。它的特征是在化学吸附过程中，被吸附的气体往往已经发生了化学变化，不再是原有性状了，其过程大都是不可逆的。

2．吸附剂

（1）吸附剂选择

选择吸附剂时，需遵循以下原则：

① 具有巨大的内表面积，要求有较大吸附量；

② 具有良好的选择性，以达到净化某种或几种污染物的目的；

③ 具有良好的再生特性和耐磨能力，还要求有对酸、碱、水、高温的适应性；

④ 来源广泛，成本低廉。

（2）吸附剂种类

常用的吸附剂有活性炭、分子筛、硅胶、硅藻土、活性氧化铝以及合成沸石、天然沸石等。

① 活性炭

活性炭是由各种含碳物质（包括骨头、煤、椰壳、木材、渣油、石油焦等）炭化后，经过特殊的加工和活化处理而成。活性炭是常用的吸附剂，其可以是 1～7 mm 大小的颗粒（柱状、球状或粒状），也可是粉末，具有性能稳定、抗腐蚀等优点，常被用于吸附空气的有机溶剂、恶臭物质以及工业废气中的 NO_x、SO_2 等。活性炭具有可燃性，使用温度一般不超过 200℃。

② 硅胶

硅胶是硅酸凝胶脱水的产物。硅凝胶可由硫酸、盐酸或酸性盐溶液与硅酸钠溶液作用而得，用水洗涤后，在 115～130℃下干燥脱水至湿含量为 5%～7%时制成硅胶。硅胶一般为 0.2～7 mm 的粒状或球状，主要用于吸附水蒸气，还常被用于回收处理有机蒸气。

③ 分子筛

分子筛是一种人工合成泡沸石，为多孔型硅酸盐骨架结构。分子筛的特点是孔径整齐均一，因而具有高的吸附选择性，就像筛子一样，能选择性地吸附直径小于某个尺寸的分子；同时分子筛又是一种离子型吸附剂，对极性分子、不饱和有机物具有选择吸附能力，常用于脱硫、脱氮、含汞蒸气的净化等。

④ 活性氧化铝

活性氧化铝是将含水氧化铝在严格升温条件下，加热到 464℃，使之脱水而制得。活性氧化铝对水有较强的吸附能力，主要用于气体和液体的干燥、石油气的浓缩和脱氢、含氟废气的治理等。

常用的工业用吸附剂的物理性质见表 6-21。

表 6-21 吸附剂的物理性质

性质	白土	活性氧化铝	硅胶	活性炭	沸石分子筛
真密度/（g/cm^3）	2.4～2.6	3.0～3.3	2.1～2.3	1.9～2.2	2.0～2.5
表观密度/（g/cm^3）	0.8～1.2	0.8～1.9	0.7～1.3	0.7～1	0.9～1.3
填充密度/（g/cm^3）	0.45～0.56	0.49～1.00	0.45～0.85	0.35～0.55	0.6～0.75
孔隙率/%	0.4～0.55	0.40～0.50	0.40～0.50	0.33～0.55	0.30～0.40
比表面积/（m^2/g）	100～350	95～350	300～830	600～1 400	600～1 000
微孔体积/（cm^3/g）	0.6～0.8	0.3～0.8	0.3～1.2	0.5～1.4	0.4～0.6
平均微孔径/10^{-10} m	80～200	40～120	10～140	20～50	—
比热容/[J/（g·K）]	0.84	0.88～1.00	0.92	0.84～1.05	0.8
导热系数/[kJ/（m·h·K）]	0.355	0.5	0.5	0.50～0.71	0.18

⑤ 浸渍吸附剂

浸渍吸附剂是将吸附剂先吸附某种物质，然后用这种处理过的吸附剂去净化含污染物的废气，使污染物与浸渍物在吸附剂表面上发生反应；或由于浸渍物的催化作用，使吸附剂表面上的污染物发生催化转化，以达到净化废气的目的。常见的浸渍吸附剂见表 6-22。

表 6-22 常见的浸渍吸附剂

吸附剂	浸渍物	吸附的污染物	化学变化
活性炭	溴	乙烯、其他烯烃	生成双溴化物
	氯、碘、硫	汞	生成卤化物、硫化物
	醋酸铅、碘	硫化氢	生成硫化铅，硫单体
	硅酸钠	氟化氢	生成氟硅酸钠
	磷酸	氨、胺类、碱雾	生成相应的磷酸盐
	碳酸钠、碳酸氢钠、氢氧化钠	酸雾、酸性气体	生成相应的盐
	氢氧化钠	氯	生成次氯酸钠
	氢氧化钠	二氧化硫	生成亚硫酸钠
	亚硫酸钠	甲醛	将甲醛氧化
	硝酸银、氯	汞	生成银汞齐、氯化汞
	铜、铁、锌、铬、钒等氧化物	H_2S 及 COS、硫醇等含硫有机物	相应的盐、CO、CO_2、H_2O 等
活性氧化铝	高锰酸钾	甲醛	将甲醛氧化
	碳酸钠、碳酸氢钠、氢氧化钠	酸性气体、酸雾	生成相应的盐
泥煤、褐煤	氨	二氧化氮	生成硝基腐殖酸铵

（3）吸附剂的再生方法

吸附剂在吸附达到饱和后，需采用某种方法进行脱附才能恢复其吸附性能，这种方法称为再生。吸附剂的再生方法包括水蒸气再生法、惰性气体再生法、热空气再生法、热力再生法、烟道气再生法、化学再生法、减压再生法、微生物再生法和微波再生法等，其中前四种方法较为常用。

① 水蒸气再生法

根据吸附力和分子量的函数关系，摩尔容积越小，即分子量越小，沸点越低，吸附力就越小，越容易脱附再生。当溶剂蒸气的摩尔容积在 80～190 ml/mol 时，可用活性炭吸附并回收溶剂。因此，可使用相当于吸附质量 1～5 倍的蒸气量进行再生。低沸点溶剂用 100～150℃水蒸气脱附；高沸点溶剂用 200～400℃的过热蒸气进行脱附。

对于亲水性（水溶性）溶剂的活性炭吸附装置，不宜采用水蒸气脱附的再生方法。

② 惰性气体再生法

对于吸附剂中吸附气体分压极低的气体，可用惰性气体（通常用氮气）加热到 300～400℃进行脱附再生。此法无冷凝水，不需要排水处理设备，常用于回收醇类、酮类及水溶性溶剂等。

③ 热空气再生法

此法用空气为脱附载体气，因而不宜用于回收可燃性溶剂，但十分适用于卤族溶剂的脱附、回收。脱附再生温度宜控制在 125℃以下，因为卤族溶剂在 130～140℃时会急速分解。

在用热空气再生法脱附回收卤族溶剂时，无须排水处理，也不会着火，因此运行费用低而且安全。

④ 热力（高温焙烧）再生法

当吸附质摩尔容积大于 190 ml/mol 或采用化学吸附的情况下，需将吸附剂从装置中取出放入回转窑或焙烧炉中，在惰性气体保护下，以 600～1 000℃高温焙烧再生。

热力再生是利用高温使吸附质分子振动能增加到足以克服附引力从而离开吸附剂表面而进入气相。在高温作用下，各种有机吸附质被氧化，最后生成各种气体，如二氧化碳、一氧化碳、氢、水蒸气和氮氧化物等并从炉中排出。

热力再生法设备投资和运行费用均较高，且在每一次再生循环中还会有 5%～20%的吸附剂被损耗。

3．与吸附有关的因素

（1）吸附热

发生吸附现象的同时伴有放热现象，此热称为吸附热。相反，将被吸附的物质从吸附剂中脱附出来时要吸热。当用活性炭吸附物质时，通常放出相当数量的热，使活性炭床层和气流升温，对继续进行的吸附作用有不良的影响。

（2）吸附平衡

吸附剂和吸附质接触达到一定时间，吸附和脱附的速度相等即达到吸附平衡。在吸附过程中，温度、压力、平衡吸附量三者之间存在函数关系。

平衡吸附量随吸附质的蒸气压力提高而增大，即吸附质浓度越高其平衡吸附量越大，吸附量随温度下降而增大。

（3）吸附层和穿透

当含有吸附质的流体以一定速度通过填充有吸附剂的固定床吸附罐时，与之接触的一定厚度的吸附剂开始进入吸附状态。随着时间的推移，其徐徐地向吸附罐出口方向移动。这一正在进行吸附的部分被称作吸附作用层，在其前后分别是吸附饱和层和未吸附层。当此吸附作用层移到了末端时，开始泄漏吸附质（如溶剂蒸气），这个点称作穿透点。此时，吸附剂就应进行脱附。

① 吸附作用层高度

根据物料平衡原理，吸附作用层高度 Z_a 可以下式表示：

$$Z_a \cdot S \cdot \rho \cdot q_0 = S \cdot u \cdot C_0 \cdot (t_E - t_B)$$

$$Z_a = \frac{u \cdot C_0}{\rho \cdot q_0}(t_E - t_B)$$

式中：Z_a——吸附作用层高度，m；

S——吸附层的断面积，m^2；

ρ——吸附剂的填充密度，kg/m^3；

q_0——平衡吸附量，$kg/kg_{吸附剂}$；

u——气体线速度，m/h；

C_0——平衡浓度，kg/m^3（即入口浓度）；

t_E——平衡时间，h（从开始到出口气流中吸附质达到 C_0 的时间）；

t_B——穿透时间，h（从开始到出口气流中出现吸附质的时间）。

上式中 $\frac{u \cdot C_0}{\rho \cdot q_0}$ 表示吸附作用层的移动速度，其中未知数须通过实验获得。

② 穿透时间

由物料平衡可知 $(L - F \cdot Z_a)S \cdot \rho \cdot q_0 = G \cdot C_0 \cdot t_B$，将 $\frac{G}{S}$ 以 u 表示，得

$$t_B = \frac{\rho \cdot q_0 \cdot Z}{u \cdot C_0}\left(1 - \frac{FZ_a}{Z}\right)$$

式中：Z——填充层高度，m；

F——吸附层 Z_a 中未被有效使用部分与平衡吸附量 q_0 的比率；

G——气体流量，m^3/h。

③ 有效吸附量

有效吸附量是除去吸附层中未被有效利用部分而得到的小于平衡吸附量的实际吸附量。从进入填充层被吸附物质的物料平衡可知 $S \cdot Z \cdot \rho \cdot q_e = u \cdot S \cdot t_B \cdot C_0$，即

$$q_e = \frac{C_0 \cdot u \cdot t_B}{Z \cdot \rho}$$

由 $t_B=\dfrac{\rho\cdot q_0\cdot Z}{u\cdot C_0}\left(1-\dfrac{FZ_a}{Z}\right)$ 和 $q_e=\dfrac{C_0\cdot u\cdot t_B}{Z\cdot\rho}$ 可进一步导出：

$$q_e=q_0\left(1-\frac{FZ_a}{Z}\right)$$

当 F=0.5 时（新吸附剂一般为 0.5，再生后在 0.5～1.0），

$$q_e=q_0\left(1-\frac{1}{2}\cdot\frac{Z_a}{Z}\right)$$

式中：q_e——有效吸附量，$kg/kg_{吸附剂}$。

从上式知，填充层高度 Z 越大，吸附作用层高度 Z_a 越小，则有效吸附量 q_e 越接近平衡吸附量 q_0。

4．活性炭吸附装置

活性炭吸附装置可分为固定床、移动床、流化（沸腾）床和流动床等多种形式，以固定床的应用较为普通。

吸附装置按再生方法可分为非再生型、取出再生型和器内再生型。活性炭吸附装置选型一般根据技术经济性和待处理的有害气体浓度确定。对于固定床，当浓度＞100×10^{-6} 时，设计再生回收装置；浓度≤100×10^{-6} 则可不设计再生回收装置。30×10^{-6} 为取出再生型的经济界线，浓度低于此界线时，更经济。

当浓度≤500×10^{-6}，温度为常温时，采用蒸气再生型较为合理，浓度越低越经济；对于浓度＞500×10^{-6} 的高温（100～150℃）气体，燃烧法的经济性优于蒸气再生型活性炭吸附法。当浓度≤300×10^{-6} 时，宜采用浓缩吸附蜂窝轮净化机。当浓度＞300×10^{-6} 时，则采用流动床吸附装置较为合理。以下介绍几种常见的吸附装置。

（1）固定床吸附装置

固定床吸附装置可分为垂直型、圆筒型、多层型和水平型等多种形式，其结构如图 6-50 所示。固定床吸附装置的空塔速度一般取 0.50 m/s 以下，吸附剂和气体的接触时间取 0.50～2.0 s 以上，吸附层压力损失应控制在 1 000 Pa 以下。

（2）移动床吸附装置

移动床连续吸附装置结构如图 6-51 所示，其中（a）为笼框型移动床连续吸附装置，（b）为类似形式的小型装置。在该装置中，依靠风力使炭粒连续循环，达到饱和后即从上箱体移动到下箱体进行再生。内筒可回转，并设有导风环使活性炭作有规则的移动，从而确保吸附、脱附连续均匀。

设计移动床吸附装置必须注意吸附、脱附在时间上的协调性以及回转部位、吸脱附部位之间无泄漏。

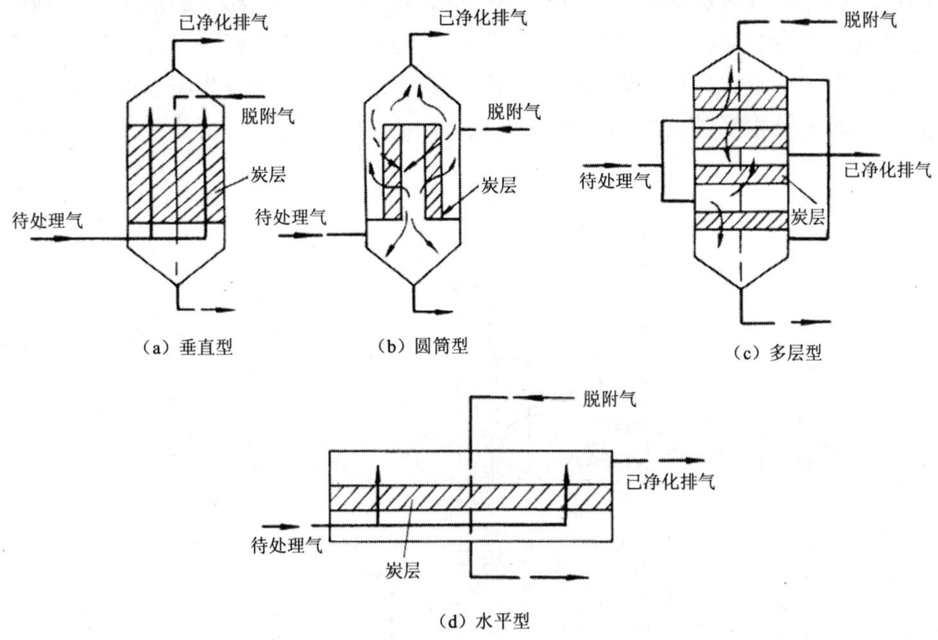

图 6-50　固定床活性炭吸附装置

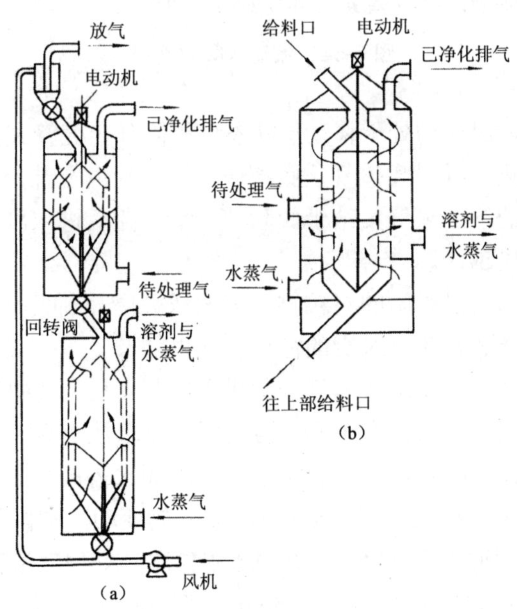

图 6-51　移动床连续吸附装置结构

(3) 流动床吸附装置

流动床吸附装置结构如图 6-52 所示。该装置由吸附部（多段、流动床）、脱附部（填充、移动床）、料封部、球状炭输送装置和冷凝回收装置五大部分组成。经脱附后的炭由气力输送管送到吸附最上层多孔板上，废气通过最下层多孔板与下降炭粒（形成 20～

40 mm 的流动层，静置时炭层高度为 10～20 mm）均匀接触，而其中的溶剂蒸气则被炭粒所吸附。由溢流堰出的炭粒逐层下降，逐层吸附，越往下落吸附有害气体的浓度越高，最后通过料封部流入脱附部。有害气体越往上升，由于逐层被吸附而浓度越低，到了最上层则与刚脱附过的炭粒相接触被净化后排入大气。

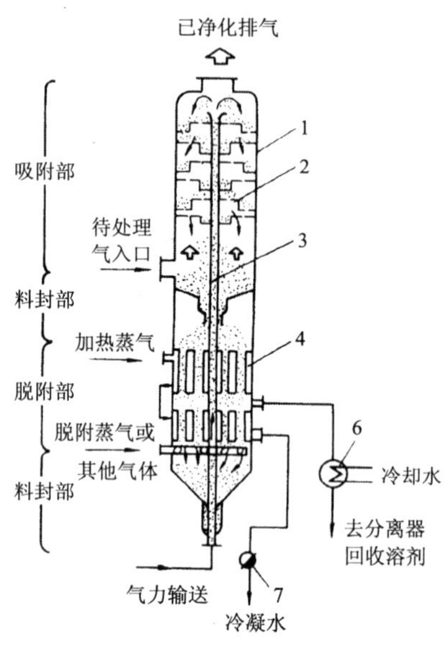

1-壳体；2-网板；3-气力输送管；4-预热部；5-脱附部；6-冷凝器；7-疏水器

图 6-52 流动床吸附流程

在料封部和脱附部，炭粒均处于移动层状态。脱附部由壳管式热交换器构成，管内流炭，管外侧通入蒸气加热。脱附载体气从底部通入，在管内上升，与下降的饱和炭相遇，进行脱附。被脱附出来的溶剂蒸气集结于脱附部上部，随后进入冷凝器。脱附温度越高，载体气量越大，脱附效果越佳。

汇集于脱附部最下部的已脱附的炭粒靠气力输送被提升到吸附部最上层，这样就完成了炭粒的循环。气力输送装置还可对炭的循环量加以调节。

被脱附出来的溶剂蒸气与脱附载体气一起进入冷凝器后，其中溶剂蒸气成分被冷凝成液态。载体气如采用水蒸气，则它将伴随着溶剂蒸气一起被冷凝，然后同溶剂一起被送入分离器进行分离，溶剂得到回收，含有少量溶剂的冷凝水需接往废水处理站进行处理。

流动床吸附层空塔速度必须控制在±15%～20%的变动范围内。炭耗损量为循环量的 0.001%～0.002%，循环周期为 2～3.5 h。流动床用作脱臭处理低浓度（≤10×10^{-6}）有害气体时，以单层为好，炭层厚度可取 0.15～0.30 m，当有害气体浓度>10×10^{-6}时，通常采用多层流动床，此时每层静置高度可取 10～20 mm。

流动床吸附装置具有如下特点：

① 全部粒子层的温度可保持均匀，从而避免局部积聚吸附热而产生过热，提高了装置的安全性，也不至于引起局部炭层吸附能力的降低。由于炭粒处于流动状态，氧浓度保持在 0.1%以下，对可燃性溶剂是安全的。

② 气体与炭粒间的传热、传质速度和化学反应速度均较大，与使用成型炭的固定床

相比较，吸附速度约大 10 倍，在 0.5s 接触时间内即可吸附。

③ 空塔速度可达 0.7～1.0 m/s，为固定床的 2 倍以上。因此，吸附部塔径小，设备费为固定床吸附罐的 1/3～1/2。

④ 由于是完全连续系统，加热、冷却热损失小，脱附蒸气与加热蒸气分开，脱附后的气体处理容易。同时由于装炭量少，因而热损耗少。

⑤ 炭粒采取气力输送，活性炭出入吸附塔简便。

⑥ 压力损失小，电耗为固定床的 1/4～1/3。

（4）回转式吸附装置

回转式吸附浓缩器（又称蜂窝轮）设备是一种吸附浓缩-催化燃烧工艺（见图 6-53）。回转式吸附浓缩器设备的核心是回转式吸附床，该设备可分为吸附区、脱附区和冷却区 3 部分。低浓度有机废气经预处理后进入回转式吸附床，在吸附区内被净化后排放。然后回转式吸附床由吸附区转到脱附区，有机物被热风脱附，从而达到浓缩目的；脱附后回转式吸附床转入冷却区进行冷却，准备进入下一循环的吸附。

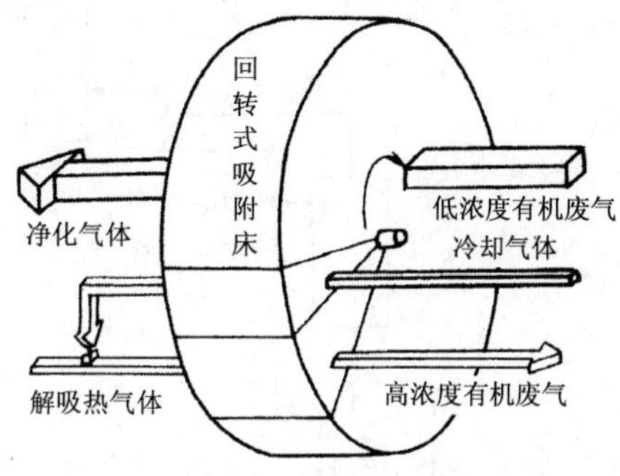

图 6-53 回转式吸附浓缩器工作原理

回转式吸附浓缩器设备与较常用的固定床吸附设备相比，有如下优点：

① 吸附轮解吸的周期短（30 min 左右），解吸彻底，净化效率稳定。

② 小范围解吸，浓度易控制，不会发生爆炸、燃烧，安全稳定性好。

③ 一个周期内吸附的溶剂总量小（数千克），不会发生危险，无爆炸燃烧的可能。

④ 床层阻力小（400 Pa），运行功耗低，运行费用小。

⑤ 自动化程度高，操作简单。

⑥ 占地面积小。

（四）冷凝净化法

冷凝净化法是利用废气中各种混合成分的冷凝温度不同而将有害成分分离出来的方法，该法只适用于蒸气状态的有害物质，通常用于有机溶剂蒸气的净化。冷凝净化法可回收有害物质成为副产品，也称为冷凝回收法，对于冷凝温度相差较大的体系，可以得到较纯的产品。

冷凝回收法的优点是所需设计和操作条件比较简单，而回收得到的物质又比较纯净。冷凝净化法本身可达到较高的净化效率，但净化要求愈高，则需冷却的程度愈低，所需费用也愈大。一般来说，空气中所含有害蒸气浓度愈高，冷凝回收净化愈经济有效。因而常用作吸附、燃烧等设施的前处理，以减轻这些主体设备的负荷或预先回收可以利用的物质。

1. 冷凝原理

冷凝回收的方法是将蒸气从空气中冷却凝结成液体，将此液体收集加以利用。从空气中凝结蒸气的方法有冷却法和加压法。在空气净化方面，通常只用冷却方法。以冷却方法使空气中的蒸气凝成液体，其极限就是冷却温度下的饱和蒸气压。

由于受到冷却温度限制，即对应于冷却温度下的一定量的有机溶剂饱和蒸气仍留在空气气相中，所以冷凝回收法一般只作为高浓度时的前处理。冷凝回收的关键是冷却温度，冷却温度越低则回收净化程度越高。

2. 冷凝方法

用于冷凝回收的冷却方法，可分为直接与间接两类。直接冷却法使用的是接触冷凝器，间接冷却法则使用表面冷凝器。处理流程见图 6-54。

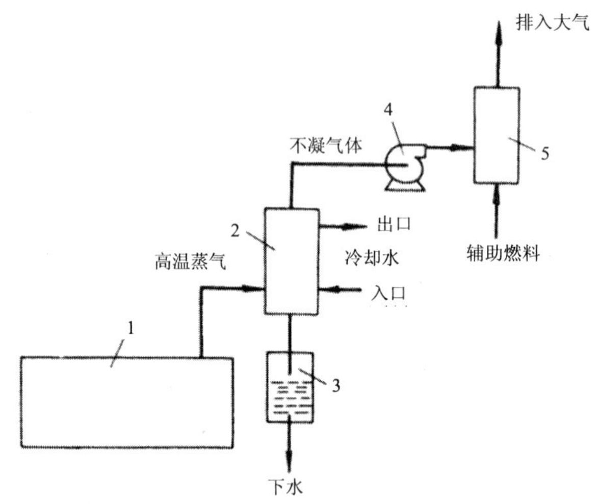

1-烘干室；2-表面冷凝器；3-冷却液贮槽；4-风机；5-燃烧净化炉

图 6-54 高湿排气处理流程

3. 冷凝器装置

工业上常用的冷凝器的分类和结构示意见图 6-55，其主要特征如下：

（1）列管式

单位面积的传热面积大，是工业上最广泛使用的一种。

（2）套管式

结构简单坚固、制造容易，可用于高压液体，传热面积小，用于小容量装置。

（3）盘管式

蛇形管内壁无法清洗，因而管内只能通过不易结垢的流体，用于小型装置。

（4）淋洒式

管外淋洒冷却水（也可用风冷），制造简单。

（5）螺旋板式

由压力机加工成的薄传热板，传热面呈螺旋形。

（6）夹套式

传热系数不大，但简单，多数用于小型装置。

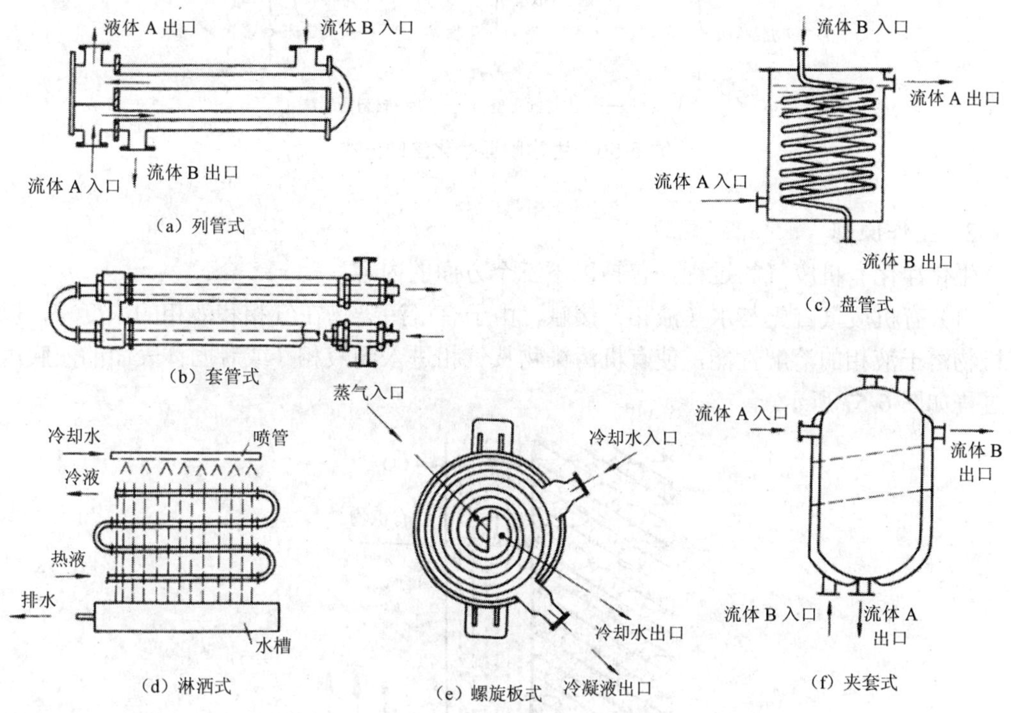

图 6-55 常用的冷凝器结构示意

（五）生物净化法

生物净化法是利用微生物对污染物有较强、较快的适应能力的特点，用污染物对其进行驯化，微生物可以以污染物（通常是有机物）作为代谢底物，使其降解、转化为无害的、简单的物质（如 CO_2、H_2O 等），从而达到净化气态污染物的目的。生物净化法的优点是净化效率好，设备、工艺流程简单，能耗少，运行费用低，操作稳定，无二次污染。该净化法适合于低浓度（$<3\ g/m^3$）有机废气，多用于屠宰场、食品加工厂、堆肥厂、动物饲养场及某些石油化工厂排出的恶臭气体的处理，主要包括乙醇、硫醇、甲酚、吲哚、硫化氢、腐胺、戊二胺、乙醛、丙酮、脂肪酸等有害因素。

1. 分类

生物净化是将分解臭气成分的微生物载体固定，利用载体填充层，对通过的恶臭气体进行生物学脱臭。

净化方法分为吸收型和吸附型，吸收型是在吸水性、含水率高的载体上使其保持水分，依靠其与恶臭气体接触进行吸收加上生物分解；吸附型是采用特殊的吸附材料作载体，使其能保持适度必要的水分，以培育微生物，进行吸附加上生物分解（见图 6-56）。

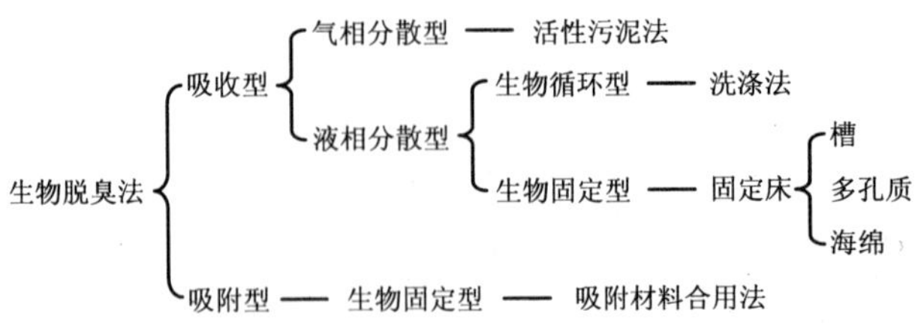

图 6-56 生物脱臭净化法的分类

2. 工作原理

生化净化有机废气的过程，包括以下三个方面的内容：

（1）有机废气首先与水（液相）接触，由于有机污染物在气相和液相的浓度差，以及有机物溶于液相的溶解性能，使有机污染物从气相进入到液相（或者固体表面的液膜内），其过程如图 6-57 所示。

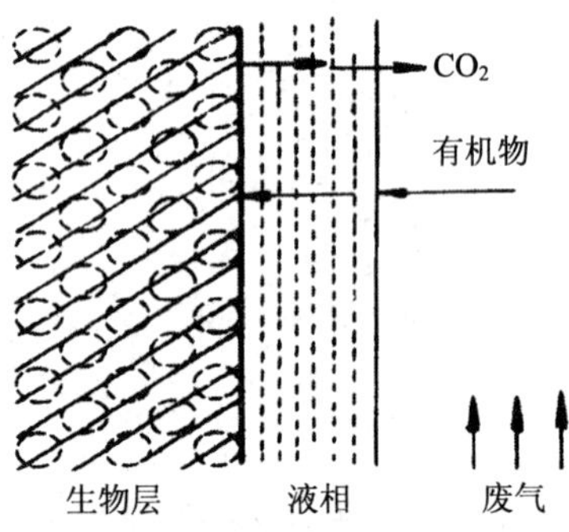

图 6-57 生化净化法过程示意

（2）进入液相或固体表面生物层（或液膜）的有机物被微生物吸收（或吸附）。

（3）进入微生物细胞的有机物在微生物代谢过程中作为能源和营养物质被分解、转化成无害的化合物。

① 一般不含氮的有机物被分解后，最终的产物为 CO_2。

② 含氮化学物被微生物分解时，经氨化作用释放出氨；氨又可被另一类微生物的硝化作用氧化为亚硝酸，再氧化成硝酸。

③ 含硫物质经微生物分解释放出硫化氢，硫化氢又可以被另一类微生物的硫化作用氧化成硫酸。

产生的代谢物，一部分溶入液相，一部分（如 CO_2）析出到气相，还有一部分可以作为细胞物质或细胞代谢的能源。有机物在经过上述过程中不断转化、减少，废气从而被净化。

可用于废气生物降解的微生物分为两类，即自养型和异养型。

（1）自养型细菌的生长可以在没有有机碳源和氮源的条件下，靠 NH_3、H_2S、S 和 Fe^{2+} 等的氧化获得必要能量，故这一类微生物特别适用于无机物的转化。但由于能量转换过程缓慢，这些细菌生长的速度非常慢，因此在工业上应用的困难较多，仅有少数场合被采用。

（2）异养型微生物则是通过对有机物的氧化分解来获得营养物和能量，适宜于有机污染物的分解和转化。

目前，处理有机废气主要应用微生物的好氧降解特性，因而氧的供给量、氧的供给方式与速度对转化过程影响很大。当然，选择最有利于处理某一种具体的有机污染物的适用微生物种群，应是关键之一。生物净化法的工艺条件，取决于微生物生长的最佳条件，主要有温度、供氧量和 pH 值。

3. 净化设备

（1）生物洗涤塔

生物洗涤塔由一个吸收塔和一个再生池构成（见图 6-58）。生物吸收液（循环液）自吸收室顶部喷淋而下，使废气中的污染物和氧转入液相，实现质量传递。从吸收塔底部流出的吸收液进入再生反应器（活性污泥池）中，通入空气充氧再生。被吸收的气态污染物通过微生物氧化作用，被再生池中的活性污泥悬浮液降解、转化，从而净化脱除。

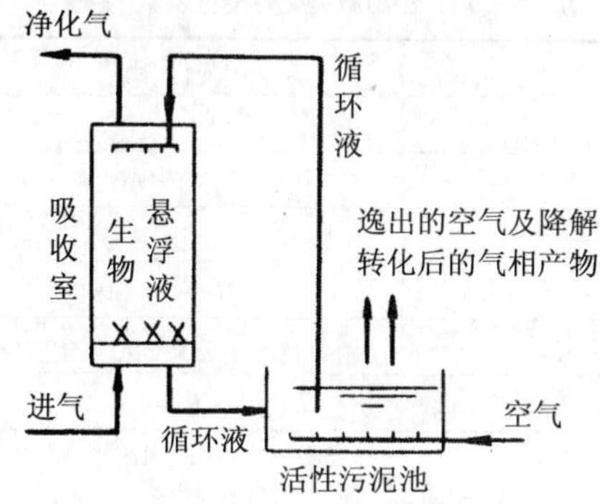

图 6-58　生物洗涤塔系统

吸收塔的结构有喷淋式、填料式或鼓泡式，与吸收净化法中使用的塔结构类似。吸收塔内的吸收过程时间很短（几分钟），但再生时间却较长（几小时）。活性污泥池的作用是实现流量的平衡，其中输入氧的量影响池子的尺寸，一般来说，池子尺寸随氧输入量的增大而减少。

（2）生物滤池

生物滤池构造如图 6-59 所示。含有机污染物的废气经过增湿器而具有一定的湿度后，进入生物滤池，通过 0.5～1 m 厚的生物活性填料，使有机污染物从气相转移到生物层，进而被氧化分解。生物滤池法的优点是设备结构简单、运行费用低、设备费用也低、操作管理方便。适用于浓度低、气量大的有机废气的净化。缺点是占地面积大。

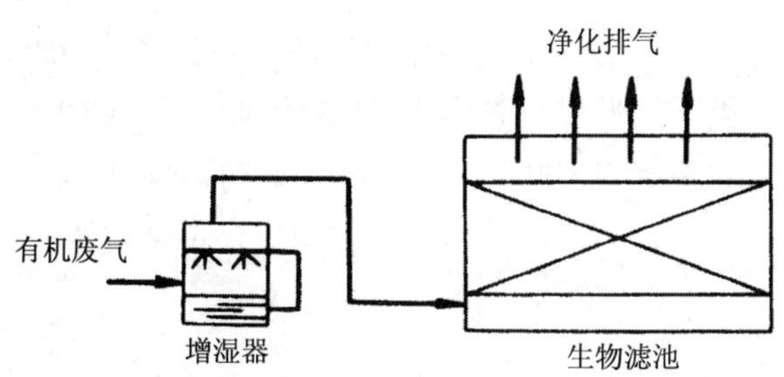

图 6-59　生物滤池系统

生物活性填料是由具有吸附性的滤料（土壤、堆肥、活性炭等）附着能降解、转化有机物的微生物构成。滤料可分为土壤过滤及堆肥过滤两种。

① 土壤过滤

土壤过滤是利用土壤中胶体粒子的吸附性吸附有机污染物。吸附上有机污染物后，土壤中的细菌、放线菌、霉菌、原生动物、藻类等微生物对有机物进行分解转化，实现废气的净化。由于微生物种类不同，它们适应的生活条件也不同。一般控制的适宜条件为温度5～30℃，湿度 50%～70%，pH 值 7～8。土壤滤层材料的混合比例一般为黏土 1.2%，有机质沃土 15.3%，细砂土约 53.9%，粗砂 29.6%。滤层厚度 0.5～1 m，通风速度 6～100 $m^3/(m^2 \cdot h)$。生物滤池常用的设计参数见表 6-23。

表 6-23 生物滤池常用的设计参数

设计内容	设计参数	参数单位
表面气流速度	10～100	$m^3/(m^2 \cdot h)$
接触时间	30～60	s
滤池高度	0.5～1.0	m
压力损失	500～1 000	Pa
水容量	25～50	%
废物去除率（以有机碳计）	6～16	$g/(m^3 \cdot h)$

土壤过滤能有效地净化烷烃类化合物，如丙烷、异丁烷以及酯、乙醇等。土壤使用一年后一般有呈酸性趋势，可加入石灰进行调节。

② 堆肥过滤

堆肥过滤是采用污水处理厂的污泥、城市垃圾和畜粪等有机废弃物为主要原料，经好氧发酵，再经热处理，作为过滤层滤料。堆肥过滤的装置与土壤法类似，在一个混凝土池子里，下层置砂砾层，砂砾层中装有气体分布管，砂砾层上是堆肥装置。池底有排水管可排出多余的积水。

堆肥生物滤池由于微生物量比土壤中多，故效果及负荷均比土壤法好。堆肥法气体停留时间一般只需 30 s，而土壤法则需 60 s。

堆肥过滤能有效地净化含甲苯、乙醇、丁醇的废气。堆肥使用一年以上时也会酸化，应即时调节 pH 值，还要定期（每隔两年）补给微生长所需的碳素养料。

（3）生物滴滤池

生物滴滤池结构如图 6-60 所示，它由生物滴滤池和贮水槽构成。生物滴滤池内充以粗碎石、塑料、陶瓷等一类不具吸附性的填料，填料表面是微生物区系形成的几毫米厚的生物膜。一方面，填料比表面积为 100～300 m^2/m^3，其结构特点是气体通道较大，压力损失小，不易堵塞。另一方面，生物滴滤池的工艺条件可以很容易通过调节循环液的 pH 值、温度来控制。

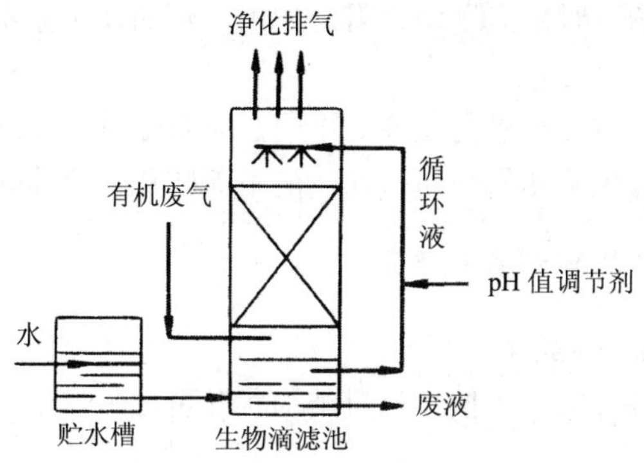

图 6-60　生物滴滤池系统

生物滴滤池适宜于处理含卤代烃、硫、氮等有机废气，因为这些污染物经氧化分解后有酸产生。

第三节　噪声控制

生产性噪声按其来源可以分为机械性噪声、流体动力性噪声、电磁性噪声。长期接触一定强度的噪声，主要引起听觉器官的损伤，包括生理变化到病理改变的过程，成为永久性听阈位移。除听觉系统外，噪声对神经系统、心血管系统、内分泌及免疫系统、消化系统及代谢功能、生殖机能及胚胎发育都可产生影响。噪声的控制措施包括吸声降噪、隔声降噪、隔振降噪。

一、吸声

吸声降噪是对室内顶棚、墙面等部位进行吸声处理，增加室内的吸声量，以降低室内噪声级的方法。在封闭房间内有一噪声源时，于室内任意点处除可听到来自声源的直达声外，还有来自各个边界面多次反射形成的混响声。由于直达声与混响声的叠加作用，可使室内的噪声级比同一声源在露天场所的噪声级要高，其增加量即混响声强弱与室内的吸收能力有关。在室内的边界面上设置吸声材料或吸声结构、悬挂空间吸声体等增加室内吸声量措施以减弱混响声，从而使室内噪声级降低，是噪声控制技术的一个重要内容。大量的实践证明，经吸声处理后，车间内混响声的降低量一般可达 5～8 dB（A）。由于声级降低 10 dB（A）响度可降低一半，于是只要有 5 dB（A）的混响声降低量，人们的主观感觉已很明显。

（一）吸声机理

吸声降噪只能降低室内的混响声，而不能降低直达声。声音是一种能量形式，只有它主动进入耗散的媒质，也即只有当声音传到吸声材料时，吸声材料才能起吸收作用。利用吸声材料（结构）的主要吸声机理包括：

1．黏滞性和内摩擦的作用

由于声波传播时，质点振动速度各处不同，存在着速度梯度，使相邻质点间产生相互作用的黏滞力或内摩擦力，对质点运动起阻碍作用，从而使声能不断转化为热能。

2．热传导效应

由于声波传播时媒质质点疏密程度各处不同，因而媒质各处温度也不同，存在着温度梯度，从而相邻质点间产生了热量传递，使声能不断转化为热能。

（二）吸声材料（结构）种类和要求

1．吸声材料（结构）种类

吸声材料（结构）种类很多，按其材料结构状况可分为如下几大类：

（1）多孔吸声材料

包括纤维状、颗粒状和泡沫状多孔吸声材料。

（2）共振吸声结构

包括单个共振器、穿孔板共振吸声结构、薄膜共振吸声结构和薄板共振吸声结构。

（3）特殊吸声结构

如空间吸声体和吸声尖劈等。

2．吸声材料（结构）的要求

不同的吸声材料有不同的吸声特性。同品种的吸声材料，不同的使用方法，吸声性能亦有变化。对吸声材料（结构）的要求以下：

（1）在较宽频率范围内，吸声系数高，吸声性能稳定；

（2）有一定的物理强度，在加工、制造、运输、使用过程中，不易破损、经久耐用、不易老化；

（3）防火、防潮、防蛀、无毒、无渣、无异味、不霉烂，便于装饰、清洗、更换；

（4）质地均匀、柔软、密度小、有弹性。

（三）吸声系数和吸声量

材料吸声示意见图 6-61，材料的吸声性能常用吸声系数α来表示，其定义为声波入射到材料表面时，被该材料吸收的声能与入射声能之比，即

$$\alpha = 1 - \frac{E_r}{E_i} = \frac{E_i - E_r}{E_i}$$

一般材料的吸声系数在 0.01～1.00。吸声系数越大，表明材料的吸声效果越佳。材料的吸声系数与其物理特性、入射声波的频率有关。一般只有当材料的吸声系数比普通所用的建筑材料（如砖、石、混凝土等）大得多时（平均吸声系数超过 0.2），才称作吸声材料。

通常吸声系数采用的中心频率是：125Hz、250Hz、500Hz、1 000Hz、2 000Hz、4 000Hz。材料的平均吸收系数，系此 6 个频率吸收系数的算术平均数。

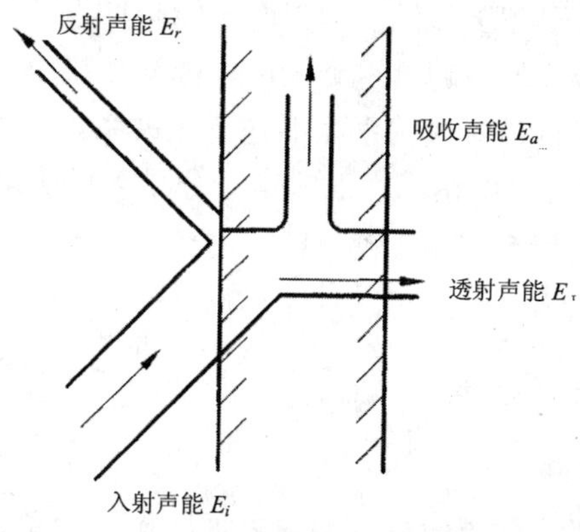

图 6-61 材料吸声示意

材料的吸声系数只表明它所具有的吸声能力，而一个车间吸声处理后的实际效果不仅取决于它的吸声系数的大小，还与材料的使用面积成正比，即实际吸声量 A：

$$A = S\alpha \quad （赛宾·m^2）$$

式中：S——材料面积，m^2；

α ——材料对某一频率声音的吸声系数。

由上式可知，室内总吸声量可通过吸声材料使用面积的多少或吸声系数的大小进行调整。如要使车间内某一频率的吸声量增加 100 赛宾·m^2，既可采用安装吸声系数为 0.20，面积为 500 m^2 的吸声材料来达到，也可采用安装吸声系数为 0.50，面积为 200 m^2 的吸声材料来达到，两者的吸声效果相同。

如果厂房内壁面（如平顶、墙面等）对某一频率声音具有不同的吸声系数，则应取平均吸声系数，即

$$\overline{\alpha} = \frac{A}{S} = \frac{S_1\alpha + S_2\alpha_2 + \cdots + S_n\alpha_n}{S_1 + S_2 + \cdots S_n}$$

式中：A——室内各壁面的总吸声量，赛宾·m^2；

S——室内各壁面的总面积，m^2；

S_1、S_2、$\cdots S_n$——相应吸声系数分别为 α_1、α_2、$\cdots$、α_n 的壁面面积，m^2。

（四）吸声降噪适用条件

（1）如果室内顶棚四壁是坚硬的反射面、又没有一定数量的吸声性能强的物体，室内混响声突出，则吸声降噪效果明显。

（2）如果室内已有可观的吸声量，混响声不明显，则吸声降噪效果不大。

（3）当室内均布多个噪声源时，直达声处处起主要作用，此时吸声降噪效果差。

（4）当室内只有一个噪声源或噪声源较少时，离声源距离大于临界距离的远场范围，其吸声降噪效果比靠近声源的近场范围有显著提高。

（5）当要求降噪的位置离噪声源很近，直达声占主要地位，吸声降噪的效果也不大。此时如果噪声源附近设置屏蔽以降低直达声，则在噪声源附近的吸声处理也会有一定效果。

（6）由于吸声降噪的作用在于降低混响声而不能降低直达声，吸声处理使混响声降至直达声相近的水平是较为合适的。超过这一限度，降噪效果不大，而且造成浪费。这是因为吸声降噪量与吸声材料用量是对数关系而不是正比关系。

（7）吸声降噪量一般为 3～8 dB，在混响声十分显著场所可达 10 dB 左右，一般对未经处理房间使平均降噪量达到 5～7 dB 较为切实可行。当要求更高的降噪量时，需用隔绝噪声的方法或其他综合措施。

（五）常见的吸声材料（结构）

1. 多孔吸声材料

多孔吸声材料是一种吸声效果较好、取材方便、施工简单、应用最普遍的吸声材料，包括纤维性、泡沫性和颗粒性三种类型。常见的多孔吸声材料分类见表 6-24。

表 6-24　常用吸声材料的分类

<table>
<tr><th>吸声材料</th><th>分类</th><th>常用材料举例</th><th>应用</th></tr>
<tr><td rowspan="5">纤维材料</td><td rowspan="2">有机纤维材料</td><td>动物纤维：毛毡</td><td>价格贵</td></tr>
<tr><td>植物纤维：麻绒、海草、木棉</td><td>防火、防潮性能差，原料价廉</td></tr>
<tr><td rowspan="2">无机纤维材料</td><td>玻璃纤维：中粗棉、超细棉、玻璃棉毡</td><td rowspan="2">吸声性能好，保温隔热，不燃，防腐防潮，应用广，松散，易因自重下沉，施工扎手</td></tr>
<tr><td>矿渣棉：散棉、矿棉毡</td></tr>
<tr><td>纤维材料制品</td><td>软质木纤维板、矿棉吸声板、岩棉吸声板、玻璃棉吸声板、木丝板、甘蔗板等</td><td>装配式施工，用于室内吸声</td></tr>
<tr><td rowspan="2">颗粒材料</td><td>砌块</td><td>矿渣吸声砖、膨胀珍珠岩吸声砖、陶土吸声砖</td><td>作吸声隔声墙</td></tr>
<tr><td>板材</td><td>珍珠吸声装饰板</td><td>质轻、不燃、保温、隔热、强度偏低</td></tr>
<tr><td rowspan="2">泡沫材料</td><td>泡沫塑料</td><td>聚氨酯泡沫塑料，尿醛泡沫塑料</td><td>吸声性能不稳定</td></tr>
<tr><td>加气混凝土</td><td></td><td>微孔不贯通</td></tr>
<tr><td>膜状材料</td><td></td><td>聚乙烯膜、帆布</td><td>无通气性能、刚度小、有弹性</td></tr>
</table>

（1）吸声原理

多孔吸声材料的构造特征是组成材料筋络（即材料纤维或孔壁）之间的细微空隙占有材料的极大部分体积，从材料表面到材料内部，这些空隙组成了许许多多微小的通路。当声波入射到多孔材料的表面时，大部分将通过空隙传播至材料内部，激发材料内空隙中的空气分子和筋络的振动。由于空气分子之间的黏滞阻力和空气与筋络之间的摩擦作用，以及空气膨胀（或压缩）时，在空气与筋络之间不断发生热交换，致使相当一部分声能消耗热能。因此，作为一种良好的多孔吸声材料，无论表面和材料内部都应具有多孔性，并且孔与孔之间互相连通，以便使声波很容易传播到材料内部。

（2）影响多孔材料吸声性能的主要因素

多孔吸声材料的吸声性能与材料容重、厚度以及使用时的结构形式如材料与壁面的间距，护面层材料的类型等因素密切相关。

① 容重

多孔材料的吸声性能依赖于它的多孔性，对于同一种材料而言，改变容重就相当于控制了它的孔隙率（材料内部孔隙所占体积与材料总体积之比）和流阻（材料单位厚度气流压降与线速度之比）。随着容重的增加，中、低频的吸声性能将有所改善，但密度过大时，中、高频吸声性能却显著下降。

② 厚度

多孔材料的低频吸声系数一般都较低，只有当材料厚度增加时，吸声频率特性才向低频方向移动。粗略地说，材料厚度增加一倍，吸声频率特性曲线峰值向低频移动一个倍频程。但是当材料厚度增加到很厚时才对低频入射声波具有较大的吸声系数，这是不太经济的。因此，低频吸声性能的提高，往往是通过其他途径来达到的。

通常多孔材料的厚度以 2.5～5 cm 为宜，为了提高低、中频的吸声特性，可以取 5～10 cm，只有在特殊情况下才取 10 cm 以上的厚度。

③ 背后空腔

为改善多孔材料的低频吸声性能，另一常用方法是在多孔材料与壁面之间留有一定厚度的空腔，这相当于增大材料的有效厚度，比单纯增加材料厚度更为经济有效。一般来说，空腔越厚，有效吸声的频率范围也越低。

一般在墙面上吸声处理的空腔厚度为 5～10 cm。对于悬吊在平顶上的吸声处理，则视实际情况而定，空腔厚度往往较大，有的达 0.5 m 以上，这对改善低频吸声性能是极为有利的。

④ 护面层

大多数多孔吸声材料（已加工成板状的除外）由于其疏松多孔、整体强度差，直接用于室内易散落和结灰，以及装饰效果欠佳等缺陷，在实际应用中，为使它具有一定的几何形状，往往在材料表面上需要覆盖一层或几层的护面材料，并使护面层尽可能不影响它原有的吸声性能。常用护面层的材料包括有穿孔板（穿孔率不应小于 20%）、织物和网纱等。

2．共振吸声结构

多孔材料用于吸收低频声音，往往效果较差。如要想达到一定的吸声系数，必须要有相当的厚度，这是极不经济的。实际工程中普遍采用共振吸声结构，如薄板共振吸声结构、单个空腔共振吸声结构、穿孔板共振吸声结构等，尤以后者使用最广。

（1）薄板共振吸声结构

在吸声处理中，为了吸收低频的声音，有时采用薄板共振吸声结构，它是在板材（胶合板、硬质纤维板、聚氯乙烯薄板）的后面设置具有一定厚度的空气层（如固定在紧贴壁面的木框架上），由板材和空气层组成的一种共振系统（见图 6-62）。当声波入射到薄板上时，将激起板的振动，使板发生弯曲变形，由于板和固定支点之间的摩擦，以及板本身的内耗损，使振动能量转化为热能。当入射声波的频率与振动系统的固有频率（即共振频率）一致时，振动系统将发生共振，此时振动幅度达到最大值，声能的消耗也最大。共振频率一般为 80～300 Hz，薄板共振吸声结构的共振频率可按下式作近似计算：

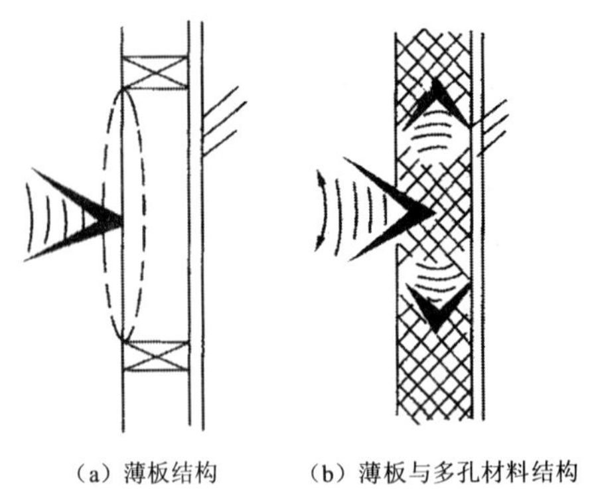

（a）薄板结构　　（b）薄板与多孔材料结构

图 6-62　薄板共振吸声结构吸声原理

$$f_0 = 600(MD)^{-\frac{1}{2}} \quad (\text{Hz})$$

式中：M——板面密度，kg/m^2；

D——空气层厚度，cm。

常用木质薄板共振吸声结构的板厚取 3～6 mm，空气层厚度取 30～100 mm，共振频率为 100～300 Hz，其吸声系数一般为 0.2～0.5。

如果在薄板结构的边缘（即板与龙骨的交接处）放置一些增加阻尼柔软材料（如软橡皮条、海绵条、毛毡等）以及在空气层中沿龙骨四周适当填放一些多孔材料（如玻璃棉、矿渣棉、泡沫塑料等），则吸声性能可以有明显的提高。若将多孔材料与薄板振动吸声结构配合使用，能使低、中、高频吸声特性，皆能获得改善。

（2）单个空腔共振吸声结构

单个空腔共振吸声结构是一个由腔体和颈口组成的共振结构，腔体通过孔颈与腔外大气相通（见图 6-63）。当入射在共振器口上的声波波长远大于孔径时，腔体中空气具有弹性，相当于一个“弹簧”，孔颈中的空气柱具有一定的质量，并近似整体运动，相当于一个“活塞”，这就组成了一个弹性系统。在声波的作用下，这“活塞”就跟随着振动，由于颈壁对“活塞”的阻尼，使一部分声能消耗为热能。当入射声波频率与共振器的固有共振频率一致时，就激起共振，此时空气柱振动的速度振幅值达最大值，因而阻尼最大，声能消耗也就最多。共振频率计算：

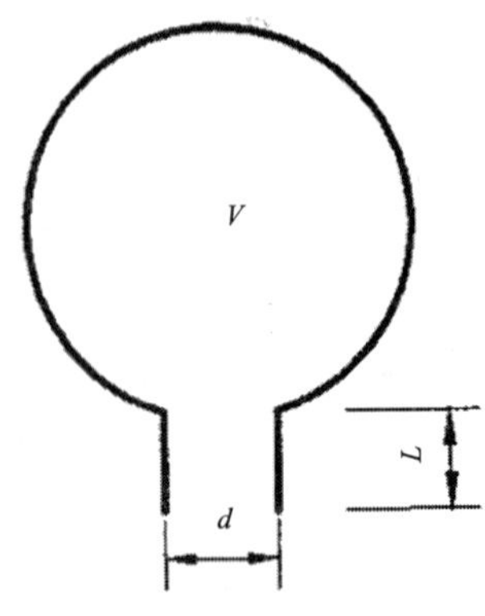

图 6-63　单个腔共振器

$$f_0 = \frac{c}{2\pi}\left(\frac{S_0}{VL_K}\right)^{\frac{1}{2}} \quad \text{(Hz)}$$

式中：S_0——单个空腔开口面积，m^2；

L_K——有效颈长，对于圆孔，$L_K = L + 0.85d$，m；

V——空腔体积，m^3；

c——声速，一般取 345 m/s。

为改善单腔共振吸声结构的吸声性能，设计上可改变开口的尺寸或空腔体积可以得到各种不同的共振频率。如适当缩小颈口面积，增大空腔体积，可获得较低的共振频率；为了充分发挥每个共振器的作用，它们之间在布置上应保持一定距离；为使吸声频带稍宽一些，可在颈口处蒙上一层薄的织物或填放一些多孔吸声材料，以增加孔颈部分的流阻。

（3）穿孔板共振吸声结构

当穿孔板的穿孔率低于 20%，板与刚性壁面之间又有一定厚度的空气层时，则该吸声结构可以看作是由许多单个空腔共振结构组合起来的共振吸声结构（见图 6-64）。孔直径以取 6 mm、8 mm，孔距以 11 mm、13 mm、18 mm 和 20 mm 为宜。

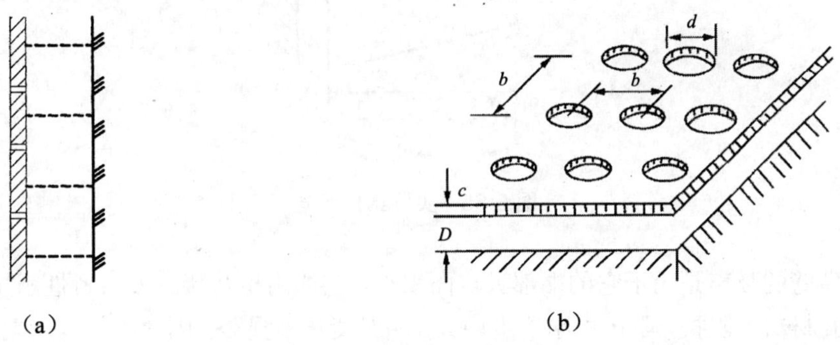

图 6-64　穿孔板共振吸声结构

（4）微穿孔板共振吸声结构

这是一种板厚和孔径均在 1 mm 以下，穿孔率仅 1%～3%的金属微穿孔薄板和空腔组成的共振吸声结构。因它的穿孔直径很小，具有相当大的声阻，于是空腔内不必再填放多孔材料和织物，同样能达到较高的吸声系数和较宽的有效吸声频带。微穿孔板吸声结构的腔厚可设为 80～120 mm，孔径和板厚为 0.8 mm。

3．特殊吸声结构

（1）空间吸声体

多孔吸收材料和背后留有空腔的吸声结构，对声音仅仅是单面吸收，为了充分发挥材料的吸声效率，使用悬吊式吸声结构，称为“空间吸声体”。将有护面层的吸声材料、结构做成各种形状的吸声体单元，按一定间距、方式排列，悬挂于房间的顶棚上。吸声体正对声源的面，直接吸收入射声能，其余部分声波通过孔隙，绕射或反射到吸声体的背面、侧面，亦能被吸声体所吸收。该装置悬吊于空间中，平板状吸声体厚度常取 50～100 mm，片距大于 0.5 m，并与平顶有足够大的距离。实验结果表明，只要较少的吸声面积（约为平顶面积的 1/3）就能达到整个平顶用相同吸声材料的减噪结构，使造价大为降低。

（2）吸声尖劈

吸声尖劈是用于消声室的特殊吸声结构（见图 6-65），可以比使用多孔材料大大减少材料的尺度。常用尖劈的构造是选用直径 3.2～3.5 mm 钢丝制成符合设计形状和尺寸的框架，框架上缝上玻璃布、塑料窗纱等罩面材料，在框内均匀地填装多孔吸声材料。

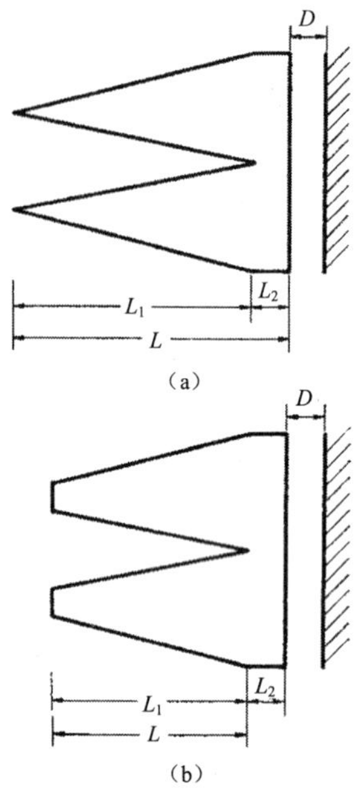

图 6-65　尖劈结构示意

吸声尖劈的吸声是由于它的端部吸声面积小，它的阻抗从接近空气特性阻抗逐步增大到接近多孔材料的阻抗，阻抗由小逐步增大，相对变化不显著，因此当声波从端部入射时，由于吸声层的逐渐过渡，材料的声阻抗与空气声阻抗能较好地匹配，使入射声波绝大部分进入材料内部而被高效地吸收。

尖劈的吸声特性与 L、L_1/L_2、D 以及材料的体积密度等参量有关，具体如下：

① L_1 越长，尖劈低频吸声性能越好；

② 尖劈基部（即楔座部分），主要对低频（小于 200 Hz）的吸收起很大影响，对高频吸收则很小；

③ 尖劈背后留有空腔，相当于增加尖劈长度，可以调整共振频率，提高低频吸声特性，一般空腔深度应控制在尖劈总长度 5%～15%范围；

④ 在一定范围内，切去尖劈尖部（如 50～150 mm）成为平头尖劈，对尖劈吸声性能影响不大，对节约空间和成本是有利的。

（六）吸声降噪设计步骤

1. 了解噪声源的声学特性

测定声源的总声功率级及离声源中心一定距离处的总声压级。

2. 了解车间的声学特性

除车间的几何尺寸外，还应参照有关的吸声系数表，估算每一频率车间各壁面的平均吸声系数，计算出每一频带车间的总吸声量。

3．确定降噪量

根据所需的噪声降低量，求出相应的总吸声量以及平均吸声系数，然后确定所用材料的吸声系数和相应的面积。当计算中所需平均吸声系数过大（如大于 0.5）时，这表明单纯依靠吸声处理已很难达到预期的要求，必须同时采取其他的噪声控制措施。

4．实施设计

确定了材料的吸声系数后，合理选择吸声材料或结构以及安装方法。

二、隔声

按噪声的传播途径可以分为空气传声与固体传声两大类，或简称为“空气声”和“固体声”。空气声是指声源直接激发空气振动产生的声波，并通过空气作传声媒质，例如，生产设备噪声向空气中辐射的声波。固体声是指声源直接激发结构振动所产生的噪声，因此也可叫做“结构声”。结构振动以弹性波形式在墙壁、楼板、梁、柱等构件中传播，同时在传播途径中向周围空气辐射噪声，如在楼板上拖动物体、锤击地面等激起固体媒质振动而辐射的噪声，均属于固体声。

利用墙板、门窗、隔声罩等把各种噪声源与接收者分隔开来，使噪声在传播途径中受到阻挡，降低接收者这一边噪声的过程，通常称为“隔声”。

（一）空气声隔声

1．单层结构隔声

在建筑物中，隔墙、楼板、顶棚、门、窗等均为空气声隔声的主要构件，其性能如下。

（1）质量定律

用作隔声的材料，要求密实、厚重，其隔声能力的大小，取决于单位面积的质量，又称面密度（kg/m^2）。单位面积质量愈大，隔声效果愈好，其原理喻为“质量定律”。因为墙体类似于“膜层”，声波传至墙的表面，激发墙面振动，墙体质量愈大，愈难激发振动，故声波愈难透射。而轻质的隔声构件，因面密度小，易受声波激发而产生振动，故隔声性能较差。墙体的隔声效果，还与入射声波的频率有关。隔声量 R_0 与面密度、频率的关系式如下：

$$R_0 = 20\lg m + 20\lg f - 42.5 \text{（dB）}$$

式中：m——构件的面密度，kg/m^2；

f——声波激发频率，Hz。

从上式可见，构件面密度加倍，隔声量 R_0 增加 6 dB，频率加倍，R_0 也增加 6 dB。为方便起见，将上式绘成图 6-66“等隔声”列线。工程上一般隔声量常以 125、250、500、1 000、2 000 Hz、4 000 Hz 6 个倍频程的隔声分贝数表示，有时也可按这些倍频程隔声量之和的平均值表示。

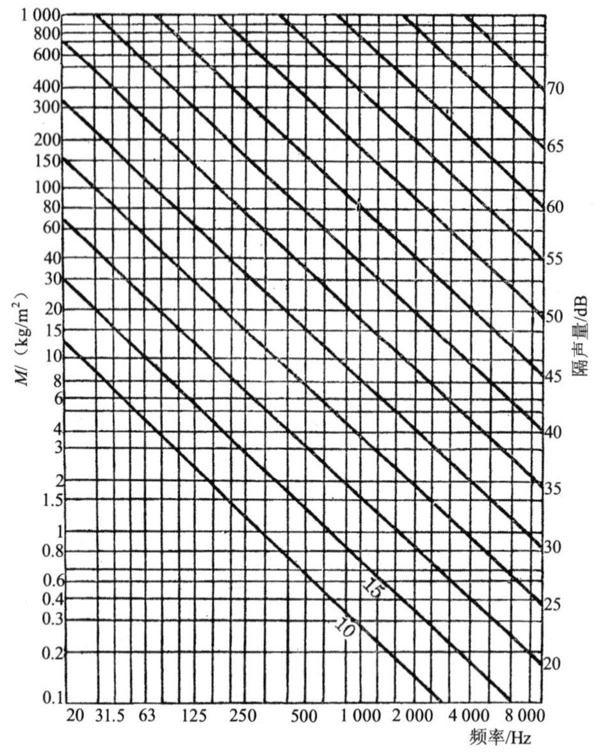

图 6-66 构件“等隔声”列线

（2）吻合效应

构件的实际隔声量往往低于理论计算隔声量。因为构件的隔声量与频率的关系，并非全符合上式所揭示的规律。在某些频段，有可能产生吻合效应和共振现象，这时墙面将产生共振，该频段隔声量大降，声能将大量透过墙面，这一现象称为吻合效应。产生吻合效应入射声波的频率称为临界吻合频率，其关系式如下：

$$f_c = 常数 \times \frac{1}{h} \text{（Hz）}$$

式中：h——构件厚度，cm；

常数——与材料性质有关，钢铝：1 280，玻璃：1 200，砖：2 700，混凝土：2 020，泡沫混凝土：4 125，胶合板：2 260

从上式可见，均匀、坚实、厚重的构件，弯曲劲度大，临界频率低。一般地说，$h<5$ mm 的构件，$f_c>4\,000$ Hz，隔声吻合谷出现在常用频率之上。

（3）常用单层结构的隔声性能

常用的单层结构隔声性能见表 6-25。

表 6-25 常用的单层结构隔声量

构件名称与构造	质量/（kg/m²）	实测和（计算）倍频隔声量/dB						平均隔声量/dB
		125 Hz	250 Hz	500 Hz	1 000 Hz	2 000 Hz	4 000 Hz	
一砖墙，双面粉刷	530	42（44）	43（48）	49（52）	57（56）	64（60）	62（64）	53（50/54）
一砖墙，双面粉刷	457	44（43）	44（47）	45（51）	53（55）	57（59）	56（63）	49（49/53）
1/2 砖墙，双面木筋板条加粉刷	280	—（40）	52（44）	47（48）	57（52）	54（56）	—（60）	52（46/50）
1/2 砖墙，双面粉刷	225	33（39）	37（43）	38（47）	46（51）	52（55）	53（59）	43（44/49）
150 厚混凝土砌块墙，双面粉刷	175	28（37）	36（41）	39（45）	46（49）	54（53）	55（57）	43（43/47）
1/4 砖墙，双面粉刷	118	41（35）	41（39）	45（43）	40（47）	46（51）	47（55）	43（40/45）
76 厚空心石膏板，双面粉刷	95	34（33）	35（37）	36（41）	41（45）	47（49）	—（53）	39（39/43）
100 厚木筋板条墙，双面粉刷	70	17（31）	22（35）	35（39）	44（43）	49（47）	48（51）	36（37/41）
6 厚玻璃板，四周密闭	15	25（22）	29（26）	33（30）	36（34）	26（38）	35（42）	31（27/31）
6 厚三夹板，四周密闭	4	17（13）	15（17）	20（21）	24（25）	28（29）	27（33）	22（19/23）

2. 双层结构隔声

在噪声控制工程中，当要求采用隔声量很高的构件时，采用单层均匀材料就显得十分笨重而又不经济。如果将一层隔声构件分成两层，层与层之间以空气层分开，则这种双层结构是特别适用于隔声要求很高的场合。

当两层构件间的空气层厚度与波长相比为足够大，中间又无刚性连接的理想条件下，隔声量可以达到两单层结构分别隔声量之和。例如，两单墙的平均隔声量分别为 30 dB 和 40 dB，组成双层墙的最大平均隔声量可达到 70 dB。当该两单层墙合并在一起时，平均隔声量估计不会大于 44 dB。在工程应用中，尤其受到空间位置的限制，空气层不允许过分大，通常限制在几十厘米之内，如果留有 10 cm 左右的空气层就能使构件平均隔声量提高 8～12 dB。

双层构件中因空气层的弹性作用，使之与构件组成弹性振动系统，在某一频率产生共振，其共振频率 f_0 与空气层的厚度以及各单层构件面密度之间存在关系式如下：

$$f_0 \approx 60\left[\frac{1}{D}\left(\frac{1}{M_1}+\frac{1}{M_2}\right)\right]^{\frac{1}{2}} \quad \text{(Hz)}$$

式中：D——空气层的厚度，m；

M_1、M_2——分别为各单层构件的面密度，kg/m^2。

双层结构的隔声量计算比之单层结构复杂得多，根据上关系式，在计算隔声量时需注意如下问题：

（1）当 $f_0 > f \quad \frac{\rho c}{\pi(M_1 + M_2)}$ 时（ρ 为空气密度，kg/m^3；c 为声速，m/s），双层结构的空气层将起耦合作用，使之耦合成“整体”。构件的隔声量仍属“质量控制”，相当于两单层构件组合在一起的效果。

（2）当 $f_0=f$ 时，出现双层结构隔声量的低谷，其透声程度取决于构件的阻尼和空气层的吸声特性。要使 f_0 出现于很低的频率范围以避开主要的声频段，可加大空气层厚度和选用密度较大的单板。

（3）当 $f_0 < f \quad \frac{c}{4\pi D}$ 时，空气层的耦合作用消失，隔声量迅速增加，并按每倍频程 18 dB 斜率升高。

（4）当 $\frac{c}{4\pi D} \quad f < f_c$ 时，双层结构的隔声量大致按每倍频程 12 dB 斜率提高。

（5）当 $f_0 \geqslant f$ 时，即入射声波的频率等于或大于单板构件的临界吻合频率，双层构件又出现隔声低谷。如选用不同厚度或面密度的单板，则临界频率可以互相错开，低谷略显平坦。此外，隔声量的大小还受到板的损耗因数、空气层吸声特性等参数的控制。

在实用工程中，因构造要求，双层构件之间总难免有连接点，这些点上必须有柔性连接，以免由刚性连接而形成“声桥”，否则将使构件实际隔声量比理论计算小得多。

3．分层复合结构隔声

由薄而密实的表层材料，并在表层间的空气层中填充阻尼弹性材料或在表层上粘贴阻尼涂料等多层材料加以组合，称为分层复合结构。分层复合结构因轻薄和隔声性能良好等优点，已广泛应用于工业建筑和交通运输业中的隔声构件。例如，厂房中的简易监察室、车间休息室、隔声门、隔声罩、声屏障以及车辆、船舶、飞机等运输工具中的围护结构或分隔墙等构件。

对于低频噪声的控制，因分层复合结构的弯曲刚度比同样面密度的单板大得多，表层的弯曲振动通过夹层的耦合作用很明显，使之近似形成“整体”，共振频率比单板低。对于高频噪声的控制，因复合板的弯曲刚度比较小，临界吻合频率相应提高。因此，这种结构在主要声频段均有良好的隔声特性。

4．隔声罩

当车间内噪声源比较集中或只有个别噪声源对邻近环境有干扰时，可将噪声源封闭在一个小的隔声空间内，使之传声途径受到障碍的措施，通常称为隔声罩。隔声罩的优点是体积小，效果比较明显，但同时会使运转设备的通风散热、装拆检修、操作运行、仪表监视等方面带来一些麻烦。因此，对于有特殊要求的隔声罩，在保证隔声量的前提下，必须采取相应的措施。

隔声罩的净空尺寸要与设备外缘几何尺寸相适配。罩壁宜轻薄，对隔声要求较高的隔声罩，为减轻罩的重量，宜选用分层复合结构。

隔声罩的净空尺寸要与设备外缘几何尺寸相适配。罩壁宜轻薄，对隔声要求较高的隔声罩，为减轻罩的重量，宜选用分层复合结构。评价罩壳的隔声指标一般用“插入损失”，常写成IL，即在设备噪声源加罩前后罩外某一位置上的声级差：

$$\mathrm{IL} = 10\lg\left(1+\frac{\bar{\alpha}}{\bar{\tau}}\right)\ (\mathrm{dB})$$

式中：$\bar{\alpha}$——罩内壁面平均吸声系数；

$\bar{\tau}$——罩壁的平均透射系数。

一般情况下，$\bar{\tau}$　$\bar{\alpha}$　1。由上式可见，要使隔声罩透射出的声能小，应增大$\bar{\alpha}/\bar{\tau}$的比值；当$\bar{\alpha}/\bar{\tau}<1$时，隔罩就几乎没有隔声效果。对隔声罩进行设计时，应注意如下几点：

（1）尽量选用质轻和隔声量较好的罩壁结构。

（2）罩内表面必须作吸声处理，选用贴面材料的$\bar{\alpha}$不宜小于 0.5。还应注意到材料的防火、防潮、防腐等特殊要求。

（3）如罩壁材料为单层薄金属板，内侧应涂阻尼材料，对应的壁面最好互不平行。

（4）罩壁构件的接合必须密闭。拼缝处应有压缝条。开孔处应当作消声措施，其减噪量应与罩壁部分的隔声量相符合，否则会使罩的隔声量显著下降。

（5）隔罩与支承平面之间应加防振垫层。当声源的低频噪声较强时，为减弱罩壳的低频共振声辐射，应将罩的底部与支承周边加以固定。

考虑到通风问题，应设有进风和排风消声通道，罩内侧均衬贴吸声材料。

5．观察室

当噪声声源比较分散，单独控制噪声源有困难时，可考虑设置观察室。观察室室内噪声级不仅与围蔽结构各壁面的隔声性能有关，还与室外噪声级，各个构件相应的透声面积以及观察室内的总吸声量有关。透入室内的噪声级L_p可用下式计算：

$$L_p = 10\lg\sum_{i=1}^{n} S_i \times 10\frac{L_i - \mathrm{TL}_i}{10} - 10\lg\sum S_i\alpha_i\ (\mathrm{dB})$$

式中：S_i——观察室某一壁面的透声面积，m^2；

L_i——对应于S_i外壁空间某频率的噪声级，dB；

TL_i——壁面S_i对某频率的隔声量，dB；

$\sum S_i\alpha_i$——观察室内某频率的总吸声量，塞宾·m^2。

如果需要计算室内各频率的噪声级，则上式中的 L_i、TL_i、$\sum S_i\alpha_i$ 均要按相应频率代入逐一计算。

6．隔声设计要点

（1）根据工作场所噪声的卫生标准，确定隔声量。

（2）对工作场所进行现场调查，对噪声源的特性、声传播途径、生产工艺特点进行分析，确定噪声控制方案。

（3）选择隔声材料或构件时不能只考虑隔声量，还应注意其他方面的要求，如强度、重量、防火、防爆、防潮、防腐等性能以及经济合理性。

（4）在查阅有关手册资料的隔声量图表时，应注意数据是实验室实验结果还是现场测试结果。现场测试结果一般比实验室结果要低 2～5 dB。

（5）在设计时，应在表上列出噪声源倍频带声压级，并注意主要峰值位置；列出各频带的需要隔声量并加上 5 dB 的余量；再列出选定的隔声结构或构件的各倍频带的隔声量，注明有无隔声低谷。

（6）注意门窗和孔洞对隔声结构的影响。孔洞和缝隙对构件隔声影响甚大，由于声波的衍射作用，即使一个小孔或者很细的缝隙，也会大大地降低组合件的隔声量。在隔声量为 30 dB 的围护结构上如占有 1%的开孔面积，其隔声量变为 20 dB。

7．隔声结构的降噪量

在实际现场中，相同的隔声构件由于处于不同的声学环境中，其构件相邻两侧的声压级差不完全相同。现场的这种声压级差，又称噪声降低量。隔声结构相邻两侧的噪声降低量不仅取决于构件的固有隔声量，还与其有效面积以及接收室的房间常数有关，其关系式可表示为：

$$NR = TL - 10\lg\left(\frac{1}{4}+\frac{S_{\omega}}{R}\right) \text{（dB）}$$

式中：NR——构件的噪声降低量，dB；

TL——构件的固有隔声量，dB；

S_{ω}——构件的有效面积，m^2；

R——接收室的房间常数，m^2。

为应用方便起见，上式的第二项对数部分可直接利用图 6-67 查出。

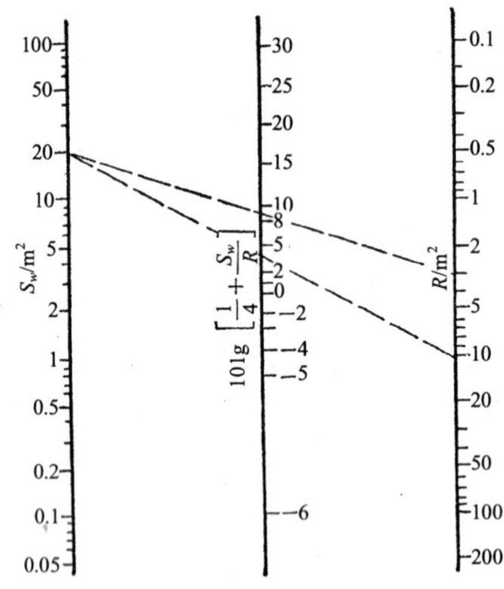

图 6-67 计算两室之间分隔墙噪声降低量列线

（二）撞击声隔声

撞击声是物体在建筑结构上撞击，使之产生振动，沿着结构传播并辐射到空气中形成的噪声。撞击声多半来源于机器在楼层上运行、物体和楼板之间的相互碰撞、移动物体等。撞击声的传播途径如图 6-68 所示，在物体的撞击下，楼板产生振动直接向下面空间辐射噪声（见图中的①方向），另外振动将沿着结构向四处传递并向各个空间辐射噪声（见图中各个②所示途径）。振动在结构中传播的衰减量非常小，所以撞击产生的振动能沿着相连的结构传得很远，造成撞击声影响的范围很广。

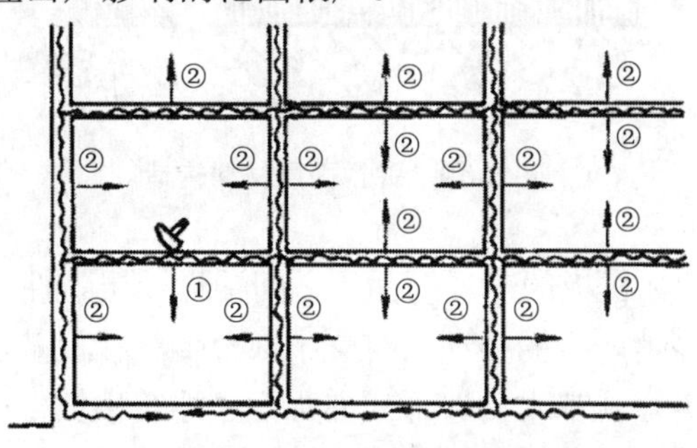

图 6-68　撞击声传播途径示意

1．楼板撞击声

评价撞击声隔声性能不再是用空气声透射损失这个指标，而是用撞击声级来表述。当接收室内测得的撞击声级越小，表示楼板降低撞击声的效果越好；反之，则越差。一般来说，光秃的混凝土板或钢结构对撞击声的隔声性能很差，尤其是高频。在忽略楼板的边界条件时，可以得到标准打击器撞击光秃楼板时，楼下房间撞击声级的表达式为：

$$L_N = 20\lg\frac{f^{\frac{1}{4}}}{E^{\frac{3}{8}}\rho^{\frac{5}{8}}h^{\frac{7}{4}}} + C \text{（dB）}$$

式中：L_N——撞击声级，dB；

f——频率，Hz；

E——楼板材料的弹性模量，N/m^2；

ρ——楼板材料的密度，kg/m^3；

h——楼板的厚度，m；

C——常数。

由式中可以看出 L_N 随频率的 1/4 次方增加，大约每倍频程增加 1.5 dB。L_N 随着 E、ρ、h 的增加而降低。因此想要改善楼板的隔声性能，就要增大它的弹性模量、密度和厚度，其中以增加厚度最有效，厚度增加一倍，L_N 约下降 10 dB。

2．撞击声传播的特点

（1）各种结构水平方向的声衰减量差异不大；

（2）由于各种结构楼板与墙的连接构造的不同，垂直方向的声衰减量差别比较大；

（3）高频衰减量大，低频衰减量小；

（4）轻薄墙衰减量大，厚重的墙衰减量小；

（5）内墙衰减量大，外墙的衰减量小；

（6）近场衰减大，远场衰减小。

3．改善楼板撞击声隔声的措施

（1）在光秃楼板上铺设弹性面层材料，构造如图 6-69 所示。弹性面层材料减弱了撞击的能量，减弱了楼板的振动，达到改善楼板隔声的效果。一般来说，弹性面层对中高频的撞击声改善比较明显。撞击声改善值的大小取决于面层材料的弹性，弹性愈好，撞击声改善的起始频率愈低。

图 6-69 弹性面层材料构造

（2）设置垫层构造，在楼板的基层与面层之间铺设一层弹性垫层材料将基层和面层完全隔离，使地板面层受撞击产生的振动只有一小部分传至楼板基层然后向楼下辐射噪声，故能改善楼板撞击声隔声，其基本构造形式亦称为“浮筑楼板”，如图 6-70 所示。

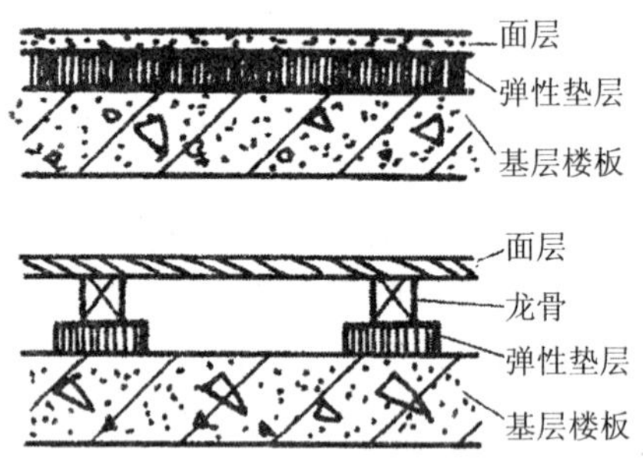

图 6-70 弹性垫层构造示意

（3）吊顶的作用

楼板下的吊顶，由于有一定的质量，能将楼板辐射出的空气声隔绝掉一部分，因此对撞击声产生的噪声隔离也有一定的作用。其隔声效果取决于：

① 单位面积的重量。厚重的吊顶隔声好。

② 吊顶与楼板间的空气层厚度。厚度大隔声好，在空气层中填放吸声材料也能提高隔声量。

③ 吊顶与楼板间连接的刚度。用弹性连接可提高隔声效果，连接点愈少愈好。

应说明的是，吊顶只能减弱楼板直接向下辐射的声能，不能阻止通过墙体侧向传递的声能，所以在侧向传声较严重的情况下，吊顶的作用就显不出来。

三、隔振

生产性振动，泛指生产过程中产生的振动。机电设备运行中产生的振动有两种传播方式，一种是以空气为媒质，向周围传播，称之为空气噪声；另一种是振动直接激发构件振动，以弹性波的形式，在安装基础、地板、墙中传播。在传播过程中，同时传播固体声。固体声衰减少、传播远。共振时，振动强度大，辐射噪声高。

（一）隔振原理

如图 6-71 所示，当将振源与安装基础之间的刚性连接（a）换成弹性连接（b），这就是隔振。隔振分为振源（如发电机组）隔振和受振对象（如精密仪表）隔振两种基本类型。前者称作积极隔振，通过振动设备与支承结构（或基础）之间设置隔振装置，减少振源的振动能量输出。后者则是减少振动能量的输入，称为消极隔振。

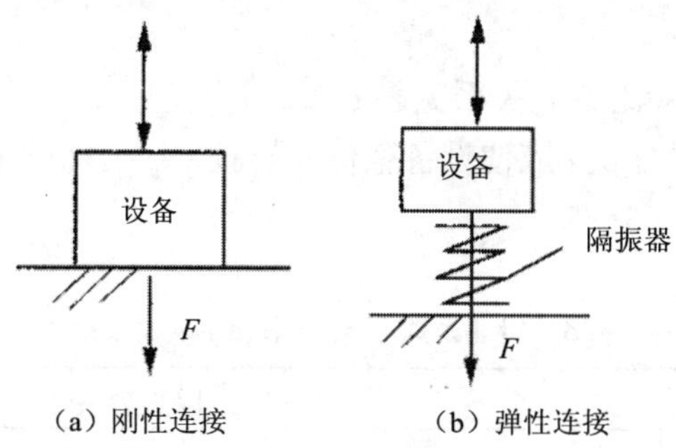

图 6-71 设备的安装与隔振

1. 传递系数

在图 6-71 中，设备运转时产生的激振力为：

$$F = F_0 \sin \omega t$$

对于刚性连接，激振力几乎全部传给了安装基础（或地基），并向四周传播。对于弹性连接，设备产生的激振力被减振装置所隔绝，或只一部分被传递，使固体声得到了有效的抑制。这种传递力与激振力之比，叫传递系数，用 T 表示。

2. 隔振原理

一个自由度振动系统是最简单的振动系统，对于上下方向的振动系统，如质量为 M、弹簧的弹性系数为 k，其固有频率 f_0 可按下式表示：

$$f_0 = \frac{1}{2\pi}(\frac{k}{M})^{\frac{1}{2}} \text{或} \omega = (\frac{k}{M})^{\frac{1}{2}} \quad \text{(Hz)}$$

若在振动系统上加一个垂直的激振力：$F = F_0 \sin \omega t$

无阻尼时，振动传递系数为：

$$T = |\text{传递力}/\text{激振力}| = |kx / F_0 \sin \omega t| = |1/[1-(\omega/\omega_0)^2]|$$

有阻尼时振动传递系数为：

$$T = F_{T_0} / F_0 = X_0 / u_0 = \left\{ \frac{1+[(2c/c_0)(\omega/\omega_0)]^2}{[1-(\omega/\omega_0)^2]^2 + [(2c/c_0)(\omega/\omega_0)]^2} \right\}^{\frac{1}{2}}$$

式中：F_{T_0} ——通过弹性支承传给基础的传递力，幅值；

F——物体本身的激振力，幅值；

X_0——弹性支承力上物体的振幅；

u_0——基础本身的振幅；

ω / ω_0——圆频率比（设备激振的圆频率/隔振系统的固有圆频率）；

c/c_0——阻尼比（阻尼系数/临界阻尼系数）。

一般隔振器的 c/c_0=2%～20%；钢制弹簧＜1%；纤维衬垫 c/c_0＝2%～5%；合成橡胶＞20%。

3．T 与 f/f_0、c/c_0 的关系

（1）T 与 f/f_0 关系

振动传递系数 T 与频率比 f/f_0 关系见表 6-26。f/f_0 越大，T 越小，隔振效果越好。但由于设备的激振频率 f 是给定的，应使设备整体固有频率 f_0 远小于激振频率 f，以提高 f/f_0 的比值。工程上常取 f/f_0=2.5～5。

表 6-26　传递系数 T 与频率比 f/f_0 之关系

f/f_0	传递系数	隔振效果
<1	$T\approx1$	干扰力通过隔振装置，全部传给了安装基础，隔振系统无隔振作用
1	$T>1$	隔振系统对激振力有放大作用，或产生共振
$>\sqrt{2}$	$T<1$	隔振系统对振动有隔绝作用

（2）T 与 c/c_0 关系

传递系数 T 与阻尼比 c/c_0 的关系见表 6-27。

表 6-27　传递系数 T 与阻尼比 c/c_0 的关系

f/f_0	阻尼与隔振效果的关系
$<\sqrt{2}$	隔振器不起隔振作用，c/c_0 越大，T 越小，增大阻尼有益于振动的抑制
$>\sqrt{2}$	c/c_0 越大，T 越大，阻尼对隔振产生负作用

由此可见，为取得较好的隔振效果，必须设计较低的 f_0，且应尽量采取 $f/f_0>\sqrt{2}$。对于激振频率较低的设备，能改变 $f/f_0<\sqrt{2}$ 的情况，可取增加阻尼的方法，以限制激振力的放大。不同频率比 f/f_0 和阻尼比 c/c_0 下的传递比 T，见表 6-28。

表 6-28　不同频率比和阻尼比下的传递比 T

阻尼比 c/c_0	频率比 f/f_0									
	0.5	0.8	1	2	3	4	5	6	8	10
0	1.333	2.778	∞	0.333	0.125	0.067	0.042	0.029	0.016	0.01
0.025	1.333	2.763	20.03	0.335	0.126	0.068	0.043	0.030	0.017	0.011
0.05	1.332	2.72	10.05	0.339	0.13	0.072	0.047	0.033	0.02	0.014
0.075	1.33	2.654	6.741	0.346	0.137	0.078	0.052	0.038	0.025	0.018
0.1	1.328	2.571	5.1	0.356	0.145	0.085	0.059	0.045	0.03	0.023
0.15	1.322	2.377	3.48	0.381	0.167	0.104	0.075	0.059	0.041	0.032
0.2	1.314	2.18	2.693	0.413	0.193	0.125	0.093	0.074	0.053	0.042
0.3	1.293	1.849	1.944	0.483	0.251	0.171	0.131	0.106	0.078	0.061
0.5	1.24	1.46	1.414	0.62	0.37	0.265	0.208	0.171	0.127	0.101
1	1.131	1.151	1.118	0.825	0.608	0.473	0.387	0.325	0.247	0.171

（二）常见的隔振器

1．金属弹簧隔振器

钢弹簧具有材质均匀、性能稳定、承载能力大、耐久性好、计算可靠等优点。有螺旋式、板条叠合式两种（见图 6-72），前者适各类风机、空压机、锻锤等；后者由多块长度不等的钢板条叠合而成，利用层间摩擦，获得一定的阻尼比，适一个方向上的振动源，如汽车的减振。当荷载大，减振器的安装位置有限时，可采用不同直径的圆柱式螺旋弹簧，组成并联的同心装置（见图 6-73）。

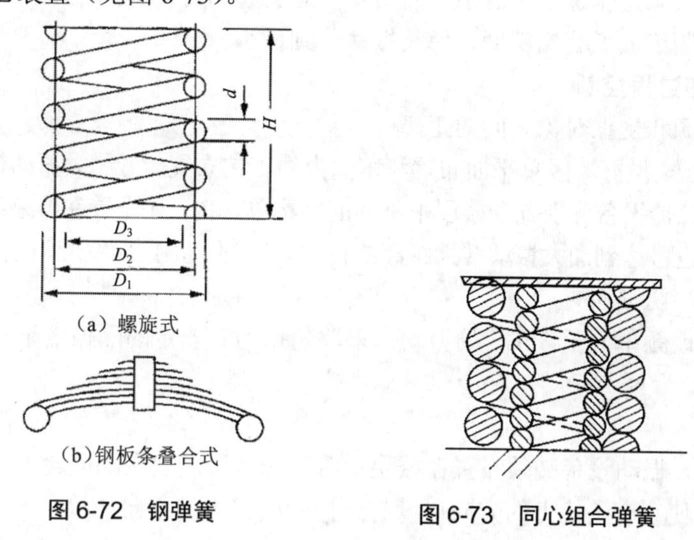

图 6-72　钢弹簧

图 6-73　同心组合弹簧

钢弹簧阻尼很小、传播高频振动、共振时放大倍数大。

2．橡胶隔振器

橡胶隔振材料内耗大、固有频率较低，能有效地抑制共振时的振幅。橡胶减振器对共振峰有较强的抑制能力；对瞬态冲击响应、瞬间过渡工况引起的自振，有较快的平抑功能；对较大冲击、动态荷载，可自动限位保护。它结构简单、安装更换方便，可平置、倒置、侧挂，适用于各类机电设备的减振。

橡胶阻尼大、高频隔振效果好、能平抑共振幅值。

3．管道隔振

设备的振动除通过安装基础传递外，还可通过管道和管内介质、管道固位构件传递与辐射。管道的隔振，通常是通过设备与管道之间的弹性连接得以实现。

管道的隔振比基础隔振难度大。因管道隔振后，管内介质的振动，仍可沿管道继续传播。弹性连接的减振降噪效果取决于弹性接头的材料、构造、尺寸、管内介质的压力、管道安装布位方式等。

4．阻尼减振降噪

结构或系统在持续受力状态下消耗能量的能力，称为阻尼。阻尼减振降噪是在共振结构表面设置阻尼层，如沥青、软橡胶、高分子涂料等阻尼材料，既可抑制金属板弯曲振动强度，同时也损耗了振动能量。其原理是减少振动能量沿结构的传递，减少了共振峰的振幅，减少了自由振动或由于冲击产生的振动。

（三）控制振动措施

1. 振源控制

（1）采用振动小的加工工艺

在不影响产品加工质量等的情况下，改进加工工艺，即用非撞击的方法代替撞击方法，如用焊接代替铆接、用压延替代冲压、用滚轧替代锤击等。

（2）减少振动源的扰动

振动的主要来源是振源本身的不平衡力和力矩引起的对设备的激励，因而改进振动设备的设计和提高制造加工装配精度，使其振动达到最小。

2. 振动传递过程控制

（1）加大振源和受振对象之间的距离

通过合理选址、做好厂区总平面布置和车间内的工艺布置，可加大振动转播距离。如将动力设备和精密仪器设备分别置于楼层中不同的结构单元内，如设置在伸缩缝（或沉降缝）、抗震缝的两侧，也可达到加大振动转播距离的目的。工程上，控制室应与主厂房全部脱开。

（2）隔振沟（防振沟）

对冲击振动或频率大于 30Hz 的振动，采取隔振沟有一定的隔振效果；对于低频振动则效果甚微。

（3）其他

工艺布置时，振动设备必须布置在楼层上时，应尽可能放在刚度较大的柱边、墙边或主梁上，要注意使其产生扰力的方向尽量与结构刚度较大的方向一致。

3. 隔离措施

在振动控制中，隔振是投资不大，却行之有效的方法，如机械设备隔振和管道隔振。

四、消声

消声器是一种即可使气流顺利通过又能有效地降低噪声的设备，是一种具有吸声内衬或特殊结构形式能有效降低噪声的气流管道。

在噪声控制技术中，消声器是应用最多最广的降噪设备。其在工程实际中已被广泛应用于各类空气动力设备的进排气口消声、设备机房的进出风口消声、通风与空调系统的送回风管道消声、高速排气放空消声等。

（一）消声器种类

随着消声器的研究与应用技术的不断发展，消声器的种类也日趋繁多，其原理、形式、规格、材料、性能及用途等各不相同。常见消声器的分类见表 6-29。

表 6-29 常见消声器分类

原理	形式	消声性能	主要用途
阻性消声器	管式、片式、蜂窝式、列管式、折板式、声流式、弯头式、百叶式、元件式、迷宫式、圆盘式、圆环式、小室式	中高频	通风空调系统管道、机房进出风口、空气动力设备进排风口等

原理	形式	消声性能	主要用途
抗性消声器	膨胀式（扩张式）、共振式、微穿孔板式、干涉式、电子式等	低中频 低频 宽频带 低中频	空压机、柴油机、汽车发动机等以低中频噪声为主的设备噪声
复合式消声器	阻抗复合式、阻性及共振复合式、抗性及微穿孔板复合式等	宽频带	各类宽频带噪声源
排气放空消声器	节流减压式、小孔喷注式、节流减压与小孔喷注复合式、多孔材料扩散式	宽频带	各类排气放空噪声

（二）消声器性能要求

消声器性能的基本要求是在需要的消声频率范围内具有足够大的消声量、空气动力性能好、结构简单、体积小、经济耐用。

1. 消声性能

为了使消声器能在系统中发挥其应有效果，必须按照噪声源的总声级、频谱和衰减量选择相应的形式。例如，对中频为主的噪声，可选用扩张式消声器，对以中、高频为主的，则可选用阻性消声器。对于宽频噪声，可选用阻抗复合式。

2. 空气动力性能

装消声器后，所增加的阻力损失要控制在容许的范围内。

3. 机械性能

力求结构简单、体积小、重量轻、加工易、维修方便、安全可靠。

（三）常见消声器的特点

1. 阻性消声器

阻性消声器是利用敷设在气流通道的内表面上的多孔吸声材料吸收声能（见图 6-59）。当外来声波沿消声通道传播时，管壁上多孔材料中的空气分子因被激发而振动，受摩擦阻力和黏滞阻力作用，使声能变为热能达到消声降噪。其对低频效果较差，而对中高频噪声具有较好的消声效果。常用于消除风机噪声、喷气发动机噪声等。

阻性消声器的消声量与所用材料的声学性能（主要的是吸声系数）、气流自由通道宽度以及消声器的长度有关。材料的吸声系数越大，消声效果越好；自由通道宽度越狭窄，长度越长，降低的噪声级就越多；材料越厚，对降低低频率的噪声越是有利。

（1）阻性消声器的种类

阻性消声器的种类和形式很多。常用的有管式、片式、折板式、蜂窝式、弯头式、室式和声流式等，其结构见图 6-74。

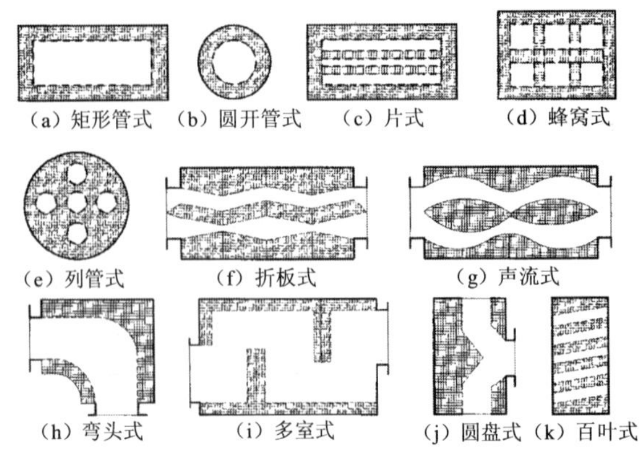

图 6-74 常见阻性消声器形式

① 管式消声器

直管式消声器结构简单，气流不拐弯地直通出去。管式消声器是应用最早的消声器，其结构简、阻力小，加工易、空气动力性能好，适合管道直径 D<400 mm 的场所。消声器总截面积与通道面积之比，一般取 1.5～3。

当流量增大时，为了保持较小的流速，管道截面积就得很大，此时消声效果，尤其对高频就会变差。由此就产生了蜂窝式、列管式、片式等形式的消声器，在截面积 S 增加不多的情况下，却使周边长度 P 增加很多，因而 P/S 值增大，从而消声量增加。

② 蜂窝式消声器

蜂窝式消声器是由许多小型管式（正方形或长方形）消声器并联组成，因而中高频消声效果好，有效截频比管式高；但结构复杂，阻力较大，体积较大。单元通道一般 200 mm×200 mm 左右。

③ 列管式消声器

列管式消声器结构类似蜂窝式，它是由小型圆管并联组成。其特点同蜂窝式，但由于吸声层厚度是变化的，对改善中低频吸收有利。

④ 片式消声器

片式消声器是由一排平行的长方形管式消声器组成，结构简单，中高频消声性能较好，阻力也不大，是消声设计中应用较多的一种。

⑤ 折板式消声器

折板式消声器是片式消声器的派生，它增加了声波在消声器通道中的反射次数，使声波与吸声材料接触机会增加，从而改善了声学性能，尤其对 500 Hz 以上的频率；但阻损比片式消声器大。为了减小阻力，折角应<20°，以两端“不透光”为原则。

⑥ 声流式消声器

声流式消声器是折板式消声器的拓展，其利用阻性吸声层厚度的变化，声波通过吸声片所构成的近似正弦波形的通道，以改善消声性能（主要是中、低频）。声流式消声器结构复杂，体积较大，造价高，阻损大。

（2）消声量

要正确计算一个实际消声器的消声量是不容易的，计算起来也很麻烦，还要有材料的声学性能实测数据，而且还要考虑消声器通道结构的影响。常见阻性消声器消声量的经验关系式如下：

$$\Delta L = \frac{\varphi(\alpha)PL}{S} \text{（dB）}$$

式中：ΔL——消声量，dB；

P——饰面部分周长，m；

L——饰面部分长度，m；

S——饰面部分截面积，m^2；

α——饰面吸声材料的吸声系数；

$\varphi(\alpha)$——消声系数，$\varphi(\alpha)$是吸声系数α的函数，$\varphi(\alpha)=4.34\times\frac{1-(1-\alpha)^{\frac{1}{2}}}{1+(1-\alpha)^{\frac{1}{2}}}$，$\varphi(\alpha)$与$\alpha$的关系（经验值）见表 6-30。

表 6-30 $\varphi(\alpha)$与α关系（经验值）

α	0.05	0.1	0.15	0.20	0.25	0.30	0.35	0.40	0.45	0.5	0.55	0.6～1
$\varphi(\alpha)$	0.05	0.11	0.17	0.24	0.31	0.39	0.47	0.55	0.64	0.75	0.86	1～1.5

从上述关系式可看出，ΔL与消声通道的长度L、饰面周长P成正比，与截面积S成反比。由此可见，选用高吸声系数的填充材料、增加通道长度和饰面周长、减小截面积，能有效地提高阻性消声器的消声量。当截面积一定时，选择适当形状的截面使周长增大，亦可达到提高消声量的目的。

2．抗性消声器

抗性消声器的消声原理是因其在声波波长比管道截面尺寸大得多时，在声学上起抗性作用，所以称为抗性消声器。当声波通过管道截面突变处或者经过插入细管的管口时，由于截面膨胀或者缩小，部分声波发生反射，将声能反射到声源处或者在腔室内来回反射，以至消失。但是气流通道截面不能太大，它们的最大尺寸应不超过半波长。

抗性消声器适用于中、低频，尤其对于有调声，其结构简单、经济耐用，但体积大、阻损大。

（1）抗性消声器的种类

抗性消声器的形式很多，按室的多少，分为单室式、双室式等；按接管形式，可分为外接管式、内接管式。一般采用改良型内接管扩张式较多。为了减少阻损，改善动力性能，常用穿孔率$p>30\%$、孔径$d<8$ mm 的穿孔管将内接管连接起来。常用扩张式消声器的基本结构形式如图 6-75 所示。

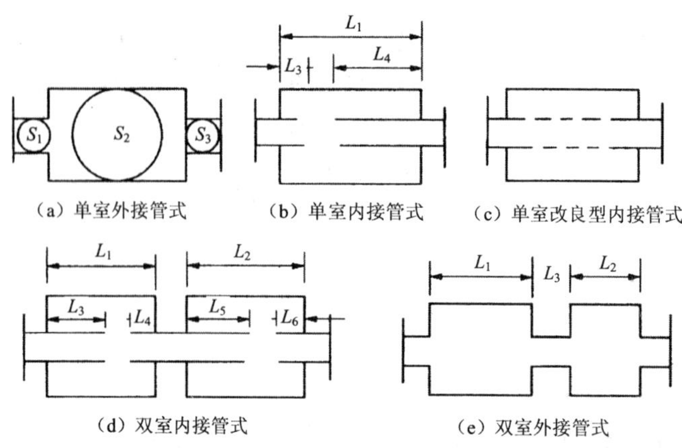

图 6-75　常见抗性消声器形式

（2）消声量

① 单室外接管扩张式消声器消声量计算关系式

$$\Delta L = 10\lg\left[1+\frac{1}{4}(m-\frac{1}{m})^2\sin^2 kl\right]\ (\text{dB})$$

式中：m——扩张比，即扩张室与通道截面积之比，$m=S_2/S_1$，S_2为扩张室截面积，m²，S_1为进气通道截面积，m²；

k——波数，$k=\frac{2\pi}{\lambda}=\frac{2\pi f}{c}$；1/m；

λ——波长，m；

l——扩张室长度，m。

这种消声器在m=6～12时方能在较宽频率范围内，起有效消声作用。通常取m=10～30、$D_{外}/D_{内}$=3～6。为了提高消声量，需要增大扩张比m或者缩小消声器进气口截面积，或者增大扩张室截面积。在气体流量给定的情况下，前者受空气动力性能等方面的限制，后者受安装空间、声学性能方面的限制。

扩张室截面积较大、声波频率较高时，声波进入扩张室后，将集中在中部穿过，使扩张室不能充分发挥作用，甚至失去消声效果。为改善扩张室截面积较大时的消声频率特性，可采取如下补偿措施：

a．将气流通道分成若干小通道，相应地连接若干个截面较小的扩张室。

b．将进气管与出气管的轴线互相错开，使声波不能以窄声束的形式直线穿过扩张室。

为补偿单室外接管扩张式的通过频率的缺点，可采用单室内接管扩张式、多室内（或外）接管扩张式。

② 单室内接管扩张式消声器消声量计算关系式

$$\Delta L = 10\lg[R\cdot P(\frac{A_i}{A_{tr}})^2 + I\cdot P(\frac{A_i}{A_{tr}})^2]\ (\text{dB})$$

式中：$R\cdot P(\frac{A_i}{A_{tr}})^2$，$I\cdot P(\frac{A_i}{A_{tr}})^2$——分别为消声器入射与透射声声压比值绝对值。

$$R\cdot P(\frac{A_i}{A_{tr}})=\frac{1}{4m(1+\cos 2kl')}[4m\cos k(l_1-l')+(3m-1)\cos k(l_1+l')+(m+1)\cos k(l_1-3l')]$$

$$I\cdot P(\frac{A_i}{A_{tr}})^2=\frac{1}{4m(1+\cos 2kl')}[2(m^2+1)\sin k(l_1-l')+(2m^2-m+1)\sin k(l_1+l')+(m+1)\sin k(l_1-3l')]$$

式中：l_1——消声器长度，m；

l'——内接管长度（l_4或l_3），m；

k——波数，1/m；

m——扩张比，即扩张室截面积与内接管截面积之比值。

③ 双室外接管扩张式消声器消声量计算关系式

$$\Delta L=10\lg[R\cdot P(\frac{A_i}{A_{tr}})^2+I\cdot P(\frac{A_i}{A_{tr}})^2]\ \text{(dB)}$$

其中

$$R\cdot P(\frac{A_i}{A_{tr}})^2=[\cos kl_3\cos k(l_1+l_3)-\frac{1}{2}(m+\frac{1}{m})\sin kl_3\sin k(l_1+l_2)]^2$$

$$I\cdot P(\frac{A_i}{A_{tr}})^2=\frac{1}{2}(m+\frac{1}{m})\cos kl_3\sin k(l_1+l_2)+\sin kl_3[\cos kl_1\cos kl_2-\frac{1}{2}(m^2+\frac{1}{m^2})\sin kl_1\sin kl_2]$$

式中：l_1、l_2——分别为扩张室长，m；

l_3——扩张室间连接管长，m。

④ 双室内接管扩张式消声器消声量计算关系式

$$\Delta L=10\lg[R\cdot P(\frac{A_i}{A_{tr}})^2+I\cdot P(\frac{A_i}{A_{tr}})^2]\ \text{(dB)}$$

其中

$$R\cdot P(\frac{A_i}{A_{tr}})^2=[\cos 2kl_1'-(m-1)\sin 2kl_1'\lg kl_2']^2$$

$$I\cdot P(\frac{A_i}{A_{tr}})^2=\frac{1}{4}\{(m+\frac{1}{m})\sin 2kl_1'+(m-1)\lg kl_1'\times[(m+\frac{1}{m})\cos 2kl_1'-(m-\frac{1}{m})]\}^2$$

式中：l_1'——两扩张室总长，$l_1'=l_1+l_2$，m；

l_2'——相应的内接管长，$l_2'=l_3+l_5$或l_4+l_6，m。

一般取：$l_2=\frac{1}{2}l_1$，$l_4=\frac{1}{4}l_1$，$l_5=\frac{1}{2}l_2$，$l_6=\frac{1}{4}l_2$，$l_1=\frac{1}{4}\lambda$奇数倍，$l_2=\frac{\lambda}{2}$整数倍数。

3．共振消声器

共振消声器是利用共振吸声原理，促使管道内声能损耗的装置（见图 6-76）。其结构是在气流通道的管壁上开凿一定数量的小孔，与管外的一定封闭的空腔相通，即构成单腔共振消声结构。小孔颈中气体构成声质量，孔颈的摩擦和阻尼构成声阻，空腔中的空气构成声顺。声质量、声阻、声顺的适当组合，构成一个弹性系统。当气流中的声波与这个系统的固有频率一致时，在共振器中，激发起强烈的强迫振荡。共振器孔颈中的声质量微粒的振动速度，超过自由声场中微粒速度几百倍，即发生共振。此即亥姆霍兹（Helmholtz）空气共振器的共振原理，故名共振消声结构。共振时振幅最大、气柱往返于孔颈中的速度也最大、摩擦阻损最大，因而声能消耗最多。

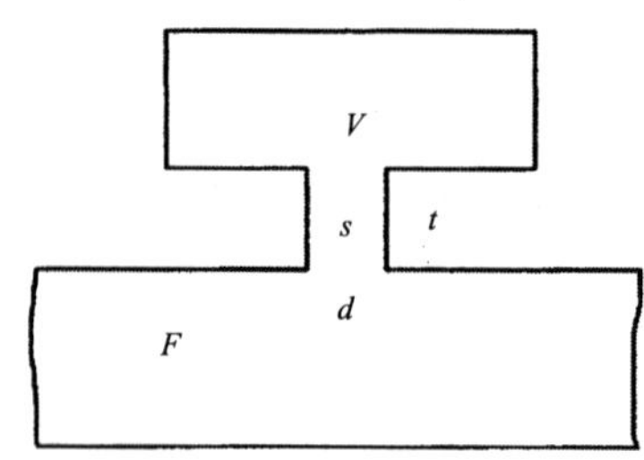

图 6-76　共振消声器原理

共振消声器具有结构简单、阻损小、耐高温、高湿、抗冲击、抗腐蚀、体积较大、消声频带窄的特点。主要适用于狭窄频率，尤适 350Hz 以下的低频消声。其基本结构形式见图 6-77。

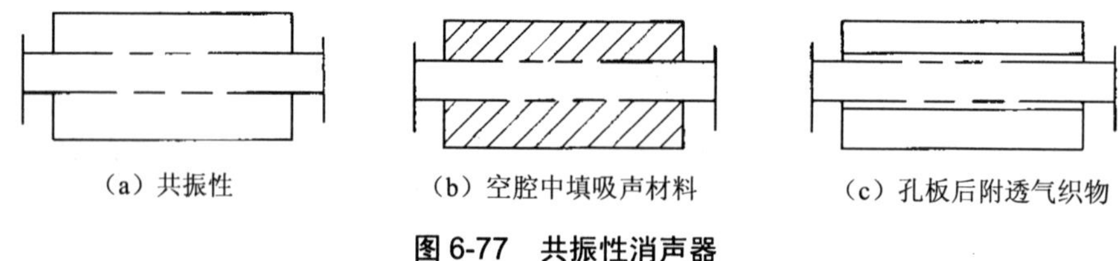

图 6-77　共振性消声器

（1）共振频率

共振消声器共振频率计算式如下：

$$f_c = \frac{c}{2\pi}\left(\frac{p}{L_e D}\right)^{\frac{1}{2}} \quad \text{（Hz）}$$

其中

$$L_e = t + \beta d$$

式中：c——声速，m/s；

D——空腔深，m；

p——穿孔率，%；

L_e——穿孔有效颈长，m；

t——穿孔板厚，m；

d——孔径，m；

β——穿孔末端修正系数，由表 6-31 查取。

表 6-31　穿孔末端修正系数β值

D/d	穿孔率 p/%																
	1	2	3	4	5	6	7	8	9	10	12	14	16	18	20	25	30
5	0.76	0.74	0.72	0.71	0.71	0.7	0.7	0.7	0.7	0.7	0.71	0.72	0.73	0.71	0.76	0.79	0.83
10	0.78	0.77	0.77	0.78	0.79	0.8	0.82	0.84	0.85	0.87	0.91	0.95	0.99	1.04	1.09	1.21	1.33
15	0.8	0.81	0.82	0.85	0.88	0.9	0.94	0.97	1	1.04	1.11	1.18	1.26	1.34	1.43	1.62	1.83

D/d	穿孔率 p/%																
	1	2	3	4	5	6	7	8	9	10	12	14	16	18	20	25	30
20	0.81	0.84	0.87	0.91	0.96	1	1.05	1.10	1.15	1.20	131	1.42	1.53	1.64	1.76	2.04	2.33
25	0.83	0.87	0.92	0.98	1.04	1.10	1.17	1.23	1.3	1.37	1.51	1.65	1.8	1.94	2.1	2.46	2.83
30	0.85	0.9	0.97	1.05	1.12	1.2	1.28	1.37	1.45	1.54	1.71	1.89	2.06	2.24	2.43	2.87	3.33

注：*D*/*d* 为腔深与孔径比值。

（2）消声量

消声量计算关系式为

$$\Delta L=\frac{p\varphi(\alpha)L}{S}\ \text{（dB）}$$

其中

吸声系数：$\alpha=\dfrac{4\mu}{(1+\mu)^2+V^2}$

声阻率：$\mu=\dfrac{\mu_0}{2}+\left[(\dfrac{\mu_0}{2})^2+m\right]^{\frac{1}{2}}$

相对声阻率：$\mu_0=\dfrac{rL_e}{\rho c\cdot p}$

比流阻：$\gamma=\dfrac{32\eta}{d^2}\left(1+\dfrac{x^2}{32}\right)^{\frac{1}{2}}$

参数：$x=d\left(\pi f_c\rho/2\eta\right)^{\frac{1}{2}}$

对于空气：$x=d\left(f_c10^6\right)^{\frac{1}{2}}$

式中：P、L、S——分别为共振消声器通道周边长、空腔长、通道截面积，m、m、m^2；

$\varphi(\alpha)$——消声系数，α 可由表 6-30 中查取；

ρ、η——分别为介质密度、介质动力黏滞系数。对于空气：ρ=1.29 kg/m^3，η=1.83 ×10^{-5} kg/（m·s）。

4．微穿孔板消声器

微穿孔板消声器是在微穿孔吸声结构的基础上发展成的。它全由金属薄板制成，不需任何吸声材料。重量轻，消声频带宽、耐高温、耐蒸气，且因穿孔率低、孔细而密，气流在通道中摩擦系数小、阻损小，适用于空调系统、某些特殊需要的动力设备方面。微穿孔板消声器常用金属板厚为 1 mm、穿孔率 1%～3%、孔径 1 mm 以下。腔深根据共振频率的要求计算而得。空腔愈大，共振频率愈低。其结构见图 6-78。

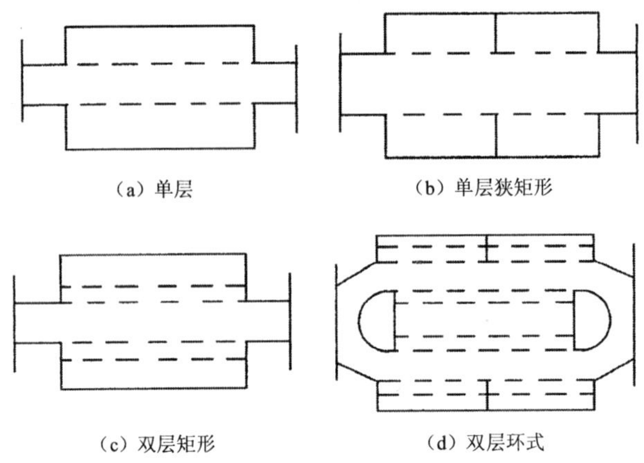

图 6-78 微穿孔板消声器

微穿孔板消声器与共振器消声结构相比，减小了孔径，扩大了气流通道上穿孔的数目与范围，声阻提高，消声频带增宽。在消声原理和频率特性等方面，微穿孔板消声器类似共振消声器。单层微穿孔消声器共振频率和消声量计算，可参见共振消声器。

5. 排气放空消声器

排气放空噪声一般都是由高速气流流动的不稳定性所产生，具有噪声强度大、频谱宽、污染危害范围大以及常伴有高温等特点。而排气放空消声器就是专门用于降低并控制排气放空噪声的一种有效的消声器，常用于降低化工、石油、冶金、电力等行业的高压、高温及高速排气放空所产生的高强度噪声。

排气放空消声器的主要型式有节流减压型排气消声器、小孔喷注型排气消声器、节流减压型加小孔喷注复合型消声器及多孔材料散型排气消声器等（见图 6-79）。

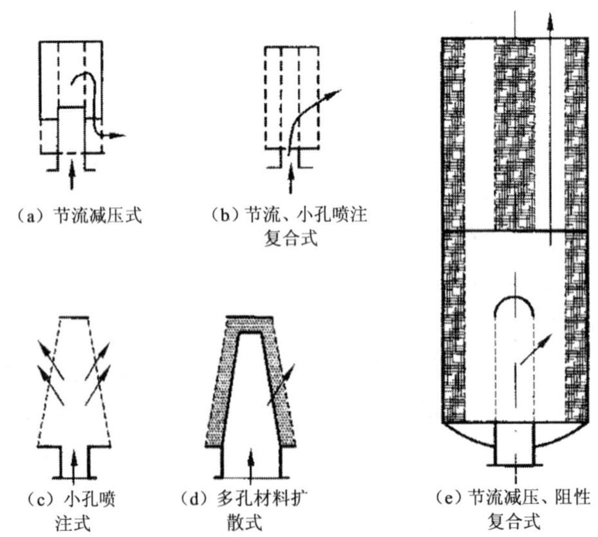

图 6-79 几种排气放空消声器形式

（1）节流减压型排气消声器

节流减压型排气消声器是利用多层节流穿孔板或穿孔管，分层扩散减压，即将排出气体的总压通过多层节流孔板逐级减压，而流速也相应逐层降低，使原来的排气口的压力突变为通过排气消声器的渐变排放，从而达到排气放空噪声的目的。

节流减压排气放空消声器主要适用于高压高温排气放空装置，其消声量一般可达 15～20 dB（A）。若需要更高的消声量，则应在节流减压消声以后续阻性消声器，或将阻性消声结合在节流减压消声器内部，形成一种节流减压与阻性复合消声器。

（2）小孔喷注型排气消声器

小孔喷注型排气消声器是一种直径同原排气口相等而末端封闭的消声管，其管壁上开有很多的排气小孔，小孔的总面积一般应大于原排气管口面积，小孔的直径愈小，降低排气噪声的效果也愈好。常见小孔喷注消声器小孔总面积大于进口面积 1.5～2 倍；小孔孔径为 1 mm 左右，孔心距 h 与小孔直径 d 的比值，控制在 $1.75 < h/d < 5 \sim 7$。小孔可直接在金属壁上钻孔，或采用泡沫塑料、烧结粉末金属、多孔陶瓷。小孔喷注排气消声器主要适用于降低排气压力较低（如 5～10 kg/cm^2）而流速甚高的排气放空噪声，如压缩空气的排放、锅炉蒸气的排空等均有很多应用。小孔喷注排气消声器的消声量一般可达 20 dB 左右，且具有体积小、重量轻、结构简单、经济耐用等特点。

这种小孔喷注消声器的结构就是将原来单个大直径排气喷口改为大量小孔喷口，其降低噪声的原理是基于小孔喷注噪声频谱的改变，即当通过小孔的气流速度足够高时，小孔能将排气噪声的频谱移向高频，使噪声频谱中的可听声部分降低，从而减少了噪声对环境的干扰。

（3）节流减压加小孔喷注复合排气消声器

节流减压加小孔喷注复合排气放空消声器综合了节流减压和小孔喷注各自的特点，因此能适用于各种压力条件排气放空消声，消声量也较高。

常见的节流减压小孔喷注复合型排气消声器一般为先节流，后小孔。其节流板孔的层数少则一至二级，多则三至四级，需根据实际排气压力而定，而后续的小孔喷注一般均为一级。这种复合式消声器既适中、高、超高排气放空，又可获 20～40 dB 的消声量，应用很广。

（4）多孔材料耗散型排气消声器

多孔材料耗散型排气放空消声器是利用多孔陶瓷、烧结金属、粉末冶金、烧结塑料及多层金属丝网等具有大量微小孔隙，当气流通过时被滤成无数股小气流，使排气压力降低，同时这些多孔材料本身也起到一定的吸声作用。多孔材料耗散型排气放空消声器一般仅适用于低压高速、小流量的排气条件下应用，其消声效果可达 20～40 dB（A）。

6．阻抗复合消声器

阻性消声器的中高频消声效果较好，而抗性消声器于低中频消声效果较好。若将二者的特性合成一体，则在低、中、高整个频段内均有比较好的消声效果。同时具有阻、抗消声器特点的消声结构称为阻抗复合消声器，其结构见图 6-80。

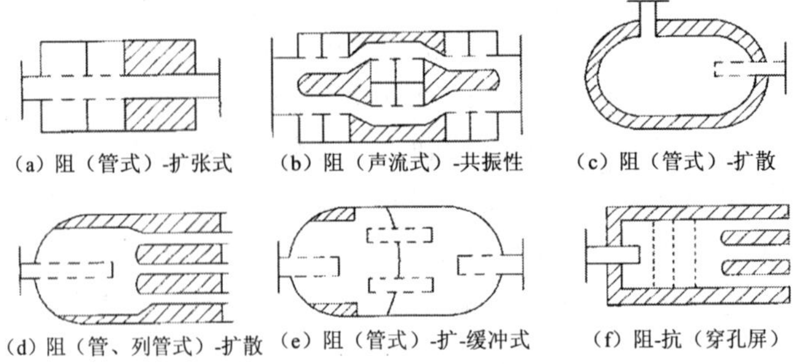

图 6-80 几种复合式消声器形式

阻抗复合消声器结构复杂、工艺要求高。使用温度不能高于吸声材料所允许的最高温度,亦不宜在流速太大、潮湿、有腐蚀性气体的环境中使用。

(1)扩张室-阻性复合消声器

在图 6-80(a)中,在消声器的前段,于气流通道上设置一定数量的小孔,外包密闭的空腔,即可组成扩张室式消声器。为了提高消声效果,根据需要,扩张室还可划分成多节、构成多节扩张室式消声器。后段气流通道由穿孔板构成,空腔中填充吸声材料,组成阻性消声器。

前段扩张式,后段阻性,合成一个整体,构成阻抗复合消声器。前段的结构、尺寸、所需降噪量和低中频频率特性可按扩张室式估算。后段中高频降噪量及其频率特性按阻性消声器计算方法进行估算。

(2)共振腔-阻性复合消声器

如图 6-80(b)所示,该复合消声器从截面上解剖可分为内、外两层。外层在横的方向又分成三节。左、右两节各设一共振腔,中节为穿孔板加吸声材料。连接起来后组成共振腔、阻性、共振腔的结构形式。内层在横的方向也可分成三节,左、右两节系穿孔板加吸声材料,中节为共振腔,连接起来后,组成阻性-共振腔-阻性的结构形式。内、外层之间的气流通道,又有声流式的特点。

(3)共振腔-扩张室-阻性复合消声器

将图 6-80(b)右端的共振腔更改为扩张室,声波在气流通道上将经过三次不同原理的消声。这种结构喻为共振腔-扩张室-阻性复合消声结构[见图 6-80(c)]。

(4)阻性-扩张-缓冲式复合消声器

图 6-80(e)中左节腔室内表上,衬有吸声材料,腔中部用环形钢板隔开,进、出管及环形隔板上的通气管错开轴线位置,即构成阻性-扩张-缓冲式复合消声结构。

第四节 非电离辐射控制

电磁辐射(electromagnetic radiation)的波谱很宽,按其生物学作用的不同,可分为电离辐射(ionizing radiation)和非电离辐射(nonionizing radiation)。电离辐射包括宇宙射线、X 射线、γ射线,非电离辐射包括紫外线、可见光、红外线、激光和射频辐射,这些都是属于电磁辐射谱中的特定波段。本节重点介绍非电离辐射危害控制方面的内容。

非电离辐射以电磁波的形式在空间向四周传播，具有波的一般特征（波长、频率、一定的传播速度）。波长与频率成反比，波长愈短，频率愈高，则该辐射的量子能量愈大，生物学作用愈强。非电离辐射的量子能量水平一般在 10～12eV 以下，不足以导致组织的电离，最多只能使分子离解，其主要的生物学作用是引起组织分子的旋转和颤动，常以荧光和热的形式消耗其能量。

一、射频辐射控制

高频电磁场与微波统称为射频辐射，或称射频电磁辐射，包括长波、中波、短波、超短波和微波，其频率范围为 100 kHz～300 GHz，其中高频电磁场按波长可分为长波、中波、短波和超短波；微波分为分米波、厘米波和毫米波，见表 6-32。

表 6-32　射频波段分类

项目		波长	频率
高频电磁场	长波	3～1 km	100～300kHz 低频（LF）
	中波	1～0.1 km	0.3～3MHz 中频（MF）
	短波	100～10 m	3～30MHz 高频（HF）
	超短波	10～1 m	30～300MHz 甚高频（VHF）
微波	分米波	1～0.1 m	0.3～3GHz 特高频（UHF）
	厘米波	10～1 cm	3～30GHz 超高频（SHF）
	毫米波	10～1 mm	30～300GHz 极高频（EHF）

当高频振荡频率在 300 MHz 以下，波长在 1 m 以上时，工人处在感应场（又名电抗性近场）区工作，其范围约为波长的 1/6，此区内的电磁能量呈贮存状态，对人体的影响为场能（即电磁场）的作用。当高频振荡电流的频率高至 300 MHz 以上（波长小于 1 m）时，工作人员则在辐射场区工作，此区的特征是电磁能量以波的形式向周围空间辐射，人们受到的是辐射波能的影响。微波的频率高、波长短、量子能量大，其生物效应比高频电磁场强。

高频电磁场对人体产生非致热效应，主要表现为轻重不一的类神经症。微波对机体作用既有热效应，也有非热效应，对人体健康的影响要比高频电磁场为重，除表现为类神经症等功能变化以外，严重时还可有局部器官的不可逆性损伤，如微波辐射可引起眼晶状体混浊，以至少数接触大功率微波辐射者，可能发展为白内障。

（一）职业接触机会

（1）高频感应加热。加热物件多为金属导体和半导体材料，如高频热处理、焊接、冶炼、半导体材料加工等。使用频率多为 300 kHz～3 MHz。

（2）高频介质加热。加热对象为不良导体，如塑料的压制、木料和棉纱的烘干、橡胶的硫化等。使用频率为 10～30 MHz。

（3）无线电广播、高频理疗设备等。使用频率为 300 kHz～30 MHz。

（4）微波主要用于雷达导航、探测、通讯、电视、核物理科学研究等。频率因工作性质而异，一般在 3～300 GHz。

（5）微波加热为近年来发展较快的一种加热方法，用于木材、纸张、食物、皮革的干燥和医学上的理疗等。为避免对其他微波设备的干扰，国际间对微波加热设备均采用2 450 MHz和915 MHz的固定频率。

（二）高频辐射防护

对高频辐射的防护，主要采用屏蔽、远距离和限时操作三原则。在不妨碍操作和符合工艺要求的基础上，屏蔽场源的效果最好。

1. 屏蔽

屏蔽是消除或减少高频电磁辐射的一种最有效的方法，其目的是将高频电磁能量限制在一定空间内。通常采用的屏蔽装置有屏蔽网、屏蔽罩或屏蔽室，屏蔽材料以薄金属板或金属网多见。根据屏蔽的原理，分为静电屏蔽、磁场屏蔽和电磁屏蔽三种。

（1）静电屏蔽

静电屏蔽是把电场终止在屏蔽金属物的表面，将电荷送到接地的机壳上并导入地，使屏蔽金属导体外表面的正电荷从地上来的负电荷中和，从而使导体的外电场消失，因而起到屏蔽作用。接地良好及选择良好的导体作为屏蔽材料是屏蔽效果的两个关键因素。

（2）磁场屏蔽

磁场屏蔽是根据屏蔽金属材料具有较高的导磁性，封闭磁场。屏蔽金属的导磁性越高，效果越好，常采用铁磁物质。随着频率的增高，屏蔽金属中涡流作用也在增加，所产生方向相反的磁通，阻止原来的磁通穿出屏蔽体。

（3）电磁屏蔽

电磁屏蔽是在外界交变电磁场作用下，通过电磁感应，屏蔽壳体内产生了感应电流。该电流在屏蔽空间又产生了与外界电磁场方向相反的电磁场，从而抵消了外界电磁场，达到屏蔽高频电磁能传播的目的。金属屏蔽体通过对电磁波的反射和吸收来屏蔽射频辐射干扰源的远区场，即同时屏蔽场源所产生的电场和磁场分量。如果将屏蔽装置接地，则同时兼有静电屏蔽的作用。也就是说，利用高导电系数的金属材料进行高频屏蔽并接地，可以同时起到电磁屏蔽和静电屏蔽两种作用。当频率增高时，波长变短，这时与屏蔽体上的孔缝尺寸接近，这时高频辐射容易从屏蔽体的孔缝泄漏。因此，控制孔缝面积是电磁屏蔽最关键的控制要素。

2. 屏蔽工程设计要点

在工程上，一般采用电阻率小的铜板或铝板作为屏蔽材料板，设计要点如下：

（1）尽量减少不必要的开孔、缝隙及尖端突出物，避免泄漏。

（2）屏蔽体与设备之间保持一定距离，避免损耗大量有功能量而降低屏蔽效果。

（3）接地处理，使屏蔽材料吸收场能并转化为感应电流经接地装置引入地下，以达到防护作用。

（4）选用导电性高和透磁性高的材料作为屏蔽体，如铜、铝等。

（5）在制作屏蔽材料装置时应该防止屏蔽材料太薄，因为金属屏蔽材料的吸收损耗是随着屏蔽板的厚度增加而增大。

（6）屏蔽网孔越密、频率越低和导线的直径越粗，其屏蔽效能就越大。

（7）接地体应有良好的电气连接。一般来说，在电磁感应近区场主要呈电场作用，以屏蔽接地措施为好。若电磁感应近区场以磁场为主，以屏蔽不接地为好。

（8）可根据设备的大小和具体要求，选择全屏蔽、局部屏蔽、钟罩式屏蔽和同轴线式屏蔽等方式。

3．个人防护

个人防护可使用屏蔽材料的工作服，工作服由铜丝或铝丝与织物编织而成。同时可使用防护头盔，由网眼细小的铜网制成。

（三）微波辐射防护

对微波辐射的防护，主要采用避免和减少辐射源的直接辐射、屏蔽辐射源及辐射源附近的作业点，安装微波指示器和警报器，加大作业点与辐射源之间的距离，以及选择有效可行的防护措施等原则。

1．防止或减少微波的直接辐射及泄漏

（1）正确使用各种微波设备，控制辐射源，降低外辐射源的辐射功率；

（2）把电磁波限制在微波设备内部，避免和减少内辐射源的能量泄漏。

2．屏蔽辐射源

采取各种屏蔽措施，使辐射能量被屏蔽材料吸收或反射回去是辐射源防护的有效措施。屏蔽可分为两类：金属屏蔽和吸收屏蔽。

（1）金属屏蔽

使用金属网或金箔作为屏蔽材料，当用厚度 0.01 mm 的金属板做成屏蔽材料，微波可减少 50 dB。这些屏蔽材料对电磁辐射具有反射作用，又称反射屏蔽。反射屏蔽能降低空间电磁场的强度，以达到防护的目的。设计上应注意不能影响微波设备正常的辐射特性；根据工艺情况可采用局部屏蔽、整机屏蔽或屏蔽室；屏蔽材料必须接地，避免二次辐射源。

（2）吸收屏蔽

吸收屏蔽是采用某些微波吸收材料，把微波能量吸收转化为热能，从而达到屏蔽目的。吸收屏蔽的优点是可以随工作条件和设备形状将微波吸收材料制成各种吸收屏蔽罩。微波吸收材料通常与屏蔽措施结合起来应用，以降低或消除空间波的反射和防止辐射源的定向辐射。

3．个人防护

工作人员进入微波辐射工作区域时，可使用金属网布制成的工作服。有的工作服以一层外涂金属反射层的材料作为中间层，以反射微波辐射。在这屏蔽层外加上一层电介绝缘的材料作外层，以防出现电弧现象。对眼的防护可使用带有金属网或涂有金属膜（二氧化锡）的防护眼罩。

二、红外辐射控制

红外辐射即红外线，也称热射线或热辐射。红外线是光的组成部分，它的光谱位于波长最长的可见光红光外的不可见光区，是一种不可见光。红外线波长范围在 0.7～1 000 μm。按其波长可分为近红外（0.7～3 μm）、中红外（3～20 μm）、远红外（20～1 000 μm）。各波段的主要参数见表 6-33。

表 6-33 红外辐射各波段的主要参数

红外辐射	波长/μm	频率/THz	光子能量/meV
近红外线	0.7～3.0	385～100	1 590～413
中红外线	3.0～30	100～10	413～41.3
远红外线	30～1 000	10～0.3	41.3～1.24

凡是温度在 0 K（−273℃）以上的物体，都有红外线辐射。自然界的所有物体温度都大于 0 K，均可向外界辐射红外线，只是波长、强度和发射频率不同。物体温度愈高，其辐射波长愈短（即近红外成分愈多）。如某物体的温度为 1 000℃，则波长短于 1.5 μm 的红外线为 5%；当温度升至 1 500℃和 2 000℃，波长短于 1.5 μm 的红外线成分，分别上升到 20%和 40%。

红外辐射的生物学效应与波长密切关系，主要是取决于靶器官或组织吸收的红外线波长。通常红外辐射不能穿透到组织深部。因此，红外辐射的主要靶器官是皮肤和眼睛，对生物组织的作用主要是热效应。

（一）职业接触机会

1. 露天作业

自然界的红外线辐射以太阳最强，在太阳光强辐射热源下生产劳动，易受到大量红外线的照射，如夏季田间劳动、户外搬运和建筑工地等露天作业。

2. 热加工

在生产环境中，主要的红外辐射源包括熔炉、熔融状的金属和玻璃、强红外线光源以及烘烤和加热设备，相关的操作人员都有机会接触红外辐射。

（二）红外辐射防护

避免接触强红外辐射是预防红外辐射危害的根本措施，而最有效的措施是对光源和光路的全封闭防护，还可采用个人防护措施，或者降低辐射源的发射强度及缩短暴露时间。

在实际工作中，可采用远距离隔离或材料隔热措施，如用反射性铝制遮盖物和穿铝箔防护服可减少红外线暴露和降低熔炼工、热金属操作工的热负荷。严禁裸眼观看强光源，强红外线辐射作业的操作工要常规佩戴能有效过滤红外线的特制防护眼镜，如使用含有氧化亚铁或其他有效成分的防护镜片。

三、紫外辐射控制

波长范围在 100～400 nm 的电磁波称为紫外辐射，又称为紫外线。紫外线的光谱位于波长最短的可见光紫光外不可见区，为不可见光，相应的光子能量为 3.1～12.4 eV。波长短于 160 nm 的紫外线，可被空气完全吸收，只在真空中存在。200～320 nm 波段的紫外线可被眼睛角膜和皮肤上的上皮层所吸收，有实际的卫生学意义。根据生物学效应，紫外辐射可分成三个区带：远紫外区（短波紫外线，UV-C），波长 100～290 nm，具有杀菌和微弱致斑作用，为灭菌波段；中紫外区（中波紫外线，UV-B），波长 290～320 nm，对皮肤和眼睛最具有损伤作用，具有明显的生物学效应，为红斑区；近紫外区（长波紫外线，

UV-A），波长 320～400 nm，可产生光毒性和光敏感效应，为黑线区。生产中主要的光源性紫外辐射源及波长见表 6-34。

表 6-34 光源性紫外辐射源及波长

紫外辐射源	波长/nm
水银石英灯	240
电焊弧	230～280
探照灯	220～230
石英焊接	225
制板强光灯	230
电炉弧	221

凡物体温度达 1 200℃以上时，辐射光谱中即可出现紫外线。随着温度升高，紫外线的波长变短，强度增大。自然界中的紫外线见于太阳辐射，但接触过强的紫外线则可对眼睛及皮肤损伤。

（一）职业接触机会

1. 工业焊接及冶炼热源

职业性接触的紫外线主要来自人造紫外辐射装置，常见的包括电焊、气焊、金属切割及钢铁冶炼等高热源性作业。当电焊、气焊、金属焊接或切割时，均可产生波长短于 290 nm 的紫外线。

2. 人造光源性紫外线

在生产环境中产生紫外辐射的人造光源包括高压和低压汞石英灯、石英卤素灯、电弧焊、等离子体焊和金属冶炼电炉等。

3. 户外日光性紫外线

此类接触主要见于户外作业的太阳紫外线，如养路工、建筑工、船工、渔民、农民和高山雪地逗留人员等。

（二）紫外辐射防护

1. 工艺改革

实现生产技术焊接过程的机械化、自动化和程序化，避免个人手工操作，是预防紫外辐射危害的根本措施。

2. 使用防护屏蔽

为防止其他工种的工人受紫外线照射，焊工操作时，应用可移动屏障，围住操作区。禁止在人群往来的路口和在无屏障情况下，随意焊接。

3. 个人防护

采用能吸收紫外线的防护用具。接触紫外辐射操作人员可根据辐射强度选择佩戴部分或全套的专用防护用品。如使用金属氧化物或有机染料融化在玻璃内所制成的防护眼镜，采用纳米级氧化锌或二氧化钛等金属氧化物粉末混入涤纶或其他化纤织物所制成的防护服等。

四、激光控制

物质受激辐射所发出的光放大简称激光。激光具有光的一切特性。物质受到外界光子的作用下，原子从激发态向低能级跃迁而发出光的发光过程，称为受激辐射。激光是在物质的原子或分子体系内，因受激辐射并得到放大的一种光辐射，它是一种人造的、特殊类型的非电离辐射。其特点是亮度大、发散角度小、单色性好及具有相干特性，可使光能高度集中，有比普通光大得多的能量和破坏性。

激光按其波长分为短紫外线（100～315 nm）、近紫外线（315～400 nm）、可见光（400～700 nm）、近红外线（700～1 400 nm）、中红外线（1.4～3 μm）、远红外线（3～1 000 μm）。激光与生物组织的相互作用，主要表现为热效应、光化学效应、机械压力效应和电磁场效应。对人体组织的伤害及损伤程度，主要取决于激光的波长、光源类型、发射方式、入射角度、辐射强度、受照时间及生物组织的特性与光斑大小。激光伤害人体的靶器官主要为眼睛和皮肤。

（一）激光器的类型

激光器由产生激光的工作物质、光学谐振腔及激励能源三部分组成。激光器按其工作物质的物理状态，分为固体、液体及气体激光器；根据发射的波谱，分为红外线、可见光、紫外线激光器及 X、γ 射线激光器；因激光输出方式不同有连续波激光器、脉冲波激光器并包括长脉冲、巨脉冲及短脉冲激光器。

激光器一般分为四级。一级是不辐射出有危害的激光，对人体健康无影响；二～四级则对眼睛和皮肤有危害，级数越高危险性越大。

1．一级激光器

一级激光器是对眼睛安全的、无危害的级别，对人体没有任何危险，称为无害免控激光器。一般连续激光器的输出在微瓦水平，脉冲激光器的输出在微焦水平，低于激光的最大容许辐射照量。如大部分封闭式的激光装置（激光影碟播放机）属于该等级。

无论三级或四级的激光器，只要设计成封闭的工作方式则都属于一级。

2．二级激光器

二级激光器指有可见的激光束，但能量很低，又称为低功率激光器或低水平激光器。瞬间入射至视网膜的低能激光不会引起损伤。2 级激光器是指在 0.25s（眨眼反应的时间）内输出能量在 1 mW 以下的激光束。如激光教鞭及激光瞄准器，超级市场用的价格读码器和仓储扫描读码器等均属此类。

3．三级激光器

三级激光器指直射入眼时会损伤眼睛，眨眼反应亦不足以防护，因而能损伤视网膜及角膜、晶体等。该激光器是中功率激光器，但其漫反射的激光一般无危险。如许多研究用的激光设备及军用的激光测距仪等属此类。

三级又可分为 3A 和 3B 类两种。3A 类是具有低危险性的激光器，在 400～700 nm 光谱范围内，连续波输出功率不超过 5 mW，重复脉冲输出功率不超过二级激光器最大输出极限值的 5 倍，其辐射不超过 2.5 W/cm^2。3B 类为输出中等功率，具有中等危险的激光器，连续波输出功率大于一级，但不超过 0.5 W；单脉冲激光辐照量大于一级，但不超过 10J/cm^2。

4. 四级激光器

四级激光器指能灼伤皮肤和能弥散反射的激光，称为大功率激光器，也是最危险的激光器。不但直射光束和镜式反射光束对眼和皮肤有危害，其漫反射光也可能造成人眼的永久性伤害。所有的外科激光装置及焊接、切割用工业激光装置若不是密封设计的均属四级。若输出功率超过 0.5 W 的也都属于四级。

（二）职业接触机会

1. 工业生产

工业上，激光主要用作激光打孔、切割、焊接等。

2. 军事和航天

军事和航天事业上，主要用作激光雷达、通讯、测距和定位。

3. 医疗

医学上，多用于眼科、外科、皮肤科和肿瘤科等多种疾病的治疗。

（三）激光防护

对激光的防护应包括激光器、工作室环境和个体防护三方面。

1. 激光器防护

① 凡可能有光束漏射的部位以及在光束通路上，应设置封闭、不透光的防燃材料制成的防光罩。

② 必须安装激光开启与光束止动的连锁装置。

③ 应设光栏孔盖的开闭阀门、遥控触发式或延缓发射开关、光学观察窗口的滤光设施及激光发射的指示信号（灯光或声响）等装置。

④ 各类激光实验室、车间均应制定安全操作规程，建立专人检查维修制度。

⑤ 激光器进行光学调试时，应切断电源并使电容放电，高压电器要有防触电阀。

2. 工作室环境防护

① 工作室围护结构（包括天花板和地面）采用吸光材料，色调宜暗。

② 工作区要有良好的照明条件。

③ 室内不得有反射、折射光束的设备、用具和物件；工作台面尽量避免因过度光滑而反光，门窗把手也不能采用明亮反光的材料。

④ 激光束和靶物的相互作用及某些激光燃料，可产生一些有害气体，其工作场所应设置局部机械通风装置。

3. 个体防护

① 严禁裸眼直视激光束，防止靶点光斑反射伤眼。

② 根据激光的光谱，选用安全、有效的防护镜片，防护眼睛要带边罩，并定期检查防护镜片有无失效。

③ 穿防燃工作服，为减少反射光，工作服宜采用深颜色。

参考文献

[1] 工业企业设计卫生标准 GBZ 1—2010.

[2] 工作场所防止职业中毒卫生工程防护措施规范 GBZ/T 194—2007.
[3] 排风罩的分类及技术条件 GB/T 16758—2008.
[4] 采暖通风与空气调节设计规范 GB 50019—2003.
[5] 孙一坚. 简明通风设计手册. 北京：中国建筑工业出版社，1997.
[6] 孙一坚. 工业通风（3 版）. 北京：中国建筑工业出版社，1994.
[7] Cherilyn Tillman. 职业卫生导则. 朱明若，黄汉林，等译. 北京：化学工业出版社，2011.
[8] American Conference of Governmental Industrial Hygienists（2004） Industrial Ventilation：A Manual of Recommended Practice，ACGIH，Cincinnati.
[9] 张殿印、张学义. 除尘技术手册. 北京：冶金工业出版社，2002.
[10] 刘爱芳. 粉尘分离与过滤. 北京：冶金工业出版社，1998.
[11] 嵇敬文. 除尘器. 北京：中国建筑工业出版社，1981.
[12] 金国森. 除尘设备设计. 上海：上海科学技术出版社，1990.
[13] 童志权. 工业废气净化与利用. 北京：化学工业出版社，2001.
[14] 江熊. 工业防毒技术. 北京：化学工业出版社，1982.
[15] 涂晋林，吴志泉. 化学工业中的吸收操作. 上海：华东理工大学出版社，1994.
[16] 马大猷. 噪声与振动控制工程手册. 北京：机械工业出版社，2002.
[17] 魏先勋. 环境工程设计手册. 长沙：湖南科学技术出版社，2002.
[18] 何凤生，王世俊，任引津，等. 中华职业医学. 北京：人民卫生出版社，1999.
[19] 金泰廙，孙贵范. 职业卫生与职业医学（第 5 版）. 北京：人民卫生出版社，2003.
[20] 彭开良，杨磊. 物理因素危害与控制. 北京：化学工业出版社，2006.

（何家禧、黄辉平、杨震宇、李天正）

第七章　职业危害个人防护

个人防护用品是指为使劳动者在生产过程中免遭或减轻职业病危害事故而提供的个人随身穿（佩）戴的用品，通过使用一定的屏障体，采用阻隔、封闭、吸收和分散等方式，保护人体的局部或全身免受职业病危害因素的损害。

针对工作场所中存在的各种职业病危害因素，首先应考虑采取工程控制措施从源头上控制职业病危害。如工程控制措施无法完全消除化学毒物的危害，以及在某些应急检修或临时紧急作业的情况下，才考虑使用个人防护用品。个人防护用品是职业卫生防护的辅助性措施，其对人的保护是有限度的，当职业危害超过允许的防护范围时，防护用品就会失去其作用。

第一节　个人防护用品的分类与选用

个人防护用品按照防护部位分为头部防护用品、呼吸器官防护用品、眼面部防护用品、听觉器官防护用品、手部防护用品、足部防护用品、躯干防护用品、护肤用品和防坠落用品等9大类。

一、个人防护用品的分类

（一）头部防护用品

头部防护用品是为防御头部不受外来物体打击和其他因素危害而采取的个人防护用品。根据头部防护用品的防护作用可分为安全帽、防护头罩和工作帽三类。

1. 安全帽

安全帽又称为安全头盔，是防御冲击、刺穿、挤压等伤害头部的防护用品。

2. 防护头罩

防护头罩是保护头部免受火焰、腐蚀性烟雾、粉尘以及恶劣气候条件伤害头部的防护用品。

3. 工作帽

工作帽为避免使头部脏污、擦伤或长发被绞碾等伤害的防护用品。

（二）呼吸防护用品

呼吸防护用品是为防止有害气体、蒸气、粉尘、烟、雾经呼吸道吸入或直接向配用者供氧或清净空气，保证在尘、毒污染或缺氧环境中作业人员正常呼吸的防护用具。呼吸防护用品是保护劳动者健康最为重要的个人防护用品，按防护方法可分为过滤式和隔绝式两类。

1. 过滤式呼吸器

过滤式呼吸器采用净化法原理，通过滤料净化吸入气体中的有毒有害物质，从而使佩戴者获得较清洁的空气。过滤式呼吸器具不能用于缺氧环境，也不能对所有的有毒有害物质起防护作用，如有些气体和蒸气目前尚无法被任何现有的滤料清除。

过滤式呼吸器依据动力的来源可分为自吸过滤式和送风过滤式呼吸器。自吸过滤式呼吸器依靠自身的呼吸使作业环境中含有毒有害物质的空气通过过滤器；送风过滤式呼吸器借助电动或手动风机使作业环境中含有毒有害物质的空气通过过滤器。

过滤式呼吸器根据过滤物的有毒有害成分和物理状态分为颗粒物（粉尘、烟、雾）过滤器和气体（有害气体、蒸气）过滤器两种。

2. 隔绝式呼吸器

隔绝式呼吸器采用供气法的原理，提供一个独立于作业环境的呼吸气源，并通过空气导管、软管或佩戴者自身携带的供气（空气或氧气）装置向佩戴者输送呼吸气体的呼吸器。

隔绝式呼吸器依据呼吸气源供应方式的不同分为供气式呼吸器和携气式呼吸器。供气式呼吸器通过空气导管、软管输送清洁空气，使佩戴者的呼吸器官与周围空气隔绝；携气式呼吸器通过佩戴者自身携带供气（空气或氧气）装置，使佩戴者的呼吸器官与周围空气隔绝。

（三）眼面部防护用品

眼面部防护用品用于预防烟雾、尘粒、金属火花和飞屑、热、电磁辐射、激光、化学飞溅等伤害眼睛或面部的个人防护用品，根据防护部位分为防护眼镜和防护面罩。

1. 防护眼镜

防护眼镜根据防护功能分为防异物的安全护目镜和防光辐射的遮光护目镜。

（1）安全护目镜

安全护目镜是防御有害物质伤害眼睛的产品，如防冲击眼护具和防化学药剂眼护具等。

（2）遮光护目镜

遮光护目镜是防御有害辐射线伤害的产品，如焊接护目镜、炉窑护目镜、防激光护目镜和防微波护目镜等。

2. 防护面罩

防护面罩根据防护功能也分为安全型防护面罩和遮光型防护面罩。

（1）安全型防护面罩

安全型防护面罩是防御有害物体伤害眼面的产品，如钢化玻璃面罩、有机玻璃面罩和金属丝网面罩等。

（2）遮光型防护面罩

遮光型防护面罩是防御有害辐射线伤害眼面的产品，如电焊面罩、炉窑面罩等。

（四）听觉器官防护用品

听觉器官防护用品能够防止过量的声能侵入外耳道，使人耳避免噪声的过度刺激，减少听力损伤，预防噪声对人身引起的不良影响的个体防护用品。听觉器官防护用品主要有耳塞、耳罩和防噪声帽盔三大类。

1. 耳塞

耳塞是插入外耳道内或置于外耳道口处的护耳器，特点是结构简单、体积小、重量轻、价廉、使用方便，对中、高频噪声有较好的隔声效果。但佩戴时间长或耳塞选用不当，易引起不适或耳道疼痛。常见的有慢回弹耳塞、松树形耳塞、蘑菇形耳塞和硅橡胶耳塞。

（1）慢回弹耳塞

慢回弹耳塞呈圆柱状，用慢回弹塑料制成，通过耳塞回弹膨胀与外耳道壁贴合，达到降低噪声危害的目的。优点是价格低，阻断噪声的效果好；缺点是使用寿命较短（最长不超过 2 周），需经过专门训练才能掌握正确的佩戴方法。

（2）松树形耳塞

松树形耳塞采用硅橡胶制成，有 3 层柔软的伞状边缘。优点是对语言交流的影响较小，使用寿命长，佩戴比较方便；缺点是对低频噪声的阻断效果很差，只适用于高频噪声的个体防护，同时价格较高。

（3）蘑菇形耳塞

蘑菇形耳塞前部采用新型慢回弹硅橡胶材料制成，可以适应不同个体外耳道入口的形状，耳塞后部有一个软塑料手柄，便于佩戴。优点是佩戴方便，对低频噪声有较好的阻断作用，舒适性好，使用寿命较长，价格适中，适用于各种类型的生产性噪声（尤其是工业脉冲噪声）。

（4）硅橡胶耳塞

硅橡胶耳塞借用助听器耳模技术，按照个体使用者的外耳道形状定制硅橡胶耳塞。优点是耳塞与外耳道壁轻柔贴合，隔声性能好，且佩戴容易和不易滑脱，属于优先选用的防噪声用品。

2. 耳罩

耳罩是压紧在耳廓或围住耳廓四周而遮住耳道的一种护耳器。耳罩由耳罩壳、软垫和腔体吸声材料及弓架三部分所组成。一般来讲耳罩比耳塞的隔声效果好，缺点是体积和重量较大，对耳廓有压力，长时间使用易感不适，有闷热感和出汗现象。

3. 防噪声帽盔

帽盔是一种将整个头部罩起来的护耳器。帽盔内衬有吸声材料，两侧耳部可装耳罩或镶有软橡皮垫增加声密闭。优点是在个体护耳器中防噪效果居最佳，它不但能隔绝气传导的噪声，还能减轻骨传导噪声的影响，对头部有防振的保护作用；缺点是体积大、重、造价高、使用不方便。

（五）手部防护用品

手部防护用品具有保护手和手臂的功能，供作业者劳动时戴用的手套称为手部防护用品，其按防护部位可分为防护套袖和防护手套。

1. 防护套袖

防护套袖是以保护前臂或全臂免遭伤害的个人防护用品，如防辐射热套袖、防酸碱套袖。

2. 防护手套

防护手套是用于保护肘部以下（主要是腕部以下）手部免受伤害的个人防护用品，包括带电作业用绝缘手套、耐酸碱手套、焊工手套、橡胶耐油手套、防X射线手套、防水手套、防毒手套、防机械伤害手套、防静电手套、防振手套、防寒手套、防辐射热手套、耐火阻燃手套、电热手套、防微波手套、防切割手套和医用防护手套等。

（六）足部防护用品

足部防护用品是防止生产过程中有害物质或其他有害因素损伤劳动者足部的护品。足部防护用品根据防护部位可分为护膝、护腿和护趾等防护用品；根据防护功能可分为安全鞋、防护鞋、职业鞋、电绝缘鞋、防静电鞋、导电鞋、耐化学品工业用橡胶靴、耐化学品工业用模制塑料靴、消防用鞋、高温防护鞋、焊接防护鞋、防振鞋、耐油防护鞋和低温环境作业保护靴等。

（七）躯干防护用品

躯干防护用品是替代或穿在个人衣服外，用于防止一种或多种危害因素的衣服。躯干防护用品根据结构和防护功能及防护部位可分为防护背甲、防护围裙和防护服。其中防护服包括阻燃防护服、防静电防护服、防酸防护服、焊接防护服、抗油拒水防护服、防水服、浸水保温服、带电作业屏蔽服、高压静电防护服、X射线防护服、中子辐射防护服、100 keV以下辐射防护服、微波防护服和防尘工作服。

（八）护肤用品

护肤用品用于防止皮肤（主要是面、手等外露部分）免受化学、物理等有害因素危害的个人防护用品。劳动护肤剂可分为防水型护肤剂、防油型护肤剂、遮光型护肤剂、洁肤型护肤剂（清除皮肤上的油、尘、毒等玷污）、趋避型护肤剂（趋避蚊、蠓等刺叮骚扰性害虫）和其他用途型护肤剂等六种类型。

（九）防坠落用品

防坠落用品是防止人体从高处坠落，通过绳带，将高处作业者的身体系接于固定物体或在作业场所的边沿下方张网，以防不慎坠落，这类用品主要有安全带和安全网两种。

安全带是防止高处作业人员发生坠落或发生坠落后将作业人员安全悬挂的个体防护装备，按作业类别分为围杆作业安全带、区域限制安全带、坠落悬挂安全带。安全网是用来防止人、物坠落，或用来避免、减轻坠落及物击伤害的网具，一般由网体、边绳、系绳等组成，其按功能分为安全平网、安全立网和密目式安全立网。

二、个人防护用品的选择、使用和维护

正确选用个人防护用品是保证劳动者职业健康的前提，应根据工作环境和作业类别选用。使用者要了解所使用的个人防护用品的性能及正确的使用方法，对结构和使用方法较为复杂的防护用品（如呼吸器）需进行反复训练。使用个人防护用品前，必须严格检查，如发现损坏或磨损严重的应及时更换。尤其对于急救呼吸器，更要定期检查，防止急救时无法正常工作。

（一）个人防护用品的选择

1．根据工作环境和作业类别选用

根据不同的使用场所及工作岗位的不同防护要求，正确选择性能符合要求的防护用品，《个体防护装备选用规范》（GB/T 11651—2008）为选用个人防护用品提供了技术依据，个人防护用品的选用程序见图 7-1。

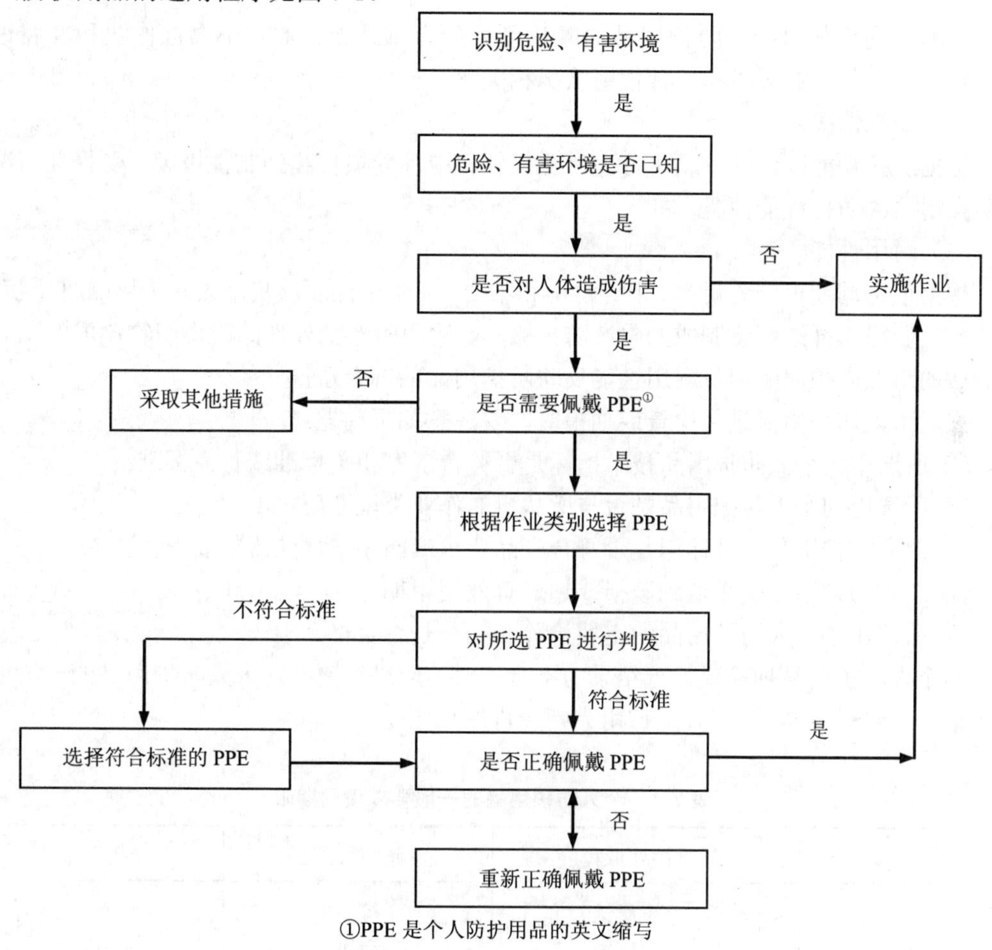

①PPE 是个人防护用品的英文缩写

图 7-1　个体防护装备选用程序

2．根据国家有关规定选用

为了保证个人防护用品质量，我国特种个人防护用品的生产实行生产许可证、安全鉴定证和产品合格证“三证”制度。生产特种个人防护用品的企业除了应具有生产许可证外，还应按照产品所依据的标准对产品进行自检，并出具产品合格证。特种个人防护用品在出厂前应接受质量监督检验机构的抽检，合格者由检验机构按批量配给安全鉴定证。

目前，我国已对安全帽、过滤防毒面具面罩、过滤式防毒面具滤毒罐、安全带、电焊面罩、电焊护目镜、防静电导电安全鞋、防尘口罩、护足趾安全鞋（靴）、阻燃防护服、安全网、防冲击眼护具、胶面防砸安全靴、防酸服、防静电服、耐酸碱鞋、防刺穿鞋、绝缘皮鞋、低压绝缘胶鞋等 19 种特种个人防护用品实行生产许可证。

（二）个人防护用品的使用

1. 个人防护用品的使用期限

个人防护用品的使用期限与作业场所环境、个人防护用品使用频率和个人防护用品质量等多方面因素有关。一般来说，使用期限应考虑以下原则：

（1）腐蚀程度

根据不同作业对个人防护用品的磨损可划分为重磨蚀作业、中腐蚀作业和轻腐蚀作业，腐蚀程度与作业环境和工种使用状况相关。

（2）损耗情况

根据防护功能降低的程度可分为易受损耗、中等受损耗和强制性报废。受损耗情况反映防护用品的防护性能情况。

（3）耐用性能

根据使用周期可分为耐用、中等耐用和不耐用。耐用性能反映个人防护用品材质状况，如用耐高温阻燃纤维织物制成的阻燃防护服，要比用阻燃剂处理的阻燃织物制成的阻燃织物制成的阻燃防护服耐用。耐用性能反映防护用品的综合质量。

在对个人防护用品进行检查或抽检时，要注意如下问题：

① 所选用的个人防护用品技术指标是否符合国家相关标准或行业标准；

② 所选用的个人防护用品是否与所从事的作业类型匹配；

③ 个人防护用品产品标识是否符合产品要求或国家法律法规的要求；

④ 个人防护用品是否遭到破损或超过有效使用期；

⑤ 所选用的个人防护用品的定期检验和抽查是否合格。

当个人防护用品抽检或检查结果为不合格时，应进行更换。个人防护用品的一般要求使用期限可参见表 7-1，个人防护用品判废程序见图 7-2。

表 7-1 个人防护用品的一般要求使用期限

受损情况	腐蚀作业程度	耐用性能	使用期限/月
易受损耗	重腐蚀 中腐蚀 轻腐蚀	中等耐用 耐用 不耐用	0.5～3
中等受损耗	重腐蚀 中腐蚀 轻腐蚀	耐用 耐用 耐用	18～24 24～36 36～48
	重腐蚀 中腐蚀 轻腐蚀	中等耐用 中等耐用 中等耐用	12～18 18～24 24～36
	重腐蚀 中腐蚀 轻腐蚀	不耐用 不耐用 不耐用	6～9 9～12 12～24

受损情况	腐蚀作业程度	耐用性能	使用期限/月
强制性报废	重腐蚀	耐用	24～36
	中腐蚀	耐用	36～48
	轻腐蚀	耐用	48～60
	重腐蚀	中等耐用	18～20
	中腐蚀	中等耐用	24～36
	轻腐蚀	中等耐用	36～48
	重腐蚀	不耐用	12～18
	中腐蚀	不耐用	18～24
	轻腐蚀	不耐用	24～36

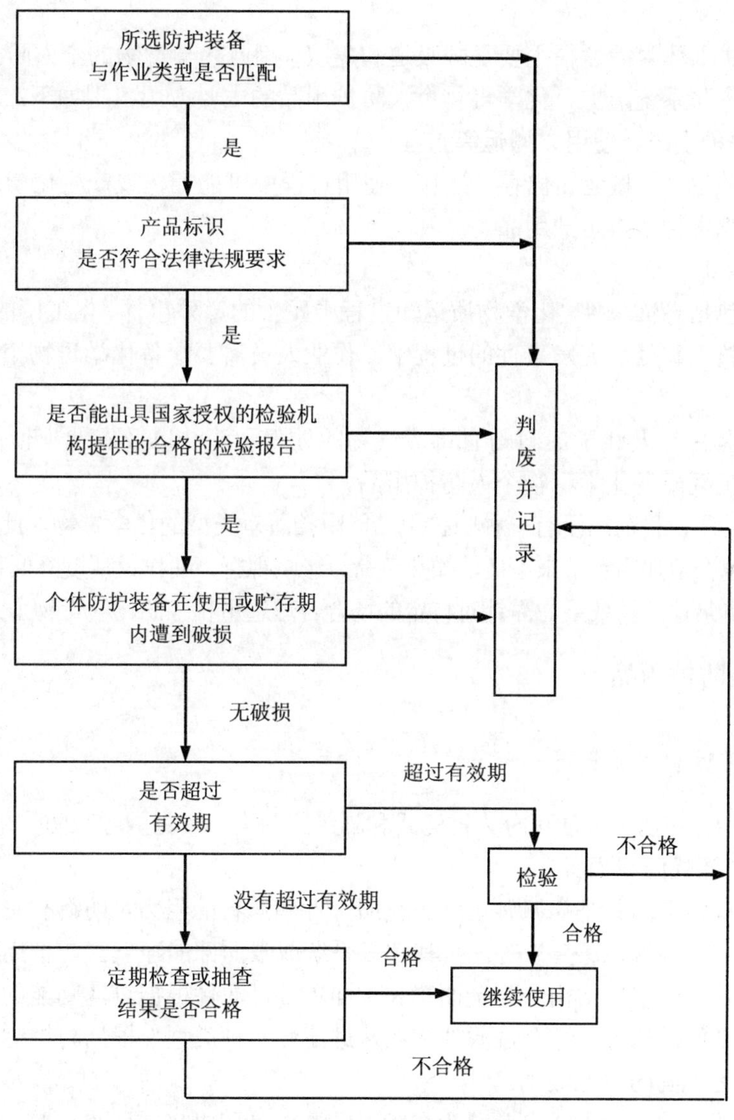

图 7-2　个体防护装备判废程序

2. 个人防护用品的使用要求

个人防护用品使用者要了解所使用的个人防护用品的性能及正确的使用方法。对结构和使用方法较为复杂的防护用品（如呼吸器）需进行反复训练。使用个人防护用品前，必须严格检查，如发现损坏或磨损严重的应及时更换。尤其对于急救呼吸器，更要定期检查，防止急救时无法正常工作。

（三）个人防护用品的维护

个人防护用品使用者必须仔细阅读个人防护用品的使用维护说明书，按要求正确维护防护用品，从而确保个人防护用品的防护效果。

第二节 化学毒物个人防护

化学毒物进入体内的途径主要是呼吸道和皮肤，因此化学毒物的个人防护主要针对呼吸系统防护与皮肤系统防护。化学毒物个人防护用品的主要应用范围如下：

1．化学物的生产、使用、搬运等过程

在化学品的生产、搬运、储存、运输、使用过程中可能存在或产生化学毒物，作业人员需要配备化学毒物个人防护用品。

2．突发事件

突发事件包括恐怖事件、化学物质运输过程中发生的意外事件、化工厂的泄漏事件等。在进行勘察、抢救和处理突发事件的过程中，作业人员需要配备化学毒物个人防护用品。

3．其他

在生产过程中涉及化学废料与有毒废气物的处理和清洁以及农业上使用杀虫剂等环节，作业人员需要配备化学毒物个人防护用品。

值得注意的是，目前还没有一种防护用品能阻挡所有类型的化学毒物。此外，化学毒物个人防护用品也会给使用者带来不适，如热负荷、影响视野、动作灵活度降低和交流不便等。因此，为了达到最佳防护效果，需针对特定的场合合理选用相应的化学毒物个人防护用品。

一、呼吸防护用品

（一）呼吸防护用品种类

呼吸防护用品按防护方法可分为过滤式和隔绝式两类，常见的呼吸防护用品种类如下。

1．自吸过滤式防毒面具

自吸过滤式防毒面具是靠佩戴者呼吸克服部件和滤料的阻力，防御有毒、有害气体或蒸气、颗粒物（如毒烟、毒雾）等危害其呼吸系统或眼面部的净气式防护用品，主要部件为面罩与过滤件。面罩按结构分为全面罩和半面罩。过滤件根据过滤功能的不同，分为普通过滤件、多功能过滤件、综合过滤件和特殊过滤件四种类型；根据防护时间和滤烟效率的不同，可分为不同的过滤级别。

面罩与过滤件的连接方式可常分为导管式防毒面具和直接式防毒面具：

（1）导管式防毒面具

导管式防毒面具又称隔离式防毒面具，是由将眼、鼻和口全遮盖住的全面罩、大型或中型滤毒罐和导气管组成（见图 7-3），其特点是防护时间较长，一般由专业人员使用。

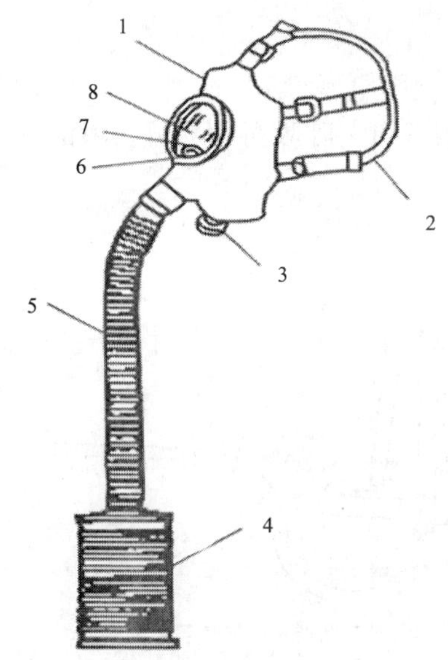

1-面罩；2-头部系带；3-排气阀；4-吸收罐；

5-导管；6-吸气阀；7-隔障；8-目镜

图 7-3 导管式（隔离式）全面罩防毒面具

（2）直接式防毒面具

直接式防毒面具由全面罩或半面罩直接与小型滤毒罐或滤毒盒相连接（见图 7-4、图 7-5），特点是体积小、重量轻、便于携带、使用简便。

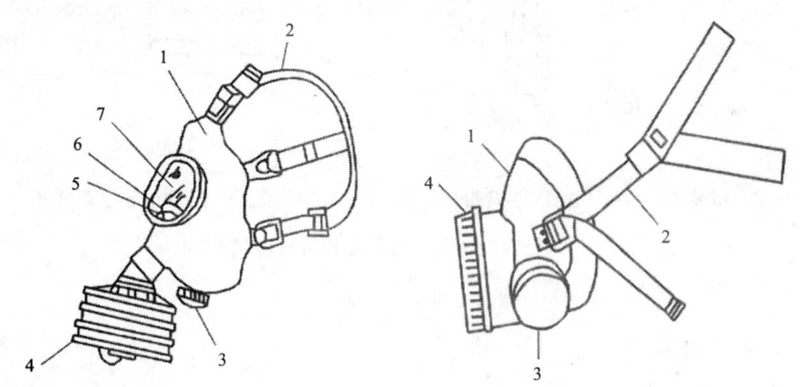

1-面罩；2-头部系带；3-排气阀；4-小型滤毒罐；

5-导管；6-吸气阀；7-隔障；8-目镜

图 7-4 直接式全面罩防毒面具

1-面罩；2-头部系带；3-排气阀；4-滤毒盒

图 7-5 直接式半面罩防毒面具

2. 隔绝式呼吸器

隔绝式呼吸器分为供气式和携气式两类，携气式呼吸器根据气源性质，又分为空气呼吸器和氧气呼吸器。

（1）长管呼吸器

长管呼吸器为供气式呼吸器，通过长管输送清洁空气，使佩戴者的呼吸器官与周围空气隔绝。长管呼吸器按供气方式分为自吸式长管呼吸器、连续送风式长管呼吸器和高压送风式长管呼吸器：

① 自吸式长管呼吸器

自吸式长管呼吸器靠佩戴者自主呼吸得到新鲜、清洁空气的长管呼吸器，基本结构见图 7-6。

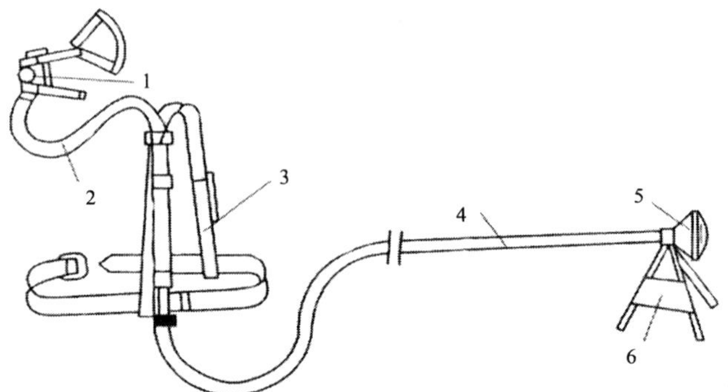

1-面罩；2-吸气软管；3-背带和腰带；4-导气管；5-穿气输入口（过滤器）；6-警示板

图 7-6 自吸式长管呼吸器

② 连续送风式长管呼吸器

连续送风式长管呼吸器以手动风机或电动风机供气为佩戴者输送新鲜、清洁空气的长管呼吸器，其基本结构见图 7-7、图 7-8。

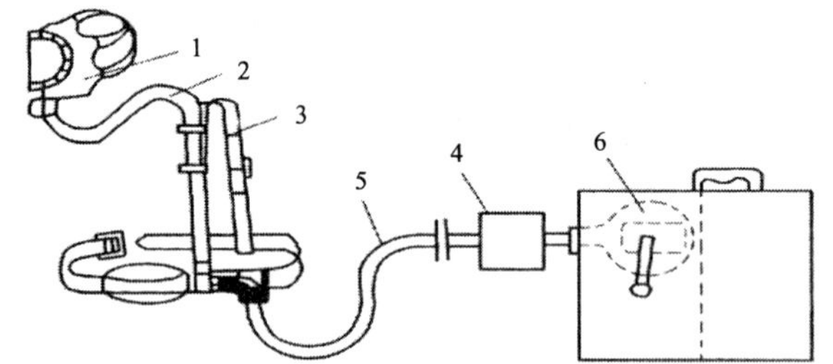

1-全面罩；2-吸气软管；3-背带和腰带；4-空气调节袋；5-导气管；6-手动风机

图 7-7 手动送风式长管呼吸器

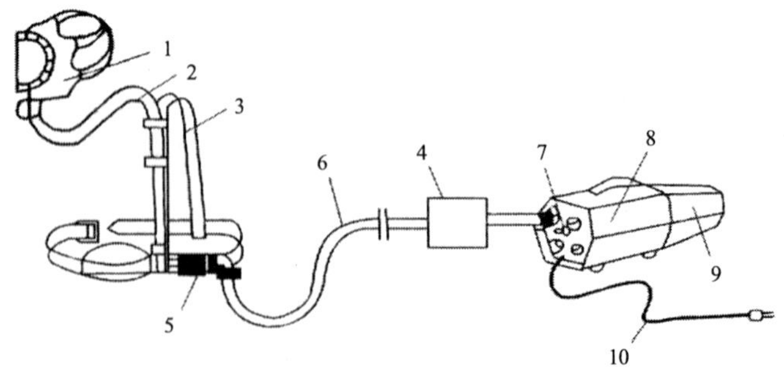

1-全面罩；2-吸气软管；3-背带和腰带；4-空气调节袋；5-流量调节器；6-导气软管；

7-风量转换开关；8-电动送风机；9-过滤器；10-电源线

图 7-8 电动送风式长管呼吸器

③ 高压送风式长管呼吸器

高压送风式长管呼吸器亦称为压力需求式长管呼吸器，以压缩空气管或高压气瓶供气为佩戴者输送清洁空气的长管呼吸器（长管在输气时为承压部件），基本结构见图 7-9、图 7-10。

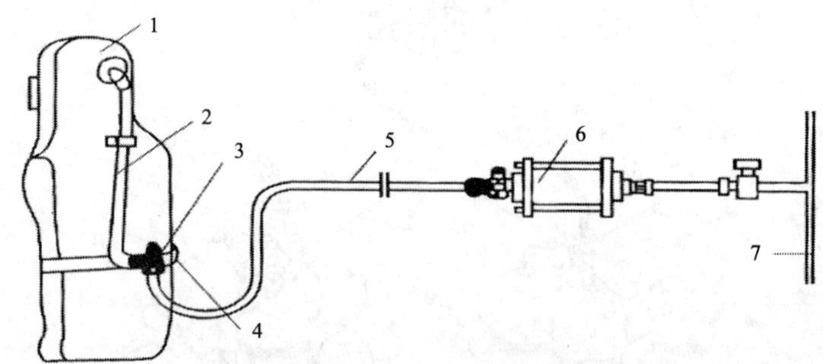

1-防护罩；2-吸气软管；3-流量调节装置；4-腰带；5-导气管；6-过滤器；7-压缩空气管

图 7-9　高压送风式长管呼吸器（压缩空气管）

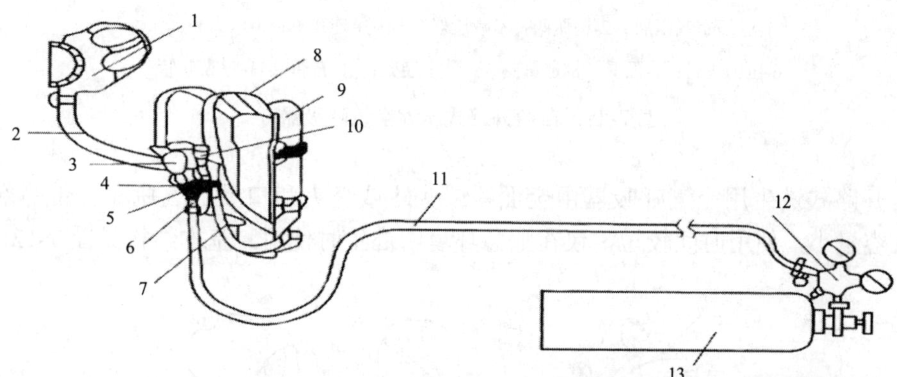

1-面罩；2-吸气管；3-肺力阀；4-减压阀；5-单向阀；6-软管结合部；7-高压导管；8-着装带；9-小型高压空气容器；10-压力指示计；11-空气导管；12-减压阀；13-高压空气容器

图 7-10　高压送风式长管呼吸器（复合气瓶）

（2）自给开路式压缩空气呼吸器

自给开路式压缩空气呼吸器是一种使佩戴人员呼吸器官、眼镜和面部与外界染毒空气或缺氧环境完成隔绝，具有自带压缩空气源，呼出的气体直接排入外部的呼吸器。自给开路式压缩空气呼吸器由压缩空气瓶、气瓶阀、减压器、速接管、压力表、面罩、供气阀、呼气阀、安全阀、报警器、导气管等部件组成，其基本结构见图 7-11。

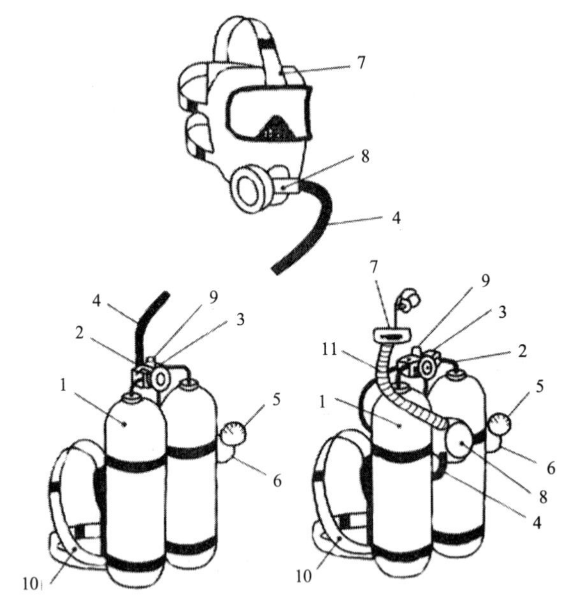

1-压缩空气钢瓶；2-钢瓶阀；3-减压器；4-中压连接管；5-压力表；
6-压力表管；7-面具；8-定量阀；9-警报装置；10-背带；11-呼吸软管

图 7-11 自给开路式压缩空气呼吸器

自给开路式逃生用空气呼吸器由全面罩或头罩或鼻夹和口具、气瓶和背带等部件组成，气瓶容量小，使用时间较短，仅在危急环境中逃生时使用，基本结构见图 7-12。

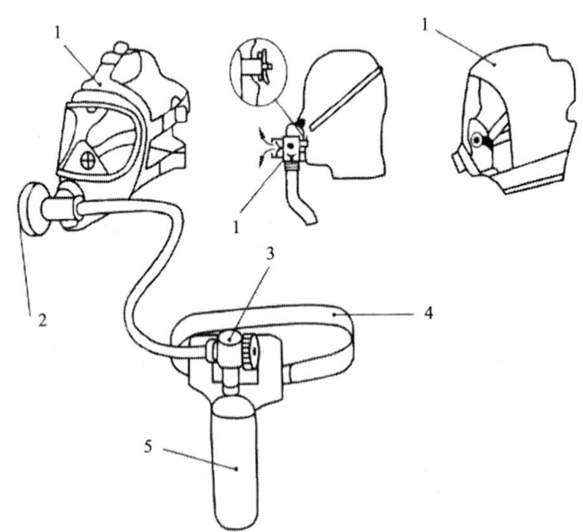

1-面罩（全面罩、口鼻件、头罩）；2-定量阀；3-减压器；4-腰带；5-压缩空气钢瓶

图 7-12 自给开路式逃生用空气呼吸器

（3）自给闭路式压缩氧气呼吸器

自给闭路式压缩氧气呼吸器利用面罩使佩戴人员的呼吸器官与外界有害环境空气隔

离，依靠呼吸器本身携带的压缩氧气或压缩氧-氮混合气作为呼吸气源，将人体呼出气体中的二氧化碳吸收、补充氧气后再供人员呼吸，形成一个完整的呼吸循环。由面罩、气瓶、清净罐、冷却罐、呼吸气囊或呼吸舱、壳体、背具、呼吸软管、减压器、压力指示器、压力警报器等组成，其基本结构见图 7-13。

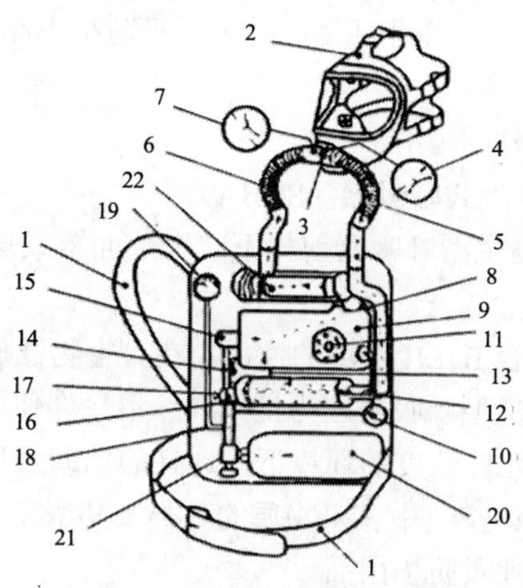

1-背带；2-面罩；3-面罩连接器；4-呼气阀；5-呼气软管；6-吸气软管；7-吸气阀；8-口水收集器；9-呼吸器；10-报警装置；11-降压阀；12-再生过滤器；13-清洗装置；14-氧气供应管；15-定量阀；16-减压器；17-氧气补充供应阀；18-压力表管；19-压力表；20-氧气钢瓶；21-钢瓶阀；22-冷却器

图 7-13　自给闭路式压缩氧气呼吸器

自给闭路式压缩氧逃生型呼吸器带有一个小的高压氧气瓶，由于容量比较小，只适用于危急环境中逃离时使用，其基本结构见图 7-14。

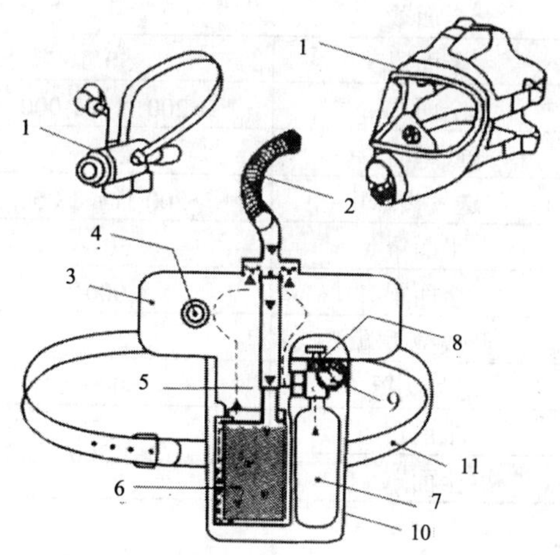

1-面罩（或含口器和鼻夹）；2 -呼气软管；3-呼吸袋；4-减压阀；5-减压器；6-CO_2 吸收剂；7-氧气钢瓶；8-钢瓶阀；9-压力表；10-外壳；11-背带

图 7-14　自给闭路式压缩氧逃生型呼吸器

（二）呼吸防护用品的选择

在选择呼吸防护用品时，首先要识别和判断工作场所空气中存在或产生的有害物质的情况，包括有害物质的种类和浓度、作业环境是否缺氧及氧气浓度值，然后确定是否属于立即威胁生命和健康（IDLH）的作业环境。有关呼吸防护用品的选择程序见图 7-15。

1. 根据作业环境选择

（1）IDLH 环境下的呼吸防护用品

① 配全面罩正压式的携气式呼吸器（SCBA）；

② 在配备适合的辅助逃生型呼吸器前提下，配全面罩或送气头罩的正压供气式呼吸器。

辅助逃生型呼吸器应适合 IDLH 环境的性质。在有害物性质未知、缺氧或存在缺氧危险的环境下，选择的辅助逃生型呼吸器应为携气式，不允许使用过滤式；在不缺氧，但空气中有害物质的浓度超过 IDLH 浓度的环境下，选择的辅助逃生型呼吸器可以是携气式，也可以是过滤式，但应适合该空气中有害物质的种类及其浓度水平。

（2）非 IDLH 环境下的呼吸防护用品

非 IDLH 环境应选择指定防护因数（APF）大于危害因数的呼吸器。各类呼吸防护用品的 APF 见表 7-2。

表 7-2 各类呼吸防护用品的 APF

呼吸防护用品类型	面罩类型	APF	
		正压式	负压式
自吸过滤式	半面罩	不适用	10
	全面罩		100
送风过滤式	半面罩	50	不适用
	全面罩	＞200 且＜1 000	
	开放型面罩	25	
	送气头罩	＞200 且＜1 000	
供气式	半面罩	50	10
	全面罩	1 000	100
	开放型面罩	25	不适用
	送气头罩	1 000	
携气式	半面罩	＞1 000	10
	全面罩		100

2. 根据有害物质种类选择

（1）颗粒物的防护

颗粒物的防护可选择隔绝式或过滤式呼吸器。若选择过滤式，应注意如下事项：

① 防颗粒物呼吸器不适合挥发性颗粒物的防护，应选择能够同时过滤颗粒物及其挥发气体的过滤式呼吸器；

② 应根据颗粒物的分散度选择适合的防颗粒物呼吸器；

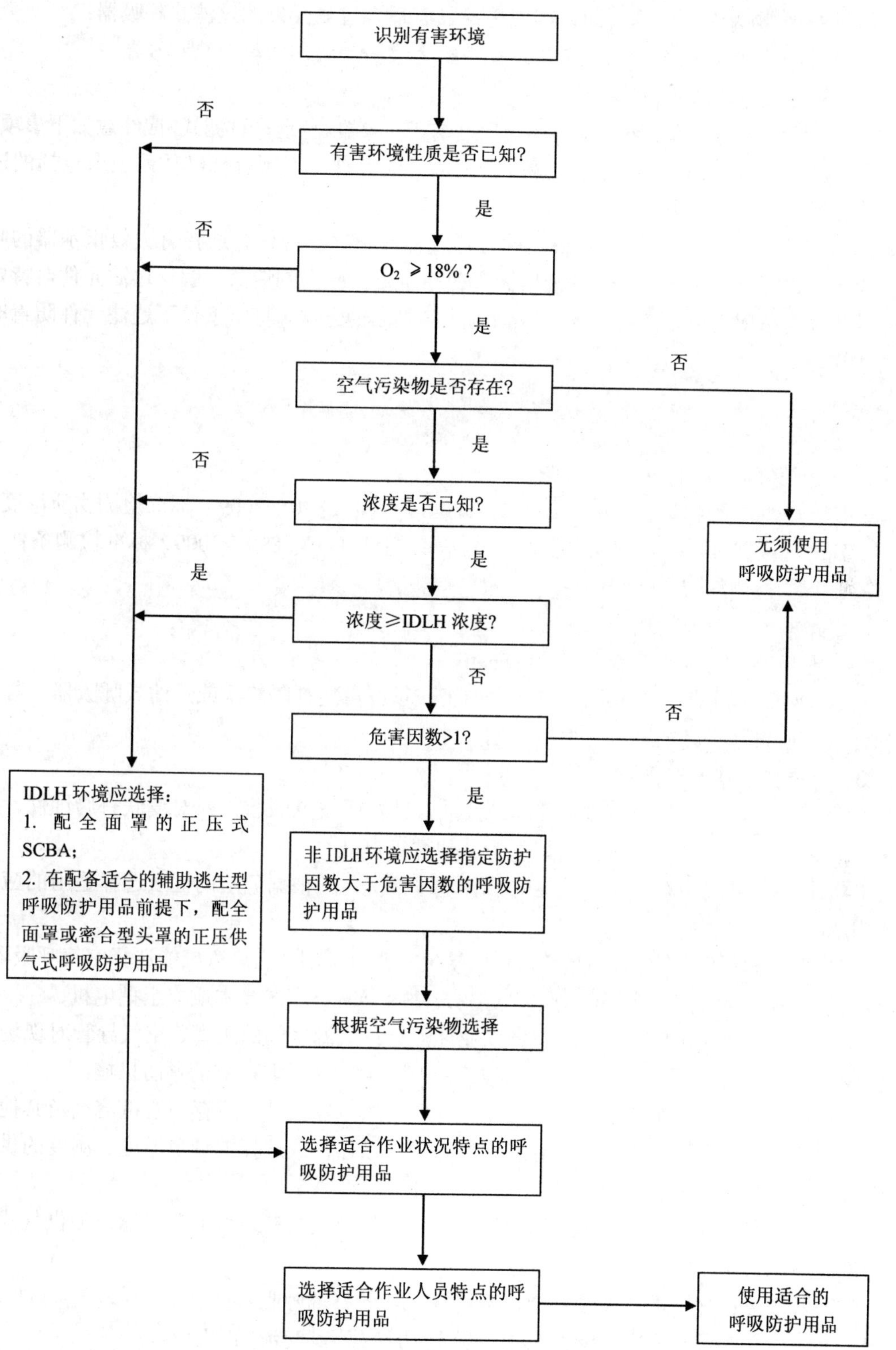

图 7-15　呼吸防护用品选择程序

③ 若颗粒物为液态或具有油性，应选择具有适合过滤元件的过滤式呼吸器；

④ 若颗粒物具有放射性，应选择过滤效率为最高等级的防颗粒物呼吸器。

（2）有毒气体和蒸气的防护

有毒气体和蒸气的防护可选择隔绝式或过滤式呼吸器。若选择过滤式，应注意如下事项：

① 应根据有毒气体和蒸气种类选择合适的过滤元件，对现行标准体系中未包括的过滤元件种类，应根据呼吸器生产者提供的使用说明选择；

② 对于没有警示性或警示性很差的有毒气体或蒸气，应优先选择有失效指示器的呼吸器或隔绝式呼吸器。若过滤式呼吸器无失效指示器，应向制造商了解该过滤元件对特定气体或蒸气的适用性以及在特定条件下预测防毒时间的方法。特定条件下过滤元件防毒时间的估算公式为：

$$T=\frac{C_0\cdot T_0}{C_{实际浓度}}$$

式中：T——实际浓度下的防毒时间；

C_0——《呼吸防护　自吸过滤式防毒面具》（GB 2890—2009）标准检测物质浓度；

T_0——依据《呼吸防护　自吸过滤式防毒面具》（GB 2890—2009）标准检测条件下检测的防毒时间；

$C_{实际浓度}$——有机溶剂作业实际浓度。

（3）颗粒物、有毒气体或蒸气同时防护

对颗粒物、有毒气体或蒸气同时存在的工作场所可选择隔绝式或过滤式呼吸器。若选择过滤式，应选择有效的过滤元件或过滤元件组合。

3．根据作业状况选择

（1）若空气中有害物质可刺激眼睛或皮肤，或可经皮肤吸收，或对皮肤有腐蚀性，应选择全面罩呼吸器，并采取防护措施保护其他裸露皮肤；

（2）若作业环境中存在可以预见的紧急危险情况，应根据危险的性质选择适用的应急防护用品；

（3）若作业环境具有爆炸危险性，使用携气式呼吸器时，应注意只能选择空气呼吸器，而不能选择氧气呼吸器，选择电动送风过滤式呼吸器时，应选择本质安全型电机；

（4）若选择供气式呼吸器，应注意作业地点与供气源之间的距离、空气导管对现场其他作业人员的影响、供气管路被损坏或被切断等问题，并采取可能的预防措施；

（5）若作业环境存在高温、低温或高湿等不良的气象条件，或存在有机溶剂及其他的腐蚀性物质，应选择耐高温、耐低温或耐腐蚀的呼吸器，或选择能调节温度、湿度的供气式呼吸器；

（6）若作业强度较大，或作业时间较长，应选择呼吸负荷较低的呼吸器，如供气式或动力送风过滤式呼吸器；

（7）若作业过程中需要清楚视觉，应选择视野较好的呼吸器；

（8）若作业人员有语言交流的需求，应选择不妨碍其交流的呼吸器。

4．根据作业人员选择

（1）头面部特征

在选用半面罩或全面罩时，应注意如下事项：

① 若呼吸器生产者或经销者能向使用者提供适合性检验，可帮助使用者选择适合的密合型面罩；

② 胡须或过长的头发会影响面罩与面部之间的密合性，使用者应预先刮净胡须，避免将头发夹在面罩与面部皮肤之间；

③ 应考虑使用者面部特征，若因疤痕、凹陷的太阳穴、非常突出的颧骨、皮肤褶皱、鼻畸形等影响面部与面罩的密合时，应选择与面部特征无关的面罩。

（2）舒适性

应评价作业环境，确定作业人员是否能承受呼吸器额外带来的不适，尽量选择能够减轻作业人员不适感、佩戴舒适的防护用品。

（3）视力矫正

视力矫正眼镜不应影响呼吸器与面部的密合性。若呼吸器提供使用矫正镜片的结构部件，应选用适合的视力矫正镜片，并按照使用说明书要求操作使用。

（4）不适合使用呼吸防护用品的身体状况

应征求职业卫生专业人员的建议，对有心肺系统病史、对狭小空间和呼吸负荷存在严重心理应激反应的人员，应考虑影响其使用呼吸防护用品的能力因素。鉴于呼吸防护用品种类繁多，作业条件和作业人员的身体状况也各不相同，确定不适合使用呼吸防护用品的禁忌症需结合各方面的实际情况加以判断。一般认为，患有肺部有阻塞性疾患、明显的心律不齐或患有器质性心脏疾病、Ⅱ级以上高血压、幽闭恐惧症以及自发性气胸等生理或心理疾患的作业人员不适合使用呼吸防护用品。

（三）呼吸防护用品的使用

1. 一般原则

（1）任何呼吸器的防护功能都有其局限性，作业人员应事先了解所配备呼吸器的局限性。

（2）作业人员使用任何一种呼吸器都应仔细阅读产品说明书，并严格按要求使用。

（3）对于比较复杂的呼吸器，作业人员在使用前应接受使用方法的相关培训，如使用逃生型呼吸器和携气式呼吸器的作业人员应接受培训，掌握正确的佩戴方法以及注意事项。

（4）作业人员在使用前应检查呼吸防护装备的完整性、过滤元件的适用性、电池电量和气瓶气量等，符合有关规定才允许使用。

（5）进入有害环境前，应先佩戴好呼吸器。对于密合型面罩，作业人员应进行佩戴气密性检查，确认密合后方可进入。

（6）在有害环境作业的人员应始终佩戴呼吸器。

（7）不允许单独使用逃生型呼吸器进入有害环境，只允许从中离开。

（8）当使用中感到异味、咳嗽、刺激、恶心等不适症状时，应立即离开有害环境，并应检查呼吸器，对于隔绝式呼吸器，确定并排除故障后方可重新进入有害环境；对于过滤式呼吸器，应更换失效的过滤元件。

（9）若呼吸器同时使用数个过滤元件，如双过滤盒，应同时更换。

（10）若新过滤元件在某种场合迅速失效，应考虑所用的过滤元件是否适用。

（11）除通用部件外，在未得到产品制造商认可的前提下，不应将不同品牌的呼吸防护装备的部件拼装或组合使用。

（12）呼吸器的使用者应进行定期体检，评价其是否适合使用呼吸器。

2. IDLH 环境下呼吸防护用品的使用

（1）在缺氧危险作业中使用呼吸器应符合《缺氧危险作业安全规程》（GB 8958）的规定。

（2）在空间允许的条件下，应尽可能由两人同时进入 IDLH 环境作业，并应配安全带和救生索；在 IDLH 区域外应至少留一人与进入人员保持有效联系，并应配备救生和急救设备。

3. 低温环境下呼吸防护用品的使用

（1）全面罩镜片应具有防雾或防霜的能力。

（2）隔绝式呼吸器使用的压缩空气或氧气应干燥。

（3）使用携气式呼吸器的人员应了解低温环境下的操作注意事项。

4. 供气式呼吸防护用品的使用

（1）使用前应检查供气气源质量，气源不应缺氧，气源中有害物质的浓度不应超过国家有关的职业卫生标准或有关的供气空气质量标准。

（2）供气管接头不允许与作业场所其他气体导管接头通用。

（3）应避免供气管与作业现场其他移动物体相互干扰，不允许碾压供气管。

5. 过滤式呼吸防护用品的使用

过滤式呼吸器应注意过滤元件的定期更换，用人单位应针对过滤式呼吸器建立过滤元件的更换制度，过滤元件的更换应注意如下事项。

（1）气体过滤元件的更换

气体过滤元件的使用寿命受空气中有害气体与蒸气的种类及其浓度、使用者呼吸频率、环境温度和湿度条件等因素的影响。一般情况下，气体过滤元件更换时间的确定应遵守以下原则：

① 当使用者感觉空气中有害气体、蒸气的味道或刺激时，应立即更换。值得注意的是，利用空气污染物气味或刺激性判断过滤元件是否失效具有局限性。

② 对于常规作业，可根据经验、实验数据或其他客观方法，确定过滤元件更换时间表，定期更换。

③ 每次使用后要记录使用时间，帮助确定更换时间。

④ 普通有机气体过滤元件对低沸点有机化合物的防护寿命通常会缩短，每次使用后应及时更换；对于其他有机化合物的防护，若两次使用时间相隔数日或数周，重新使用时也应考虑更换。

（2）颗粒物过滤元件的更换

颗粒物过滤元件的使用寿命受颗粒物浓度、使用者呼吸频率、过滤元件规格及环境条件的影响。随颗粒物在过滤元件上的富集，呼吸阻力将逐渐增加以致不能使用。当下述情况出现时，应更换过滤元件：

① 使用自吸过滤式呼吸器的人员感觉呼吸阻力明显增加时。

② 使用电动送风过滤式防颗粒物呼吸防护用品人员确认电池电量正常，而送风量低

于生产者规定的最低限值时。

③ 使用手动送风过滤式防颗粒物呼吸防护用品人员感觉送风阻力明显增加时。

（四）呼吸防护用品的维护

1. 呼吸防护用品的检查与保养

（1）应按照呼吸器使用说明书中有关内容和要求，由受过培训的人员实施检查和维护，对使用说明书未包括的内容，应向生产者或经销者咨询。

（2）应对呼吸器进行定期地检查与维护。

（3）对携气式呼吸器，使用后应立即更换气瓶或呼吸气体发生器，并更换其他过滤部件。更换气瓶时不允许将空气瓶和氧气瓶互换。

（4）应按国家有关规定，在具有压力容器检测资质的机构定期检测空气瓶或氧气瓶。

（5）应使用专用润滑剂润滑高压空气或氧气设备。

（6）不允许使用者自行重新装填过滤式呼吸器滤毒罐或滤毒盒内的吸附过滤材料，也不允许采取任何方法自行延长已经失效的过滤元件的使用寿命。

2. 呼吸防护用品的清洗与消毒

（1）个人专用的呼吸器应定期清洗和消毒，非个人专用的每次使用后都应清洗和消毒。

（2）不允许清洗过滤元件。对可更换过滤元件的呼吸器，清洗前应将过滤元件取下。

（3）清洗面罩时，应按使用说明书要求拆卸有关部件，使用软毛刷在温水中清洗，或在温水中加入适量中性洗涤剂清洗，清水冲洗干净后在清洁场所风干。

（4）若需使用广谱消毒剂消毒，在选用消毒剂时，尤其需要预防特殊病菌传播的情况下，应先咨询呼吸防护用品生产者和工业卫生专家。应特别注意消毒剂生产者的使用说明，如稀释比例、温度和消毒时间等。

3. 呼吸防护用品的储存

（1）呼吸器应保存在清洁、干燥、无油污、无阳光直射和无腐蚀性气体的地方。

（2）若呼吸器不经常使用，建议将呼吸器放入密封袋内储存。储存时应避免面罩变形。

（3）气体过滤元件不应敞口储存。

（4）应急救援使用的呼吸防护用品应保持待用状态，并置于适宜储存、便于管理、取用方便的地方，不得随意变更存放地点。

二、化学防护服

化学防护服是用于预防作业人员因接触化学品、化学性粉尘和矿物纤维等危险化学品而受到职业损害的个人防护用品。

（一）化学防护服种类

化学防护服主要分为气体致密型、液体致密型和粉尘致密型三种化学防护服。

1. 气体致密型化学防护服

气体致密型化学防护服是全身包裹密封式的连身服，有可重复使用和限次使用两个种类。将人体与外界完全隔绝，并配套提供可呼吸的独立气源。根据呼吸器与化学防护服配套方式的不同，可分为空气呼吸装置内置的气体致密型化学防护服、空气呼吸装置外置的气体致密型化学防护服和与正压式供气系统连接使用的气体致密型化学防护服。气体致密型化学防护服有如下特征：

（1）气体致密型化学防护服为抵御气态危险化学品与皮肤接触进而伤害人体的防护服，该类型化学防护服也用于液态化学品和固态粉尘的防护。

（2）气体致密型化学防护服的制作材料、接缝、拉链等结合部分都有严格的气体密封性要求。

（3）气体致密型化学防护服为最高等级的防护，对人体暴露在可经皮肤吸收，或致癌或剧毒性的气体化学物和高蒸气压的化学雾滴有很好的隔绝作用。

（4）如果所接触的化学品毒性未知，应选择防护范围最广、防护等级最高的化学防护服。

2．液体致密型化学防护服

液体致密型化学防护服为防液态化学品伤害人体的防护服，有全身式防护和局部式防护两种。根据防护功能可分为防液态化学品渗透的防护服、防化学液体穿透的防护服和局部防化学液体渗透的防护服。

（1）防液态化学品渗透的防护服

防液态化学品渗透的防护服用于预防作业人员接触高浓度的剧毒液体（非挥发性）泼溅、接触和浸入而进行的防护，该类防护服有连身服和非连身服（由上衣和裤子组成）两种。

（2）防化学液体穿透的防护服

防化学液体穿透的防护服用于防御无压状态下非挥发性的雾状危险化学品伤害作业人员，该类防护服有连身服和非连身服（由上衣和裤子组成）两种。而对于高压状态下的雾状危险化学品应做气体致密型防护。

（3）局部防化学液体渗透的防护服

局部防化学液体渗透的防护服仅适用于局部接触危险化学品的作业场所，如实验用外套、防化围裙和夹克等。

3．粉尘致密型化学防护服

粉尘致密型化学防护服为全身式的防护服装，用来防止化学粉尘和矿物纤维的穿透。其仅适用于对空气中飘浮粉尘的防护，不适用于其他形式的固态化学品的防护。

（二）化学防护服的选择

在化学防护服的选择过程中，首先对化学物质的职业危害进行风险评价，识别作业环境中特定化学物质是否具有皮肤危害性以及评价作业环境中化学物质的危害程度或水平，以此作为判断是否选用化学防护服的依据；其次根据风险评价结论和化学防护服的防护能力，评价哪种类型的化学防护服可以满足预期的防护需求；最后评估化学防护服的化学防护性能和机械性能是否可以达到预期的防护和使用要求。

1．根据化学防护服的类型选择

（1）当确定需要使用化学防护服来保护个体的健康时，所选择的化学防护服在预期风险中、任务持续时间内和作业人员工作条件下应能抵御化学品危害。

（2）正确选择化学防护服，首先应根据化学品的危害性选择防护性能适宜的化学防护服。根据化学防护服抵御危险化学品的能力将它的防护性能分成高或低等级：最低等级的防护，化学防护服为避免穿着者身体某一部位偶尔接触低毒性的化学品提供保护；高等级的防护，化学防护服可以避免穿着者受工作场所存在的剧毒品、有毒品或有害品的危害。

（3）选用化学防护服的防护能力应不低于防护危害最大的化学品。若作业场所同时存在一种以上的化学污染物，应分别评估每种化学污染物的危害程度，重点防护危害性最大的化学品。

（4）针对化学品的性质以及防护服的防护功能建立化学防护服的分类系统，用来区分它们的保护类型和大致的防护性能等级。对于每一种类型化学防护服的防护性能都应符合相应的产品标准，并能抵御某类化学品的危害。

（5）对于某一特定危险化学品作业环境，在确定所使用的化学防护服类别之后，应进一步参考服装和材料的其他性能指标。关于这些性能指标，供应商有责任提供充分的实验数据供用人单位参考。

各类型化学防护服的适用示例，见表 7-3。

表 7-3 各类型化学防护服的使用示例

防护性能等级	类型	危害物性质	危害物的物理形态	适用示例	备注
高	气体致密型化学防护服	剧毒品	气体状态	化学气体泄漏事故处理；熏蒸工艺的工作场所；存在强挥发性液体的密闭空间	谨防化学品状态的变化，如固体的升华、液体的挥发，以及两种物质的化学反应等
			非挥发性的气雾、液态气溶胶	酸雾处理作业场所；特殊的喷涂作业；制药生产线	
	液体致密型化学防护服	剧毒品	非挥发性液体不间断地喷射	化学液体泄漏事故处理；化工设备（如硫酸输送压力管道）维护时的化学液体的意外泄漏	防液体渗透的化学防护服
		有毒品、有害品	非挥发性的雾状液体的喷射	工业喷射应用（如喷漆）；会产生雾状化学品的农业操作	防化学液体穿透的化学防护服
	粉尘致密型化学防护服	有毒品、有害品	固体粉尘	爆破和废料回收工作；会产生危险化学粉尘的农业操作；石棉操作	防化学粉尘和矿物纤维穿透的化学防护服
低	液体致密型化学防护服	刺激品、皮肤吸收	只有暴露时才会直接接触的低风险	一般的农作物药物喷射作业；实验室化学处理作业	防局部渗透的化学防护服

2. 化学防护服材料的选择

化学防护服的防护性能与制作材料、制作结构密切相关。在化学防护服材料的选择方面，要考虑化学防护性能、机械性能、有限次使用的化学防护服的再利用、舒适性和灵活性、透气性、透湿性等因素。

（三）化学防护服的使用

1. 一般原则

（1）任何化学防护服的防护功能都有其局限性，作业人员应事先了解其所使用的化学防护服的局限性。

（2）作业人员使用任何一种化学防护服都应仔细阅读产品说明书，并严格按要求使用。用人单位有责任为员工提供合适的化学防护服，并指导其使用。

（3）作业人员在穿着化学防护服前，应进行外观缺陷检查，如服装上有裂痕、严重的磨损、烧焦、老化、穿孔等明显的损坏，则不允许使用。

（4）在使用化学防护服前，使用者和其他相关人员应接受相关培训，并确保化学防护的支持系统（如：净化设备、使用与维护记录体系和配置）准备就位。

（5）进入有害环境前，应先穿好化学防护服；在有害环境作业的人员，应始终穿着化学防护服。

（6）化学防护服被危险化学品污染后，应在指定区域脱下服装。若危险化学品接触到皮肤，应立即脱去衣服，用大量水冲洗至少 15 min 后，及时就医。

（7）若化学防护服在某种作业场所中迅速失效，应重新评价所选化学防护服的适用性。

（8）化学防护服的使用人员应进行定期体检，评价其是否适合使用。

2. 化学防护服的使用说明书

使用者应熟知使用说明书上的基本信息：

（1）化学防护服的名称、商标；化学防护服的生产日期；

（2）化学防护服的类型和型号；

（3）化学防护服的尺寸；

（4）该化学防护服通过测试的化学品名称，及其穿透试验或渗透试验的结果，包括化学品的品名、较精确的成分浓度、透过时间、穿透指数；

（5）化学防护服的化学防护性能和物理性能；

（6）化学防护服的预期寿命；

（7）其他的必要信息，包括化学防护服的适用性以及适用的注意事项、化学防护服使用前的必要检查与指导、化学防护服配套物品的注意事项、化学防护服使用的注意事项、化学防护服的维护与清洗指导、化学防护服储存的注意事项。

3. 化学防护服使用的注意事项

（1）应该制定化学防护服的保护计划确保化学防护服的准确发放；

（2）污垢以及残留的化学品会影响可重复使用化学防护服的防护性能，合理地清洗化学防护服能延长其使用的寿命或次数；

（3）污染的化学防护服应按一定的顺序脱下，必要时可寻求帮助者，从而最大限度地减小二次污染的可能性。如对化学防护服外层消毒时，先脱下手套和鞋；除去化学防护服时使内面外翻；脱去受污染的化学防护服时，若污染物可危及呼吸系统，应考虑使用呼吸器等都可有效地阻止污染物的二次扩散；

（4）脱下时，应考虑帮助者的个人防护措施；

（5）受污染的化学防护服应置于指定的地方，最好放在密闭容器内；

（6）不应在食品和饮料的消费区域、吸烟区和化妆区等地方穿脱化学防护服；

（7）作业人员穿好化学防护服后要注意个人卫生，不应吸烟、吃东西、喝饮料、使用化妆品或者去厕所；

（8）作业人员穿着化学防护服从事重或过重的劳动强度（注：劳动强度指数≥20 的为重或过重的劳动强度作业）作业时，应规定最长的工作时间和安排一定的休息时间，如果达不到这些要求，应选择使用供气系统。在低等级防护要求的作业场所，透湿透气的化学防护服是被允许使用的。

三、有机溶剂作业个人防护

（一）常见的有机溶剂作业及其危害

有机溶剂指可溶解其他物质的有机化合物，按其化学结构可分为酯类（乙酸乙酯、乙酸异丙酯、乙酸丁酯）、醇类（甲醇、乙醇、异丙醇、正丁醇）、酮类（丙酮、甲基乙基酮）、醛类（甲醛、乙醛）、醚类（乙醚、异丙醚、石油醚）、芳香烃（苯、甲苯、二甲苯、苯乙烯）、卤代烃（四氯化碳、氯仿、1,2-二氯乙烯、1,1,1-三氯乙烷、1,2-二氯乙烷、三氯乙烯、四氯乙烯、1,1,2,2-四氯乙烷）、直链或含分支链的烃（己烷、戊烷、庚烷）和环状烃（环己烷、松节油、环丙烯、环己烯）等。

1. 常见的有机溶剂作业

有机溶剂广泛应用于工农业的生产过程中，从事有机溶剂或其混合物生产的作业、以有机溶剂或其混合物作为生产原料的作业以及使用有机溶剂或其混合物等作业均可能接触有机溶剂。常见的有机溶剂作业包括：

（1）生产或制造染料、药物、农药、化学纤维、合成树脂、有机颜料、油脂、香料、调味品、火药、摄影药品、橡胶或可塑剂等过程中，从事有机溶剂或混合物的过滤、混合、搅拌、加热、输送、倒注于容器或设备的作业；

（2）使用有机溶剂或其混合物从事印刷、书写、描绘、上光、防水或表面处理、黏结、喷漆、清洗、涂饰等作业；

（3）从事有机溶剂或其混合物的储存、运输、分装和回收等作业；

（4）使用有机溶剂或其混合物从事科研或试验等作业。

2. 有机溶剂的危害

有机溶剂具有脂溶性，因此除经呼吸道和消化道进入机体内外，尚可经完整的皮肤迅速吸收，有机溶剂吸收入人体后，将作用于富含脂类物质的神经、血液系统，以及肝肾等实质脏器，同时对皮肤和黏膜也有一定的刺激性。不同有机溶剂作用的主要靶器官和作用的强弱也不同，这决定于每一种有机溶剂的化学结构、溶解度、接触浓度和时间，以及机体的敏感性。有机溶剂的危害如下：

（1）皮肤

几乎全部有机溶剂都能使皮肤脱脂或使脂质溶解而成为原发性皮肤刺激物。典型溶剂皮炎具有急性刺激性皮炎的特征，也可见慢性裂纹性湿疹。有些工业溶剂可引起过敏性接触性皮炎；少数有机溶剂如三氯乙烯甚至引起严重的剥脱性皮炎。

（2）中枢神经系统

几乎全部易挥发的脂溶性有机溶剂都能引起中枢神经系统的抑制，多属非特异性的抑制或全身麻痹。有机溶剂的麻痹力与脂溶性密切相关，麻醉力还与化学物结构有关。

急性有机溶剂中毒时出现的中枢神经系统抑制症状与酒精中毒相似，可表现为头痛、恶心、呕吐、眩晕、倦怠、嗜睡、衰弱、语言不清、步态不稳、易激怒、神经过敏、抑郁、定向力障碍、意识错乱或丧失，以至死于呼吸抑制。上述急性影响可带来继发性危害。这些影响与神经系统内化学物浓度有关。虽然大多数工业溶剂的生物半衰期较短，24 h 内症状大都相应缓解，但因常同时接触多种有机溶剂，他们可呈相加作用甚至增强作用。接触半衰期长、代谢率低的化学物时，则易产生对急性作用的耐受性；严重超量接触后中枢神经系统出现持续脑功能不全，并伴发昏迷，以至脑水肿。

有机溶剂慢性接触可导致慢性神经行为障碍，如性格或情感改变、智力功能失调等；还可因小脑受累导致前庭、动眼失调。此外，有时接触低浓度溶剂蒸气后，虽前庭试验正常，但仍出现眩晕、恶心和衰弱，称为获得性有机溶剂超耐量综合征。

（3）周围神经和脑神经

有机溶剂可引起周围神经损害，但有少数溶剂对周围神经系统呈特异毒性。如二硫化碳、正己烷和甲基正丁酮能使远端轴突受累，引起感觉运动神经的对称性混合损害，主要表现为：手套、袜子样分布的肢端末梢神经炎，感觉异常及衰弱感；有时疼痛和肌肉抽搐，而远端反射则多表现为抑制。三氯乙烯能引起三叉神经麻痹，因而三叉神经支配区域的感觉功能丧失。

（4）呼吸系统

有机溶剂对呼吸道均有一定的刺激作用；高浓度的醇、酮和醛类还会使蛋白变性。溶剂引起呼吸道刺激的部位通常在上呼吸道，接触溶解度高、刺激性强的溶剂如甲醛类，尤为明显。过量接触溶解度低、刺激性较弱的溶剂，常常可以抵达呼吸道深部，引起急性肺水肿。长期接触刺激性较强的溶剂还可致慢性支气管炎。

（5）心脏

有机溶剂对心脏的主要影响是心肌对内源性肾上腺素的敏感性增强。

（6）肝脏

在接触剂量大、接触时间长的情况下，任何有机溶剂均可导致肝细胞损害。其中一些具有卤素或硝基功能团的有机溶剂，对肝毒性尤为明显。芳香烃对肝毒性较弱。丙酮本身无直接肝脏毒性，但能加重乙醇对肝脏的作用。作业工人短期过量接触四氯化碳时可产生急性肝损害；而长期较低浓度接触可出现慢性肝病（包括肝硬化）。

（7）肾脏

四氯化碳急性中毒时，可出现肾小管坏死性急性肾衰竭。多种溶剂或混合溶剂慢性接触可导致肾小管性功能不全，出现蛋白尿、尿酶尿。溶剂接触还可能与原发性肾小球肾炎有关。

（8）血液

苯可损害造血系统，导致白细胞和全血细胞减少症，以致再生障碍性贫血和白血病。某些乙二醇醚类能引起溶血性贫血（渗透脆性增加）或再生障碍性贫血（骨髓抑制）。

（9）致癌

在常用溶剂中，苯是肯定的人类致癌物质，可引起急性或慢性白血病，应控制苯作为溶剂和稀释剂的使用。

（10）生殖系统

大多数溶剂容易通过胎盘屏障，还可进入睾丸。有些溶剂如二硫化碳对女性生殖功能和胎儿的神经系统发育均有不良影响。

（二）有机溶剂个人防护用品

有机溶剂侵入人体的主要途径为呼吸道和皮肤，个人防护用品的选择应重点考虑呼吸防护用品和皮肤防护用品（如：防护手套、防护服和防护围裙、眼部防护用具、防护鞋及护肤剂）的选择。

1．呼吸防护用品

（1）IDLH 环境下的呼吸防护用品

① 配全面罩的正压式 SCBA；

② 在配备适合辅助逃生型呼吸器的前提下，配全面罩或送气头罩的正压供气式呼吸器。

（2）非 IDLH 环境下的呼吸防护用品

非 IDLH 环境下可选择 APF 大于危害因数的过滤式或隔绝式呼吸器。

① 选择过滤式呼吸器

过滤式呼吸器包括自吸过滤式的全面罩、半面罩和动力送风过滤式头罩或面罩。应重点考虑过滤元件对特定有机蒸气的防护有效性和有效防护时间。可以通过核实过滤元件与适用的有关标准的符合性，向制造商了解该过滤元件对特定有机蒸气的适用性，以及在特定条件下预测防毒时间的方法。作业人员从事以下作业之一时，可选择佩戴过滤式呼吸器。

a．无法采用密闭设备或局部排风装置而采用全面通风的作业场所：在储槽或通风不良的室内作业场所，临时性从事有机溶剂作业（指正常作业以外的作业，一年内作业期间不超过三个月）；在有通风的室内作业场所从事有机溶剂作业，作业时间短暂时（指作业人员每日作业时间在一小时以内）；在设置有制备或处理有机溶剂的反应槽或其他设施的独立的无须长时间停留的室内作业场所；不易设置密闭设备和任何通风装置时，在室内或储槽等作业场所的内壁、地板、顶板从事有机溶剂作业。

b．在仅设置全面通风装置的储槽等作业场所或通风不良的室内作业场所，从事上述第二类有机溶剂及其混合物或第三类有机溶剂及其混合物作业时。

c．在室内或储槽等作业场所，开启仍存留有机溶剂或其混合物的密闭设备时。

d．在储槽或通风不良的室内作业场所，当通风装置失效，作业场所内部产生有机溶剂职业危害时。

② 选择隔绝式呼吸器

隔绝式呼吸器包括供气式和携气式两类呼吸器。作业人员从事以下作业之一时，应佩戴供气式呼吸器。

a．在曾经装储有机溶剂或其混合物且仍存在危害的储槽内部作业时；

b．在未设置局部排风、全面通风装置，有机溶剂蒸气发生源未被密闭的储槽内或通风不良的室内作业场所从事有机溶剂作业，作业时间短暂时（指作业人员每日作业时间在一小时以内）；

c．没有合适的过滤元件；

d．预测的过滤元件使用时间不符合使用要求；

e．当过滤元件失效时没有警示，或警示很差，而且无法建立过滤元件更换时间表采取定期更换时；

f．不适合使用自吸过滤式呼吸防护时。

2．皮肤防护用品

（1）防护手套

当作业人员需要佩戴手套浸入有机溶剂操作时，选用的防护手套的材质应依据接触的有机溶剂种类确定，并考虑手套的材料强度、厚度、渗透性及老化速率等参数。

（2）防护服和防护围裙

防护服和防护围裙通常以氯丁橡胶或聚亚酰胺为主要材料，辅以尼龙或涤纶等材料制成的防护服或围裙可满足防护大多数有机溶剂溅洒的要求。

（3）防护鞋

应选择防有机溶剂类型的防护鞋，并适合有机溶剂的暴露形式和浓度水平，如浸润、喷溅、蒸气等。

（4）防护膏（膜）

防护服、防护手套无法使用时（如：在戴手套妨碍操作的情况下），可采用防护膏（膜）防护有机溶剂对皮肤的污染。防护膏（膜）一般为亲水、疏油性物质，当皮肤有破损时，不能使用防护膏（膜）。

（5）眼部防护用具

接触大量有机溶剂并可能存在有机溶剂飞溅的作业需配备眼部护具。眼部护具防化学液体飞溅特性，需要时也可考虑选择具有防雾功能，并能在佩戴视力矫正眼镜的情况下使用。

四、酸碱作业个人防护

（一）常见的有机溶剂作业及其危害

按照化学式中的氢原子的个数，酸可以分为一元酸、二元酸、三元酸和四元酸等；按照氧化还原性，可分为氧化性酸和还原性酸；根据其为无机物还是有机物，又可分为有机酸和无机酸。常见的酸为硫酸、硝酸、盐酸（氯化氢）、磷酸、氢氟酸（氟化氢）、氢溴酸（溴化氢）、甲酸、乙酸、丙酸、三氟乙酸、氢氰酸（氰化氢）和溴乙酸等。

碱是由金属元素或铵根+氢氧根组成的，根据水溶性的不同，可分为可溶性碱和不溶性碱。常见的可溶性碱为氢氧化钠、氢氧化钙、氢氧化钾和氨水等，除氨水外，可溶性碱一般为强碱；常见的不溶性碱为氢氧化铜、氢氧化铁、氢氧化镁和氢氧化铝等，不溶性碱一般为弱碱。

1．常见的酸碱作业

酸碱广泛使用于生产过程中，常见的作业包括：

（1）使用酸碱作业为食品制造的淀粉糖化、味精提取；纺织行业的炭化、花筒腐蚀；

（2）皮革、毛皮的坯皮浸酸；

（3）印刷的制版；

（4）无机酸、碱产品、无机盐、化学肥料、化学农药、有机化工原料、染料、塑料、合成橡胶等的制造；

（5）涂料及颜料的合成；

（6）轻有色金属、重有色金属、稀有金属的冶炼；

（7）塑料制品的捏和、塑化、成型以及金属制品的金属酸洗、搪瓷酸洗、焊芯酸洗等。

2. 酸碱的危害

酸碱的危害主要体现在皮肤系统与呼吸系统的刺激性损害，主要损害表现如下：

（1）皮肤系统的损害

① 酸灼伤

硝酸、硫酸、盐酸三者所引起的化学灼伤症状基本相同，皮损多局限于接触局部。接触时间短、接触物浓度低者，仅在接触部出现潮红、灼痒脱离接触后很快消退；接触物浓度较大，皮肤会出现红肿灼痛继而形成褐红色肿胀、水疱，甚者发生溃疡坏死，愈后留有瘢痕；长期接触稀硫酸或盐酸可引起皮肤干燥、角化、易形成皲裂；长期接触酸雾者可使皮肤及黏膜发生刺激症状，也可发生湿疹样皮炎改变。偶可引起鼻中隔穿孔、咽部黏膜溃疡、齿酸蚀症、溃疡性口腔炎或消化道炎症等。盐酸所致的烧伤不及硫酸及硝酸所致的深，且较易形成水疱；硝酸作为强氧化剂，能引起组织黄染及深部烧伤，产生棕色焦痂，形成难愈的深溃疡灶；接触硫酸后立即感到疼痛，局部皮肤先变白后变黑形成坏死，坏死焦痂脱落形成境界明显的深溃疡，愈合很慢。氟氢酸（即40%氟化氢水溶液）作用缓慢，故易被忽视而延误治疗，轻者仅出现红斑，剧烈疼痛，继而接触部位皮肤变白、水肿，发生组织凝固性坏死，表面出现大疱，疱壁紧张，破后形成溃疡。若有少量氟氢酸残留，则继续向深处及周围组织渗透，坏死组织扩展可深达骨质。浓醋酸灼伤皮肤黏膜可形成污秽的灰白色坏死组织块。

② 碱灼伤

钠、钾、钙、铵、钡等的氢氧化物为强碱性化合物，长期接触低浓度者可引起皮肤干燥，甲板变薄，光泽消失；接触中等浓度者，接触局部自觉瘙痒，可出现红斑肿胀、丘疹、水疱、糜烂，处理不当可转为慢性皮炎；接触高浓度者，接触局部自觉灼痛，继而发生灼伤、坏死，形成深溃疡，易继发感染，愈合极慢，愈后留有瘢痕。接触碱粉或蒸气可引起上呼吸道黏膜的刺激反应，偶可引起鼻中隔溃疡，穿孔。眼部可有畏光、流泪、视力模糊和异物感，眼结膜充血红肿。眼部若溅入浓碱，尤其是氢氧化钠，可致角膜损伤甚至失明。

（2）呼吸系统的损害

酸碱的呼吸系统损害主要是由于产生的刺激性气体、蒸气与酸雾等引起的，详见本章第五节刺激性气体个人防护。

（二）酸碱个人防护用品

酸碱作业的个人防护主要为呼吸系统与皮肤系统的防护，呼吸系统与眼面部的防护用品种类见本节有机溶剂作业个人防护的介绍。针对酸碱危害的特性，本节重点介绍酸碱作业人员的躯体与手足部的防护，包括防酸服、耐化学品的工业用橡胶靴与模压塑料靴以及耐酸碱手套。

1．防酸服

防酸服是用耐酸织物或橡胶、塑料等材料制成的防护服，适用于从事与酸接触的人员穿用。防酸服根据材料的性质不同，分为透气型防酸服和不透气型防酸服。透气型防酸服用于中、轻度酸污染场所的防护，有分身式和大褂式两种款式；不透气型防酸服用于严重酸污染场所，有连体式、分身式和围裙式等款式。

防酸服服料应具有防酸渗透性能、拒酸性能、抗酸压性能、耐酸性能、防断裂强力和撕破强力。

2．耐化学品的工业用橡胶靴和模压塑料靴

耐化学品的工业用橡胶靴和模压塑料靴是采用全橡胶或全塑料材料，经硫化、模压或注压成型，是防酸、碱及相关化学品伤害足部的重要的个人防护用品。在拉伸性、硬度、耐折性、耐磨性、防漏性、耐腐蚀性等方面应满足防酸碱要求。

3．耐酸碱手套

耐酸碱手套是为预防酸碱伤害手部的防护产品，在外观、防护长度、不泄漏性、耐渗透性、机械性能等方面应满足防酸碱要求。

五、窒息性气体作业个人防护

（一）常见的窒息性气体及其危害

窒息性气体是指经吸入而直接引起窒息作用的气体。窒息性气体依其作用机制可分为单纯窒息性气体与化学窒息性气体两大类。单纯窒息性气体本身毒性很低或属惰性气体，但由于它们的存在可使空气中氧含量降低，引起肺内氧分压下降，随后动脉血氧分压也降低，导致机体缺氧窒息，例如氮气、甲烷、二氧化碳等。化学窒息性气体指能对血液或组织产生特殊的化学作用，使血液运送氧的能力或组织利用氧的能力发生障碍，引起组织缺氧或细胞内窒息的气体，例如一氧化碳、氰化物和硫化氢等。

1．常见的窒息性气体作业

CO 在含碳物质氧化不全和以 CO 为原料的作业和环境中可大量产生，如炼焦、金属冶炼、窑炉、火灾现场、光气和合成氨制造、煤气发生炉以及家庭内生活用煤的不完全燃烧、煤气灶漏气等；H_2S 有臭鸡蛋样气味的气体，多见于含硫矿物或硫化物的还原及动植物蛋白质腐败有关环境，如石油提炼、化纤纺丝、皮革脱毛、合成橡胶及硫化染料生产、制糖酿酒、酱菜加工、污物处理、下水道疏通等过程；HCN 见于机械行业的淬火及电镀等；CH_4 见于腐殖化环境和矿井；CO_2 见于酒池、地窖、矿井尾部和深井。

2．窒息性气体的危害

窒息性气体的主要毒性在于其可造成细胞及组织缺氧，而缺氧引发的最严重的后果即是脑水肿，严重导致死亡。

（1）窒息性气体中毒的一般症状

① 缺氧表现

缺氧症状是各种窒息性气体中毒的共有表现。轻度缺氧时主要表现为注意力不集中、智力减退、定向力障碍、头痛、头晕、乏力；缺氧较重时可有耳鸣、呕吐、嗜睡、烦躁、惊厥或抽搐，甚至昏迷。

② 急性颅压升高表现

a．头痛

头痛是早期的主要症状，为全头痛，前额尤甚，程度甚剧，任何可增加颅内压的因素如咳嗽、喷嚏、排便，甚至突然转头均可使头痛明显加重。

b．呕吐

呕吐是颅内压增高的常见症状，主要因延髓的呕吐中枢受压所致，但窒息性气体中毒所致脑水肿以细胞内水肿为主。

c．抽搐

窒息性气体常可导致频繁的癫痫样抽搐发作，主要因大脑皮层运动区缺血缺氧或水肿压迫所致；若累及脑干网状结构，则可出现阵发性或持续性肢体强直。

d．视乳头水肿

视乳头水肿一般在 2～3 d 后才逐渐显现颅内压升高，故中毒早期未能检出视乳头水肿并不能排除脑水肿存在。

e．心血管系统变化

早期可见血压升高、脉搏缓慢，乃延髓心血管运动中枢对水肿压迫及缺血缺氧代偿作用所致；若延髓功能衰竭，则可见血压急剧下降，脉搏亦微弱、快速。

f．呼吸变化

早期表现为呼吸深慢，也为延髓的代偿性反应；呼吸中枢若有衰竭，则呼吸转为浅慢、不规则，或有叹息样呼吸，严重时可发生呼吸骤停。

g．其他表现

颅内高压刺激迷路和前庭，可引起耳鸣、眩晕；外展神经受压可引起外展神经麻痹；延髓交感神经中枢刺激，可导致脑性肺水肿。

（2）不同窒息性气体中毒的特殊表现

① 氮气

大量吸入氮气引起的症状与前述缺氧表现最为相似，但浓度稍高时常可引起极度兴奋、神情恍惚、步态不稳，如酒醉状，称为“氨酩酊”。极高浓度氮气吸入可使患者迅速昏迷、死亡，称为“氮窒息”。

② 二氧化碳

二氧化碳也属单纯窒息性气体，但因同时伴有二氧化碳潴留、呼吸性酸中毒、高血钾症，故其脑水肿表现常明显而持久。高浓度吸入时可在几秒钟内迅速昏迷、死亡。

③ 一氧化碳

一氧化碳为血液窒息性气体，吸入后可迅速与血红蛋白结合生成碳氧血红蛋白（HbCO），阻碍氧气在血液中的输送。由于 HbCO 为鲜红色，而使患者皮肤黏膜在中毒之初呈樱桃红色，这与一般缺氧伤员有明显不同外，全身乏力十分明显，以至中毒后虽仍清醒，但已行动困难，不能自救。

④ 苯的氨基或硝基化合物

苯的氨基或硝基化合物（如苯胺、硝基苯胺、硝基苯等）蒸气也属血液窒息性气体，其中毒引起的缺氧症状主要因正常的血红蛋白被转化为高铁血红蛋白（MHb）而失去携氧能力所引起，可引起紫绀、溶血性贫血。此外，中毒性肝、肾损害也是此类化合物中毒的常见表现。

⑤ 氰化氢

氰化氢属细胞窒息性气体，它的中毒临床特点为缺氧症状十分明显，稍高浓度吸入即可引起极度呼吸困难，严重时可出现全身性强直痉挛；极高浓度时可在数分钟内引起呼吸心跳停止、死亡。由于氰化氢对细胞呼吸酶的强烈抑制作用，细胞几乎丧失利用氧的能力，致使静脉血中仍饱含充足氧气而呈现氧合血红蛋白之鲜红色，故早期中毒伤员之黏膜皮肤颜色较红，成为氰化氢中毒的另一临床特点。

⑥ 硫化氢

硫化氢属细胞窒息性气体，但也具有刺激作用，应给予注意。

a．吸入高浓度硫化氢后，可导致呼吸心跳立即停止，发生所谓“闪电型”死亡；

b．硫化氢可在血中形成蓝紫色硫化变性血红蛋白，少量（4%～5%）即能引起紫绀，故硫化氢中毒伤员肤色多呈蓝灰色；

c．呼出气及衣物带有强烈臭蛋气味，呼吸道及肺部可发生化学性炎症甚至肺水肿。

（二）窒息性气体个人防护用品

窒息性气体的防护主要为呼吸系统防护，针对窒息性气体的特点，在个人防护选用时需注意如下事项。

（1）防护器必须与危害存在的形态相匹配，防护水平必须与危害程度相当。

①IDLH 环境，应选择配全面罩的正压式 SCBA（或在配备适合的辅助逃生型呼吸防护用品前提下，配全面罩或送气头罩的正压供气式呼吸防护用品）；对于单纯性窒息性气体，尤其注意对环境中氧含量进行监控。

②非 IDLH 环境应选择指定防护因数大于危害因数的呼吸器面罩，若选择自吸过滤式防护用品，应注意：

a. 应根据特定的窒息性气体选择适合的过滤元件，如为 CO 气体，应选择用于防护一氧化碳气体的过滤元件；

b. 若空气污染物为窒息性气体和其他气体/蒸气/烟雾/粉尘的混合物，应注意选择有效的多功能过滤件、综合过滤件等组合过滤元件。

（2）若窒息性气体具有爆炸危险性，选择长管呼吸器时，应选择本质安全型电机；使用携气式呼吸防护用品，应注意只能选择空气呼吸器，不能选择氧气呼吸器。

（3）在每次使用呼吸器具时，使用密合性面罩的人员应首先进行佩戴气密性检查，以确定使用人员面部与面罩之间有良好的密合性。若检查不合格，不允许进入有害环境。

（4）对有心肺系统病史、对狭小空间和呼吸负荷存在严重心理应激反应的人员，应评价其使用呼吸器具的能力。

（5）防毒过滤元件的使用寿命受空气污染物种类及其浓度、使用者呼吸频率、环境温度和湿度条件等因素影响。一般按照下述方法确定防过滤元件更换时间：

①当使用者感觉空气污染物味道或刺激性时，应立即更换。

②对于常规作业，建议根据经验、实验数据或其他客观方法，确定过滤元件更换时间

表，定期更换。

③每次使用后要记录使用时间，帮助确定更换时间。

六、刺激性气体作业个人防护

（一）常见的刺激性气体及其危害

刺激性气体是指对眼、呼吸道黏膜和皮肤具有刺激作用的一类有害气体，在化学工业生产中最常见，包括酸类和成酸化合物，氨和胺类化合物，卤素及卤素化合物，金属或类金属化合物，酯、醛、酮、醚等有机化合物，化学武器等。根据刺激性气体的水溶性，刺激性气体可分为高水溶性刺激性气体（如氯气、氨气、二氧化硫等）和低水溶性刺激性气体（如氮氧化物、光气、硫酸二甲酯、羰基镍等）。

1．常见的刺激性气体作业

刺激性气体作为化学工业的原料和副产品，在化学工业领域被广泛使用。此外在医药、冶金等制造行业中也经常存在或产生刺激性气体。生产过程中常因设备被腐蚀而发生跑、冒、滴、漏现象，或因管道、容器内压力增高而致刺激性气体大量外逸造成中毒事故。

2．刺激性气体的危害

（1）急性刺激

刺激性气体可引起眼和上呼吸道炎症；化学性气管、支气管炎及肺炎；吸入高浓度的刺激性气体可引起喉痉挛或水肿，喉痉挛严重者可窒息死亡。

（2）化学性肺水肿

吸入高浓度刺激性气体后所引起的以肺间质及肺泡腔液体过多聚集为特征的疾病，最终可导致急性呼吸功能衰竭，是刺激性气体所致最严重的危害和职业病常见的急症之一。刺激性气体引起的肺水肿，其发展过程一般分为四期：刺激期、潜伏期、肺水肿期、恢复期。

（3）成人型呼吸窘迫综合征（ARDS）

严重创伤、中毒、休克、烧伤、感染等疾病过程中继发的，以进行性呼吸窘迫、低氧血症为特征的急性呼吸衰竭。本病死亡率可高达50%。刺激性气体中毒是引起ARDS的重要病因之一，以往临床统称为化学性肺水肿，但近年来，初步确认了刺激性气体所致肺水肿与ARDS之间的不同概念。

（4）慢性影响

长期接触低浓度刺激性气体，可引起：慢性结膜炎、鼻炎、咽炎、支气管炎及牙齿酸蚀症；类神经症和消化道症状；急性氯气中毒后可遗留慢性喘息性支气管炎；致敏作用，如甲苯二异氰酸酯等。

（二）刺激性气体个人防护用品

刺激性气体的防护主要为呼吸系统防护与皮肤系统防护。具有酸碱腐蚀性的刺激性气体皮肤系统防护参见本节酸碱作业的个人防护。刺激性气体呼吸防护的选用需注意如下事项。

（1）防护器必须与危害存在的形态相匹配，防护水平必须与危害程度相当。

①IDLH 环境，应选择配全面罩的正压式 SCBA（或在配备适合的辅助逃生型呼吸防护用品前提下，配全面罩或送气头罩的正压供气式呼吸防护用品）；

②非 IDLH 环境应选择指定防护因数大于危害因数的呼吸器面罩，若选择自吸过滤式防护用品，应注意：

a. 根据刺激性气体存在的形式选择适合的过滤元件，如为刺激性气体、蒸气，应选择自吸过滤式防毒面具，并根据特定的气体选择相对应的过滤元件；若是刺激性烟雾，应选择能够同时过滤烟雾及其挥发气体的呼吸防护用品。

b. 若空气污染物为刺激性气体和其他气体/蒸气/烟雾/粉尘的混合物，应注意选择有效的多功能过滤件、综合过滤件等组合过滤元件。

（2）若刺激气体具有爆炸危险性，选择供气式长管呼吸器时，应选择本质安全型电机；使用携气式呼吸防护用品，应注意只能选择空气呼吸器，不能选择氧气呼吸器。

（3）在每次使用呼吸器具时，使用密合性面罩的人员应首先进行佩戴气密性检查，以确定使用人员面部与面罩之间有良好的密合性。若检查不合格，不允许进入有害环境。

（4）对有心肺系统病史、对狭小空间和呼吸负荷存在严重心理应激反应的人员，应评价其使用呼吸器具的能力。

（5）过滤元件的使用寿命受空气污染物种类及其浓度、使用者呼吸频率、环境温度和湿度条件等因素影响。

七、金属毒物作业个人防护

（一）常见的金属毒物及其危害

常见的金属毒物主要包括铅及其化合物、镉及其化合物、镍及其化合物、铬及其化合物、锰及其化合物、汞及其化合物、锌及其化合物、铁及其化合物等。

1. 常见的金属作业

常见的铅作业主要见于铅矿开采、冶炼、熔铅作业以及蓄电池、玻璃、搪瓷、铅丹、铅白、油漆、颜料、釉料、防锈剂等的生产。常见的汞作业主要见于汞矿开采与冶炼；电工器材、仪器仪表制造和维修，如温度计、气压表、血压计、极谱仪、整流器、石英灯、荧光灯等。常见的锰作业主要见于锰矿开采、运输和加工，锰合金、干电池、焊料、氧化剂和催化剂等的生产。

2. 金属毒物的危害

不同的金属毒物的危害具有其独特性，常见的铅、汞、锰的危害如下。

（1）铅中毒

职业性铅中毒基本上均为慢性中毒，早期表现为乏力、关节肌肉酸痛、胃肠道症状等。随着接触增加，病情进展可表现为以下几个方面：神经系统主要表现为类神经症、外周神经炎，严重者出现中毒性脑病；消化系统主要表现为食欲不振、恶心、隐性腹痛、腹胀、腹泻或便秘。严重者可出现腹绞痛（也称铅绞痛）。血液及造血系统主要表现为轻度贫血，多呈低色素正常细胞型贫血；点彩红细胞、网织红细胞、碱粒红细胞增多等；部分患者可出现肾脏的损害，女工可引起月经失调、流产等。

（2）汞中毒

短时间吸入高浓度汞蒸气或摄入大量可溶性汞盐可致急性中毒，多由于在密闭空间内工作或意外事故造成。慢性汞中毒较常见，早期表现为类神经征，如易兴奋、激动、焦虑、记忆力减退和情绪波动。随病情发展可表现为三大典型症状：易兴奋、口腔炎、震颤。少数患者可有肾脏损害。

（3）锰中毒

职业性锰中毒基本上均为慢性中毒，慢性锰中毒早期主要表现为类神经征，继而出现锥体外系神经受损症状，肌张力增高，手指明显震颤，腱反射亢进，并有神经情绪改变；严重患者锥体外系神经障碍恒定而突出，表现为帕金森病样症状。

（二）金属毒物个人防护用品

金属毒物的防护主要为呼吸系统防护，除汞主要以蒸气形式经呼吸道进入体内外，多数金属毒物主要以烟尘形式经呼吸道进入体内。金属毒物的呼吸系统防护用品包括主要为自吸过滤式防颗粒物呼吸器与送风过滤式防颗粒物呼吸器等过滤式防颗粒物呼吸器（汞蒸气的过滤式呼吸防护器主要为过滤式防毒呼吸器，选择防护汞蒸气的 Hg 型过滤元件）和隔绝式呼吸器两大类。

金属毒物呼吸器的选择除遵照化学毒物个人防护的原则外，还应针对金属毒物的特点选用合适的呼吸器，并需注意如下事项。

（1）金属毒物呼吸器必须与危害存在的形态相匹配，防护水平必须与危害程度相当。

①IDLH 环境，应选择配全面罩的正压式 SCBA（或在配备适合的辅助逃生型呼吸防护用品前提下，配全面罩或送气头罩的正压供气式呼吸防护用品）；

②非 IDLH 环境应选择指定防护因数大于危害因数的呼吸器面罩，若选择过滤式防颗粒物呼吸器，应注意：

a. 应根据颗粒物的分散度选择适合的过滤式防尘呼吸器；

b. 应依据颗粒物最高允许浓度和环境的颗粒物浓度，选择相应过滤级别的过滤元件；

c. 若空气污染物为颗粒物和气体或蒸气的混合物，应注意选择有效的组合过滤元件；

d. 若颗粒物有放射性，为避免内照射导致的职业病，应选择过滤效率为最高等级 100% 的防尘呼吸器。

（2）在每次使用防颗粒物呼吸器时，使用密合性面罩的人员应首先进行佩戴气密性检查，以确定使用人员面部与面罩之间有良好的密合性。若检查不合格，不允许进入有害环境。

（3）对有心肺系统病史、对狭小空间和呼吸负荷存在严重心理应激反应的人员，应评价其使用防颗粒物呼吸器的能力。

（4）防颗粒物过滤元件的使用寿命受颗粒物浓度、使用者呼吸频率、过滤元件规格及环境条件的影响。随颗粒物在过滤元件上的富集，呼吸阻力将逐渐增加以致不能使用。

第三节 粉尘个人防护

生产性粉尘是指在生产过程中形成的并能够长时间飘浮在空气中的固体微粒，它是污染作业环境及影响劳动者健康的重要职业性有害因素，可引起尘肺等多种职业性肺部疾患。生产性粉尘按其性质可分为无机粉尘、有机粉尘和混合性粉尘。

（1）无机粉尘

无机粉尘包括矿物性粉尘如石英、石棉、滑石、煤等；金属性粉尘如铁、锡、铝、锰、铅、锌等；人工无机粉尘如金刚砂、水泥、玻璃纤维等。

（2）有机粉尘

有机粉尘包括动物性粉尘如毛、丝、骨质等；植物性粉尘如棉、麻、草、甘蔗、谷物、木、茶等；人工有机粉尘如有机农药、有机染料、合成树脂、合成橡胶、合成纤维等。

（3）混合性粉尘

混合性粉尘为两种或两种以上上述各类物质混合形成的粉尘。混合性粉尘在生产中最为多见。

一、常见的粉尘作业及其危害

（一）常见的粉尘作业

生产性粉尘的来源很多，几乎所有的工农业生产过程均可产生粉尘，常见的粉尘作业主要存在于固体物质的破碎和加工过程，如矿石开采和冶炼、铸造工艺、耐火材料和玻璃等工业原料的加工、粮谷脱粒等；物质的不完全燃烧过程，如煤炭不完全燃烧的烟尘、烃类热分解产生的炭黑；蒸气的冷凝或氧化过程，如铅熔炼时产生的氧化铅烟尘。

（二）生产性粉尘的危害

生产性粉尘由于种类和理化性质的不同，对机体的损害也不同。根据其危害部位和病理性质，主要表现为尘肺、局部作用、全身中毒和变态反应等损害。

1. 尘肺

尘肺是指在工农业生产过程中，长期吸入粉尘而发生的以肺组织纤维化为主的全身性疾病。按其病因不同可分为矽肺、硅酸盐肺、炭尘肺、混合性尘肺和其他尘肺等五大类：

（1）矽肺

矽肺是由于在生产过程中长期吸入含有游离二氧化硅粉尘而引起的以肺纤维化为主的疾病。

（2）硅酸盐肺

硅酸盐肺是由于长期吸入含有结合状态的二氧化硅的粉尘所引起的尘肺，如石棉肺、滑石肺、云母肺等。

（3）炭尘肺

炭尘肺是由于长期吸入煤、石墨、炭黑、活性炭等粉尘引起的尘肺。

（4）混合性尘肺

混合性尘肺是由于长期吸入含有游离二氧化硅和其他物质的混合性粉尘（如煤矽肺、铁矽肺等）所致的尘肺。

（5）其他尘肺

长期吸入铝及其氧化物引起的铝尘肺，或长期吸入电焊烟尘所引起的电焊工尘肺等。

上述各类尘肺中，以矽肺、石棉肺、煤矽肺较常见，危害性则以矽肺最为严重。

2．局部作用

吸入的粉尘颗粒作用于呼吸道黏膜，早期引起功能亢进、充血、毛细血管扩张，分泌增加，从而阻留更多粉尘，久之则酿成肥大性病变，黏膜上皮细胞营养不足，最终造成萎缩性改变；粉尘产生的刺激作用，可引起上呼吸道炎症；沉着于皮肤的粉尘颗粒可堵塞皮脂腺，易于继发感染而引起毛囊炎、脓皮病等；作用于眼角膜的硬度较大的粉尘颗粒，可引起角膜外伤及角膜炎等。

3．全身中毒作用

吸入含有铅、锰、砷等毒物的粉尘，可被吸收引起全身中毒。

4．变态反应

某些粉尘，如棉花和大麻的粉尘可能是变应原，可引起支气管哮喘、上呼吸道炎症和间质性肺炎等。

5．其他

某些粉尘具有致癌作用，如接触放射性粉尘可致肺癌，石棉尘可引起肺癌、间皮瘤。沥青粉尘沉着于皮肤，可引起光感性皮炎等。

二、粉尘作业个人防护

粉尘作业的个人防护主要为呼吸系统防护和皮肤系统防护。粉尘作业的呼吸防护用品主要有过滤式防颗粒物呼吸器（含自吸过滤式防颗粒物呼吸器与送风过滤式防颗粒物呼吸器）与隔绝式呼吸器两大类。粉尘作业的皮肤防护用品主要为防尘服，主要为铸件清砂、抛光、打磨除锈、除尘设备清扫、水泥包装等接尘作业人员提供躯体保护，使其免受粉尘危害的防护服。

（一）呼吸防护用品

1．呼吸防护用品种类

（1）自吸过滤式防颗粒物呼吸器

自吸过滤式防颗粒物呼吸器是靠佩戴者呼吸克服部件的阻力，防御烟、粉尘、雾和微生物等颗粒物危害其呼吸系统的净气式防护用品。

① 面罩分类

面罩按结构分为随弃式面罩、可更换式面罩和全面罩三类。

a．随弃式面罩

随弃式面罩即简易防尘口罩，面罩主体由滤料组成，可以有呼气阀和无呼气阀两种，其基本结构见图 7-16。

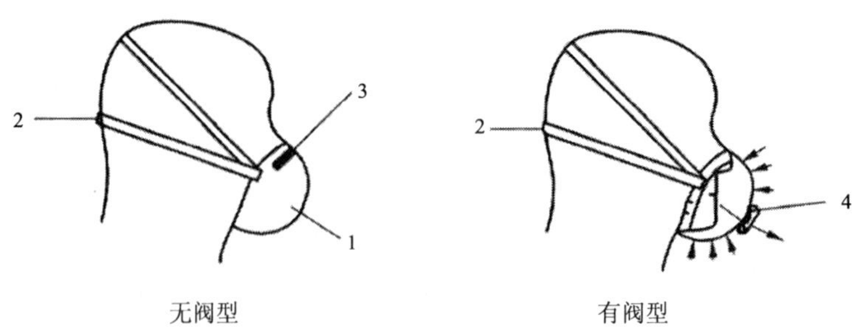

1-半面罩；2-头带；3-调节片；4-呼气阀

图 7-16 随弃式防颗粒物半面罩

b．可更换式面罩

可更换式防颗粒物呼吸器是由过滤件（滤尘盒）、呼气阀、吸气阀、头带和半面罩等部件组成，吸气和呼气分开两个不同的通道，其基本结构见图 7-17。

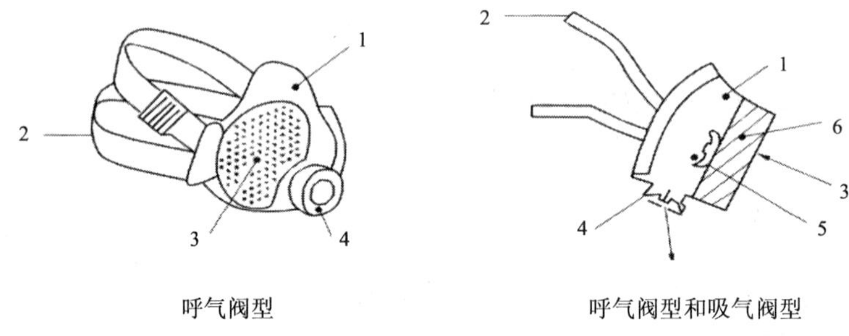

1-半面罩；2-头带；3-过滤器（滤料）；4-呼气阀；5-吸气阀；6-部件连接器

图 7-17 可更换式防颗粒物半面罩呼吸器

c．全面罩

全面罩由面框、视窗、内面罩、部件连接器、呼气阀、吸气阀、头带、颈带、过滤器等组成，其基本结构见图 7-18。

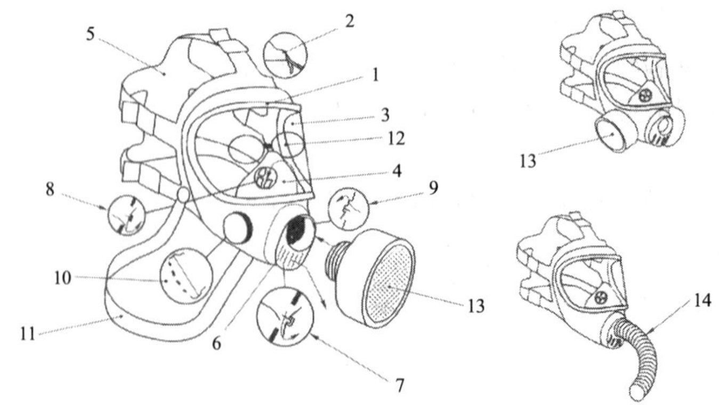

1-面罩框；2-面部密封件；3-视窗；4-内面罩；5-头带；6-部件连接器；7-呼气阀；8-阻止阀；9-吸气阀；10-语音模片；11-颈带；12-眼睛；13-过滤器；14-呼吸软管

图 7-18 全面罩基本结构

② 过滤元件分类

过滤元件按过滤性能分为 KN 和 KP 两类，KN 类只适用于过滤非油性颗粒物，KP 类适用于过滤油性和非油性颗粒物的过滤元件。

（2）电动送风过滤式防尘呼吸器

电动送风过滤式防尘呼吸器通过电动风机过滤除尘，使佩戴者呼吸到清洁空气的个体防护装置。

① 按风机及过滤器放置位置分类

分为一体型电动送风过滤式防尘呼吸器（不带导气管的电动送风过滤式防尘呼吸器）与分离型电动送风过滤式防尘呼吸器（带导气管的电动送风过滤式防尘呼吸器）。

② 按结构分类

a．密合型

密合型电动送风过滤式防尘呼吸器，必须具有电动风机向呼吸器内送入经过滤的干净空气和从排气阀排出佩戴者的呼气及剩余空气的结构，其基本结构见图 7-19。

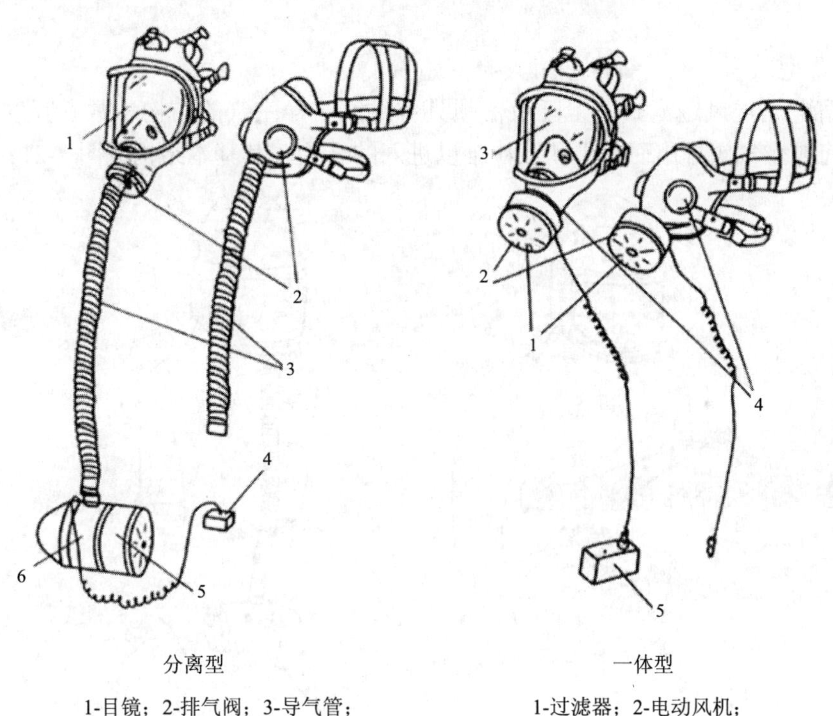

分离型

1-目镜；2-排气阀；3-导气管；

4-电池；5-过滤器；6-电动风机

一体型

1-过滤器；2-电动风机；

3-目镜；4-排气阀；5-电池

图 7-19 密合型电动送风过滤式防尘呼吸器

b．开放型

开放型电动送风过滤式防尘呼吸器须具备供给干净空气的结构和佩戴者呼气能从颜面与面罩之间排出而粉尘和微粒难以进入的结构，其基本结构见图 7-20。

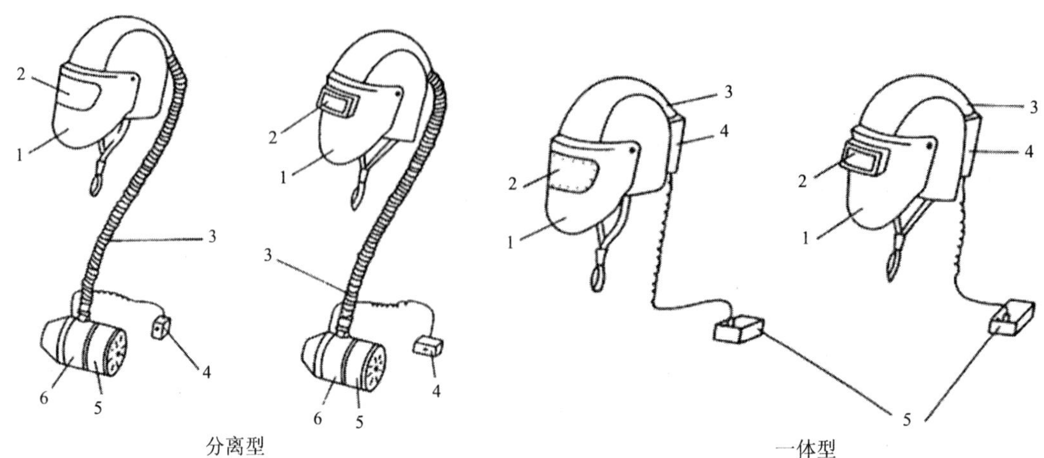

图 7-20　开放型电动送风过滤式防尘呼吸器

c．头罩型

头罩型电动送风过滤式防尘呼吸器须具备供给干净空气的结构和戴者呼气能从人体与头罩之间或排气阀排出而粉尘和微粒难以进入的结构，其基本结构见图 7-21。

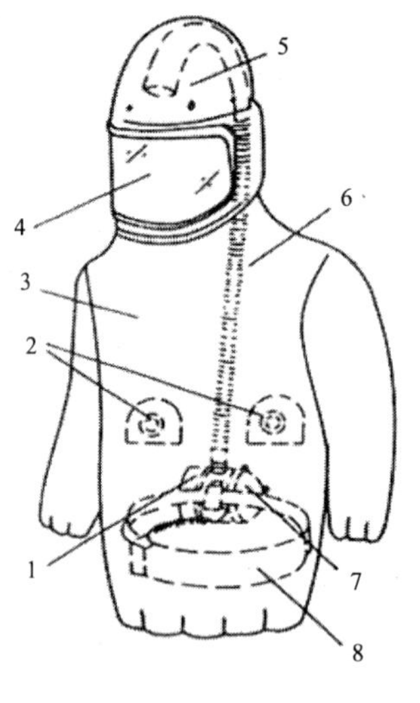

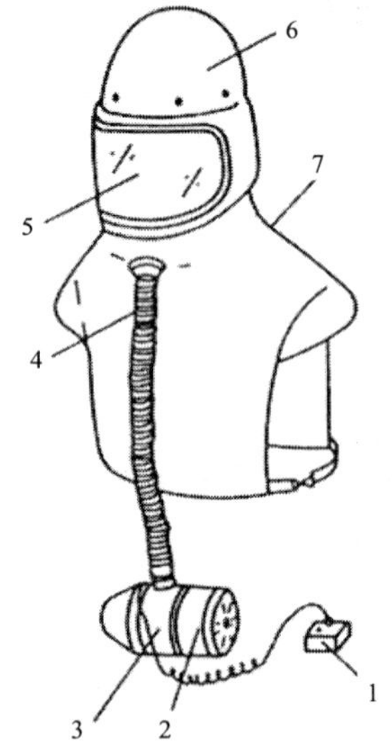

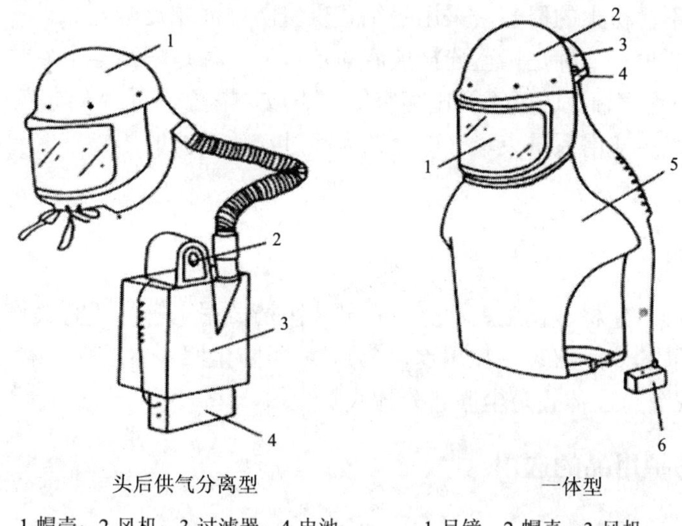

图 7-21　头罩型电动送风过滤式防尘呼吸器

（3）压缩空气供气式防颗粒物呼吸器

压缩空气供气式防颗粒物呼吸器由带呼气阀的半面罩、全面罩过滤器、导气管和空气压缩机组成。一台空气压缩机可供一人或几个人同时使用，其基本结构见图 7-22。在使用时，需注意除去压缩空气中的油雾、水分和碳氢化合物，确保供给的空气质量符合标准。主要有 AYH 型压气式防颗粒物呼吸器和防砂面罩等。

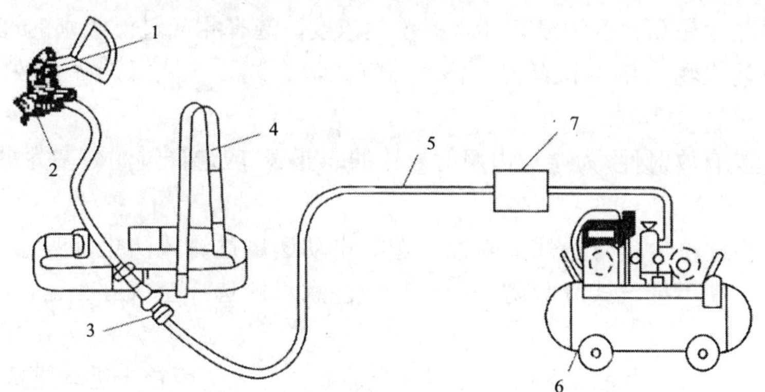

1-面罩；2-肺力阀；3-软管接合部；4-着装带（背带和腰带）；
5-空气导管；6-空气压缩机；7-过滤器

图 7-22　供给式压气呼吸器

① AYH 型压气式防颗粒物呼吸器

AYH 型压气式防颗粒物呼吸器利用矿山压缩空气为气源，经净化除去空气中的油雾、水分、调节适合的压力供呼吸，它适用于矿山推土机、矿石装卸车、喷砂等作业环境。

② 防砂面罩

在进行喷砂抛光制作表面时，空气中散发高浓度的粉尘，一般自吸过滤式防尘口罩难以保护呼吸器官不受粉尘的侵害，采用隔绝式供气防砂面罩比较适宜。

防砂面罩有两种，一种是帽盔连接披肩面罩，另一种是帽盔连上衣的面罩。前者结构是由帽盔、披肩、观察窗、送风管及压缩空气等组成。帽盔外面为人造革或单面胶布制成，内衬小沿藤条帽，颈部用系带束紧。供气源为经过净化过滤的压缩空气，送入帽盔的空气量约为 80 L/min。

（二）防尘服

防尘服是矿山、建材、化工、冶金、食品、医药、军工等行业有关作业人员防止粉尘污染危害躯体皮肤的专用服装。按用途可分为 A 类防尘服（普通型）和 B 类防尘服（防静电型）；按款式分为连体式防尘服和分体式防尘服。

三、粉尘防护用品的选用

（一）防尘呼吸器的选用

针对生产性粉尘的特点，在选择、使用防尘呼吸器时需注意如下事项。

（1）防尘呼吸器必须与危害存在的形态相匹配，防护水平必须与危害程度相当。

①IDLH 环境，应选择配全面罩的正压式 SCBA（或在配备适合的辅助逃生型呼吸防护用品前提下，配全面罩或送气头罩的正压供气式呼吸防护用品）。

②非 IDLH 环境应选择指定防护因数大于危害因数的呼吸器面罩，若选择过滤式防尘呼吸器，应注意：

a. 应根据粉尘的分散度选择适合的过滤式防尘呼吸器；

b. 应依据粉尘最高允许浓度和环境的粉尘浓度，选择相应过滤级别的过滤元件；

c. 若空气污染物为粉尘和有害气体或蒸气的混合物，应注意选择有效的组合过滤元件；

d. 若粉尘具有放射性，为避免内照射导致的职业病，应选择过滤效率为最高等级 100% 的防尘呼吸器。

（2）若生产性粉尘具有爆炸危险性，选择电动送风过滤式防尘呼吸器时，应选择本质安全型电机；使用携气式呼吸防护用品，应注意只能选择空气呼吸器，不能选择氧气呼吸器。

（3）在每次使用防尘呼吸器时，使用密合性面罩的人员应首先进行佩戴气密性检查，以确定使用人员面部与面罩之间有良好的密合性。若检查不合格，不允许进入有害环境。

（4）对有心肺系统病史、对狭小空间和呼吸负荷存在严重心理应激反应的人员，应评价其使用防尘呼吸器的能力。

（5）防尘过滤元件的使用寿命受粉尘浓度、使用者呼吸频率、过滤元件规格及环境条件的影响。随粉尘在过滤元件上的富集，呼吸阻力将逐渐增加以致不能使用。当下述情况出现时，应更换过滤元件：

①使用自吸过滤式防尘呼吸器的人员感觉呼吸阻力明显增加时；

②使用电动送风过滤式防尘呼吸器的人员确认电池电量正常，而送风量低于生产者规定的最低限值时；

③使用手动送风过滤式防尘呼吸器的人员感觉送风阻力明显增加时。

（二）防尘服的选用

在选择防尘服时需注意防尘效率、沾尘率、带电荷量、服料的物理指标、结构、缝制应符合防尘规定。

第四节　物理因素个人防护

物理因素个人防护主要针对噪声、振动、高温、微波、紫外线、激光等所采取的个人防护措施。

一、噪声个人防护

生产过程中产生的噪声称为生产性噪声。噪声作业是指存在有损伤听力、有害健康或有其他危害的声音，且 8 h/d 或 40 h/周噪声暴露等效声级≥80 dB（A）的作业。生产性噪声按来源可以分为机械性噪声、流体动力性噪声、电磁性噪声；根据噪声随时间的分布不同，生产性噪声又可分为连续性（包括稳态噪声和非稳态噪声）和间断性噪声（又称为脉冲噪声）。

（一）常见的噪声作业及其危害

噪声是影响范围很广的一种生产性有害因素，在许多生产过程中都有机会接触，常见的接触噪声危害作业有金属制品、金属表面处理、机械设备与交通运输设备制造、电气机械与器材制造等行业的风铲、铆焊、锻造、空压机、振捣、振动筛、发动机试验、鼓风机、电刨、电锯、高炉、炼钢炉、凿岩机、粉碎机、织造、柴油机、汽轮机等作业。

根据作用的靶系统不同，噪声的危害可分为听觉系统（特异性）危害和听觉外（非特异性）系统危害。

1. 听觉系统危害

长期接触强烈的噪声，听觉系统首先受损，听力的损伤有一个从生理改变到病理改变的循序渐进过程。

（1）暂时性听阈位移

暂时性听阈位移是指人或动物接触噪声后引起听阈变化，脱离噪声环境后经过一段时间听力可恢复到原来水平。根据变化程度不同分为听觉适应和听觉疲劳。

① 听觉适应

听觉适应指短时间暴露在强烈噪声环境中，感觉声音刺耳、不适，停止接触后，听觉器官敏感性下降，脱离接触后对外界的声音有“小”或“远”的感觉，听力检查听阈可提高 10～15 dB（A），离开噪声环境 1 分钟之内可以恢复。

② 听觉疲劳

听觉疲劳指较长时间停留在强烈噪声环境中，引起听力明显下降，离开噪声环境后，听阈提高超过 15～30 dB（A），需要数小时甚至数十小时听力才能恢复。

（2）永久性听阈位移

永久性听阈位移是指噪声引起的不能恢复到正常水平的听阈升高。根据损伤的程度，永久性听阈位移又分为听力损伤和噪声性耳聋。

① 听力损伤

听力损伤一般表现为听力曲线在 3 000～6 000 Hz 出现“V”型下陷。此时患者主观无耳聋感觉，交谈和社交活动能够正常进行。

② 噪声性耳聋

噪声性耳聋是指人们在工作过程中，由于长期接触噪声而发生的一种进行性的感音性听觉损伤。随着损伤程度加重，高频听力下降明显，同时语言频率（500～2 000 Hz）的听力也受到影响，语言交谈能力出现障碍。

（3）爆震性耳聋

在某些生产条件下，如进行爆破，由于防护不当或缺乏必要的防护设备，可因强烈爆炸所产生的振动波造成急性听觉系统的严重外伤，引起听力丧失，称为爆震性耳聋。根据损伤程度不同可出现鼓膜破裂，听骨破坏，内耳组织出血，甚至同时伴有脑震荡。患者主诉耳鸣、耳痛、恶心、呕吐、眩晕，听力检查严重障碍或完全丧失。

2．听觉外系统危害

噪声还可引起听觉外系统的损害。主要表现在神经系统、心血管系统等，如易疲劳、头痛、头晕、睡眠障碍、注意力不集中、记忆力减退等一系列神经症状；高频噪声可引起血管痉挛、心率加快、血压增高等心血管系统的变化；长期接触噪声还可引起食欲不振、胃液分泌减少、肠蠕动减慢等胃肠功能紊乱的症状。

（二）听力保护器的分类

听力保护器按结构不同，可分为耳塞、耳罩和防噪声帽三大类。

1．耳塞

耳塞产品种类很多，从结构材料和形状上分为圆锥形塑料耳塞、蘑菇形橡胶耳塞、伞形塑料耳塞、提篮形塑料耳塞、圆柱形泡沫塑料耳塞、可塑性变形塑料耳塞和硅橡胶成型耳塞、外包多孔塑料纸的超细纤维玻璃棉耳塞和棉纱耳塞，见图 7-23。

（1）结构要求

① 耳塞设计时应考虑到在佩戴时容易放进和取出，使用时不容易滑脱失落；

② 耳塞造型应考虑到不能插入外耳道太深，与外耳道各壁应轻柔贴合密封；

③ 耳塞应适合多数人佩戴，携带方便。

（2）材料要求

① 耳塞应选用隔声性能好的材料，在一般使用情况下，不易破损，强度、硬度和弹性适当，容易清洗，消毒；

② 在恶劣环境中使用不易产生永久性变形，老化和破裂；

③ 与皮肤接触时必须无刺激性。

（3）耳塞声衰减值

在 500 Hz、1 000 Hz、2 000 Hz、4 000 Hz 频段的声衰减值应分别大于 10 dB、15 dB、20 dB、25 dB 以上。

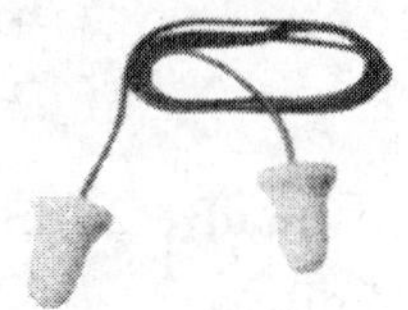
有边圆锥形耳塞

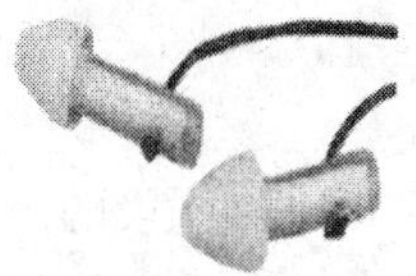
无边圆锥形耳塞

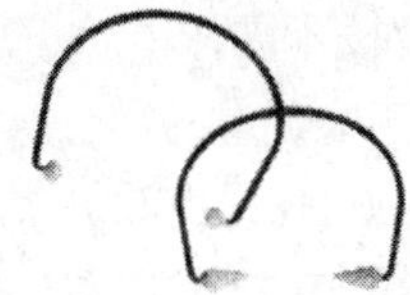
耳机型耳塞和锥形耳塞

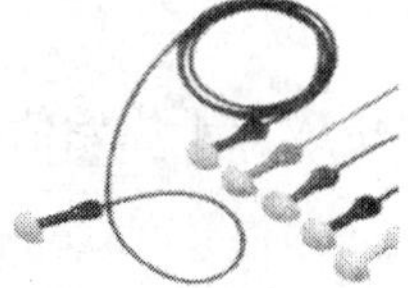
蘑菇型耳塞

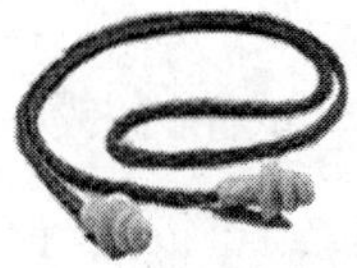
圣诞树形耳塞

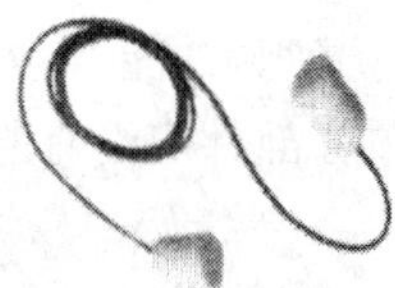
圆柱形泡沫塑料耳塞（PVC）

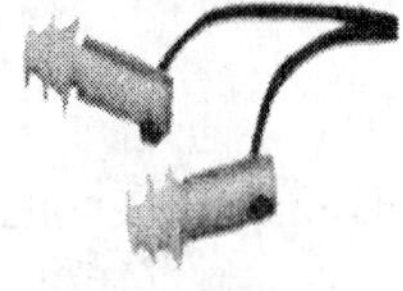
伞形翼片耳塞

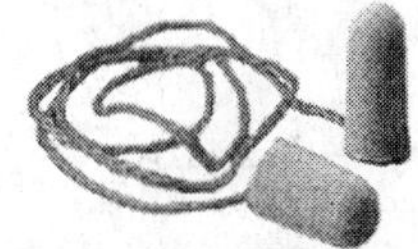
子弹头形耳塞（PVC）

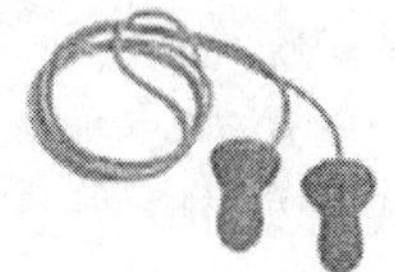
香菇形耳塞

图 7-23 耳塞

2．耳罩

耳罩是由头环和压紧每个耳廓或围住耳廓四周而紧贴在头上封住耳道的壳体所组成的一种听力保护用品。耳罩壳体可用专门的头环（用来连接两个耳罩壳体，见图 7-24）、颈环或借助于安全帽（见图 7-25）或其他设备上附着的器件而紧贴在头部。在耳罩壳体边缘上覆有环状软垫为耳垫，以增加密封性，减少对皮肤的刺激等作用。

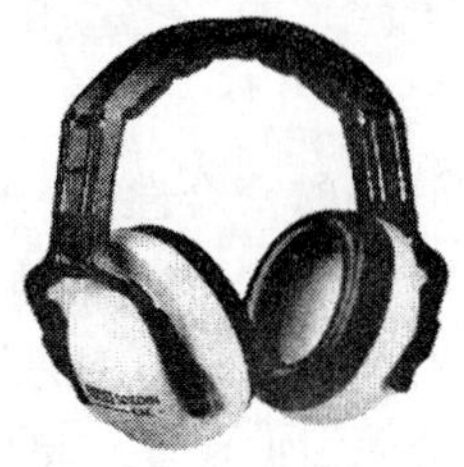
图 7-24 头戴式耳罩

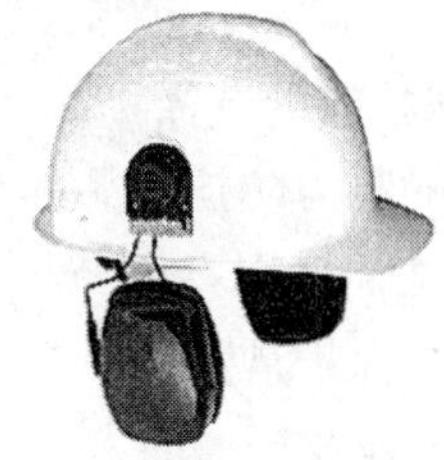
图 7-25 挂安全帽式耳罩

（1）结构要求

① 耳罩的头环需弹性适中，长短应能调节，佩戴时没有压痛或明显的不舒服感，高度应在 112～142 mm 之间可调；

② 耳罩壳体必须能在相互垂直的两个方向上转动；

③ 耳垫必须是可更换的，接触皮肤部分应无刺激，且能经受消毒液的反复清洗。

④ 耳垫材料必须柔软，具有一定的弹性，以增加耳罩的密封和舒适性。

（2）技术要求

① 声衰减量

在 500 Hz、1 000 Hz、2 000 Hz、4 000 Hz 频段的声衰减值应分别大于 18 dB、25 dB、25 dB、30 dB 以上，左、右两个耳罩壳体间的插入损失之差值不应大于 5 dB。

② 夹紧力

耳罩的夹紧力不应大于 10 N。

③ 抗疲劳性能

耳罩各部件应没有断裂和裂缝。任一试样的夹紧力与原始测得值之差不应大于原始值的 10%。

3. 防噪声帽

噪声除通过外耳道传入内耳外（常称为气导），还可从颅骨传至内耳（即骨传导）。防噪声帽是阻止爆炸时强烈噪声从骨传入的听力保护器，根据结构的不同又分为软式防噪声帽和硬式防噪声帽两种。

（1）软式防噪声帽

软式防噪声帽是把耳罩固定在帽盔的两耳位置，耳罩为塑料椭圆型，罩壳周边采取泡沫塑料圈，内衬泡沫塑料和氯纶棉吸收材料，类似航空帽。软式防噪声帽具有质软、质轻、导热系数低、隔声效果好，戴用方便等特点，还有头部防震、防外伤等作用；不足之处是夏天佩戴闷热、出汗、不通风，亦不宜戴眼镜。

（2）硬式防噪声帽

硬式防噪声帽的结构和软式防噪声帽相同，其帽为塑料硬壳或玻璃钢外壳，内衬一层柔软的吸声材料。隔声效果可达 30～50 dB，对 130 dB 以上的强噪声，可减少对内耳的损伤作用，并且对头部也有防震、抗冲击波等作用。缺点是较重，使用不方便。硬式防噪声耳帽经常在航空、爆破作业时使用。

（三）听力保护器的选择、使用和维护

1. 听力保护器的选择

一个合理的听力防护用品都应具备以下一些特点：与耳部的密合性好，隔声性能好，配戴时感觉舒适，使用方便，与其他防护用品如安全帽、口罩、头盔等兼容性良好。《工业企业职工听力保护规范》要求用人单位应当提供三种以上不同型号的听力保护器供暴露于 $L_{Aeq} \geqslant 85$ dB 作业场所的人员选用。听力保护器的选择应先根据作业环境中噪声的强度和性质选择，再根据接触噪声作业状况的特点和使用者的特殊要求进行选择。

（1）根据作业环境中噪声的强度和性质选择

选择听力保护器之前应检测工作场所的噪声水平，判断工作场所的噪声特征，是稳态、非稳态还是脉冲噪声。如接触噪声时间不足 8 h，可转化为 8 h 等效连续声级。

（2）考虑各种听力保护器的声衰减性能

《工业企业职工听力保护规范》规定，听力保护器的实际降噪能力必须高于噪声的超标水平。听力保护器的实际降噪值估算方法为：首先根据听力保护器产品上标称的降噪值，换算成 ISO 4869—2 所定义的单值噪声降低数（SNR），SNR 乘以 0.6 校正值即为实际降噪值。选取 0.6 校正值主要考虑到听力保护器的标称降噪值是在实验室条件下取得的，而工

人实际佩戴时间长，每个人的佩戴方法会有不同，实际的防护效果会降低。

选择听力保护器首先应确保佩戴听力保护器后的实际接噪水平不能高于职业卫生标准，但多数情况下听力保护器的降噪能力都能满足需要，值得注意的是要防止降噪过度的发生。一般认为，使用听力保护器后的实际接噪在75～80 dB（A）的效果最佳。

（3）考虑作业特点和使用者的特殊要求

除根据噪声水平选听力保护器外，还要考虑作业特点和使用者的特殊要求。当作业人员患有中、外耳道疾患时，不宜使用插入外耳道内，或置入外耳道口处的听力保护器，如耳塞等个人防护用品，应改为使用耳罩或防噪声帽进行噪声防护。

2．听力保护器的使用与维护

（1）耳塞的正确使用与维护

① 各种耳塞在佩戴时，要先将耳廓向上提拉，使耳道呈平直状态，然后手持耳塞柄，将耳塞帽体部分轻轻推向外耳道内，并尽可能地使耳塞体与耳道相贴合。但不要用劲过猛、过急或插得太深，以自我感觉适度为宜。

② 佩戴后感到隔声不佳时，可将耳塞稍事缓慢转动，调整到效果最佳位置为止。如果经反复调整仍然效果不佳时，应考虑改用其他型号规格的耳塞试用。

③ 佩戴泡沫塑料耳塞时，应将其搓成锥体后再塞入耳道，让塞体自行回弹，充满耳道。

④ 佩戴硅橡胶自行成型的耳塞，应分清左右塞，不能弄错；插入耳道时，要轻微转动放正位置，使之紧贴耳道腔内。

（2）耳罩的正确使用与维护

① 使用耳罩时，应先检查罩壳有无裂纹和漏气现象，佩戴时应注意顺着耳廓的形状。

② 佩戴耳罩时，将连接弓架放在头顶适当位置，尽量使耳罩软垫圈与周围皮肤相互密合，如不合适时，应轻微移动耳罩或弓架，使其调整到合适位置。

③ 无论耳罩还是耳塞，均应在进入噪声车间以前佩戴好，工作中不得随意摘下。如确需摘下，最好在休息时或离开车间以后，到安静处所再摘掉耳罩或耳塞。

④ 耳塞或耳罩软垫用后需用肥皂、清水清洗干净，晾干后再收藏备用。橡胶制品应防热变形，同时撒上滑石粉贮存。

二、振动个人防护

振动可分为全身振动和局部振动。全身振动是由振动源（振动机械、车辆、活动的工作平台）通过身体的支持部分（足部和臀部），将振动沿下肢或躯干传布全身引起；局部振动（手传振动）是振动通过振动工具、振动机械或振动工件传向操作者的手和前臂。全身振动的频率范围主要在1～20 Hz，局部振动的频率范围在20～1 000 Hz。

（一）常见的振动作业及其危害

1．振动作业

（1）局部振动作业

局部振动作业主要是见于使用振动工具的工种，如砂铆工、锻工、钻孔工、捣固工、研磨工及使用电锯、电刨等作业人员进行的作业。

（2）全身振动作业

全身振动作业主要见于振动机械的操作工种，如震源车的震源工；车载钻机的操作工；钻井发电机房内的发电工及地震作业、钻前作业的拖拉机手等作业人员进行的作业。

2. 振动的危害

人体接受振动后，振动波在组织内的传播，由于各组织的结构不同，传导的程度也不同，其大小顺序依次为骨、结缔组织、软骨、肌肉、腺组织和脑组织。40 Hz 以上的振动波易为组织吸收，不易向远处传播；而低频振动波可在人体内传播。

（1）全身振动性疾病

全身振动的共振频率为 3～14 Hz，在该种条件下全身受振动作用最强。接触强烈的全身振动可导致内脏器官的损伤或位移，周围神经和血管功能的改变，可造成各种类型的、组织的、生物化学的改变；振动加速度还可使人出现前庭功能障碍，导致内耳调节平衡功能失调；此外，全身振动还可造成腰椎损伤等运动系统影响。

（2）局部振动病

局部接触强烈振动主要是以手接触振动工具的生产方式，由于工作状态的不同，振动可传给一侧或双侧手臂，有时可传到肩部。长期持续使用振动工具能引起末梢循环、末神经和骨关节肌肉运动系统的障碍。

（二）振动个人防护用品

1. 防振手套

防振手套用于防止手传振动对手的伤害，主要在手套手掌面添加一定厚度的泡沫塑料、乳胶以及空气夹层等来吸收振动。衬垫厚度越厚，其含空气量越多，减振效果愈好。手套防振结构层厚度一般不超过 7 mm，防振性能在 63 Hz、125 Hz、250 Hz 频段的衰减值应分别大于 6 dB、10 dB、10 dB 以上。

2. 防振鞋

防振鞋是由皮革、人造革材料，纺织材料以及减振材料等合制而成，具有对来自足部振动的减振作用，预防振动对全身产生的不良影响。防振鞋在倍频程频带中心频率 16 Hz、31.5 Hz、63 Hz 频段的减振值应分别为 2～4 dB、4～7 dB、4～7 dB。

三、高温个人防护

高温作业是指有高气温，或有强烈的热辐射，或伴有高气湿相结合的异常气象条件、WBGT 指数超过规定限值的作业。高温作业按气象条件的特点可分为高温强辐射作业、高温高湿作业和夏季露天作业三个基本类型。

（一）常见的高温作业及其危害

高温是影响范围很广的一种生产性有害因素，在许多生产劳动过程中都有接触机会。常见的产生高温危害作业有冶金工业的炼焦、炼铁、炼钢、轧钢作业，机械制造工业的铸造、锻造、热处理作业，陶瓷、玻璃、搪瓷、砖瓦等工业的炉窑作业，火力发电厂和轮船上的锅炉作业等高温强辐射作业；纺织、造纸工业的印染、缫丝、造纸等高温高湿作业以及农业、建筑、搬运等行业的夏季露天高温作业。

高温可使作业人员感到热、头晕、心慌、烦、渴、无力、疲倦等不适感，可出现一系列生理功能的改变，包括体温调节障碍、水盐代谢平衡紊乱、心血管功能障碍、中枢神经系统抑制等，严重者可导致中暑。中暑分为热射病、热痉挛、热衰竭三种类型。

（二）高温个人防护用品

1. 防热辐射帽

在有强烈的热辐射工作场所（如露天工作），作业人员应当佩戴防热辐射帽，防辐射帽一般有涤棉太阳帽、草编太阳帽、竹编涤棉太阳帽、柳条太阳帽、藤条太阳帽和降温帽等。

2. 防热辐射面罩

防热辐射面罩由面罩和头带组成，按式样可分为头戴式防热辐射面罩、安全帽面罩连接式防热辐射面罩和头罩式防热辐射面罩等三类。

（1）头戴式防热辐射面罩

头戴式防热辐射面罩为铝箔防火布或镀铝聚碳酸酯等材料制成，见图 7-26。

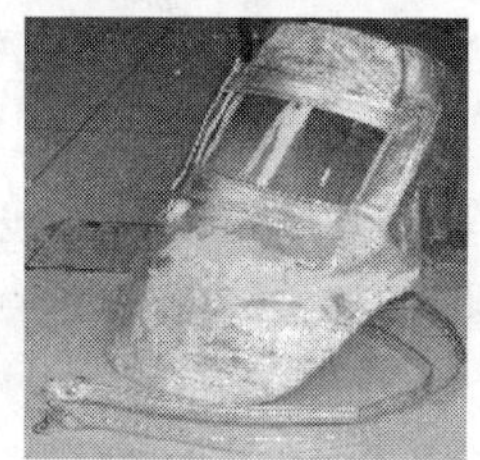

铝箔防火布

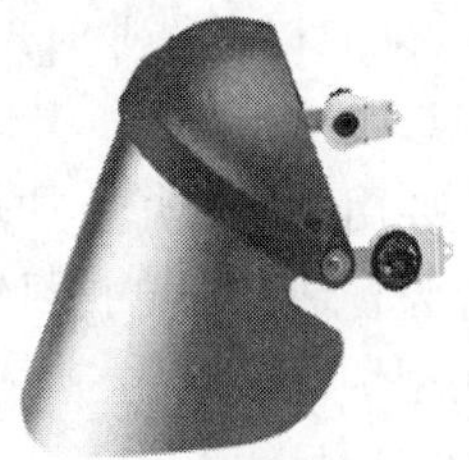

镀铝聚碳酸酯

图 7-26 头戴式防热辐射面罩

（2）安全帽面罩连接式防热辐射面罩

安全帽面罩连接式防热辐射面罩为铝箔耐高温或聚碳酸酯面罩与安全帽前部用螺栓连接，可以上下掀动，见图 7-27。不仅可防热辐射，还可防异物冲击和头部伤害。

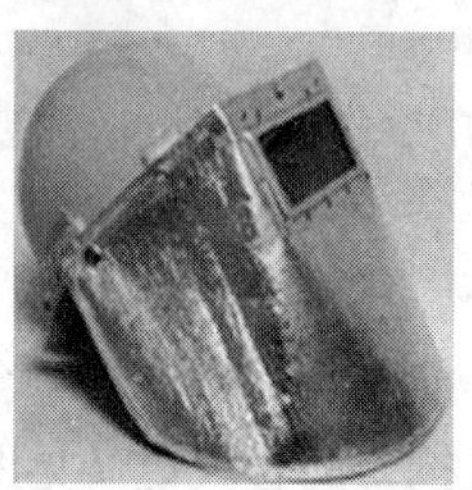

铝箔耐高温布

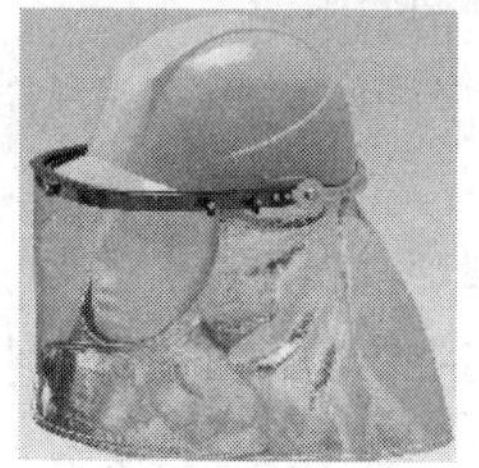

聚碳酸酯

图 7-27 安全帽与面罩连接式防热面罩

（3）头罩式防热辐射面罩

头罩式防热辐射面罩由面罩和头罩、披肩构成，式样有全封闭式（见图 7-28）和半封式（见图 7-29）。头罩式面罩和披肩应用阻燃面料制作，在有热辐射的环境下应选白色或喷涂金属的材料制成。面罩若是全有机玻璃制成，应表面镀金属膜或贴金属薄膜。观察窗的滤光片可用镀金属膜无机玻璃或镀膜有机玻璃制作。头罩式防热辐射面罩多用于有热辐射、火花飞溅的作业场所。

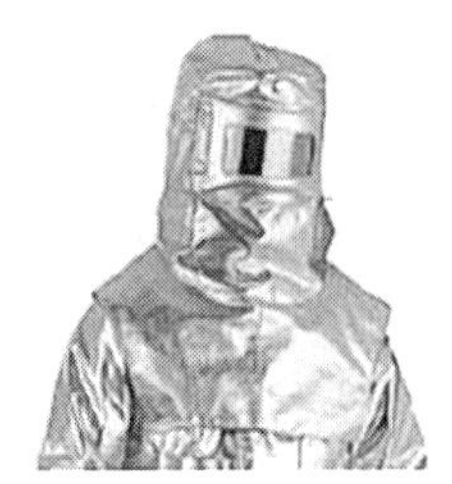

图 7-28 封闭式防热面罩

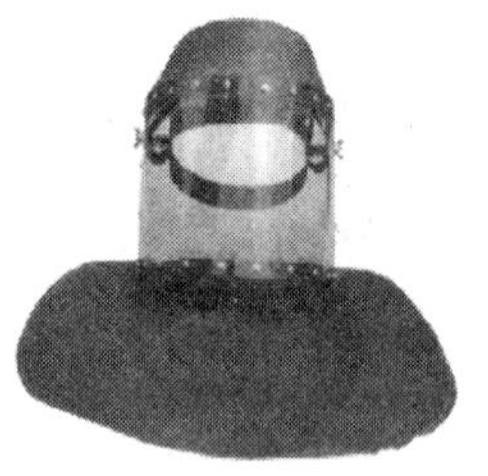

图 7-29 半封闭式防热面罩

头罩式面罩和披肩的续燃时间和阴燃时间不超过 4 s，损毁长度不超过 100 mm。用金属镀膜制作的面罩主要是反射红外线辐射，屏蔽效率可达 98%。在炉前使用除降辐射热外，还可保护眼面部避免异物的伤害。如果以有机玻璃为基片的镀膜片，可在有机玻璃外再覆一层普通无机玻璃为保护片，来提高耐温性和抗摩擦性，能在 165℃以下作业环境中较长时间使用。如在 1 000℃以上作业时，需要用多层复合玻璃。

3．炉窑护目镜

炉窑护目镜主要用在冶炼炉、加热炉、高温炉窑等热源产生以红外线辐射为主的作业场所，按结构可分为普通型炉窑护目镜、前挂型炉窑护目镜、防侧光型炉窑护目镜、开放型炉窑眼罩和封闭型炉窑眼罩。

（1）普通型炉窑护目镜

普通型炉窑护目镜与普通眼镜式样相同，镜片具有防红外线辐射作用。

（2）前挂型炉窑护目镜

前挂型炉窑护目镜安装在安全帽前部，可翻转，用时将镜片翻下，不用时翻上（见图 7-30）。

（3）防侧光型炉窑护目镜

防侧光型炉窑护目镜在普通型的镜架两侧加挡光板，然后配防红外线滤光片。

（4）开放型炉窑眼罩

开放型炉窑眼罩由单红外滤光片、眼罩框和系带构成。滤光片可按需要进行更换，眼罩下方不封闭。

（5）封闭型炉窑眼罩

封闭型炉窑眼罩由单红外滤光片固定于眼罩框，不能随意更换，眼罩全封闭。

另外，还有一种适用于观察炉中火焰大小，可随身携带的看火镜（见图 7-31）。

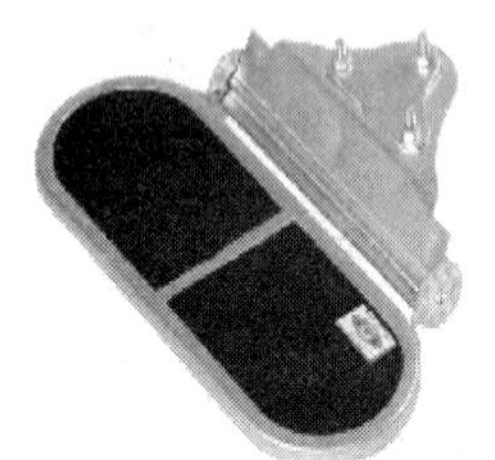

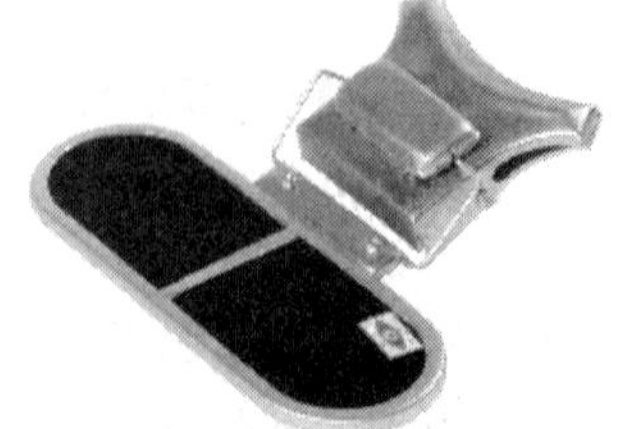

图 7-30 前挂型炉窑护目镜

图 7-31 看火镜

在实际工作中，应根据不同作业环境和热源种类、温度等因素，选用不同遮光号和款式的炉窑护目镜。在通常情况下，一般防护可选用普通型炉窑护目镜；在间断性操作的岗位，可选用前挂型炉窑护目镜；在光源很强，又有从侧面辐射的光或者有飞溅光花、粉尘能伤害眼睛时，可选用封闭型炉窑眼罩。

4．隔热手套

（1）耐高温阻燃手套

耐高温阻燃手套用于冶炼炉或其他产生高温危害工种的一种保护手套。根据面料的不同可分为三种（见图 7-32），一种用石棉为隔热层，外面衬以阻燃布制成手套；另一种用阻燃的帆布为面料，中间衬以聚氨酯为隔热层；还有一种用手套表面喷涂金属，耐高温阻燃还能反射辐射热。

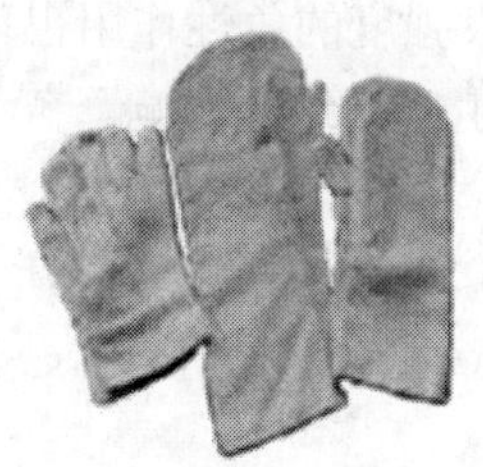
耐高温石棉手套

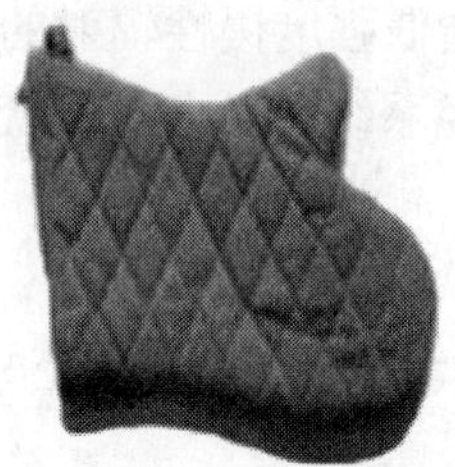
全棉帆布防火手套

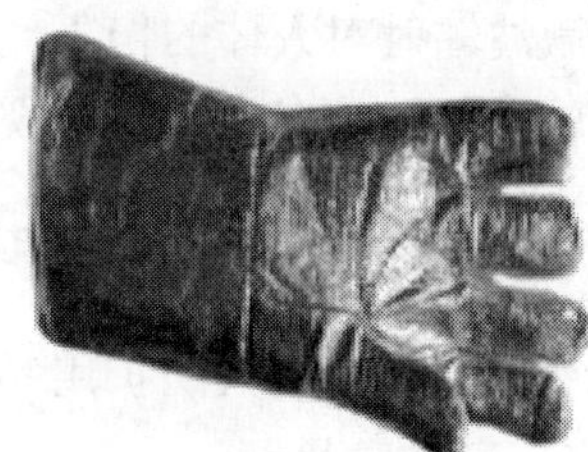
铝箔隔热手套

图 7-32　耐高温阻燃手套

（2）防辐射热套袖

防辐射热套袖依据使用的材料，分为石棉套袖与铝膜布隔热套袖两种。

5．高温防护鞋

高温防护鞋是供高温作业场所人员穿用，以保护双脚在遇到热辐射、熔融金属火花或溅沫时以及在热物面上（一般指不高于 300℃）行动一段时间而免受伤害的防护鞋，适用于冶炼、铸造、金属热加工、焦化、工业炉窑等高温作业场所的作业人员穿用。高温防护鞋分为靴式（A 型鞋）和高腰鞋式（B 型鞋）两种。

6．阻燃服

阻燃服是在接触火焰及炽热物体后能阻止本身被点燃、有焰燃烧和阴燃的防护服，是专为在有明火、散发火花、有易燃物质并有发火危险的工作场所的作业人员以及在熔融金属附近的操作人员提供躯体保护的服装。阻燃服分为 A、B、C 三个级别。

A 级：适用于作业人员从事在有明火、散发火花、在熔融金属附近操作有辐射热和对流热的场所穿用的阻燃服。

B 级：适用于作业人员从事在有明火、散发火花、有易燃物质并有发火危险的场所穿用的阻燃服。

C 级：适用于临时、不长期使用的作业人员从事在有易燃物质并有发火危险的场所穿用的阻燃服。

阻燃服的防护性能主要取决于服料-阻燃织物的性能，目前，阻燃织物主要有阻燃耐高温纤维织物、阻燃处理纤维织物和阻燃后整理织物等三大类。

四、微波个人防护

微波是指频率为 300 MHz～300 GHz、波长为 1 m～1 mm 范围内的电磁波，包括脉冲微波和连续微波。微波的基本性质通常呈现为穿透、反射、吸收三个特性。对于玻璃、塑料和瓷器，微波几乎是穿透而不被吸收；对于水和食物等就会吸收微波而使自身发热；对金属类东西，则会反射微波。

（一）常见微波作业及其危害

常见的产生微波危害作业有微波高热作业（如高频淬火、熔烁切割、木材加工、茶叶干燥、面包烘烤）以及无线电通讯、导航雷达、等离子理疗灭菌等。

微波辐射对人体的伤害，主要是指低强度慢性辐射的影响，大强度的急性作用也可伤害人体，但很少发生。其表现为对神经系统、心血管系统、眼、生殖系统的影响。

（二）微波个人防护用品

微波作业的个人防护用品主要是微波防护服和防微波护目镜。

1．微波防护服

在较强电磁场强度下职业暴露，应尽可能采取全身屏蔽的整体防护方式。在不宜采用整体防护方式时，防护服应尽量避免从领口、袖口等开口处入射电磁波。在较低电磁场强度下使用的防护服，也可以采用仅对电磁波敏感的胸部、下腹部和眼睛等部位局部设置电磁屏蔽功能材料进行防护的办法。微波防护服按服装材料可分为金属丝纤维混纺布微波防护服、多离子纤维屏蔽布微波防护服和金属纤维化导电布微波防护服。

（1）金属丝纤维混纺布微波防护服

金属丝纤维混纺布采用不锈钢纤维与其他化纤、棉等纤维混纺形成电磁屏蔽织物。金属丝纤维混纺布屏蔽效率较低，一般为 25 dB 左右，且在较低频率使用时，屏蔽率更低甚至没有屏蔽作用。如在 30 MHz～1 GHz 频段，屏效为 25～35 dB，而在 10 kHz～1 MHz 频段，屏效为 5～9 dB，屏蔽率低于 90%。

（2）多离子纤维屏蔽布微波防护服

多离子纤维屏蔽布采用多种金属离子涂敷黏附在普通织物上，形成一定的电磁屏蔽功能的织物，其能保持原有普通织物的性能、颜色和手感，屏蔽率一般在 20 dB 左右。

（3）金属纤维化导电布微波防护服

金属纤维化导电布采用化学沉积方法在普通织物表面牢固地镀上一层高导电金属层，形成电磁屏蔽织物，其一般用于工程防护上，也可制成微波防护服在高强度电磁辐射环境中使用，屏蔽效能高。在 300 kHz～18 GHz 频段，电磁波屏蔽效能为 58～80 dB，屏蔽率在 99.9%以上。

2．防微波护目镜

防微波护目镜主要有金属网防微波眼镜（罩）、金属微孔防微波眼镜和镀金属膜防微波眼镜三种。

（1）金属网防微波眼镜（罩）

金属网防微波眼镜（罩）是将金属网装配在可上下翻动的框架上，此金属网框挂在普通眼镜上前方的框架上，不用时掀起，用时则放下。另外也可用金属网直接制成眼罩，金属丝网用人造革或软革皮包边，用松紧带为头系带。

（2）金属微孔防微波眼镜

金属微孔防微波眼镜与金属网防微波眼镜（罩）基本相同，只是用金属片打孔而代替金属网。

（3）镀金属膜防微波眼镜

镀金属膜防微波眼镜由滤光镜片和镜架组成。滤光片采用普通的青托片或白托片为基片，用真空溅镀法，蒸镀单层或多层的金属氧化物。镜架用对微波有吸收性能的塑料制作，其为宽脚边型架，内镶导电良好的细铜丝网，对侧面的微波可以反射。这种防微波护目镜对 3～5 cm 波段的微波辐射，反射和吸收效果可达到 20 dB。

五、紫外线个人防护

紫外线指波长为 100～400 nm 的电磁辐射，为不可见光。在生产环境中，凡是物体的温度达 1 200℃以上时，即可出现紫外线。根据波长分为短波紫外线（UVC，波长 100～280 nm），中波紫外线（UVB，波长 280～320 nm）和长波紫外线（UVA，波长 320～400 nm）。

（一）常见的紫外线作业及其危害

常见的产生紫外线危害作业有文教体育用品制造的铜管打孔工序、金属制品的金属材料切割工序、金属表面处理及热处理的等离子喷涂与电喷涂工序、机械工业的手工电弧焊、气体保护焊、氩弧焊、电渣焊、碳弧气刨和气割作业以及交通运输设备制造的平台组装、船舶管系安装、船舶电气安装、船舶锚链加工、制动梁加工、汽车总装、摩托车装配等作业。

紫外线的危害主要体现在对作业人员皮肤和眼睛的损害。

（二）紫外线个人防护用品

由于紫外线穿透力小，接触紫外线作业人员的重点防护部位为眼睛和面部，以焊接作业眼面防护用具较为常见。焊接眼护具按外形结构可分为焊接工防护眼镜、防护眼罩和防护面罩。

1．焊接工防护眼镜（罩）

焊接工防护眼镜在带有侧面防护的眼镜框架上装配合适的滤光片，在焊接作业时用以保护眼睛；而眼罩采用头箍固定并围住眼眶，使焊接作业产生的辐射只能通过滤光片，从而保护焊接作业人员眼睛的防护具。

焊接工防护眼镜（罩）根据结构的不同，可分为普通式焊接眼镜、翻转式焊接眼罩、折叠式焊接眼罩、开放式焊接眼罩和单镜片气焊眼罩，见图 7-33。

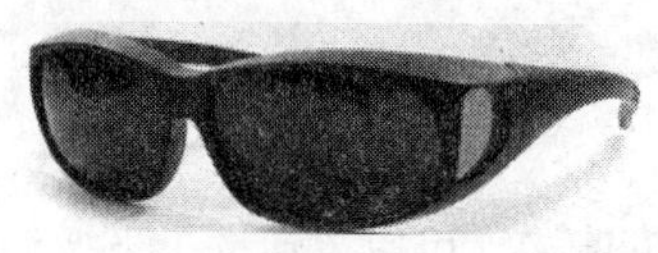

普通式焊接眼镜

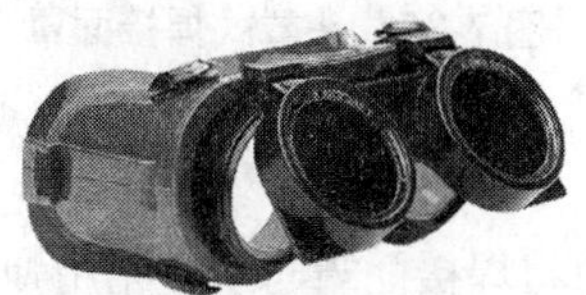

翻转式焊接眼罩

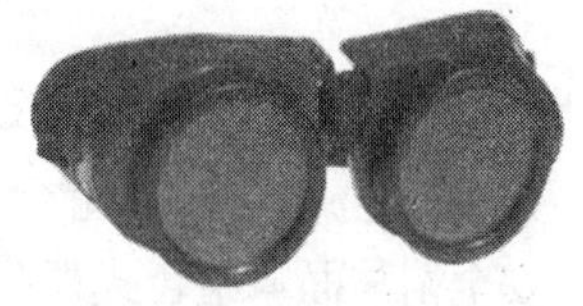

折叠式焊接眼罩

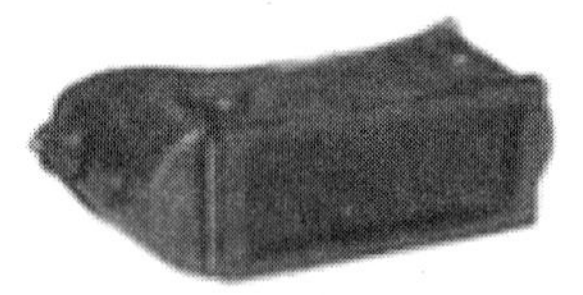

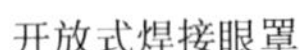

开放式焊接眼罩

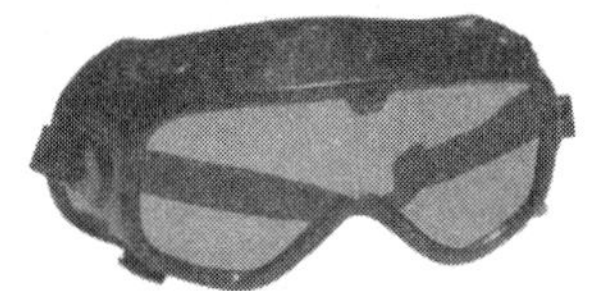

单镜片式气焊眼镜

图 7-33　焊接工防护眼镜和焊接工防护眼罩

2. 焊接工防护面罩

焊接工防护面罩配有合适滤光片的面罩，用于保护焊接作业人员的眼睛和面部。

（1）手持式焊接面罩

手持式焊接面罩由面罩、观察窗、滤光片和手柄等部分组成。依据面罩材料的不同，可分为手持式钢纸焊接面罩和手持式全塑焊接面罩，适用于一般短暂电焊、气焊作业场所，见图 7-34。

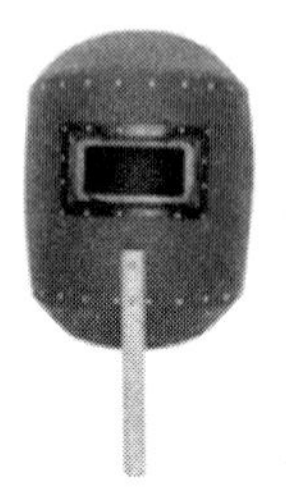

手持式红钢纸焊接面罩

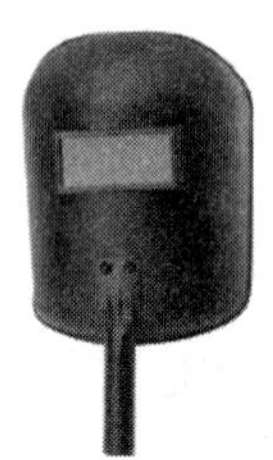

手持式聚碳酸酯焊接面罩

图 7-34　手持式焊接面罩

（2）头戴式焊接面罩

头戴式焊接面罩由面罩、观察窗、滤光片和头戴等部分组成。按面罩材料的不同，分为头戴式钢纸焊接面罩和头戴式全塑焊接面罩。头戴式焊接面罩的头戴由头围带和弓状带组成，可以上下掀翻。不用时可以将面罩向上掀至额部，用时则掀下遮住眼面，适用于电焊、气焊等操作时间较长的岗位，见图 7-35。

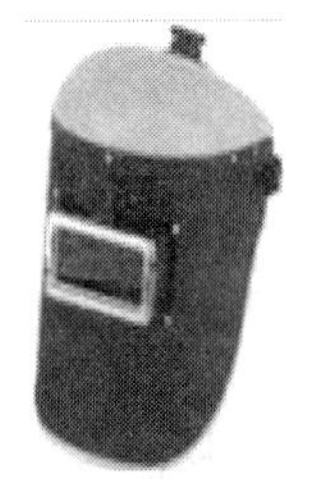

头戴式红钢纸焊接面罩

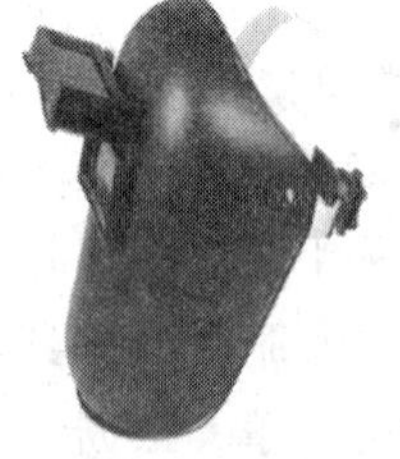

头戴式聚丙烯焊接面罩

图 7-35　头戴式焊接面罩

（3）安全帽与面罩组合式焊接面罩

安全帽与面罩组合式焊接面罩将焊接面罩与安全帽用弹簧箍连接，可以灵活地上下掀翻。适用于电焊既要防护电焊弧光的伤害，又能防护作业环境的坠落物体打击头部，见图 7-36。

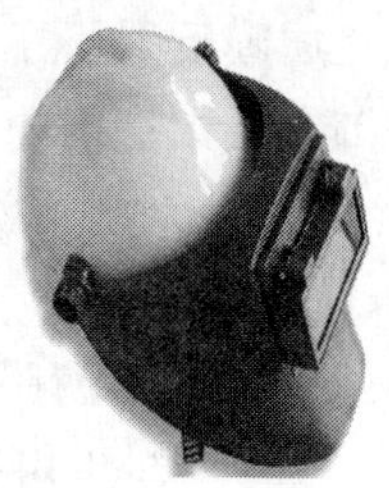

图 7-36 安全帽与面罩组合式焊接面罩

六、激光个人防护

激光指波长为 200 nm～1 mm 之间的相干光辐射，照射量和辐照度是评价眼直视激光束和激光照射皮肤职业接触限值的两个重要指标。

（一）常见的激光作业及其危害

常见的产生激光危害作业有文教体育用品制造的色带分切工序、电子及通讯设备制造工艺的激光调阻工序以及仪器仪表等计量器具制造工艺的激光刻度工序等。

小功率激光对人体基本无害，大功率激光主要伤及眼睛、皮肤，个别情况下也可损伤内脏器官的局部。激光与生物组织的相互作用，主要表现为热效应、光化学效应、机械压力效应和电磁场效应。激光伤害人体的靶器官主要为眼睛和皮肤。

（二）激光个人防护用品

激光主要伤害眼睛，激光作业个人防护用品一般是防激光护目镜，其主要作用是对某一波长激光的能量进行衰减，同时尽量减少对其他可见光的影响，这样既能防止激光对眼睛的伤害，又不影响观察。防激光护目镜主要包括吸收型、反射型、复合型、爆炸型、光化学反应型、光电型和微晶变色玻璃型等类型。

1. 吸收型防激光护目镜

吸收型防激光护目镜的材质是玻璃或塑料，基片中加入各种吸收剂，对所需要防护的激光进行吸收，使之不透过，以达到防护的效果。

2. 反射型防激光护目镜

反射型防激光护目镜在接触入射光的一面，采用喷镀的方法，交替喷镀高折射率介质膜（如硫化锌）和低折射率介质膜（如氟化镁），当激光通过多层介质膜时（层数越多，衰减指数越高），由于膜对激光的反射和干涉，透射激光便被衰减。其光学厚度为指定待防护激光波长的 1/4。反射型防激光护目镜主要使用于医疗激光诊断和治疗作业，由医务人员和病人佩戴。

3. 复合型防激光护目镜

复合型防激光护目镜镜片采用厚 3 mm 能吸收紫外光的玻璃为前镜片，厚 3 mm 能吸收红外光的玻璃为后镜片，中间涂多层介质膜，叠压成型。介质膜材料采用高折射率的硫化锌与低折射率的氟化镁和氟铝酸钠交替使用，介质膜厚度为指定待防护激光波长的 1/4。

当激光射入镜片时，紫外光波段的激光为能吸收紫外的玻璃吸收一部分，另一部分透过后被多层介质膜反射到玻璃以外。介质膜反射不了的属红外线波段激光，进入后镜片被吸收，即采用吸收与反射相结合的防御方式，把射入的激光衰减到最低限度。复合型防激光护目镜对激光波长 900 nm 的衰减率最高，对激光波长 400～600 nm 的衰减率最差。

4．爆炸型防激光护目镜

爆炸型防激光护目镜将一层透明的特制化学薄膜（含有 1%炭黑的聚乙烯醇叠氮化铅膜）涂在平光镜片上（接触入射光的一面）。炭黑可以吸收紫外光波段到远红外光波段围的电磁辐射，当激光入射超过致伤量即引起薄膜化学物质爆炸变黑，使镜片变成完全不透明，从而保护了眼睛免受激光伤害。对入射激光的波长没有选择性，因而不存在眼视物时的色改变问题。爆炸型防激光护目镜比较适用于大功率连续激光，薄膜引爆变黑后，需更换镜片，即只能一次性使用。

5．光化学反应型防激光护目镜

在两块镜片间，注入对激光起变色反应的特定化学物质溶液，如三苯甲烷染料和木瓜酶混合液，在受到激光照射后即产生很深的颜色，防止激光对眼睛的伤害。需防护另一种波长的激光时，应更换相应的溶液。

6．光电型防激光护目镜

光电型防激光护目镜镜片由两块偏振光玻璃组成，组装时要使光的偏振方向垂直，内夹一块含锆或铅钛元素的陶瓷片。在镜片之间还装有一支光电二极管，其能将入射激光转换成电压。光电二极管受激光照射达到致伤量时产生电压，使陶瓷片的旋光性能降低为零，眼镜不透光，从而保护眼睛免受激光伤害。过后，眼镜的透光率又能恢复到原来状态。

7．微晶变色玻璃型防激光护目镜

微晶变色玻璃型防激光护目镜为一种吸收型防护镜，由含卤化物晶核的硅玻璃或特种塑料制成。当镜片受到激光照射则变色，将激光吸收。这种材料变色后吸收光谱很宽，从近紫外到可见光与近红外都能吸收。

七、放射个人防护

（一）常见的放射作业及其危害

常见的产生放射危害的作业主要为核设施、辐照加工设备、加速器、放射治疗装置、工业探伤机、油田测井装置等射线发生装置的生产和使用以及放射核素的加工和生产。

放射损伤效应分为随机效应和非随机效应。随机效应指辐射损伤效应发生的概率与剂量大小有关，但损伤的程度与剂量无关，且不存在损伤效应的阈值水平，如癌效应、遗传效应等。非随机效应又称肯定效应，当接受剂量超过一定水平时，损伤效应发生的概率将急剧增高，损伤的严重程度随剂量的加大而增高，如放射病、放射性白内障和放射性皮肤损伤。

放射病指由一定剂量的电离辐射作用于人体所引起的全身放射性损伤，分为急性放射病与慢性放射病。

1．急性放射病

急性放射病指短时间内一次或多次受到大量照射所引起的全身性病变，多见于事故性照射和核爆炸。可分为骨髓型、胃肠型和脑型。

（1）骨髓型

骨髓型最多见，主要引起骨髓等造血系统损伤。表现为白细胞减少和感染性出血。以口咽部感染灶常见。

（2）胃肠型

胃肠型表现为频繁呕吐、腹泻、水样便或水便，可导致失水，并常发生肠麻痹、肠套叠、肠梗阻。

（3）脑型

脑型表现为精神萎靡，意识障碍、共济失调、抽搐、躁动和休克。

2．慢性放射病

慢性放射病指较长时间受到超限制剂量照射所引起的全身性损伤，多发生于防护条件差的外照射工作场所，或不重视核素操作卫生防护的人员。早期以自主神经系统功能紊乱为主，表现为头痛、头昏、睡眠障碍、疲乏无力、记忆力下降等，可伴有消化系统障碍和性功能减退。后期检查可见腱反射、腹壁反射减退。妇女有月经紊乱、经血量减少或闭经。外周血检查见白细胞总数线增加后减少，骨髓相晚期增生低下。

（二）放射个人防护用品

放射作业的个人防护用品主要有X射线防护帽、X射线防护围脖、防射线护目镜、X射线防护面罩、防X射线手套和射线防护服等几类防护用品。

1．X射线防护帽

X射线防护帽可用于抵挡X射线对人体头部的伤害，铅当量多为0.35 mmPb和0.5 mmPb两种。根据结构可分为标准型、系带型和铅帽与围脖连体型三种。相比标准型与系带型X射线防护帽，铅帽与围脖连体型X射线防护帽防护面积较大，可同时防护头部和甲状腺。

2．X射线防护围脖

X射线防护围脖可用于保护作业人员甲状腺免受X射线的伤害，铅当量多为0.35 mmPb和0.5 mmPb两种。根据结构可分为标准型铅围脖和简易型铅围脖两种。

3．防射线护目镜

（1）防X射线眼镜

防X射线眼镜可用于抵挡X射线对眼睛的伤害，主要用于接触X射线的医务人员。

（2）防中子眼镜

防中子眼镜主要用于油田测井时对中子照射的防护。

4．X射线防护面罩

X射线防护面罩用于保护作业人员的头部和面部免于X射线的伤害，帽壳用玻璃钢制成，面罩由有机铅玻璃制成，透光率高、强韧耐用、重量轻。X射线防护面罩具有防护性能好、防护面积大、防雾水和易清洗等特点，主要用于工业X射线探伤过程中对X射线的防护。根据防护区域与规格不同，X射线防护面罩可分为简易型、标准型、全面型、带帽型和全防型五种。其中简易型、标准型和全面型X射线防护面罩的铅当量多为0.12 mmPb；带帽型X射线防护面罩帽子的铅当量多为0.25 mmPb，面罩的铅当量多为0.12 mmPb；全防型X射线防护面罩的铅当量多为0.35 mmPb。

5. 防 X 射线手套

防 X 射线手套是由能吸收或衰减 X 射线、物理性能良好的软质含铅橡胶制成。

6. 射线防护服

（1）X 射线防护服

X 射线防护服一般采用铅橡胶、铅塑料和其他复合材料制作，有 X 射线防护围裙和 X 射线防护衣两类款式，供接触 X 射线的人员穿用。

（2）中子辐射防护服

中子具有很强的穿透力，它在空气和其他物质中可以传播更远的距离，对人体产生的危害比相同剂量的 X 射线更为严重。中子辐射防护服主要由防中子辐射纤维制成，防中子辐射纤维作为一种特种合成纤维，对中子流具有突出抗辐射性能，在高能辐射下仍能保持较好的机械性能和电气性能，并具有良好的耐高温和抗燃性能从而将快速中子减速和慢速（热）中子吸收。

第五节　生物危害的个人防护

一、常见的生物性有害因素作业及其危害

生物因素是职业病危害因素的一个重要组成部分，生产原料和生产环境中存在的对职业人群健康有害的致病微生物、寄生虫、动植物、昆虫等及其所产生的生物活性物质统称为生物性有害因素。例如，附着于动物皮毛上的炭疽杆菌、布氏杆菌，某些动植物产生的刺激性、毒性或变态反应性生物活性物质，以及禽畜血吸虫尾蚴等。职业性有害生物因素主要指病原微生物和致病寄生虫，如布氏杆菌、炭疽杆菌、森林脑炎病毒等。

（一）常见的生物性有害因素作业

常见的生物性有害因素作业主要见于病原微生物实验研究、医疗卫生技术服务、生物高科技产业、动物饲养与屠宰以及植物种植等相关行业。

1. 病原微生物实验室

从事与病原微生物菌（毒）种、样本有关的研究、教学、检测、诊断等活动的实验室工作人员可能因接触高致病性病原微生物而引起相应的健康损害。

2. 医疗卫生行业

从事医疗卫生技术服务的工作人员可能因接触致病性微生物而引起相应的健康损害。

3. 生物高科技产业

以 DNA 重组技术为代表的现代生物技术操作对象主要是活性有机体，在生产操作过程中工作人员可经常接触致病性微生物或非致病性微生物或其有毒有害的代谢产物，有可能对其健康产生危害。

4. 动物相关行业

从事畜牧业、动物饲养、动物屠宰等动物相关行业的作业人员存在感染动物性传染病的风险。

5. 植物相关行业

农业生产人员可能因接触有机粉尘导致农民肺；菇类栽培、采摘工作的人员可因吸入大量真菌孢子而诱发蘑菇肺；从事稻田作业的人员会发生各种皮肤疾患；在森林地区的作业活动中可接触森林脑炎病毒等。

（二）生物性有害因素的危害

生物性有害因素对职业人群的损害，除引起法定职业病，如炭疽、布氏杆菌病和森林脑炎外，也是构成哮喘、外源性过敏性肺泡炎和职业性皮肤病等法定职业病的致病因素之一。生物性有害因素还可导致鼠疫、口蹄疫和矿工钩虫病等，以及因接触各种生物性毒素引起的急性中毒性疾病。

二、生物性有害因素个人防护

生物性有害因素的个人防护用品主要包括眼睛防护、头面部及呼吸道防护、躯体防护和手足防护。

（一）眼睛防护

眼睛防护包括安全镜和护目镜，在所有易发生潜在眼睛损伤的接触生物因素的工作中，必须采取眼睛防护措施。

（二）头面部及呼吸道防护

头面部及呼吸道防护包括简易防护帽、防护面罩和口罩等。佩戴简易防护帽可以保护工作人员避免化学和生物危害物质飞溅至头部（头发）所造成的污染。当操作不能安全有效地将生物因素的颗粒物限定在一定的范围时，要求使用呼吸防护装备，防颗粒物口罩可以保护作业人员免受生物危害物质如血液、体液、分泌液以及排泄物等喷溅物的危害。

（三）躯体防护

躯体防护包括实验服、隔离衣、连体衣和围裙以及正压防护服等防护用品。在某些长期接触生物有害因素的岗位如实验室工作人员应持续进行躯体防护，其中正压式防护服是保护性最强的一种躯体防护装置，其特点为具有正压供气装置，防护服内气压相对周围环境持续保持正压，正压防护服一般在接触传染性强的病毒等生物危害因素时佩戴。

防护服的使用须遵守五个原则：清洁的防护服应放置在专用存放处；污染的防护服应放置在设有标志的防漏消毒袋中；每隔适当的时间应更换防护服以确保清洁；当防护服已被危险材料污染后应立即更换；离开危害区域之前应脱去防护服。

（四）手足防护

手、足防护包括手套、鞋套或防护鞋。手套应舒适、灵活、耐磨、耐扎和耐撕，不妨碍作业，并应针对所暴露的生物性有害因素提供足够的防护。

第六节　个人防护用品保护计划

职业危害个人防护用品是指发给劳动者使用的各类着装、用品、用具和器材，是工作过程中职业健康的一种预防性辅助措施，是保护劳动者健康的最后一道防线。用人单位的管理人员应认真执行个人防护用品管理制度，指导、督促劳动者在作业时正确使用防护用品。

一、呼吸防护用品保护计划

（一）一般原则

（1）为确保关于呼吸防护用品的选择、使用和维护的各项要求得以准确实施，用人单位需建立并实施规范的呼吸保护计划，将呼吸防护用品的选购、使用和维护作为用人单位管理的一个重要组成部分，并书面记录计划实施情况。

（2）用人单位内需由一名主管人员负责呼吸保护计划，接受过适当培训，具有管理和有效执行该计划的相应知识和职责。

（3）当作业条件的变化有可能影响呼吸防护用品的使用时，需及时调整呼吸保护计划。

（4）需定期对呼吸保护计划执行情况进行，根据检查情况对呼吸保护计划做相应调整。呼吸保护计划检查包括计划管理检查和计划执行检查两个方面。

①呼吸保护计划管理检查

呼吸保护计划管理检查内容包括：是否有书面的呼吸保护计划；呼吸保护计划管理责任人在知识和管理能力方面是否胜任；是否有可行的工程控制措施消除呼吸防护用品的使用需求；呼吸保护计划内容是否全面；是否定期评价呼吸保护计划的有效性。

②呼吸保护计划执行检查

呼吸保护计划执行检查内容包括：作业场所有害因素及其危害程度是否有合理的评价；是否选择合格的呼吸防护用品；呼吸防护用品现场使用是否正确；呼吸防护用品使用者是否参加培训；呼吸防护用品是否得到正确维护；呼吸防护用品使用人员是否定期接受体检。

（二）呼吸保护计划内容

呼吸保护计划内容应包括：

（1）用人单位内呼吸保护计划责任人姓名和职责，执行计划相关部门的职责；

（2）选择使用呼吸防护用品的程序；

（3）选择具体类型呼吸防护用品的方法；

（4）对呼吸防护用品使用人员身体状况的医学评价，包括使用呼吸防护用品的能力、适合性、使用前后的健康监护等；

（5）常规作业和在能够预见的紧急情况下发放与正确使用呼吸防护用品的方法和程序；

（6）检查、更换过滤元件的程序和方法，维修、清洗、消毒、储存和废弃呼吸防护用品的程序和方法；

（7）呼吸防护用品使用人员的定期培训计划和培训内容；

（8）定期评价呼吸保护计划执行情况、效果和改进的程序。

（三）呼吸保护培训内容

呼吸保护培训内容应包括：

（1）有害环境的性质与危害程度，作业场所空气中存在的有害物质的种类、性质及其对人体的危害；

（2）在作业场所采取的工程措施及其效果；

（3）作业人员采取呼吸保护的必要性；

（4）关于使用呼吸防护用品的法律和法规；

（5）选择特定功能或特定种类呼吸防护用品的原因；

（6）所选呼吸防护用品的功能、佩戴使用方法及其局限性；

（7）密合型面罩佩戴气密性的重要性和检查方法；

（8）呼吸防护用品或过滤元件更换时间的判定和更换方法；

（9）呼吸防护用品的检查、维护和储存方法；

（10）出现紧急情况时的处理方法及逃生型呼吸防护用品的使用。

二、化学防护服保护计划

（1）化学防护服功效的发挥取决于使用者对产品信息的掌握和正确的使用，所以用人单位有责任对化学防护服的使用者进行正规的培训。

（2）用人单位应告知使用化学防护服的原因，并应要求使用者严格执行供应商提供的产品使用与维护的相关规定。

（3）除使用者外，受训人员还包括其他相关人员，如协助穿着化学防护服的工作人员、负责化学防护服清洁和保养的工作人员等。

（4）培训内容至少包括以下内容：

①其所从事工作的危害性和穿着化学防护服的必要性；

②正确认知化学容器上的危险标志；

③化学防护服的功能和局限性；

④化学防护服正确穿着和使用的程序；

⑤对化学防护服缺陷的识别与污染的报告；

⑥化学防护服的日常检查方法；

⑦避免化学防护服交叉混用的注意事项；

⑧化学防护服使用说明书上的内容。

（5）培训应由专业人员来执行。

（6）所有培训都应要有书面记录；培训制度要不断地完善与巩固，同时要经受起应急突发事件的考验。培训的内容应针对实际情况进行持续改进。

三、听力保护器保护计划

（一）听力保护计划的建立

听力保护计划包括噪声监测、听力测试与评定、工程控制措施、听力保护器的要求及使用、职工培训以及记录保存等五个方面的内容。制定听力保护计划是听力保护计划实施和管理的前提，用人单位应充分考虑作业人员、机械设备、作业环境、工作时间、管理制度及其他相关因素，针对自身情况及特点，制定听力保护计划。听力损失的影响因素见表 7-4。

表 7-4 听力损失的影响因素

主要因素	具体要素
作业人员	自我保护意识薄弱；未使用听力保护器；未正确佩戴听力保护器
机械设备	噪声辐射水平；工程治理可行性及难易度；外形尺寸；操作方式；机械运转方式
作业环境	噪声情况；空间大小
工作时间	接触噪声的时间；每日或每周工作时间；加班情况
管理制度	职业安全管理岗位；现场采样制度；现场监督制度；轮班制度；轮岗制度
其他要求	特殊岗位操作要求；外界信号的听取

（二）听力保护计划的实施

1. 组织保障

组织保障是保证听力保护计划得到有效实施的前提条件，因此听力保护计划在制定时应得到相关主管部门或主管人员的认可，听力保护计划实施团队的组建也应得到主管部门或主管人员支持和认可，这样才能保证听力计划得到全力有效地落实。

2. 机构设立

用人单位可根据听力保护计划的内容、自身的规模、人员数量、噪声特性等因素进行组织机构的设立，但听力保护计划的内容是组织机构设立的主要参考依据，因为整个组织就是为落实听力保护计划内容而服务的，因此必须有相关的岗位和人员负责实施听力保护计划相关的工作，整个组织机构的设立过程符合因事设岗、因岗设人的原则。

3. 岗位职责

听力保护计划包括噪声监测、听力测试与评定、工程控制措施、听力保护器的使用、职工培训以及记录保存等方面内容，因而组织机构应设有采样、监督、听力测试、教育培训等岗位，专职负责现场采样、现场监督、听力测试和教育培训工作。用人单位可以根据自身的情况进行岗位设置，如果用人单位的人数较少，规模较小可一人兼数职，完成组织的目标。

4. 人员配备

现场采样、现场监督、听力测试和教育培训工作是听力保护小组的主要组成部分，分别负责听力保护计划中的噪声监测、听力保护器使用监督、听力测试与评定、职工培训方面的内容。各岗位人员在上岗前，应对本岗位的职责和知识都有相应的了解，现场采样人员应清楚作业场所噪声测量的方法、测量时间、传声器的方向和位置的摆设等，而现场监督人员应明白听力保护器的佩戴方法，在现场中能很快地辨识作业人员是否正确地佩戴听力保护器，而听力测试人员应清楚听力测试的条件，对环境的要求，如何测试并判断听力损失情况，教育培训人员应能掌握听力保护器的佩戴使用方法。

5．机构运作

听力保护执行机构主要包括现场采样人员、听力测试人员、现场监督人员和教育培训人员，现场采样人员主要对作业场所的噪声情况进行测定并统计处于不同噪声级的作业人员数量；听力测试人员的工作主要是进厂或新上岗员工的听力情况进行测定，另外定期地对处于噪声超标作业场所的作业人员的听力进行测定和评价；现场监督人员主要是对作业人员的听力保护器佩戴情况和使用情况进行监督和管理，纠正不正确佩戴方式，督促未使用者佩戴；教育培训人员的工作主要是对新进厂或新上岗的员工进行安全教育，另外对未使用或未正确使用听力保护器的人员进行再教育再培训。

6．过程控制

听力保护计划是保证作业人员在本用人单位整个职业活动中避免遭受噪声的危害。在实际的生产活动中，少数人会因为某些因素导致听力阈值过高，这些因素可能来自于管理、监督、自身等方面。过程控制就是要避免这些不利因素的出现对作业人员造成的影响，并制定出现这些不利因素所应采取的措施，从而达到听力保护的目的。过程控制应时常深入现场巡视，发现问题立即纠正，避免拖延时间过长；定期或不定期地检查作业人员的听力情况，对听力出现征兆的工人进行重点监督和管理，防止其听力进一步地下降。

7．持续改进

噪声性听力损失的形成是一个长期逐步累积的过程，其特点决定了听力保护计划实施的长期性和持续性。为达到或巩固听力保护的效果，听力保护计划应长期有效地实施，并且应该不断地加以完善，纠正不科学的内容，改正不合理的部分，长期进行，持续改进。随着计划推行时间的延续和经验的积累，执行成员和作业人员对听力保护计划的理解不断加深，自我保护意识得以提升，自觉地形成习惯，通过全员参与并配合计划的实施保证听力保护计划的效果得到良性循环。

参考文献

[1] 全国个体防护装备标准化技术委员会. 个体防护装备标准汇编. 北京：中国标准出版社，2006.

[2] 余启元. 个体防护装备技术与检测方法. 广州：华南理工大学出版社，2006.

[3] 余启元. 个人防护装备知识与标准实用全书. 武汉：湖北科学技术出版社，2002.

[4] 聂幼平，崔慧峰. 个人防护装备基础知识. 北京：化学工业出版社，2004.

[5] 夏艺，夏云凤. 个体防护装备技术. 北京：化学工业出版社，2008.

[6] Assessing the need for personal protective equipment：a guide for small business employers. Published by the Occupational Safety and Health Service of the Department of Labour. 2000.

[7] A guide to respiratory protection. Published by the Occupational Safety and Health Service of the Department of Labour. August 1999.

[8] NIOSH respirator selection logic. Published by the U.S. Department of Health and Human Services of the National Institute for Occupational Safety and Health. October 2004.

[9] Personal Protective Equipment. Occupational Safety and Health Administration. OSHA 3151-12R 2003.
[10] A practical guide for small-business employers：respiratory protection in the workplace.Published 2002 by the California Department of Industrial Relations 2nd edition published 2005.
[11] Selection，use and maintenance of respiratory protective devices. Singapore Standard CP74：1998.
[12] 余启元. 对欧美国家防尘呼吸护具标准的简介、分析与讨论. 中国个体防护装备，2001（1）：31-36.
[13] 于翔，陈思敏，陈绍南. 防尘呼吸护具的分类、选择和使用. 中国个体防护装备，2008（5）：27-28.
[14] GB/T 12624—2006 劳动防护手套通用技术条件.
[15] GB/T 20097—2006 防护服一般要求.
[16] GB/T 13641—2006 劳动护肤剂通用技术条件.
[17] GB 6095—2009 安全带.
[18] GB 5725—2009 安全网.
[19] GBZ 1—2010 工业企业设计卫生标准.
[20] GBZ 2.1—2007 工作场所有害因素职业接触限值 第 1 部分：化学有害因素.
[21] GBZ 2.2—2007 工作场所有害因素职业接触限值 第 2 部分：物理因素.
[22] GB 2890—2009 呼吸防护 自吸过滤式防毒面具.
[23] GB/T 11651—2008 个体防护装备选用规范.
[24] GBZ/T 195—2007 有机溶剂作业场所个人职业病防护用品使用规范.
[25] GB/T 18664—2002 呼吸防护用品的选择、使用与维护.
[26] GB/T 12903—2008 个体防护装备术语.
[27] AQ/T 6107—2008 化学防护服的选择、使用和维护.
[28] GB/T 23466—2009 护听器的选择指南.
[29] GB/T 29510—2013 个体防护装备配备基本要求.
[30] 工业企业职工听力保护规范（卫法监发〔1999〕第 620 号）.
[31] 职业病危害因素分类目录（国卫疾控发〔2015〕92 号）.
[32] ISO 4869-2-1994：Acoustics hearing protectors Part 2：estimation of effective A-weighted sound pressure levels when hearing protectors are worn-First Edition.

（周伟、何家禧、黄辉平、李天正、左弘）

附录

ACGIH 2015 年发布的化学物质阈限值

物质名[CAS No.]	物质名称	TWA	STEL	注释	分子量
Acetaldehyde[75-07-0]	乙醛	—	C 25ppm	A2	44.05
Acetic acid[64-19-7]	乙酸	10ppm	15ppm	—	60.00
Acetic anhydride[108-24-7]	乙酐	1ppm	3ppm	A4	102.09
*Acetone[67-64-1]	丙酮	250ppm	500ppm	A4；BEI	58.05
Acetone cyanohydrin[75-86-5],as CN	丙酮氰醇，按 CN 计	—	C 5 mg/m³	Skin	85.10
Acetonitrile[75-05-8]	乙腈	20ppm	—	Skin；A4	41.05
Acetophenone[98-86-2]	乙酰苯	10ppm	—	—	120.15
Acetylene[74-86-2]	乙炔	单纯性窒息剂 (D)			26.02
Acetylsalicylic acid（Aspirin）[50-78-2]	乙酰水杨酸（阿司匹林）	5 mg/m³	—	—	180.15
Acrolein[107-02-8]	丙烯醛	—	C 0.1ppm	Skin；A4	56.06
Acrylamide[79-06-1]	丙烯酰胺	0.03 mg/m³ (IFV)	—	Skin；A3	71.08
Acrylic acid[79-10-7]	丙烯酸	2ppm	—	Skin；A4	72.06
Acrylonitrile[107-13-1]	丙烯腈	2ppm	—	Skin；A3	53.05
Adipic acid[124-04-9]	己二酸	5 mg/m³	—	—	146.14
Adiponitrile[111-69-3]	己二腈	2ppm	—	Skin	108.10
Alachlor[15972-60-8]	甲草胺	1 mg/m³ (IFV)	—	DSEN；A3	269.8
Aldrin [309-00-2]	艾氏剂	0.05 mg/m³		Skin；A3	364.93
Allyl alcohol[107-18-6]	丙烯醇	0.5ppm	—	Skin；A4	58.08
Allyl bromide[106-95-6]	烯丙基溴	0.1ppm	0.2ppm	Skin；A4	120.99
Allyl chloride[107-05-1]	氯丙烯	1ppm	2ppm	A3	76.50
Allyl glycidyl ether（AGE）[106-92-3]	烯丙基缩水甘油醚	1ppm	—	A4	114.14
Allyl propyl disulfide[2179-59-1]	烯丙基丙基二硫化物	0.5ppm	—	DSEN	148.16
Aluminum metal [7429-90-5] andinsoluble compounds	金属铝 不溶性铝化合物	1 mg/m³ (R)	—	A4	26.98 不定
4-Aminodiphenyl[92-67-1]	4-氨基联苯	— (L)	—	Skin；A1	169.23
2-Aminopyridine[504-29-0]	2-氨基吡啶	0.5ppm	—	—	94.12
Amitrole [61-82-5]	氨基三唑，杀草强	0.2mg/m³	—	A3	84.08
Ammonia[7664-41-7]	氨	25ppm	35ppm	—	17.03
Ammonium chloride fume[12125-02-9]	氯化铵烟	10 mg/m³	20 mg/m³	—	53.50
Ammonium perfluorooctanoate[3825-26-1]	全氟辛酸铵	0.01 mg/m³	—	Skin；A3	431.00
Ammonium sulfamate[7773-06-0]	氨基磺酸铵	10 mg/m³	—	—	114.13

物质名[CAS No.]	物质名称	TWA	STEL	注释	分子量
tert-Amyl methyl ether（TAME）[994-05-8]	叔戊基甲醚	20ppm	—	—	102.20
Aniline[62-53-3]	苯胺	2ppm	—	Skin；A3；BEI	93.12
o-Anisidine[90-04-0]	邻茴香胺	0.5 mg/m^3	—	Skin；A3；BEI_M	123.15
p-Anisidine[104-94-9]	对茴香胺	0.5 mg/m^3	—	Skin；A4；BEI_M	123.15
Antimony[7440-36-0] and compounds,as Sb	锑及其化合物,按 Sb 计	0.5 mg/m^3	—	—	121.75
Antimony hydride [7803-52-3]	锑化氢	0.1ppm	—	—	124.78
Antimony trioxide[1309-64-4] production	三氧化锑产物	—(L)	—	A2	291.50
ANTU[86-88-4]	安妥	0.3 mg/m^3	—	A4	202.27
Argon[7440-37-1]	氩	（单纯性窒息剂(D)）			39.95
Arsenic [7440-38-2] and inorganic compounds,as As	砷及其无机化合物，按 As 计	0.01 mg/m^3	—	A1；BEI	74.92 不定
Arsine [7784-42-1]	砷化氢	0.005 ppm	—	—	77.95
Asbestos,all forms[1332-21-4]	石棉,所有形态	0.1f/cm^3 (F)	—	A1	NA
Asphalt（Bitumen）fume [8052-42-4],as benzene- soluble aerosol	石油沥青烟，按苯气溶胶计	0.5 mg/m^3 (I)	—	A4；BEI_p	—
Atrazine[1912-24-9]（and related symmetrical triazines）	莠去津（以及相关的对称三嗪类）	2 mg/m^3 (I)	—	A3	215.69
Azinphos-methyl[86-50-0]	谷硫磷	0.2 mg/m^3 (IFV)	—	Skin；DSEN；A4；BEI_A	317.34
Barium[7440-39-3] and soluble compounds,as Ba	钡及其可溶性化合物，按 Ba 计	0.5 mg/m^3	—	A4	137.30
Barium sulfate[7727-43-7]	硫酸钡	5 mg/m^3 (I) (E)	—	—	233.43
Benomyl[17804-35-2]	苯菌灵	1 mg/m^3 (I)	—	DSEN；A3	290.32
Benz[*a*]anthracene[56-55-3]	苯并[*a*]蒽	—(L)	—	A2；BEI_P	228.30
Benzene[71-43-2]	苯	0.5ppm	2.5ppm	Skin；A1；BEI	78.11
Benzidine[92-87-5]	联苯胺	—(L)	—	Skin；A1	184.23
Benzo[*b*]fluoranthene[205-99-2]	苯并[*b*]荧蒽	—(L)	—	A2；BEI_P	252.30
Benzo[*a*]pyrene[50-32-8]	苯并[*a*]芘	—(L)	—	A2；BEI_P	252.30
Benzotrichloride[98-07-7]	三氯苯	—	C0.1ppm	Skin；A2	195.50
Benzoyl chloride[98-88-4]	苄基氯	—	C0.5ppm	A4	140.57
Benzoyl peroxide[94-36-0]	过氧化苯甲酰	5 mg/m^3	—	A4	242.22
Benzyl acetate[140-11-4]	乙酸苄酯	10ppm	—	A4	150.18
Benzyl chloride[100-44-7]	苄基氯	1ppm	—	A3	126.58
Beryllium [7440-41-7] and	铍及其化合物，按 Be 计	0.00 005	—	A1	9.01

物质名[CAS No.]	物质名称	TWA	STEL	注释	分子量
compounds,as Be Soluble compounds Soluble and insoluble compounds	可溶性化合物 可溶及不可溶化合物	mg/m^{3} (I) — —		Skin； DSEN； RSEN	
Biphenyl [92-52-4]	联苯	0.2ppm	—	—	154.20
Bismuth telluride Undoped[1304-82-1] Se-doped,as Bi_2Te_3	碲化铋 不含硒 含有硒，按 Bi_2Te_3 计	 10 mg/m^3 5 mg/m^3	 — —	 A4 A4	800.83
Borates compounds,Inorganic [1330-43-4；1303-96-4；10043-35-3；12179-04-3]	硼酸盐化合物,无机物	2 mg/m^{3} (I)	6 mg/m^{3} (I)	A4	不定
Boron oxide[1303-86-2]	氧化硼	10 mg/m^3	—	—	69.64
‡Boron tribromide[10294-33-4]	三溴化硼	—	（C 1ppm）	—	250.57
‡Boron trifluoride[7637-07-2]	三氟化硼	（—）	（C 1ppm）	—	67.82
Bromacil[314-40-9]	除草定	10 mg/m^3	—	A3	261.11
Bromine[7726-95-6]	溴	0.1ppm	0.2ppm	—	159.81
Bromine pentafluoride[7789-30-2]	五氟化溴	0.1ppm	—	—	174.92
Bromoform[75-25-2]	溴仿	0.5ppm	—	A3	252.73
1-Bromopropane[106-94-5]	1-溴丙烷	0.1ppm	—	A3	122.99
1,3-Butadiene[106-99-0]	1,3-丁二烯	2ppm	—	A2	54.09
Butane,all isomers[106-97-8；75-28-5]	丁烷，所有异构体		1 000ppm	—	58.12
n-Butanol[71-36-3]	正丁醇	20ppm	—	—	74.12
sec-Butanol[78-92-2]	仲丁醇	100ppm	—	—	74.12
tert-Butanol[75-65-0]	叔丁醇	100ppm	—	A4	74.12
Butenes,all iso mers [106-98-9；107-01-7；590-18-1；624-64-6；25167-67-3] iso butene [115-11-7]	丁烯,所有异构体 异丁烯	250ppm 250ppm	— —	— A4	56.11 —
2-Butoxyethanol（ECBE）[111-76-2]	2-丁氧基乙醇	20ppm	—	A3	118.17
2-Butoxyethyl acetate（EGBEA）[112-07-2]	乙酸 2-丁氧基乙酯	20ppm	—	A3	160.20
‡（*n*-Butyl acetate[123-86-4]）	乙酸正丁酯	（150ppm）	（200ppm）	—	116.16
‡（*sec*-Butyl acetate[105-46-4]）	乙酸仲丁酯	（200ppm）	（—）	—	116.16
‡（*tert*-Butyl acetate[540-88-5]）	乙酸叔丁酯	（200ppm）	（—）	—	116.16
n-Butyl acrylate[141-32-2]	丙烯酸正丁酯	2ppm	—	DSEN；A4	128.17
n-Butylamine[109-73-9]	正丁胺	—	C5ppm	Skin	73.14
Butylated hydroxytoluene [128-37-0]	丁基化羟基甲苯	2 mg/m^{3} (IFV)	—	A4	220.34
tert-Butyl chromate,as CrO_3[1189-85-1]	叔丁基铬酸酯，按 CrO_3 计	—	C0.1 mg/m^3	Skin	230.22

物质名[CAS No.]	物质名称	TWA	STEL	注释	分子量
n-Butyl glycidyl ether [2426-08-6]	正丁基缩水甘油醚	3ppm	—	Skin；DSEN	130.21
n-Butyl lactate[138-22-7]	乳酸正丁酯	5ppm	—	—	146.19
n-Butyl mercaptan[109-79-5]	正丁基硫醇	0.5ppm	—	—	90.19
o-sec-Butylphenol[89-72-5]	邻仲丁基苯酚	5ppm	—	Skin	150.22
p-tert-Butyl toluene[98-51-1]	对叔丁基甲苯	1ppm	—	—	148.18
Cadmium[7440-43-9] and compounds,as Cd	镉 镉化合物，按 Cd 计	0.01 mg/m^3 0.002 $mg/m^{3(R)}$	— —	A2；BEI A2；BEI	112.40 不定
Calcium chromate [13 765-19-0],as Cr	铬酸钙，按 Cr 计	0.001 mg/m^3	—	A2	156.09
Calcium cyanamide[156-62-7]	氰氨化钙	0.5 mg/m^3	—	A4	80.11
Calcium hydr oxide[1305-62-0]	氢氧化钙	5 mg/m^3	—	—	74.10
Calciumoxide[1305-78-8]	氧化钙	2 mg/m^3	—	—	56.80
‡（Calcium silicate,Synthetic nonfibrous [1344-95-2]）	硅酸钙，合成的非纤维	[10 $mg/m^{3\ (E)}$]	（—）	（A4）	
Calcium sulfate [7778-18-9；10034-76-1；10101-41-4；13397-24-5]	硫酸钙	10 $mg/m^{3\ (I)}$	—	—	136.14
Camphor,synthetic[76-22-2]	樟脑，合成	2ppm	3ppm	A4	152.23
Caprolactam[105-60-2]	己内酰胺	5 $mg/m^{3\ (IFV)}$	—	A5	113.16
Captafol[2425-06-1]	敌菌丹	0.1 mg/m^3	—	Skin；A4	349.06
Captan[133-06-2]	克菌丹	5 $mg/m^{3\ (I)}$	—	DSEN；A3	300.60
Carbaryl [63-25-2]	西维因	0.5 $mg/m^{3\ (IFV)}$	—	Skin；A4；BEI_A	201.20
Carbofuran[1563-66-2]	呋喃丹	0.1 $mg/m^{3\ (IFV)}$	—	A4；BEI_A	221.30
Carbon black[1333-86-4]	炭黑	3 mg/m^3	—	A3	
Carbon dioxide[124-38-9]	二氧化碳	5 000ppm	30 000ppm	—	44.01
Carbon disulfide[75-15-0]	二硫化碳	1ppm	—	Skin；A4；BEI	76.14
Carbon monoxide[630-08-0]	一氧化碳	25ppm	—	BEI	28.01
Carbon tetrabromide[558-13-4]	四溴化碳	0.1ppm	0.3ppm	—	331.65
Carbon tetrachloride [56-23-5]	四氯化碳	5ppm	10ppm	Skin；A2	153.84
Carbonyl fluoride[353-50-4]	羰酰氟	2ppm	5ppm	—	66.01
Carbonyl sulfide[463-58-1]	羰基硫化物	5ppm	—	—	60.08
Catechol[120-80-9]	儿茶酚	5ppm	—	Skin；A3	110.11
Cellulose[9 004-34-6]	纤维素	10 mg/m^3	—	—	NA
Cesium hydroxide[21 351-79-1]	氢氧化铯	2 mg/m^3	—	—	149.92
Chlordane[57-74-9]	氯丹	0.5 mg/m^3	—	Skin；A3	409.80
Chlorinated camphene [8 001-35-2]	氯代莰烯（毒杀芬）	0.5 mg/m^3	1 mg/m^3	Skin；A3	414.00
o-Chlorinated diphenyl oxide [31242-93-0]	邻氯代联苯醚	0.5 mg/m^3	—	—	377.00

物质名[CAS No.]	物质名称	TWA	STEL	注释	分子量
Chlorine[7782-50-5]	氯	0.5ppm	1ppm	A4	70.91
Chlorine dioxide[10049-04-4]	二氧化氯	0.1ppm	0.3ppm	—	67.46
Chlorine trifluoride[7790-91-2]	三氟化氯	—	C 0.1ppm	—	92.46
Chloroacetaldehyde[107-20-0]	氯乙醛	—	C1ppm	—	78.50
Chloroacetone[78-95-5]	氯丙酮	—	C1ppm	Skin	92.53
2-Chloroacetophenone[532-27-4]	2-氯乙酰苯	0.05ppm	—	A4	154.59
Chloroacetyl chloride[79-04-9]	氯乙酰氯	0.05ppm	0.15ppm	Skin	112.95
Chlorobenzene[108-90-7]	氯苯	10ppm	—	A3；BEI	112.56
o-Chlorobenzylidene malononitrile [2698-41-1]	邻氯苄叉丙二腈	—	C0.05ppm	Skin；A4	188.61
Chlorobromomethane[74-97-5]	氯溴甲烷	200ppm	—	—	129.39
Chlorodifluoromethane[75-45-6]	一氯二氟甲烷	1 000ppm	—	A4	86.47
Chlorodiphenyl（42% chlorine）[53 469-21-9]	氯联苯（42%氯）	1 mg/m^3	—	Skin	266.50
Chlorodiphenyl（54% chlorine）[11 097-69-1]	氯联苯（54%氯）	0.5mg/m^3	—	Skin；A3	328.40
Chloroform[67-66-3]	氯仿	10ppm	—	A3	119.38
bis（Chloromethyl）ether[542-88-1]	双氯甲醚	0.001 ppm	—	A1	114.96
Chloromethyl methyl ether [107-30-2]	氯甲甲醚	—（L）	—	A2	80.50
1-Chloro-1-nitropropane[600-25-9]	1-氯-1-硝基丙烷	2ppm	—	—	123.54
Chloropentafluoroethane[76-15-3]	一氯五氟乙烷	1 000ppm	—	—	154.47
Chloropicrin[76-06-2]	氯化苦	0.1ppm	—	A4	164.39
1-Chloro-2-propanol[127-00-4] and 2-Chloro-1-propanol[178-89-7]	1-氯-2-异丙醇和 2-氯-1-异丙醇	1ppm	—	Skin；A4	94.54
β-Chloroprene[126-99-8]	β-氯丁二烯	10ppm	—	Skin	88.54
2-Chloropropionic acid [598-78-7]	2-氯丙酸	0.1ppm	—	Skin	108.53
o-Chlorostyrene[2039-87-4]	邻氯苯乙烯	50ppm	75ppm	—	138.60
o-Chlorotoluene[95-49-8]	邻氯甲苯	50ppm	—	—	126.59
Chlorpyrifos[2 921-88-2]	毒死蜱	0.1 mg/m^3（IFV）	—	Skin；A4；BEI_A	350.57
Chromite ore processing（Chromate）,as Cr	铬铁矿开采（铬酸盐），按 Cr 计	0.05 mg/m^3	—	A1	—
Chromium,[7 440-47-3] and inorganic compounds,as Cr	铬及其无机化合物,按 Cr 计				
Metal and Cr Ⅲcompounds	金属铬及其三价化合物	0.5 mg/m^3	—	A4	不定
Water-soluble Cr Ⅵcompounds	水溶性六价铬化合物	0.05 mg/m^3	—	A1；BEI	不定
Insoluble Cr Ⅵcompounds	不可溶性六价铬化合物	0.01 mg/m^3	—	A1	不定
Chromyl chloride[14977-61-8]	铬酰氯	0.025 ppm	—		154.92
Chrysene[218-01-9]	䓛	—（L）	—	A3	228.30

物质名[CAS No.]	物质名称	TWA	STEL	注释	分子量
Citral [5392-40-9]	柠檬醛	5ppm (IFV)	—	Skin；DSEN；A4	152.24
Clopidol[2971-90-6]	氯羟吡啶	3 mg/m^3 (IFV)	—	A4	192.06
Coal dust	煤尘	—	—	—	—
Anthracite	无烟煤	0.4 mg/m^3 (R)	—	A4	—
Bituminous	烟煤	0.9 mg/m^3 (R)	—	A4	—
Coal tar pitch volatiles [65996-93-2],as benzene soluble aerosol	煤焦油沥青挥发物，按苯气溶胶计	0.2 mg/m^3	—	A1；BEI_P	—
Cobalt[7440-48-4]and inorganic compounds,as Co	钴 钴无机化合物，按Co计	0.02 mg/m^3	—	A3；BEI	59.83 不定
Cobalt carbonyl[10210-68-1],as Co	羰基钴，按Co计	0.1 mg/m^3	—	—	341.94
Cobalt hydrocarbonyl [16842-03-8],as Co	羰基氢钴，按Co计	0.1 mg/m^3	—	—	171.98
Copper[7440-50-8] Fume,as Cu Dusts and mists,as Cu	铜 铜烟，按Cu计 铜尘和雾，按Cu计	 0.2 mg/m^3 1 mg/m^3	— — —	— — —	63.55
Cotton dust,raw,untreated	棉尘，未经处理的	0.1 mg/m^3 (T)	—	A4	—
Coumaphos [56-72-4]	蝇毒磷	0.5 mg/m^3 (IFV)	—	Skin；A4；BEI_A	362.80
Cresol,all isomers [1319-77-3；95-48-7；108-39-4；106-44-5]	甲酚，所有异构体	20 mg/m^3 (IFV)	—	Skin；A4	108.14
Crotonaldehyde[4170-30-3]	巴豆醛	—	C0.3ppm	Skin；A3	70.09
Crufomate[299-86-5]	育畜磷	5 mg/m^3	—	A4；BEI_A	291.71
Cumene[98-82-8]	异丙基苯	50ppm	—	—	120.19
Cyanamide[420-04-2]	氨基氰	2 mg/m^3	—	—	42.04
‡Cyanogen[460-19-5]	氰	（10ppm）	（—）	—	52.04
* Cyanogen bromide[506-68-3]	溴化氰	—	C0.3ppm	—	105.92
Cyanogen chloride[506-77-4]	氯化氰	—	C0.3ppm	—	61.48
Cyclohexane[110-82-7]	环已烷	100ppm	—	—	84.16
Cyclohexanol[108-93-0]	环已醇	50ppm	—	Skin	100.16
Cyclohexanone[108-94-1]	环已酮	20ppm	50ppm	Skin；A3	98.14
Cyclohexene[110-83-8]	环已烯	300ppm	—	—	82.14
Cyclohexylamine[108-91-8]	环已胺	10ppm	—	A4	99.17
Cyclonite[121-82-4]	三次甲基三硝基胺	0.5 mg/m^3	—	Skin；A4	222.26
Cyclopentadiene[542-92-7]	环戊二烯	75ppm	—	—	66.10
Cyclopentane[287-92-3]	环戊烷	600ppm	—	—	70.13
Cyhexatin[13 121-70-5]	三环锡	5 mg/m^3	—	A4	385.16
2,4-D[94-75-7]	2,4-滴	10 mg/m^3 (I)	—	Skin；A4	221.04
DDT [50-29-3]	滴滴涕	1 mg/m^3	—	A3	354.50
Decaborane[17702-41-9]	癸硼烷	0.05ppm	0.15ppm	Skin	122.31
Demeton[8065-48-3]	内吸磷	0.05 mg/m^3 (IFV)	—	Skin；BEI_A	258.34

物质名[CAS No.]	物质名称	TWA	STEL	注释	分子量
Demeton-*S*-methyl [919-86-8]	*S*-甲基内吸磷	0.05 mg/m^{3} (IFV)	—	Skin；DSEN；A4；BEI_A	230.30
Diacetone alcohol[123-42-2]	二丙酮醇	50ppm	—	—	116.16
Diacetyl[431-03-8]	二乙酰	0.01ppm	0.02ppm	A4	86.10
Diazinon[333-41-5]	二嗪农	0.01 mg/m^{3} (IFV)		Skin；A4；BEI_A	304.36
Diazomethane[334-88-3]	重氮甲烷	0.2ppm	—	A2	42.04
Diborane[19287-45-7]	二硼烷	0.1ppm	—	—	27.69
2-*N*-Dibutylaminoethanol[102-81-8]	2-*N*-二丁氨基乙醇	0.5ppm	—	Skin；BEI_A	173.29
Dibutyl phenyl phosphate [2528-36-1]	磷酸二丁基苯酯	0.3ppm	—	Skin；BEI_A	286.26
Dibutyl phosphate[107-66-4]	磷酸二丁酯	5 mg/m^{3} (IFV)	—	Skin	210.21
Dibutyl phthalate [84-74-2]	邻苯二甲酸二丁酯	5 mg/m^{3}	—	—	278.34
Dichloroacetic acid[79-43-6]	二氯乙酸	0.5ppm	—	Skin；A3	128.95
Dichloroacetylene[7 572-29-4]	二氯代乙炔	—	C0.1ppm	A3	94.93
o-Dichlorobenzene[95-50-1]	邻二氯苯	25ppm	50ppm	A4	147.01
p-Dichlorobenzene[106-46-7]	对二氯苯	10ppm	—	A3	147.01
3,3 -Dichlorobenzidine[91-94-1]	3,3 -二氯联苯胺	— (L)	—	Skin；A3	253.13
1,4-Dichloro-2-butene[764-41-0]	1,4-二氯-2-丁烯	0.005 ppm	—	Skin；A2	124.99
Dichlorodifluoromethane[75-71-8]	二氯二氟甲烷	1 000ppm	—	A4	120.91
1,3-Dichloro-5,5-dimethyl hydantoin[118-52-5]	1,3-二氯-5,5-二甲基乙内酰脲	0.2 mg/m^{3}	0.4 mg/m^{3}	—	197.03
1,1-Dichloroethane[75-34-3]	1,1-二氯乙烷	100ppm	—	A4	98.97
1,2-Dichloroethylene,all ISO mers [540-59-0；156-59-2；156-60-5]	1,2-二氯乙烯，所有异构体	200ppm	—	—	96.95
Dichloroethyl ether[111-44-4]	二氯乙醚	5ppm	10ppm	Skin；A4	143.02
Dichlorofluoromethane[75-43-4]	二氯一氟甲烷	10ppm	—	—	102.92
Dichloromethane[75-09-2]	二氯甲烷	50ppm	—	A3；BEI	84.93
1,1-Dichloro-1-nitroethane [594-72-9]	1,1-二氯-1-硝基乙烷	2ppm	—	—	143.96
1,3-Dichloropropene[542-75-6]	1,3-二氯丙烯	1ppm	—	Skin；A3	110.98
2,2-Dichloropropionic acid [75-99-0]	2,2-二氯丙酸	5 mg/m^{3} (I)	—	A4	142.97
Dichlorotetrafluoroethane[76-14-2]	二氯四氟乙烷	1 000ppm	—	A4	170.93
Dichlorvos [62-73-7]	敌敌畏	0.1 mg/m^{3} (IFV)	—	Skin；DSEN；A4；BEI_A	220.98
Dicrotophos[141-66-2]	百治磷	0.05 mg/m^{3} (IFV)	—	Skin；A4；BEI_A	237.21
Dicyclopentadiene[77-73-6]	二环戊二烯	5ppm	—	—	132.21
Dicyclopentadienyl iron [102-54-5]	二茂铁	10 mg/m^{3}	—	—	186.03

物质名[CAS No.]	物质名称	TWA	STEL	注释	分子量
Dieldrin[60-57-1]	氧桥氯甲桥萘	0.1 mg/m^3	—	Skin；A3	380.93
Diesel fuel [68334-30-5；68476-30-2；68476-31-3；68476-34-6；77650-28-3] as total hydrocarbons	柴油机燃料，按总烃计	100 mg/m^3 (IFV)	—	Skin；A3	不定
Diethanolamine[111-42-2]	二乙醇胺	1 mg/m^3 (IFV)	—	Skin；A3	105.14
Diethylamine[109-89-7]	二乙胺	5ppm	15ppm	Skin；A4	73.14
2-Diethylaminoethanol[100-37-8]	2-二乙氨基乙醇	2ppm	—	Skin	117.19
Diethylene glycol monobutyl ether[112-34-5]	二甘醇单丁醚	10ppm (IFV)	—	—	162.23
Diethylene triamine[111-40-0]	二乙烯三胺	1ppm	—	Skin	103.17
Di（2-ethylhexyl）phthalate（DEHP）[117-81-7]	邻苯二甲酸二仲辛酯	5 mg/m^3	—	A3	390.54
N,N-Diethylhydroxylamine[3710-84-7]	*N,N*-二乙基羟胺	2ppm	—	—	89.14
Diethyl ketone[96-22-0]	二乙基甲酮	200ppm	300ppm	—	86.13
Diethyl phthalate[84-66-2]	邻苯二甲酸二乙酯	5 mg/m^3	—	A4	222.23
Difluorodibromomethane[75-61-6]	二氟二溴甲烷	100ppm	—	—	209.83
Diglycidyl ether（DGE）[2238-07-5]	二缩水甘油醚	0.01ppm	—	A4	130.14
Diiso butyl ketone[108-83-8]	二异丁基甲酮	25ppm	—	—	142.23
Diiso propylamine[108-18-9]	二异丙胺	5ppm	—	Skin	101.19
N,N-Dimethylacetamide[127-19-5]	*N,N*-二甲基乙酰胺	10ppm	—	Skin；A4；BEI	87.12
Dimethylamine[124-40-3]	二甲胺	5ppm	15ppm	DSEN；A4	45.08
bis（2-Dimethylaminoethyl）ether（DMAEE）[3033-62-3]	二甲胺基乙氧基乙醇	0.05ppm	0.15ppm	Skin	160.26
Dimethylaniline（*N,N*-Dimethylaniline）[121-69-7]	二甲基苯胺（*N,N*-二甲基苯胺）	5ppm	10ppm	Skin；A4；BEI_M	121.18
Dimethyl carbamoyl chloride [79-44-7]	二甲基氨基甲酰氯	0.005 ppm	—	Skin；A2	107.54
Dimethyl disulfide [624-92-0]	二甲基二硫醚	0.5ppm	—	Skin	94.2
Dimethylethoxysilane[14857-34-2]	二甲基乙氧基硅烷	0.5ppm	1.5ppm	—	104.20
Dimethylformamide[68-12-2]	二甲基甲酰胺	10ppm	—	Skin；A4；BEI	73.09
1,1-Dimethylhydrazine[57-14-7]	1,1-二甲基肼（偏二甲基肼）	0.01ppm	—	Skin；A3	60.12
Dimethylphthalate[131-11-3]	邻苯二甲酸二甲酯	5 mg/m^3	—	—	194.19
Dimethyl sulfate[77-78-1]	硫酸二甲酯	0.1ppm	—	Skin；A3	126.10
Dimethyl sulfide[75-18-3]	甲硫醚	10ppm	—	—	62.14
Dinitrobenzene,all iso mers [528-29-0；99-65-0；100-25-4；25154-54-53]	二硝基苯，所有异构体	0.15ppm	—	Skin；BEI_M	168.11

物质名[CAS No.]	物质名称	TWA	STEL	注释	分子量
Dinitrol-o-cresol[534-52-1]	二硝基邻甲酚	0.2 mg/m^3	—	Skin	198.13
3,5-Dinitro-o-toluamide [148-01-6]	3,5-二硝基邻甲苯甲酸	1 mg/m^3	—	A4	225.16
Dinitrotoluene[25321-14-6]	二硝基甲苯	0.2 mg/m^3	—	Skin；A3；BEI$_M$	182.15
1,4-Dioxane[123-91-1]	1,4-二噁烷	20ppm	—	Skin；A3	88.10
Dioxathion[78-34-2]	敌恶磷	0.1 mg/m^3 (IFV)	—	Skin；A4；BEI$_A$	456.54
1,3-Dioxolane[646-06-0]	1,3-二氧戊烷	20ppm	—	—	74.08
Diphenylamine[122-39-4]	二苯胺	10 mg/m^3	—	A4	169.24
Dipropyl ketone[123-19-3]	二丙基甲酮	50ppm	—	—	114.80
Diquat[2764-72-9；85-00-7；6385-62-2]	敌草快	0.5 mg/m^3 (I) 0.1mg/m^3 (R)	—	Skin；A4 Skin；A4	不定
Disulfiram[97-77-8]	双硫醒	2 mg/m^3	—	A4	296.54
Disulfoton[298-04-4]	乙拌磷	0.05 mg/m^3 (IFV)	—	Skin；A4；BEI$_A$	274.38
Diuron[330-54-1]	敌草隆	10 mg/m^3	—	A4	233.10
Divinyl benzene[1321-74-0]	二乙烯（基）苯	10ppm	—	—	130.19
Dodecyl mercaptan[112-55-0]	十二烷基硫醇	0.1ppm	—	DSEN	202.40
Endosulfan[115-29-7]	硫丹	0.1mg/m^3 (IFV)	—	Skin；A4	406.95
Endrin[72-20-8]	异狄氏剂	0.1mg/m^3	—	Skin；A4	380.93
Enflurane[13838-16-9]	安氟醚	75ppm	—	A4	184.50
Epichlorohydrin[106-89-8]	环氧氯丙烷	0.5ppm	—	Skin；A3	92.53
EPN[2104-64-5]	苯硫磷	0.1mg/m^3 (I)	—	Skin；A4；BEI$_A$	323.31
Ethane[74-84-0]	乙烷	见附件 F：最低氧含量			30.07
Ethanol[64-17-5]	乙醇	—	1 000ppm	A4	46.07
Ethanolamine[141-43-5]	乙醇胺	3ppm	6ppm	—	61.08
Ethion[563-12-2]	乙硫磷	0.05 mg/m^3 (IFV)	—	Skin；A4；BEI$_A$	384.48
2-Ethoxyethanol（EGEE）[110-80-5]	2-乙氧基乙醇	5ppm	—	Skin；BEI	90.12
2-Ethoxyethyl acetate（EGEEA）[111-15-9]	2-乙氧基乙酸乙酯	5ppm	—	Skin；BEI	132.16
Ethyl acetate[141-78-6]	乙酸乙酯	400ppm	—	—	88.10
Ethyl acrylate[140-88-5]	丙烯酸乙酯	5ppm	15ppm	A4	100.11
Ethylamine[75-04-7]	乙胺	5ppm	15ppm	Skin	45.08
Ethyl amyl ketone [541-85-5]	乙基戊基甲酮	10ppm	—	—	128.21
Ethyl benzene[100-41-4]	乙苯	20ppm	—	A3；BEI	106.16
Ethyl bromide[74-96-4]	溴乙烷	5ppm	—	Skin；A3	108.98
Ethyl tert-butyl ether（ETBE）[637-92-3]	乙基叔丁基醚	25ppm	—	A4	102.18
Ethyl butyl ketone[106-35-4]	乙基丁基甲酮	50ppm	75ppm	—	114.19

物质名[CAS No.]	物质名称	TWA	STEL	注释	分子量
Ethyl chloride[75-00-3]	氯乙烷	100ppm	—	Skin；A3	64.52
Ethyl cyanoacrylate[7085-85-0]	腈基丙烯酸乙酯	0.2ppm	—	—	125.12
Ethylene[74-85-1]	乙烯	200ppm	—	A4	28.05
Ethylene chlorohydrin[107-07-3]	氯乙醇	—	C1ppm	Skin；A4	80.52
Ethylenediamine[107-15-3]	乙二胺	10ppm	—	Skin；A4	60.10
Ethylene dibromide[106-93-4]	二溴乙烯	—	—	Skin；A3	187.88
Ethylene dichloride[107-06-2]	二氯乙烯	10ppm	—	A4	98.96
‡Ethylene glycol[107-21-1]	乙二醇	—	C100 mg/m^{3} (H)	A4	62.07
Ethylene glycol dinitrate（EGDN）[628-96-6]	乙二醇二硝酸酯	0.05ppm	—	Skin	152.06
Ethylene oxide[75-21-8]	环氧乙烷	1ppm	—	A2	44. 05
Ethylenimine[151-56-4]	氯丙啶，氮杂环丙烷	0.05ppm	0.1ppm	Skin；A3	43. 08
Ethyl ether[60-29-7]	乙醚	400ppm	500ppm	—	74.12
Ethyl formate[109-94-4]	甲酸乙酯	—	100ppm	A4	74.08
2-Ethylhexanoic acid[149-57-5]	2-乙基己酸	5 mg/m^{3} (IFV)	—	—	144.24
Ethylidene norbornene [16219-75-3]	亚乙基降冰片烯	2ppm	4ppm	—	120.19
Ethyl ISO cyanate	异氰酸乙酯	0.02ppm	0.06ppm	Skin; DSEN	71.1
Ethyl mercaptan[75-08-1]	乙硫醇	0.5ppm	—	—	62.13
N-Ethylmorpholine[100-74-3]	*N*-乙基吗啉	5ppm	—	Skin	115.18
Ethyl silicate[78-10-4]	硅酸乙酯	10ppm	—	—	208.30
Fenamiphos [22224-92-6]	苯线磷	0.05 mg/m^{3}(IFV)	—	Skin；A4；BEI_A	303.40
Fensulfothion[115-90-2]	丰索磷	0.01 mg/m^{3}(IFV)	—	Skin；A4；BEI_A	308.35
Fenthion [55-38-9]	倍硫磷	0.05 mg/m^{3}(IFV)	—	Skin；A4；BEI_A	278.34
Ferbam[14484-64-1]	福美铁（二甲胺基荒酸铁）	5 mg/m^{3}	—	A4	416.50
Ferrovanadium dust[12604-58-9]	钒铁尘	1 mg/m^{3}	3 mg/m^{3}	—	—
Flour dust	面粉尘	0.5mg/m^{3} (I)	—	RSEN	—
Fluorides,as F	氟化物，按 F 计	2.5mg/m^{3}	—	A4；BEI	不定
Fluorine[7782-41-4]	氟	1ppm	2ppm	—	38.00
Fonofos[944-22-9]	地虫磷	0.1mg/m^{3} (IFV)	—	Skin；A4；BEI_A	246.32
*Formaldehyde[50-00-0]	甲醛	—	C0.3ppm	DSEN；RSEN；A2	30.03
Formamide[75-12-7]	甲酰胺	10ppm	—	Skin	45.04
Formic acid[64-18-6]	甲酸	5ppm	10ppm	—	46.02
Furfural[98-01-1]	糠醛	2ppm	—	Skin；A3；BEI	96.08
Furfuryl alcohol[98-00-0]	糠醇	10ppm	15ppm	Skin	98.10

物质名[CAS No.]	物质名称	TWA	STEL	注释	分子量
Gallium arsenide[1303-00-0]	砷化镓	0.000 3 mg/m^3 (R)	—	A3	144.64
Gasoline[86290-81-5]	汽油	300ppm	500ppm	A3	—
Germanium tetrahydride [7782-65-2]	四氢化锗	0.2ppm	—	—	76.63
*Glutaraldehyde[111-30-8], activated and inactivated	活性及非活性戊二醛	—	C 0.05ppm	DSEN；RSEN；A4	100.11
Glycidol[556-52-5]	缩水甘油	2ppm	—	A3	74.08
Glyoxal[107-22-2]	乙二醛	0.1mg/m^3 (IFV)	—	DSEN；A4	58.04
Grain dust（oat,wheat,barley）	谷物尘（燕麦、小麦、大麦）	4 mg/m^3 (E)	—	—	NA
Graphite（all forms except graphite fibers）[7782-42-5]	石墨（除石墨纤维外所有形态）	2 mg/m^3 (R)	—	—	—
Hafnium[7 440-58-6] and compounds,as Hf	铪及其化合物，按 Hf 计	0.5 mg/m^3	—	—	178.49
Halothane[151-67-7]	三氟溴氯乙烷	50ppm	—	A4	197.39
Helium[7 440-59-7]	氦	单纯性窒息剂 (D)			4.00
Heptachlor[76-44-8] and Heptachlor epoxide[1024-57-3]	七氯和环氧七氯	0.05 mg/m^3	—	Skin；A3	373.32 389.40
Heptane：all ISO mers [142-82-5；590-35-2；565-59-3；108-08-7；591-76-4；589-34-4]	庚烷,所有异构体	400ppm	500ppm	—	100.20
Hexachlorobenzene[118-74-1]	六氯苯	0. 002 mg/m^3	—	Skin；A3	284.78
Hexachlorobutadiene[87-68-3]	六氯丁二烯	0. 02ppm	—	Skin；A3	260.76
Hexachlorocyclopentadiene[77-47-4]	六氯环戊二烯	0. 01ppm	—	A4	272.75
Hexachloroethane[67-72-1]	六氯乙烷	1ppm	—	Skin；A3	236.74
Hexachloronaphthalene[1335-87-1]	六氯萘	0.2 mg/m^3	—	Skin	334.74
Hexafluoroacetone[684-16-2]	六氟丙酮	0.1ppm	—	Skin	166.02
Hexafluoropropylene[116-15-4]	六氟丙烯	0.1ppm	—	—	150.02
*Hexahydrophthalic anhydride,all iso mers [85-42-7；13149-00-3；14166-21-3]	六氢邻苯二甲酸酐,所有异构体	—	C 0.005 mg/m^3 (IFV)	RSEN	154.17
Hexamethylene diiso cyanate [822-06-0]	六亚甲基二异氰酸酯	0. 005ppm	—	—	168.22
Hexamethyl phosphoramide [680-31-9]	六甲基磷酰胺	—	—	Skin；A3	179.20
n-Hexane[110-54-3]	正己烷	50ppm	—	Skin；BEI	86.18
Hexane,Other iso mers	己烷,其他异构体	500ppm	1 000ppm	—	86.18
1,6-Hexanediamine[124-09-4]	1,6-己二胺	0.5ppm	—	—	116.21
1-Hexene[529-41-6]	1-己烯	50ppm	—	—	84.16
Sec-Hexyl acetate[108-84-9]	乙酸仲己酯	50ppm	—	—	144.21
Hexylene glycol[107-41-5]	己二醇	—	C25ppm	—	118.17

物质名[CAS No.]	物质名称	TWA	STEL	注释	分子量
Hydrazine[302-01-2]	肼	0.01ppm	—	Skin	32.05
Hydrogen[1333-74-0]	氢	单纯性窒息剂 (D)			1.01
Hydrogenatedterphenyls (nonirradiated) [61788-32-7]	氢化三联苯（非刺激性）	0.5ppm	—	—	241.00
Hydrogen bromide[10035-10-6]	溴化氢	—	C2ppm	—	80.92
Hydrogen chloride[7647-01-0]	氯化氢	—	C2ppm	A4	36.47
Hydrogen cyanide and Cyanide salts,as CN	氰化氢及氰化物，CN 计				
Hydrogen cyanide[74-90-8]	氰化氢	—	C4.7ppm	Skin	27.03
Cyanide salts[592-01-8; 151-50-8; 143-33-9]	氰化物	—	C5 mg/m^3	Skin	不定
Hydrogen fluoride[7664-39-3],as F	氟化氢，按 F 计	0.5ppm	C2ppm	BEI	20.01
Hydrogen peroxide[7722-84-1]	过氧化氢	1ppm	—	A3	34.02
Hydrogen selenide[7783-07-5]	硒化氢	0.05ppm	—	—	80.98
Hydrogen sulfide [7783-06-4]	硫化氢	1ppm	5ppm	—	34.08
Hydroquinone [123-31-9]	氢醌	1 mg/m^3	—	DSEN；A3	110.11
2-Hydroxypropyl acrylate [999-61-1]	丙烯酸 2-羟丙酯	0.5ppm	—	Skin; DSEN	130.14
Indene[95-13-6]	茚	5ppm	—	—	116.15
Indium[7440-74-6] and compounds,as In	铟及其化合物，按 In 计	0.1 mg/m^3	—	—	49.00
Iodine and iodides Iodine [7553-56-2] Iodides	碘及其化合物 碘 碘化物	 0.01ppm (IFV) 0.01ppm (IFV)	0.01ppm (V)	 A4 A4	 不定 不定
Iodoform[75-47-8]	碘仿	0.6ppm	—	—	393.78
Iron oxide (Fe_2O_3) [1309-37-1]	氧化铁（Fe_2O_3）	5 mg/m^3 (R)	—	A4	159.70
Iron pentacarbonyl[13463-40-6]	五羰基铁	0.1ppm	0.2ppm	—	195.90
Iron salts,soluble,as Fe	铁盐，可溶，按 Fe 计	1 mg/m^3	—	—	不定
iso amyl alcohol[123-51-3]	异戊醇	100ppm	125ppm	—	88.15
iso butanol[78-83-1]	异丁醇	50ppm	—	—	74.12
‡iso butyl acetate[110-19-0]	乙酸异丁酯	(150ppm)	(—)	(—)	116.16
Iso butyl nitrite[542-56-3]	亚硝酸异丁酯	—	C 1ppm (IFV)	A3；BEI_M	103.12
Iso octyl alcohol[26952-21-6]	异辛醇	50ppm	—	Skin	130.23
Iso phorone[78-59-1]	异佛尔酮	—	C 5ppm	A3	138.21
Iso phorone diiso cyanate [4098-71-9]	异佛尔酮二异氰酸酯	0.005 ppm	—	—	222.30
2-iso propoxyethanol[109-59-1]	2-异丙氧基乙醇	25ppm	—	Skin	104.15
Iso propyl acetate[108-21-4]	乙酸异丙酯	100ppm	200ppm	—	102.13
Iso propylamine[75-31-0]	异丙胺	5ppm	10ppm	—	59.08
N-Iso propylaniline[768-52-5]	*N*-异丙基苯胺	2ppm	—	Skin；BEI_M	135.21
Iso propyl ether[108-20-3]	异丙醚	250ppm	310ppm	—	102.17

物质名[CAS No.]	物质名称	TWA	STEL	注释	分子量
Iso propyl glycidyl ether（IGE）[4016-14-2]	异丙基缩水甘油醚	50ppm	75ppm	—	116.18
Kaolin[1332-58-7]	高岭土	2 mg/m^{3} (E,R)	—	A4	—
Kerosene [8008-20-6；64742-81-0]/Jet fuels,as total hydrocarbon vapor	煤油/飞机燃料，按总烃蒸气计	200 mg/m^{3} (P)	—	Skin；A3	不定
Ketene[463-51-4]	乙烯酮	0.5ppm	1.5ppm	—	42.04
Lead[7439-92-1] and inorganic compounds,as Pb	铅及无机化合物，按 Pb 计	0.05 mg/m^{3}	—	A3；BEI	207.20 不定
Lead chromate[7758-97-6],as Pb as Cr	铬酸铅,按 Pb 计 按 Cr 计	0.05 mg/m^{3} 0.012 mg/m^{3}	—	A2；BEI A2	323.22
Lindane[58-89-9]	林丹	0.5 mg/m^{3}	—	Skin；A3	290.85
*Lithium hydride[7 580-67-8]	氢化锂	0.05 mg/m^{3} (I)	—	—	7.95
L. P. G（Liquefied petroleum gas）[68476-85-7]	液化石油气	见附件 F：最低氧含量			
Magnesium oxide [1309-48-4]	氧化镁	10 mg/m^{3} (I)	—	A4	40.32
Malathion[121-75-5]	马拉硫磷	1 mg/m^{3} (IFV)	—	Skin；A4；BEI_A	330.36
Maleic anhydride[108-31-6]	马来酸酐	0.01 mg/m^{3} (IFV)	—	DSEN；RSEN；A4	98.06
Manganese[7439-96-5] elemental and inorganic compounds,as Mn	锰元素及其无机化合物,按 Mn 计	0.02 mg/m^{3} (R) 0.1 mg/m^{3} (I)	—	A4	54.94 不定
Manganese cyclopentadienyl tricarbonyl [12 079-65-1],as Mn	环戊二烯三羰基锰,按 Mn 计	0.1 mg/m^{3}	—	Skin	204.10
Mercury[7 439-97-6],as Hg	汞，按 Hg 计				200.59
Alkyl compounds	烷基化合物	0.01 mg/m^{3}	0.03 mg/m^{3}	Skin	不定
Aryl compounds	芳香基化合物	0.1 mg/m^{3}	—	Skin	不定
Elemental and inorganic forms	金属及无机形态	0.025 mg/m^{3}	—	Skin；A4；BEI	不定
Mesityl oxide[141-79-7]	异亚丙基丙酮	15ppm	25ppm	—	98.14
Methacrylic acid[79-41-4]	甲基丙烯酸	20ppm	—	—	86.09
Methane[74-82-8]	甲烷	见附件 F：最低氧含量			16.04
Methanol[67-56-1]	甲醇	200ppm	250ppm	Skin；BEI	32.04
Methomyl[16752-77-5]	灭多虫	0.2mg/m^{3} (IFV)	—	Skin；(A4)；BEI_A	162.20
Methoxychlor[72-43-5]	甲氧氯	10 mg/m^{3}	—	A4	345.65
2-Methoxyethanol（EGME）[109-86-4]	2-甲氧基乙醇	0.1ppm	—	Skin	76.09
2-Methoxyethyl acetate（EGMEA）[110-49-6]	乙酸 2-甲氧基乙酯	0.1ppm	—	Skin	118.13
（2-Methoxymethylethoxy）propanol（DPGME）[34590-94-8]	2-甲氧基甲乙氧基丙醇	100ppm	150ppm	Skin	148.20

物质名[CAS No.]	物质名称	TWA	STEL	注释	分子量
4-Methoxyphenol[150-76-5]	4-甲氧基苯酚	5 mg/m^3	—	—	124.15
1-Methoxy-2-propanol（PGME）[107-98-2]	1-甲氧基-2-丙醇	50ppm	100ppm	A4	90.12
Methyl acetate[79-20-9]	乙酸甲酯	200ppm	250ppm	—	74.08
Methyl acetylene[74-99-7]	丙炔	1 000ppm	—	—	40.07
Methyl acetylene-propadiene mixture（MAPP）[59355-75-8]	丙炔-丙二烯混合物	1 000ppm	1 250ppm	—	40.07
Methyl acrylate[96-33-3]	丙烯酸甲酯	2ppm	—	Skin；DSEN；A4	86.09
Methylacrylonitrile[126-98-7]	甲基丙烯腈	1ppm	—	Skin；A4	67.09
Methylal[109-87-5]	二甲氧基甲烷，甲缩醛	1 000ppm	—	—	76.10
Methylamine[74-89-5]	甲胺	5ppm	15ppm	—	31.06
Methyl n-amyl ketone[110-43-0]	甲基正戊基甲酮	50ppm	—	—	114.18
N-Methyl aniline[100-61-8]	*N*-甲基苯胺	0.5ppm	—	Skin；BEI_M	107.15
Methyl bromide[74-83-9]	溴甲烷	1ppm	—	Skin；A4	94.95
Methyl tert-butyl ether（MTBE）[1634-04-4]	甲基叔丁基醚	50ppm	—	A3	88.17
Methyl n-butyl ketone[591-78-6]	甲基正丁基甲酮	5ppm	10ppm	Skin；BEI	100.16
Methyl chloride [74-87-3]	氯甲烷	50ppm	100ppm	Skin；A4	50.49
Methyl chloroform[71-55-6]	甲基氯仿	350ppm	450ppm	A4；BEI	133.42
‡Methyl 2-cyanoacrylate[137-05-3]	2-氰基丙烯酸甲酯	0.2ppm	（—）	—	111.10
Methylcyclohexane[108-87-2]	甲基环己烷	400ppm	—	—	98.19
Methylcyclohexanol[25 639-42-3]	甲基环己醇	50ppm	—	—	114.19
o-Methylcyclohexanone[583-60-8]	邻甲基环己酮	50ppm	75ppm	Skin	112.17
2-Methylcyclopentadienyl manganese tricarbonyl [12108-13-3],as Mn	2-甲基环戊二烯基三羰基锰，按 Mn 计	0.2 mg/m^3	—	Skin	218.10
Methyl demeton [8022-00-2]	甲基内吸磷	0.05 mg/m$^{3(IFV)}$	—	Skin；BEI_A	230.30
Methylene bisphenyl iso cyanate（MDI）[101-68-8]	二苯甲烷异氰酸酯	0.005 ppm	—	—	250.26
4,4 - Methylene bis（2-chloroaniline）[MBOCA；MOCA][101-14-4]	4,4 -亚甲基双（2-氯苯胺）	0.01ppm	—	Skin；A2；BEI	267.17
Methylene bis（4-cyclohexyliso cyanate）[5124-30-1]	亚甲基双（4-环己基异氰酸酯）	0.005 ppm	—	—	262.35
4,4 - Methylene dianiline [101-77-9]	4,4 -二苯氨基甲烷	0.1ppm	—	Skin；A3	198.26
Methyl ethyl ketone（MEK）[78-93-3]	甲基乙基甲酮	200ppm	300ppm	BEI	72.10
Methyl ethyl ketone peroxide [1338-23-4]	过氧化甲乙酮	—	C 0.2ppm	—	176.24
*Methyl formate[107-31-3]	甲酸甲酯	50ppm	100ppm	Skin	60.05

物质名[CAS No.]	物质名称	TWA	STEL	注释	分子量
Methyl hydrazine[60-34-4]	甲基肼	0.01ppm	—	Skin；A3	46.07
Methyl iodide[74-88-4]	碘甲烷	2ppm	—	Skin	141.95
Methyl isoamyl ketone [110-12-3]	甲基异戊基甲酮	20ppm	50ppm	—	114.20
Methyl isobutyl carbinol [108-11-2]	甲基异丁基甲醇	25ppm	40ppm	Skin	102.18
Methyl isobutyl ketone[108-10-1]	甲基异丁基甲酮	20ppm	75ppm	A3；BEI	100.16
Methyl isocyanate[624-83-9]	异氰酸甲酯	0.02ppm	0.06ppm	Skin；DSEN	57.05
Methyl isopropyl ketone [563-80-4]	甲基异丙基甲酮	20ppm	—	—	86.14
Methyl mercaptan[74-93-1]	甲硫醇	0.5ppm	—	—	48.11
*Methyl methacrylate[80-62-6]	甲基丙烯酸甲酯	50ppm	100ppm	DSEN；A4	100.13
1-Methyl naphthalene[90-12-0] and 2-Methyl naphthalene [91-57-6]	1-甲基萘和 2-甲基萘	0.5ppm	—	Skin；A4	142.2
Methyl parathion[298-00-0]	甲基对硫磷	0.02 mg/m^3 (IFV)	—	Skin；A4；BEI_A	263.2
Methyl propyl ketone[107-87-9]	甲基丙基甲酮	—	150ppm	—	86.17
Methyl silicate[681-84-5]	硅酸甲酯	1ppm	—	—	152.22
α-Methyl styrene[98-83-9]	α-甲基苯乙烯	10ppm	—	A3	118.18
Methyl vinyl ketone[78-94-4]	丁烯酮	—	C0.2ppm	Skin；SEN	70.10
Metribuzin[21087-64-9]	嗪草酮	5 mg/m^3	—	A4	214.28
Mevinphos[7786-34-7]	速灭磷	0.01 mg/m^3 (IFV)	—	Skin；A4；BEI_A	224.16
Mica[12001-26-2]	云母	3 mg/m^3 (R)	—	—	
Mineral oil[8012-95-1],excluding metal working fluids Pure highly and severely refined Poorly and mildly refined	矿物油，除去液态金属 高纯精炼的 中低纯度的	 5 mg/m^3 — (L)	 — —	 A4 A2	
Molybdenum[7439-98-7],as Mo Soluble compounds Metal and insoluble compounds	钼，按 Mo 计 可溶性化合物 金属 不可溶性化合物	 0.5 mg/m^3 (R) 10 mg/m^3 (I) 3 mg/m^3 (R)	 — — —	 A3 — —	95.95
Monochloroacetic acid [79-11-8]	氯乙酸	0.5ppm (IFV)	—	Skin；A4	94.5
Monocrotophos[6923-22-4]	久效磷	0.05 mg/m^3 (IFV)	—	Skin；A4；BEI_A	223.16
Morpholine[110-91-8]	吗啉	20ppm	—	Skin；A4	87.12
Naled[300-76-5]	二溴磷	0.1 mg/m^3 (IFV)	—	Skin；DSEN；A4；BEI_A	380.79
Naphthalene[91-20-3]	萘	10ppm	—	Skin；A3	128.19

物质名[CAS No.]	物质名称	TWA	STEL	注释	分子量
β-Naphthylamine[91-59-8]	β-萘胺	—(L)		A1	143.18
Natural gas[8006-14-2]	天然气	见附件F：最低氧含量			
Natural rubber latex[9006-04-6], as Total proteins	天然橡胶胶乳,按总蛋白计	0.000 1 mg/m^3(I)	—	Skin；DSEN；RSEN	不定
Neon[7440-01-9]	氖	单纯性窒息剂(D)			20.18
Nickel[7440-02-0] and inorganic compounds including Nickel subsulfide,as Ni	镍，按Ni计				
Elemental[7440-02-0]	元素镍	1.5 mg/m^3(I)	—	A5	58.71
Soluble inorganic compounds（NOS）	可溶性无机化合物	0.1 mg/m^3(I)	—	A4	不定
Insoluble inorganic compounds（NOS）	不可溶性无机化合物	0.2 mg/m^3(I)	—	A1	不定
Nickel subsulfide [12035-72-2],as Ni	硫化镍，按Ni计	0.1 mg/m^3(I)	—	A1	240.19
Nickel carbonyl[13 463-39-3],as Ni	羰基镍，按Ni计	—	C0.05ppm	—	170.73
Nicotine[54-11-5]	烟碱	0.5 mg/m^3	—	Skin	162.23
Nitrapyrin[1929-82-4]	三氯甲基吡啶	10 mg/m^3	20 mg/m^3	A4	230.93
Nitric acid[7697-37-2]	硝酸	2ppm	4ppm	—	63.02
Nitric oxide[10102-43-9]	氧化氮	25ppm	—	BEI_M	30.01
p-Nitroaniline[100-01-6]	对硝基苯胺	3 mg/m^3	—	Skin；A4；BEI_M	138.12
Nitrobenzene[98-95-3]	硝基苯	1ppm	—	Skin；A3；BEI	123.11
p-Nitrochlorobenzene[100-00-5]	对硝基氯苯	0.1ppm	—	Skin；A3；BEI_M	157.56
4-Nitrodiphenyl[92-93-3]	4-硝基联苯	—(L)	—	Skin；A2	199.20
Nitroethane[79-24-3]	硝基乙烷	100ppm	—	—	75.07
Nitrogen[7727-37-9]	氮	（单纯性窒息剂(D)）			14.01
Nitrogen dioxide[10102-44-0]	二氧化氮	0.2ppm	—	A4	46.01
Nitrogen trifluoride[7783-54-2]	三氟化氮	10ppm	—	BEI_M	71.00
Nitroglycerin（NG）[55-63-0]	硝化甘油	0.05ppm	—	Skin	227.09
Nitromethane[75-52-5]	硝基甲烷	20ppm	—	A3	61.04
1-Nitropropane[108-03-2]	1-硝基丙烷	25ppm	—	A4	89.09
2-Nitropropane[79-46-9]	2-硝基丙烷	10ppm	—	A3	89.09
N-Nitrosodimethylamine[62-75-9]	*N*-亚硝基二甲胺	—(L)	—	Skin；A3	74.08
Nitrotoluene,all iso mers [88-72-2；99-08-1；99-99-0]	硝基甲苯，所有异构体	2ppm	—	Skin；BEI_M	137.13
5-Nitro-o-toluidine[99-55-8]	5-硝基邻苯甲胺	1 mg/m^3(I)	—	A3	152.16
Nitrous oxide[10024-97-2]	氧化亚氮	50ppm	—	A4	44.02

物质名[CAS No.]	物质名称	TWA	STEL	注释	分子量
Nonane[111-84-2],all iso mers	壬烷，所有异构体	200ppm	—	—	128.26
Octachloronaphthalene[2234-13-1]	八氯萘	0.1 mg/m^3	0. 3 mg/m^3	Skin	403.74
Octane,all ISO mers[111-65-9]	辛烷，所有异构体	300ppm	—	—	114.22
Osmium tetroxide[20816-12-0]	四氧化锇	0.000 2ppm	0.000 6ppm	—	254.20
*Oxalic acid,anhydrous [144-62-7] and dehydrate [6153-56-6]	无水草酸 二水草酸	1 mg/m^3	2 mg/m^3	—	90.04 126.00
p,p -Oxybis（benzenesulfonyl hydrazide）[80-51-3]	*p,p* -氧双苯磺酰肼	0.1 mg/m^3 (I)	—	—	326.00
Oxygen difluoride[7783-41-7]	二氟化氧	—	C 0.05ppm	—	54.00
Ozone[10028-15-6] Heavy work Moderate work Light work Heavy,moderate,or light workloads（≤2 hours）	臭氧 重体力工作 中等体力工作 轻体力工作 重、中、轻度体力负荷（≤2 h）	 0. 05ppm 0.08ppm 0.10ppm 0.20ppm	 — — — —	 A4 A4 A4 A4	48.00
Paraffin wax fume[8002-74-2]	石蜡烟	2 mg/m^3	—	—	—
Paraquat[4685-14-7],as the cation	百草枯,按阳离子计	0.5 mg/m^3 0.1 mg/m^3 (R)	— —	— —	257.18
Parathion[56-38-2]	对硫磷	0.05 mg/m^3 (IFV)	—	Skin；A4；BEI	291.27
Particles（Insoluble or Poorly Soluble）Not Otherwise Specified	非特指的颗粒物（不溶的或难溶的）	见“ACGIH 有关粉尘的 TLV”中“2.非特指的颗粒物（不溶的或难容的）”			
Pentaborane[19624-22-7]	戊硼烷	0.005 ppm	0.015 ppm	—	63.17
Pentachloronaphthalene[1321-64-8]	五氯萘	0.5 mg/m^3	—	Skin	300.40
Pentachloronitrobenzene[82-68-8]	五氯硝基苯	0.5 mg/m^3	—	A4	295.36
Pentachlorophenol[87-86-5]	五氯酚	0.5 mg/m^3 (IFV)	1 mg/m^3 (IFV)	Skin；A3；BEI	266.35
Pentaerythritol[115-77-5]	季戊四醇	10 mg/m^3	—	—	136.15
Pentane,all iso mers [78-78-4；109-66-0；463-82-1]	戊烷，所有异构体	1 000ppm	—	—	72.15
2,4-Pentanedione[123-54-6]	2,4-乙酰基丙酮	25ppm	—	Skin	100.12
Pentyl acetate,all iso mers [123-92-2；620-11-1；624-41-9；625-16-1；626-38-0；628-63-7]	乙酸戊酯，所有异构体	50ppm	100ppm	—	130.20
Peracetic acid[79-21-0]	过氧乙酸	—	0.4ppm (IFV)	A4	76.05
Perchloromethyl mercaptan[594-42-3]	全氯甲硫醇	0.1ppm	—	—	185.87
Perchloryl fluoride[7616-94-6]	氟化过氯氧	3ppm	6ppm	—	102.46
Perfluorobutyl ethylene [19430-93-4]	全氟丁基乙烯	100ppm	—	—	246.1
Perfluoro iso butylene[382-21-8]	全氟异丁烯	—	C 0.01ppm	—	200.04

物质名[CAS No.]	物质名称	TWA	STEL	注释	分子量
Persulfates,as persulfate	过硫酸盐，以过硫酸盐计	0.1 mg/m^3	—	—	不定
Phenol[108-95-2]	苯酚	5ppm	—	Skin；A4；BEI	94.11
Phenothiazine[92-84-2]	吩噻嗪	5 mg/m^3	—	Skin	199.26
N-Phenyl-beta-naphthylamine [135-88-6]	*N*-苯基-β-萘胺	—	—	A4	219.29
o-Phenylenediamine[95-54-5]	邻苯二胺	0.1 mg/m^3	—	A3	108.05
m-Phenylenediamine[108-45-2]	间苯二胺	0.1 mg/m^3	—	A4	108.05
p-Phenylenediamine[106-50-3]	对苯二胺	0.1 mg/m^3	—	A4	108.05
Phenyl ether[101-84-8],vapor	苯基醚，蒸气	1ppm	2ppm	—	170.20
Phenyl glycidyl ether（PGE）[122-60-1]	苯基缩水甘油醚	0.1 ppm	—	Skin；DSEN；A3	150.17
Phenylhydrazine[100-63-0]	苯肼	0.1ppm	—	Skin；A3	108.14
*Phenyl iso cyanate[103-71-9]	异氰酸苯酯	0.005 ppm	0.015 ppm	Skin；DSEN；RSEN	119.1
Phenyl mercaptan[108-98-5]	苯硫醇	0.1ppm	—	Skin	110.18
Phenylphosphine[638-21-1]	苯膦	—	C0.05ppm	—	110.10
Phorate[298-02-2]	甲拌磷	0.05 mg/m^{3}(IFV)	—	Skin；A4；BEI_A	260.40
Phosgene[75-44-5]	碳酰氯，光气	0.1ppm	—	—	98.92
‡Phosphine[7803-51-2]	磷化氢	0.3ppm	1ppm	—	34.00
Phosphoric acid[7664-38-2]	磷酸	1 mg/m^3	3 mg/m^3	—	98.00
Phosphorus（yellow）[12185-10-3]	黄磷	0.1 mg/m^3	—	—	123.92
Phosphorus oxychloride [10025-87-3]	三氯氧磷	0.1ppm	—	—	153.35
Phosphorus pentachloride [10026-13-8]	五氯化磷	0.1ppm	—	—	208.24
Phosphorus pentasulfide [1314-80-3]	五硫化二磷	1 mg/m^3	3 mg/m^3	—	222.29
Phosphorus trichloride [7719-12-2]	三氯化磷	0.2ppm	0.5ppm	—	137.35
Phthalic anhydride[85-44-9]	邻苯二甲酸酐	1ppm	—	DSEN；RSEN；A4	148.11
m -Phthalodinitrile[626-17-5]	间苯二甲腈	5 mg/m^{3} (IFV)	—	—	128.14
o-Phthalodinitrile[91-15-6]	邻苯二甲腈	1 mg/m^{3} (IFV)	—	—	128.13
Picloram[1918-02-1]	毒莠定	10 mg/m^3	—	A4	241.48
Picric acid[88-89-1]	苦味酸	0.1mg/m^3	—	—	229.11
Pindone[83-26-1]	杀鼠酮	0.1mg/m^3	—	—	230.25
Piperazine and salts [110-85-0],as piperazine	哌嗪及其盐，按哌嗪计	0.03 mg/m^{3}(IFV)	—	DSEN；RSEN；A4	159.05

物质名[CAS No.]	物质名称	TWA	STEL	注释	分子量
Platinum[7440-06-4] Metal Soluble salts,as Pt	铂 金属 可溶性盐，按 Pt 计	 1 mg/m^3 0.002 mg/m^3	 — —	 — —	 195.09 不定
Polyvinyl chloride（PVC）[9002-86-2]	聚氯乙烯	1 mg/m^3 (R)	—	A4	不定
Portland cement[65997-15-1]	硅酸盐水泥	1 mg/m^3 (E,R)	—	A4	—
Potassium hydroxide[1310-58-3]	氢氧化钾	—	C 2 mg/m^3	—	56.10
Propane[74-98-6]	丙烷	见附件 F：最低氧含量			44.10
Propane sultone[1120-71-4]	丙烷磺内酯	— (L)	—	A3	122.14
n-Propanol（*n*-Propyl alcohol）[71-23-8]	正丙醇	100ppm	—	A4	60.09
2-Propanol [67-63-0]	2-丙醇	200ppm	400ppm	A4	60.09
Propargyl alcohol[107-19-7]	炔丙醇	1ppm	—	Skin	56.06
β-Propiolactone[57-57-8]	β-丙醇酸内酯	0.5ppm	—	A3	72.06
Propionaldehyde[123-38-6]	丙醛	20ppm	—	—	58.1
Propionic acid[79-09-4]	丙酸	10ppm	—	—	74.08
‡Propoxur[114-26-1]	残杀威	（0.5mg/m^3）	—	A3；BEI_A	209.24
n-Propyl acetate[109-60-4]	乙酸正丙酯	200ppm	250ppm	—	102.13
Propylene [115-07-1]	丙烯	500ppm	—	A4	42.08
Propylene dichloride [78-87-5]	二氯丙烷	10ppm	—	DSEN；A4	112.99
Propylene glycol dinitrate [6423-43-4]	丙二醇二硝酸酯	0.05ppm	—	Skin；BEI_M	166.09
Propylene oxide[75-56-9]	环氧丙烷	2ppm	—	DSEN；A3	58.08
Propylenimine[75-55-8]	丙烯亚胺	0.2ppm	0.4ppm	Skin；A3	57.09
n-Propyl nitrate[627-13-4]	硝酸正丙酯	25ppm	40ppm	BEI_M	105.09
Pyrethrum[8003-34-7]	除虫菊	5 mg/m^3	—	A4	345avg.
Pyridine[110-86-1]	吡啶	1ppm	—	A3	79.10
Quinone[106-51-4]	苯醌	0.1ppm	—	—	108.09
Resorcinol[108-46-3]	间苯二酚	10ppm	20ppm	A4	110.11
Rhodium[7440-16-6],as Rh Metal and Insoluble compounds Soluble compounds	铑，按 Rh 计 金属和不溶性化合物 可溶性化合物	 1 mg/m^3 0.01 mg/m^3	 — —	 A4 A4	102.91 不定 不定
Ronnel [299-84-3]	皮蝇磷	5 mg/m^3 (IFV)	—	A4；BEI_A	321.57
Rosin core solder thermal decomposition products（colophony）[8050-09-7]	松香焊接剂的热分解产物	— (L)	—	DSEN；RSEN	NA
Rotenone（commercial）[83-79-4]	鱼藤酮（商品）	5 mg/m^3	—	A4	391.41
Selenium [7782-49-2] and compounds,as Se	硒及其化合物，以硒计	0.2 mg/m^3	—	—	78.96
Selenium hexafluoride [7783-79-1]	六氟化硒	0.05ppm	—	—	192.96
Sesone[136-78-7]	Crag (R) 除草剂	10 mg/m^3	—	A4	309.13

物质名[CAS No.]	物质名称	TWA	STEL	注释	分子量
Silica,Crystalline-α- Quartz [14808-60-7；1317-95-9]and Cristobalite[14464-46-1]	二氧化硅，结晶型-α-英和方石英	0.025 mg/m^3 (R)	—	A2	60.09
Silicon carbide[409-21-2] Nonfibrous Fibrous（including whiskers）	碳化硅 非纤维状的 纤维状的 （包括针状单晶）	 10 mg/m^3 (I,E) 3 mg/m^3 (R,E) 0.1f/cc (F)	 — — —	 — — A2	40.10
Silicon tetrahydride[7803-62-5]	四氢化硅	5ppm	—	—	32.12
Silver[7440-22-4],and compounds Metal,dust and fume Soluble compounds,as Ag	银及其化合物 金属，粉尘和烟 可溶性化合物，以 Ag 计	 0.1 mg/m^3 0.01 mg/m^3	 — —	 — —	 107.87 不定
Sodium azide[26628-22-8] as Sodium azide as Hydrazoic acid vapor	叠氮化钠 按叠氮化钠计 按叠氮酸蒸气计	 — —	 C0.29 mg/m^3 C 0.11ppm	 A4 A4	65.02
Sodium bisulfite[7631-90-5]	亚硫酸氢钠	5 mg/m^3	—	A4	104.07
Sodium fluoroacetate[62-74-8]	氟乙酸钠	0. 05 mg/m^3		Skin	100.02
Sodium hydroxide[1310-73-2]	氢氧化钠	—	C 2 mg/m^3	—	40.01
Sodium metabisulfite[7681-57-4]	偏亚硫酸氢钠	5 mg/m^3	—	A4	190.13
Starch[9005-25-8]	淀粉	10 mg/m^3	—	A4	—
Stearates (J)	硬脂酸盐	10 mg/m^3	—	A4	不定
Stoddard solvent[8052-41-3]	洗毛织品用汽油类溶剂	100ppm	—	—	140.00
Strontium chromate [7789-06-2],as Cr	铬酸锶，按 Cr 计	0.000 5 mg/m^3	—	A2	203.61
Strychnine[57-24-9]	士的宁，马钱子碱	0.15 mg/m^3	—	—	334.40
Styrene,monomer[100-42-5]	苯乙烯	20ppm	40ppm	A4；BEI	104.16
Subtilisins[1395-21-7；9014-01-1],as 100% crystalline active pure enzyme	枯草杆菌蛋白酶,按100%纯结晶状活性酶计	—	C0.00 006 mg/m^3	—	—
Sucrose[57-50-1]	蔗糖	10 mg/m^3	—	A4	342.30
Sulfometuron methyl [74222-97-2]	甲嘧磺隆	5 mg/m^3	—	A4	364.38
Sulfotepp（TEDP）[3689-24-5]	治螟磷	0.1 mg/m^3 (IFV)	—	Skin；A4；BEI_A	322.30
Sulfur dioxide[7446-09-5]	二氧化硫	—	0.25ppm	A4	64.07
Sulfuryl hexafluoride[2551-62-4]	六氟化硫	1 000ppm	—	—	146.07
Sulfuric acid[7664-93-9]	硫酸	0.2 mg/m^3 (T)	—	A2 (M)	98.08
Sulfur monochloride [10025-67-9]	一氯化硫	—	C 1ppm	—	135.03
Sulfur pentafluoride[5714-22-7]	五氟化硫	—	C0.01ppm	—	254.11
Sulfur tetrafluoride[7783-60-0]	四氟化硫	—	C 0.1ppm	—	108.07
Sulfur fluoride[2699-79-8]	硫酰氟	5ppm	10ppm	—	102.07
Sulprofos [35400-43-2]	硫丙磷	0.1 mg/m^3 (IFV)	—	Skin；A4；BEI_A	322.43

物质名[CAS No.]	物质名称	TWA	STEL	注释	分子量
Synthetic Vitreous Fibers	合成玻璃纤维				
Continuous filament glass fibers	长丝玻璃纤维	1f/cc (F)	—	A4	
Continuous filament glass fibers	长丝玻璃纤维	5 mg/m^3 (I)	—	A4	
Glass wool fibers	玻璃棉纤维	1f/cc (F)	—	A3	
Rock wool fibers	岩棉纤维	1f/cc (F)	—	A3	
Slag wool fibers	矿渣棉粉尘	1f/cc (F)	—	A3	
Special purpose glass fibers	特殊用途玻璃纤维	1f/cc (F)	—	A3	
Refractory ceramic fibers	难熔陶瓷纤维	0.2f/cc (F)	—	A2	
2,4,5-T[93-76-5]	2,4,5-涕	10 mg/m^3	—	A4	255.49
Talc [14807-96-6] Containing no asbestos fibers Containing asbestos fibers	滑石 不含石棉纤维 含石棉纤维	2 mg/m^3 (E,R) 使用石棉 TLV (K)	— —	A4 A1	— —
Tantalum [7440-25-7] and Tantalum oxide[1314-61-0] dusts,as Ta	钽及其氧化物尘,按 Ta 计	5 mg/m^3	—	—	180.95 441.90
Tellurium[13494-80-9]and compounds（NOS）,as Te,excluding hydrogen telluride	碲及其化合物,按 Te 计,除碲化氢	0. 1 mg/m^3	—	—	127.60
Tellurium hexafluoride [7783-80-4]	六氟化碲	0.02ppm	—	—	241.61
Temephos [3383-96-8]	双硫磷	1 mg/m^3 (IFV)	—	Skin；A4；BEI_A	466.46
Terbufos [13071-79-9]	特丁硫磷	0.01 mg/m^3(IFV)	—	Skin；A4；BEI_A	288.45
Terephthalic acid[100-21-0]	对苯二甲酸	10 mg/m^3	—	—	166.13
Terphenyls [26140-60-3]	三联苯	—	C 5 mg/m^3	—	230.31
1,1,2,2-Tetrabromoethane [79-27-6]	1,1,2,2-四溴乙烷	0.1ppm (IFV)	—	—	345.70
1,1,1,2-Tetrachloro-2,2-difluoroethane[76-11-9]	1,1,1,2-四氯-2,2-二氟乙烷	100ppm	—	—	203.83
1,1,2,2-Tetrachloro-1,2-difluoroethane [76-12-0]	1,1,2,2-四氯-1,2 二-氟乙烷	50ppm	—	—	203.83
1,1,2,2-Tetrachloroethane [79-34-5]	1,1,2,2-四氯乙烷	1ppm	—	Skin；A3	167.86
Tetrachloroethylene[127-18-4]（Perchloroethylene）	四氯乙烯	25ppm	100ppm	A3；BEI	165.80
Tetrachloronaphthalene [1335-88-2]	四氯萘	2 mg/m^3	—	—	265.96
Tetraethyl lead[78-00-2],as Pb	四乙基铅，按 Pb 计	0.1 mg/m^3	—	Skin；A4	323.45

物质名[CAS No.]	物质名称	TWA	STEL	注释	分子量
Tetraethyl pyrophosphate（TEPP）[107-49-3]	焦磷酸盐	0.01 mg/m^3	—	Skin；BEI_A	290.20
Tetrafluoroethylene [116-14-3]	四氟乙烯	2ppm	—	A3	100.20
Tetrahydrofuran[109-99-9]	四氢呋喃	50ppm	100ppm	Skin；A3	72.10
Tetrakis（hydroxymethyl）phosphonium salts Tetrakis（hydroxymethyl）phosphonium chloride [124-64-1] Tetrakis（hydroxymethyl）phosphonium sulfate [55566-30-8]	四羟甲基磷盐 氯化四羟甲基磷 四羟甲基磷硫酸盐	2 mg/m^3 2 mg/m^3	— —	DSEN；A4 DSEN；A4	190.56 406.26
Tetramethyl lead[75-74-1],as Pb	四甲基铅,按 Pb 计	0.15 mg/m^3	—	Skin	267.33
Tetramethyl succinonitrile [3333-52-6]	四甲基琥珀腈	0.5ppm	—	Skin	136.20
Tetranitromethane [509-14-8]	四硝基甲烷	0.005 ppm	—	A3	196.04
Tetryl [479-45-8]	特茁儿，三硝基苯甲硝胺	1.5 mg/m^3	—	—	287.15
Thallium[7440-28-0] and compounds,as Tl	铊 铊化合物,按铊计	0.02 mg/m$^{3\,(I)}$	—	Skin	204.37 不定
4,4 -Thiobis（6-tert-butyl-m-cresol）[96-69-5]	4,4 -硫代双（6-叔丁基间甲酚）	1 mg/m$^{3\,(I)}$	—	A4	358.52
Thioglycolic acid[68-11-1]	巯基乙酸	1ppm	—	Skin	92.12
Thionyl chloride[7719-09-7]	亚硫酰氯	—	C0.2ppm	—	118.98
Thiram [137-26-8]	福美双	0.05 mg/m$^{3\,(IFV)}$	—	DSEN；A4	240.44
Tin[7440-31-5],and inorganic compounds,excluding Tin hydride,as Sn Metal Oxide & inorganic compounds	锡及其无机化合物,不包括氢化锡，按 Sn 计 金属锡 氧化物和无机化合物	2 mg/m^3 2 mg/m^3	— —	— —	118.69 不定
Tin[7440-31-5],organic compounds,as Sn	锡的有机化合物,按 Sn 计	0.1 mg/m^3	0. 2 mg/m^3	Skin；A4	不定
Titanium dioxide[13463-67-7]	二氧化钛	10 mg/m^3	—	A4	79.90
o-Tolidine [119-93-7]	邻联甲苯胺	—	—	Skin；A3	212.28
Toluene [108-88-3]	甲苯	20ppm	—	A4；BEI	92.13
‡Toluene-2,4-or2,6-diiso cyanate（or as a mixture）[584-84-9; 91-08-7]	甲苯-2,4（或 2,6）-二异氰酸酯（或混合物）	（0.005 ppm）	（0.02ppm）	（）;（SEN）;（A4）	174.15
o-Toluidine [95-53-4]	邻甲苯胺	2ppm	—	Skin；A3；BEI_M	107.15
m-Toluidine [108-44-1]	间甲苯胺	2ppm	—	Skin；A4；BEI_M	107.15
p-Toluidine [106-49-0]	对甲苯胺	2ppm	—	Skin；A3；BEI_M	107.15

物质名[CAS No.]	物质名称	TWA	STEL	注释	分子量
Tributyl phosphate[126-73-8]	磷酸三丁酯	5 mg/m^{3} (IFV)	—	A3；BEI_A	266.32
Trichloroacetic acid[76-03-9]	三氯乙酸	0.5ppm	—	A3	163.39
1,2,4-Trichlorobenzene [120-82-1]	1,2,4-三氯苯	—	C 5ppm	—	181.46
1,1,2-Trichloroethane [79-00-5]	1,1,2-三氯乙烷	10ppm	—	Skin；A3	133.41
Trichloroethylene [79-01-6]	三氯乙烯	10ppm	25ppm	A2；BEI	131.40
Trichlorofluoromethane [75-69-4]	三氯氟甲烷	—	C 1 000ppm	A4	137.38
Trichloronaphthalene [1321-65-9]	三氯萘	5 mg/m^{3}	—	Skin	231.51
*1,2,3-Trichloropropane [96-18-4]	1,2,3-三氯丙烷	0.005 ppm	—	A2	147.43
1,1,2-Trichloro-1,2,2-trifluoroethane[76-13-1]	1,1,2-三氯-1,2,2-三氟乙烷	1 000ppm	1 250ppm	A4	187.40
Trichlorphon[52-68-6]	敌百虫	1 mg/m^{3} (I)	—	A4；BEI_A	257.60
Triethanolamine [102-71-6]	三乙醇胺	5 mg/m^{3}	—	—	149.22
*Triethylamine [121-44-8]	三乙胺	0.5ppm	1ppm	Skin；A4	101.19
Trifluorobromomethane [75-63-8]	三氟溴甲烷	1 000ppm	—	—	148.92
1,3,5-Triglycidyl-s-triazinetrione [2451-62-9]	1,3,5-三缩水甘油基-s-三嗪三酮	0.05 mg/m^{3}	—	—	297.25
Trimellitic anhydride[552-30-7]	偏苯三酸酐	0.000 5 mg/m^{3} (IFV)	0.002 mg/m^{3} (IFV)	Skin；DSEN；RSEN	192.12
Trimethylamine [75-50-3]	三甲胺	5ppm	15ppm	—	59.11
Trimethyl benzene（mixed isomers）[25551-13-7]	三甲基苯（混合的异构体）	25ppm	—	—	120.19
Trimethyl phosphite[121-45-9]	亚磷酸三甲酯	2ppm	—	—	124.08
2,4,6-Trinitrotoluene（TNT）[118-96-7]	2,4,6-三硝基甲苯（TNT）	0.1 mg/m^{3}	—	Skin；BEI_M	227.13
‡Triorthocresyl phosphate [78-30-8]	磷酸三邻甲苯酯	（0.1 mg/m^{3}）	—	Skin;（A4）;BEI_A	368.37
Triphenyl phosphate[115-86-6]	磷酸三苯酯	3 mg/m^{3}	—	A4	326.28
Tungsten[7440-33-7],as W	钨，按W计				183.85
Metal and Insoluble compounds	金属钨及不溶性化合物	5 mg/m^{3}	10 mg/m^{3}	—	不定
Soluble compounds	可溶性化合物	1 mg/m^{3}	3 mg/m^{3}	—	不定
Turpentine[8006-64-2]and selected Monoterpenes[80-56-8；127-91-3；13466-78-9]	松节油及选择的单萜类	20ppm	—	DSEN；A4	136.00 不定
Uranium（natural）[7440-61-1] Soluble and insoluble compounds,as U	铀（天然）可溶性及不可溶性化合物，按铀计	0.2mg/m^{3}	0.6mg/m^{3}	A1	238.03 不定
n-Valeraldehyde[110-62-3]	正戊醛	50ppm	—	—	86.13

物质名[CAS No.]	物质名称	TWA	STEL	注释	分子量
Vanadium pentoxide [1314-62-1],as V	五氧化二钒，（按V计）	0.05 mg/m^3	—	A3	181.88
Vinyl acetate[108-05-4]	乙酸乙烯酯	10ppm	15ppm	A3	86.09
Vinyl bromide[593-60-2]	溴乙烯	0.5ppm	—	A2	106.96
Vinyl chloride[75-01-4]	氯乙烯	1ppm	—	A1	62.50
4-Vinyl cyclohexene[100-40-3]	4-乙烯基环己烯	0.1ppm	—	A3	108.18
Vinyl cyclohexene dioxide [106-87-6]	二氧化环己烯乙烯	0.1ppm	—	Skin；A3	140.18
Vinyl fluoride[75-02-5]	氟乙烯	1ppm	—	A2	46.05
N-Vinyl---pyrrolidone[88-12-0]	*N*-乙烯基-2-吡咯酮	0.05ppm	—	A3	111.16
Vinylidene chloride[75-35-4]	1,1,2-二氯乙烯	5ppm	—	A4	96.95
Vinylidene fluoride[75-38-7]	1,1-二氟乙烯	500ppm	—	A4	64.04
Vinyl toluene[25013-15-4]	乙烯基甲苯	50ppm	100ppm	A4	118.18
‡Warfarin[81-81-2]	杀鼠灵	（0.1mg/m^3）	—	（—）	308.32
Wood dust Western red cedar All other species Oak and beech Birch,mahogany,teak,walnut All other wood dusts	木粉尘 西方红松 其他树种 橡木和山毛榉 桦木、桃木、柚木和胡桃木 所有其他木尘	0.5mg/m^3 (I) 1 mg/m^3 (I) — — —	— — — — —	DSEN； RSEN；A4 — A1 A2 A4	NA
Xylene[1330—20-7]（all iso mers）[95-47-6；108-38-3；106-42-3]	二甲苯（所有异构体）	100ppm	150ppm	A4；BEI	106.16
m-Xyleneα,α -diamine[1477-55-0]	间二甲苯α,α -二胺	—	C 0.1mg/m^3	Skin	136.20
Xylidine（mixed ISO mers）[1300-73-8]	二甲苯胺（混合的异构体）	0.5ppm (IFV)	—	Skin；A3；BEI_M	121.18
Yttrium[7440-65-5] and compounds,as Y	钇及其化合物，按Y计	1 mg/m^3	—	—	88.91
Zinc chloride fume[7646-85-7]	氯化锌烟	1 mg/m^3	2 mg/m^3	—	136.29
Zinc chromates [13530-65-9；11103-86-9；37300-23-5],as Cr	铬酸锌，按Cr计	0.01 mg/m^3	—	A1	不定
Zinc oxide[1314-13-2]	氧化锌	2 mg/m^3 (R)	10 mg/m^3 (R)	—	81.37
Zirconium[7440-67-7] and compounds,as Zr	锆及其化合物，按Zr计	5 mg/m^3	10 mg/m^3	A4	91. 22

注：

*	2015 年更新；
‡	计划修订；
( )	已采纳或计划修订；
A	致癌性（ACGIH 分级）；
A1	确定的人类致癌物；
A2	可疑的人类致癌物；
A3	确定的动物致癌物，但与人类的相关性未知；
A4	不能确定致癌性；
C	上限值；
（D）	单纯窒息性物质；
（E）	该值适用于不含石棉且二氧化硅含量＜1%的物质；
（F）	可吸入纤维（长度＞5 μm，长宽比≥3∶1）；
（G）	采用垂直淘析棉尘采样器测量；
（H）	仅限于气溶胶；
（I）	可吸入性颗粒物；
（IFV）	可吸入性颗粒物和蒸气；
（J）	不包括含金属毒物的硬脂酸盐；
（K）	可吸入颗粒物（$<2\ mg/m^3$）；
（L）	尽可能降低接触水平；
（M）	分类参考强无机酸雾；
（O）	可去除蒸气的采样方法；
（P）	适用于可忽略气溶胶暴露的情况；
（R）	呼吸性颗粒物；
（T）	可吸入颗粒物；
（V）	蒸气和气溶胶；
BEI	有生物暴露指数或指标的物质
DSEN	皮肤致敏；
RSEN	呼吸系统致敏；
Skin	指皮肤、黏膜和眼睛直接接触蒸气、液体和固体，对总接触量起明显的作用；
ppm	标准状态下（25℃，760 mmHg），按体积分数每百万份中含一份；

mg/m^3 与 ppm 的转换公式

mg/m^3=（M×ppm）/B，式中：M-分子量，B-标准状态下气体体积（24.45 L）。